"十三五"国家重点图书出版规划项目
国家科学技术学术著作出版基金
上海新闻出版专项资助项目

主 编 贺 林 李保界   副主编 马 钢

转化医学出版工程

陈 竺 沈晓明 总 主 编
陈赛娟 戴尅戎 执行总主编

Advances in Skeletal Biology and Diseases

骨发育与骨疾病的现代研究

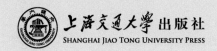

上海交通大学出版社
SHANGHAI JIAO TONG UNIVERSITY PRESS

内容提要

骨骼约占人体体重的20%，具有支撑、运动、调节钙磷代谢以及内分泌的功能。它拥有两种功能相互拮抗的细胞——成骨细胞和破骨细胞，分别来源于骨髓间充质干细胞（BMMSC）和造血干细胞。旧骨质被破骨细胞降解，新骨质由成骨细胞生成，这两类细胞之间的协同作用保证骨骼的正常发育和稳态的维持，平衡的打破引起骨骼发育相关疾病和退行性疾病，包括骨质疏松、骨关节炎及骨肿瘤等。间充质干细胞（MSC）和成骨细胞作为Niche有调节造血干细胞的功能。此外，BMMSC具有广阔的临床应用前景，对骨关节炎、自身免疫等疾病具有一定的疗效。因此，阐释调控骨骼系统干细胞维持、更新和分化的分子机制，有助于寻找治疗骨骼相关疾病的新药，推进干细胞的临床应用。本书可供医学相关研究、临床医师和医学生参考阅读。

图书在版编目（CIP）数据

骨发育与骨疾病的现代研究 / 贺林,李保界主编.
— 上海：上海交通大学出版社,2018
转化医学出版工程
ISBN 978-7-313-20582-7

Ⅰ.①骨… Ⅱ.①贺… ②李… Ⅲ.①骨疾病-研究
Ⅳ.①R68

中国版本图书馆CIP数据核字（2018）第273734号

骨发育与骨疾病的现代研究

主　　编：贺　林　李保界
出版发行：上海交通大学出版社　　　　　　地　　址：上海市番禺路951号
邮政编码：200030　　　　　　　　　　　　电　　话：021-64071208
出 版 人：谈　毅
印　　制：上海锦佳印刷有限公司　　　　　经　　销：全国新华书店
开　　本：710mm×1000mm　1/16　　　　印　　张：45.25
字　　数：906千字
版　　次：2018年12月第1版　　　　　　　印　　次：2018年12月第1次印刷
书　　号：ISBN 978-7-313-20582-7/R
定　　价：398.00元

主编介绍

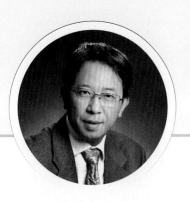

贺　林　遗传生物学家,中国科学院院士,发展中国家世界科学院院士。上海交通大学教授,上海交通大学Bio-X研究院院长,多所大学、研究机构、重点实验室或重大项目的名誉教授、学术委员会主任或委员等。首届世界转化医学学会主席,东亚人类遗传学会主席。两任国家"973"项目首席科学家,"十五"和"十一五"国家"863"计划主题和领域专家,多届国家自然科学基金委员会评委,国务院学位评定委员会成员。担任 *Journal of Bio-X Research* 等10多种国际科学杂志的主编、副主编、编委。发表SCI收录论文500余篇。上海市科技最高奖"科技功臣"获得者。

与同事和合作者共同取得了一系列重要研究进展:揭开了备受世人关注的遗传界百年之谜——第一例孟德尔常染色体遗传病,率先完成了A-1型短指(趾)症致病基因的精确定位、克隆和突变检测,发现了 *IHH* 基因的3个点突变是致病的直接原因;发现了得到国际公认的世界上第一例以中国人姓氏"贺—赵缺陷症"命名的罕见的恒齿缺失的孟德尔常染色体显性遗传病,并成功地定位了该致病基因,由此结束了中国作为遗传资源大国而从来没有自己发现和命名遗传病的尴尬局面;建立了世界上最大的神经精神疾病样品库,发现了约10个中国人群精神分裂症的易感基因,证实了出生前的营养缺乏会显著增加成年后精神分裂症的发病风险;在DNA计算上也取得了一系列成果,构建了世界上第一个基于Adleman和Shapiro的DNA计算机理论的机器物理结构,用核糖核酶DNA切割做出分子逻辑门、纳米DNA中国地图,为未来电子电路的应用提供了基础。

主编介绍

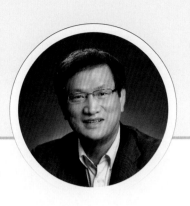

  李保界 博士，长江学者特聘教授、上海市千人计划特聘教授。上海交通大学Bio-X研究院副院长及干细胞与发育研究中心主任。美国阿尔伯特·爱因斯坦医学院（Albert Einstein College of Medicine）细胞生物学博士。2001—2008年在新加坡分子与细胞生物学研究所（Institute of Molecular and Cell Biology）担任学术带头人（principle Investigator, PI）（助理、副教授）。2009年回国，任上海交通大学特聘教授。主持科技部重大科学研究计划、国家自然科学基金重点和面上项目等，共发表SCI收录论文80余篇，包括以通讯作者发表于 *Nat Cell Biol*、*Nat Commun*、*Genes & Dev*、*EMBO J*、*J Cell Biol*、*Oncogene*、*Stem Cell Report*、*PNAS* 等杂志。现任中国老年学学会衰老与抗衰老科学委员会副主任委员以及 *BMC Developmental Biology* 副主编。

  研究方向： 间充质干细胞体内自我更新、分化以及衰老的调控机制；骨骼发育/代谢以及骨质疏松、骨关节炎的发病机制；DNA损伤应激反应、衰老以及肿瘤发生。

转化医学出版工程

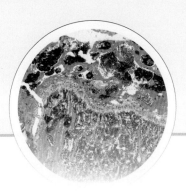

  总　主　编　陈　竺　　沈晓明

执行总主编　陈赛娟　戴尅戎

  总　顾　问　马德秀

学术总顾问　　王振义

学术委员会名单（按姓氏汉语拼音排序）

卞修武　陆军军医大学病理学研究所，中国科学院院士

陈国强　上海交通大学医学院，中国科学院院士

陈义汉　同济大学附属东方医院，中国科学院院士

冯　正　中国疾病预防控制中心寄生虫病预防控制所，教授

葛均波　同济大学，中国科学院院士

桂永浩　复旦大学附属儿科医院，教授

韩泽广　国家人类基因组南方研究中心，教授

贺　林　上海交通大学Bio-X研究院，中国科学院院士

黄荷凤　上海交通大学医学院附属国际和平妇幼保健院，中国科学院院士

孙颖浩　海军军医大学，中国工程院院士

王红阳　海军军医大学东方肝胆外科医院，中国工程院院士

王升跃　国家人类基因组南方研究中心，教授

王　宇　中国疾病预防控制中心，教授

魏冬青　上海交通大学生命科学技术学院，教授

吴　凡　上海市疾病预防控制中心，教授

本书编委会

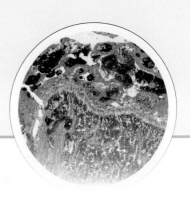

主　编

贺　林　上海交通大学Bio-X研究院

李保界　上海交通大学Bio-X研究院

副主编

马　钢　上海交通大学Bio-X研究院

编委会名单（以姓氏汉语拼音排序）

蔡小攀　海军军医大学第二附属医院

曹惠玲　南方科技大学

程黎明　同济大学附属同济医院

陈　林　陆军军医大学大坪医院

程　群　复旦大学附属华东医院

范启明　上海交通大学医学院附属第九人民医院

高　波　香港大学

郭风劲　重庆医科大学

郭　玲　清华大学

郭熙志　上海交通大学Bio-X研究院

何耀华　上海交通大学附属第六人民医院

贺　林　上海交通大学Bio-X研究院

黄锦平　华东师范大学

蒋　青　南京大学医学院附属鼓楼医院

金　旻　陆军军医大学大坪医院

孔　炜　北京大学

李保界　上海交通大学Bio-X研究院

李劲松　华东师范大学

李　磊　山东大学齐鲁医院　纽约大学医学中心

李英贤　中国航天员科研训练中心　航天医学基础与应用国家重点实验室

李珍惜　海军军医大学第二附属医院

廖二元　中南大学湘雅二医院国家代谢性疾病临床研究中心

林宏宇　华东师范大学

刘传聚　纽约大学医学中心

刘慧娟　上海交通大学Bio-X研究院

刘明耀　华东师范大学

罗　剑　华东师范大学

罗湘杭　中南大学湘雅二医院国家代谢性疾病临床研究中心

马　钢　上海交通大学Bio-X研究院

马国力　华东师范大学

马华林　深圳市人民医院

马俊荣　四川大学华西医院

莫妙华　清华大学

乔　涵　上海交通大学医学院附属第九人民医院

杨　冠　军事医学科学院

杨　柳　空军军医大学

杨　玮　南方科技大学

杨　晓　军事医学科学院

杨正峰　华东师范大学

尹　婧　雀巢(中国)有限公司

游　利　上海交通大学附属第一人民医院

余希杰　四川大学华西医院

袁　文　海军军医大学第二附属医院

岳智颖　华东师范大学

张　驰　北京大学国际医院

张　坤　四川大学华西医院

张欣洲　深圳市人民医院

张　颖　海军军医大学第二附属医院

章振林　上海交通大学附属第六人民医院

赵　华　山东大学齐鲁医院　纽约大学医学中心

郑　超　空军军医大学

朱　煌　上海交通大学Bio-X研究院

祝　倾　海军军医大学第二附属医院

总　序

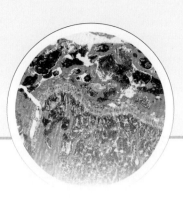

　　多年来，生物医学研究者与患者间存在着隔阂，而这些患者可能从生物医学研究成果中受益。一方面，无数罹患癌症等疾病的患者急切盼望拯救生命的治疗方案；另一方面，许多重要的基础科学发现缺乏实际应用者。近期涌现的转化医学旨在联接基础研究与临床治疗结果，优化患者治疗，提升疾病预防措施。

　　转化医学将重要的实验室发现转变为临床应用，通过实验室研究阐释临床疑问，旨在惠及疾病预测、预防、诊断和治疗。转化医学的终极目标是开发更为有效的预防和治疗方案，促进临床预后和健康水平。因此，无论对患者还是大众，转化医学是以人为本的医学实践。

　　在过去三十年中，中国居民的生活条件、饮食和营养、卫生保健系统得到了巨大发展。然而，随着经济增长和社会快速发展，卫生保健系统面临多种问题。中国具有复杂的疾病谱：一方面，发展中国家常见的感染性疾病仍是中国沉重的负担；另一方面，发达国家常见的慢性病也成为中国致死致残的主要原因。中国的卫生保健系统面临巨大挑战，须举全国之力应对挑战。中国正深化改革，促进居民福祉。转化医学的发展将促进疾病控制，有助于解决健康问题。

　　转化医学是多学科项目，综合了医学科学、基础科学和社会科学研究，以促进患者治疗和预防保健措施，其拓展了卫生保健服务领域。因此，全球各方紧密合作对于转化医学的发展至关重要。

　　为了加强国际合作，为基础、转化和临床研究工作者提供交流与相互扶持的平台，我们发起编纂"转化医学出版工程"系列图书。该系列图书以原创和观察性调查为特色，广泛涉及实验室、临床、公共卫生研究，提供医学各亚专业最新、实用的研究信息，开阔读者从实验室到临床和从临床到实验室的视野。

"转化医学出版工程"系列图书与"转化医学国家重大科技基础设施(上海)"紧密合作,为医师和转化医学研究者等对快速发展的转化医学领域感兴趣的受众提供最新的信息来源。作为主编,我热忱欢迎相关领域的学者报道最新的从实验室到临床的研究成果,期待该系列图书能够促进全球知识传播,增进人类健康。

陈竺

2015年5月25日

前　言

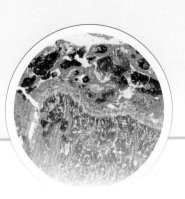

　　骨骼是体内重要的运动器官,同时调节钙、磷代谢以及造血,并具有一定的内分泌功能。骨骼相关疾病比较常见,但我们对这些疾病的认识和治疗尚不够全面和深入。近30年的研究,特别是利用小鼠模型(转基因、基因敲除)的研究极大地推进了我们对骨骼生物学的认识以及对骨骼相关疾病的治疗。此外,对骨髓间充质干细胞(bone marrow mesenchymal stem cell, BMMSC)的深入研究也引领了干细胞治疗这一新兴领域。《骨发育与骨疾病的现代研究》希望以全面而简洁的方式呈现关于骨发育、骨代谢以及骨相关疾病的发病机制和治疗等方面的核心知识。我们希望该书内容反映了近年来骨骼生物学领域的最新进展,强调在细胞生物学和分子生物学方面的最新成果和发展动态。

　　我国骨骼生物学的研究也有很久的历史,尤其是骨骼疾病的人类遗传学研究以及致病基因的克隆。近20年来,利用动物模型研究骨骼发育和疾病在国内也成为常态,对该领域的发展做出了重要贡献。本书原计划70～80节,希望覆盖该领域的主要研究方向,该版本最后包含了66节。我们希望该书所有章节都可以作为医生、研究人员、学生的重要知识和信息资源。

　　本书编著过程中得到了多方协助。首先感谢所有的撰稿人,他们在百忙之中花费了大量的心血。特别感谢郭熙志教授、夏学春博士及刘慧娟博士在书稿的统筹、编辑、与作者的沟通方面所付出的努力,感谢上海交通大学出版社周珠凤老师的不懈努力和大力支持。没有他们的帮助,本书是不可能完成的。因此,这本书也证明了编辑委员会的辛勤工作、集体精神和友谊。

　　由于时间仓促,书中难免有不妥之处,敬请批评指正。最后,如果可以再版,希望更多的医生和教授参与,增加覆盖面和深度,推进中国骨骼生物学的发展。

贺　林　李保界　马　钢

2018年11月

目 录

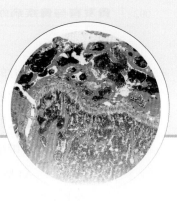

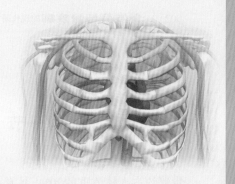

第一章

骨骼的形态、结构、组成和功能

近年来，骨骼的生物学研究由于小鼠遗传学以及现代分子和细胞生物学手段的应用而获得了快速发展。目前，人们已对骨的生长、发育和代谢有了较深入的理解；同时，对骨质疏松症预防和治疗的药物研发也获得了一定成果，如双膦酸盐类药物可有效地治疗骨质疏松症。未来的趋势包括寻找可提升骨质合成的新药用于治疗骨质疏松症。潜在的候选药物应该有一个或几个活性：促进间充质干细胞(mesenchymal stem cell, MSC)更新、指导MSC分化为成骨细胞、促进成骨细胞/骨原细胞的扩增、提高成骨细胞的活性和延长成骨细胞的寿命等。为了达到这一目标，有必要理解成骨细胞生命周期的过程，从起源到死亡，尤其是生命周期每一步的信号转导通路。只有理解了成骨细胞生命周期的每个阶段是如何精确调控的，才能选择靶点，筛选可促进骨质生成的新药。

第一节 骨的简介

骨骼约占人体体重的20%，具有多重作用。它的特殊之处在于同时拥有两种功能相互拮抗的细胞——成骨细胞和破骨细胞，分别来源于骨髓间充质干细胞（bone marrow mesenchymal stem cell, BMMSC）和造血干细胞（hemopoietic stem cell, HSC）。旧骨质不断地被破骨细胞破坏，新骨质不断地由成骨细胞生成。这两类细胞之间也存在协同作用，使骨的代谢平衡得以维持。因此，骨骼系统适合研究干细胞分化和细胞之间的相互作用。骨的代谢失衡会引起多种相关疾病，尤其是骨质疏松症——一种常见的老年性退行性疾病。研究骨骼代谢平衡的分子调节机制，有助于寻找治疗骨质疏松症的新药。

一、骨

1. 骨的进化

骨骼分为外骨骼（无脊椎动物）和内骨骼（脊椎动物）两大类。前者多以无机矿物质为主要成分，而后者多以有机质为主要成分。绝大多数无脊椎动物的骨骼位于体外，即外骨骼。其功能为支撑、运动和防护。但外骨骼限制运动、生长和呼吸。在进化的过程中，首先出现的是以碳酸钙、磷酸钙和硅质为主的骨骼，其次是几丁质骨骼，然后是钙化的胶原纤维型骨骼。

2. 骨的数量及形态

成人骨共有206块，可分为颅骨、躯干骨、上肢骨和下肢骨4个部分。其中包括颅骨（22块）、耳骨（6块）、喉部骨骼（1块）、肩部骨骼（4块）、胸部骨骼（25块）、脊椎（24块）、手臂骨骼（6块）、手骨（54块）、骨盆（4块）、腿骨（8块）和足部（52块）。人体最长的骨是股骨，最小的骨是耳朵内的镫骨。幼儿骨骼还包括：骶椎（4或5块），成年后愈合为骶骨；尾椎（3～5块），成年后融合为尾骨；包括髂骨、坐骨和耻骨，成年后融合成整体的髋骨。因此，儿童的骨头要比成人多11～12块，总数为217～218块。

骨形态分为5种：长骨、短骨、扁平骨、不规则骨和籽骨。长骨包括四肢骨、膝盖骨、腕骨、掌骨、跗骨及构成腕关节和踝关节的骨骼。长骨分为骨干和骨骺，骨骺与其他骨骼形成关节，骨干的大部分由密致骨（骨密质）组成（**见图1-1-1**）。短骨包括腕关节和踝关节的骨骼，呈立方状，外包有薄的密致骨，中间为海绵骨（骨松质）。扁平骨包括头骨和胸骨，薄而弯曲，由两面密致骨夹着中间一层海绵骨。不规则骨包括脊椎骨和髋骨，形状复杂，也是由一层薄的密致骨包着海绵骨。籽骨是包在肌腱里的骨头，

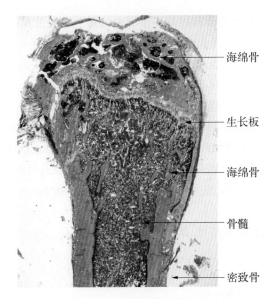

海绵骨

生长板

海绵骨

骨髓

密致骨

图 1-1-1　长骨纵切面的 HE 染色
注：密致骨、骨小梁（海绵骨）、骨髓、软骨可见

例如髌骨和豆状骨，功能是使肌腱远离关节并协调肌肉收缩。

3. 骨的构成

骨主要由骨膜、骨组织和骨髓构成，并含有丰富的血管和神经组织。以长骨为例，骨膜是覆盖在骨表面的结缔组织膜，含有血管和神经，具有营养骨骼的作用。骨膜内还有骨原细胞，可产生新的骨质，促进骨骼的增粗以及受损骨组织的愈合。其两端是蜂窝状的骨松质，中部是坚硬的骨密质，骨中央是骨髓腔（**见图 1-1-1**），骨松质的空隙以及骨髓腔内是骨髓。骨髓内含有 HSC，负责造血以及免疫细胞的生成。造血功能随着年龄的增长逐渐失去，并被脂肪组织所替代，但长骨和扁骨的骨松质内的骨髓终身保持着造血功能。

骨是由无机物和有机物组成的，其内部呈坚硬的蜂巢状立体结构。无机物包括钙质和磷质，主要以羟磷灰石〔hydroxyapatite，分子式：$Ca_{10}(PO_4)_6(OH)_2$〕的形式存在。同时含有碳酸、氟化物、钠、镁和钾等，使骨具有一定的硬度。有机物主要为 I 型胶原纤维蛋白（占近 90%），同时也含有少量的 XI 型胶原纤维蛋白、骨钙蛋白（osteocalcin）、骨粘连蛋白（osteonectin）以及其他蛋白，使骨骼具有一定的韧度。骨骼中有机物和无机物组成比例影响骨的韧度和硬度。儿童及少年的骨中有机物含量比老年人多，因此他们的骨柔韧度和可塑性较高。老年人的骨中无机物的含量增加，因此他们的骨硬度较高，但柔韧度较差。

4. 骨骼的功能

（1）运动功能：骨骼、骨骼肌、肌腱、韧带和关节协调作用而产生运动。骨骼是坚硬器官,骨与骨之间一般由关节和韧带连接起来。每一个关节都有特定的运动方式,有的可以屈和伸,有的可以外展和内收,有的可以内旋和外旋,还有的可以绕环运动。

（2）保护功能：保护内部器官,如颅骨可保护脑,肋骨可保护胸腔内的心脏和肺等。

（3）支持功能：骨骼系统具有特定的结构,维持身体姿势。

（4）造血功能：骨髓在骨髓腔和骨松质的空隙,具有造血作用。

（5）储存功能：骨骼储存脂肪、钙、磷等其他矿物质以及生长因子,如骨形成蛋白（bone morphogenetic protein, BMP）和转化生长因子（transforming growth factor, TGF）β。

（6）内分泌功能：成骨细胞分泌骨钙蛋白,释放到血液后可调节心脏的功能。成骨细胞也合成和分泌成纤维细胞生长因子（fibroblast growth factor, FGF）23,作用于肾而调节磷的再吸收。

（7）其他功能：具有声音传导、维持酸碱平衡等功能。

二、软骨

软骨（cartilage）是一种固态的结缔组织,由软骨组织及其覆盖的软骨膜构成,有弹性,可缓冲压力和耐摩擦,也起一定的支持和保护作用。成人的软骨仅分布于关节面、椎间盘、一些骨连接部位、呼吸道以及耳廓等处。软骨膜（perichondrium）是一种致密的结缔组织,可分为内层和外层,外层纤维多,较致密,主要起保护作用,内层细胞和血管较多,较疏松,其中的骨-软骨原细胞（osteochondral progenitor）可增殖分化为软骨细胞,促使软骨生长。软骨组织由软骨细胞、基质及纤维构成。软骨细胞（chondrocyte）位于软骨基质的软骨陷窝中。靠近软骨膜的软骨细胞处于发育的早期,体积较小,呈扁圆形,单个分布。随着软骨的生长,软骨细胞向软骨的深部移动,并形成软骨囊,细胞在囊内进行分裂而形成具有2～8个细胞的同源细胞群。基质的蛋白成分为Ⅱ型胶原纤维蛋白以及少量的Ⅸ、Ⅹ和Ⅺ型胶原纤维蛋白,胶原约占软骨有机成分的40%。根据软骨组织所含纤维的不同,可将软骨分为透明软骨、纤维软骨和弹性软骨3种。透明软骨（hyaline cartilage）基质的化学组成主要为软骨黏蛋白,其主要成分是酸性糖胺多糖。这种具有分支的大分子有很强的亲水性,可保水,并与胶原纤维结合在一起形成固态的结构。透明软骨因在新鲜时呈半透明状,故而得名。透明软骨分布较广,关节软骨、肋软骨、气管和支气管的软骨等均属这种软骨。纤维软骨（fibrous cartilage）富含胶原纤维束,呈平行或交错排列,其中的软骨细胞较小而少。纤维软骨多分布于椎间盘、关节盘及耻骨联合等处。弹性软骨（elastic cartilage）具有良好的弹性结构,类似透明软骨,但间质中含有大量弹性纤维分布于软骨中部。弹性软骨分布于耳廓及会厌等处。

（李保界）

第二节　骨骼中的细胞及其干细胞

　　骨骼中含有四大类细胞：成骨细胞、骨细胞、骨被覆细胞和破骨细胞（见图1-2-1）。其中成骨细胞和骨细胞负责骨的生长，破骨细胞负责骨的降解。成骨细胞是由骨髓中的MSC和被覆细胞分化而来，破骨细胞由骨髓中的HSC分化而来。

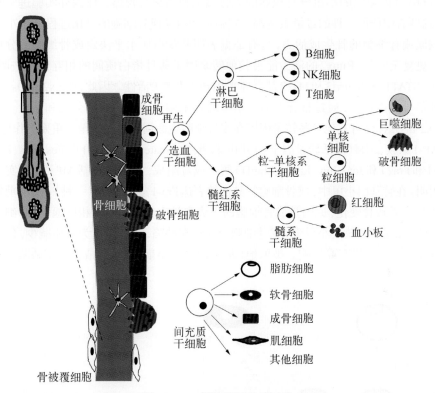

图1-2-1　骨细胞及其干细胞

注：成骨细胞、破骨细胞以及骨被覆细胞存在于骨的表面，而骨细胞被包埋于骨之内。成骨细胞、骨细胞，以及骨被覆细胞均起源于BMMSC，MSC也可分化为软骨细胞、脂肪细胞和肌细胞。破骨细胞起源于骨髓造血干细胞（HSC），HSC也可分化为免疫细胞和血细胞等

一、成骨相关细胞及其干细胞

（一）MSC

　　骨髓间充质干细胞也被称作"基质细胞（stromal cell）"，其形态类似成纤维细胞，

可黏附在细胞培养皿,据此特性可纯化骨髓中的MSC。MSC具有多潜能性和高度的自我更新能力。除了成体骨髓外,有报道称MSC可从脐带血、外周血以及其他组织分离出。在适当的因素调节下,MSC可分化为脂肪细胞、软骨细胞及成骨细胞,即所谓的"基质"。此外,MSC还可分化为成纤维细胞和肌细胞(**见图1-2-1和图1-2-2**)。不同的调控因素最终激活细胞系特异性转录因子的表达,进而影响干细胞的定向分化。比如,表达Sox9可促进MSC向软骨细胞的分化;表达MyoD家族转录因子可促进肌细胞分化;表达PPARγ可促进脂肪细胞分化。表达Runx2和Osterix(Osx)可促进成骨细胞的分化。Runx2和Osx是成骨细胞分化及骨钙化所必需的(**见图1-2-2**)。*Runx2*或者*Osx*基因敲除的小鼠没有成熟的成骨细胞和钙化的骨骼。体内外实验进一步证实,这两者中任何一种的过量表达都会增强或者启动成骨细胞的分化过程。此外,Osx也刺激成骨细胞的骨生成活力,也有证据表明其蛋白质水平决定成骨细胞的分化阶段。更复杂的是,Runx2的活力能被其他转录因子通过蛋白质间的相互作用来调控。比如,STAT1、Schnurri3和Msx2都会抑制Runx2的转录活性。因此,Runx2和Osx作为各种信号的连接点,通过整合不同的信号通路来调控成骨细胞的分化和活性。除了Runx2和Osx,还有其他一些转录因子在成骨细胞生命周期中发挥至关重要的作用,包括AP-1家族、Atf4(激活转录因子4)和β-联蛋白(β-catenin)。AP-1由Fos(Fos、FosB、Fra-1和Fra2)和Jun(Jun、JunB和JunD)两个成员组成,有时还包括Atf。动物实验研究表明,在转基因小鼠中,成骨细胞特异性的表达Fra-1或者FosB(一种FosB的剪接变异体),会导致骨硬化,原因是成骨细胞的生成和骨生成的增强。相反地,成骨细胞特异性的*Fra-1*基因缺失小鼠中,成骨细胞分化存在缺陷,小鼠表现为骨质减少,但是成骨细胞的数量并没有受影响。类似地,*JunB*缺失的小鼠,表现为成骨细胞缺陷引起骨

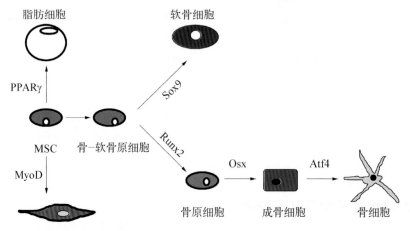

图1-2-2 骨髓间充质干细胞(BMMSC)可分化为成骨细胞以及其他细胞种类

注:在适当条件刺激下,BMMSC可表达不同的细胞特异性的转录因子,促进其定向分化。图中列出了定向分化成不同细胞类型所需要的转录因子

质减少。Atf4能控制Ⅰ型胶原蛋白和骨钙素的表达，也能调控骨细胞的矿化。*Atf4* 敲除的小鼠，表现为骨生成的延迟和低骨量。

此外，由MSC分化在不同细胞系是独立的，但之间存在竞争，其中脂肪细胞和成骨细胞之间的竞争研究较多。动物实验研究显示，小鼠中过氧化物酶体增殖物激活受体(peroxi some proliferator-activated receptor, PPAR)γ的强制性表达，会牺牲成骨细胞分化，而促进脂肪细胞分化。另一方面，Fra-1或者FosB过量表达会牺牲脂肪细胞分化，而增强成骨细胞生成和骨生成。

（二）成骨细胞

1. 成骨细胞的形态

成骨细胞(osteoblast)负责骨生长和骨重建，常呈单层排列于骨质表面，胞体较大，呈立方形或矮柱状，表面伸出许多细小突起，并与邻近的成骨细胞或骨细胞的突起形成缝隙连接。成骨细胞被认为是一种复杂的成纤维细胞，它表达所有的成纤维细胞的基因，再加上成骨细胞特异的基因。成骨细胞的核较大，呈圆形，可见明显的核仁，胞质嗜碱性。电镜下可见丰富的粗面内质网和发达的高尔基复合体。活跃的成骨细胞的胞质基本上由粗面内质网占据，其包绕高尔基复合体，标志着细胞进行大量的蛋白合成和分泌。嵌在粗面内质网之间的是线粒体。有些线粒体含有小的矿质化颗粒，附着在线粒体嵴外面。这些颗粒含有较高浓度的钙、磷、镁以及一些有机成分。因此，在成骨细胞中，线粒体除了制造腺苷三磷酸(adenosine triphosphate, ATP)，也可从细胞质中吸取钙和磷，共同沉积形成颗粒，进一步调节细胞质内的钙水平。甲状旁腺素(parathyroid hormone, PTH)能引起细胞内的钙增加以及线粒体颗粒数目的增加。

2. 成骨细胞分化

成骨细胞从BMMSC分化而来，经过定向、骨原细胞扩增、终端分化和细胞死亡等一系列过程。这个生命周期由激素、生长因子、细胞因子、机械负荷和年龄等因素调节。从MSC到功能性骨细胞的成熟过程至少包括5步：MSC定向为骨-软骨原细胞(表达Runx2和胶原蛋白Ⅱ型)、定向为骨原细胞(osteoprogenitor cell)(表达Osx)、骨原细胞的扩增、成骨细胞的成熟(表达骨钙素和胶原蛋白Ⅰ)和骨细胞的凋亡。成骨前体细胞存在于骨髓和骨膜(见图1-2-2)。

在分化后期，成骨细胞要经历细胞增殖期(包括骨原细胞)，可增加细胞数量，以便形成多层细胞。成骨细胞增殖由多种生长因子调控，包括表皮生长因子(epidermal growth factor, EGF)、胰岛素样生长因子(insulin-like growth factor, IGF)、TGFβ、Wnt、血小板源性生长因子(platelet-derived growth factor, PDGF)以及BMP；然后是细胞外基质成熟期，在细胞增殖晚期，细胞进入分化而表达成骨细胞特异的指标蛋白，包括Osx、Col1、BSP、碱性磷酸酶(alkaline phosphatase, ALP)、骨钙蛋白、骨粘连蛋白和骨桥蛋白(osteopontin, OPN)。ALP被认为是细胞外基质成熟的早期标志，以分泌小泡的形式被排至细胞外,它具有去磷酸酶的活性,是钙和磷形成沉淀的中心。在细胞外基质成熟期,成熟的骨细胞合成和分泌 I 型胶原,胶原继续合成并相互交联,其最终被矿化形成骨。在矿化期,ALP 活性下降,而与基质中羟磷灰石沉积相关的基因表达增加,如 OPN、骨钙素和骨涎蛋白(bone sialoprotein)。骨钙素等非胶原蛋白分泌至细胞外基质中,与钙、磷结合,然后沿胶原分子的长轴形成羟磷灰石结晶。最后,成骨细胞开始凋亡。

(三)骨细胞

骨细胞(osteocyte)是成熟的成骨细胞,一般被包埋于新形成的骨质内。骨细胞有很多分支状的突出,与成骨细胞、破骨细胞以及其他骨细胞连接,负责细胞之间的通信联系。骨细胞被认为可感知骨骼的损伤,传递信号到成骨细胞和破骨细胞,并协调它们的活性,促进骨的修复。此外,骨细胞也被认为是机械重力的感应器,可分泌细胞因子作用于成骨细胞和破骨细胞。同样,骨细胞与基质之间的相互作用对于调节骨的代谢也很重要,其中包括硫酸类肝素蛋白多糖(heparan sulfate proteoglycan, HSPG)(**见图1-2-1**)。

(四)骨被覆细胞

骨被覆细胞(bone lining cells)覆盖于处于静止期的成人的骨骼表面,呈扁平状,在骨骼的表面通过缝隙连接相互连接。在适当刺激下,可增殖分化成具有造骨功能的成骨细胞,所以被认为是一种成骨细胞的前体细胞。骨被覆细胞参与在静止的骨面启动骨转换,调节骨液和骨内的离子交换(**见图1-2-1**)。骨被覆细胞与成骨细胞,尤其是处于骨松质的细胞,构成 HSC 微环境,对 HSC 的生存、增殖和分化起关键性的正调控作用。

二、破骨细胞及干细胞

(一)HSC

HSC 主要存留在长骨的骨髓腔和骨松质的缝隙以及扁平骨的骨松质间的网眼内,呈现红色的海绵状,是红骨髓的主要构成成分。人出生时,红骨髓充满全身骨髓腔,随着年龄长大,脂肪细胞增多,相当部分红骨髓变成黄骨髓。HSC 增殖、定向分化为不同的血细胞系,是血细胞与免疫细胞的原始细胞(**见图1-2-1**)。人类HSC首先出现于胚龄第2~3周的卵黄囊,在胚胎早期(第2~3月)迁至肝、脾,第5个月又从肝、脾迁至骨髓。在胚胎末期一直到出生后,骨髓成为HSC的主要来源。HSC采用不对称的分裂方式:一个细胞分裂为两个子细胞。其中一个子细胞保持干细胞的特性。从而保持相对稳定的干细胞数量。而另一个子细胞进一步增殖分化为各类前体细胞(如红细胞系、粒细胞系、单核-吞噬细胞系、巨核细胞系以及淋巴细胞系)(**见图1-2-1**)和成熟血细胞,释放到外周血中,这一造血过程是不停地进行的。在胚胎和迅速再生的骨髓中,HSC多处于增殖周期之中。而在正常骨髓中,则多数处于静止期(G_0期),当机体需要时，其中一部分分化成熟，另一部分进行增殖，以维持HSC的数量相对稳定。如果机体内*HSC*缺陷，则可引起严重的免疫缺陷病和造血不足。

（二）破骨细胞

1. 破骨细胞的形态

破骨细胞（osteoclast）由HSC分化而成，与巨噬细胞同源。它是一种多核巨细胞（multinuclear giant cell, MNGC），由多个单核细胞融合而成，直径可达100 μm，含有2～50个核。在骨骼中数量较少，主要分布在骨质表面。破骨细胞特异性的表达抗酒石酸酸性磷酸酶（tartrate resistant acid phosphatase, TRAP），具有特异性的骨质吸收功能。它吸附在骨质的表面，可溶解其所覆盖的骨质，形成近似细胞形状的陷窝，称为Howship陷窝或者Resorption pits。在陷窝内，细胞伸出许多毛样突起，与上皮细胞表面的纵纹缘和刷毛缘很相似，称为皱褶缘。在皱褶缘区的周缘有一环形的胞质区，含大量微丝，但缺乏细胞器，称为亮区，此处的细胞膜整齐并紧密地贴在骨表面。形成一道以胞质构成的围墙，将所包围的区域形成一个密闭的微环境（见图1-2-3A）。该结构是由特定的细胞骨架结构维持的。破骨细胞分泌蛋白酶、TRAP、酸性离子等进入陷窝。在酸性条件下，骨内无机矿物质被降解，并被破骨细胞吸收，在皱褶缘的胞质内形成吞饮泡或吞噬泡。在破骨细胞内，无机质被进一步降解，其中钙离子被排入血液中。无机质的降解暴露了骨基质内的胶原纤维，其被破骨细胞分泌的多种溶酶消化，特别是组织蛋白酶（cathepsin）B和胶原溶解组织蛋白酶。最后，破骨细胞脱离骨质表面后，其皱褶缘消失，进入静止期。

2. 破骨细胞的分化

破骨细胞的功能是行使骨吸收。破骨细胞是由HSC经过原单核细胞和单核细胞分化而来，与巨噬细胞有相同的前体细胞。从HSC至破骨细胞前体细胞的过程中，巨噬细胞集落刺激因子（macrophage colony stimulating factor, M-CSF或CSF-1）起重要作用（见图1-2-3B）。M-CSF可以促进破骨细胞前体细胞的分化，又可以促进它的进一步增殖。转录因子PU.1在此分化过程中是必需的，随后由前体细胞分化成具有多核的成熟的破骨细胞，主要是由NF-κB受体激活蛋白配体（receptor activator of NF-κB ligand, RANKL）诱导完成，其中转录因子NF-κB、c-Fos和NFATc1起重要作用。最后成熟为具有骨吸收功能的破骨细胞需要整联蛋白（integrin）-3、c-SRC以及CLCN7、组织蛋白酶K、碳酸酐酶Ⅱ和H^+-ATPase的表达（图1-2-3B）。其中TRAP、组织蛋白酶K、整联蛋白-3受PU.1、NFATc1和AP1的调节，NFATc又受NF-κB和c-Fos的调节。此外，破骨细胞的分化也受负调节因子的影响，其中包括人护骨因子（osteoprotegerin, OPG）又称为破骨细胞生成抑制因子（osteoclastogenesis inhibitory factor, OCIF），属于肿瘤坏死因子（tumor necrosis factor, TNF）受体家族中的一员。其结构相似于RANKL，但没有跨膜区域，因此，OPG是一种诱骗受体，以可溶性状态存在，它可以通过结合到

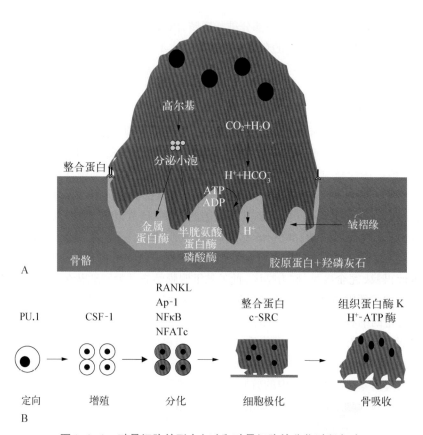

图1-2-3　破骨细胞的形态（A）和破骨细胞的分化过程（B）

注：从骨髓造血干细胞（HSC）变成破骨细胞需要经过几个步骤，并且需要特殊的生长因子和细胞因子。在不同的阶段，细胞表达不同的标志性蛋白

RANKL而抑制NF-κB受体激活蛋白（receptor activator of NF-κB, RANK）的信号转导以及破骨细胞的分化。

（李保界）

第三节　骨转换及骨代谢平衡

一、骨的生长方式

骨的生长有两种方式：软骨内成骨和膜内成骨。膜内成骨主要发生于头颅扁骨的形成,以胚胎中胚层分化出来的间充质形成未来骨的雏形,然后在此雏形内发生骨化过程。其过程包括:骨化中心的形成、钙化、骨小梁形成和骨膜形成。软骨内成骨发生于长骨,是从软骨发育而来。此种发生方式较为复杂,基本步骤有:软骨模板的形成与生长、原始骨化中心的形成、第二骨化中心的形成、关节软骨和骺骨的形成、从原始骨化中心开始的钙化。人体的四肢骨、躯干骨和部分颅底骨等大多数骨是以此种方式发生的。

二、骨的生长以及骨转换

骨骼的发育有别于其他组织器官。从出生到死亡,骨骼中总是存在两类功能相反的细胞:造骨细胞和破骨细胞。由于它们的存在,老化的骨质总是被破骨细胞破坏,该处再由造骨细胞形成的新骨质代替,这个过程叫骨转换(见图1-3-1)。骨转换的速度在儿童期很快,完全再生只需2年。而在成年期骨转换的速度较慢,骨骼完全再生需要10年。更为重要的是,骨的生成与破坏两者间存在协同作用,此消彼长,在骨骼的发育和形成过程中起重要作用。一般认为成人3%的密致骨和15%的骨松质每年得到更新。骨重建过程有利于骨骼适应机械负荷和取代由于损耗而导致的骨骼微损伤失衡,有助于修复骨裂和骨疲劳。此外,骨转换也可以调节钙离子和磷离子的体内代谢。

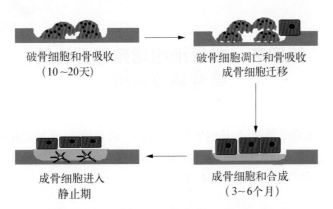

破骨细胞和骨吸收
(10～20天)

破骨细胞凋亡和骨吸收
成骨细胞迁移

成骨细胞进入
静止期

成骨细胞和合成
(3～6个月)

图1-3-1 成骨细胞与破骨细胞之间的相互作用

注:在骨的表面,破骨细胞会在相应部位溶骨。这样会暴露和释放储藏在骨质中的可促进成骨细胞分化的细胞因子,吸引成骨细胞前体迁移到破骨部位,在此成骨细胞形成新的骨质

在不同的发育期,骨骼的生长速度有很大的差异。在儿童期,骨质生成的速度大于骨质降解的速度,但骨骼的增长速度相对缓慢。在青春期,由于性激素的分泌以及生长激素和IGF-1的升高,骨骼处于快速增长期,骨质的生成远大于骨的吸收。骨的增长以及骨密度的增加维持到24～25岁,并达到峰值。在25～35岁间,骨的生成与破坏处于代谢平衡,骨重量和骨密度保持不变。但是,35岁后,人的骨质开始流失,进入自

然老化过程。在女性绝经期后，由于雌激素短缺，破骨细胞生成增加，骨吸收胜过骨生成，导致骨质流失。无论男女，在晚年，由于年龄的增长，成骨细胞的数量和活力都减少，导致骨生成减少和骨折复合缓慢。骨骼大小和密度的缩减会导致身高降低以及椎骨中间的骨骼萎缩或者碎裂。

三、成骨细胞与破骨细胞之间的相互作用

骨生成和骨破坏之间的协同合作由成骨细胞和破骨细胞之间的多种偶联机制来维持。成骨细胞能合成并分泌RANKL和M-CSF来刺激破骨细胞生成，也能分泌OPG来抑制破骨细胞生成。RANKL与OPG的比例决定破骨细胞的分化状态。相反的，骨吸收会释放骨基质捕获的IGF-1、TGFβ和BMP，促进成骨细胞迁移到骨吸收位点以及成骨细胞成熟。近期，有研究报道破骨细胞表达EphrinB2，成骨细胞表达ephrin受体EphB4。这种Ephrin-Eph受体的双向信号转导提供了这两种类型细胞之间的另一种偶联机制。因此，成骨细胞的活性增强往往伴随破骨细胞的相应改变，这对于维持骨的代谢平衡是必需的。

（李保界）

第四节　成骨细胞增殖与分化的信号调节网络

骨生长和骨生成受激素、生长因子及细胞因子、营养物质、机械负荷和年龄等因素的影响，如生长激素、PTH、IGF-1、FGF、BMP、Wnt和Notch，它们不仅参与骨的快速生长，也参与成年人的骨重建（见图1-4-1）。

一、Bmp-Smad信号通路

BMP属于TGFβ家族，是成骨细胞分化和骨骼发育所必需的，也是动物早期发育和胚胎干细胞自我更新所必需的。此外，BMP在肿瘤发生中起重要作用。BMP的受体BMPRⅠA突变会导致青年性多发性息肉症。BMP被报道可以抑制胶质瘤前体细胞在动物脑内形成肿瘤。所以，BMP-BMPR-Smad信号转导途径可以抑制细胞增殖和肿瘤发生。但是，BMP调节肿瘤发生的机制尚不清楚。骨形态发生蛋白最初是从骨基质中分离出来的，注射到肌肉中会诱导异常的骨生长。迄今为止，有12种BMP已经

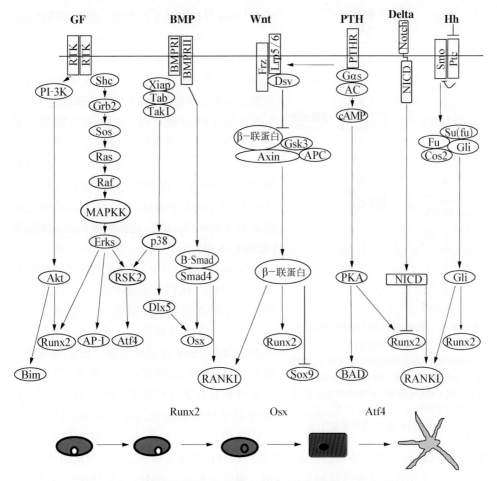

图1-4-1 控制成骨细胞分化的主要细胞因子及其信号转导途径

被克隆,它们组成TGFβ超家族的一个亚家族。不同于TGFβ的Smad2/3信号传感器,
BMP以Smad1/5/8为信号传感器(B-Smads)。除了经典的BMPR-Smad信号转导通路,
BMP也可引发MAPK通路和磷脂酰肌醇3-激酶(PI3K)-Akt通路。BMP结合到细胞
表面的丝氨酸/苏氨酸激酶受体——BMP Ⅰ型和Ⅱ型受体,首先激活BMPR Ⅱ,活化
的Ⅱ型受体磷酸化并激活BMPR Ⅰ,使BMPR Ⅰ能够磷酸化Smad1/5/8的C末端SXS
区域。SXS磷酸化的B-Smad与Smad4(BMP和TGFβ的共用型Smad)形成复合物,在
细胞核中积累,并结合到Smad结合序列(SBEs)或者富含GC的序列上,调控BMP靶
基因的转录(见图1-4-2)。在BMP-Smad信号通路中的惊人发现是:在BMP-Smad
信号转导通路的每一步中都存在负调控因子。在细胞外基质中存在许多BMP阻遏蛋
白,能与BMP结合并抑制其活性,如头蛋白(NOGGIN)、CHORDIN和GREMLIN。在
受体水平,假受体BAMB Ⅰ能抑制BMP结合到受体上。抑制型Smad,即Smad6/7,干

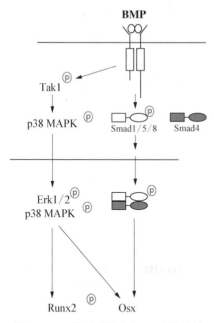

图1-4-2 骨形成蛋白（BMP）激活的
主要信号通路

注：BMP结合与细胞表面的受体 I 和 II ，BMP结合与已形成的 I - II 受体复合物会倾向于激活Tab-Tak1-MAPK通路；而BMP诱导的 I - II 复合体的形成倾向于激活Smad1/5/8；它们调节Runx2和Osx的表达，促进骨细胞分化

扰B-Smad与BMPR I 的结合；也可抑制Smad与靶基因的SBE序列结合。Smad信号转导可被细胞核中的Ski和Sno与Smad1/5/8相互作用而被抑制。细胞质内和核内也有多种磷酸化酶，可以去掉Smad1/5/8 SXS的磷酸化，随后Smad1会迁移到胞质内。B-Smad也能被泛素蛋白酶体系统快速降解。其E3泛素连接酶为Smurf1/Smurf2。此外，Smad1有两个功能区域，MH1负责DNA结合，MH2负责与其他转录因子的结合。MH1和MH2连接区域的磷酸化也能抑制B-Smad的功能，包括限制其进入细胞核（见图1-4-2）。

Bmp-Smad信号转导对老鼠的早期胚胎发育是必需的。此信号通路中的许多信号分子的基因敲除都会导致胚胎死亡，这阻碍了对这些信号分子生理功能的进一步分析。然而，这个难题能被Cre-loxP系统克服。该系统可产生组织特异性基因敲除的小鼠。首先，要获得成骨细胞特异性表达重组酶CRE的转基因小鼠，如利用 I 型胶原蛋白、Osx或Dermo启动子驱使CRE表达，再将这些小鼠交配到带有 *Floxed*基因的小鼠，就可以将该基因在成骨细胞中特异性地敲除而不影响其他的组织，这些小鼠都可以成活并呈现骨骼相关的表型。研究表明除了BMP3起负调控作用，BMP-Smad信号通路在骨生长和成骨细胞的增殖分化中都起正调控作用。此外，其他组织中*Bmpr*或者*B-Smad*基因敲除的研究也证实Bmp-Smad信号通路的肿瘤抑制活性。

体外和体内研究已经确定BMP-Smad信号转导能调控成骨细胞生命周期的各个方面，包括MSC向成骨细胞分化、骨原细胞的扩增、成骨细胞矿化的活力以及其与破骨细胞的偶联。*Bmp2/4*缺失的小鼠骨骼发育和成骨细胞的功能均有缺陷。成骨细胞中*Bmpr1a*缺失或者*Noggin*过表达的小鼠表现为骨质减少，成骨细胞数量减少及其分化和矿化上的缺陷。成骨细胞数量减少的原因尚不清楚，但分化缺陷是由Runx2和Osx表达下调引起。体内外实验数据都显示，BMP-Smad信号转导缺失能显著阻碍Osx和Runx2的表达。值得注意的是，细胞水平的研究表明，BMP对Osx的调节比对Runx2更为明显，持续的时间也更长。此外，还发现Runx2可以与Smad1和Smad5相互作用而增强一些成骨细胞特异性基因的表达。然而，目前尚缺乏证据证实*Runx2*和*Osx*是R-Smad直接的靶基因。有研究表明，由BMP诱导Osx表达是由转录因子Dlx5介导的，

Dlx5也同样在骨骼发育中起重要作用。

虽然已经确定Bmp信号转导在成骨细胞的生成和活化中的重要作用，但是最近有研究揭示Bmp-Smad信号转导也间接地在破骨细胞生成中起重要作用。在胚胎期或者出生后的阶段，成骨细胞中BMPRⅠA的诱导性缺失会导致小鼠骨量增加，尽管这些小鼠的骨生成确实是减少了。有趣的是，它们的破骨细胞生成也减少，这是由于RANKL合成减少和OPG合成增加引起的。在这些小鼠中，骨吸收减少似乎是骨重建中的主导事件。

二、MAPK通路及上游的生长因子和细胞因子

促分裂原活化的蛋白激酶（mitogenactivated protein kinase, MAPK）可分胞外信号调节激酶（extracellular signal-regulated kinase, ERK）、c-Jun氨基N端激酶（c-Jun N-terminal kinase, JNK）和p38 MAPK三类。一般地，ERK主要由分裂素激活，如生长因子IGF和FGF。JNK和p38 MAPK主要由细胞因子激活，如TGFβ和BMP，还有其他刺激，如氧化刺激和基因毒性刺激等。BMP能激活所有类型的MAPK。在成骨细胞中，研究得最多的ERK上游是FGF和IGF，它们结合到细胞表面受体酪氨酸激酶（receptor tyrosine kinase, RTK），导致RTK二聚化以及随后自磷酸化。这些RTK也磷酸化接头蛋白如Shc和Grb2，并促进接头蛋白与RTK复合物的形成。Grb2上的磷酸化位点由Sos识别，后者携带Ras到细胞膜附近，导致Ras活化。随后Ras能刺激下游Raf［促分裂原活化的蛋白激酶激酶激酶（mitogen-activated protein kinase kinase kinase, MAPKKK）］、MEK1/2［MAPK激酶（MAPK kinase, MAPKK）］和ERK1/2（MAPK）。活化的ERK能磷酸化转录因子c-Jun和c-Fos，从而调控细胞核中靶基因的转录。这条通路有促进细胞增殖的功能。此外，还有更多下游通路，如ERK和p38 MAPK能磷酸化和激活其他丝氨酸/苏氨酸激酶，包括核糖体S6激酶和MAPKK激活的激酶，这些下游激酶能进一步磷酸化各自的底物来调控细胞功能。

IGF-1和IGF-2也能激活MAPK通路，其机制与FGF相似，但多了一个接头蛋白——胰岛素受体底物（insulin receptor substrate, IRS），连接上游IGF-1R和下游Shc-Grb2-Ras-ERK。除此之外，RTK也能激活PI-3K-Akt通路，有抗凋亡的活性（见图1-4-1）。

IGF受生长激素的调控在肝脏中合成，能进入血液循环并作用于许多器官，包括骨骼。事实上，在发育期的骨骼生长阶段，IGF介导生长激素对骨骼生长的调节作用。成骨细胞也合成和分泌IGF，并将使其储存在骨基质中。然而，IGF在骨生长和骨重建中的具体作用机制仍然存在争议，因为不同的研究中得到相互矛盾的结果。体外研究表明，IGF与FGF一样，促进MSC和成骨细胞的增殖，但抑制其分化。RTK阻碍成骨细胞分化的一种可能机制是通过抑制Wnt通路。FGFFGFR信号转导能上调Sox2的表达。Sox2的增加能抑制Wnt信号转导和*Wnt*靶基因的表达，进一步抑制成骨细胞的分化。与细胞水平的研究结果相反，小鼠模型研究表明IGF-1在骨骼生长中是必要的。

成骨细胞中IGF-1过量表达的转基因小鼠显示骨量和骨骼体积的增加,以及骨生成的增加。令人惊奇的是成骨细胞的数量并没有受到影响,而是分化的增强引起了表型的改变。此外,IGF-1R的成骨细胞特异性缺失和普遍性的IGF-1缺失一样,都会导致小鼠中骨量的减少和骨生成的减少。类似地,干扰肝脏中的IGF-1合成也会导致小鼠骨量减少和骨生成率降低。值得注意的是,在这些小鼠模型中成骨细胞的数量并没有明显的改变,这与体外细胞学研究结论相反。在有机体内,IGF究竟是如何调控细胞分化的呢? 研究表明,IGF通过MAPK通路,与BMP2协调作用能诱导Osx的表达。

对ERK在成骨细胞分化和增殖中的作用,也有一定的争议。在一些研究中发现ERK的作用是在培养细胞中刺激成骨细胞分化,而另一些研究却报道截然相反的结果。小鼠转基因研究表明ERK对成骨细胞的分化和骨生成是必需的。转基因小鼠表达激活型的ERK,能增加骨生成和成骨细胞分化与增殖。抑制性ERK转基因小鼠则显示相反的结果。ERK在调控成骨细胞分化中的作用可能通过Runx2,因为ERK能磷酸化Runx2,而磷酸化又可增强Runx2的转录活性。

细胞因子,特别是TGFβ和BMP,可通过Tak1-Tab1复合物激活JNK和p38 MAPK。TGFβ受体能通过Xiap和(或)TRAF2/6分子招募Tak1-Tab1。Tak1是JNK和p38 MAPK的MAPKKK。p38 MAPK是如何调控成骨细胞的功能和生命周期的呢? 研究表明,抑制p38 MAPK或者表达抑制性p38 MAPK,会降低成骨细胞分化,伴随着Osx的下调,但Runx2变化不大。此外,在正常生长环境和应对BMP的刺激时,Osx的表达需要p38 MAPK;但在Osx过量表达的成骨细胞里,p38 MAPK对成骨细胞分化的抑制效果就减弱了。近期研究显示,BMP能通过Dlx5刺激Osx表达。p38 MAPK能在Ser34和Ser217位点磷酸化Dlx5,增强Osx的转录功能。这些研究表明,p38 MAPK可能会介导BMP对成骨细胞活性的影响。另一方面,细胞学研究表明p38 MAPK不会影响MSC、成骨细胞和成骨细胞株的增殖。尽管已经进行了大量的体外研究,p38 MAPK在骨生成中的体内研究仍然缺乏。

除了直接修饰和控制转录因子Runx2和Osx的表达,p38 MAPK和ERK也能激活RSK2,RSK2突变是Coffin-Lowry综合征(Coffin-Lowry syndrome, CLS)的致病基因,CLS是与X染色体相关、骨骼发育异常、智力低下综合征。小鼠转基因研究已经证实RSK2对成骨细胞的分化和活化是必要的。RSK2的底物之一是转录因子Atf4。进一步研究表明,成骨细胞的分化也需要Atf4。因此,MAPK可能通过下游激酶来调控成骨细胞分化。

三、Akt通路

RTK的另一条重要的下游通路是PI3K-Akt,有显著的抗凋亡活性。同源性磷酸酶-张力蛋白(PTEN)可降低三磷酸磷脂酰肌醇[PI(3、4、5)P_3]的胞内水平,并作为

Akt信号转导的负调控因子。Akt在成骨细胞中也可以被BMP激活。Akt1的普遍性缺失导致小鼠骨质减少,伴随着成骨细胞分化的缺陷和成骨细胞凋亡的增加。软骨原细胞[胶原蛋白类型Ⅱ-Cre(Col21-Cre)]和成熟的成骨细胞(骨钙素-Cre)中特异缺失PTEN会导致小鼠骨硬化,成骨细胞分化增强,其凋亡受到抑制。Akt通路的抑制也会导致Runx2的下调,这也许是Akt调节成骨细胞分化的原因。Akt失活也可引起促凋亡蛋白BIM的上调,这可能是Akt调节成骨细胞凋亡增强的原因。此外,已经发现Akt在IGF-I诱导的Runx2表达中起正调控作用。

四、Wnt/β-联蛋白通路

Wnt家族至少有19个成员,在胚胎形成、出生后的生长和肿瘤形成中起重要作用。它们结合到细胞表面受体卷曲蛋白Frizzled(Frz),同时结合低密度脂蛋白受体相关蛋白(low density lipoprotein receptor-related protein, LRP)5/6,激活下游糖原合成酶激酶3(glycogen synthase kinase-3, GSK3)-β-联蛋白通路。在基础状态下,腺瘤性结肠息肉(adenomatous polyposis coli, APC)、GSK3、轴蛋白(Axin)和β-联蛋白形成一种信号转导复合物。GSK3能磷酸化β-联蛋白,导致β-联蛋白的蛋白酶体依赖性降解。在Wnt刺激下,Dishevelled(Dv1)、Axin和Frat-1引发GSK3的失活和信号转导复合物的瓦解,使得β-联蛋白稳定性增加和细胞核内积累,取代转录抑制复合物,与转录因子TCF/LEF形成复合物,进而启动Wnt靶基因。在众多靶基因中,*Myc*、细胞周期蛋白(cyclin)D、*c-Jun*、*Fra-1*、*BMP4*、*FGF18*、*Runx2*、*Twist*和骨钙蛋白可能在成骨细胞生命周期中发挥作用。除了经典的通路,Wnt还能激活非经典的通路,例如JNK和PKC。Wnt通路也受细胞外蛋白的负调控,如Sost和DKK能与LRP5/6结合,抑制Wnt通路的激活。人类和小鼠的基因研究以及细胞学研究都证明了Wnt通路在骨骼发育及代谢平衡中的重要作用。Wnt通路调控成骨细胞活性的许多方面,包括MSC的定向、成骨细胞前体的扩增、终末分化及矿化,还有细胞死亡。LRP5功能性缺失突变的患者患有严重的骨质疏松症,而有持续性活化LRP5的患者则恰恰相反。基因工程小鼠研究再次证实LRP5缺失的小鼠表现为骨量减少和成骨细胞增殖减弱,而活性LRP5(G171V)过表达的转基因小鼠则表现为成骨细胞活性和数量持续增加。进一步研究表明,Wnt是通过经典的信号通路调控成骨细胞生成。因为,在细胞培养和小鼠模型中,通过锂或者其他抑制剂抑制GSK3会刺激成骨细胞生成。随后建立的β-联蛋白在成骨细胞不同分化阶段特异性敲除小鼠有助于研究Wnt/β-联蛋白通路在成骨细胞生命周期中的具体功能。例如,利用Dermo-Cre在小鼠的BMMSC敲除β-联蛋白的研究,揭示了β-联蛋白对早期成骨细胞定向是必需的,因为小鼠表现为软骨生成的增加及成骨细胞生成的减少。Wnt通路能抑制Sox9的表达,Sox9是软骨生成所必需的转录因子。在Osx-Cre小鼠中,骨骼的钙化减少,缺乏表达骨钙素的成熟成骨细胞。相反地,运用Osx

启动子过量表达β-联蛋白的转基因小鼠呈现骨量增加。

以上研究确立了Wnt/β-联蛋白通路对于成骨细胞的重要作用,但是其机制是什么? 在BMMSC中,Wnt不仅能刺激Runx2和骨钙素表达,还抑制C/EBPα、PPAR γ和Sox9的表达。这或许能解释为什么Wnt通路促进成骨细胞分化而抑制软骨细胞和脂肪细胞的分化。在成骨细胞增殖和凋亡方面,已经发现Wnt通路能调控Myc、细胞周期蛋白D、c-Jun和Fra-1的表达,这些都有促进细胞增殖的作用。而Wnt也可激活ERK和Akt通路而增加抗凋亡蛋白Bcl2的表达。但是,哪些基因是主要贡献者仍然缺乏体内实验的证据。近期有项研究表明,LRP5也可能通过控制5-羟色胺的表达来调控骨的重建。LRP5除了直接作用于成骨细胞外,也能抑制Tph1的表达,Tph1是肠嗜铬细胞中5-羟色胺合成的限速酶。*LRP5*$^{-/-}$小鼠表现为5-羟色胺的上调,5-羟色胺通过Htr1b受体和cAMP应答元件结合蛋白质(cAMP response element binding protein, CREB蛋白质)作用于成骨细胞来抑制其增殖。人为地降低血液中5-羟色胺水平使这些小鼠的骨生成和骨量正常化。此外,肠特异性而非成骨细胞特异性的LRP5缺失会减少骨生成。而LRP5的肠特异性激活,或者Tph1的失活会减少骨量。因此,起源于十二指肠的5-羟色胺能作为一种激素来抑制骨生成。除了对成骨细胞自身的影响,Wnt/β-联蛋白通路对破骨细胞生成也有影响。利用Ⅰ型胶原蛋白-Cre小鼠或者骨钙素-Cre小鼠,条件性敲除的β-联蛋白会导致小鼠骨质减少。在这些基因敲除小鼠中,除了成骨细胞分化有一定缺陷,破骨细胞生成及骨吸收也增强。这是RANKL增加和OPG减少引起的。

五、PTH和蛋白激酶A

PTH是一种由84个氨基酸组成的肽类激素,由甲状旁腺合成和分泌,主要作用于骨骼、肾脏和肠。高水平的PTH会引起破骨细胞的骨吸收增加以及肠的钙吸收增加,从而导致血钙水平上升。而钙吸收增加是由于PTH诱导了维生素D的表达。但PTH不直接作用于破骨细胞,这是因为破骨细胞不表达PTH受体。PTH对破骨细胞的调节是由成骨细胞来介导的。PTH结合到成骨细胞受体上会诱导RANKL的表达,从而刺激破骨细胞生成和骨吸收,进而导致Ca^{2+}的释放。PTH相关蛋白(PTHrP)由多种类型的细胞表达,它们对细胞增殖、分化和凋亡有更加广泛的作用。尽管在调节血钙方面,PTHrP与PTH有类似的功能,但是PTHrP在软骨生成中必不可少,是软骨细胞增殖和分化所必需的。此外,成骨细胞特异性的PTHrP缺失会导致小鼠骨量减少,伴随着骨原细胞增殖减弱、分化下降和凋亡增加。PTH的持续输入会导致骨吸收增加,但PTH间歇性应用于小鼠、大鼠和人类中,会促进骨合成代谢。研究发现,PTH间歇性应用会刺激成骨细胞生成和抑制成骨细胞凋亡。在绝经期后的女性、男性以及小鼠模型中,注射PTH(1～34)多肽会增加骨生成以及成骨细胞的数量。

PTH和PTHrP结 合 到 细 胞 表 面G蛋 白 偶 联 受 体(G-protein coupled receptor,

GPCR）上，激活 G 蛋白和腺嘌呤环化酶，导致细胞内 cAMP 的增加。cAMP 结合到四聚体蛋白激酶 A（protein kinase A, PKA）的调节亚基上，激活 PKA。激活的 PKA 在丝氨酸/苏氨酸上磷酸化其底物，从而调控它们的功能。研究得最多的 PKA 的底物之一是转录因子 CEBP。此外，PTH 也能激活磷脂酶 C（phospholipase C, PLC）、PKC 和 MAPK。PTH 的间歇性应用是如何抑制成骨细胞凋亡的呢？细胞学研究表明，PTH 激活的 PKA 会磷酸化促凋亡蛋白 BAD，使其失活。此外，它也会刺激抗凋亡蛋白 BCL2 的转录。但是，PTH 的间歇应用对成骨细胞或其骨原细胞的增殖没有太大影响。相反地，PTH 上调 p21 和 p27 来抑制成骨细胞增殖，这被认为有利于分化。此外，PTH 也能上调 Runx2 的蛋白质水平，增强 Runx2 的转录活性（见图 1-2-2），这可能是 PTH 刺激成骨细胞分化的机制之一。

PTH 的间歇应用对骨生成的影响相当复杂。例如，在体外和体内研究中，PTH 会上调 IGF-1 的水平。在 Igf-1 敲除的小鼠中 PTH 对骨合成代谢的影响会减少，表明 IGF-1 及其下游通路在 PTH 诱导的骨生成中起重要作用。此外，PTH 会激活 β-联蛋白通路，并通过 LRP5/6 来调控成骨细胞生成。有研究报道，PTH-PTHR 能招募 LRP6，这能促进 LRP6 发生磷酸化，并促进 Axin 结合到 LRP6 上，使 β-联蛋白得以稳定。

六、Notch 信号转导

Notch 信号转导在细胞命运的决定中起重要作用。在哺乳动物中，已经鉴定出 4 种 Notch 受体（Notch1～4），它们的配体包括 Delta 1、3、4 和 Jagged 1、2。因为 Notch 受体及其配体都是跨膜蛋白，因此，激活 Notch 信号级联需要细胞与细胞间的相互作用。NOTCH 蛋白可以分为 3 个部分：胞外区、跨膜区及胞内结构域（Notch intracellular domain, NICD）。配体结合到 Notch 的胞外区后，暴露出蛋白酶位点，从而被解联蛋白和金属蛋白酶切割。随后的胞内切割由 γ-分泌酶复合物促成，γ-分泌酶由早老素 1 或 2、单过性跨膜蛋白、APH1 和 PEN2 组装而成，进而释放 NICD 到细胞质中。被释放的 NICD 移位到细胞核中，与转录因子哺乳动物 C 启动子结合因子 1 装配来调控靶基因的表达。

Notch1 和 Notch2 一般在成骨细胞中都有表达。大量体外研究支持 Notch 会通过抑制成骨细胞分化而影响骨细胞生成，但是其他研究表明成骨细胞分化也会受到 Notch 信号转导的正调控。总体来讲，尽管体内研究支持 Notch 抑制成骨细胞分化这一假说，但分子机制尚存争议。一项研究显示 Notch 过量表达导致骨硬化。这可能是通过细胞周期蛋白 D 和细胞周期蛋白 E 的上调作用，刺激早期成骨细胞的增殖，但是它们分化为成熟的成骨细胞是受到抑制的，导致未成熟的成骨细胞扩增。然而，另外一项研究发现，仅 NICD 而非整个 Notch 过量表达的转基因小鼠表现为骨质减少。NICD 的过量表达通过抑制 Wnt/β-联蛋白通路来影响成骨细胞的生成。来自同一研究团队的其他体外研究也表明，Notch 会损害 Wnt/β-联蛋白通路。两种不同转基因小鼠系表型的不同可能是由于所用的 I 型胶原蛋白的启动子序列不同而造成。

此外,通过基因敲除,Engin 等的研究显示成骨细胞中Notch缺失会导致骨质疏松症,原因是破骨细胞生成的增强和骨吸收的增加。在成骨细胞中Notch信号通路可调控OPG的表达而抑制破骨细胞分化。Hilton等的研究也显示成骨细胞中Notch信号转导通过产生RANKL和OPG来调控破骨细胞生成。在Notch缺失的成骨细胞中RANKL/OPG的比例高一些,导致变异鼠中破骨细胞数量的增加。在同一研究中,Hilton等也发现Notch缺失的小鼠成骨细胞前体的分化增加,表明Notch在抑制成骨细胞分化中的作用是保持成骨细胞前体库存。此外,NICD能与Runx2结合并抑制其转录能力,从而干扰Runx2在成骨细胞成熟中的作用。*HEY1*(Notch的直接靶基因)会抑制Runx2的转录活性;同时也会抑制BMP诱导的成骨细胞成熟,也可能由两个Notch的靶目标HES和HEY来实现。因此,动物模型研究都支持Notch信号转导在成骨细胞分化中起抑制作用。

七、其他通路

除了以上信号通路,在骨骼研究中的另一大突破就是发现了脂肪细胞分泌的瘦蛋白(LEPTIN)充当骨动态平衡的调节者。瘦蛋白能作用于丘脑下部的部分神经细胞群,激活交感神经系统,通过肾上腺素能受体(β_2-AR)和PKA-Atf4通路来调控成骨细胞活性和RANKL的表达,并间接影响破骨细胞。其结果就是骨生成和骨吸收都受到瘦蛋白的调控。

此外,通过系列基因敲除小鼠的研究发现,在DNA损伤应激反应中起重要作用的Atm、c-Abl、Mdm2均调节骨的代谢平衡。这些分子在细胞对DNA损伤做出反应时起重要作用,阻碍肿瘤的发生。研究发现它们也能调控成骨细胞分化和骨生成,但不直接作用于破骨细胞。C-Abl、Atm或者Mdm2缺失的小鼠表现为骨质减少或骨质疏松症,伴随着骨生成的减少和成骨细胞分化的缺陷。而p53缺失的小鼠表现为骨硬化,伴随着骨生成的增加和成骨细胞分化的加快。此外,*p53*$^{-/-}$成骨细胞通过上调CSF-1可增强破骨细胞生成的能力。这些蛋白质似乎能影响Runx2和(或)Osx的表达来调节成骨细胞的分化。可能是影响BMP-Smad通路或者Wnt/β-联蛋白通路。更加复杂的是,最近有报道称Runx2也在DNA损伤、基因组稳定性和肿瘤发生中起重要作用。

另外一条通路是Hedgehog (Hh)-Smo-Gli。在软骨内骨化时,该通路在软骨细胞/成骨细胞增殖和分化中起重要作用。有研究显示,尽管不同Hh信号分子的基因敲除小鼠,展示不同的骨表型,但是Hh在成骨细胞增殖和分化中起正调节作用得到确认。有研究报道,敲除Hh信号转导的负调控因子Patched等位基因的一只小鼠表现为骨量增加和成骨细胞分化增强。另一项研究报道,成骨细胞特异性*Patched*敲除小鼠展现为RANKL的上调,破骨细胞生成和骨吸收都会增强。而成熟成骨细胞敲除HH的受体Smo则显示相反的结果。因此,Hh信号转导在骨转换中起重要作用。

八、信号通路间的相互作用

1. MAPK与Smad

如前所述,BMP能激活经典的Smad1/5/8通路和非经典的Tak1-MAPK通路。此外,生长因子和其他细胞因子也能激活MAPK。这两条通路均促进Osx的表达和成骨细胞分化。因此,MAPK通路和Smad1通路在BMP诱导的Osx的表达和成骨细胞分化中起协同作用。另一方面,MAPK在Smad1信号转导中也起负性调节。BMP激活的MAPK能磷酸化一些定位于Smad1的MH1和MH2之间的连接区域的丝氨酸/苏氨酸残基,这些位点的磷酸化可能抑制Smad1的核转运和增强Smad1的降解。然而,这两条通路之间相互作用的生理意义还需要进一步研究。

2. Wnt和BMP

在成骨细胞和其他类型细胞中都观察到BMP-Smad通路和Wnt/β-联蛋白通路之间的相互调节。已经发现BMP能上调Wnt1和Wnt3a,而Wnt也能上调BMP4和6的表达。因此,这两条通路可能在成骨细胞分化中协调合作。回顾文献,更多研究支持BMP诱导的成骨细胞分化需要Wnt通路的激活这一观点。抑制Wnt通路会影响BMP诱导的成骨细胞分化。然而,也有研究表明BMP-Smad通路可能负调控Wnt/β-联蛋白信号转导。例如,在MSC中Smad1与Dvl相互作用,而这种作用似乎会抑制Wnt信号转导。体内研究表明BMP信号转导的缺失会导致Sost的减少,从而增强Wnt信号转导。此外,在毛囊中,BMPRⅠA的缺失也会导致Lef1和β-联蛋白水平的上升,结果导致niche的扩增和慢循环细胞的缺失。

3. 机械负荷对骨骼代谢的调节

机械负荷或者重力作用对于骨重建是很重要的。这是因为负重运动能促进成骨细胞的活性,增加骨生成。因受伤而缺乏身体活动,或者因太空旅行而失重都可能引起骨质疏松。近期的研究表明机械负荷涉及多条信号转导通路,包括Wnt/β-联蛋白、整联蛋白、Ca^{2+}、PKA和MAPK。其中一些结论被体内研究支持。例如,小鼠研究表明Wnt和Ca^{2+}在机械负荷信号转导中起重要作用。高骨量Lrp5(G171V)突变鼠表现出对正常负荷力的超适应。在机械负载的情况下,施加Ca^{2+}阻断剂会使动物骨质生成下降61%。此外,细胞水平研究也表明,由生长因子、TGFβ和整联蛋白激活的MAPK通路,以及由GPCR激活的PKA/PKC通路,也在机械信号转导中起重要作用。这些信号转导通过整合来调控蛋白质,如c-Fos、Egr-1、c-Jun和Runx2的表达,这些蛋白质都涉及成骨细胞的增殖和分化。

(刘慧娟,李保界)

第五节　调节破骨细胞增殖与分化的信号转导途径

一、RANKL-RANK-OPG 信号调节轴

OPG-RANKL-RANK 系统的发现是近年来骨矿研究领域中的重大突破。RANKL 是一种 Ⅱ 型跨膜蛋白,多在成骨细胞和淋巴细胞中表达。RANK 是 RANKL 的受体,是一种 Ⅰ 型跨膜蛋白,多在破骨细胞表达。RANKL-RANK 的结合可诱导破骨细胞分化和增加溶骨功能,这也是破骨细胞分化所必需的。在 RANKL 或者 RANK 缺失的情况下,骨髓中的单核粒细胞无法分化为破骨细胞,从而引起骨硬化症。此外,RANKL-RANK 也在中枢神经系统中表达,研究发现注射 RANKL 可引起动物发烧,而这一现象需要 RANK。据推断,RANKL 或 RANK 有可能是女性绝经期会出现的潮热或潮红的重要因素。此外,RANKL 在免疫系统也起一定作用。它在 T 辅助细胞表达,并被认为参与了树突状细胞的分化和生存。此外,T 细胞的激活被发现可诱导 *RANKL* 基因的表达,从而增加破骨细胞的产生以及骨的吸收。动物模型研究发现,*Rankl* 基因敲除小鼠因缺乏破骨细胞而呈现严重的骨质石化。同时该小鼠也存在 T、B 淋巴细胞分化缺陷、怀孕期乳腺发育缺陷以及牙齿生长缺陷,但巨噬细胞的分化未受影响(见图 1-5-1)。

1. RANKL-RANK 的信号转导途径

RANKL-RANK 的结合可激活几条信号途径。配体结合至 RANK 后可诱导自身及其下游蛋白的聚合。首先,TNFR 相关因子 TRAF6 以及其他 TRAF 蛋白(包括 TRAF1、2、3、5)和 RANK 相互结合,然后 TRAF6 作为一个衔接蛋白募集泛酸化酶 UBC13,UBC 蛋白可引起 TRAF6 的泛酸化,进一步激活 Tab-Tak1。TAK1 作为一个 MAPKKK,可激活 MAPK,包括 ERK、JNK 和 p38 MAPK。它们会磷酸化转录因子 *Jun* 和 *Fos* 调节基因的表达,从而决定细胞生存与死亡。Tab-Tak1 进一步可通过 IKK 通路激活 NF-κB。此外,Traf 也可通过 NIK-IKK 来激活 NF-κB 通路。NF-κB 是另一个极其重要的转录因子,可调节多个基因表达,包括生长抑制和 DNA 损伤诱导基因 45(GADD45)的转录和半胱天冬蛋白酶-8(caspase-8)的活化等。此外,RANK 也可通过 Traf6 激活 PI3K/Akt/mTOR/S6K 通路促进破骨细胞的生存和生长。AP-1、NF-κB 以及 Trem2 共同激活 NFATc1,并一起上调整联蛋白-3、c-SRC、CLCN7、组织蛋白酶 K、碳酸酐酶 Ⅱ 和 H^+-ATP 酶等基因的表达从而促进破骨细胞的分化和溶骨能力。

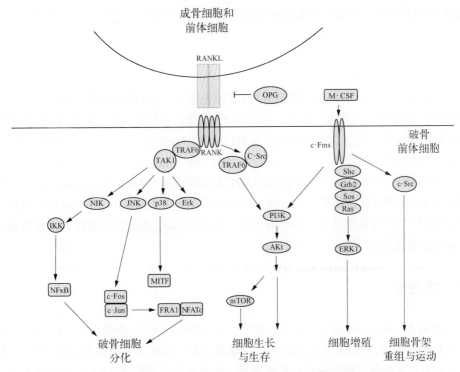

图 1-5-1 M-CSF 和 RANKL 通过多条信号通路调节破骨细胞的分化

2. 骨保护蛋白

骨保护蛋白是一种分泌型细胞因子,属 TNF 受体家族的成员。OPG 是一个碱性的由 401 个氨基酸组成的糖蛋白,以相对分子质量 60 000 的单聚体或者以相对分子质量 120 000 的二聚体存在。其蛋白顺序类似于 RANK。因此,它可以结合成骨细胞上 RANKL 而抑制 RANKL 和破骨细胞前体上 RANK 的结合。这样会抑制破骨细胞的分化以及破骨细胞的溶骨功能。骨保护蛋白的表达受到雌激素的诱导。Opg 基因敲除小鼠患有骨质疏松症,容易骨折。RANKL、RANK、OPG 形成的调节轴是调节破骨细胞分化功能唯一和最终的途径,不仅在多种骨质疏松的发病中起重要作用,而且也为骨质疏松的治疗提供了靶点。

二、M-CSF

1. M-CSF 的特征

M-CSF 或 CSF-1 是一种生长因子,其细胞受体(M-CSFR)为酪氨酸激酶家族成员,主要在单核粒细胞系表达。因此,M-CSF 主要调控巨噬细胞和破骨细胞的增殖、分化以及生存。M-CSF 缺失的 op/op 小鼠血液中几乎没有单核粒细胞。M-CSF 可由成骨细胞合成与分泌,它与破骨细胞前体细胞表面表达的M-CSF受体结合而促进破骨细胞的增殖、分化以及生存。M-CSF及其受体基因敲除小鼠因破骨细胞减少、骨密度增加,导致患有骨质石化症。M-CSF也被认为可介导TNF引起的发炎性骨溶解症。

2. M-CSF引起的信号转导

M-CSF-1主要调节细胞的早期反应,是细胞增殖、分化所必需的。M-CSF与其受体的结合导致后者二聚体的形成。作为酪氨酸激酶,它们可以相互磷酸化,产生多个磷酸化的酪氨酸位点。这些位点对具有SH2或者PTB亚结构的蛋白具有很强亲和力。这样可以激活几条不同的信号转导途径。M-CSFR可以结合Shc-Grb2-Sos-Ras-Raf通路而激活ERK和转录因子Ets等诱导*C-MYC*基因的表达,也可以激活c-Fos/Jun家族基因的表达,促进成骨细胞的分裂。M-CSFR也可以通过PI3K-PDK1-Akt-mTOR通路抑制细胞凋亡,促进细胞生长。M-CSFR也可以通过Cdc42/Rac/Rho而调节破骨细胞的运动和细胞骨架重组。

三、雌激素

雌激素(estrogen)是重要的女性激素,主要由卵巢分泌,少量由肝、肾上腺皮质、乳房和胎盘分泌,男性的睾丸也会分泌少量雌激素。雌激素包括雌酮和雌二醇等,其中由卵巢分泌的雌二醇是最重要的雌激素。雌激素在儿童期分泌较少,青春期大量增加,促进女性第一和第二性征的发育成熟。其主要功能包括促进阴道、子宫、输卵管和卵巢本身的发育以及子宫内膜增生而产生月经。雌激素还能促进皮下脂肪堆积以及乳腺发育,可降低血浆胆固醇与β脂蛋白含量,也可促进体液向组织间隙转移进而导致水、钠潴留。雌激素在骨骼的生长发育中至关重要。雌激素促使女性在青春期快速长高,并帮助将钙纳入骨中,增强骨骼的坚硬度。随着年龄的增长,雌激素水平下降,骨骼中的钙逐渐流失。此外,研究发现雌激素受体ERα的表达与人的衰老呈负线性关系。雌激素与受体的结合促进乳腺细胞以及乳腺癌细胞的增殖,可能参与肿瘤的发生。激素受体在70%的乳腺癌患者样本中大量表达。此外,雌激素的代谢本身会产生可损伤DNA的产物,也会促进肿瘤的发生。

1. 雌激素引起的信号转导

雌激素受体首先由Jensen在1950年发现,它们属于配体诱导转录因子家族。雌激素是疏水性的,可以直接穿过细胞膜而进入细胞内。其受体在无雌激素的情况下,主要分布于细胞质内。这些受体具有一个疏水性的载体结合区域。雌激素受体也含有DNA结合区域以及转录激活区域。雌激素和受体结合会导致其受体多聚体的形成,并向细胞核迁移。在核内,雌激素和受体会结合到基因上的特异性DNA顺序,并与其他转录调节因子结合,调节受体的转录活性。其中包括AP-1、Sp-1、SRC-1、组蛋白乙酰转移酶、SMRT抑制因子和组蛋白去乙酰化酶(见**图1-5-2A**)。

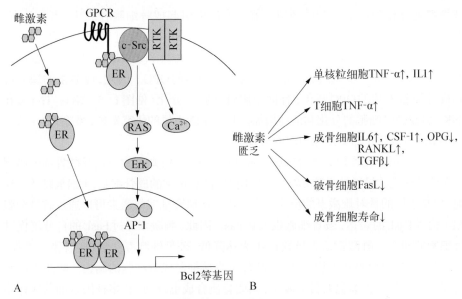

图1-5-2　　雌激素的作用机制以及对骨代谢的多重调节

注：A. 雌激素的作用机制为直接调节靶基因的表达，激活其他信号转导途径；B. 雌激素作用于免疫系统的
T和B细胞、作用于破骨细胞及其前体细胞、作用于成骨细胞

　　人类的基因组含有两个雌激素受体基因，编码雌激素受体ERα和ERβ。ERα表达于子宫内膜、乳腺癌细胞、卵巢基质细胞和下丘脑，而ERβ表达于肾、脑、骨、心脏、肺、肠黏膜、前列腺和内皮细胞。两者的结构、表达和功能上有一些差异。雌激素与ERα结合会刺激某些基因的表达，但与ERβ结合会抑制这些基因的表达。这种雌激素与ERβ引起的抑制基因表达可以被选择性雌激素受体调节剂（selective estrogen receptor modulator, SERM）所逆转。

　　雌激素也可结合于细胞膜内侧，如通过与陷窝蛋白（caveolin）-1、纹蛋白（striatin）和受体性酪氨酸激酶（如EGFR和IGF-1R），以及Src形成信号转导的中心，提升细胞内的Ca²⁺水平。通过受体性酪氨酸激酶也可激活MAPK以及PI3K/Akt通路，进一步调节基因转录和细胞的增殖等。此外，近期的报道称雌二醇可以激活G蛋白偶联受体30（GRR30）以及其下游的信号通路。

　　2. SERM

　　SERM包括他莫昔芬和雷洛昔芬，在不同的组织可以激活雌激素受体或者抑制雌激素受体。比如，雷洛昔芬在心脏以及骨骼呈现雌激素同样的功能，但在脑组织以及乳腺癌中抑制雌激素受体的激活。他莫昔芬也具有同样的作用机制，因此被用来治疗乳腺癌。

　　3. 雌激素调节破骨细胞分化和功能的分子机制

　　很多研究发现，雌激素的缺失引起破骨细胞分化和溶骨能力增强是导致骨质疏松症的主要原因。但雌激素对骨破坏的调节需要由免疫细胞和成骨细胞介导。BMMSC

为破骨细胞分化制造了一个微环境。雌激素缺失引起成骨细胞合成IL7水平升高，这促进T细胞增殖以及TNF-α和RANKL的分泌。TNF-α又反过来刺激成骨细胞分泌RANKL。雌激素也抑制成骨细胞前体分泌IL6、IL11和RANKL。雌激素也可促进TGFβ的表达，进一步刺激成骨前体细胞合成更多的OPG。因此，雌激素的缺失可引起成骨细胞表达的OPG减少，有助于破骨细胞的分化（见图1-5-2B）。TNF-α和RANKL引起破骨细胞的分化和活性增加。基因敲除小鼠的研究发现，敲除*Tnf-α*、*Il6*、*Il7*或者*Il11*可以防止卵巢摘除引起的溶骨。

雌激素也可直接作用于破骨细胞。近期的研究发现，雌激素可诱导破骨细胞的凋亡。在破骨细胞特异性的敲除*ERα*，尽管小鼠中尚有正常的成骨细胞，T细胞以及其他细胞，但是小鼠的骨对雌激素的反应消失。进一步研究证实雌激素可以通过破骨细胞的ERα促进FasL的表达，破骨细胞也表达Fas。因此，雌激素通过FasL的自分泌促进破骨细胞的凋亡。雌激素缺失导致FasL表达降低、破骨细胞寿命延长、骨吸收增加。最后，雌激素也可以直接作用于成骨细胞，可直接抑制成骨细胞的凋亡。雌激素缺失可引起成骨细胞和骨细胞数目的减少，因此骨质合成也减弱，在多种因素的共同作用下导致骨质疏松。

（刘慧娟，李保界）

第六节　骨骼相关疾病

一、骨质疏松症

骨质疏松症的主要特征是骨量减少、骨的微观结构退化、骨的脆性增加和易于发生骨折，属于老年性慢性全身性骨骼疾病。骨质疏松症的定义最早由Pornmer于1885年提出，在1990年举行的国际骨质疏松研讨会上得到公认。临床表现包括骨量减少、骨钙溶出、脊柱压缩性骨折，致使"龟背"出现。骨质疏松症导致骨质脆弱和骨骼受力不均，人体可能产生修复性反应而形成骨刺，也会引起椎间盘突出。骨质疏松症是骨折、骨坏死、骨折不愈合的内在原因。常见的骨折在髋骨和脊柱部位。此外，骨质疏松症可引起骨痛、驼背、身材变矮和呼吸功能下降等后果。骨痛以腰背痛多见，一般骨量丢失12%以上时即可出现骨痛，这是由于椎体压缩变形引起的肌肉疲劳而导致。

骨质疏松症的诊断需依靠临床表现、骨量测定、X线片及骨转换生物化学的指标等综合分析判断。骨密度检查是最重要的检验钙流失程度的方法。检查骨密度的黄金标准是双极能量X射线吸收测量学（dual-energy X-ray absorptiometry, DEXA）。

二、骨质增生

骨质增生又叫骨刺或骨赘,是指椎骨边缘或关节边缘、关节面及骨突处骨小梁增多和骨密度增高,是骨科的一种常见病和多发病。这种骨与关节的退行性改变是体内适应力的变化,维持平衡而产生的一种防御性反应。骨质增生会影响颈椎、腰椎、膝关节及跟骨。一旦增生的骨刺刺激邻近组织和压迫神经根时,就会出现局部或放射性疼痛。

三、骨肿瘤

恶性骨肿瘤是指发生于骨骼的肿瘤,分为原发性和继发性两种。原发性骨瘤起源于骨骼或其邻近的组织。而继发性骨瘤起源于身体其他部位,然后转移至骨。骨肿瘤的主要症状为局部疼痛和压痛,浅表部位可见骨膨胀及软组织肿块,最后会导致骨骼畸形及病理性骨折等。恶性骨肿瘤是属于比较难治疗的肿瘤。主要有骨肉瘤(osteosarcoma)、软骨肉瘤(chondrosarcoma)、纤维肉瘤(fibrosarcoma)、多发性骨髓瘤(multiple myeloma)、脊索瘤(chordoma)、网状细胞肉瘤等。

骨肉瘤是最常见的原发性骨癌,主要发生于10～25岁男性,好发部位一般为手和腿的关节处。其组织可以分为骨母细胞型(44.5%)、软骨母细胞型(1.6%)、成纤维细胞型(8.6%)和混合型(3.1%)等几个亚型。尤因肉瘤(Ewing's sarcoma)属于外骨附近的周神经外胚层肿瘤,多发生于4～15岁男性,好发部位为手和腿的中部。软骨肉瘤是从软骨细胞发生的原发性恶性骨肿瘤,由骨肿瘤性软骨细胞及软骨基质组成。主要影响40岁以上人群,好发部位为髋骨。恶性纤维组织细胞瘤(malignant fibrohistiocytoma,MFH)多发生于50～60岁人群。主要影响软组织包括肌肉、肌腱和韧带等。纤维肉瘤比较罕见,多发生35～55岁人群,好发部位为腿部。脊索瘤是来自脊索遗迹的罕见肿瘤,多影响30岁以上人群,好发部位为颈椎和颅底。

除以上恶性骨癌外,也存在多种良性骨瘤,包括骨样骨瘤(osteoid osteoma)、成骨细胞瘤(osteoblastoma)、骨软骨瘤(osteochondroma)、内生软骨瘤(enchondroma)、软骨黏液样纤维瘤(chondromyxoid fibroma)以及巨细胞瘤(giant cell tumor)等。

四、骨转移瘤

其他组织器官的肿瘤可以转移到包括骨在内的其他器官,如肺、肝、脑和肾上腺。骨转移癌是指骨外的原发癌转移到骨骼的一种继发恶性肿瘤。转移的部位多见于含红骨髓的骨骼,如头颅、椎体、肋骨、骨盆及骨关节和长管状骨的干骺端。骨转移是晚期肿瘤的常见病症,大约15%的癌症患者出现骨转移,许多类型的恶性肿瘤都可以发生骨转移。乳腺癌、前列腺癌和肺癌是最主要的骨转移癌。骨转移的病因和病理比较复杂,一般认为是由于肿瘤细胞与骨转换之间的相互作用引起的。在正常情况下,骨的新陈代谢过程中造骨与破骨保持动态平衡。肿瘤细胞到达骨组织,通过分泌一些细胞因子,改变成骨细胞和破骨细胞的活性,制造适于肿瘤细胞生存的微环境;最后,肿瘤细胞在骨组织不断增殖,形成肿瘤。肿瘤导致的骨破坏、病理性骨折、肿瘤累及骨膜、神经浸润及肿瘤释放的递质引起癌痛。有些骨转移瘤患者会并发恶性高钙血症。这是由于癌症患者中破骨细胞数目和功能增加,骨吸收加快,释放过多的钙进入血液,使血钙浓度升高。治疗骨质疏松症的双膦酸盐类能够抑制骨吸收,降低血钙水平,增加尿钙排泄,可用于治疗恶性肿瘤引起的高钙血症。

五、佝偻病

佝偻病(rickets)是婴幼儿时期常见的一种营养性疾病,是由于骨骼钙化不良、骨骼支撑能力低而引起的骨骼变形。发病原因主要是由于维生素D缺乏引起体内钙、磷代谢紊乱。维生素D的主要功能是促进钙、磷吸收和利用,并辅助钙、磷正常地沉积在骨骼生长部位,保证骨骼的正常发育。

六、佩吉特病

佩吉特病(Paget disease)又名畸形性骨炎,为英国医师Paget于1876年首次报告。该病多发于40岁以上成人,患者局部骨骼增大但骨密度较低,主要发生部位为骨盆、颅骨、脊椎和腿骨,一般不会扩展到全身。病理特点为骨的局部破骨细胞过度活跃引起骨吸收加速,伴随骨质再生和不规则的新骨形成。临床表现为骨骼变形、骨痛、骨折,以及由于骨质过度压迫第8对脑神经而致耳聋。佩吉特病的病因多认为与慢性病毒感染有关,患者一般有家族史。

七、成骨不全

成骨不全(osteogenesis imperfecta)又称脆骨症、原发性骨脆症及骨膜发育不良等。它是一种先天遗传性缺陷引起的Ⅰ型胶原纤维病变,这些遗传变异会减少胶原纤维的量或者降低胶原纤维的质量,造成骨骼强度耐受力降低,容易骨折。表现为骨质脆弱、蓝巩膜、耳聋和关节松弛。

八、骨硬化病

骨硬化病泛指非正常的骨密度增加。根据病因可分为两类:骨硬化和骨骼石化症。骨硬化是由于新骨质的生成速度增加，而引起骨密度超出正常范围，以及成骨细胞数目过高和造骨功能亢进而引起。骨骼石化症较骨硬化常见，又称大理石骨病（marble bone disease）或阿耳伯斯·尚堡氏病（Albers Schonberg disease）。该病最早由Albers-Schonberg于1904年发现，主要是由于破骨细胞明显缺乏或功能缺陷，对骨的吸收活动减弱而致骨质累积，骨小梁增厚、数目增多，密质骨增生变厚，松质骨致密硬化，骨髓腔明显缩小甚至闭塞，骨髓组织萎缩、发生贫血，骨质脆弱易发生骨折。

（李保界）

第七节　骨质疏松症及治疗

　　骨质疏松症是世界上流行最广和最易被人忽视的慢性疾病，是一个无声的杀手，尤其对妇女的健康造成很大的威胁，需采取多种手段预防和治疗。全球约有2亿人患有骨质疏松症。据美国骨质疏松症基金会估计，50岁以上的人群中，女性的发病率为1/3，男性为1/5。在美国，有1 000万人受到骨质疏松的困扰。美国每年因骨质疏松性骨折而产生的直接医疗费用为140亿美元，骨质疏松症已成为美国一种非常普遍的骨疾病。

　　根据《骨质疏松症防治中国白皮书》，我国至少有6 944万人患有骨质疏松症，2.1亿人低骨量，存在骨质疏松症的风险。我国50岁以上的人群中骨质疏松症总患病率为15.7%，而且随着人口寿命的延长，这一比例还在逐步增加。在我国70%～80%的中老年骨折是因骨质疏松引起的，其中每年新发椎体骨折约有181万人，髋部骨折病例为23万。估计每年用于治疗中老年患者骨折的费用已经高达104亿人民币，到2020年将超过217亿。此外，我国大量骨质疏松患者未能得到及时诊断和治疗，估计只有1/5的骨折患者得到了相应诊疗。《白皮书》呼吁人们为避免骨质疏松症的困扰，养成每天喝400 ml牛奶、晒10 min太阳、走20 min路、不吸烟和不酗酒的健康生活方式，建议中老年人每年进行一次骨密度检测。

一、骨质疏松症分类

　　骨质疏松症根据其病因病理可分为以下几类。

　　（1）原发性骨质疏松症：主要包括老年性骨质疏松症和绝经后骨质疏松症等。老年性骨质疏松症主要是由于成骨细胞数量减少、功能减弱、干细胞再生能力衰退引起的骨质生成速度降低，无法对抗骨的破坏速度。它既影响男性也影响女性。一般情况下为全身性骨质疏松症。绝经后骨质疏松症是由于雌激素水平下降造成的破骨速度升高而导致的。

（2）继发性骨质疏松症：如甲亢性骨质疏松症、糖尿病性骨质疏松症和糖皮质激素诱导的骨质疏松等。

（3）原因不明特发性骨质疏松症：如遗传性骨质疏松症等。

二、骨质疏松症的治疗

骨代谢由多种因素调节。促进骨生成的因素包括BMP、Wnt、PTH、IGF和重力负载；而引起骨质流失的因素包括性激素缺失和缺钙等（见图1-7-1）。钙是骨骼中主要的无机成分，补充钙，尤其在骨骼的快速生长期，是保持强壮骨骼所必需的。维生素D则可以帮助吸收钙。因此，维生素D的摄取很重要。此外，负重训练也是骨骼强壮的重要因素。骨骼需要有压力的刺激才能变得强壮，宇航员在失重的情况下容易患骨质疏松症。

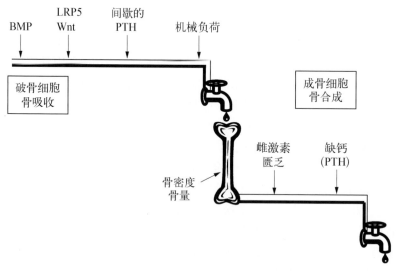

图1-7-1　影响骨代谢平衡的常见因素

已有的骨质疏松症的治疗药物主要分为两大类：一类是抑制骨吸收；另一类是促进骨质的生成。此外，尚有多种药物处于研发或者临床试验阶段。

（一）抑制骨吸收药物

抑制骨吸收药物包括降钙素、骨钙调节剂、SERM等。

降钙素是一种甲状旁腺滤泡旁细胞分泌的具有32个氨基酸的肽类激素，能抑制骨吸收。该药物获准用于治疗妇女绝经后骨质疏松症。

　　双膦酸化合物有抑制破骨细胞生成和骨吸收的功能，是目前骨质疏松治疗的"金标准"药物。双膦酸类药物经历了3代产品，由最早的第1代产品——依替膦酸钠发展到第2代的阿仑膦酸钠到第3代产品——唑来膦酸盐。唑来膦酸盐使用非常方便，只需每年1次给药。尽管双膦酸类药物存在着诸如食管炎症、低钙血症、肾脏炎症、心房颤动和相当罕见的关节坏死的不良反应，与其他同类药相比，效果好而不良反应少。这一类药物在近期仍将继续统治骨质疏松治疗药物市场，普遍用来预防和治疗绝经后骨质疏松症、糖皮质激素诱导的骨质疏松症，以及老年性骨质疏松症。

　　双膦酸化合物可特异性地作用于骨骼。以唑来膦酸为例，它的咪唑侧链上含有两个氮原子，因此对骨质中的钙离子具有超强的亲和力。它优先结合至骨质降解部位暴露出的钙离子，牢固地吸附在骨质上。未被吸收的双膦酸化合物很快被排泄掉。当破骨细胞在破坏骨的过程中通过皱褶缘吸收双膦酸化合物进入细胞内，双膦酸化合物和钙离子分离，可以抑制甲羟戊酸途径。甲羟戊酸途径以乙酰辅酶A为原料合成异戊二烯焦磷酸和二甲烯丙基焦磷酸。该途径的产物异戊二烯是类固醇、类萜等生物分子的合成前体。因此，双膦酸盐引起磷脂的降低，会使小分子GTPase的异戊二烯基化降低，进一步影响细胞骨架、皱褶缘的结构以及运输小泡细胞内的迁移。最终通过抑制破骨细胞的活化、增生以及分化来抑制骨再吸收。更为重要的是，双膦酸化合物在细胞内无法代谢。破骨细胞吸收释放的双膦酸化合物会再循环，重新吸附至骨组织。因此，有些双膦酸化合物只需要每年注射1~2次就可治疗骨质疏松症。此外，双膦酸化合物无法被成骨细胞吸收，对骨的形成以及骨的矿化没有不良影响。

　　最近研究报道，唑来膦酸也适用于骨转移癌患者以降低血中钙和磷的水平，可使高钙血症患者的血钙水平恢复正常。此外，唑来膦酸还可以诱导细胞凋亡或抑制血管生长，用来治疗肿瘤。

　　SERM是一种类似于激素替代疗法（hormone replacement therapy, HRT）的药物，可预防和治疗绝经后骨质疏松症。SERM包括雷洛昔芬和巴多昔芬等。此类药物因为不作用于乳腺细胞和子宫上皮细胞等，可以降低HRT引起乳腺癌、子宫癌和心脏疾病的风险。

（二）增加骨质合成的药

1. PTH

　　重组PTH药物包括PTH 100 μg粉针（parathyroid hormone, Preotact/Preos）和特立帕肽注射剂（Teriparatide, Forteo）。Preos是重组人PTH产品，而Forteo是这一激素切去一部分肽链后的产物。该类药可刺激新骨质的生成，从根本上治疗骨质疏松症。同样，它们还具有抗骨吸收的功能，但缺点是价格昂贵，能引起骨肉瘤的发生，是目前美国批准的唯一能促进骨形成的药物。

2. 锶盐

　　锶在元素周期表中与钙以及镁位置接近。锶离子可以被沉淀在骨质中。动物和临床研究发现锶盐可以促进成骨细胞的造骨功能，也可抑制破骨细胞的功能，在欧洲被批准用于治疗骨质疏松症。

（三）新药的研发

研发的骨质疏松症的新药中最有希望的包括人源化单克隆抗体狄迪诺塞麦，这种抗体能抑制RANKL，从而阻止破骨细胞的分化，有可能成为双膦酸盐类药物的替代品。骨质疏松症防治药物研发领域唯一的基因药物是OPG，为一种天然存在的RANKL假受体。通过结合RANKL，可抑制破骨细胞分化与活性，减缓骨质丢失，增加骨密度的生物学作用。OPG已被证实在失重的情况下（如宇宙飞船的STS-108的太空之旅），抑制小鼠中骨质的溶解、维持骨的矿化。另一个新的靶标是组织蛋白酶K，这是一种半胱氨酸蛋白酶，在破骨细胞中大量表达。组织蛋白酶K抑制剂有保护骨质的功能，Odanacatib（MK0822）是这一类药物中希望最大的一个。

（李保界）

-------------------------------- **参 考 文 献** --------------------------------

[1] Anjum R, Blenis J. The RSK family of kinases: emerging roles in cellular signaling[J]. Nat Rev Mol Cell Biol, 2008, 9(10): 747-758.

[2] Bonewald LF, Johnson ML. Osteocytes, mechanosensing and Wnt signaling[J]. Bone, 2008, 42(4): 606-615.

[3] Boyden LM, Mao J, Belsky J, et al. High bone density due to a mutation in LDL-receptor-related protein 5[J]. N Engl J Med, 2002, 346(20): 1513-1521.

[4] Boyle WJ, Simonet WS, Lacey DL. Osteoclast differentiation and activation[J]. Nature, 2003, 423(6937): 337-342.

[5] Bray SJ. Notch signalling: a simple pathway becomes complex[J]. Nat Rev Mol Cell Biol, 2006, 7(9): 678-689.

[6] Canalis E, Giustina A, Bilezikian JP. Mechanisms of anabolic therapies for osteoporosis[J]. N Engl J Med, 2007, 357(9): 905-916.

[7] Cao X, Chen D. The BMP signaling and *in vivo* bone formation[J]. Gene, 2005, 357(1): 1-8.

[8] Celil AB, Campbell PG. BMP-2 and insulin-like growth factor-I mediate Osterix (Osx) expression in human mesenchymal stem cells via the MAPK and protein kinase D signaling pathways[J]. J Biol Chem, 2005, 280(36): 31353-31359.

[9] Clevers H. Wnt/beta-catenin signaling in development and disease[J]. Cell, 2006, 127(3): 469-480.

[10] Day T F, Guo X, Garrett-Beal L, et al. Wnt/beta-catenin signaling in mesenchymal progenitors controls osteoblast and chondrocyte differentiation during vertebrate skeletogenesis[J]. Dev Cell,

2005, 8(5): 739−750.

[11] Derynck R, Zhang YE. Smad-Smad-dependent and Smad-independent pathways in TGF-beta family signalling[J]. Nature, 2003, 425(6958): 577−584.

[12] Ducy P, Zhang R, Geoffroy V, et al. Osf2/Cbfa1: a transcriptional activator of osteoblast differentiation[J]. Cell, 1997, 89(5): 747−754.

[13] Engin F, Yao Z, Yang T, et al. Dimorphic effects of Notch signaling in bone homeostasis[J]. Nat Med, 2008, 14(3): 299−305.

[14] Feng X H, Derynck R. Specificity and versatility in tgf-beta signaling through Smads[J]. Annu Rev Cell Dev Biol, 2005, 21: 659−693.

[15] Glass DA, Bialek P, Ahn JD, et al. Canonical Wnt signaling in differentiated osteoblasts controls osteoclast differentiation[J]. Dev Cell, 2005, 8(5): 751−764.

[16] Glass DA, Karsenty G. *In vivo* analysis of Wnt signaling in bone[J]. Endocrinology, 2007, 148(6): 130−134.

[17] Goltzman D. Discoveries, drugs and skeletal disorders[J]. Nat Rev Drug Discov, 2002, 1(10): 784−796.

[18] Gong Y, Slee RB, Fukai N, et al. LDL receptor-related protein 5 (LRP5) affects bone accrual and eye development[J]. Cell, 2001, 107(4): 513−523.

[19] Guicheux J, Lemonnier J, Ghayor C, et al. Activation of p38 mitogen-activated protein kinase and c-Jun-NH2-terminal kinase by BMP-2 and their implication in the stimulation of osteoblastic cell differentiation[J]. J Bone Miner Res, 2003, 18(11): 2060−2068.

[20] Guo X, Wang XF. Signaling cross-talk between TGF-beta/BMP and other pathways[J]. Cell Res, 2009, 19(1): 71−88.

[21] Harada S, Rodan GA. Control of osteoblast function and regulation of bone mass[J]. Nature, 2003, 423(6937): 349−355.

[22] Hu Y, Chan E, Wang SX, et al. Activation of p38 mitogen-activated protein kinase is required for osteoblast differentiation[J]. Endocrinology, 2003, 144(5): 2068−2074.

[23] Hughes-Fulford M. Signal transduction and mechanical stress[J]. Sci STKE, 2004, (249): RE12.

[24] Jilka RL. Molecular and cellular mechanisms of the anabolic effect of intermittent PTH[J]. Bone, 2007, 40(6): 1434−1446.

[25] Kamiya N, Ye L, Kobayashi T, et al. BMP signaling negatively regulates bone mass through sclerostin by inhibiting the canonical Wnt pathway[J]. Development, 2008, 135(22): 3801−3811.

[26] Karsenty G. Convergence between bone and energy homeostases: leptin regulation of bone mass[J]. Cell Metab, 2006, 4(5): 341−348.

[27] Kawamura N, Kugimiya F, Oshima Y, et al. Akt1 in osteoblasts and osteoclasts controls bone remodeling[J]. PLoS One, 2007, 2(10): e1058.

[28] Kolch W. Coordinating ERK/MAPK signalling through scaffolds and inhibitors[J]. Nat Rev Mol Cell Biol, 2005, 6(11): 827−837.

[29] Li B, Boast S, de los SK, et al. Mice deficient in Abl are osteoporotic and have defects in osteoblast maturation[J]. Nat Genet, 2000, 24(3): 304−308.

[30] Li B. Bone morphogenetic protein-Smad pathway as drug targets for osteoporosis and cancer

therapy[J]. Endocr Metab Immune Disord Drug Targets, 2008, 8(3): 208−219.

[31] Mak KK, Bi Y, Wan C, et al. Hedgehog signaling in mature osteoblasts regulates bone formation and resorption by controlling PTHrP and RANKL expression[J]. Dev Cell, 2008, 14(5): 674−688.

[32] Manolagas SC, Jilka RL. Bone marrow, cytokines, and bone remodeling. Emerging insights into the pathophysiology of osteoporosis[J]. N Engl J Med, 1995, 332(5): 305−311.

[33] Martin TJ. Osteoblast-derived PTHrP is a physiological regulator of bone formation[J]. J Clin Invest, 2005, 115(9): 2322−2324.

[34] Mishina Y, Suzuki A, Ueno N, et al. Bmpr encodes a type I bone morphogenetic protein receptor that is essential for gastrulation during mouse embryogenesis[J]. Genes Dev, 1995, 9(24): 3027−3037.

[35] Moustakas A, Heldin CH. Non-Smad TGF-beta signals[J]. J Cell Sci, 2005, 118(Pt 16): 3573−3584.

[36] Nakashima K, Zhou X, Kunkel G, et al. The novel zinc finger-containing transcription factor osterix is required for osteoblast differentiation and bone formation[J]. Cell, 2002, 108(1): 17−29.

[37] Rasheed N, Wang X, Niu QT, et al. Atm-deficient mice: an osteoporosis model with defective osteoblast differentiation and increased osteoclastogenesis[J]. Hum Mol Genet, 2006, 15(12): 1938−1948.

[38] Riggs BL, Khosla S, Melton LJ 3rd. Sex steroids and the construction and conservation of the adult skeleton[J]. Endocr Rev, 2002, 23(3): 279−302.

[39] Rodan GA. Introduction to bone biology[J]. Bone, 1992, 13(Suppl 1): S3−S6.

[40] Rodda SJ, McMahon AP. Distinct roles for Hedgehog and canonical Wnt signaling in specification, differentiation and maintenance of osteoblast progenitors[J]. Development, 2006, 133(16): 3231−3244.

[41] Rosen CJ. What's new with PTH in osteoporosis: where are we and where are we headed[J]. Trends Endocrinol Metab, 2004, 15(5): 229−233.

[42] Sapkota G, Alarcon C, Spagnoli FM, et al. Balancing BMP signaling through integrated inputs into the Smad1 linker[J]. Mol Cell, 2007, 25(3): 441−454.

[43] Wang X, Goh CH, Li B. p38 mitogen-activated protein kinase regulates osteoblast differentiation through osterix[J]. Endocrinology, 2007, 148(4): 1629−1637.

[44] Wang X, Kua HY, Hu Y, et al. p53 functions as a negative regulator of osteoblastogenesis, osteoblast-dependent osteoclastogenesis, and bone remodeling[J]. J Cell Biol, 2006, 172(1): 115−125.

[45] Yadav VK, Ryu JH, Suda N, et al. Lrp5 controls bone formation by inhibiting serotonin synthesis in the duodenum[J]. Cell, 2008, 135(5): 825−837.

[46] Yang X, Karsenty G. Transcription factors in bone: developmental and pathological aspects[J]. Trends Mol Med, 2002, 8(7): 340−345.

[47] Zanotti S, Smerdel-Ramoya A, Stadmeyer L, et al. Notch inhibits osteoblast differentiation and causes osteopenia[J]. Endocrinology, 2008, 149(8): 3890−3899.

[48] 中国健康促进基金会骨质疏松防治中国白皮书编委会.骨质疏松防治中国白皮书[M]. 北京: 人民卫生出版社,2009.

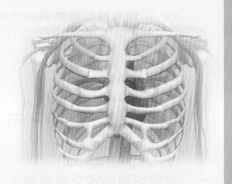

第二章

骨骼中的细胞及其干细胞

  骨骼组织中每种细胞类型的产生和维持都需要精确的调节,了解人类骨骼系统中的干细胞有助于改善骨骼功能的相关治疗。骨骼组织中存在的造血干细胞具有产生各类血细胞和破骨细胞的功能,同时也存在非造血系统相关的干细胞维持骨、软骨、血管内皮和基质的再生功能。2018年斯坦福医学 Michael T. Longaker 团队研究发现 $PDPN^+CD146^-CD73^+CD164^+$ 细胞群落不仅具有增殖和分化潜能,还可以作为干细胞参与骨骼的损伤修复,可能是人类的骨骼干细胞,为多种骨骼疾病的细胞治疗提供了分子基础。

第一节 成骨细胞

一、成骨细胞的定义和功能

成骨细胞是能合成骨的单核细胞。在骨形成过程中,成骨细胞是以一组相互连接的细胞形式实现其功能。这组有组织的成骨细胞和由一组单元的细胞所形成的骨一起通常称为骨单位。成骨细胞是由MSC分化而来的终产品细胞。成骨细胞能合成致密交织的胶原,少量但重要的一些小蛋白,比如骨钙素和OPN,也被分泌在骨的有机基质里。骨钙素只在成骨细胞中表达,所以骨钙素是骨基质合成的特异性标志。组织有序的一组细胞产生出由钙和磷为基础的矿物质,并用高度可调控的方式沉淀在骨的有机基质内,从而形成强有力的致密矿化组织——矿化骨基质。矿化骨骼是呼吸空气的脊椎动物身体的主要支撑。

成骨细胞是骨的主要细胞成分。骨的功能部分——骨基质是完全细胞外的。骨基质包括蛋白和矿物质。蛋白部分称为有机基质,是在矿物质加入之前合成的。骨内几乎所有的有机成分是非常致密的 I 型胶原,给了骨极高的拉伸强度。成骨细胞分泌多层有序的胶原,与骨体长轴平行的分层以及和骨体长轴成右旋角度的分层交替排序,之间相差几个微米。骨基质由磷酸钙氢氧化物盐-羟基磷灰石沉积而矿化。这种矿化非常强硬,为骨提供了抗压强度。因此,胶原和矿物质合在一起是具有优良的拉伸和压缩强度的复合材料,可以在应力下弯曲和恢复它的形状而不损坏。这种现象叫作弹性变形。当应力超过骨体的承受力时会导致骨折。

通常情况下,呼吸空气的脊椎动物几乎所有的骨基质都是由成骨细胞矿物化的。在有机基质矿化之前的骨叫骨样体。成骨细胞被埋入骨基质就成为骨细胞。在活跃的骨形成中,在表面层的成骨细胞是立方形细胞,称为活性成骨细胞。

二、成骨细胞的组织和超微结构

在高倍率电子显微镜下保存完好的骨体中,成骨细胞个体之间都是由紧密连接联系在一起。这种紧密连接能防止细胞外液渗入成骨细胞,从而使得骨体和细胞外液分离。成骨细胞也通过缝隙连接联系在一起。缝隙连接是一种连接不同成骨细胞之间的很小的孔,使得在合成性的成骨细胞队列能作为一个整体单元行使其功能。缝隙连接也能联系深层的骨细胞和骨表面的细胞。这种现象能通过直接注射小分子荧光染料来呈现,成骨细胞注入染料后,观察到染料能扩散到周边细胞以及骨单位的深层细胞。骨体是由很多这样的骨单位组成,骨单位由防渗区隔离,防渗区内没有细胞连接,被称为水泥线。

因为成骨细胞通过紧密连接和细胞外液隔离,所以信号运输是受到高度调控的。与软骨不同,磷和钙不能通过被动扩散进出细胞,因为成骨细胞之间的紧密连接隔离了骨形成空间。钙是通过促进传递在成骨细胞间运输的;相反,磷是通过混合机制主动产生的,包括含磷化合物的分泌(如ATP),以及通过切割过磷酸盐创造一个高浓度磷肥的磷酸酶(如ALP),一个膜锚定蛋白,是活跃的成骨细胞的特征性标志。

三、成骨细胞分化的分子通道

骨形成包括两个不同的过程:软骨内成骨和膜内成骨。软骨内成骨是大部分骨的形成方式,比如长骨,其特点是需要一个软骨的中间体。少数骨(如颜面骨)是由膜内成骨形成的,其特点是直接从MSC浓缩形成,而不经过软骨中间体过程。成骨细胞是从MSC分化而来。MSC存在于骨膜,骨外周表面的纤维样层,以及骨髓内。成骨细胞分化通过多步骤的分子通路完成,由多种转录因子和信号蛋白调控,包括Indian hedgehog(Ihh)、Runx2、Osx和Wnt/β-联蛋白信号通路(见图2-1-1)。Ihh属于Hedgehog家庭成员。Ihh是软骨内成骨的必需因子,而不参与膜内成骨过程。它在从MSC到成骨细胞分化中起着重要的作用,激活下游的基因 *Runx2*。软骨内成骨与膜内成骨过程都必须有Runx2的参与,其功能决定了从MSC分化为成骨细胞前体。从

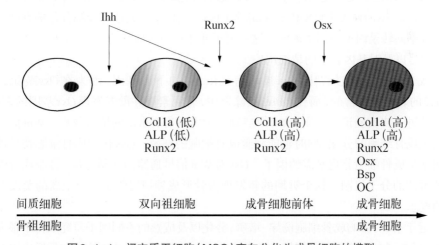

图2-1-1 间充质干细胞(MSC)定向分化为成骨细胞的模型

注:Ihh是软骨内成骨的启动因子。Runx2表达的双向骨祖细胞能分化为成骨细胞,也可以分化为软骨细胞。骨祖细胞分化为成骨细胞前体,在这个过程中,Runx2起着关键的作用。下一步是从成骨细胞前体分化为成熟的成骨细胞,在这个过程中,Osx起着至关重要的决定性作用。Wnt信号通路对成骨细胞分化和增殖都有促进作用。Osx对Wnt信号通路的抑制为Osx抑制成骨细胞增殖提供了一个合理的分子机制

MSC浓缩而成的成骨细胞祖细胞需要先分化成为具有双向潜能的祖细胞,这个时候Runx2开始表达。也就是说,有Runx2表达的双向潜能的祖细胞在不同信号引导下能分化为成骨细胞,也能分化为软骨细胞。然后,成骨细胞祖细胞分化为成骨细胞前体,这个过程Runx2起着重要的作用。在这个阶段,成骨细胞前体表达了成骨细胞早期的标志基因比如 *ALP*。下一步,成骨细胞前体继续分化为成熟的成骨细胞,而在这个关键阶段,*Osx* 起着核心的作用。*Osx* 是Runx2的下游基因,高度特异性地在成骨细胞内表达,在前肥厚性软骨细胞内有微量表达。*Osx* 决定了成骨细胞前体向成熟成骨细胞的分化。成熟功能性的成骨细胞表达成骨细胞晚期标志基因,比如骨钙素和骨涎蛋白。*Osx* 基因敲除的成骨细胞分化被阻止在成骨细胞前体,结果是没有 *Osx* 就没有成熟的成骨细胞。在 *Osx* 敲除鼠胚胎,成骨细胞特异性的标志基因,比如骨钙素、骨涎蛋白和骨矿化结合都不表达。*Osx* 敲除鼠软骨发育是正常的,但完全骨缺失。因为几个成骨细胞特异性标志基因含有Runx2结合位点,所以比较可能Runx2和其他转录因子同Osx共同作用激活成骨细胞特异性标志基因从而产生出骨特异性的骨基质。

Osx对成骨细胞分化起着至关重要的作用。在成骨细胞分化通道系列明确之后,成骨细胞祖细胞进入增殖期。成骨细胞走出细胞周期的分裂期,过渡到下个定向阶段,开始表达 ALP、骨涎蛋白和 I 型胶原,之后成骨细胞开始产生成熟的骨性细胞外基质(extracellular matrix, ECM)。最后,成骨细胞表达参与基质矿物化的基因,如骨钙素和OPN。

Wnt信号通路对成骨细胞的分化起着重要的作用。条件性的 β-联蛋白基因敲除鼠,无论早期还是发育晚期都出现成骨细胞的分化缺陷。其他参与成骨细胞分化的转录因子包括Twist1、ATF4、SatB2、Shn3和Dlx5。这种基因表达和细胞分化的高度调控是收到不同转录因子协调实现的。这些因子并非单独实施其功能,而是相互作用整合不同信号以及对基因表达的精细调控。

成骨细胞分化过程中,*Osx* 被认为是Runx2的下游基因,因为在 *Osx* 敲除鼠中Runx2的表达是正常的,而在 *Runx2* 敲除鼠中,骨元素里并没有发现 *Osx* 基因的表达。这也被进一步实验证实,因为在Osx启动子中发现有Runx2的结合位点。Wnt信号通道促进成骨细胞的分化,同时也能刺激成骨细胞的增殖。Osx作为成骨细胞特异性转录因子是成骨细胞分化必需的因子。*Osx* 对Wnt信号通路的抑制是 *Osx* 抑制成骨细胞增殖可能的分子机制。这个近期的新发现为骨形成领域提供了一个全新的负反馈机制的概念。

近年来,对影响成骨细胞诱导、增殖、分化以及成熟的不同因子研究取得了很大的进步,增强了对这些因子的了解。正是因为 *Osx* 的骨特异性表达及其在骨形成中至关重要的作用,*Osx* 被认为是成骨细胞的分子开关。*Osx* 的重大发现在骨形成领域打开了一个全新的窗口。近十年来,对 *Osx* 在骨形成转录调控的分子机制中的研究已经取得了重要进步。

四、成骨细胞特异性转录因子 Osx 对骨形成作用的分子机制

1. 成骨细胞特异性转录因子 Osx 的发现

Osx 是在小鼠多功能干细胞中作为骨形态发生蛋白-2（BMP2）诱导基因被发现的，编码具有成骨细胞表达特异性的转录因子。C2C12 干细胞在 BMP2 激活下诱导分化为成骨细胞。通过一个两步的扫描筛选法发现了一个被 BMP2 诱导激活的早期 cDNA 克隆，其对应的 RNA 约 3 kb。由提取的 cDNA 分析确定了全长 cDNA，发现其有 1 284 个核苷酸的开放阅读框，能够编码一个包括 428 个氨基酸的多肽，相对分子质量为 46 000。

Osx 基因在老鼠和人类之间高度保守。Osx 基因位于小鼠的第 15 号染色体，在人类的第 12 号染色体。Osx 基因只有两个外显子。第一外显子编码 Osx 的 N 端的 7 个氨基酸，而第二外显子包括剩余的开放阅读框和 3 端非翻译区。Osx 属于 SP 蛋白家族成员，其特点是结构上为锌指蛋白，即在 C 端有 3 个 Cys2/His2 锌指 DNA-结合位点。Osx DNA 结合位点位于 C 端，包括的 3 个锌指结构和 SP 蛋白家族其他成员有高度相似性，如 Sp1、Sp3 和 Sp4。Osx 和靶基因的功能性 GC 富裕区相结合。OSX 蛋白的 N 端有脯氨酸富集区（proline-rich region, PRR），负责 Osx 对 Wnt 信号通路的抑制作用。

在胚胎发育期间，Osx 在胚胎期 E13 之前检测不到。在 E13.5 阶段，Osx 最早在分化中的软骨细胞、周围的骨膜以及之后膜内成骨区的干细胞浓缩区出现。在 E15.5 之后，Osx 在所有的松质骨、密质骨有高度表达，而在肥胖前期软骨细胞区有微弱的表达。在小鼠出生之后，Osx 在松质骨和第二骨化中心表达很高。Osx 只表达在骨基质内的细胞以及骨表面骨膜和内骨膜。

2. Osx 是成骨细胞分化的主调节因子

遗传学研究表明 Osx 在骨形成和成骨细胞分化过程中不可缺少。在传统的基因敲除法中，通过同源重组在小鼠胚胎干细胞水平灭活 Osx 基因。大部分的第二外显子序列被去除，Osx 基因被灭活。Osx 杂交小鼠是正常的，而且可以受孕繁殖。Osx 变异纯合子是致命的，小鼠不能正常呼吸，在出生后 15 min 死亡。新生的 Osx 纯合子导致小鼠四肢严重的向内弯曲。Osx 敲除鼠胚胎完全骨缺失，而软骨发育是正常的。Osx 敲除鼠的干细胞无法沉积骨质，骨膜里的细胞以及干细胞浓缩区无法分化成为成骨细胞。而在 Osx 敲除鼠的软骨内成骨过程中，软骨膜和骨膜的干细胞浓缩侵入带血管的肥厚性软骨细胞区。不过，成骨细胞的分化被阻断，松质骨无法形成，完全缺失。成骨细胞的标志基因在 Osx 敲除鼠中没有表达，在干细胞浓缩区 I 型胶原蛋白表达显著下，成骨细胞分化被完全阻断，虽然 Osx 的上游基因 Runx2 表达正常。Osx 不仅对胚胎期骨形成至关重要，而且在小鼠出生之后对骨生长和骨平衡也起着不可替代的多方面作用。通过 Col2a1-Cre 有选择地在软骨中敲除 Osx 的小鼠也表现出软骨内成骨的缺陷，提示 Osx 对软骨内成骨的软骨细胞也有自主功能。

3. Osx是成骨细胞增殖的负性调控因子

众所周知,经典的Wnt信号通路促进正常的成骨细胞增殖。在胚胎发育过程中,β-联蛋白稳定强化导致成骨细胞增殖明显加快。另外,在Lrp5敲除鼠,表型上很像人类疾病骨质疏松假综合征,由于成骨细胞增殖的下降出现了骨质疏松的表型。相反,Lrp5功能获得型变异在患者和小鼠都表现出高骨密度表型。Wnt信号的拮抗剂Dkk1能够通过与LRP5/6受体结合而阻止Wnt信号通路。实验表明Dkk1变异小鼠的杂合体骨形成和骨密度随着成骨细胞数量增多而增高。相反,Dkk1在成骨细胞过高表达导致随着成骨细胞数量减少的严重骨软化。这些资料表明Wnt信号通路刺激成骨细胞的增殖。

(1)Osx对Wnt信号通路的抑制作用。在E18.5 Osx敲除鼠胚胎的头盖骨细胞,Wnt信号的拮抗剂Dkk1和sclerostin(Sost)表达缺失,而Wnt信号的靶基因c-Myc和细胞周期蛋白D1的表达增高。实验表明Osx能结合并激活Dkk1启动子以及Sost启动子。Osx能抑制β-联蛋白诱导的TOPflash报告基因的活性,而且在非洲爪蟾胚胎活体实验中抑制β-联蛋白诱导的第二轴的形成。TOPGAL报告基因的转基因鼠中敲除Osx导致表现Wnt通路活性的半乳糖苷酶增加,进一步通过活体实验说明Osx在成骨细胞中抑制Wnt信号通路。Osx能破坏Tcf和Wnt靶基因的DNA相结合,这就提供了一个可能的分子机制解释Osx对Wnt信号的抑制功能。转录因子Tcf能和β-联蛋白相互作用形成一个功能复合体结合在Wnt靶基因的启动子上激活靶基因的表达。Osx PRR区域负责Osx对Tcf1和DNA结合的破坏功能,抑制Wnt通路的活性。作者团队的研究结果表明Osx通过至少3种不同机制来抑制Wnt信号通路:① 激活Wnt信号通路拮抗剂Dkk1的表达;② 激活Wnt信号通路拮抗剂Sost的表达;③ 抑制β-联蛋白/Tcf的转录活性。

(2)Osx对成骨细胞增殖的抑制作用。Osx敲除鼠E18.5头盖骨和Osx正常鼠头盖骨相比BrdU活性增强。Osx敲除鼠E18.5原发性头盖骨细胞培养显示出比正常细胞更快的生长速度。另外,在C2C12干细胞Osx稳定细胞株表明Osx高表达可抑制细胞生长。由于Wnt信号通路促进成骨细胞增殖,Osx介导的成骨细胞抑制很可能是通过Osx抑制Wnt信号通路来实现的。

4. Osx是骨形成必需的特异性因子

Osx是目前发现的骨形成过程必需且唯一的骨特异性转录因子。Osx是在小鼠多功能干细胞里作为BMP2诱导基因被发现的。Osx敲除鼠胚胎完全骨缺失,而软骨发育是正常的。成骨细胞的标志基因在Osx敲除鼠中没有表达。另一方面,Osx在体外足以诱导MSC表达成骨细胞的标志基因,在骨形成过程作为Runx2的下游基因。Runx2是骨形成过程中的必须因子,在不同的组织细胞中都表达,包括成骨细胞、软骨细胞、上皮细胞、神经胶质细胞、脑组织和不同的肿瘤组织。与Runx2不同,Osx是唯一的骨特异性转录因子,特异性地在成骨细胞中表达,肥胖前期在软骨细胞区有微弱的表达。在小鼠出生后, *Osx* 对骨生长和骨平衡也起着重要作用。

5. Osx通过调控其下游靶因子控制骨形成

作者团队的最新研究成果已经表明, *Osx* 直接调控一些参与骨形成的下游靶因子。如**图2-1-2**所示, 已有几个 *Osx* 下游靶基因被确认, 包括 *Satb2*、维生素D受体、血管内皮细胞生长因子（vascular endothelial growth factor, VEGF）和基质金属蛋白酶（matrix metalloproteinase, MMP）13, 还有以上已经提过的 *Dkk1* 和 *Sost*。

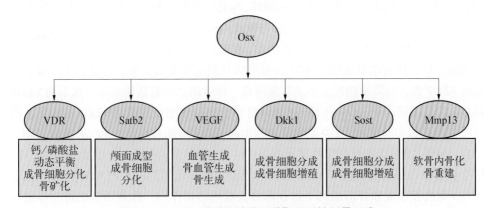

图2-1-2　*Osx*通过调控其下游靶因子控制骨形成

注: 作者团队的最新研究成果表明 *Osx* 直接调控一些参与骨形成的下游靶因子, 包括 *Satb2*、*VDR*、*VEGF*、*MMP13*、*DKK1* 和 *SOST*

（1）SATB2: 是一个转录因子, 属于特殊的AT-富裕区结合蛋白。SATB2依靠基质附着区激活基因转录, 影响成骨细胞分化和颅面成型。*Satb2* 敲除鼠显现出颅面畸形, 类似于人类因 *Satb2* 基因错导致的成骨细胞分化和功能缺陷。实验结果已经表明在骨形成中 *Satb2* 是 *Osx* 的下游靶因子。*Osx* 能与 *Satb2* 启动子序列直接结合并激活 *Satb2* 启动子活性。*Satb2* siRNA能抑制 *Osx* 诱导的成骨细胞特异性靶基因的表达。这些信息为 *Osx* 控制骨形成提供了一个新的转录调控的机制。另外一篇报道指出 *Satb2* 可以调节 *Osx* 基因启动子的表达, 提示 *Satb2* 在骨组织工程有潜在的应用价值, *Osx* 和 *Satb2* 能相互调节对方的启动子活性。

（2）维生素D受体: 是一种在维生素D内分泌系统的细胞核激素受体, 主要功能是维持钙和磷的代谢平衡。维生素D受体的活性激素配体是1, 25-二羟维生素 D_3 [1, 25$(OH)_2D_3$]。因此, 维生素D受体作为配体诱导的核内转录因子调节靶基因表达, 这些靶基因能调节骨的矿物化, 分别在不同组织（小肠、肾脏、甲状旁腺和骨）中维持体内的电解质平衡。人类和小鼠模型如缺失功能性维生素D受体都表现出严重的低钙血症、低磷血症、佝偻病和骨软化症, 说明维生素D受体具有维持骨骼整合性的重要生理功能。最近的实验依据表明, 成骨细胞维生素D受体直接受 *Osx* 的转录调控。在 *Osx* 敲除鼠中维生素D受体表达明显下降, 而在维生素D受体敲除鼠中 *Osx* 表达正常。*Osx*

能与维生素D受体启动子的GC富裕区相结合并激活维生素D受体的表达。染色质免疫沉积实验结果显示,在原始成骨细胞中内源性*Osx*与内源性维生素D受体启动子相互关联。以上资料进一步提示*Osx*调控骨形成的分子机制。

(3)*VEGF*:一种高度特异性的促血管内皮细胞因子,是血管形成和骨形成重要的调节因子。在骨形成过程中,血管形成和骨形成在时间上和空间上精密偶联。软骨内成骨的重要步骤是无血管的软骨模板被高度含血管的骨替代。在小鼠实验中,当*VEGF*基因被灭活时,血管侵入几乎被破坏,与此同时发生的还有松质骨形成的缺损和肥厚软骨细胞区的扩增,表明*VEGF*参与软骨内成骨过程。有关实验已经阐明从成骨细胞分泌的*VEGF*随着骨形成进展而增加,表现出高度的促血管形成和促上皮细胞增殖功能。以上研究结果表明,*VEGF*在骨形成早期是重要的促血管形成因子。成骨细胞对*VEGF*表达的转录调控还不是非常清楚。作者团队的最新研究第一次表明VEGF是Osx的直接靶因子。Osx和*VEGF*基因启动子序列相结合并激活VEGF的表达。染色质免疫沉积实验显示,在原始成骨细胞中内源性*Osx*能与内源性*VEGF*基因启动子结合。另外,免疫组织化学染色显示在条件性*Osx*敲除鼠的胫骨VEGF蛋白表达下降。这个研究发现的重要性在于:*Osx*在诱导成骨细胞分化的同时控制*VEGF*表达,揭示了*Osx*对血管形成和骨形成两个过程起着关键的协调作用。作者团队的进一步研究表明,*Osx*的PRR区域决定了*Osx*对*VEGF*启动子活性激活,而且*Osx*和低氧诱导因了(hypoxia-inducible factor, HIF)-1α对调控*VEGF*基因表达有显著的协调效应。

(4)MMP13:MMP蛋白家族的一个成员。在MMP成员中,MMP13被认为在骨生物学中占有重要的地位,在骨骼发育过程中具有独特的表达。MMP13是成熟成骨细胞和肥厚软骨细胞的重要标志因子。*MMP13*表达水平在成骨细胞分化过程持续增高。*Mmp13*敲除鼠在第一骨化中心出现骨化的延迟,不能进行正常的骨化过程,因此,MMP13被认为是骨形成和骨重塑的重要因子。但在成骨细胞中*MMP13*基因的调控作用尚未被明确阐明。*Osx*敲除鼠是致命的,出现完全骨缺失,但软骨发育正常。小鼠出生后条件性地敲除*Osx*导致成骨细胞分化和新骨形成受阻。MMP13在条件性*Osx*敲除鼠的长骨和头盖骨的表达明显下降。*Osx*能否直接调控MMP13还不清楚。最新研究表明,在成骨细胞中*MMP13*是*Osx*的直接靶基因,这个发现提供了一个新的机制解释,即*Osx*对成骨细胞活性的调控作用。进一步探索*Osx*的下游靶点有助于揭示*Osx*对成骨细胞分化和骨形成的分子机制。

五、成骨细胞在骨形成过程中的作用

*Osx*决定了从MSC向成骨细胞的定向分化。虽然分子和遗传学研究已经充分表明*Osx*在骨形成中是成骨细胞分化的主导因子,其对骨形成调控的分子机制还有待进一步研究。更深入的研究将阐明*Osx*的上游因子和下游因子,揭示*Osx*对骨细胞形成

的影响以及 *Osx* 自身的表达调控和功能伙伴,这些研究将更加明确 *Osx* 在时间和空间上调控骨形成和骨骼系统平衡的详细机制。目前,促进骨形成和增高骨密度的需求为药物研发打开了一个全新的窗口,期望更快、更好地治疗骨质疏松等骨缺损疾病。

(张驰)

第二节　骨　细　胞

一、骨细胞的定义

　　骨细胞是成骨细胞系列中无法增殖的终端分化的细胞,也是成人骨骼系统成熟骨中最常见的细胞。在成人骨中,骨细胞占所有骨类细胞的90%～95%,相比而言,成骨细胞占4%～6%,破骨细胞占1%～2%。这些细胞有规则地蔓延分布在矿化骨基质中,相互联系,也通过树突状突起与骨表面细胞连接。骨细胞的大小因动物种类而不同。由于骨陷窝已经在化石中发现,因此,骨细胞的大小被用来推测一些绝迹的动物种类的基因组大小。骨细胞的平均半衰期为25年,存活期可与生命体一样长。骨细胞不能分裂,它们从成骨细胞分化而来。在成熟骨中,骨细胞及其突起位于各自的空间内,分别称骨陷窝和骨小管。细胞包含一个细胞核和环状的细胞质,成骨细胞被埋入分泌的骨基质中就成了骨细胞。相邻的骨陷窝借助骨小管彼此通连,使得骨细胞相连;而骨小管通过间隙连接交换营养和代谢物。虽然骨细胞的合成活性下降不能进行有丝分裂,但仍活跃于骨基质的常规降解,这个过程是通过不同的应力感应机制来实现的。

二、骨细胞的组织和超微结构

　　骨细胞及其胞质突起在细胞网中的分布并不是完全随机的,原则上是在新骨形成过程中就确定了。骨细胞展示出一种细胞极性,叫作一种细胞突起的分布方式,以至于面对骨表面的细胞膜有最大化的面积。将成骨细胞埋入骨基质的决定可能源于让这些细胞突起的功能最大化。骨细胞有着星状形态,人类的骨细胞短轴约9 μm,长轴约20 μm。细胞体大小不同,直径可以是5～20 μm,每个细胞可以含有40～60个细胞突起,而细胞间距20～30 μm。一个成熟的骨细胞包含一个细胞核,一或两个核仁和细胞膜。细胞有比较小的内质网、高尔基体和线粒体,以及向矿化基质放射分布的细胞突起。骨细胞通过骨小管形成广泛的突触网络。

　　骨陷窝/骨小管体系仅占骨液体容积的1%,却有着为分子交换提供的巨大表面积,大约是Haversian和Volkmann统加起来的400倍,是男性骨骼系统松质骨的133倍。这个巨大的内部表面为迅速改变骨内的生长因子成分和局部的矿化程度提供了潜在的机制。从既往研究来看,依据细胞器数目的研究结论显示,骨细胞属于代谢上比较惰性的细胞,但骨细胞具有分子合成和修饰的重要生理功能。在突触性的网络中利用大量低活性的骨细胞进行交流的特点与神经系统比较类似,这种系统被认为是最有效的长距离广泛代谢性传输模式。

三、骨细胞分化的分子通路

骨细胞从骨表面的成骨细胞成为无法增殖的终端分化细胞。骨祖细胞在分化为骨表面的成骨细胞之前处于骨髓中。成骨细胞有3种归宿,一部分细胞成为骨细胞,一部分成为衬里细胞,而另一部分进入细胞凋亡。在骨形成过程中,成骨细胞被埋入骨基质中成为类骨样骨细胞。在包埋过程中,将来的骨细胞通过延伸的细胞突起和骨表面的转化成骨细胞保持接触。在包括骨细胞衍生cacein激酶Ⅱ控制下周围的骨样基质被矿化,10%~20%的成骨细胞将分化为骨细胞。目前,这个分化过程的机制尚不清楚,一种假设是骨细胞产生信号降低基本多细胞单元重填过程中的骨沉积率,帮助吸引成骨细胞分化为骨细胞。

骨细胞定向分化的决定包括成骨细胞许多显著的变化,比如对细胞凋亡的敏感性下降,永久性地脱离细胞周期以及形成细胞突起,这个时期基因表达的变化也会非常显著。

尽管骨细胞是骨骼中最丰富的细胞,但对骨细胞的研究仍很不深入,如何从成熟的成骨细胞分化为骨细胞的机制尚不清楚。骨细胞形成从传统意义上讲是个被动过程,即一些成骨细胞被埋入骨样基质,然后被动地矿化。但近来的研究提示,骨细胞形成其实是个主动的过程,而不是被动的过程。在成骨细胞包埋过程中,向骨细胞分化的成骨细胞通过形成一些胞质突起和骨表面的成骨细胞保持联系,树突延伸进入基质里的骨小管。细胞突起的形成是个动态的过程,比如片状伪足和伪足,而骨细胞树突的形成也不例外。这些骨细胞突起和其他骨细胞的胞质延伸结构相连接,在成骨细胞-骨细胞系列的不同阶段形成了一个复杂的交通网络。研究不同的标志基因能更好地分析骨细胞,确定骨形成的不同阶段。从成骨细胞定向分化为骨细胞伴随着几个成骨细胞标志基因的表达下调,比如ALP、骨涎蛋白、骨钙素和Ⅰ型胶原蛋白等,同时伴随新的标志基因的出现或上调,比如牙本质基质蛋白(dentin matrix protein , DMP)1、Sost、细胞外基质磷酸糖蛋白(matrix extracellular phosphoglycoprotein, MEPE)等,这些新基因和骨细胞表型相关。骨细胞形成的分子机制有待探索。Osx是2个骨细胞标志基因Dkk1和Sost表达的必需因子,所以可以设想Osx有可能控制成骨细胞定向分化为骨细胞。

目前,有一些分子被认为参与形成健康的骨细胞或影响骨细胞在骨中的特异性分布，或者有双向功能。大多数骨细胞的体外特点都基于对小鼠骨细胞样细胞株（murine osteocytic-like cell line, MLO-Y4）。MLO-Y4骨细胞样细胞株是从转基因小鼠的长骨提取出来，这个转基因是在骨钙素启动子控制下使SV40大T抗原基因特异地表达在骨细胞。MLO-Y4细胞株被进一步刻画，包括细胞增殖、树突形成、OPN和连接蛋白43的表达情况，以及Ⅰ型胶原和ALP的低表达等。

一些成骨细胞的标志基因已经确认，如Runx2、Osx、ALP、Ⅰ型胶原、骨钙素等。1996年，骨细胞的标志基因仅限于ALP低或无表达，以及酪蛋白激酶Ⅱ、骨钙素、CD44高表达。从那时以后，骨细胞标志基因如E11/gp38、X-连锁磷酸盐调节肽酶同源物（phosphate regulating endopeptidase homolog X-linked, Phex）、DMP1、Sost、FGF23和ORP150被确认。这些基因中有些与成骨细胞基因表达重叠，但有些被确认为反应骨细胞分化的特定阶段，这些标志基因的确认也揭示了骨细胞的重要功能（见表2-2-1）。

表2-2-1 骨细胞的标志基因

基 因	基因敲除小鼠的表型	作 用
Dmp1	与低矿化表型、FGF23的升高和骨陷窝/骨小管网的形成有关	骨稳态、骨形成和矿化以及成骨细胞生成需要
Mepe	骨量增加，减少与年龄相关的骨折发生	骨矿化；抑制骨生成
E11/gp38	肺引起的致死	胞突发育，骨细胞突起
Phex	低磷血症、肾磷酸盐消耗、软骨病/骨软化	对磷酸盐代谢重要
Sost	骨密度、骨量、骨生成和骨硬度显著增加	负向调节骨生成
Klotho	加速衰老、骨质疏松、皮肤萎缩	钙磷平衡，骨生成
Fgf23	伴随骨异常的生长迟缓和显著的寿命缩短以及低磷血症	磷酸盐代谢，调节成骨细胞活性

四、骨细胞的标志基因

1. DMP1

DMP1属于SIBLING蛋白家族中的一个ECM蛋白成员。大鼠胚胎头盖骨细胞培养研究显示，DMP1的表达与体外骨结节形成和矿物化紧密相关。原位杂交实验显示，在小鼠发育过程中DMP1首先在肥厚型软骨细胞出现表达，之后在成骨细胞表达，然后在骨细胞高度表达。RUNX2和*DMP1*在发育时的软骨和骨的表达有重叠,RUNX2先于*DMP1*表达。DMP1和RUNX2在发育骨的相关表达说明DMP1可能在骨形成中起着重要作用。最近的研究强调了DMP1骨细胞特异性的功能,提示DMP1影响骨细胞功能和信号通路。DMP1在骨细胞的特异性表现在大鼠骨细胞突起和细胞周基质的表达中。在骨发育过程中,DMP1在新骨形成的骨基质中被探测到,而且在成骨细胞被包埋入基质后。在骨细胞表型出现后,DMP1表达处于骨细胞的细胞周边骨基质中,包括细胞突起。这些资料显示DMP1是特异性表达在骨细胞和骨细胞前体的骨基质蛋白,提示DMP1因其高钙结合能力在骨平衡中起着重要的功能。有实验表明DMP1能在应力作用下产生。*Dmp1*敲除鼠和高FGF23的低矿物化表型有关,其中骨细胞的陷窝/骨小管网络形成有缺陷。骨细胞负责DMP1的产生,而且是通过控制FGF23表达影响肾脏功能,调节磷代谢平衡。

2. MEPE

MEPE是另一个SIBLING蛋白家族成员,在BMP2体外诱导骨形成模型中直接影响矿物化,促进肾脏内磷的分泌,调节矿物质平衡。MEPE在X-连锁低磷酸血症佝偻病(X-linked hypophosphatemic rickets, Hyp)成骨细胞和致癌性低磷骨软化肿瘤中表达异常增高。MEPE的表达随着骨矿物化而增高,其蛋白表达水平在埋入骨基质内的骨细胞中也非常高。在小鼠敲除*Mepe*基因后表现出骨密度增高,而且随着年龄增人有一定程度的抗骨丢失功能。*Mepe*敲除鼠的成骨细胞在体外培养时产生明显增多的矿物化骨结节。以上研究结果表明MEPE能抑制骨形成。*Mepe*首先在胚胎发育E17出现,这时已经有一小部分成熟的成骨细胞形成,之后它主要出现在骨内的骨细胞。*Mepe*在成熟的成骨细胞有瞬时表达,其后在整个骨化过程都在骨细胞内表达。这个表明代表着骨细胞表型的重要标志因子,很可能参与调节骨细胞的功能。让骨细胞生物学家最感兴趣的是最近的新发现:骨细胞在应力刺激下产生的MEPE,其特点是应力刺激下MEPE产生延后,这一点与DMP1的反应不同。锻炼、局部的骨矿水平、磷代谢平衡和肾脏功能等方面的潜在联系是否是通过骨细胞来实现是个非常吸引人的课题,这可能解释为什么人体老化的过程会出现骨细胞的丢失。

3. E11/gp38

另外可能的骨细胞标志因子是E11抗原,它是一种黏蛋白型糖蛋白带着O糖基化和高唾液酸,在成熟的成骨细胞和新形成的骨细胞都有表达。E11在骨表面区域的骨细胞表达,在骨重塑和骨折愈合时、在细胞膜和骨基质相联系的区域都有表达。E11蛋白在愈伤组织修复期被检测到,尤其是在新形成的骨样里的成骨细胞、骨细胞前体和骨细胞中。E11被认为有助于细胞突起的形成、维持以及骨基质内的细胞间的附着。

E11在不同动物种类的许多细胞型都表达,结果由很多近义词命名,如Podoplanin、OTS8、gp38、PA2.26抗原、RANDAM2、Aggrus、RTI40和人gp36等。E11不是一个骨细胞特异性分子,但有许多令人感兴趣的功能,比如参与血小板凝聚、肿瘤侵入、控制细胞形态、足细胞的扩散、淋巴血管系统的发育、管形成等。*E11*敲除鼠由于肺功能衰竭而死亡。E11纯合子小鼠的肺部不能扩张到正常容量,很可能由于上皮细胞-干细胞信号通路被阻断。体外实验研究发现,E11和骨细胞的树突特性有关,因为在成骨细胞过分表达*E11*时引起了胞质突起的形成,而阻断*E11*表达时抑制胞质突起的形成。骨细胞在埋入矿化基质后能够延长其细胞突起,也提示了*E11*在微环境中能修饰骨细胞。

4. Phex

PHEX是属于整合膜锌依赖性内肽酶Ⅱ型蛋白家族成员,是一种跨膜内肽酶。Phex参与骨和牙质的矿化以及肾脏内磷的重吸收。Phex在骨细胞早期和晚期表达。*PHEX*基因变异导致了X-连锁低磷酸血症(X-linked hypophosphatemia, XLH)。小鼠Hyp纯合子的表型与X-连锁低磷血症类似,包括*Phex*基因3′端大部分丢失。有关研究利用抗Phex的单克隆抗体观察PHEX蛋白的表达分布,检测*Hyp*基因突变对*Phex*表达的影响,比较正常和*Hyp*突变鼠之间基因表达情况,比如脑啡肽酶、骨钙素、PTH和PTHrP受体等。Phex编码的是一个相对分子质量为100 000~105 000的糖蛋白,在正常鼠的骨头和牙齿中表达,而在Hyp动物体内不表达,这些结果被原位杂交实验和核糖核酸酶保护分析证实。PHEX蛋白在股骨和头盖骨的表达随着年龄增加而减少,表明*Phex*表达和骨形成相关。免疫组织化学研究在成骨细胞、骨细胞和成牙本质细胞中检测到PHEX蛋白的表达,而在成骨细胞前体没有表达。相反,脑啡肽酶在Hyp动物体内没有明显变化。同样,骨钙素、PTH和PTHrP受体在Hyp小鼠没有差距。这些说明Phex的丢失会影响成骨细胞的矿化活性而不影响其分化。

虽然Phex主要在成骨细胞系列表达,在Hyp小鼠成骨细胞过度表达Phex的转基因并不能纠正其表型,说明在其他地方表达的Phex和XLH相关。为了确认是否在成骨细胞或骨细胞单独缺失会导致Hpy表型,研究者采用广泛*Phex*敲除(Cre-PhexDeltaflox/y小鼠)和条件性骨钙素启动子介导在成骨细胞和骨细胞的*Phex*特异性敲除(OC-Cre-PhexDeltaflox/y小鼠)方法建立了一种杂交小鼠模型。在Cre-PhexDeltaflox/y、OC-Cre-PhexDeltaflox/y和Hyp小鼠,血清磷的水平和正常相比有所下降,肾脏细胞膜磷运输也相对减少。Cre-PhexDeltaflox/y和OC-Cre-PhexDeltaflox/y小鼠不正常地肾脏磷运输和骨形成增高,与血清FGF23水平升高以及肾脏细胞膜型的Ⅱa型磷酸钠协同转运蛋白下降有关。另外,Cre-PhexDeltaflox/y、OC-Cre-Phex Deltaflox/y和Hyp小鼠表现出类似的骨软化。以上研究结果,说明成骨细胞和(或)骨细胞单独的Phex功能异常足以导致hyp-mouse表型。

5. Sost

SOST是一种分泌性糖蛋白,包含一个C-末端半胱氨酸结样结构域。SOST主要在骨内表达,特异性地在骨细胞表达。Sost由骨细胞分泌产生,对骨形成有抗合成性影响。Sost是细胞外的Wnt信号拮抗剂,和LRP5/6受体结合阻断Wnt配体和LRP5/6结合,从而抑制Wnt信号通路。实验比较表明,Sost功能失去型突变是硬骨病和Van

Buchem病的病因,其表现是因为Wnt信号通路增高引起的显著性骨密度增高,结果造成终身骨生长过度,腭和面部骨肥厚,骨形成增强。*Sost*敲除鼠具有高骨密度表型,表现为骨密度显著增高,骨容量、骨形成和骨强度增高。这些结果表明Sost是骨形成的负性调节因子。另一方面,*Sost*转基因鼠表现为骨软化,骨形成下降,也支持Sost是成骨细胞活性的抑制因子。Sost也能够通过抑制Wnt信号通路介导骨对应力的反应,提示Sost可能是一个应力感应器,由骨细胞分泌而作用于骨表面的成骨细胞。

6. Klotho

*Klotho*敲除鼠代表了一个比较成熟的动物模型研究加速老化,表现为老龄特征,比如骨质疏松和皮肤萎缩。最明显的特征表型似乎是由钙代谢异常引起的。而且,*Klotho*基因主要表达在钙代谢平衡有关的重要组织,比如肾脏的远曲小管细胞,大脑脉络丛和甲状旁腺主细胞。Klotho对钙磷平衡的调节起着关键的作用,是通过负性调节活性维生素D的合成。这些小鼠还表现出骨细胞的分布异常、骨陷窝数目增多和骨细胞活力丧失,其原因是加快了凋亡细胞清除。一些骨细胞呈现出固缩或退化性特征。*Klotho*基因和骨细胞形成的关系机制尚不清楚。

7. FGF23

FGF23是成纤维细胞生长因子家族成员,负责机体的磷代谢。在骨组织内,FGF23是电解质平衡的重要调节因子。FGF23由骨细胞产生,作用于远端的器官肾脏。在慢性肾病患者和动物模型均发现全身的FGF23水平增高,同时在骨细胞内的浓度也增高。FGF23纯合子突变表现出严重的生长迟缓,有明显的骨异常,寿命显著缩短。*Fgf23*敲除鼠显示出低磷血症、异常的维生素D代谢、肾缺陷、骨骼异常以及不孕。因为甲状腺旁腺刺激$1,25(OH)_2D$生成,增加血钙浓度,有研究构建了*Fgf23/Pth*双敲除小鼠模型。结果显示敲除*Pth*明显抑制了在*Fgf23$^{-/-}$*鼠所观察到的高血清$1,25(OH)_2D$和钙浓度,同时导致了双敲除鼠更大、更重、更活跃以及增强的骨表型。当在*Fgf23$^{-/-}$*小鼠灌输PTH时,血清$1,25(OH)_2D$和血钙水平更加升高,引起松质骨显著萎缩。这些结果表明PTH能通过控制血清$1,25(OH)_2D$和血钙浓度来调整*Fgf23$^{-/-}$*的异常表型。

五、骨细胞在骨形成过程的作用

(一)骨细胞的骨重塑功能

骨细胞在骨骼分布广泛,数量上远远超过了成骨细胞和破骨细胞。骨细胞准确的功能还不十分明确。过去15年里,骨细胞的生物学和功能成为越来越多研究的对象。骨细胞特异性标志基因如*DMP1*、*Sost*和*Phex*等被视为骨重塑的调节因子。*Sost*基因的缺失在人体导致高骨密度疾病,比如Van Buchem病和骨硬化症。另外,*Sost*基因敲除鼠表现为骨形成和骨强度增强;相反,*Sost*转基因鼠呈现低骨密度。Sost通过和Wnt信号受体LRP5/6结合抑制Wnt信号通路,从而抑制骨形成,因为Wnt信号通路有促骨功能,如诱导骨形成、刺激成骨细胞前体复制以及抑制成骨细胞的凋亡。因此,骨细胞的概念已经从一个惰性的成骨细胞变成了一个有高度分泌活性的细胞,能调控成骨细胞和破骨细胞活性,从而影响骨重塑。

骨细胞调节骨形成和骨矿物化,一方面,骨细胞通过DMP1和Phex促进骨形成和骨矿物化;另外一方面,通过骨细胞高度表达的Sost和MEPE抑制骨形成和骨矿物化。这些骨细胞相关又相反的对骨形成和骨矿物化的调节功能很可能得到精准平衡,通过这种动态平衡来维持骨密度。

骨细胞同时也能调节破骨细胞的功能。最近的研究表明当有应力刺激的情况下,骨细胞发出信号抑制破骨细胞激活。相反,受损骨细胞、缺氧骨细胞、凋亡骨细胞或者死亡骨细胞,尤其是在无应力情况下,似乎能发出未知的信号到达骨表面的破骨细胞和破骨细胞前体启动骨吸收机制。因此,骨内的骨细胞调节骨形成和骨矿物化以及抑制破骨性吸收,而同时在特殊情况下有能力发出信号激活破骨细胞。

(二) 骨细胞的应力感应和传导

机械应力是机体出生后维持骨发育和骨强度的必需条件。出生后和成体骨骼通过适应性重塑能不断地适应机械应力。在这个过程中,随着应力增加出现新骨的形成,随着应力的清除或不用应力出现骨丢失。理论模型和实验研究都表明骨液体的流动是靠血管外压力以及应用循环加载骨细胞实现的。对骨加压导致骨液通过骨细胞周围的骨小管流动,从而诱导细胞膜的剪切应力和变形。还有研究已经提出了,机械信息被初级纤毛传递。初级纤毛是每一个细胞上都能发现的鞭毛状结构,骨细胞可以利用各种组合的方式来感应机械应力。

骨细胞之间相互交流的一种方式是缝隙连接,指的是相邻的两个细胞相互沟通胞质的跨膜通道,而相对分子质量小于1 000的分子能自由通过。缝隙连接通道是由一个叫作连接蛋白家族成员所形成的。在骨细胞中,连接蛋白43是主要的连接蛋白。骨大多应力传导被认为是由缝隙连接介导的。连接蛋白43在骨细胞对应力反应中起重要作用,同时也参与小分子和外部环境的交换。

(张驰)

第三节　软　骨　细　胞

在胚胎发育过程中,哺乳动物的骨骼组织通过两种不同的机制形成,一是膜内成骨;二是软骨内成骨。在膜内成骨过程中,间充质前体细胞先聚集,然后直接分化为成骨细胞。膜内成骨负责形成头盖骨及部分锁骨,软骨内成骨负责形成机体的其他骨骼。在软骨内成骨过程中,间充质前体细胞先聚集,分化为软骨细胞和包裹软骨原基的软骨膜细胞。原基内的软骨细胞先进入增殖阶段,后期会退出细胞周期,胞体变肥大,此时软骨膜细胞会分化为成骨细胞。紧接着,血管会侵入肥大的软骨区形成一个初期骨髓腔,并启动成骨细胞在骨髓腔内分化。入侵的血管有着多重功能,如带入破骨细胞样骨吸收细胞,降解现有的软骨基质,扩大骨髓腔;此外,软骨膜细胞(表达OSX,也称为成骨细胞前体细胞)可以借助血管抵达初期骨髓腔,并在骨髓腔内分化为成骨细胞。软骨的发生过程如图 2-3-1 所示。

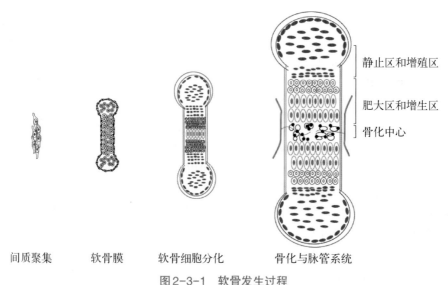

			静止区和增殖区
			肥大区和增生区
			骨化中心

间质聚集　　　　软骨膜　　　　软骨细胞分化　　　　骨化与脉管系统

图2-3-1　软骨发生过程

　　软骨组织由软骨细胞、基质及胶原纤维构成。软骨细胞是软骨组织中独有的细胞类型,ECM主要为高度硫酸化的蛋白聚糖,胶原纤维分为2、6、9、11等类型。根据软骨组织内所含纤维成分的不同,可将软骨分为透明软骨、弹性软骨和纤维软骨三种,其中以透明软骨的分布最广。成体的关节软骨、肋软骨及呼吸道的一些软骨均属于透明软骨。

　　本节将着重介绍调控软骨细胞分化及软骨发育的关键分子及信号通路。

一、关键调节因子

1. Sox9

SOX9属于SRY相关的HMG-BOX蛋白家族成员之一,该家族的基因产物具有一个HMG基序保守区,参与多种早期胚胎发育过程,如性别决定、骨组织和神经组织的发育、血细胞生成等。Sox9作为转录调节因子,在脊椎动物生长发育过程中起着至关重要的作用,尤其在软骨形成过程中起着关键性的调控作用。*Sox9*基因的杂合突变会导致短肢发育不良是人类软骨发育异常的典型表现,这一发现确立了*Sox9*基因调节软骨发育的重要地位。动物实验证明Sox9在小鼠胚胎软骨细胞内大量表达。进一步研究表明,*Sox9*基因的单倍剂量不足会导致小鼠软骨发育不全;在四肢间充质成软骨前体细胞中完全敲除*Sox9*基因,会完全阻断软骨发育。有研究证明Sox9可以通过与位于*Col2a1*基因第一个内含子内的软骨细胞特异的增强子区域相结合,来直接调节*Col2a1*的表达。Barna和Niswander等应用实时成像技术观察四肢间充质的微团培养时发现,Sox9在最初的间充质聚集过程中不是必需的,但是在向着软骨细胞分化的后续过程中都是不可或缺的。此外,用Wnt1-Cre在脑神经嵴细胞中特异敲除*Sox9*基因,会导致颅面部发育异常,包括腭裂。在MSC聚集阶段,使用*Prx1*基因启动子使*Sox9*过表达,会导致异位软骨生成。

对于Sox9功能的调节机制目前已经比较清楚。位于*Col2a1*和*Col11a2*基因增强子内的Sox9结合基序分别是CATTCAT和CTCAAG。Sox9调节软骨细胞基因表达时还需要许多其他转录共激活因子(Transcriptional coactivator)参与,如同属于SOX蛋白家族的SOX5和SOX6,协同SOX9一起组成一个三聚体,调节*Sox9*的靶基因*Col2a1*和聚集蛋白聚糖(*Aggrecan*)的表达。由于特异敲除*Sox9*后的软骨细胞中检测不到*Sox5*和*Sox6*的表达,说明*Sox9*对于诱导*Sox5*和*Sox6*的表达是必需的。除了*Sox5*和*Sox6*之外,*Sox9*还有许多其他转录共激活因子,如NonO/p54[nrb]、Arid5a、Znf219等。这些转录共激活因子直接或间接与Sox9结合形成大的转录复合物。除此之外,还有一些SOX9相关蛋白,如β-联蛋白、TRAP230、WWP2、PGC-1α等。最近Liu和Lefebvre等应用Sox9的抗体进行了ChIP-seq分析,研究了SOX9蛋白的精确调节机制。他们发现Sox9识别反向配对的Sox基序,并与软骨细胞内的超强增强子结合,明确了*Fgfr3*、*Runx2*以及*Runx3*是Sox三聚体的下游靶基因。

2. Runx2

Runx2是含有Runt结构域的转录因子,最初被确立为调节成骨细胞分化的关键转录因子是由于其能与位于骨钙素基因启动子区域的成骨细胞特异的增强子区域直接结合。后来大量的研究发现,Runx2在软骨细胞分化过程中也起着至关重要的作用。Runx2最初表达于成软骨间充质内,其表达依赖于Sox9的表达。在软骨间叶原基形成后,Runx2的表达局限于软骨膜细胞和成骨细胞,但是后来又会再次表达于肥大前软骨细胞和早期肥大软骨细胞。通过对转基因小鼠模型的研究发现,Runx2对于软骨细胞的肥大起着关键的作用。*Runx2*基因敲除小鼠缺乏肥大的软骨细胞。在软骨细胞内过表达Runx2,会导致软骨细胞的过早肥大,同时也能恢复*Runx2*基因敲除小鼠体内的软骨细胞缺陷;但是如果过表达的是一种dnRunx2(dominant-negative Runx2),则会抑制软骨细胞的肥大。在软骨细胞肥大过程中,*Runx2*和*Runx3*在功能上有一定的重叠,同时敲除这2个基因会完全阻断软骨细胞的肥大。在软骨细胞内,Runx2直接调节 *Ihh*、*Col10a1* 以及 *Mmp13* 的转录。由于Mmp13能降解软骨基质,这在骨性关节炎(osteoarthritis)发生的病理过程中发挥着重要作用,因此Runx2是治疗骨性关节炎的潜在分子靶点之一。

Runx2对于软骨细胞肥大的直接调节作用受Ⅱ类组蛋白脱乙酰基酶(histone deacetylase 4,Hdac4)的调节。Hdac4也是在肥大前软骨细胞和早期肥大软骨细胞内表达。敲除 *Hdac4* 基因会加速软骨细胞的肥大,这与过表达Runx2的效果一致;相反,在软骨细胞内过表达Hdac4会抑制软骨细胞的肥大,这也与敲除 *Runx2* 的效果相同。生化分析显示,Hdac4可直接与Runx2相作用,并抑制Runx2与DNA的结合。因此Hdac4可以部分地通过直接抑制Runx2的功能而阻止软骨细胞的过早肥大。

3. Mef2C

肌细胞特异性增强子因子(myocyte-specific enhancer factor, Mef)2C属于Mef2的家族成员之一,也在肥大前软骨细胞及早期肥大软骨细胞中表达。在软骨细胞中条件敲除 *Mef2C* 或过表达一种dnMef2C(dominant-negative Mef2C),会抑制软骨细胞的肥大,而过表达一种caMef2C(constitutively active Mef2C)会导致软骨细胞过早肥大。*Col10a1* 基因启动子区域有数个Mef2结合位点,Mef2C通过与这些基因片段直接结合而激活 *Col10a1* 基因的表达。分子机制研究发现,Mef2C是部分地通过增加Runx2的表达来促进软骨细胞的肥大。Hdac4也可以通过遏制Mef2C来抑制软骨细胞的肥大。Hdac4本身的活性受其他一些因子的调节。如PTHrP可以诱导Hdac4的去磷酸化,从而促进其入核,进而抑制Mef2的转录活性;相反,盐诱导激酶3(salt-inducible kinase 3, SIK3)则是Hdac4出核所必需的,Hdac4只有从细胞核出来,才能使软骨细胞肥大化。综上所述,Hdac4和Mef2C之间的拮抗与平衡是软骨细胞肥大过程的调节枢纽。

4. Osx

Osx是一个含有3个C_2H_2型锌指结构的转录因子,在成骨细胞分化过程中起关键作用。敲除 *Osx* 基因导致小鼠胚胎成骨细胞的完全缺失,但是Runx2的表达水平正常。此外,在 *Runx2* 基因敲除小鼠体内检测不到Osx的表达。综合这两点,可以得出的结论是Osx在Runx2的下游发挥作用,也是成骨细胞分化过程中不可或缺的重要因子。除了在成骨细胞中有表达,Osx在肥大前软骨细胞和肥大软骨细胞中也有低水平的表达。体外实验证明,在ATDC5软骨样细胞系中敲低 *Osx* 的表达会抑制肥大软骨细胞标志分子的表达,说明Osx可以促进软骨细胞的分化。最近Cheng等用 *Col2α1-Cre* 小鼠为工具,在软骨细胞中特异敲除 *Osx* 发现,在软骨细胞中完全敲除 *Osx* 的小鼠于出生时死亡;半剂量敲除 *Osx* 的小鼠表现出骨小梁和皮质骨均生长迟缓,这是由于软骨肥大过程受损所致。总之,Osx对于成骨细胞和软骨细胞的分化均有着重要的作用。

二、软骨细胞分化的关键信号通路

1. TGFβ/BMP 通路

TGFβ超家族由多种生长因子组成,包括TGFβ、活化素(activin)和抑制素(inhibin)和骨形态发生蛋白(bone morphogenetic proteins, BMP)等。以TGFβ为例,其信号转导过程起始于TGFβ配体与Ⅱ型TGFβ受体的结合,结合后的Ⅱ型受体对Ⅰ型受体进行募集并与Ⅰ型TGFβ受体形成四聚体复合物,在不同的细胞中Ⅰ型受体的角色可能由Tgfbr1(ALK-5)或Acvrl1(ALK-1)所代替。Ⅰ型受体在与Ⅱ型受体结合后通过磷酸化激活胞内的SMAD蛋白(SMAD2/3),将信号向胞内进行转导,磷酸化的SMAD2/3进一步与胞内的SMAD4发生结合,并一起转移到核内对细胞的转录功能发挥调节作用。此外,TGFβ信号还可以通过一些非Smad通路在胞内进行传递。另外,TGFβ信号通路也受到SMAD6和SMAD7的调控。SMAD蛋白在细胞质和细胞核间进行依赖性磷酸化的穿梭对于TGFβ信号的动态调控具有重要意义。

体外实验结果表明,TGFβ配体对软骨细胞分化的调控受到细胞的分化阶段及培养条件的影响。更多的证据偏向于TGFβ配体促进软骨细胞分化,在早期间充质分化形成软骨的过程中必不可少,同时,在已分化的软骨细胞和器官培养中抑制软骨细胞的终末分化,这可能是因为SOX9与SMAD2/3结合后可以更有效地激活Col2a1的启动子。体内的研究结果显示,$TGF\beta_1$和$Tgf\beta_3$敲除小鼠的骨骼未见异常,但是$Tgf\beta_2$敲除小鼠会在出生后死亡,长骨的形状和大小均有异常。在骨骼发育过程中敲除Ⅰ型Tgfβ受体(Alk5/TgfβrⅠ),Ⅰ型活化素受体(Alk4/Acvr1b)或者Ⅰ型Tgfβ受体(Alk5/TgfβrⅠ)会导致胚胎死亡。软骨细胞中特异敲除$Tgf\beta_2$导致小鼠出生后死亡,椎骨及椎间盘异常,但长骨的形成不受影响。

BMP信号在软骨内成骨过程中具有多重作用。早期研究发现BMP蛋白可以诱导异位骨形成。BMP是位于ECM内的细胞因子,几乎所有骨骼细胞均能表达,包括软骨细胞和邻近的软骨膜细胞。它们通过与Ⅰ型和Ⅱ型丝/苏氨酸激酶受体复合物结合来传递信号。配体的结合会诱导这些受体的磷酸化,激活受体的激酶活性,然后这些受体又可以磷酸化与受体结合的Smad1、5、8(R-Smad)。被激活的R-Smad又与Smad4形成复合物进入细胞核,最终调节基因表达,这就是经典的Smad信号通路。此外,BMP也可以通过激活p38,而不依赖Smad的方式发挥作用。肢芽间充质微团培养实验表明BMP信号是MSC聚集所必需的。在Prx1阳性的头和四肢MSC中同时敲除Bmp2和Bmp4基因会导致Zeugopod片段的缺失和关节形成的缺陷。相反,如果全身敲除Bmp的拮抗因子Noggin,会导致软骨区域增大,并无法形成关节。在人类也有类似的情况,NOGGIN的突变可导致两种常染色体显性遗传病:近端指(趾)间关节粘连和多发性骨性联合综合征,这两种疾病都是以多处关节融合为特征的。Bmp不仅在早期的软骨细胞分化(MSC聚集阶段)过程中起重要作用,在后续的分化过程中也起着关键性的作用。用*Col2a1-Cre*小鼠在成软骨细胞中同时敲除*Bmp*的Ⅰ型受体,Bmpr1a和Bmpr1b会导致严重的软骨发育不全,结果是绝大部分由软骨内成骨发育而来的骨骼缺失。同样用*Col2a1-Cre*小鼠具同时敲除*Smad1*和*Smad5*也会导致严重的软骨发育不全,可见BmpR-Smads信号是软骨形成不可或缺的。但是研究发现用同样的方法敲除*Smad4*不影响软骨的形成,这表明Smad1/5/8信号控制软骨发育可能不需要Smad4的参与。在软骨发生过程中,Bmp信号通路的下游主要是Sox因子,敲除*Bmp*相应的受体,软骨膜细胞聚集过程中会出现Sox5、Sox6和Sox9的表达降低,从而抑制软骨细胞形成,进而减缓软骨细胞的成熟进程。

2. Wnt信号通路

Wnt家族成员众多,在人类基因组中,编码*Wnt*的基因多达19个,与Wnt配体相匹配的受体蛋白或协同受体也有15种以上,下游的信号传递因子则更为复杂,因此Wnt信号的转导路径具有多个分支。其中,经由β-联蛋白的Wnt通路被称为经典Wnt信号通路。其他Wnt信号分支,如调控细胞平面极性的Wnt/PCP通路,调控细胞内钙信号的Wnt/Ca^{2+}通路,以及Wnt/ROR2通路等,则统称为非经典Wnt信号通路。经典Wnt信号通路通过将Wnt配体与相应受体Frizzled/Lrp-5/6结合,触发下游分子,如Frizzled家族跨膜受体蛋白Dishevelled(Dsh)、糖原合成激酶3(GSK3)、APC、Axin、β-联蛋白及Tcf/Lef家族转录调节因子,募集或替换一系列协同作用因了,诱导染色质结构变化,调控Wnt信号靶基因的转录。

研究发现,Wnt信号通路直接参与软骨发生过程。Wnt4及Wnt14主要存在于关节区域,Wnt5a表达在骺端,Wnt5b出现在前肥大区,Wnt11表达在软骨膜。在软骨细胞中,使用*Col2a1-Cre*小鼠特异性敲除β-联蛋白基因,小鼠长骨变短粗,甚至出现弯曲、异位软骨。软骨细胞增殖受到抑制,软骨细胞的肥大过程延迟,此外,Sox9的表达增加,部分表型与软骨细胞中过表达Sox9的转基因鼠相似。运用*Dermo1-Cre*小鼠在骨髓干细胞中特定敲除β-联蛋白基因后发现,长骨、颅骨的发育过程中都有异位软骨的发生。运用*Prx1-Cre*小鼠敲除头和四肢间充质中的β-联蛋白基因的小鼠胚胎中存在软骨成熟的延迟,骨膜细胞向软骨细胞分化,异位软骨形成等问题。由此可见,经典Wnt信号通路在软骨发生中发挥着重要作用。此外,单个Wnt配体在小鼠长骨生长过程中也发挥重要作用。比如,*Wnt5a*敲除鼠中存在软骨细胞肥大的延迟。前肥大区软骨细胞的增殖略有增加,肥大区中软骨细胞相应减少。在*Wnt9a*敲除鼠中不存在软骨发育延迟的现象,但是在矢状缝和肘关节出现异位软骨。*Wnt4a*敲除鼠中没有发现异位软骨现象,但是,*Wnt9a*和*Wnt4*双重敲除鼠的踝关节和膝关节均有异位软骨的形成。利用Col2a1启动子在软骨细胞中持续性激活β-联蛋白会阻断预期的软骨形成。在肢端和颅部干细胞中激活β-联蛋白,会抑制Sox9的表达,从而使得MSC无法分化为骨祖细胞。Wnt5a过表达使得软骨细胞分化延迟,难以进入肥大阶段,从而未分化的软骨细胞区域变长。Wnt5b小鼠中存在同样的现象,潜在的机制可能是延长了细胞处于肥大期的时间。运用转基因技术持续高表达β-联蛋白负性调控软骨发生,然而作为Wnt通路中核内的关键转录因子,病毒持续高表达LEF-1会促进C3H10T1/2,ATDC5及原代软骨细胞的分化和肥大。体外试验和转基因的差异可能是由于信号通路调节因子的表达方式不同造成的。

3. Notch信号

哺乳动物基因组编码4种Notch受体(Notch1~4)和至少5种配体,分别是Jagged1、2和Delta样受体1、3、4。在经典的Notch信号通路里,一个细胞表面的Notch配体与邻近细胞表面的Notch受体结合,诱发受体的两次细胞内的蛋白水解并释放Notch分子的胞内段(Notch intracellular domain, NICD)。NCID从细胞膜上释放以后,就进入细胞核,与属于CSL家族的转录因子(在哺乳动物是RBPJκ/CBF-1)相互作用来激活靶基因的转录。研究发现,多种Notch配体和受体在成软骨前间充质均有表达。阻断胚胎期四肢间充质内的Notch信号,会加速软骨细胞分化。相反地,如果在四肢间充质内过表达激活型NICD,会完全阻断软骨形成,这一表型可以通过同时移除RBPJκ而得以完全恢复。在成软骨细胞前体细胞内过表达NICD也会导致全身软骨发育不全。综上所述,Notch信号对软骨发育起抑制作用。

4. PTHrP信号

PTHrP是一种旁分泌因子,关节周围的软骨膜细胞高表达PTHrP,关节表面的增殖软骨细胞表达低水平的PTHrP。PTHrP的合成需要Ihh的调控,Ihh是由那些刚刚终止增殖的软骨细胞合成的,属于hedgehog(Hh)家族,该家族的其他2个成员是Sonic hedgehog(Shh)和Desert hedgehog(Dhh)。Hh信号传递受靶细胞膜上2种受体patched(Ptc)和Smoothened(Smo)的控制。受体Ptc由肿瘤抑制基因Patched编码,由12个跨膜区的单一肽链构成,能与配体直接结合,对Hh信号起负调控作用。受体Smo由原癌基因Smothened编码,与GPCR同源,由7个跨膜区的单一肽链构成,N端位于细胞外,C端位于细胞内,跨膜区氨基酸序列高度保守,C末端的丝氨酸与苏氨酸残基为磷酸化部位,蛋白激酶催化时结合磷酸基团。目前发现的参与Hh信号转导的核内因子包括转录因子Ci/Gli、丝氨酸/苏氨酸蛋白激酶Fused(Fu)、Fu抑制剂(SuFu)、类运动蛋白Costal-2(Cos2)、PKA等。其中Ci/Gli、Fu起正调控作用,Cos2、PKA起负调控作用。研究发现,Ihh表达在前肥大软骨细胞,Ihh敲除鼠生长板的增殖区变短,提早进入肥大过程,这是因为生长板中缺乏PTHrP的表达。PTHrP主要表达在软骨膜内细胞,通过将细胞保持在增殖状态,使其不进入肥大阶段。Ihh与PTHrP的负性反馈作用控制着增殖区,影响长骨的生长。

PTHrP与PTH激活相同的受体(PTHR1),该受体低表达于增殖软骨细胞,但是在成熟软骨细胞肥大前会高表达。PTHR1的激活会促进G_s和G_q家族形成异三聚体G蛋白。遗传学分析证实G_s的激活可以介导PTHrP促进软骨细胞增殖的功能,而G_q的激活则可以拮抗这一作用。敲除小鼠的Pthrp或者其受体Pthr1,会导致小鼠初生期死亡,小鼠表现为四肢短小的侏儒症,原因是软骨细胞过早肥大,导致软骨内成骨过程紊乱。由此可见,PTH信号在软骨肥大过程中起着关键性的抑制作用。相反地,如果在所有软骨细胞中过表达PTHrP或者过表达激活型PTHR1,会显著减缓软骨细胞的肥大化进程,导致小鼠出生时软骨内成骨的软骨质化。在人类,*PTHR1* 的失活突变会导致Blomstrand软骨发育不全,其特征是骨骼成熟过快、长骨变短、骨密度增加;而 *PTHR1* 的激活型突变,会导致Jansen干骺端软骨发育不全。机制研究发现,PTHrP主要是通过激活cAMP依赖的信号来增加Sox9的活性并调节Hdac4-Mef2C复合物的功能,促进软骨细胞的增殖和抑制软骨细胞的肥大化进程。

5. FGF信号

FGF家族有众多成员,在人和小鼠体内就有22种,它们在脊椎动物体内行使多种生物学功能。在人和小鼠体内,绝大多数FGF成员与细胞表面酪氨酸激酶FGF受体(FGFR1~4)结合,进而磷酸化并激活多种信号模块,包括MAPK、PI3K、STAT1和PKC。FGF受体的基因突变与很多人类骨骼遗传性疾病相关。

小鼠遗传学研究发现,Fgf信号对调节软骨细胞的增殖和分化有着关键的作用。绝大多数 *Fgf* 基因及4种Fgf受体(Fgfr1、2、3、4)在软骨内成骨的各个阶段均有表达。Fgf受体的表达区域很明确,在软骨细胞形成过程中,Fgfr1表达于前肥大和肥大软骨细胞;Fgfr3表达于增殖软骨细胞;Fgfr2表达在MSC及软骨膜细胞,此时多种Fgf也会在聚集的MSC及其周围区域表达。用 *Col2a1-Cre* 小鼠在软骨细胞内敲除 *Fgfr1* 基因,会延缓肥大软骨细胞的成熟;而用 *Dermo1-Cre* 小鼠在骨骼间充质前体细胞中敲除 *Fgfr2* 基因,会导致小鼠侏儒症,同时骨密度也下降,对软骨没有明显的影响。在这4种Fgfr中,对Fgfr3的研究最为透彻。*Fgfr3* 基因敲除小鼠的软骨细胞增殖加快,小鼠出生后肥大区域显著变宽,而在生长板软骨细胞过表达激活型Fgfr3会导致小鼠软骨细胞增殖减缓,前肥大区和肥大区的细胞数量变少。在 *Fgfr3* 基因敲除小鼠体内,软骨细胞中Ihh的表达和信号都相对于野生型对照小鼠要强;相反,在过表达激活型Fgfr3的小鼠体内,Ihh的表达和信号均被抑制。但是在人类软骨发育不全症或致死性骨发育不全症时,IHH和PTHR1的表达并没有改变。这说明Fgfr3信号可以部分地通过间接调控Ihh/Pthr1信号通路来抑制软骨细胞的增殖和肥大化,但同时也需要其他的分子机制来介导由于Fgfr3过渡激活而导致的病理表现。关于Fgfr3信号如何调节软骨细胞增殖和分化的机制还不是很清楚。研究表明Fgfr3信号可能是通过Jak-Stat1和Akt信号来调节软骨细胞的增殖,通过MAPK信号来调节软骨细胞的分化。

生长板中Fgfr3的配体还有待确定,目前比较认可的是Fgf9和Fgf18。首先Fgf9和Fgf18在邻近的软骨膜上都有表达,Fgf18在生长板软骨细胞内也有低表达;其次,体外实验证明Fgf9和Fgf18均能激活Fgfr3;再者,对 *Fgf9* 基因敲除小鼠、*Fgf18* 基因敲除小鼠以及 *Fgfr3* 激活型突变转基因小鼠的研究发现,Fgf9、Fgf18、Fgfr3均能在胚胎发育的早期阶段促进软骨细胞的增殖。研究发现,在胚胎生长板发育的后期,Fgf18和

Fgfr3可以抑制软骨细胞的增殖,加速软骨细胞的成熟。对*Fgf9*和*Fgf18*基因敲除小鼠的研究还发现Fgf9和Fgf18可能通过Fgfr3以外的受体来调节早期胚胎发育过程中生长板的发育,因为*Fgf9*和*Fgf18*基因敲除小鼠体内软骨细胞的成熟加快了,而*Fgfr3*基因敲除小鼠的胚胎没有发现明显的异常。

6. 细胞黏附信号

在骨骼发育和内稳态维持过程中,骨骼细胞或前体细胞需要迁移到特定的位置,并与ECM相互作用形成特定的骨骼成分,例如在软骨内成骨过程中增殖区的软骨细胞排列成柱状的过程就需要软骨细胞的定向迁移。软骨细胞完全被ECM蛋白所包围,缺乏细胞与细胞间的直接接触,因此软骨细胞与ECM的相互作用被认为在调节软骨细胞的增殖分化过程中起关键作用。而软骨细胞表面的ECM受体也被认为能调节细胞黏附及确保软骨内ECM超分子的正确组装。

整合素是最重要的细胞黏附分子,介导细胞与ECM的相互作用。它们由α和β两种亚基组成,与ECM蛋白及受体结合,参与调节细胞的黏附及迁移、细胞周期的进程、细胞的存活及细胞的分化等重要生物学过程。软骨细胞高表达β_1和αv整合素,介导软骨细胞黏附于软骨基质内的数种基质分子。体外研究发现,用抗β_1整合素的抗体处理体外培养的小鼠肢芽间充质细胞会抑制软骨结节的形成;用抗β_1整合素的抗体处理体外培养的鸡胸软骨会抑制胸骨的生长,导致细胞变小、丝状肌动蛋白(actin)束排列紊乱、X型胶原的缺失以及细胞凋亡增加。全身敲除小鼠α_1、α_2、α_6、αv、β_3或β_5整合素亚基,对小鼠的骨骼发育没有明显的影响。全身敲除小鼠的α_5或β_1整合素亚基,会导致小鼠在胚胎期软骨细胞分化之前就死亡。对软骨细胞中特异敲除β_1整合素亚基的小鼠进行研究发现,缺乏β_1整合素的小鼠有严重的软骨发育不全,软骨细胞在生长板中无法排列成柱状;由于软骨细胞的细胞周期中的G_1到S期的过渡及胞质分裂有缺陷,从而导致软骨细胞有严重的增殖缺陷。

Kindlin家族是介导整合素信号的重要分子。哺乳动物Kindlin家族有3个成员,分别为Kindlin-1、2、3,每个成员都含有一个FERM结构域,Kindlin通过该结构域与β整合素位于胞质的尾部相互作用。人类*KINDLIN-1*基因突变会导致Kindler综合征,主要表现为皮肤表面起大量水泡。人类*KINDLIN-3*基因突变会使整合素激活受损,并导致白细胞黏附缺陷Ⅲ型、严重的出血、频发的感染以及石骨症。目前为止,还没有发现人类与*KINDLIN-2*基因突变相关的疾病。为了研究Kindlin-2在骨骼发育过程中的作用,Wu等人应用*Prx1-Cre*小鼠在头和四肢间充质前体细胞中特异敲除*Kindlin-2*基因(*Kindlin-2*^{Prx1} cKO小鼠)后发现,小鼠出生就死亡、头顶有明显的血包、头盖骨完全缺失、长骨及胸骨变短变宽、锁骨发育不全,以及指(趾)骨延伸受阻。分析发现,*Kindlin-2*^{Prx1} cKO小鼠的软骨发育严重不全,软骨细胞凋亡增加,并且影响软骨细胞柱状排列,这些变化一起影响了初级骨化中心的形成。机制研究发现,Kindlin-2不仅仅出现在局部黏附部位,也出现在软骨细胞的细胞核内,并且可以激活Sox9的表

野生型　　　　　　　cKO

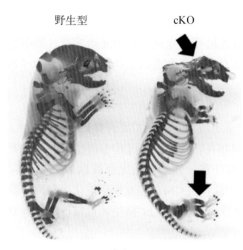

图2-3-2　*Kindlin-2^{Prx1}* cKO小鼠显示多种严重的骨骼异常

注：茜素红和阿尔新蓝双染色显示*Kindlin-2^{Prx1}* cKO小鼠头盖骨完全缺失，长骨变短，指（趾）骨延伸受阻。引自Wu C, Jiao H, Lai Y, et al. Kindlin-2 controls TGF-beta signalling and Sox9 expression to regulate chondrogenesis[J]. Nat Commun, 2015, 6: 7531

达。在体外，过表达Sox9可以恢复由于敲除*Kindlin-2*所造成的成软骨分化缺陷。Wu等人还发现，敲除*Kindlin-2*会抑制TGFβ₁诱导的Smad2的磷酸化和软骨细胞的分化。进一步研究发现，在软骨细胞中直接将*Kindlin-2*敲除，会严重损伤软骨细胞的功能，导致小鼠出现进行性的侏儒症、严重的驼背以及骨缺失的表型（见图2-3-2）。综上所述，Kindlin-2在软骨细胞的发育过程中有着重要的调节作用。

7. 自噬

细胞自噬是真核生物进化保守的对细胞内物质进行周转的重要过程。在自噬过程中，一些损坏的蛋白或细胞器被双层膜结构的自噬小泡包裹，之后被送入溶酶体中进行降解，并得以循环利用。ULK1复合物在体内是连接上游营养或能量感受器mTOR和AMPK与下游自噬体形成的桥梁。在饥饿条件下AMPK活化，雷帕霉素靶蛋白（mammalian target of rapamycin, mTOR）失活，活化的AMPK催化ULK1第317、467、555、574、637和777位丝氨酸发生磷酸化从而促进自噬。在营养充足的情况AMPK失活，mTOR可与ULK1第757位丝氨酸结合抑制ULK1-AMPK的相互作用，导致ULK1的失活，最终关闭自噬信号。Ⅲ级PI3K复合体，包括hVps34、Beclin-1（酵母Atg6的哺乳动物同源物）、p150（酵母Vps15的哺乳动物同源物）和Atg14样蛋白（Atg14L或Barkor）或抗紫外线照射相关基因（UVRAG），都是自体吞噬诱导所需要的。

血清饥饿后发现，软骨细胞大量表达Lc3和Beclin1。生长板中的自噬过程可能是通过PRKAA2和mTOR因子发生，含氧量低的生长板高表达Hif1α，高的糖酵解活动会升高AMP水平，抑制mTOR。一旦自噬过程被激活，肥大细胞的存活时间会延长，进而进入终末成熟阶段。基因组大数据结果显示，自噬与儿童身高存在关联，在软骨细胞中特异敲除*Atg5*或*Atg7*基因，会使软骨细胞的活力下降，增殖速度减慢，进而引起轻微的生长抑制。*Atg5*或*Atg7*基因在软骨组织中的特异性敲除会使生长速率减慢5%～9%，潜在的机制可能是损伤了Ⅱ型胶原的合成。利用*Prx1-Cre*小鼠在肢端组织中敲除*mTOR*会引起生长抑制。全身或者局部给予雷帕霉素可能通过促进软骨细胞的肥大，减少ECM的生成，进而引起轻微的生长抑制（见图2-3-3）。

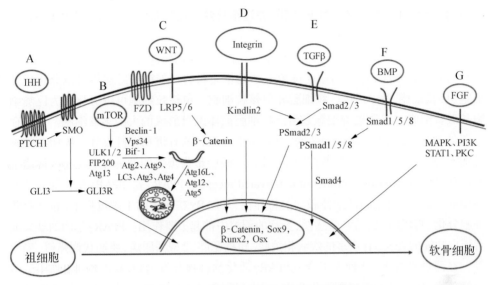

图2-3-3　软骨细胞分化的主要信号通路图

注：A. IHH通路。在Smoothened（SMO）介导下，IHH与patched homolog 1（PTCH1）结合，下游的GLI3受体（GLI3R）的水解受到抑制，进而影响细胞中Runx2的作用。B. 自噬通路。UKL和BECLIN1蛋白复合体起始自噬泡的形成，Atg5/12/16与LC3负责自噬体的延伸，最后自噬体与溶酶体融合，释放内容物，完成自噬。C. Wnt通路。在经典Wnt信号通路中，Wnt配体与FZD、LRP5/6结合后，β-联蛋白靶基因转录，最终引起Sox9和Runx2的活化。D. 黏附信号。胞质蛋白KINDLIN-2可作用于SOX9因子，这与SMAD2/3的磷酸化有关。E、F. TGFβ/BMP通路。TGFβ配体与TGFβ受体的结合后通过磷酸化激活胞内的SMAD蛋白第二信使，即SMAD2/3复合物（BMP通路中为SMAD1/5/8）将该信号向胞内进行转导，磷酸化的SMAD2/3进一步与胞内的SMAD4发生侧位结合，并一起转移到核内对细胞的转录功能发挥调节作用。G. FGF信号。FGF与细胞表面的FGF受体结合后，导致多重信号通路的激活

　　致谢：本项工作受到国家自然科学基金（81630066、81870532、81500160、81472049）和广东省细胞微环境与疾病研究重点实验室（2017B030301018）的支持。

（曹惠玲，杨玮，肖国芝）

第四节　造血干细胞

一、造血干细胞的定义和特性

　　造血干细胞（HSC）又称专能干细胞，是存在于造血组织中的一群原始造血细胞，也可以说它是一切血细胞（其中大多数是免疫细胞）的原始细胞。在胚胎早期（第

2～3月）迁至肝、脾，第5个月又从肝、脾迁至骨髓。在胚胎末期一直到出生后，骨髓成为HSC的主要来源。骨髓HSC具有多潜能性，即具有自身复制和分化两种功能，在人体中主要分化成淋巴样谱系和髓样谱系。淋巴样细胞前体可以分化成T细胞、B细胞和自然杀伤细胞，这是与适应性免疫系统相关联的。髓样细胞前体可以分化成红细胞、巨核细胞、肥大细胞、粒细胞和单核粒细胞。单核粒细胞可以分化成为巨噬细胞和破骨细胞。成熟破骨细胞是由巨噬细胞前体融合形成的大的多核细胞。它们存在于骨表面上，以吸收陷窝相关联，并且负责去除骨的有机和无机成分。从HSC到破骨细胞的分化，受到一系列调控因子的调节，其中最为重要的就是过氧化物酶体增殖物活化受体（peroxisome proliferator-activated receptor, PPAR）γ。PPARγ是核受体超家族中的一员，具有亲脂性配体激活的特异性。PPARγ在众多的生理过程中，包括脂肪细胞分化、脂代谢、胰岛素敏感性、炎症的调控中都起重要作用。PPARγ基因的缺失或者蛋白功能的丧失，有众多的疾病相关联，包括肥胖、2型糖尿病、脂肪代谢障碍、癌症等。在药物研发上，几种人工合成PPARγ活化剂已被开发为FDA批准或在临床试验中的药物，包括噻唑烷二酮类化合物、罗格列酮和马来酸罗格列酮片等。自从1994年左右被发现起，PPARγ已迅速成为最不敏感性核受体之一，并已被确认为能量代谢的主转录调节因子。最近，越来越多的证据揭示了PPARγ也是一个重要的破骨细胞调节因子，具有调控骨骼动态平衡的作用。PPARγ至少包括两个亚型：PPARγ1和PPARγ2。这是由相同的基因通过选择性启动子使用和随后的mRNA剪接进行编码。相比于PPARγ1，PPARγ2有30个额外氨基酸的N-末端，PPARγ2主要分布于脂肪细胞、骨骼肌和肝脏；而PPARγ1则更广泛地表达于多种组织和细胞类型，包括脂肪细胞、巨噬细胞、骨骼肌、肝脏、脾脏、肠、肾脏和心脏等。作为配体激活的转录因子，PPARγ与类视黄醇X受体α（retinoid X receptor α, RXRα）形成异二聚体复合物，并且寡集共同激活因子在目的基因启动子上的PPAR反应元件，从而诱导其转录。在骨髓HSC和BMMSC两个阶段，PPARγ都对干细胞的代谢调节起到命运转换器的作用。依赖于细胞外的生理刺激和细胞内的信号转导，BMMSC可以分化为成骨细胞、脂肪组织和软骨细胞等。PPARγ可以抑制成骨细胞的分化形成，并将转化导向脂肪细胞。相反，在小鼠模型中，PPARγ的基因敲除将导致高骨密度和大量减少的脂肪组织；而在人体或者小鼠模型中，通过配体激活PPARγ的转导通路，将导致低骨密度和增加的脂肪组织。类似地，从骨髓HSC分化出来的髓样细胞前体同样地可以在巨噬细胞和破骨细胞之间进行调节。PPARγ可以刺激破骨细胞的生成，从而使分化方向从巨噬细胞向破骨细胞转移。因此，在小鼠造血谱系中PPARγ的缺失将导致骨密度增高，其原因在于减少破骨细胞的分化和相应的骨吸收；而在人体和小鼠模型中，配体激活PPARγ将导致骨密度的降低，其原因是增强了破骨细胞的功能。这些发现揭开了PPARγ作为转录传感器增加转化配体局部浓度，并完成一系列精细的细胞代谢反应的作用。因此，可以确定的是，在能量代谢的生理调节和骨骼动态平衡中，PPARγ起至关重要的作用。

二、造血干细胞的分化谱系

　　骨髓多能HSC在成体骨髓中，主要分化为两个谱系：淋巴样谱系和髓样谱系。淋巴样细胞前体可以分化成T细胞、B细胞和自然杀伤细胞，这是与适应性免疫系统相关联的。髓样细胞前体也可以分化成不同的细胞类型，可以分化成红细胞、巨核细胞、肥大细胞、粒细胞和单核粒细胞。单核粒细胞可以分化成巨噬细胞和破骨细胞。从骨髓HSC到破骨细胞的分化生成是通过一组特定的调节顺序元件来完成的。在骨髓HSC分化的早期，PU.1作为Ets转录因子超家族中的一员，可以诱导骨髓HSC向髓样谱系和B淋巴细胞系方向分化。在PU.1缺失的小鼠模型中，导致破骨细胞和巨噬细胞分化的通路被阻断，在表型上导致经典的石骨症，是一种由于破骨细胞功能缺失而导致高骨量的常见疾病。在PU.1缺失的骨硬化小鼠模型中进行骨髓野生型（WT）小鼠模型的骨髓移植，可以部分恢复破骨细胞和巨噬细胞分化及其相关功能，并显著地降低骨密度。这表明，PU.1直接作用于骨髓HSC的早期分化中。然而，虽然PU.1可以诱导骨髓HSC向髓样谱系和B淋巴细胞系方向分化，但更多的研究表明，许多其他类型的细胞因子参与到可以分化成巨噬细胞和破骨细胞分化的调节中。PPARγ高度表达在单核细胞/巨噬细胞的前体和成熟破骨细胞中。TRANSFAC转录因子生物信息学软件分析预测，PU.1/Ets超家族矩阵是高度富集在几个PPARγ的结合区，其特异性表达在巨噬细胞中，而不是在脂肪细胞中。染色质免疫共沉淀和高通量测序的分析表明，PU.1/Ets超家族和PPARγ共定位于开放的染色质和组蛋白的乙酰化区域，附近富集一组截然不同的免疫基因。该研究暗示了PU.1/Ets超家族和PPARγ可以联合诱导巨噬细胞谱系方向的分化，而阻断其他谱系方向的分化，例如B细胞或脂肪细胞等。最近的研究结果表明，在造血谱系PPARγ基因特异性缺失的小鼠模型中，可以导致破骨细胞功能缺陷，表现为骨硬化病和脾肿大，从而为PPARγ在破骨细胞分化成熟过程中的关键作用提供了第一手的证据。该研究结果还表明，使用诱导型的PPARγ-GFP报告基因的小鼠模型（PPARγ-tTA和TRE-H2BGFP），发现破骨细胞前体特异性驻留在PPARγ高度表达的骨髓HSC的亚群中（GFP⁺细胞）。体外破骨细胞集落形成实验表明，与GFP⁻细胞相比，GFP⁺细胞中破骨细胞功能潜力是它的140倍。图像分析表明，无论是在体内还是体外，破骨细胞都是从GFP⁺细胞亚群中分化出来的。基因芯片的基因表达分析表明，GFP⁺细胞亚群富集了多种干细胞和前体细胞亚群，并特异地向单核细胞系和巨噬细胞系方向分化，但远离淋巴细胞系或其他髓系，例如巨核细胞、红细胞和肥大细胞等。多西环素脉冲追踪实验表明，慢循环静态PPARγ高表达细胞亚群被认定为破骨细胞的前体细胞。另外，PPARγ-tTA和TRE-Cre-Drive小鼠模型进一步证实了PPARγ在骨髓HSC到破骨细胞分化过程中的关键作用：在PPARγ⁺细胞亚群组成表达活化的Notch胞内结构域（NICD）可以阻碍破骨细胞前体发生扩散，从而导致较少的破骨细胞和较高的骨密度；白喉毒素减毒介导的局部PPARγ⁺细胞亚群的消融也显著减少了破骨细胞数和骨吸收,从而导致较高的骨量。最近的一些机制研究表明,PPARγ在与PU.1结合,促进骨髓HSC到破骨细胞方向的分化,部分地是通过直接结合到启动子和激活GATA2的转录而实现的。转录因子GATA,一种锌指转录因子超家族成员,是造血功能重要的调节蛋白。GATA2是产生破骨细胞前体的必要条件,而GATA1对于破骨细胞的生成是非必要的,但对于红细胞和巨核细胞的分化则是必不可少的。因此,GATA2/GATA1比率在骨髓HSC控制谱系分化(例如破骨细胞和红细胞/巨核细胞之间等)中起着重要的作用。研究发现,在PPARγ⁺细胞亚群中,GATA2/GATA1比率远高于在PPARγ⁻细胞亚群中。在PPARγ⁺细胞亚群中,在GATA2启动子附近,PPARγ可以特异性地结合在3个高度保守的PPRES上,从而导致在这些区域更高级别的组蛋白乙酰化。这些研究结果表明,PPARγ在促进骨髓HSC向着巨噬细胞/破骨细胞谱系分化,而远离其他髓系和淋巴系的过程中,转录激活的GATA2起至关重要的作用。

(魏巍,万谊虹)

第五节 单核粒细胞

一、单核粒细胞的定义和特性

单核粒细胞是最大的一种白细胞,有着独特的豆状核,也是单核白细胞的一种。在人体所有白细胞中,单核粒细胞构成其中的2%~10%,在人体免疫反应中发挥着多重角色。这种作用包括在正常状态下补充定居性巨噬细胞;在炎症信号的响应下,单核粒细胞可以迅速移动到感染部位,分化成巨噬细胞和树突状细胞,以引发免疫应答。在正常的人体中,一半的单核粒细胞会储存在脾脏。在临床的染色切片中,单核粒细胞通常是根据其大肾形细胞形态或缺口形细胞核来确认。单核粒细胞进入组织间隙后会分化成巨噬细胞。单核粒细胞从骨髓HSC分化产生的,其前体细胞被称为单核母细胞。在巨噬细胞集落刺激因子(M-CSF)的作用下,骨髓HSC分化为单核母细胞,然后进一步分化为单核粒细胞前体,在单核粒细胞前体进入血液后成为成熟的单核粒细胞。外周血单核粒细胞显示出不均匀的形态,如大小、粒度和核形态变异。

二、单核粒细胞亚群

单核粒细胞最初的鉴定是由于其大量表达CD14(脂多糖受体的一部分),然而随后的鉴定抗原标志物的差异表达表明,人外周血单核粒细胞是异质的,提供了第一条单核粒细胞亚群生理活性鉴别的线索。CD14和CD16（也称为FcgammaR Ⅲ）的表达差异允许单核粒细胞被分成两个亚群：CD14^{high}/CD16^{low}细胞亚群，这通常被称为经典单核粒细胞，因为这种表型类似于单核细胞的原始描述；而CD14^{high}/CD16^{high}细胞亚群通常被称为非经典单核粒细胞。

CD14^{high}/CD16^{high}细 胞 亚 群 表 达 MHC Ⅱ 类 分 子 和 CD32（也 称 为 FcgammaR Ⅱ）的量更高，并且有人提出，非经典单核粒细胞类似于成熟的组织性的巨噬细胞。另外，不同的趋化因子受体表达谱中也认为是这些子集之间识别的表型差异。例如，CD14$^+$ CD16$^+$单核细胞表达CC-趋化因子受体5，CD14^{high}/CD16^{high}细胞亚群表达趋化因子受体5，而CD14^{high}/CD16^{low}细胞亚群则表达趋化因子受体2。在细胞培养中，在粒细胞/巨噬细胞集落刺激因子（GM-CSF）和白细胞介素-4（interleukin 4, IL4）的刺激下，两种人单核粒细胞亚群都可以分化成树突状细胞。此外，在无内毒素的胶原基质的人脐静脉内皮细胞单层上培养新鲜分离的外周血单核粒细胞，在一种体外跨内皮迁移模型中，单核粒细胞可以跨入内皮屏障并且分化成巨噬细胞，但仍在内皮下基质内；或者分化成树突状细胞，然后迁移穿过内皮屏障。在这个模型中，非经典单核粒细胞亚群（CD14^{high}/CD16^{high}）更容易分化为树突状细胞，而经典单核粒细胞亚群（CD14^{high}/CD16^{low}）则更容易分化为巨噬细胞。表明非经典单核粒细胞亚群可能是树突状细胞前体，它可以穿过组织，然后通过传入淋巴管转移到淋巴结。这些发现并不能排除经典单核粒细胞亚群对于树突状细胞的分化也有重要的影响。除了这两种单核粒细胞亚群，还有一种表达CD14、CD16和CD64（又名FcgammaR Ⅰ）的亚群。这些细胞似乎同时含有单核粒细胞和树突状细胞的特性，高表达CD86和HLA-DR，并且具有高T细胞刺激活性，作为单核粒细胞和树突状细胞之间的中间表型。在小鼠模型中，循环的单核粒细胞，基于特定细胞表面标志物，可以分成炎症性单核粒细胞和定居性单核粒细胞两种不同的细胞群。小鼠炎症性单核粒细胞主要的标志物为CCR2$^+$、CX3CR1^{low}和GR1$^+$（又名LY6）。相反地，小鼠定居性单核粒细胞主要的标志物为CCR2$^-$、CX3CR1^{high}和GR1$^-$。然而，血液循环中人单核粒细胞的异质性仍然没有被完全理解。循环中的单核粒细胞迁移至组织，在那里补充组织特异性巨噬细胞群体，包括破骨细胞、小胶质细胞、组织细胞和肝巨噬细胞等。单核细胞在血流中循环1～3天，然后移动到整个身体的各个组织器官中。在血液中，单核粒细胞构成了白细胞的3%～8%，其中一半被储存在脾脏的红髓索中。从血液迁移到其他组织的单核粒细胞，将分化成组织中巨噬细胞或树突状细胞。巨噬细胞是负责保护组织免受外来入侵的免疫细胞，拥有大型的细胞核、大面积的细胞质及处理异物的囊泡。巨噬细胞也被广义地认为是破骨细胞的前体。破骨细胞是从单核粒细胞/巨噬细胞谱系中分化而来的。现在还无法了解的是，血液循环中的单核粒细胞是否有能力分化成破骨细胞，或者是其中的一小部分亚群有能力分化成破骨细胞。目前清楚的是，定居性的单核粒细胞在RANKL和在M-CSF刺激下，可以分化为破骨细胞。在RANK-RANKL-OPG通路中，任何一个成员的缺失,都将导致单核粒细胞分化破骨细胞进程的失败。研究表明,在人体外周血液中分离出来不同的单核粒细胞亚群,包括 $CD14^+$、$CD11b^+$、$CD61^+$、$CD15^+$ 和 $CD169^+$ 单核粒细胞,在分化成破骨细胞的能力上,有着显著的差异。进一步的研究发现,$CD34^+$ 的骨髓 HSC 和 MUTZ-3 在 RANKL 和 M-CSF 的刺激下,可以分化成功能完备的破骨细胞。储存在脾脏红髓索中的单核粒细胞可以有效地分化成破骨细胞,最近研究发现,其中单核粒细胞的 3 个亚群具有分化成破骨细胞的潜力,包括 $B220^-/CD3^-/CD11b^{-/low}/CD115^+$、$CD117^{high}/CD117^{intermediate}$ 和 $CD117^{low}$。这些细胞亚群也具有分化成巨噬细胞和树突状细胞的功能。在单一细胞水平,高表达 CD117 的单核粒细胞亚群,可以有效地分化成破骨细胞、吞噬型巨噬细胞和抗原呈递型树突状细胞,效率高达 90% 以上,提示单核粒细胞存在一种通用的分化通路。有趣的是,这种分化能力的单核粒细胞亚群也存在于血液循环中。

三、单核粒细胞/破骨细胞的分化

除了 RANKL 和 M-CSF,单核粒细胞/破骨细胞的分化通路还受到其他分子的影响。由单核粒细胞前体分化而成的破骨细胞,也受到 TNF 配体超家族成员及其受体之间相互作用的影响。许多促炎细胞因子和生长因子因牵涉到炎症过程也被证明可以影响单核粒细胞/破骨细胞的分化和功能。研究证据表明,TNF 配体超家族在众多的转化细胞系中负责诱导细胞凋亡,其相关的凋亡诱导配体(TNF-related apoptosis-inducing ligand, TRAIL)可以作为效应分子而活化 T 细胞。研究发现 TRAIL 可诱导人单核粒细胞和小鼠巨噬细胞 RAW264.7 分化成为破骨细胞。这两种细胞模型中,在 TRAIL 存在的情况下,以剂量依赖的方式分化为破骨细胞样细胞,伴随着增加的抗酒石酸酸性磷酸酶阳性多核细胞和激活的骨吸收活性。TRAIL 诱导的单核粒细胞/破骨细胞分化是不依赖于胱天蛋白酶(caspase)激活和细胞凋亡诱导活性的。然而,TRAIL 诱导的单核粒细胞/破骨细胞依赖于 NF-κB、ERK 和 p38 MAP 激酶的活化。TRAIL 诱导单核粒细胞/破骨细胞分化是通过在细胞凋亡中的信号转导通路直接富集于 TRAIL 死亡受体而实现的,它提供了 TRAIL 在调节单核粒细胞/破骨细胞分化中的一个新的角色。成骨细胞所介导的骨形成以及破骨细胞所介导的骨吸收是与 TNF、Bmp 和 Wnt 家族的功能紧密地联系在一起的。单核粒细胞或巨噬细胞的细胞群对于成骨细胞的功能也起重要作用,但其中的耦合因子尚未确定。最近的研究表明,使用高通量筛选平台,确定了一个主要的耦合因子——抑瘤素 M(oncostatin-M, OSM),一种 IL6 家族的细胞因子,可以激活血液循环中的 $CD14^+$ 或骨髓的 $CD11b^+$ 单核粒细胞/巨噬细胞亚群,从而在人体 MSC 中诱导激活成骨细胞分化和基质矿化,同时抑制脂肪细胞的分化。脂多糖或内源性配体激活 Toll 样受体的状态下,通过环加氧酶-2 和前列腺素 E_2 调节环路,炎性 M1 巨噬细胞可以产生大量的 OSM;通过 OSM 中和抗体或 siRNA 干扰处理,可以抵消活化的单核粒细胞/巨噬细胞导致的成骨作用;而在小鼠的胫骨过度表达OSM导致新骨沉积与骨吸收的迹象。通过与CD80/CD86与抗原呈递细胞上的T细胞相互作用,CTLA-4也可以调节T细胞的共刺激并干扰抑制其活化。CTLA-4可以直接结合至抗原呈递细胞,如CD80/CD86的树突状细胞和单核粒细胞。研究结果表明,在无T细胞的存在的体外实验中,CTLA-4剂量依赖性地抑制RANKL以及TNF介导的单核粒细胞/破骨细胞分化。此外,在体内实验中,CTLA-4还有效地抑制了非T细胞依赖的和TNF诱导的关节炎模型以及炎性骨侵蚀。这些数据表明,CTLA-4是一种抗破骨分子,直接结合的破骨细胞前体细胞,例如单核粒细胞,并抑制其分化。

（魏巍,万谊虹）

第六节　破骨细胞

一、破骨细胞的定义和特性

　　破骨细胞是骨细胞的一种,行使骨吸收的功能。破骨细胞与成骨细胞在功能上相对应,两者协同在骨骼的发育和形成过程中发挥重要作用。高表达的抗酒石酸酸性磷酸酶和组织蛋白酶K是破骨细胞主要标志。破骨细胞由多核巨细胞组成,直径100 μm,含有2～50个紧密堆积的核,主要分布在骨质表面、骨内血管通道周围。破骨细胞由多个单核细胞融合而成,胞质嗜碱性,但随着细胞的老化渐变为嗜酸性。破骨细胞具有特殊的吸收功能,某些局部炎症病灶吸收中,巨噬细胞也参与骨吸收过程。在破骨细胞吸收骨基质的有机物和矿质的过程中,造成基质表面不规则,形成近似细胞形状的陷窝,称为Howship陷窝。在陷窝内对着骨质的一面,细胞伸出许多毛样突起,很像上皮细胞表面的纵纹缘和刷毛缘。电镜下,贴近骨质的一侧有许多不规则的微绒毛,即细胞突起,称为皱褶缘。在皱褶缘区的周缘有一环形的胞质区,含多量微丝,但缺乏其他细胞器,称为亮区,此处的细胞膜平整并紧贴在骨质的表面。亮区犹如一道以胞质构成的围墙,将所包围的区域形成一个微环境。破骨细胞向局部释放乳酸及柠檬酸等,在酸性条件下,骨内无机矿物质自皱褶缘吞饮,于皱褶缘基质内形成一些吞饮泡或吞噬泡。在破骨细胞内,无机质被降解,以钙离子的形式排入血流中。无机质的丢失使骨基质内的胶原纤维裸露,破骨细胞分泌多种溶酶体酶,特别是组织蛋白酶B和胶原溶解组织蛋白酶。破骨细胞离开骨表面后,其皱褶缘消失,细胞内发生变化,进入静止期。静止状态下破骨细胞没有极性,只有在进行骨吸收功能状态下才具有明显的极性。

二、破骨细胞的形成

破骨细胞的形成是一个多步骤的生理过程,包括破骨细胞前体的呈递、M-CSF介导的破骨细胞前体的细胞增殖,以及RANKL(核转录因子配体受体激活剂)介导的破骨细胞分化。最近的研究结果表明,PPARγ的基因敲除将削弱破骨细胞的功能,而PPARγ通过罗格列酮的激活则可以提高破骨细胞的生成和骨吸收。这些发现支持PPARγ在破骨细胞中扮演双重角色的概念:PPARγ的表达促进破骨细胞前体的呈递分化和PPARγ的配体激活刺激破骨细胞的呈递分化。因此,内源性或人工合成的PPARγ可用性配体可以作为一种分子开关,以调节破骨细胞形成和骨吸收。与此观点类似的是,有报道认为与衰老相关联的表达脂氧合酶和氧化脂质的高表达,可以作为内源性PPARγ的活化剂,如12-羟基二十碳四烯酸(hydroxyeiscosatetraenoic acid)(12-HETE)、15-HETE、9-hydroxyoctadecadienoic acid(9-HODE)和13-HODE等。因此,PPARγ对破骨细胞调节功能的发现,对于噻唑烷二酮类药物对骨代谢的影响和老化导致骨质流失等领域,提供了很好的方向。M-CSF受体(M-CSFR)也被称为CSF1R或CD115,对于巨噬细胞向破骨细胞的分化和成熟是必不可少的。PU.1结合并激活M-CSF受体的启动子并诱导其转录。同样,PU.1也上调整合素α M(ITGAM、CD11b)的启动子活性,其表达于单核细胞、巨噬细胞和破骨细胞中,从而直接影响其分化和增殖。与此相反的是,PPARγ并未显示出可以调节M-CSFR或者CD11b的功能,PPARγ的缺失或罗格列酮的激活都没有作用于它们的表达,这表明PPARγ的破骨细胞调节功能是通过其他因子介导的。相反地,罗格列酮激活PPARγ可以诱导转录因子c-Fos基因的基础表达和RANKL信号通路的转导。c-Fos由FOS基因编码,是一种重要的破骨过程中的调节蛋白,在缺乏c-Fos基因的小鼠模型中表现为骨硬化症,其原因是正常的破骨生理过程被阻断。除了减少破骨细胞的数量,c-Fos基因缺陷的小鼠也显示出巨噬细胞数量增加,表明c-Fos基因调控巨噬细胞的分化而阻断破骨细胞进一步的形成,从而使细胞的状态停留于巨噬细胞。PPARγ可以直接调控c-Fos的功能:PPARγ在骨髓HSC中的特异性敲除可以显著下调c-Fos的mRNA水平;在RAW264.7小鼠巨噬细胞系中,累积的PPARγ/RXRα转录活化复合体可以激活c-Fos的启动子,并且在罗格列酮激活PPARγ的情况下进一步活化;通过使用荧光素酶报告基因分析和电泳迁移率变动分析,两个保守PPAR反应元件被确定在c-Fos基因的启动子区。此外,PPARγ对于c-Fos的调控既发生在RANKL刺激前,又发生在RANKL刺激后,表明PPARγ和c-Fos通路既可以加速破骨细胞前体的形成,又可以促进破骨细胞的成熟。这些研究结果确定了c-Fos作为一个PPARγ重要的靶基因,在罗格列酮诱导的破骨过程中起着重要的作用。

β-联蛋白是经典Wnt信号转导通路的中心调节蛋白。Wnt信号转导通路的激活可以抑制糖原合酶激酶3β(GSK-3β)介导的β-联蛋白的磷酸化,从而稳定β-联蛋白的表达和功能。Wnt/β-联蛋白信号转导通路是骨骼生理代谢的重要调节通路。在分化的成骨细胞中，β-联蛋白的特异性缺失将促进成骨细胞向软骨细胞方向分化，其原因是OPG（一种RANKL的诱饵受体）的表达量下降，从而间接地促进了破骨细胞的功能。此外，Wnt/β-联蛋白信号转导通路的激活，通过抑制PPARγ的功能，可以促进成骨过程并减少脂肪细胞的分化。虽然Wnt/β-联蛋白信号转导通路对于骨骼生长发育有重要作用，但以往的研究主要集中在其在成骨细胞的作用；而其在破骨细胞的作用一直到最近的一项研究才得以证实。这是一个在临床上非常重要的领域，因为对Wnt/β-联蛋白信号转导通路的中和抗体可能是很有希望的针对骨疾病的潜在新药。最近的研究发现，破骨细胞形成过程中，在M-CSF调节的静止状态到增殖状态阶段，β-联蛋白的表达是被诱导的；在RANKL调节的增殖状态到分化状态阶段，β-联蛋白的表达是被抑制的。接下来，一个有趣的现象就是：β-联蛋白基因的敲除将抑制破骨细胞前体的形成，而β-联蛋白组成性地激活将可以促进细胞的增殖，但也会抑制破骨细胞的形成。因此，不管是β-联蛋白的敲除或是过表达，都将导致高骨密度的表型；相反地，杂合性的β-联蛋白可以增强破骨细胞的分化，从而引起骨质疏松。其具体的生理机制是β-联蛋白的活化可以增加GATA2/Evi1表达，但抑制RANKL诱导的c-Jun的磷酸化。综上所述，β-联蛋白在破骨细胞的形成过程中起着重要的双向调节功能。这些发现表明，由于β-联蛋白在合成代谢和抗分解代谢中的双重好处，以Wnt/β-联蛋白信号转导通路激活为基础的药物可以被视作一个更有效的治疗骨质疏松的方向。PPARγ和Wnt/β-联蛋白信号转导通路已被证明是相互抑制的关系。例如，经典的或者非经典的Wnt/β-联蛋白信号转导通路可以通过抑制PPARγ而促进成骨细胞的分化和减少脂肪细胞的形成。相对地，在不同的细胞类型中，包括小鼠胚胎成纤维细胞和前脂肪细胞，PPARγ也可以抑制β-联蛋白的功能从而促进脂肪的生成。在多种间充质细胞中，通过蛋白酶体介导的降解通路或者腺瘤性结肠息肉（APC）非依赖性降解通路，PPARγ的活化可以降低β-联蛋白的表达水平。然而，PPARγ和Wnt/β-联蛋白信号转导通路是如何在破骨过程中相互作用和影响的，一直到最近的研究才得以发现。最近的研究证明，在巨噬细胞前体和破骨细胞中，罗格列酮激活的PPARγ也可以下调β-联蛋白的表达水平，并导致细胞周期蛋白D1蛋白表达下降，较少的破骨细胞前体增殖，从而加速破骨细胞分化。该研究表明，Wnt/β-联蛋白信号转导通路的抑制作用也参与到了PPARγ激活诱导破骨细胞分化的生理过程中。

三、破骨细胞的分化和成熟

PPARγ的转录激活依赖于它的配体调节以及所募集的共同作用因子；共同作用因子功能的多样性则决定了PPARγ功能的组织特异性，使得PPARγ对于靶基因的调节和细胞特异性的选择更加复杂。PPARγ辅激活物1β（peroxisome proliferator-activated receptor γ co-activator 1β, PGC-1β）是一种转录共同作用因子，广泛地被发现可以通过刺激线粒体的生物合成和细胞的呼吸状态,从而调节人体的能量代谢。而最近的研究发现,PGC-1β也可以作为PPARγ的共同作用因子,参与到PPARγ调节的骨骼代谢过程中。在破骨细胞分化和成熟过程中,线粒体是必需的;尤其是从巨噬细胞到破骨细胞分化的过程中,线粒体必须要保持较高的丰度。作为线粒体生物合成的调节蛋白,RANKL可以诱导PGC-1β蛋白的表达,PGC-1β则进一步促进罗格列酮所诱导的破骨过程。PGC1超家族的其他成员,例如PGC-1α,则在破骨过程中没有任何的作用,侧面证实了PGC-1β对破骨过程的调节具有高度的特异性。RANKL诱导PGC-1β蛋白的表达,其机制为:cAMP应答元件结合蛋白质(cAMP response element-binding protein, CREP),一个重要的破骨刺激因子,可以在*PGC-1β*基因的启动子区域,特异性地结合在其DNA元件上,从而诱导*PGC-1β*基因的表达。*PGC-1β*的敲除,通过抑制线粒体基因的表达可以阻断从破骨细胞前体到新生破骨细胞的分化。此外,转铁蛋白受体蛋白1(transferrin receptor protein 1, TFR1)通过促进铁离子吸收,也可以促进破骨细胞的分化和成熟。在TFR1/铁离子吸收和CREB/PGC-1β/线粒体生物合成之间存在着正反馈调节:TFR1诱导的铁离子吸收可以刺激线粒体活性;而随后活性氧(ROS)的积累将导致PGC-1β通过CREB的转录激活,最终共同促进破骨细胞的形成。PGC-1β在PPARγ促进破骨细胞生成和罗格列酮引起骨质流失的过程中也起着重要的作用。通过Gain-of-Function小鼠模型的研究发现,在破骨细胞的分化阶段,通过RANKL诱导PGC-1β表达,可以显著促进罗格列酮对于骨质疏松的作用;而罗格列酮和RANKL对于PGC-1β的激活作用则是PPARγ依赖性的:从骨髓HSC特异性敲除*PPARγ*的小鼠模型中提取出PPARγ⁻细胞亚群,其中罗格列酮和RANKL无法对PGC-1β进行激活。对于PGC-1β的启动子进行转录活性报告基因的检测,并结合染色质结合免疫沉淀技术和蛋白杂交分析,PPARγ可以间接地促进PGC-1β的转录活性。其机制是下调β-联蛋白的表达水平,从而抑制β-联蛋白对c-Jun的活化,最终影响c-Jun对于PGC-1β启动子的激活。类似的是,通过Loss-of-Function小鼠模型的研究发现,不管是在体内还是体外,PGC-1β对于PPARγ诱导的破骨细胞生成和骨质吸收都是必不可少的。在小鼠HSC中特异性地敲除*Pgc-1β*,阻断罗格列酮诱导的骨质流失,抑制罗格列酮诱导的破骨细胞生成,并显著地抑制RANKL相关的转录因子(c-*Fos*、*NFATc1*等)和破骨功能因子(TRAP、CAR2、Calcr等)的活性。此外,另一种核受体ERRα(estrogen receptor-related receptor α),ER相关受体,也参与到了其中。ERRα、ERR β和ERR γ属于配体反应转录因子的核受体超家族的ERR亚群,由于没有任何自然配体被鉴定发现,也被称为孤儿受体。ERRα是非常重要的能量代谢调节蛋白;PGC-1β可以作为配体非依赖的ERRα共同作用因子,诱导ERRα的转录激活。最新的研究发现,ERRα也可以调节骨骼代谢。对于ERRα在成骨细胞中的作用,众多的研究结果有着很大的争议,并没有统一的结论;而ERRα对于破骨细胞的促进作用却是明确无误的。无论是罗格列酮还是RANKL都可以促进ERRα的表达,并增强其靶基因对于线粒体生物合成和脂肪酸氧化的作用,其中包括Ndg2、ACO2、IDH3A、ATP5B、MCAD、VLCAD、SCAD等。而这种诱导效应在PGC-1β敲除的细胞中则是被抑制的,从而证明其是PGC-1β依赖性的。类似地,在*Errα*基因敲除的小鼠模型中,表现出高骨密度和脾肿大,其原因是减少的破骨细胞数量和功能所导致的。以上的研究结果表明,PPARγ促进破骨细胞生成的调节网络中包括PGC-1β和ERRα。PPARγ激活通过抑制β-联蛋白的功能诱导*PGC-1β*基因的表达;相反地,PGC-1β可以作为PPARγ共同作用因子,促进其靶基因的转录活性,从而诱导破骨过程的发生。与此同时,PGC-1β还可以协调*ERRα*靶基因的表达,促进线粒体生物合成和脂肪酸氧化,从而激活破骨细胞的生成。

(魏巍,万谊虹)

第七节　间充质干细胞的临床应用

经过10多年全球规模的系统研究,间充质干细胞(MSC)对多种疾病的疗效显示了美好的应用前景,大量临床试验正在进行。截至2017年9月,仅在ClinicalTrials.gov注册的MSC临床研究就有759项。目前,全球已批准8个干细胞药物,包括加拿大批准的用于治疗儿童移植物抗宿主反应的异体MSC(Prochymal),韩国批准的治疗关节软骨损伤的异体脐血来源的MSC(Cartistem)和美国FDA批准的用于伤口治疗的异体MSC和EMC分子混合构成的贴膜(Grafix)。MSC治疗心、脑缺血性疾病的多个临床试验也分别在不同的国家进行,初步效果令人鼓舞。同时,MSC的临床试验研究也反映出了许多问题,如MSC的质量评价指标不充分造成不同研究间可对比性差;缺少理想的MSC的示踪物造成其进入身体后去向和命运不清等,这些问题已引起基础研究人员的重视,相信将来会逐步得到解决。

一、MSC修复骨和软骨损伤的临床应用

骨组织的再生已经成为一个重要的再生医学研究领域,骨组织工程是工程学、生物学和医学的一个交叉领域。MSC由于其独特的性质,在过去的十多年成为许多骨组织工程研究的种子细胞,大量的临床研究提示其在骨修复中的潜在应用价值。

(一)MSC与骨组织工程

1. 骨组织工程种子细胞比较

骨是一种高度血管化的结缔组织,具有潜在的再生能力,以响应整个成年期生活

的伤害。然而,在临界尺寸骨缺失时,骨组织的自我再生能力则由快速增长的纤维组织所代替。另外,一些复杂的临床情况(如大规模外伤性骨损伤和萎缩性不愈合)也需要大的骨段。迄今,骨组织的再生已经成为生物修复在再生医学领域中的一个热点。MSC来源丰富,易于分离,成骨分化效率高,免疫原性低;另外,MSC可大量体外扩增,并在较长时间内保持其成骨潜能。相对于胚胎干细胞和诱导多能干细胞,MSC具有更易获得、较少的伦理挑战以及移植后发生肿瘤风险低等优势(见表2-7-1)。

表2-7-1 骨组织工程种子细胞特点对比

特 点	新鲜骨髓基质	成骨细胞	诱导多能干细胞和胚胎干细胞	MSC
获 得	+++	+		++
扩 增	不适合	+	+++	++
储 存	不适合		+++	+++
使用的方便程度	不适合	不适合	++	++
免疫原性	++	++	-/++	-
成骨分化的潜能	+	+++	++	+++
成瘤性			+	

2. 与MSC结合的支架材料或EMC

EMC包括人工合成的和天然的两大类。目前使用的大多为人工合成的聚合物,L-聚乳酸和聚羟基乙酸是最常用的两种,其他聚合物还有聚乙二醇等;无机类的有生物活性玻璃陶瓷、羟基磷灰石、磷酸三钙及珊瑚-羟基磷灰石等。天然EMC有胶原、珊瑚、藻酸盐、几丁质、氨基葡聚糖,以及脱钙骨基质(decalcified bone matrix, DBM)、骨基质明胶和经物理、化学及高温处理的动物骨等。MSC作为种子细胞能在生物材料支架存活并增殖分化。有研究显示,BMMSC的成骨潜能受到羟基磷灰石微粒的大小和微孔率的影响。而且,BMMSC-羟基磷灰石颗粒复合物已用作骨组织工程一种可注射的制剂。另有报道研究了BMMSC接种到羟基磷灰石/壳聚糖的纳米三维支架后对骨缺损的修复效果,结果显示该纳米三维支架支持BMMSC黏附和增殖,并通过激活BMP信号促进了成骨细胞的分化。

从实现工业生产用于临床医疗的角度看,更值得关注的是搭建三维灌注生物反应器用于BMMSC的扩增和分化研究。例如,Zhang等建立了三维支架制造平台和先进的双轴旋转生物反应器系统,能产生有效的组织工程骨并适合于临床应用。上海交通大学医学院和法国Littoral大学生物材料和生物技术研究所合作研发了一套体外灌注培养骨髓基质干细胞的生物反应器系统,其研究主攻在于构建大段细胞-三维载体复合物并检验细胞活力和形态学。结果表明利用动态灌注培养,接种细胞不但获得了一直以来传统工程学认为的高速率扩增的特点,相对静态培养,且具有更良好的载体贴附能力和载体内部存活能力。

3. MSC片层技术的发展

目前,细胞接种技术主要采用细胞-凝胶混合或者细胞接种到支架上两种方式。然而,这些技术也存在一些缺点,如细胞对致密的纤维基质或支架附着效率低、凝胶系统的机械强度弱等,这些缺点使得它很难在致密组织移植物上接种大量细胞。细胞片层技术是组织工程中收获种子细胞的一项新技术,经细胞片层技术收获的细胞是含有EMC的一层完整的片状结构,含有离子通道、生长因子受体和连接蛋白等重要的细胞表面蛋白,因此,应用细胞片层技术构建的组织结构更接近于正常组织。此外,细胞片层技术还可以提供大量的种子细胞,而且能保持细胞表面黏附分子以及细胞与细胞之间联系的完整性,因而受到越来越多的关注。

细胞片层技术与传统支架塑形的方法相结合在组织工程骨的构建方面表现出了巨大的潜力。Ouyang等培养兔的BMMSC并获取MSC细胞片,当MSC细胞片与DBM复合,MSC细胞片能起到类似骨膜的作用并能够向骨细胞系分化;当MSC细胞片与冷冻肌腱复合,MSC细胞片能整合到肌腱,并分化成梭形的类似肌腱细胞的细胞。陈涛等获取犬BMMSC并将其向成骨细胞诱导分化3周,然后将诱导后的MSC接种至温度反应性培养皿中制备MSC细胞片层;MSC细胞片层复合犬DBM和富血小板血浆(platelet rich plasma, PRP)植入犬左侧背阔肌深面,右侧相应部位植入DBM/PRP/BMMSC,观察并比较其成骨效果,结果显示MSC细胞片层移植的成骨效果优于不加细胞片层的组织工程骨。Nakamura等获取大鼠BMMSC,并在骨诱导培养基下获得MSC细胞片,然后MSC细胞片直接移植到大鼠股骨的骨不连模型上,8周后移植的MSC细胞片组形成了良好的骨性连接,而未移植组则是骨不连,而且基因分析证实移植的MSC细胞片参与新生骨组织再生。

(二)MSC在骨折愈合和骨重建中的作用

1. 直接的细胞贡献

在骨折愈合,MSC作为成骨细胞、骨细胞和骨衬细胞的前体细胞,有助于纤维-软骨/骨痂形成迅速填补缺损区域。在骨折愈合过程的早期炎性阶段,促炎细胞因子(如IL1、IL6、COX-2)、促细胞分裂因子(如TGFβ、IGF、FGF和PDGF)的分泌,BMP及血管生成因子(血管内皮生长因子和血管生成素),不仅有助于内源性MSC向骨折断裂区迁徙,并且刺激它们的增殖、分化和成熟。MSC还通过膜内和软骨内骨化两个过程同时形成软骨/骨痂来促进骨修复。

2. 旁分泌效能

除了直接参与骨折愈合细胞外,MSC还可以通过旁分泌作用促进骨的再生。

MSC分泌的一系列具有营养活性的生物活性分子构建损伤组织的再生微环境，从而加速骨折的愈合过程。扩增培养的MSC移植到化疗/放射治疗的动物或人类，MSC迁徙到受损的骨髓基质，并恢复其功能。目前，MSC已经被用于治疗多种组织损伤的动物实验和临床研究。虽然，MSC加快不同受伤组织愈合的具体过程仍有待完全阐明，支配这些不同组织修复的可能机制似乎相似，即MSC分泌的抑制瘢痕形成和细胞凋亡生物活性因子，刺激新的血管生成和固有的干细胞或祖细胞分裂增殖。

3. 骨重建调节

MSC除了在骨折愈合中的作用，也调节牵张成骨的重建。此重建过程或骨的动态平衡是通过严格调控成骨细胞和破骨细胞的相互作用来实现的。这两种细胞类型的对立作用是由RANK、RANKL和OPG之间的相互耦合作用来调控的，这些分子是由成骨细胞表达，能调节破骨细胞前体细胞的分化。作为成骨细胞的前体细胞，MSC不仅可以通过调控成骨细胞，而且，还通过调控成骨细胞对RANKL和OPG的表达来间接调节破骨细胞的生成。最近的研究表明，体外培养的MSC表达RANKL和OPG的蛋白质，其水平由成骨诱导剂调节。这些研究显示MSC通过多种机制在骨重塑中发挥关键作用。

（三）基于MSC的骨组织工程的临床应用

MSC最常见的临床应用是治疗矫形疾病和骨缺损（见表2-7-2）。每年使用MSC注册的临床试验和临床上已发表的相关报告的数量急剧上升。在过去的十年中，研究人员已经证明了MSC作为种子细胞的临床应用潜力。例如，Quarto利用BMMSC在体外培养3周，接种于大孔羟基磷灰石支架治疗骨不连。7个月后3例患者经治疗后植入物融合良好。7年后的血管造影评价结果表明，移植区已出现血管化，这对移植物的存活和预后稳定起着至关重要的作用。Marcacci等将人的BMMSC复合多孔羟基磷灰石陶瓷生物材料构建与患者骨缺损尺寸大小相当的组织工程骨，然后植入骨缺损处。移植物在植入5～7个月时与宿主骨完全融合，跟踪调查6～7年骨结合良好且未发生迟发型骨折。最终结果证实利用骨组织工程技术能够成功修复大尺寸骨缺损。Morishita等用羟基磷灰石支架诱导MSC在体外分化成成骨细胞，成功治愈了肿瘤刮除后骨愈合缺损的患者。这些研究显示，MSC组织工程骨可在替代自体骨移植治疗某些骨缺陷。

此外，有研究将MSC联合生长因子等一起使用。例如，Warnke等描述的一种能治疗下颌骨缺损的新的骨肌瓣技术，先将一个包被有BMP7并接种了MSC的羟基磷灰石下颌骨模型植入背阔肌以利于血管化和成骨；7周后取下构造的下颚并固定到原来颌骨槽；术后4周，该患者恢复了下巴的全部功能。Kitoh等临床研究也显示，从自体MSC与PRP的联合应用加速新骨形成。

经过几十年的潜心研究，骨组织工程终于走向临床。越来越多的数据支持使用异体MSC的安全性和有效性，MSC以其优越的增殖和成骨能力，以及与三维支架和动态培养技术的跨学科联合应用，为MSC骨组织工程的临床应用奠定了基础。当然，仍然

表2-7-2　MSC治疗骨疾病临床研究

缺损/疾病	研 究 设 计	治 疗 策 略	临 床 效 果	文　献
大段骨缺损	3例患者分别为右胫骨、尺骨和胫骨4.0~7.0 cm大段损失；无对照	自体BMMSC体外培养扩增，接种于大孔羟基磷灰石支架；移植后6~13个月，拆除外固定支架	所有患者功能性恢复，无不良反应。X线片和CT扫描显示丰富的骨痂形成，并与宿主组织整合良好	N Engl J Med, 2001, 344(5): 385~386（首例临床报道）
	上述患者的随访研究	术后随访6~7年	移植区无继发性骨折发生，并出现骨髓腔	Tissue Eng, 2007, 13(5): 947~955
股骨头坏死	100例患者随机分为MSC治疗组和解压组（对照组）	体外扩增的自体BMMSC移植到股骨头	术后60个月，MSC组较对照组疗效更好	Bone, 2012, 50(1): 325~330
牵张成骨	实验组（n=17）用BMMSC和PRP治疗；对照组（n=29）用传统方法治疗	自体BMMSC体外培养扩增与自体外周血PRP一起植入	与对照组比较，实验组的骨形成加快，并发症减少	Bone, 2007, 40(2): 522~528
胫骨张开性楔形截骨	膝骨关节炎和膝内翻患者（n=56）进行胫骨切开术，随机分成MSC治疗组和对照组	关节内注射体外扩增的MSC	MSC组Tegner、Lysholm和IKDC评分显著提高	Arthroscopy, 2013, 29(12): 2020~2028
胫骨高位截骨术	骨片+PRP组（n=11）、骨片+PRP+MSC组（n=12）和单纯骨片组（n=10）	自体BMMSC和PRP被加载到冻干异体骨片植入	与单纯骨片组比较，骨片+PRP组和骨片+PRP+MSC组的成骨细胞和骨样组织增加，骨整合率较高，骨片上的骨沉积增加	J Bone Joint Surg Am, 2007, 89(11): 2413~2420
后路脊柱融合术	MSC和β-磷酸三钙处理患者（n=41），无对照	自体BMMSC加载到β-磷酸三钙多孔支架	经过34.5个月，41例中39例具有良好的脊柱融合	Biomaterials, 2008, 29(29): 3973~3982

续表

缺损/疾病	研究设计	治疗策略	临床效果	文献
上颌骨缺损	MSC、PRP和异体骨移植治疗(n=32)，无对照	自体BMMSC和自体PRP加载到同种异体骨移植	8个月后显示良好的骨整合和明显的新骨形成。在植入2~4年后，呈现良好的功能状态	Artif Organs, 2007, 31(4): 268－273; Cell Transplant, 2013, 22(5): 767－777 (下颌骨缺损)
上颌窦提升术	MSC和PRP治疗患者(n=12)，无对照	自体PRP和BMMSC注射到上颌窦	可见上颌窦底增强	Tissue Eng Part A, 2008, 14(10): 1699－1707
儿童成骨不全症	儿童成骨不全症患者(n=6)	异体MSC静脉注射2次	移植后前6个月，骨生长速度加快，5例患者无不良反应，1例患者在第2次注射时出现荨麻疹	Proc Natl Acad Sci U S A, 2002, 99(13): 8932－8937; Nat Med, 1999, 5(3): 309－313 (患者以前应用骨髓治疗)
胎儿成骨不全症	子宫内的女性胎儿(n=1)	体外扩增第一孕期胎儿(男)肝脏来源的MSC	无免疫排斥，骨组织显示有规则的骨小梁出现	Transplantation, 2005, 79(11): 1607－1614
软骨修复	全层关节软骨缺损(n=2)	体外扩增的自体BMMSC	临床症状(疼痛和行走能力)有显著改善，效果持续4年多	Cell Transplant, 2004, 13(5): 595－600
	随访上述2例患者，另增加39例患者	体外扩增的自体BMMSC	移植治疗安全有效，在随访的5~137个月中没有发生肿瘤和感染	J Tissue Eng Regen Med, 2011, 5(2): 146－150
骨性关节炎	骨性关节炎患者(n=4)	体外扩增的自体BMMSC注射到患者的关节腔	爬楼梯数、疼痛评分及捻发音均有改善	Int J Rheum Dis, 2011, 14(2): 211－215

续　表

缺损/疾病	研 究 设 计	治 疗 策 略	临 床 效 果	文　献
膝骨关节炎	膝骨关节炎患者 (n=18)	自体脂肪 MSC 关节腔注射，I 期分低（1.0×10^7 个细胞）、中（5.0×10^7 个细胞）、高（1.0×10^8 个细胞）三个剂量组（n=3）；II 期为高剂量组（n=9）	治疗 6 个月后进行 WOMAC 评分并结合其他临床指标，无不良反应，高剂量组关节软骨缺损减小，软骨量增加，疼痛减轻	Stem Cells, 2014, 2(5): 1254–1266; Transplantation, 2013, 95(12): 1535 –1541; Knee, 2012, 19(6): 902 –907（临床 I、II 期）
局部半月板切除	局部半月板切除的患者（n=55）随机分成 3 组。A 组：50×10^6 MSC；B 组：150×10^6 MSC；C 组（对照组）：透明质酸	关节腔内注射异体 MSC	MRI 检查结果显示，术后 12 个月，A 组 24% 和 B 组 6% 的患者，半月板体积显著增大	J Bone Joint Surg Am, 2014, 96(2): 90~98
强直性脊柱炎	强直性脊柱炎患者（n=250）	BMMSC 静脉注射 12 周；前 4 周 1 次/周，后 8 周 1 次/2 周	还未报道	暂无临床 II、III 期文献
退行性椎间盘疾病	退行性椎间盘疾病患者（n=15）	静脉注射 BMMSC	还未报道	暂无临床 I、II 期文献

注：根据 www.ClinicalTrials.gov 整理

有一系列技术问题需要进一步的研究解决和完善,包括MSC采用二维抑或三维培养,是否需要采用无血清培养基替代含动物血清的培养基,组织工程支持材料中生长因子及其他生物活性成分的应用等,所有新进展目前正在临床前研究和模拟人类疾病的大动物模型中进行。

(四) 基于MSC的软骨组织工程的临床应用

软骨组织工程的关键因素主要有3个:种子细胞、支架材料以及两者如何形成复合物。1990年,Ashhurst等的研究中指出BMMSC在体内能向骨软骨细胞分化,引起了组织工程研究者对MSC的关注。Imhauser等在1991年提出将兔MSC种植到高度水化的Ⅰ型胶原中填入关节损伤区,4周后MSC就附着在支架材料上,但6个月后发现新生组织与自身组织不整合。1998年,Johnstone等报道在体外成功构建了一个三维培养体系,并将MSC植入该支架内。2004年,Guo等将绵羊自身MSC植入β-磷酸三钙中治疗关节软骨损伤,24周后损伤表面覆盖了透明样软骨并且与周围组织整合良好。

关于MSC治疗软骨损伤国内外均有较多临床研究报道(见表2-7-2)。日本学者Wakitaai等用自体BMMSC移植来修复2例膝关节的全层关节软骨缺损患者,移植6个月后,患者临床症状明显改善,并且在一例患者中这种改善作用维持了5年9个月,另一例维持了4年。Jo等用自体脂肪MSC关节腔注射治疗18例膝关节骨关节炎患者,Ⅰ期观察分为低(1.0×10^7个细胞)、中(5.0×10^7个细胞)、高(1.0×10^8个细胞)三个剂量组,每组3例;Ⅱ期9例全为高剂量。治疗6个月后进行WOMAC评分并结合临床症状、放射线检查、关节镜和组织学评分等指标进行观察。结果显示,治疗未引起任何不良反应,患者疼痛减轻,高剂量组关节软骨缺损减小,软骨量增加,提示有软骨再生。脐血来源的MSC在韩国已获政府批准(Cartistem),用于骨关节炎等关节软骨损伤的治疗,但目前尚未见关于该产品临床应用情况的文章发表。

总之,大量研究提示MSC对于治疗关节软骨损伤有帮助,但仍需不断改进治疗方法以提高新生软骨的厚度及机械强度等性能,使新生软骨细胞与原有软骨细胞表型一致,且与周围组织更好地整合。目前,软骨组织工程的应用性研究已取得了很大进展,美国GenzymeCrop公司和Reprogenesis公司的软骨产品已经分别进入了临床应用和Ⅲ期临床试验阶段。相信通过更加深入的研究和对产品的不断完善,基于MSC的软骨损伤修复一定会造福众多患者。

(郭玲,吴耀炯)

二、MSC在中枢神经系统疾病中的临床应用

神经系统疾病,如帕金森病、阿尔茨海默病、脑血管病以及颅脑外伤引起的神经损

伤等治疗效果差、预后差,尽管现有的治疗可以阻止部分神经损害进一步扩大,但对于已经坏死的神经细胞所造成的偏瘫、失语、失明等神经功能的丧失仍然缺少有效的办法,所以神经系统的疾病一直是困扰人类健康的难题,也是科学家们致力于研究的焦点。研究表明,采用干细胞作为主要治疗内容的细胞疗法促进神经功能恢复是一种有前途的治疗措施。随着近10年干细胞研究的快速发展,干细胞替代治疗有望为中枢神经系统疾病的治疗带来突破。MSC在治疗脑卒中、脑脊髓损伤、多发性硬化、帕金森病等疾病的动物实验中,至今未发现任何免疫排斥现象;且MSC具有强大的旁分泌能力和抑制过度炎症反应的功能,已成为用来治疗中枢神经系统疾病的主要干细胞种类,具有广泛的发展前景。

(一) MSC的植入途径

MSC治疗在动物模型的有效性催生了多种临床试验的开展,但是MSC移植的最佳途径仍然没有得到解决。目前移植途径主要包括脑内立体定位移植(外科移植)、经静脉注射移植及经颈内动脉注射移植。

1. 外科移植

最直接的移植方法是外科移植。MSC通过外科手术,立体定向移入大脑皮质和皮质下缺血组织边缘区。把MSC植入脑卒中大鼠的纹状体内,结果显示其运动功能明显恢复。

2. 动脉途径

将MSC通过同侧颈动脉插管注入大脑中动脉梗死的大鼠模型,发现神经功能有明显恢复。一般认为,动脉途径是一种更为有效和直接的注射途径,较脑内注射侵袭性小,因而也较为安全;但是,一些最新研究对动脉注射方法的安全性提出了质疑。Vulliet等在健康犬冠状动脉左旋支内注射MSC后出现心肌微梗死的组织学和免疫化学的证据,同时伴有血清肌钙蛋白Ⅰ的暂时升高以及急性灌注期心电图ST段抬高和T波改变。同样,作者团队的最近研究显示,传统贴壁扩增培养的MSC经颈内动脉注射可引起脑梗死或使原梗死面积扩大,而三维培养的MSC则不引起动脉微栓塞和脑梗死,提示动脉注射MSC引起栓塞很大程度上是由于不恰当的体外扩增培养方法所致。

3. 静脉途径

MSC静脉注射治疗脑损伤的理论基础是通过MSC的归巢能力自行到达损伤的脑组织。这种方法创伤小、更加安全并易于操作,是长疗程细胞治疗的理想途径。然而,大量报道证明,MSC由静脉注射仅有极少数(约1%)细胞到达大鼠的脑损伤部位,大部分移植细胞被困留在肺、肝、脾等器官。因此,与脑内直接注射相比,静脉注射可能需要更多细胞。

4. 脑脊液途径

Ohta等将MSC通过第4脑室注射到脑脊液中,明显促进损伤区神经元向周围扩散生长,促进脊髓损伤的修复。其机制可能为MSC释放一些营养因子进入脑脊液,或

MSC与受损的脊髓组织相接触减少空腔形成。此途径对患者的创伤较小,研究结果对临床应用MSC治疗脊髓损伤具有重要意义。胡德志等证实MSC脑池移植增加损伤局部神经营养因子的表达,这与输注神经营养因子治疗创伤性脑损伤的思路吻合,而且解决了传统思路存在的难题。其中,MSC对大鼠行为学恢复的促进效应,更是在功能上证明了移植的治疗意义。由此设想,将人自身MSC注射到其脑室或者通过腰椎穿刺注射入蛛网膜下腔,可能会进入脑损伤区,从而使MSC脑池移植有可能成为治疗创伤性脑损伤的手段之一。

(二) MSC对中枢神经系统疾病的治疗机制

虽然大量的研究结果提示MSC能够在多种疾病中发挥积极的治疗作用,但是MSC是通过何种机制发挥作用至今了解甚少。目前,MSC促进脑缺血再灌注损伤功能恢复的机制,一般认为:① 作为干细胞,MSC可能在局部微环境刺激下分化神经元样细胞和神经胶质样细胞,替代发生坏死和凋亡的神经细胞,从而起到脑保护作用。但是大部分文献报道的分化率较低,而且这些神经样细胞是否真正具备神经细胞功能也有待研究。② MSC激活了存在于室管膜下区的神经干细胞(nerve stem cell, NSC),被激活的内源性NSC进一步定向分化为神经细胞,起到脑保护作用。③ 可能与干细胞通过自分泌的形式产生多种细胞因子有关。

1. 直接的细胞分化作用

近年来的研究发现,MSC具有向神经细胞分化的潜能。许多研究分别采用不同的方法证实MSC在脑内可转变为神经元;在一定的诱导条件下,MSC可显示神经细胞的某些形态特征和表达一些标志性蛋白,这为多种神经系统疾病的治疗提供了新的思路。如何筛选和优化诱导MSC向神经元样细胞转化的条件是细胞治疗的前提,目前国外研究主要集中于化学制剂如2-硫基乙醇、二甲基亚砜、硫代甘油等。在脑外伤、脊髓损伤、帕金森病,以外科方法植入MSC会明显减轻神经功能障碍,在植入后数天内开始显现疗效。利用组织学方法可以在大鼠脑组织中发现移植的细胞,只有1%～3%的细胞表达脑实质细胞的表型蛋白,但这些移植的细胞数目与大脑中动脉梗死后大脑半球损伤的细胞数目相比是很小的一部分,远远不够代替梗死组织。

2. 分泌神经营养因子

"细胞分化代替缺损的细胞"并不是干细胞发挥治疗作用的唯一途径,其旁分泌机制促进损伤组织的再生也同样能起到显著的作用。MSC是一种具有丰富分泌活性的细胞,它们所分泌的细胞因子能够促进血管新生、抑制过度炎症反应、免疫调节以及神经营养等多个方面作用。作者团队最近的研究显示,将三维处理后的人胎盘MSC颈内动脉注射移植到脑缺血大鼠,在梗死边界区血管形成的数量明显增加。Potapova等研究显示,三维处理的MSC可以提高VEGF、bFGF、HGF等促血管新生活性因子的浓度。研究证实,MSC能分泌IL6、IL11、血小板生成素、干细胞因子、FLT-3及白血病抑制因子等多种细胞因子,也可促进神经细胞分泌NGF、VEGF、HGF。这些细胞因子可调节细胞的增殖与分化、营养支持神经细胞、缩小神经损伤的范围和促进功能恢复(见图2-7-1)。另外,MSC表达的多种细胞因子受体如IL1R、IL2R、IL3R和TNF-αR,与受损脑组织释放的化学物质及损伤激活细胞分泌的一系列生物活性因子相互作用,促进了MSC向病灶迁移。

3. 促进神经祖细胞的迁徙和分化

有研究指出,成年的海马区存在一些处于不同阶段的干细胞群。这群细胞依据不同的形态、特异性标志物和成熟程度分成不同的类型。Ⅰ型祖细胞是一类共表达GFAP、神经上皮干细胞蛋白(nestin)、Sox2、Pax6和GLAST的放射状胶质细胞形态的细胞群,这类细胞被认为是最不成熟的一群,它们能够进行不对称分裂生产神经祖细胞。Ⅱ型祖细胞是一类比Ⅰ型更加成熟的祖细胞,能够表达神经上皮干细胞蛋白,但是不表达GFAP。Ⅲ型祖细胞是一类表达doublecortin(DCX)的不成熟的神经细胞,这类细胞在一定条件下分化为成熟的神经元。脑损伤发生后发现这些区域的干细胞可以被动员,并且趋化移行到损伤区域参与神经的再生修复。作者团队的最近研究显示,三维培养的MSC进入大鼠脑缺血组织后,动员、吸引大量的GFAP阳性的神经祖细胞进入损伤区域,可能是MSC促进脑损伤修复的一个重要机制(见图2-7-1)。

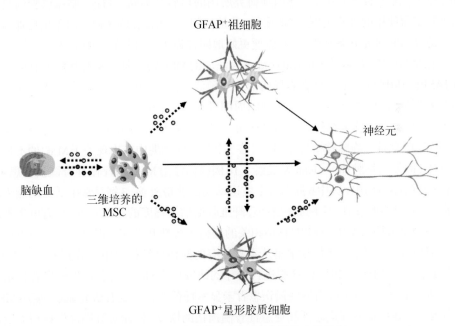

图2-7-1　三维培养的MSC治疗脑卒中的机制

注:移植三维培养的MSC后,MSC一方面通过分泌血管和神经营养因子促进损伤区的修复;另一方面动员了胶质细胞原纤维酸性蛋白(GFAP)阳性的神经祖细胞进入损伤区,这些神经祖细胞可进一步分化为神经细胞。此外,还有少量的MSC分化为神经元和星形胶质细胞

（三）MSC在中枢神经系统疾病中的临床应用

目前有多个MSC治疗中枢神经系统疾病的临床试验在进行中，包括Ⅰ/Ⅱ期和Ⅲ期临床试验（见表2-7-3），主要研究集中在缺血性脑卒中和脊髓损伤的治疗。一项临床观察（Ⅰ/Ⅱ期）使用培养的自体BMMSC治疗大脑中动脉区缺血性重度脑卒中患者，30例确诊的脑卒中患者（梗死后＞1个月）随机分成MSC治疗组（n=15）和无MSC的对照组（n=15），MSC由骨髓穿刺后提取并进行体外扩增培养，静脉注射。细胞移植后未出现相关的细胞毒性反应。与对照组相比，MSC治疗组在神经功能上获得改善，尽管这两组间差异无统计学意义。随访1年后，两组间梗死面积比较无显著性差异。在本研究之后，同一研究组又进行了一项着眼于长期（5年）的MSC移植治疗重度大脑中动脉区的脑卒中患者的临床试验。16例患者（36例对照组）静脉注射扩增的自体MSC，结果发现两组间不良反应发生率比较无统计学意义；与对照组相比较，治疗组显示出更好的疗效，改良的Rankin评分结果显示，治疗组0～3分所占比例显著增加。另一项治疗缺血性脑卒中的研究中，对12例患者进行了非盲试验，自体BMMSC先进行无血清培养，结果显示，此方法获得MSC是安全有效的，无明显的不良反应；磁共振成像（magnetic resonance imaging, MRI）检测显示，MSC治疗1周后平均梗死面积缩小了20%以上。值得注意的是，上述两项研究所用的培养基不同。目前，临床试验尚没有明确规定所使用的细胞类型、移植途径、移植时间等。因此，临床研究时采用更加协调统一的细胞和研究方案是必要的，以便更好地回答临床应用上的不确定性。

截至2017年9月，在ClinicalTrials.gov注册的MSC治疗神经系统疾病的临床试验有145项，其中23项是治疗脊髓损伤的。一项研究显示，在脊髓损伤发生13天后，应用培养的MSC通过腰椎穿刺损伤脊髓周围进行治疗，在6个月的随访中无不良反应发生，而且运动和感觉神经功能得到改善。另外一项研究报道了8例男性脊髓损伤患者，损伤12个月后静脉移植自体MSC，在3个月的随访期中未出现关于MSC的不良反应发生（例如诱发肿瘤）。Jean等观察了10例髓内注射MSC治疗慢性脊髓损伤患者，在6个月的随访期中，其中6例患者上肢运动功能获得改善，3例日常生活活动能力逐渐提高，MRI检测发现，空洞面积缩小，纤维状低信号强度的条纹减少，且有电生理改善。10例患者均未发生与MSC移植相关的任何永久性并发症。但是以前一项单纯的急性损伤研究表明，这些修复很难从本身固有的损伤修复过程中区分开来。事实上，在最近的一项MSC通过腰椎穿刺进行治疗的研究中发现，只有急性损伤患者显示出了生活质量分数的提高，而慢性损伤患者未显示任何改善。也有研究显示，应用MSC与粒细胞-M-CSF可促进急性和亚急性脊髓损伤的恢复，然而对脊髓慢性损伤无明显疗效。从上述研究可以看出，MSC治疗脊髓损伤的有效性并不一致。另外，由于研究所用MSC的来源、体外扩增方式、患者选择及移植途径都不一样，难以进行研究间的比较。

表 2-7-3　MSC 治疗神经系统疾病的临床研究

临床试验号（ID）	试验对象	MSC来源	研究阶段	治疗起始时间	移植途径	剂量（×10⁵）	临床观察	拟完成日期
NCT00473057	12例脑卒中患者，无对照	自体BMMSC	I	＜90天	静脉注射、动脉注射	5 000	不良反应	2011年5月
NCT01501773	120例脑卒中患者，对照组无干预	自体BMMSC	II	7～30天	静脉注射	5 000	Barthel指数	2011年10月
NCT01297413	35例脑卒中患者，无对照	异体BMMSC	I／II	＞6个月	静脉注射	1 050	不良反应	2013年5月
NCT01832428	50例脑卒中患者，无对照	自体BMMSC	I／II	不明确	脑内注射	1 000	躯体和面部肌肉运动改善	2014年4月
NCT01461720	50例脑卒中患者，对照组无干预	自体BMMSC	II	1周至2个月	静脉注射	不明确	mRS、NIHSS、Barthel指数	2014年3月
NCT01849887	40例脑卒中患者，对照组为安慰剂	异体BMMSC	I／II	＜3天	静脉注射	不明确	不良反应	2015年1月
NCT01714167	30例脑卒中患者，对照组无干预	自体BMMSC	I	不明确	脑内注射	40	NIHSS	2015年12月
NCT01716481	60例脑卒中患者，对照组无干预	自体MSC	III	＜90天	静脉注射	不明确	mRS	2016年2月

续 表

临床试验号 (ID)	试验对象	MSC来源	研究阶段	治疗起始时间	移植途径	剂量 (×10⁵)	临床观察	拟完成日期
NCT00875654	30例脑卒中患者,对照组无干预	自体MSC	II	<6周	静脉注射	不明确	不良反应	2016年8月
NCT01453829	10例脑卒中患者,无对照	自体脂肪MSC	I/II	不明确	静脉注射	不明确	安全性,NIHSS	2013年6月
NCT01678534	20例脑卒中患者,对照组为安慰剂	异体脂肪MSC	II	<2周	静脉注射	700	安全性 不良反应	2013年11月
NCT01287936	18例脑卒中患者,无对照	修饰的MSC (SB623)	I/I动脉注射	6个月至5年	脑内注射	100	不良反应	2015年5月
NCT01468064	90例脑卒中患者,对照为安慰剂	自体BMMSC和EPC	I/II	7天	静脉注射	1 750	不良反应	2015年11月
NCT01446614	20例帕金森患者	自体BMMSC	I/II	>2年	静脉注射	6/kg	不良反应	2014年6月
NCT01962233	10例帕金森患者	脐带血MSC	I	不明确	静脉注射	1000~8 000	不良反应,NIHSS	2014年12月
NCT01824121	25例帕金森患者	自体BMMSC	I/II	12个月至8年	动脉注射	不明确	不良反应	2014年12月

续 表

临床试验号 （ID）	试验对象	MSC来源	研究阶段	治疗起始 时间	移植途径	剂量 （×10^5）	临床观察	拟完成日期
NCT01694927	30例脊髓损 伤患者	自体BMMSC	II	>3个月	囊内	不明确	安全性	2013年12月
NCT01274975	30例脊髓损 伤患者	自体BMMSC	I	12个月	静脉注射	4 000	不良反应	2010年2月
NCT00816803	30例脊髓损 伤患者	自体BMMSC	I / II	>10个月	不明确	不明确	安全性	2008年12月
NCT01446640	20例脊髓损 伤患者	自体BMMSC	I / II	2周至1年	静脉注射 联合鞘内	10/kg	安全性和有效性	2014年6月
NCT01676441	32例脊髓损 伤患者	自体BMMSC	II / III	>12个月	髓内或囊 内	1 600 3 200	安全性和有效性	2014年9月
NCT01624779	15例脊髓损 伤患者	自体脂肪MSC	I	不明确	囊内	900	显著的MRI变化	2013年12月
NCT01769872	15例脊髓损 伤患者	自体脂肪MSC	I / II		静脉注射 和鞘内	2 000或 200	安全性和有效性	2014年12月
NCT01873547	300例脊髓损 伤患者	脐带MSC	III	>1年	蛛网膜下	不明确	神经功能及不良 反应	2013年12月

注：根据www.ClinicalTrials.gov整理。MRI：磁共振成像；mRS：雷氏修正量表；NIHSS：国立卫生研究院脑卒中量表

（郭玲，吴耀炯）

三、MSC治疗心脏疾病研究

（一）MSC治疗心脏疾病的临床前研究

心脏疾病，尤其是缺血性心脏病，在发达国家和我国都是高发病率疾病，是引起死亡的重要原因。干细胞和组织工程研究的发展给缺血性心脏病的治疗带来了曙光。由于干细胞具有自我更新的能力并能分化产生多种细胞，因此干细胞成为以细胞为基础的治疗心脏疾病的首选细胞。MSC由于来源广泛、免疫原性低、分泌多种促进损伤修复的细胞因子等优点，成为以细胞治疗心肌梗死等心脏损伤的优先选择。在过去10多年，基于MSC的心脏疾病的基础和临床研究广泛开展，取得了大量研究成果。

临床前的大量动物实验，包括心肌梗死的大、小动物模型，均证实MSC移植能够缩小梗死面积，改善心脏功能。在鼠模型中，MSC移植可以减少梗死边缘区的细胞凋亡，增加梗死区的血液供应，改善心脏收缩能力。Lee等报道，心肌梗死鼠经静脉注射人MSC治疗，栓塞于肺部的MSC被激活分泌抗炎蛋白TSG-6（TNF-alpha induced protein 6），减少抗炎反应，缩小梗死面积，改善心功能。Tang等报道，MSC输注使大鼠梗死心肌血管密度呈剂量依赖性增加、新生血管形成增多、射血分数得到提高。在兔心肌梗死模型中，MSC移植使得心肌梗死面积缩小，左心室收缩功能改善，梗死区域毛细管密度增强，并分化为心肌细胞和平滑肌细胞，增强心肌再生能力。另外，猪、犬这些大动物种属也被用于临床前试验以进一步证实MSC移植治疗心脏疾病的效果。在猪心肌梗死模型中，众多研究报道，将猪自体或异体MSC注射到缺血心肌内，增加了血管密度和血液灌注，缩小心肌瘢痕及梗死面积，改善收缩功能障碍，从而改善心脏功能。Shake等通过外科手术将自体DiI标记的MSC直接注入心肌梗死猪的心肌内，结果观察到标记的MSC移行到缺血损伤心肌处并于2周内分化成心肌细胞，改善心肌功能。Halkos等研究人员经静脉注射BMMSC治疗心肌梗死猪，结果发现梗死心肌处血管再生能力及血液灌注能力增强，梗死心脏的结构和功能得到改善。Makkar、Yang等研究人员在猪急性心肌梗死模型中同样证实了MSC移植分化为血管细胞和心肌细胞，提高心肌分化效率，改善心功能。在犬慢性心肌缺血模型中，Silva等证实犬自体MSC移植能分化成内皮细胞，增强血管密度，改善心脏功能。Perin等在犬急性心肌梗死模型中，比较了MSC经冠状动脉或经心内膜注射的效果，结果发现，两种移植方法均安全有效，但心内膜注射治疗效果更显著，该组左心室射血分数提高13%，血管密度增加，心功能改善更显著。

（二）MSC治疗心脏疾病的临床研究

基于临床前研究所取得的积极成果，MSC治疗多种心脏疾病的研究已步入临床试验阶段。这些临床试验大多数处于Ⅰ/Ⅱ期的阶段，少部分处于临床Ⅱ/Ⅲ期的阶段（见图2-7-2）。迄今，在专业杂志上已发表的MSC治疗心脏疾病的临床试验有28例

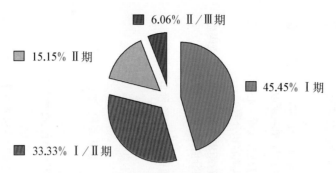

图2-7-2　MSC治疗心脏疾病临床试验现状

注：包括发表和注册显示完成的临床试验

（见表2-7-4），在公共临床试验数据库（http://ClinicalTrials.gov/）注册并显示完成的临床试验有15例（见表2-7-5，部分试验结果尚未公开发表）。

　　2001年开展的临床试验TOPCARE-AMI研究提示，骨髓来源的祖细胞移植治疗心肌梗死具有较好的长期安全性，对左心室功能和梗死面积改善有一定的效果。此后，开展了多个运用骨髓单核细胞或间充质祖细胞治疗心肌梗死的临床试验。这些研究不仅证实了骨髓单核细胞和间充质祖细胞移植治疗的安全性，而且也预示了其在治疗心脏疾病的可观前景。南京大学第一附属医院陈绍良等进行了MSC治疗心肌梗死的随机对照临床试验，69例急性心肌梗死患者接受自体BMMSC治疗，BMMSC经冠状动脉注射。随访观察6个月后通过正电子发射断层成像（PET）分析和单光子发射计算机断层显像（SPECT），显示MSC移植治疗组的心肌灌注缺损面积减少、左心室射血分数增加，梗死区域的运动速率较对照组明显提高，两组患者心律失常发生率及病死率无差别，提示MSC治疗的安全性和有效性。2006年，同一科研组再次进行一项随机对照试验，将自体BMMSC经皮冠状动脉介入治疗冠状动脉左前降支堵塞引起的22例缺血性心肌病患者，23例接受经皮冠状动脉介入治疗但未注射MSC的心肌病患者作为对照；3个月后MSC治疗组患者运动耐受性及左心室射血分数显著增加11%。2005年，Katritsis等报道22位急性心肌梗死患者接受自体MSC和内皮祖细胞联合经冠状动脉输入治疗观察，结果显示，治疗后患者左心室功能、心肌灌注均较对照组明显改善，并且未出现心室过速及心律失常。2007年，同一科研组观察了干细胞移植对心律失常的影响，5例心肌梗死患者接受自体MSC和内皮祖细胞联合经冠状动脉移植，电生理和超声心动图结果显示，MSC和内皮祖细胞移植可以有效降低室性心律失常患者心律失常的发生率。Ichim等在2008年报道了一例将异体胎盘来源的MSC经静脉注射治疗扩张型心肌病患者的病案，显示MSC治疗心肌病的临床效果明显。2009年，美国OSIRIS公司Hare等发表了应用异体BMMSC治疗急性心肌梗死的结果，对53例心肌梗死患者经静脉输入异体MSC，随访6个月后发现移植物相容性良好，室性心动过速的发生降低，MSC移植组和安慰剂组不良事件发生率差异无统计学意义；另外，

表 2-7-4　已发表的 MSC 治疗心脏疾病临床研究

文　献	研究设计	病例数	病例类型	递送途径	随访（月）	功 能 和 结 果
J Am Coll Cardiol, 2017, 69(5): 526-537	随机	37	非缺血性扩张型心肌病	经心内膜	12	同种异体间充质干细胞安全、可行，左心室射血分数增加
Int J Cardiol, 2016, 209: 258-265	随机、双盲、多中心、安慰剂对照	10	慢性心肌梗死	心肌内	24	安全，左心室射血分数，左心室收缩末期容积，左心室重塑和心脏功能改善
Eur Heart J, 2015, 36(27): 1744-1753	随机、双盲、安慰剂对照	60	心力衰竭	心肌内	6	安全，无不良反应，改善左心室射血分数及左心室收缩末期容积分数
J Am Coll Cardiol, 2015, 65(2): 125-132	随机	49	慢性缺血性心肌病	经心内膜	12	改善6 min步行距离和明尼苏达心力衰竭患者生活调查表分值，减少心肌梗死面积
Genet Mol Res, 1015, 14(2): 3010-3017	随机	59	慢性心力衰竭	冠状动脉内	6	改善心脏重塑和心脏功能，降低病死率
Stem Cell Rev, 2015, 11(5): 752-760	随机	79	慢性缺血性心肌病	心肌内	12	安全可行，无不良事件
Curr Pharm Des, 2015, 21(11): 1426-1432	随机、多中心、安慰剂对照	15	慢性心肌梗死	冠状动脉内	24	安全可行，减少梗死面积，增加左心室射血分数
Circ Res, 2015, 117(6): 576-584	随机、多中心	60	慢性心力衰竭	经心内膜	36	安全可行，无不良事件，改善左心室重构
Cytotherapy, 2015, 17(3): 250-261	随机、双盲	20	急性心肌梗死	静脉注射	24	安全，改善左心室射血分数和灌注评分
BMC Med, 2015, 13: 162	随机、双盲	116	急性心肌梗死	冠状动脉内	18	安全，增加心肌活力及左心室射血分数；左心室收缩末期容积和左心室舒张末期容积下降

续表

文献	研究设计	病例数	病例类型	递送途径	随访(月)	功能和结果
Circ Res, 2014, 114(8): 1302-1310	随机	6	慢性缺血性心肌病	心肌内	18	左心室射血分数增加9.4%,降低纤维化,新血管生成和新陈代谢
J Korean Med Sci, 2014, 29(1): 23-31	随机、多中心	80	急性心肌梗死	冠状动脉内	6	安全,无不良事件,左心室射血分数提高4.3%
JAMA, 2014, 311(1): 62-73	随机、双盲、安慰剂对照	65	慢性心肌梗死	经心内膜	12	安全,减少梗死面积,改善心力衰竭评分和心肌功能
J Am Coll Cardiol, 2013, 61(23): 2329-2338	随机、多中心	48	慢性心力衰竭	冠状动脉内	24	安全可行,左心室射血分数提高7%,左心室收缩末期容积降低16%
Scand Cardiovasc J, 2011, 45(3): 161-168 Cell Transplant, 2013, 22(3): 521-528	非随机、公开标记试验	31	顽固性心绞痛	心肌内	6~12	安全,改善左心室射血分数和运动能力,降低心绞痛发生频率,提高生活质量改善
JAMA, 2012, 308(22): 2369-2379	随机	30	慢性心肌梗死	经心内膜	13	安全,改善心脏功能和心重构,提高生活质量
Am Heart J, 2012, 164(3): 285-291	随机、双盲、安慰剂对照、单中心	60	慢性心力衰竭	心肌内	12	安全,改善左心室收缩末期容积,左心室射血分数和室壁厚度
Circ Res, 2011, 108(7): 792-796	随机	8	心肌梗死	心肌内	12	逆向重构,改善梗死后心肌局部收缩性
Am Heart J, 2011, 161(3): 487-493	随机、双盲、安慰剂对照	60	慢性心肌梗死	经心内膜	12	安全有效,改善心脏功能

续　表

文　献	研究设计	病例数	病例类型	递送途径	随访（月）	功　能　和　结　果
Pediatr Transplant, 2011, 15(8): E183-E186	病例报告	1	心力衰竭	冠状动脉内	12	安全可行，改善心脏功能，提高生活质量
Cardiovasc Ther, 2010, 28(6): 380-385	随机、双盲、安慰剂对照	16	急性心肌梗死	冠状动脉内	6	安全可行，改善左心室射血分数，增加心肌活力
Cytotherapy, 2010, 12(1): 31-37	—	3	心力衰竭	心肌内	12	安全，改善心脏功能，减少瘢痕，增加壁厚
J Am Coll Cardiol, 2009, 54(24): 2277-2286	随机、双盲、安慰剂对照	53	急性心肌梗死	静脉注射	6	安全，降低心律失常，胸痛发生率，左心室射血分数提高 5.2%
Reprod Biomed Online, 2008, 16(6): 898-905	病例报告	1	心肌梗死	静脉注射	11	安全，显著改善临床效果
Europace, 2007, 9(3): 167-171	公开标记试验	5	慢性心肌梗死	冠状动脉内	16~36	安全，未出现室性心动过速，降低心律失常发生率
J Invasive Cardiol, 2006, 18(11): 552-556	随机	46	慢性心肌梗死	冠状动脉内	12	安全，改善心脏功能和心肌运动能力
Catheter Cardiovasc Interv, 2005, 65(3): 321-329	随机、单盲、安慰剂对照	22	急性心肌梗死	冠状动脉内	4	安全，改善左心室功能、心肌灌注能力，减少瘢痕
Am J Cardiol, 2004, 94(1): 92-95 Chin Med J (Engl), 2004, 117(10): 1443-1448	随机、单盲、安慰剂对照	69	急性心肌梗死	冠状动脉内	6	安全，左心室射血分数提高至 18%，改善室壁运动及心肌灌注能力

表2-7-5　已完成的MSC治疗心脏疾病临床试验

注册号	阶段	病例数	研 究 设 计	递送方式	疾 病 类 型	研 究 机 构
NCT00644410	I／II期	59	随机、单中心	心肌内	心力衰竭	丹麦 Rigshospitalet 医院
NCT02323477	I／II期	79	随机、双盲多中心、安慰剂对照	心肌内	慢性缺血性心肌病	安卡拉大学
NCT01076920	I／II期	10	随机、双盲、双盲、安慰剂对照	经心内膜	慢性心肌梗死	图卢兹大学附属医院
NCT01392625	I／II期	37	随机	经心内膜	非缺血性扩张型心肌病	迈阿密大学
NCT00721045	II期	60	随机、双盲多中心	心肌内膜	心力衰竭	得克萨斯心脏研究所
NCT00877903	II期	220	随机、双盲、安慰剂对照、双盲多中心	静脉注射	心肌梗死	美国干细胞研发 Mesoblast 公司
NCT00114452	I期	53	随机、双盲、安慰剂对照、双盲多中心	静脉注射	心肌梗死	美国奥西里斯治疗公司
NCT00587990	I／II期	45	随机、双盲、安慰剂对照	心肌内	心肌梗死	迈阿密大学
NCT00768066	I／II期	67	随机、双盲、安慰剂对照	经心内膜	心力衰竭	迈阿密大学
NCT01087996	I／II期	30	随机、公开标记试验	经心内膜	慢性心肌梗死	迈阿密大学
NCT00883727	I／II期	20	随机、双盲、双盲多中心、安慰剂对照	静脉注射	心肌梗死	Stempeutics Research 有限公司
NCT00260338	I／II期	31	非随机、公开标记试验	心肌内	心肌梗死	丹麦 Rigshospitalet 医院
NCT01291329	II期	160	随机、双盲	冠状动脉内	心肌梗死	北京海军总医院
NCT01392105	II／III期	80	随机、公开标记试验、双盲多中心	冠状动脉内	急性心肌梗死	韩国延世大学
NCT00810238	II／III期	240	随机、单盲	心肌内	心力衰竭	Celyad 公司

注：根据 www.ClinicalTrials.gov 整理

在前壁心肌梗死患者中，MRI扫描显示MSC移植组左心室射血分数提高，胸痛、心律失常发生率降低，提示急性心肌梗死后BMMSC移植安全有效。但随访18个月时，两组患者左心室射血分数差异比较无统计学意义。随后我国学者Yang等报道了16例急性心肌梗死患者经皮下冠状动脉输注MSC的结果，跟踪随访6个月后未发现心律失常及其他不良反应的产生，移植MSC使患者心脏功能和心肌灌注明显改善，进一步证实MSC移植治疗的安全性和有效性。2010年，Chin等报道了将低温保存的体外扩增的BMMSC用于3例晚期缺血性心力衰竭患者的临床结果，患者在施行冠状动脉搭桥的同时于心肌梗死部位注入MSC，6个月后结果显示治疗安全，无心律失常发生，且心功能有改善，瘢痕形成减少，室壁厚度增加，提示MSC冷冻储存运输的方法可行有效。随后Williams等于2011年报道8例自体BMMSC经心内膜梗死灶边缘区心肌注射治疗心肌梗死后慢性缺血性心肌病研究，随访1年结果显示MSC治疗组左心室舒张末期容积显著减小，梗死灶减小，梗死心肌局部收缩功能改善，但心腔大小无明显改善。同年，同一科研组还进行了另外一项随机、双盲、对照的临床Ⅰ/Ⅱ期TAC-HFT试验，将60例慢性心肌病患者分两组，经心内膜分别输注自体MSC和骨髓单个核细胞，随访12个月后，结果显示两种细胞治疗均安全有效，左心室收缩末期容积和射血分数明显改善，室壁厚度增加。2012年，Hare等开展POSEIDON试验，采用心内膜注射的方法给30例缺血性心肌病患者随机注射自体MSC或异体MSC，结果证实异体MSC移植安全可行，没有引起排异反应。同年，Mathiasen等进行了一项随机临床试验（MSC-HF Ⅱ期临床试验），结果显示BMMSC注入心肌可改善重度缺血性心力衰竭患者的病情，与安慰剂注射组相比，MSC注射组患者6个月后左心室收缩末期容积、射血分数和心搏量等方面均较对照组有显著改善。2013年，Bartunek等开展了一项多中心、随机（cardiopoietic stem cell therapy in heart failure）试验即C-CURE试验，将BMMSC向心肌方向诱导后，经心内膜心肌注射治疗32例缺血性心力衰竭患者（在常规治疗的基础上），对照组15例只接受常规治疗；6个月后观察显示，细胞治疗组患者心脏功能改善明显，不利的心肌重构减少。2014年，韩国Lee等公开发表了一项自体BMMSC治疗心肌梗死患者的随机、非盲、多中心的临床Ⅱ/Ⅲ试验，该试验招募了80例急性心肌梗死患者，经冠状动脉注射自体BMMSC，随访6个月后，SPECT发现左心室射血分数较对照组提高4.3%，并且未出现与治疗相关的室性心律失常等不良事件，因此认为MSC应用于临床治疗是安全、有效的。随后2~3年，诸多学者陆续开展了MSC治疗多种心脏疾病（包括急性心肌梗死、慢性心衰、缺血性心肌病、非缺血性扩张型心肌病）的临床试验，并取得了有效成果。临床试验设计包括随机性、单盲、双盲、多中心、安慰剂对照，其中一种或多种设计方法相结合；试验患者数少至6人，多至116人数，随访时间6~36个月。在急性和陈旧性心肌梗死的临床试验中，自体及异体BMMSC均被证明安全可行，效果包括改善左心室射血分数、减小左心室收缩末期容积、抑制左心室重构等方面；脐带组织来源的MSC也被证实有类似骨髓来源MSC的效果。在缺血性心肌病的临床研究中，Golpanian等研究证明心内膜下注射扩增培养的MSC可改善患者的运动耐受能力和生活质量。在心力衰竭的临床试验中，MSC被证实改善左心室功能，包括射血分数和左心室收缩末期容积。最近，Hare等进行一项自体及异体骨髓来源MSC治疗非缺血性扩张型心肌病的比较临床研究，证实异体MSC在改善左心室功能及安全性方面与自体MSC没有显著差别。

这一系列临床研究显示，MSC移植对治疗急性心肌梗死、慢性缺血性心肌病和充血性心力衰竭等心脏疾病中有一定的疗效，预示着一定的临床应用前景。尽管如此，仍有部分临床结果不理想。如Wollert等报道了应用骨髓单个核细胞治疗ST段抬高型心肌梗死患者的随机对照试验（bone marrow transfer to enhance ST-elevation infarct regeneration, BOOST）观察中，将60例患者分为两组，实验组经冠状动脉移植了自体骨髓细胞，在6个月随访时左心室射血分数较对照组改善，但在随访到18个月时两组已无明显差异，提示这种移植后的改善效果可能是短暂的。Lunde等进行的自体干细胞移植治疗急性心肌梗死（autologous stem-cell transplantation in acute myocardial infarction, ASTAMI）试验也并未发现移植自体MSC对急性心肌梗死患者左心室射血分数的影响，且移植组与对照组左心室舒张末期容积以及梗死面积也无明显差异。Beitnes等报道的一项ASTAMI随机对照试验，经皮冠状动脉介入术治疗前壁ST-段抬高型心肌梗死患者，分为冠状动脉注射骨髓单个核细胞组和对照组，随访3年时两组不良事件发生率及左心室射血分数差异无统计学意义，提示单个核细胞治疗长期安全性较好，但心脏功能无改善。Traverse等报道的一项随机对照研究同样显示，初次心肌梗死后2～3周冠状动脉内输注骨髓细胞是安全有效的，但随访6个月时全身或局部功能却无明显改善。这就引起大家对细胞移植作用的持续性问题提出了疑问。Hare等应用异体BMMSC治疗急性心肌梗死，对53例心肌梗死患者经静脉输入异体MSC，随访6个月时显示一定的左心室功能改善，但18个月时与对照组无差别。因此，MSC移植治疗心肌损伤仍然存在一些问题，亟须进一步的基础和临床研究解决。

（三）MSC在治疗心脏疾病中有待解决的问题

1. 移植途径

在MSC治疗心脏疾病的过程中，一个关键问题是如何将MSC安全有效地移植到心脏的受损部位。针对该问题，科研人员已经进行了大量的研究。目前主要采用三个移植途径：心肌注射、冠状动脉内注射和静脉注射。经导管通过心内膜将细胞直接注射到缺血心肌（梗死灶周围），可高效地将细胞直接投送到损伤组织，对缺血心肌的修复效果明确。其不足之处是移植实施过程可能会造成新的损伤，且依赖较复杂的设备和技术条件。经冠状动脉移植，一方面可保证较充分的细胞到达损伤心肌，另一方面可在冠状动脉造影术后顺便实施，较为方便。但不足之处是有发生MSC阻塞微小动脉引起微栓塞的风险，犬和猪冠状动脉内注射体外扩增培养的MSC均发现引起微小心肌梗死的现象。虽然在人的临床观察中没有发现明显不良反应，但不能除外原有病变（如心肌梗死）掩盖新的微小梗死。因此，在经冠状动脉注射经过扩增培养的MSC时，需要特别警惕该方面风险的发生。静脉注射是MSC治疗心、脑等内脏损伤的理想移植途径，理论上MSC可通过其向损伤组织迁徙的能力到达损伤部位。的确，研究显示未经扩增培养的BMMSC有很强的归巢能力；然而，这种能力在MSC贴壁培养后迅速下降。静脉注射贴壁培养的MSC后，绝大多数阻塞在肺，其中大部分可能很快由于缺血而死亡，到达损伤心肌或脑组织的数量极少。虽然有研究显示，阻塞于肺的MSC可通过其旁分泌作用促进损伤心肌或其他组织的修复，但这种远距离作用将难免影响MSC旁分泌因子到达损伤组织的浓度。这可能是诸多静脉注射MSC治疗内脏损伤效果不理想的重要原因之一。

2. MSC 剂量

既往研究提示，MSC对心肌梗死后左心室功能的改善与使用剂量相关。如果一次剂量太大，有可能导致血管栓塞如静脉注射后的肺血管阻塞；而剂量太低，则难以实现修复效果。研究显示，MSC移植量要高于10^8个才会对左心室功能有显著的效果；低于10^8个MSC似乎没有明显治疗效果。所以，将来临床研究应继续探索MSC心肌修复的最佳移植途径及对应剂量。

3. 移植时间

MSC移植的最佳时间可能因疾病不同而异。急性组织损伤所释放的因子对MSC可能有趋化作用；另外，MSC对急性心肌梗死后组织重构的抑制作用也需要在发生重构前及时移植。患者的类型，急性、慢性心肌梗死，心肌梗死时间的长短及病情程度需要明确。病因、病情以及机体功能状况不同，MSC的疗效也会不同。MSC也许会因心肌梗死早期阶段的炎症效应而移除，或者因为在伤口形成的晚期阶段被诱导分化为成纤维细胞，因此临床适应证需要在临床试验中不断摸索，以探索合理的治疗时间。

4. MSC 异质性

按目前MSC的界定标准，MSC是一个不均一的群体，包含可塑性不同的众多MSC亚群。因此，不同组织来源的MSC或不同的MSC亚群可能会产生不同的治疗结果。另外，培养条件、传代次数、种植密度等因素都会影响到MSC的表型和功能。因此，进一步明确MSC的表面标志物生物学特征，规范MSC的分离、培养技术将有助于不同MSC研究的对比、交流和经验总结；另外，针对不同疾病使用适合的MSC亚群，可能有助于MSC再生修复作用的发挥。

5. MSC 移植后的成活、存留时间及分化率

大量研究显示，单纯MSC移植后成活率低，而MSC的治疗效果在很大程度上与其在损伤组织的存留量呈正相关。因此，提高MSC的存活能力或同时移植有助于MSC成活的EMC分子增加MSC在损伤组织的存留量和组织损伤修复效果，如高表达促进细胞存活的基因Akt的MSC移植到缺血心肌后存活细胞数量增加，显著增强其对梗死心脏结构和功能的修复效果；另外，同时移植对MSC有支持作用的EMC分子，也能够促进MSC移植后的存活和修复作用的发挥。影响MSC再生修复效果的另一重要因

素是其心肌细胞分化率低,大量研究表明,移植到缺血心肌的MSC只有极少数分化形成心肌细胞。上述因素均可能影响MSC的长期效果,可能是多个临床研究中MSC短期有效,但长期效果不佳的重要原因。因此,提高MSC向心肌细胞的分化效率是增强MSC对心肌再生修复的一个努力方向。

　　总之,现有的临床研究初步表明,MSC治疗心肌梗死、缺血性心肌病等心脏疾病安全并显示了一定的疗效,但也暴露出了诸多问题,需要在将来的基础和临床研究中改进和提高。目前MSC移植治疗心脏病的临床应用多处于起步阶段,多数随机临床试验都是Ⅰ期和Ⅱ期的研究,样本量较小,随访和跟踪观察时间相对较短。另外,不同临床试验之间在诸多方面存在很大的差异,比如细胞剂量、移植时间、移植方法、患者选择、评价指标等。虽然已在临床试验中初步摸索到MSC注入的时间、浓度和方法,但还不清楚哪种患者类型更适合、效果更好。基础研究中大量运用的一些提高MSC存活、增殖、损伤组织内停留和分化能力的策略,大多尚且未在临床上进行测试,这不仅是因为技术原因也涉及伦理道德问题。尽管存在多方面的挑战,但有关MSC的大量基础和初步临床研究所取得的成果已鼓舞了研究者,但还需要更加努力地克服各种困难,将MSC为基础的细胞治疗应用于临床,实现心肌梗死等重大疾病治疗方法的突破。

（莫妙华,吴耀炯）

四、MSC促进伤口愈合的研究

　　皮肤溃疡是皮肤有愈合障碍的慢性伤口,常发生于慢性疾病患者,如糖尿病、慢性肾功能不全、静脉曲张等。糖尿病足是糖尿病的严重并发症,糖尿病患者中15%以上会发生足溃疡或坏疽,并且呈逐年上升的趋势,其中14%～24%的糖尿病足溃疡患者需要截肢,占非外伤性下肢截肢的一半以上。因此,慢性伤口迫切需要更有效的治疗方法。近10年的大量临床前和临床研究显示,MSC能够促进伤口愈合,有可能发展成为治疗慢性伤口的有效方法。迄今,在ClinicalTrials.gov注册的MSC治疗伤口的临床研究超过10项,其中多项是Ⅱ期临床试验;总体结果显示,MSC能够促进慢性伤口愈合,主要体现在缓解疼痛、改善局部血液循环和缩小伤口面积方面。

（一）MSC促进伤口愈合的临床前研究

　　伤口愈合是一个涉及大量分子和细胞活动的复杂修复过程,大致包括3个连续但相互交错的阶段:炎症反应、细胞增殖和组织重构。大量动物实验研究显示,MSC促进伤口愈合。来源于骨髓或其他组织的MSC,经过体外培养扩增后,与EMC分子(如人工基膜、胶原、透明质酸、纤维蛋白等)混合后形成水凝胶,覆盖在正常或糖尿病动物皮肤全层缺损伤口的创面,能够显著促进伤口的愈合。另外,将MSC直接注射在伤口周围的组织,也能够促进伤口愈合。MSC对伤口愈合的促进作用主要表现在伤口上皮化速度加快,伤口缺损组织充填加快,伤口闭合所需时间缩短。此外,MSC可能提高伤口的愈合质量,如促进伤口内皮肤结构的再生。有研究显示,MSC伤口移植的小鼠新生皮肤内附属器官的数量增多。

伤口的组织学和细胞学分析显示,移植MSC的伤口细胞数量增多,增多的细胞成分主要是单核(巨噬)细胞和血管内皮(祖)细胞,而中性粒细胞和淋巴细胞的数量并没有明显的变化。内皮细胞数量的增多与MSC治疗伤口内新生血管数量的增加是一致的。慢性伤口难以愈合的重要原因是伤口内单核细胞数量过少以及新生血管形成障碍,MSC移植使伤口单核细胞数量和新生血管形成增多,可能有助于改善慢性伤口的微环境,从而促进伤口愈合。

MSC促进伤口愈合的机制尚不完全清楚,但大量研究证明MSC在很大程度上是通过其旁分泌作用促进伤口愈合。研究显示,伤口创面敷浓缩的MSC条件培养液(MSC分泌产生的物质)也能促进伤口愈合。MSC分泌大量具有促进皮肤损伤修复功能的生物活性物质,它们依功能可分为3类:第1类是生长因子,直接作用于皮肤组织内的细胞,促进其增殖和新的结构形成,如促进皮肤上皮细胞增殖的EGF、角质细胞生长因子(keratinocyte growth factor, KGF)、IGF-1等;促进血管形成的因子如VEGF、血管生成素-1(angiopoietin-1, Ang-1)等;第2类是趋化因子,它们吸引周围组织或血液中的细胞进入到损伤部位,如单核(巨噬)细胞趋化因子巨噬细胞炎症蛋白(macrophage inflammatory protein, MIP)-1等;内皮(祖)细胞趋化因子基质衍生因子-1(stromal derived factor-1, SDF-1)、粒细胞集落刺激因子(granulocyte colony-stimulating factor, G-CSF)等;第3类是EMC分子,主要是EMC大分子,如纤维粘连蛋白等,参与形成组织损伤修复的微环境和新的皮肤结构。相对于皮肤内的主要基质细胞成纤维细胞,MSC所分泌的因子具有明显的不同,真皮成纤维细胞所分泌的因子大多与炎症反应和纤维化有关,而MSC所分泌的因子大多属于细胞增殖、组织再生范畴。

大量研究显示,MSC可分化形成皮肤角质上皮细胞,并参与构成表皮和附属器官。小鼠静脉注射或直接伤口内移植经过体外扩增培养的BMMSC,发现MSC参与形成表皮、毛囊和皮脂腺,并表达角质蛋白。皮肤的损伤环境对于MSC向角质上皮细胞的分化可能是必要的,体外研究显示,放射损伤的皮肤角质上皮细胞促进共培养的MSC表达角质蛋白;体内研究显示,坏死的小鼠皮肤上皮细胞释放高迁移率族蛋白1(high mobility group box 1, HMGB1),后者动员和吸引骨髓血小板源生长因子-α(platelet-derived growth factor-α, PDGFR-α)阳性的MSC到损伤的皮肤上皮,并分化形成角质上皮细胞。随着皮肤损伤的修复,来自MSC的角质细胞逐渐消失,提示MSC可能不形成皮肤表皮干细胞。

由于慢性伤口的患者多患有慢性系统性疾病,其自体MSC存在不同程度的功能障碍。而异体MSC除可来源于健康成人外,还可从更年轻的健康组织(如胎盘、脐带)获得。因此,异体MSC移植治疗慢性伤口有很大的临床应用价值。大量研究显示,

MSC免疫原性低,有异体移植的可行性。但有研究显示,异体MSC较同体MSC皮下注射后存活时间短,并引起免疫细胞增多,提示异体MSC移植可能引起免疫排异。作者团队的研究显示,皮肤伤口内移植异体或同体BMMSC后,MSC在伤口组织内的留存时间基本一致,其促进伤口愈合的作用相仿,伤口内的炎性细胞数量也无明显差别,提示无明显排异反应;而同样方式移植的异体皮肤成纤维细胞则引起周围组织淋巴细胞数量的明显增多,且移植细胞周围形成纤维组织包裹,呈现较明显的排异反应。这些结果显示异体MSC伤口内移植不引起明显排异反应。

(二) MSC治疗慢性伤口的临床研究

基于MSC在伤口愈合动物实验研究中所取得的肯定效果,MSC已用于治疗多种难治性伤口的临床试验研究。多个研究已完成了Ⅰ、Ⅱ期临床观察,初步结果显示,MSC治疗伤口愈合安全,未见明显不良反应。多数患者治疗后获得一定程度的病情改善,初步效果令人鼓舞(见表2-7-6)。Badiavas和Falanga早在2003年便进行了用骨髓细胞治疗伤口的初步临床试验,发现骨髓细胞能够促进伤口愈合;Ndip随后将经过体外培养的BMMSC与纤维蛋白(Fibrin)混合形成喷雾剂,喷洒到伤口创面,用于急、慢性伤口的治疗,效果明显。另外,MSC与胶原混合形成的生物膜覆盖伤口,也显示了促进伤口愈合的作用。虽然上述观察取得了积极的效果,但观察样本量较小。此后,Yoshikawa进行了较大样本($n=20$)的观察,研究将培养的BMMSC接种到海绵状胶原支架中,然后移植到难治性慢性伤口的创面,90%的伤口完全愈合。随后,Dash和Lu等分别进行了24例和41例的对照观察,在慢性下肢伤口患者患肢肌肉注射体外扩增培养的MSC,均显示MSC治疗后患者患肢行走时疼痛减轻,伤口愈合改善。另有观察显示,肌肉注射MSC后患者血糖浓度下降,对胰岛素的敏感性提高。总之,这些研究提示,通过伤口创面移植、伤口周围注射或患肢肌肉注射等方式移植MSC,均显示有促进慢性伤口愈合的作用,并不同程度地改善患者的整体状况。相信随着更大样本的多中心临床观察的完成,MSC在治疗伤口愈合中的作用将会有更全面的评价。最近,一个含有MSC和EMC分子的用于伤口治疗的膜状产品(Grafix)已获得FDA批准。相信,更多的经过优化的含有MSC和支持材料的伤口愈合产品会相继问世,为难治性伤口的治疗开辟新的途径。

(吴耀炯)

五、MSC治疗肾脏疾病的研究

肾脏是一个高度复杂的器官,由超过30种以上不同类型的细胞组成,如肾小管上皮细胞、间质细胞、肾小球细胞和血管细胞。目前6.5%～10%的人患有不同程度的肾

表2-7-6 MSC治疗伤口的部分临床观察

文献	伤口类型	细胞类型	移植方法	例数	观察阶段	结果
Arch Dermatol, 2003, 139(4): 510-516	多种伤口	新抽取的骨髓细胞；培养的骨髓贴壁细胞	伤口注射新抽取的骨髓细胞，此后创面移植培养的骨髓贴壁细胞	3	个案观察	全部愈合
Tissue Eng, 2007, 13(6): 1299-1312	急性外科伤口	培养的BMMSC	细胞纤维蛋白喷雾剂，敷创面	5	个案观察	8周内愈合
Tissue Eng, 2007, 13(6): 1299-1312	下肢慢性伤口	培养的BMMSC	细胞纤维蛋白喷雾剂，敷在创面	8	个案观察	多次治疗后愈合
Plast Reconstr Surg, 2008, 121(3): 860-877	难治性皮肤病	培养的BMMSC	细胞在海绵状胶原支架中，敷创口	20	个案观察	18例愈合
Rejuvenation Res, 2009, 12(5): 359-366	下肢慢性伤口	培养的自体BMMSC	细胞局部肌肉注射一次+伤口外敷，加常规伤口治疗，对照组只做常规治疗	24	随机对照研究	对照组12周时行走疼痛减轻；MSC治疗组伤口缩小72%
Diabetes Res Clin Pract, 2011, 92(1): 26-36	糖尿病下肢缺血皮肤溃疡	培养的自体BMMSC	细胞局部肌肉注射一次，对照组注射生理盐水	41	随机对照研究	行走时疼痛减轻，伤口愈合加快
Curr Pharm Des, 2013, 19(27): 4893-4899	糖尿病足	脐血MSC	患肢肌肉注射	15	治疗前后对比	血糖浓度下降，对胰岛素依赖减轻
Cytotherapy, 2014, 16(2): 245-257	严重下肢缺血	自体脂肪MSC	细胞局部肌肉注射	7	I期	缺血和伤口愈合改善
韩国Anterogen公司	肛周瘘	脂肪干细胞	细胞纤维蛋白胶伤口注射	不详	II期观察	完成，结果未发布
德国波鸿鲁尔大学	糖尿病下肢缺血	培养的BMMSC	细胞肌肉或动脉注射	30	II期	完成，结果未发布
罗杰威康斯医疗中心	慢性伤口	BMMSC	BMMSC+纤维蛋白伤口外敷	66	I期	进行中

注：整理自 Maxson S, Lopez EA, Yoo D, et al. Concise review: role of mesenchymal stem cells in wound repair[J]. Stem Cells Transl Med, 2012, 1(2): 142-149

脏疾病,许多难治性肾脏疾病即使积极治疗,最终仍然进入尿毒症阶段。MSC是骨髓中除了HSC以外的另一类具有高度自我更新和多向分化潜能的干细胞。在不同的诱导条件下,可分化为多种造血细胞以外的组织细胞,并具有造血支持、免疫调节、组织修复等作用。干细胞治疗是一种很有潜力的治疗手段,随着研究的深入,采用MSC治疗肾脏疾病取得了很大的进展。

1. MSC与慢性肾小球肾炎

慢性肾炎是常见的肾小球疾病,是国内引起慢性肾衰的最常见原因。肾小球主要由大量毛细血管网组成,当受到自身免疫或非免疫的作用下,内皮细胞凋亡增加,血管修复减少,随即导致肾小球损伤而产生临床症状。由于肾小球结构的复杂性,直接作用于肾小球的治疗方法寥寥无几。一些研究表明,在肾小球损伤模型中,MSC并无益处,Ninichuk等利用小Alport综合征基因模型,输注提纯的MSC(每周一次,共4周),结果发现,虽然MSC能减轻间质纤维化,但并不能延缓肾衰。另有研究表明,MSC对肾小球肾炎有一定的帮助。Kunter等给Thy1大鼠左肾动脉注射荧光标记的MSC(2×10^6,观察10天),于注射后2天即可在20%～50%的肾小球内观察到荧光标记的MSC,并伴随着系膜溶解减少,肾小球内细胞增生,从而改善系膜增生性肾炎肾小球的修复。其机制主要是与旁分泌有关,而不是直接分化为宿主肾小球细胞。Kunter等在其后的研究中指出,针对慢性肾小球肾炎模型(抗Thy1.1系膜增生性肾炎)所进行的研究显示,与MSC(2×10^6,观察2个月)注射相关的有益作用可能会被某些不良反应所抵消,如长期在肾小球内的MSC转分化为脂肪细胞,以及伴随的肾小球硬化。近来有研究利用人脐带MSC对阿霉素肾病大鼠作用的研究中发现:人脐带MSC移植后能改善阿霉素肾病的蛋白尿、低白蛋白血症、高脂血症和肾脏病理,脐带MSC移植可减慢或阻止大鼠局灶性节段性肾小球硬化症(focal segmental glomerulosclerosis, FSG)的进程。该机制可能与调节炎性介质的合成、释放和炎性细胞的浸润有关。

2. MSC与糖尿病肾病

糖尿病肾病是临床常见和多发的糖尿病并发症,是糖尿病最严重的并发症之一。糖尿病肾病为糖尿病主要的微血管并发症,主要指糖尿病性肾小球硬化症,一种以血管损害为主的肾小球病变。有实验采用人骨髓间质细胞(2×10^6,观察1个月)修复糖尿病NOD/scid鼠受损的胰岛和肾小球损害,观察到肾小球系膜厚度及巨噬细胞浸润程度均有减轻,并发现人BMMSC能够定位于受损小鼠胰腺和肾脏,改善鼠胰腺β细胞功能,促进胰岛素分泌,在肾脏中部分人BMMSC分化为肾小球上皮细胞,修复受损肾脏,改善肾功能。在链佐脲菌素所致1型糖尿病鼠中,国外学者证明输注BMMSC(0.5×10^6)1周后可有效缓解高血糖,改善糖尿病肾病。另有研究将人脐血细胞输注给自发肥胖性2型糖尿病鼠后,血糖及肾小球肥大得到改善,减轻肾小管坏死,但其并未对移植细胞追踪评价。陈香美等人利用人类脂肪来源的MSC糖尿病肾病足细胞的保护作用的研究发现,MSC可以减少足细胞的凋亡,并呈剂量依赖性。其机制可能是主要通过分泌可溶性上皮生长因子。MSC治疗糖尿病肾病,尤其是远期疗效需要更进一步的研究。

3. MSC 与狼疮性肾炎

系统性红斑狼疮是常见的自身免疫性疾病,其病变常常累及肾脏导致狼疮性肾炎。Deng等研究同种异体MSC对狼疮鼠的T、B淋巴细胞增殖活化和功能分化过程中发现,MSC对狼疮鼠的T细胞活化并无显著的抑制作用,T细胞表面的CD25表达没有明显减少,但MSC对T细胞增殖有显著的抑制作用,而且发现产生IL4的细胞数明显减少,而产生IFN-γ的细胞数明显增加,表明MSC可以改变TH1/TH2的免疫平衡状态,同时MSC对B淋巴细胞增殖活化和IgG分泌有抑制作用。

大量研究表明,MSC不仅可在体外抑制T淋巴细胞、B淋巴细胞增殖,抑制树突状细胞的发育及成熟,也可在体内发挥免疫抑制作用。Bartholomew等证实狒狒的MSC除能在体外抑制混合淋巴细胞培养中T细胞的增殖外,在皮肤移植的同时体内一次性静脉注射供者或第三者的MSC,可延长移植皮肤的存活时间。Zhou等将正常人的MSC分离、培养后静脉注射至MRL/Lpr鼠,移植2周后发现,MRL/Lpr鼠的抗双链DNA(ds-DNA)抗体滴度、24 h尿蛋白定量、CD4$^+$T细胞和Th2亚群均显著低于对照组,组织病理学显示其能显著地改善肾脏病理,免疫组织化学检测显示能降低TGFβ、FN、VEGF的表达及补体C3的沉积,提示人MSC移植对MRL/Lpr鼠有治疗作用。可见调节Th1及Th2平衡、抑制自身抗体产生及减少补体在肾小球沉积可能是MSC移植治疗MRL/Lpr鼠的有效机制。Zhang等从BALB/c鼠骨髓中分离出MSC,体外培养后(1×10^6)移植入MRL/Lpr鼠体内,30天后MRL/Lpr鼠尿蛋白水平显著下降,并且肾脏中无明显的血管炎表现,间质中无炎性细胞浸润,系膜细胞无明显增生,免疫荧光呈阴性或弱阳性。以上实验结果表明人BMMSC移植治疗MRL/Lpr鼠有效,调节Th1/Th2平衡、抑制B细胞抗体产生及减少补体在肾小球沉积可能是MSC移植治疗MRL/Lpr鼠的有效机制。

MSC移植应用于临床治疗目前报道尚不多。以往国内外MSC移植研究主要围绕防治GVHD。孙凌云等曾报道了异基因MSC移植治疗难治性系统性红斑狼疮的病例。2例女性难治性系统性红斑狼疮患者在行MSC移植后,随访3月,其中1例患者的血清肌酐、尿蛋白水平和抗核抗体(antinuclear antibody, ANA)滴度下降,血红蛋白、补体水平和肾小球滤过率上升;另1例患者血清白蛋白、补体C3水平上升,尿蛋白水平下降,高血压得到改善。2例患者均无移植相关并发症。随后孙凌云等将异基因MSC移植用于治疗9例难治性系统性红斑狼疮,患者系统性红斑狼疮疾病活动指数得分(SLEDAI)降低,短期内能降低ANA、抗ds-DNA滴度和24 h尿蛋白定量水平,升高补体C3水平,肾功能好转,狼疮病情缓解,表明异基因MSC移植治疗难治性系统性红斑狼疮安全有效,且异基因MSC取材方便、扩增迅速、输注安全、经济。在实验中还发现MSC移植后系统性红斑狼疮患者外周血Treg细胞百分率较治疗前升高,移植后6个月仍升高。表明MSC移植能通过上调Treg细胞水平发挥治疗作用,且此作用维持时间较长,证实MSC在体内分化为其他细胞时仍保留其免疫调节作用。而后张华勇等总结报道了11例异基因MSC移植治疗系统性红斑狼疮的病例,11例患者MSC移植后随访1～13个月,所有患者SLEDAI积分降低,24 h尿蛋白定量水平降低,血清补体C3水平升高,ANA滴度降低;2例肾功能不全患者血肌酐水平轻度下降;5例低蛋白血症患者血清白蛋白水平上升;患者均无移植相关并发症。近来,Liang等报道了15例异基因MSC移植治疗系统性红斑狼疮的病例,指出难治性红斑狼疮给予异基因MSC移植,能够改善患者的病情活动、血清学标志水平及稳定肾功能,MSC移植可能成为难治疗性狼疮的有效治疗手段和常规治疗选择。

最近,孙凌云和他的团队从事一项新的研究显示16例伴有威胁生命的内脏受累的难治性系统性红斑狼疮患者接受MSC治疗。从2007年4月—2009年7月收集16例系统性红斑狼疮患者,年龄在17～56岁,给予MSC治疗。所有入选患者均符合美国风湿病学会11条标准中至少4条。病情包括进展性和活动性病变,SLEDAI > 8分。难治性狼疮性肾炎被定义为达到世界卫生组织Ⅳ/Ⅴ级肾小球肾炎给予环磷酰胺治疗6个月或吗替麦考酚酯治疗3个月后蛋白尿水平仍大于1 000 mg/24 h,或血清肌酐 > 1.5 mg/dl,或肌酐清除率下降未达终末期肾病患者。另外,部分难治性免疫介导的血小板减少症或难治性狼疮性肾炎患者也包括在内,无论他们是否符合上述免疫抑制治疗标准。脐带MSC移植前,对11例患者每人给予总量为0.8～1.8 g的环磷酰胺静脉注射2～4天。另5例患者直接接受MSC移植,未给予环磷酰胺,因为他们的基础条件较差或存在骨髓抑制。通过静脉内输注细胞(1×10^6 /kg),输入前未使用类固醇激素或抗组胺剂。患者均给予泼尼松5～10 mg/d,有13例患者也使用环磷酰胺作为维持治疗。除非病情复发,否则不使用其他免疫抑制剂。如果患者的病情继续好转,随后逐渐减少泼尼松和延长环磷酰胺的长期使用。16例患者均完成了此项研究。所有患者随访了1和3个月,10例患者随访了6个月,2例患者随访了1年。在这些时间点对患者进行评估,包括体格检查、确定SLEDAI评分、血清学研究,以及器官功能评估。如果患者没能返院随访,病历记录和化验指示从他们当地医生或医疗机构收集。在整个研究中对不良事件及严重程度也进行了评估。且研究中所有脐带MSC均为2～5代,严格纯化和质量控制,MSC存活率 > 92%。研究结果显示,MSC移植显著改善了SLEDAI评分,降低了血清ANA的水平及抗dsDNA抗体水平,升高了血清白蛋白及补体C3水平,改善了肾功能。临床缓解过程中伴随着增加外周Treg细胞,并重新建立Th1细胞和Th2细胞相关的细胞因子之间的平衡。显著减少所有患者疾病活动性,至今仍没有复发病例,且没有治疗相关性死亡病例。该研究结果表明,脐带MSCT可降低疾病活动性,改善血清学变化,稳定促炎细胞因子。这些数据为难治性系统性红斑狼疮的治疗提供了随机对照研究的基础。这项研究首次揭示同种异体的MSC移植对治疗严重的系统性红斑狼疮至少在短期内是安全和有效的。还需要更多的临床试验来进一步明确这种治疗的安全性和有效性。

另外,杨华强等人采用脐带MSC移植治疗难治性系统性红斑狼疮患者均亦取得较好的效果。UC-MSC移植后系统性红斑狼疮患者临床症状均明显好转,移植后免疫学指标显示 ANA 和抗双链 DNA（ds-DNA）滴度在 MSC 移植后较移植前有明显降低，系统性红斑狼疮合并蛋白尿者在脐带 MSC 移植后 1 个月尿蛋白定量（24 h）明显减低，移植后 6 个月尿蛋白水平持续下降。肾功能不全者血清肌酐水平均有下降。所有患者无移植相关并发症。随访 6 个多月后患者的症状持续缓解无复发。到目前为止，在 ClinicalTrials.gov 注册的 MSC 治疗 SLE 肾炎的 Ⅰ/Ⅱ 期临床试验有 4 项，其中包括较大样本的研究。

4. MSC 与慢性马兜铃酸肾病

慢性马兜铃酸肾病（chronic aristolochic acid nephropathy, CAAN）是一种中草药性肾病，其发病机制尚处于研究中，亦无特别有效治疗方法。李维等建立 CAAN 模型，并移植 BMMSC（1×10^8，观察 2 个月），以观察 MSC 向肾脏细胞分化的潜能。研究表明 MSC 在肾脏损伤修复过程中可以明显降低尿素氮、减轻尿蛋白症状，起到一定的功能性修复作用。说明 MSC 治疗可以改善 CAAN 大鼠肾功能，减轻 CAAN 大鼠的尿蛋白丢失。这些结果有力地证明了 BMMSC 移植可以对 CAAN 引起的肾损伤进行修复及明显改善肾功能等生化指标。并发现 MSC 能向 CAAN 大鼠肾脏的肾小球及间质细胞转化，但是具体是 HSC 还是 MSC 转分化并不清楚。邹杰等采用 BMMSC（2×10^7，观察 2 个月）经尾静脉移植到 CAAN 雌性大鼠证实雄性大鼠 MSC 沿毛细血管、肾间质、肾小管这一路线向 CAAN 雌性大鼠肾脏迁徙分布。MSC 可在 CAAN 肾脏以长期定居、增殖，同时提示 MSC 移植到 CAAN 大鼠肾脏后可能存在细胞移植应激反应，所以细胞增殖周期有所延长。MSC 在 CAAN 大鼠肾脏自我更新受肾脏局部微环境和自身调节机制影响故出现相对平台期。当然也不排除同种异体 MSC 在 CAAN 大鼠体内被缓慢清除及 CAAN 大鼠肾脏肾间质缺血、缺氧抑制了 MSC 分裂和增殖的可能。

5. MSC 与急性肾衰

急性肾衰主要是缺血和毒素引起的肾小管坏死，其最主要的病理表现是急性肾小管坏死，尽快提供新生的肾小管上皮细胞是治疗的关键。由于肾小管具有强大的再生能力，肾衰后大量坏死的肾小管上皮细胞能够很快被补充。Kale 等选用 $Lin^-Sca\text{-}1^+\text{-}kit^+$ 表面标记的小鼠 MSC，再以该 MSC（1×10^6）移植到经过亚致死剂量放射线照射小鼠体内进行骨髓重建，发现该标记的 MSC 可以分化为成熟的肾小管细胞，并参与缺血性肾小管细胞的修复，移植后 1 周血尿素氮水平正常。Herrera 等给 C57/BL6 小鼠肌肉注射丙三醇诱导急性肾衰后输注绿色荧光蛋白（+）-MSC，可见绿色荧光蛋白（+）-MSC 集中分布于肾小管上皮并表达细胞角蛋白。有研究表明移植 BMMSC（2×10^5）可以改善肾功能，在一定条件下可以分化为肾小球系膜细胞和肾小管上皮细胞等肾脏实质细胞，并发现 BMMSC 可以选择性地修复外髓质部的部分肾小管坏死，恢复肾小管结构及功能，说明 BMMSC 具有向肾组织分化的特性和脉管增生的特性。在国内，王共先等采用能与细胞 DNA 特异结合的 DAPI 对移植的 BMMSC 进行标记，结果证实移植的 BMMSC 能够定居于肾组织中，且能与罗丹明标记的蓖麻血凝素结合，提示移植的

BMMSC已向肾小管上皮细胞分化。以往观点认为一些因素刺激（如缺血或肾毒性药物）造成肾小管上皮细胞损伤后，周围存活的肾小管上皮细胞在原位表型转化，细胞增殖、分化是小管上皮唯一的再生机制。而现在看来，通过MSC治疗肾脏疾病的机制可能有所不同，最近的研究显示，MSC是通过提供旁分泌和（或）内分泌因子来发挥对肾损伤的修复作用。Togel等在应用缺血再灌注模型进行实验发现，经颈内动脉给急性肾衰小鼠BMMSC（1×10^6），24 h后可明显改善肾脏功能，出现细胞大量增生和细胞坏死明显改善的现象。而对照实验中的成纤维细胞却不能起到这样的保护作用。他们还发现，在24 h内致炎（炎症前）细胞因子IL1β、TNF-α、IFN-γ和诱生型一氧化氮合酶明显减少，而抗炎的IL10和bFGF却高增量表达。因此，他们认为MSC的有效作用主要是通过复杂的旁分泌作用，而不是分化为靶细胞作用的。Togel等同样在急性肾缺血再灌注损伤方面发现MSC（$1.5 \times 10^6 \sim 2 \times 10^6$）可以通过旁分泌的形式对局部缺血或再灌流造成的肾损伤进行保护，还能明显减少邻近细胞的坏死。Roufosse等认为BMMSC主要是通过旁分泌机制促进局部损伤肾脏结构及功能恢复。Bi等为旁分泌和内分泌过程提供了研究证据，所选用的模型是顺铂诱导的肾损伤。该研究显示，仅经腹腔内注射MSC即可获得明显的MSC修复作用，说明MSC产生的体液因子是肾修复所必需的，而不仅仅是MSC本身。Imberti等认为这种体液因子是IGF-1，而Bi等则将其归功于肝细胞生长因子（hepatocyte growth factor, HGF）、IGF-1和EGF。Togel等最近报道MSC所提供的肾保护作用最关键的因子是VEGF。在国内，郭琦等用缺血再灌注损伤的肾脏组织匀浆的上清含有肾毒性物质如氧化应激的产物等培养BMMSC，发现BMMSC在肾损伤的微环境中能够上调保护性细胞因子，为BMMSC分化为肾小管上皮细胞及促进上皮细胞的修复创造一个有利微环境"壁龛"。许多临床前研究指出，体外MSC能改善肾损伤、促进肾脏修复。这些结果在急性缺血再灌注、急性小管上皮损伤和血管球肾炎模型中得到证实。MSC能定植于损伤部位，从而调整修复进程，它们能促进肾小管和肾小管结构和功能的改善。Morigi等指出，BMMSC应用能预防顺铂引起的急性肾损伤并延长免疫缺陷小鼠生存期，结果显示人类BMMSC的注入能减少近曲小管上皮细胞的损伤和改善肾功能。从而降低受者病死率。这些发现揭示人类BMMSC具有延长急性肾损伤者的生存期，应该考虑进行临床试验。

人脐带MSC治疗急性肾衰以前未见报道，然而最近报道显示经左颈动脉移植人脐带MSC（1×10^6）给急性肾衰小鼠，小鼠血肌酐和尿素氮水平比对照组下降。而且，经移植的人脐带MSC能定植于损伤部位，从而导致缺血和炎症缓解，但未见明显的转分化为类似肾脏细胞。这种结果提示需要进一步研究人脐带MSC在人类疾病的潜在应用。对于急性肾损伤，最近的研究显示人脐带MSC具有治疗急性肾损伤的潜力，在免疫缺陷小鼠通过顺铂诱导急性肾损伤，人脐带MSC具有能改善肾功能和小管上皮细胞损伤的双重作用。人脐带MSC移植能降低凋亡和促进细胞增生，其机制是通过干细胞产生生长因子。Eliopoulos等在大鼠急性肾损伤模型中，通过腹腔注射人

BMMSC,可明显改善肾脏功能,降低炎症因子的表达,肾脏免疫组织化学检测显示细胞凋亡明显减少而细胞增殖增加,说明MSC可以通过调控炎症、抑制凋亡并促进肾小管恢复等机制保护急性肾损伤的肾脏。

对急性肾损伤的MSC治疗的Ⅰ期临床试验已完成。该研究主要招收心脏手术患者并预先存在发展成为急性肾损伤的高危因素,如预先存在的肾脏疾病、糖尿病、年龄>60岁。研究显示:MSC通过复杂的旁分泌和内分泌作用使急性损伤的肾脏通过抗炎和营养作用而得以修复。令人惊喜的是,无论MSC对动物模型或Ⅰ期临床试验患者,均无发展成为慢性肾脏病的病例。而且,在研究中使用的MSC剂量是安全的,且对肾功能的早期及后期都能提供保护,并缩短了住院时间,降低了再住院率。但这些早期研究需要随机、对照、双盲的Ⅱ期临床试验得以确认。

目前,除了已经完成Ⅰ期临床试验,正在进行的临床试验有由Remuzzi的研究小组在肿瘤患者顺铂导致的急性肾损伤的研究(NCT01275612),其他暂无MSC治疗急性肾损伤的研究报告。

6. MSC与慢性肾衰

作为各种肾脏病变的最终结果,除了稳定病情,暂无有效的治疗手段。慢性肾衰模型的组织学证据显示,BMMSC治疗有助于逆转肾小球硬化,改善肾功能,减轻肾脏损伤。Togel等认为,自体和异基因MSC治疗急性肾损伤是安全有效的,能减轻后期肾脏纤维化,防止肾功能丧失,在此过程中,血管内皮生长因子(VEGF)起了关键性作用。Franquesa等发现BMMSC可以有效地阻止肾脏纤维化的发生和肾小管的萎缩。Semedo等指出:在5/6切除残肾动物模型,给予干细胞移植(2×10^5)治疗8周后发现,MSC治疗能改善肾功能,降低间质纤维化和肾小球硬化,其机制可能是通过调节促炎因子和抗炎因子、促纤维化和抗纤维化的平衡。在该实验中表现为IL4和IL10上调,IL6和TNF-α表达明显下调;降低纤维化主要是通过降低波形蛋白、Ⅰ型胶原、TGFβ、FSP-1等的表达。Asanuma等在应用单侧输尿管闭塞模型研究时发现,应用MSC 4周后在肾间质中能找到荧光标记的MSC,使用MSC后能防止慢性肾脏纤维化,其机制未完全明确,可能跟使用MSC后降低TNF-α水平有关。Choi等指出MSC在各种慢性肾衰模型中能改善肾脏病理和肾功能,其机制是旁分泌效应起作用,而与转分化无关,而且能重调慢性肾衰宿主肾脏细胞的分化。

7. MSC与肾移植

肾移植作为尿毒症患者除了血液净化的另一选择,同种异体肾移植的开展的确满足了终末期肾病患者的部分期望,但由于排斥反应产生的移植物抗宿主病,及长期应用抗排斥反应药物又为患者增加了新的负担与痛苦。而MSC移植却可以避免和治疗移植物抗宿主病。Lee等报道了1例20岁高危急性髓性白血病女性患者,接受来自父亲的HLA半相合的外周血CD34+ HSC和BMMSC,未发生急、慢性移植物抗宿主病,移植后31个月仍持续缓解。鉴于MSC对移植物抗宿主病的明确作用,推测给同种异体肾移植的患者同时移植供者来源的MSC可以预防和治疗移植物抗宿主病的发生发展,为肾移植发展提供更广阔空间。Le Blanc等以异体MSC移植成功治疗了1例骨髓移植后各种治疗无效的Ⅳ期急性GVHD患者,1年后无GVHD和微小残留白血病证据,提示MSC对重症难治性急性GVHD具有显著疗效。在自体和异体HSCT中,给予MSC共移植能促进受者造血功能恢复和重建,加速HSC植入。Lazarus等选取HLA配型相合的同胞供者骨髓或外周血干细胞,与体外培养的MSC($10^6 \sim 5 \times 10^6$)共同移植给恶性血液病患者,结果显示患者耐受性良好,无明显不良反应;中性粒细胞和血小板恢复快,急、慢性GVHD的总发生率较低,而未输注MSC时,骨髓移植或外周HSC移植患者的中性粒细胞和血小板恢复时间较长,急、慢性GVHD的发生率较高。

　　MSC可在体外抑制免疫反应,提示了一种新的基于细胞方面的移植。要将这个概念应用到临床的实体器官移植中需要严格评估。Perico等首先报道的MSC对实体器官移植的临床应用。自体MSC输注安全性和临床可行性研究(ClinicalTrials.gov,NCT00752479)正在进行。报道称2例接受肾移植的患者在移植后第7天输入自体来源的MSC,与不输注MSC的移植受者相比,MSC降低记忆性或效应CD8+T细胞同时增加CD4+Treg数量,降低供者特异性CD8+T淋巴细胞毒性。然而,接受MSC治疗的患者数日后均发生急性肾功能不全,经移植物浸润细胞的组织学和免疫组织化学分析,排除了急性细胞或体液排斥反应,但观察到移植物中有中性粒细胞和MSC的聚集,以及补体C3沉积。推测可能是移植后移植物的亚临床炎症环境有利于MSC的聚集和激活,形成促炎环境,最终导致急性肾功能不全。MSC在移植前输注可预防移植后肾功能急性恶化,同时保持MSC的免疫调节作用,这一假说已经在小鼠肾移植模型中得到证实。

　　在荷兰进行的一项临床研究中,自体BMMSC常规应用在移植后6个月的有亚临床排斥反应的患者。患者接受2次$10^6 \sim 2 \times 10^6$/kg体重的MSC。初步数据表明,MSC输注具有可行性和安全性,并具有免疫抑制作用。目前,ClinicalTrials.gov注册的MSC用于肾移植的临床研究有14项。这些研究总体上证明了MSC用于肾移植后治疗的安全性,并在减少排异反应、降低传统免疫抑制剂的使用量等方面显示一定的益处。

　　在我国,谭建明教授课题组通过前瞻性随机对照研究,比较自体骨髓来源MSC输注(肾灌注2周后)与临床常用的抗IL2受体抗体巴利昔单抗预防肾移植后急性排斥反应的效果。结果显示MSC治疗组在移植后6个月急性排斥反应的发生率较低,机会性感染率低并且肾功能良好,提示MSC有可能取代巴利昔单抗成为新的诱导耐受的方法。项鹏教授研究团队关于MSC联合低剂量免疫抑制剂预防肾移植排斥的临床研究也取得了较好的结果,研究者通过MSC输注减少肾移植患者1/2的传统钙调磷酸酶抑制剂用量,结果患者的生命和移植物功能均不受影响,提示MSC输注可以在保证患者安全的情况下减少传统免疫抑制剂的用量,减少免疫抑制剂的不良反应,减少药物性肾损伤。

　　总之,随着研究的深入,MSC对肾脏病的临床研究越来越多。到目前为止,已经批准了30项关于MSC治疗肾脏疾病的临床试验,包括急性肾损伤(3项)、慢性肾损伤

（4项）、局灶性节段性肾小球硬化症（1项）、糖尿病肾疾病（1项）、自身免疫性疾病（5项）和肾脏移植（16项）。

（张欣洲，马华林）

------------------------------ 参 考 文 献 ------------------------------

［ 1 ］ Almeida M, Ambrogini E, Han L, et al. Increased lipid oxidation causes oxidative stress, increased peroxisome proliferator-activated receptor-gamma expression, and diminished pro-osteogenic Wnt signaling in the skeleton[J]. J Biol Chem, 2009, 284(40): 27438−27448.

［ 2 ］ Axmann R, Herman S, Zaiss M, et al. CTLA-4 directly inhibits osteoclast formation[J]. Ann Rheum Dis, 2008, 67(11): 1603−1609.

［ 3 ］ Bennett CN, Longo KA, Wright WS, et al. Regulation of osteoblastogenesis and bone mass by Wnt10b[J]. Proc Natl Acad Sci USA, 2005, 102(9): 3324e9.

［ 4 ］ Bivi N, Pacheco-Costa R, Brun LR, et al. Absence of Cx43 selectively from osteocytes enhances responsiveness to mechanical force in mice[J]. J Orthop Res, 2013, 31(7): 1075−1081.

［ 5 ］ Blair HC, Robinson LJ, Huang CL, et al. Calcium and bone disease[J]. Biofactors, 2011, 37(3): 159−167.

［ 6 ］ Bonewald LF, Wacker MJ. FGF23 production by osteocytes[J]. Pediatr Nephrol, 2013, 28(4): 563−568.

［ 7 ］ Bonewald LF. Osteocytes as dynamic multifunctional cells[J]. Ann N Y Acad Sci, 2007, 1116: 281−290.

［ 8 ］ Boyle WJ, Simonet WS, Lacey DL. Osteoclast differentiation and activation[J]. Nature, 2003, 423(6937): 337−342.

［ 9 ］ Chen D, Tian W, Li Y, et al. Osteoblast-specific transcription factor osterix (Osx) and HIF-1alpha cooperatively regulate gene expression of vascular endothelial growth factor (VEGF)[J]. Biochem Biophys Res Commun, 2012, 424(1): 176−181.

［10］ Ciraci E, Barisani D, Parafioriti A, et al. CD34 human hematopoietic progenitor cell line, MUTZ-3, differentiates into functional osteoclasts[J]. Exp Hematol, 2007, 35(6): 967−977.

［11］ Day TF, Guo X, Garrett-Beal L, et al. Wnt/beta-catenin signaling in mesenchymal progenitors controls osteoblast and chondrocyte differentiation during vertebrate skeletogenesis[J]. Dev Cell, 2005, 8(5): 739−750.

［12］ Edwards JR, Mundy GR. Advances in osteoclast biology: old findings and new insights from mouse models[J]. Nat Rev Rheumatol, 2011, 7(4): 235−243.

［13］ Furumatsu T, Shen ZN, Kawai A, et al. Vascular endothelial growth factor principally acts as the main angiogenic factor in the early stage of human osteoblastogenesis[J]. J Biochem, 2003, 133(5): 633−639.

［14］ Giguere V. Transcriptional control of energy homeostasis by the estrogen-related receptors[J]. Endocr Rev, 2008, 29(6): 677−696.

［15］ Glass DA 2nd, Bialek P, Ahn JD, et al. Canonical Wnt signaling in differentiated osteoblasts controls osteoclast differentiation[J]. Dev Cell, 2005, 8(5): 751-764.

[16] Gluhak-Heinrich J, Pavlin D, Yang W, et al. MEPE expression in osteocytes during orthodontic tooth movement[J]. Arch Oral Biol, 2007, 52(7): 684-690.

[17] Gong Y, Slee RB, Fukai N, et al. LDL receptor-related protein 5 (LRP5) affects bone accrual and eye development[J]. Cell, 2001, 107(4): 513-523.

[18] Gordon S, Taylor PR. Monocyte and macrophage heterogeneity[J]. Nat Rev Immunol, 2005, 5(12): 953-964.

[19] Guihard P, Danger Y, Brounais B, et al. Induction of osteogenesis in mesenchymal stem cells by activated monocytes/macrophages depends on oncostatin M signaling[J]. Stem Cells, 2012, 30(4): 762-772.

[20] Heinz S, Benner C, Spann N, et al. Simple combinations of lineage-determining transcription factors prime cis-regulatory elements required for macrophage and B cell identities[J]. Mol Cell, 2010, 38(4): 576-589.

[21] Husheem M, Nyman JK, Vääräniemi J, et al. Characterization of circulating human osteoclast progenitors: development of in vitro resorption assay[J]. Calcif Tissue Int, 2005, 76(3): 222-230.

[22] Ishii KA, Fumoto T, Iwai K, et al. Coordination of PGC-1beta and iron uptake in mitochondrial biogenesis and osteoclast activation[J]. Nat Med, 2009, 15(3): 259-266.

[23] Jacome-Galarza CE, Lee SK, Lorenzo JA, et al. Identification, characterization, and isolation of a common progenitor for osteoclasts, macrophages, and dendritic cells from murine bone marrow and periphery[J]. J Bone Miner Res, 2013, 28(5): 1203-1213.

[24] Kang S, Bennett CN, Gerin I, et al. Wnt signaling stimulates osteoblastogenesis of mesenchymal precursors by suppressing CCAAT/enhancer-binding protein alpha and peroxisome proliferator-activated receptor gamma[J]. J Biol Chem, 2007, 282(19): 14515-14524.

[25] Lefterova MI, Steger DJ, Zhuo D, et al. Cell-specific determinants of peroxisome proliferator-activated receptor gamma function in adipocytes and macrophages[J]. Mol Cell Biol, 2010, 30(9): 2078-2089.

[26] Logan CY, Nusse R. The Wnt signaling pathway in development and disease[J]. Annu Rev Cell Dev Biol, 2004, 20: 781e810.

[27] Manolagas SC. Birth and death of bone cells: basic regulatory mechanisms and implications for the pathogenesis and treatment of osteoporosis[J]. Endocr Rev, 2000, 21(2): 115-137.

[28] Marotti G. The structure of bone tissues and the cellular control of their deposition[J]. Ital J Anat Embryol, 1996, 101(4): 25-79.

[29] Morvan F, Boulukos K, Clément-Lacroix P, et al. Deletion of a single allele of the Dkk1 gene leads to an increase in bone formation and bonemass[J]. J Bone Miner Res, 2006, 21(6): 934-945.

[30] Nabeshima Y. Klotho: a fundamental regulator of aging[J]. Ageing Res Rev, 2002, 1(4): 627-638.

[31] Nakashima K, Zhou X, Kunkel G, et al. The novel zinc finger-containing transcription factor osterix is required for osteoblast differentiation and bone formation[J]. Cell, 2002, 108(1): 17-29.

[32] Oh JH, Park SY, de Crombrugghe B, et al. Chondrocyte-specific ablation of Osterix leads

to impaired endochondral ossification[J]. Biochem Biophys Res Commun, 2012, 418(4): 634-640.

[33] Sato K, Suematsu A, Nakashima T, et al. Regulation of osteoclast differentiation and function by the CaMK-CREB pathway[J]. Nat Med, 2006, 12(12): 1410-1416.

[34] Sonoda J, Laganiere J, Mehl IR, et al. Nuclear receptor ERR alpha and coactivator PGC-1 beta are effectors of IFN-gamma-induced host defense[J]. Genes Dev, 2007, 21(15): 1909-1920.

[35] Takada I, Mihara M, Suzawa M, et al. A histone lysine methyltransferase activated by non-canonical Wnt signalling suppresses PPAR-gamma transactivation[J]. Nat Cell Biol, 2007, 9(11): 1273-1285.

[36] Tang W, Li Y, Osimiri L, Zhang C. Osteoblast-specific transcription factor Osterix (Osx) is an upstream regulator of Satb2 duringbone formation[J]. J Biol Chem, 2011, 286(38): 32995-33002.

[37] Tang W, Zeve D, Suh JM, et al. White fat progenitor cells reside in the adipose vasculature[J]. Science, 2008, 322(5901): 583-586.

[38] Villena JA, Kralli A. ERRalpha: a metabolic function for the oldest orphan[J]. Trends Endocrinol Metab, 2008, 19(8): 269-276.

[39] Wan Y, Chong LW, Evans RM. PPAR-gamma regulates osteoclastogenesis in mice[J]. Nat Med, 2007, 13(12): 1496-1503.

[40] Wan Y. PPARγ in bone homeostasis[J]. Trends Endocrinol Metab, 2010, 21(12): 722-728.

[41] Wei W, Wang X, Yang M, et al. PGC1beta mediates PPARgamma activation of osteoclastogenesis and rosiglitazone-induced bone loss[J]. Cell Metab, 2010, 11(6): 503-516.

[42] Wei W, Zeve D, Suh JM, et al. Biphasic and dosage-dependent regulation of osteoclastogenesis by β-catenin[J]. Mol Cell Biol, 2011, 31(23): 4706-4719.

[43] Wei W, Zeve D, Wang X, et al. Osteoclast progenitors reside in PPARg-expressing bone marrow cell population[J]. Mol Cell Biol, 2011, 31(23): 4692-4705.

[44] Yang W, Lu Y, Kalajzic I, et al. Dentin matrix protein 1 gene cis-regulation: use in osteocytes to characterize local responses to mechanical loading in vitro and in vivo[J]. J Biol Chem, 2005, 280(21): 20680-20690.

[45] Yen ML, Tsai HF, Wu YY, et al. TNF-related apoptosis-inducing ligand (TRAIL) induces osteoclast differentiation from monocyte/macrophage lineage precursor cells[J]. Mol Immunol, 2008, 45(8): 2205-2013.

[46] Yuan B, Takaiwa M, Clemens TL, et al. Aberrant Phex function in osteoblasts and osteocytes alone underlies murine X-linked hypophosphatemia[J]. J Clin Invest, 2008, 118(2): 722-734.

[47] Yuan Q, Sitara D, Sato T, et al. PTH ablation ameliorates the anomalies of Fgf23-deficient mice by suppressing the elevated vitamin D and calcium levels[J]. Endocrinology, 2011, 152(11): 4053-4061.

[48] Zhang C, Cho K, Huang Y, et al. Inhibition of Wnt signaling by the osteoblast-specific transcription factor Osterix[J]. Proc Natl Acad Sci U S A, 2008, 105(19): 6936-6941.

[49] Zhang C, Dai H, de Crombrugghe B. Characterization of Dkk1 gene regulation by the osteoblast-specific transcription factor Osx[J]. Biochem Biophys Res Commun, 2012, 420(4): 782-786.

[50] Zhang C, Tang W, Li Y. Matrix metalloproteinase 13 (MMP13) is a direct target of osteoblast-specific transcription factorosterix (Osx) in osteoblasts[J]. PLoS One, 2012, 7(11): e50525.

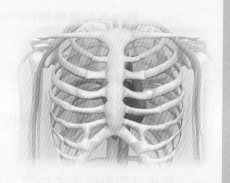

第三章

骨骼的胚胎发育及
先天性骨骼疾病

　　20世纪末，上海交通大学的贺林实验室从湖南和贵州的偏远山区采集到了3个处于相对隔离的不同民族的A1型短指/趾症家系，通过连锁分析和候选克隆的方法，成功地将A1型短指/趾症的致病基因定位到了2号染色体长臂的某个区域，并最终在这一广阔区域内发现一个名为IHH基因的数个单碱基突变分别是导致上述3个家系A1型短指/趾症的直接原因。A1型短指/趾症的研究经历了最初致病基因的定位、克隆，到最后致病机制的阐述，完整地解答了一个在人类遗传史上具有重要意义的遗传疾病的百年之谜，这是我国第1例完全依靠本土科学家完成的疾病基因克隆、机制分析和功能研究的系统性、原创性工作，反映出了目前我国前沿科学的研究能力。

第一节　骨骼图式决定和形态建成

一、脊椎动物骨骼图式决定

高等动物通常由多个骨骼单元组成,这些骨骼单元的形状和大小各不相同。决定这些骨骼单元大小、形状和位置的过程,一般称之为图式决定;随后骨骼单元的细胞分化过程称为形态建成。如果这些过程出现问题,将导致许多先天的骨骼系统缺陷或者后天的骨骼疾病,这些疾病对人类造成很大的影响。

骨骼的图式决定发生在可见的组织和器官分化之前。间充质干细胞(MSC)通过聚集、延伸、分叉或区段化,预先勾勒出潜在的各个骨骼单元的形状、大小和位置。在这个过程中,前体干细胞构成的软骨模板区段化,伴随着关节的诱导和形成。在间质前体细胞聚集分化成软骨细胞的同时,关节区的软骨细胞进一步聚集压缩和扁平化,变成关节区间细胞。在随后的发育过程中,关节区间细胞分化和向两边聚集,最终形成一个充满液体的关节囊腔。在关节形成的同时,骨骼单元开始软骨和骨细胞分化过程。

脊椎动物的骨发育主要有两种机制:一种是膜内骨化,在这个过程中MSC直接形成骨细胞,颅面骨和锁骨由这种机制形成;另一种是软骨内骨化,是指MSC先发育成软骨,而后软骨细胞经历成熟和凋亡,随后骨细胞随着血管的入侵形成骨。四肢骨和脊椎骨是软骨内骨化发育而成的。

二、四肢骨的图式决定

高等动物的骨骼系统可以大体分为椎骨和四肢骨,这两部分的图式决定过程和相关分子机制有所不同,下面分别介绍。

脊椎动物的肢节往往可以特化成很多形状以适应特殊的生活习性,如鸟类的翅膀、海豚的胸鳍、人的手臂等。以人类的手臂为例,肢节通过肘关节和腕关节,可以分为3个部分:上臂、小臂、掌骨(见图3-1-1)。高等动物的四肢骨由肢芽原基发育而来。肢芽原基在胚胎发育的早期,如小鼠E9.0时期,从脊柱两侧的侧板中胚层向外诱导生长。肢芽原基初始形成半球形突起,内部中胚层将会衍生出骨骼、肌肉和肌腱等组织;肢芽原基外层由一层细胞构成的外胚层,将衍生毛发、皮肤和指甲等组织。

肢节的图式决定可以简化为3个方向极性的建立:近远端极性、前后极性和背腹极性。这些极性的建立发生在肉眼可见的组织分化和形态变化之前,3个方向的极性发育构成了一个立体的信号网络,指导肢节中每个位置细胞的细胞学行为,如生长、分

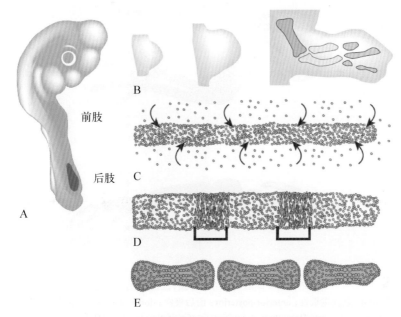

图3-1-1 四肢骨的图式决定和形态建成过程

注：A. 鸡胚的前肢和后肢位置；B. 肢芽的起始，生长和骨骼分化；C. 间充质干细胞（MSC）聚集形成骨骼模板；D. 聚集的干细胞在关节区间形成关节；E. 关节形成的同时，骨骼模板被分割成各个骨骼单元。引自 Mariani FV, Martin GR. Deciphering skeletal patterning: clues from the limb[J]. Nature, 2003, 423: 319-325

裂方向和分化。各个方向的极性的建立通常由一个或几个主要的蛋白构成的信号网络指导完成，这些信号网络相互独立，又整合在一起指导整个肢芽的图式决定。

关于肢节的图式决定和形态建成过程的调控机制，目前主要有两类不同的理论。早在一百多年前，英国生物学家D'Arcy Thompson提出器官的发育和生长是一个机械和物理的过程，可以采用数学模型模拟。最新的计算机3-D模拟肢芽的发育过程，发现肢芽的间质细胞增殖分裂方向具有各向异性，有流体力学的许多特征，是驱动肢芽形态建成的因素之一。相对而言，肢芽不同部位细胞增殖速度的差异贡献不大。这些细胞的各向异性活动，受到Wnt/PCP信号的调控。另一种广为接受的形态素理论，认为在肢芽的不同部位表达一些扩散性的蛋白，这些蛋白在不同的极性方向上呈递出浓度差异或传递不同强度的信号，导致肢芽不同位置上的细胞增殖速度和分裂方向不同，最终形成3个极性方向上各异的骨骼结构（见图3-1-2）。

1. 肢节近远极性的图式化

在肢芽的顶端，外胚层因汇聚而隆起，形成条状突出，称为外胚层顶嵴（apical ectodermal ridge, AER）。AER是肢节近-远端轴发育所不可或缺的结构。关于肢节近远端极性的形成机制，最早来自鸡胚肢芽的剥离和嫁接实验。1974年，Summerbell等发现，将鸡胚肢芽的AER在不同的发育时期剥离，会导致肢节不同程度的缺失。他们

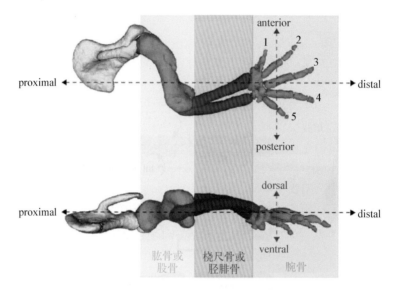

图3-1-2　四肢骨三个轴向的极性和图式决定

注：proximal-distal：近远端极性；anterior-posterior：前后极性；dorsal-ventral：背腹极性。引自 Duboc V, Logan MP. Building limb morphology through integration of signalling modules[J]. Curr Opin Genet Dev, 2009, 19(5): 497-503

最初用经典的步进模型来解释这一现象。紧接 AER 的 MSC 形成一个区域，即步进区，这个区域内的细胞接受来自 AER 的信号，维持活跃增殖和未分化状态；随着细胞的分裂，肢芽沿着近-远端轴不断地延伸，近端的细胞脱离了步进区，开始分化成上臂骨；随后细胞依次脱离步进区，形成了小臂骨；最后由于 AER 退化，步进区也相应解体，形成掌骨。概言之，细胞在步进区内的时间长短决定了这些细胞最终形成哪一部分的臂骨。这个模型可以很好地解释前述 AER 剥离实验的结果。

随后的研究表明，FGF 等是在 AER 分泌的重要蛋白。AER 分泌的 FGF8 蛋白是肢节发育的重要因子，它与步进区表达的 FGF10 相互作用，调控肢节的诱导和起始。AER 分泌的 FGF8/4/9/17 蛋白，协同调控了肢节的近远极性的建立。*Fgf4/8* 基因的双敲除导致肢节的完全缺失，它们在 AER 的短暂表达足够建立肢节的近远极性。AER 分泌的 WNT 蛋白也与 FGF 蛋白一起协调调控了 AER 和步进区细胞特性的维持。

然而，最近两个课题组观察到无法用经典的步进模型来解释的现象。一个课题组将鸡胚肢芽的最远端 MSC 用染料标记，然后剥离 AER，发现这些细胞并未分化成近端的结构，却发生了凋亡，而根据步进模型，受 AER 影响时间越短，越容易分化成近端结构。另一个课题组利用 *Fgf4* 和 *Fgf8* 双敲除小鼠的肢芽对近远端极性进行了重新审视。该突变体小鼠 AER 的 Fgf 信号可以很短暂地出现，然后快速消失，结果肢节无法正常发育，而残留的肢节包含了肱骨。令人意外的是残肢往往也包含了肢节远端的结构，这一现象也无法用步进模型来解释。基于这两个课题组的结果，他们提出了预决定模型（见图3-1-3）。根据这一模型，即决定细胞分化成肢节某个部分的信息在肢节发育的很早期就已经决定了，AER的功能是维持这些细胞的生存和分裂。但是该模型无法解释前述的鸡胚AER剥离实验结果，因为如果是早就决定了的命运，那么无论什么时候剥离AER，都会有这些结构的产生，只是完整性上的差异而已。部分学者认为该模型只是夸大了肢芽远端细胞凋亡的效果，它的解释性不如步进模型。

　　围绕着肢节近-远端轴图式化模型的争论还在继续，最近又提出了一个新模型来阐述近-远端轴图式，即双信号动态模型（two-signal dynamic specification）（见图3-1-3）。该模型认为肢芽远端的Fgf信号一方面维持肢芽MSC的生存，一方面可以抑制近端图式的形成。近端和远端都提供信号给MSC，分别形成上臂骨和掌骨。在两种信号交汇的地方形成小臂骨。最近，在鸡胚的实验中发现视黄酸是近端信号，它通过诱导 *Meis1/2* 基因，与Fgf诱导的 *HoxA11/13* 基因，相互拮抗作用决定了肢节3个部分的特化。但是在小鼠体内，将RA合成阻断以后，并未影响肢节的近-远端轴图式化。

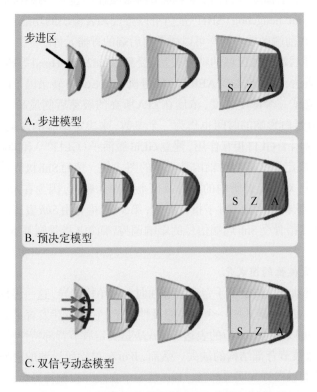

图3-1-3　解释肢节近远端极性形成的3个模型

注：A. 步进模型，肢节的3段结构逐步从步进区未分化细胞分化而来；B. 预决定模型，肢节的3段结构细胞在肢芽发育早期就已经决定分化了；C. 双信号动态模型，肢芽中近端间质细胞和远端AER分泌的信号相互作用，调控了肢节结构的特化和形态建成。引自Mariani FV. Proximal to distal patterning during limb development and regeneration: a review of converging disciplines[J]. Regen Med, 2010, 5(3): 451-462

而且，*Meis1/2*和*HoxA11/13*基因的表达与各自近远端区域不完全吻合。为了整合这些矛盾的证据，又提出了一个分化前沿的模型。它融合了双信号动态模型的主要特征，主张肢芽起始阶段形成的间质细胞是近端属性，但远端细胞在AER-Fgf信号的影响下维持未分化状态，近端细胞逐步特化并分化成软骨细胞。

总而言之，这些解释肢节近远端极性的模型各有其合理的地方，同时也存在着不同的缺陷，无法解释不同的实验证据，或存在种属的差异，因而仍然需要进一步的研究来说明近远端极性的图式化进程。

2. 肢节前后极性的图式化

肢节前后极性的建立主要由极性活性区（zone of polarizing activity, ZPA）决定，该区域位于肢芽后侧靠近顶端的位置。鸡胚实验证明，将ZPA移植到一个受体的肢芽前端区域，可以在小臂骨和掌骨区域内诱导出镜像对称的结构，比如对称的尺骨或指骨。Wolpert教授提出一个法国旗帜假说，ZPA区域细胞分泌一个形态素蛋白，这个形态素蛋白在前后方向上呈梯度分布，指导了肢节前后极性的建立。现在的研究证明，ZPA区域内表达的Sonic hedgehog（SHH）蛋白可以替代ZPA组织的功能，发挥极性活性的作用，SHH蛋白在前端区域内同样可以诱导出后端的骨骼元件。

SHH在肢芽后端ZPA区域的特异表达，受到Hand2、5'-Hoxd等转录因子的调控。SHH在肢芽的表达，同时也受到AER-Fgf信号诱导的Etv4/5转录因子的调控。SHH蛋白在肢芽内建立了一个浓度梯度，浓度在ZPA所在的肢芽后侧最高，往前侧递减，同时，细胞被SHH蛋白影响的时间也作为一个参数，来决定细胞的命运。分子机制上，SHH主要和转录因子GLI3相互作用，建立GLI3激活子（GLI3^{Act}）和抑制子（GLI3^R）的比例梯度，最终决定了肢芽前后轴内骨元件的图式化。然而Shh极性活性功能只局限于小臂骨和掌骨，对于上臂骨内的肱骨及以上元件无影响，因为在*Shh*敲除小鼠突变体内，这些元件都未受影响。对于指骨而言，第3～5指骨由*Shh*表达的ZPA区域细胞衍生而来，第2、3指骨受Shh远端信号的影响调控，而第1指骨则基本不受Shh信号的影响。

3. 肢节背腹极性的图式化

肢节的背腹轴极性决定了手背和手掌轴向上的结构差异，这一极性被认为是肢芽外胚层诱导的。Wnt7a是其中一个重要的极性分子，它从肢芽发育早期开始就在背部的外胚层表达，可以诱导*Lmx1b*的表达。Lmx1b是决定肢节背部特性结构的转录因子，它的敲除会导致肢节背部结构的缺失。然而，*Wnt7a*敲除所导致的表型仅局限于远端肢节，近端的背腹轴极性无明显异常。En1是一个在肢芽腹侧特异表达的蛋白，决定了肢节腹侧的结构特征，它的敲除会导致肢节腹侧背部化。

4. 肢节图式决定信号中心的协同和整合

肢节在近远端轴，前后轴和背腹轴上的发育虽然是相对独立的过程，但是相互之间仍然存在着协同作用，这种协同作用主要通过信号通路之间的相互影响来实现。如前所述,肢芽AER和ZPA是它发育和极性建立的两个重要信号中心。AER分泌的Fgf信号、ZPA产生的Shh信号以及背部外胚层来源的Wnt7a信号,它们有紧密的相互作用和调控。AER分泌的Fgf分子决定着肢节近远端轴向的发育,但Fgf信号的异常往往导致ZPA的 Shh 表达下降,同样,Shh信号的减弱也会导致AER内Fgf表达的下降,进一步研究发现,Fgf信号与Shh信号之间通过一个Bmp信号的拮抗蛋白Gremlin形成一个正反馈环路,互相维持对方的表达,使得近远端轴和前后轴的极性发育有机地结合在一起。决定背腹轴的Wnt7a信号对于ZPA内 Shh 的表达同样具有促进作用。最初的研究发现,背部外胚层的剥离会导致肢节后端元件的消失,而加入外源的SHH蛋白则可以挽救这一表型,最后发现外胚层分泌的Wnt7a分子是维持ZPA的SHH表达不可或缺的因素,可见背腹轴直接影响了前后轴,间接地调控了近远端极性的发育。

综合肢节在这3条轴上的图式化信号,肢节发育基本上可以分为4个阶段:起始阶段、早期特化和决定阶段、增殖和分化阶段、晚期指骨形成阶段。起始阶段大概在小鼠胚胎E9时期,AER-Fgf和ZPA-Shh信号分别建立了近远端极性和前后极性,整个肢芽原基约250 μm,受外表皮WNT信号蛋白的影响。到E9.5时期,肢芽开始进入早期特化和决定阶段,ZPA-Shh信号在前后方向上形成浓度梯度,分别特化不同的掌骨结构。从E9.75阶段到E11.5,开始进入增殖和分化阶段,它主要受Shh-Grem1-Fgf信号环路的调控,远端步进区细胞保持未分化状态,各个区段分别分化成软骨细胞模板。在E12以后的阶段,远端掌骨在指间Bmp信号的指导下,开始分化完整的掌骨。目前,已有的关于肢节发育的图式化理论尚不完善,还需要进一步探索,帮助理解肢节的发育和相关遗传疾病的病理机制。

三、脊椎骨的图式决定

1. 脊椎动物脊椎骨的结构和功能

脊椎动物脊椎骨包括颅骨、肋骨和脊柱。脊柱由5种不同的椎骨组成:颈椎骨、胸椎骨、腰椎骨、骶椎骨和尾椎骨。这些不同的椎骨具有相似的结构模式,但都有各自的形态特征。这些形态各异的椎骨按照严格的前后顺序排列组成脊椎骨。椎骨的功能非常重要,起着重要的支持作用,支撑整个躯干和头颅,为肋骨提供软骨接触面,给脊椎神经提供保护。椎骨还把躯干身体的重量和压力转移到四肢骨。这些椎骨不仅形成了连续不断的支撑面,同时还非常柔软,可以使身体向各个方向弯曲。不同的椎骨在不同的身体位置起着不同的作用;不同的物种根据自身的环境需求进化出了形态各异的脊椎骨。比如,为了适应爬行,蛇的脊椎骨都是由类似胸椎骨的椎骨组成,所有椎骨两侧都有肋骨(见图3-1-4)。

不同的椎骨在发育上有着相同的祖细胞。所有椎骨都是由体节的生骨节发育而来。体节是由位于发育中的神经管两侧的祖细胞按照一定的前后顺序分节形成。本

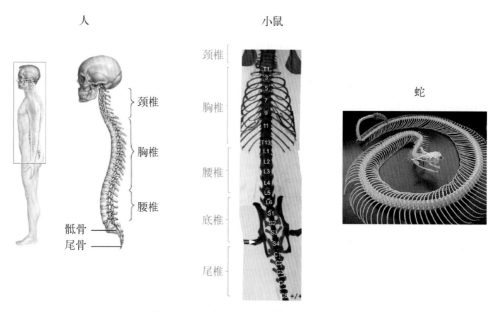

图3-1-4 人、小鼠和蛇的中椎骨组成

节点介绍相同的祖细胞如何分节,并形成具有不同形状功能特性的椎骨以及参与这个过程中的主要信号因子和信号通路。

2. 脊椎骨图式决定的信号机制

小鼠体节的形成开始于E7-E7.5,新形成的旁中胚层细胞从原条沿着发育中的神经管由后向前迁移。位于原条和最新形成的体节之间的部分叫作前原节期中胚层(presomitie mesoderm, PSM)。它不仅是形成体节的祖细胞,还是一个信号中心。这个信号中心指导体节的分节过程,因此体节的模式和特性在PSM里已经被大致决定了。在体节的形成过程中,一个广为接受的模型是时钟和波阵面模型(见图3-1-5)。这个模型认为在PSM中,一些基因振荡表达而形成的时间周期性与一些成形素浓度梯度而形成的位置信息结合来调控周期性的体节分节和体节特性。这些在PSM按照前后方向振荡表达的基因称为振荡子,大部分是Fgf、Wnt、Notch信号通路的组成部分。Palmeirim等最早在鸡胚的PSM中发现*Hairy1*的mRNA表达具有周期性。在每一节体节的形成过程中,*Hairy1*基因总是最先在PSM的尾端表达,接着向靠前端的细胞迁移,它的表达像一个移动的波浪。接下来的研究发现了一些类*Fgf、Wnt、Notch*信号通路基因都具有类似的表达特征。*Fgf*和*Notch*信号基因在这种类似波浪的表达中表达在相同相,它们与*Wnt*信号基因表达在相反相。体节形成的周期性是由振荡子的周期性表达决定的,而PSM中的祖细胞何时开始形成体节是由PSM中前后方向的形成素浓度梯度决定的。这些形成素包括FGF、Wnt和视黄酸,其浓度梯度组合形成位置分界线,决定了从PSM哪个部分开始形成体节(都是前部)。在尾部的PSM中,细胞暴露在高的FGF和Wnt信号通路活性中。高的FGF和Wnt信号通路活性让细胞维持在未分化、未成熟的状态。从PSM尾部到前部的中，FGF和Wnt信号通路活性逐渐减弱，当它们的活性低到一定程度时，细胞开始分化形成体节。PSM细胞从未成熟的状态向分化状态转变可以通过Mesogenin1（*Msgn1*）基因表达的下调和*Mesp2*基因的激活来反应（见图3-1-5）。

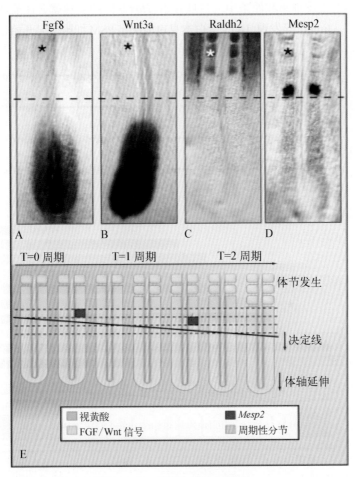

图3-1-5　时钟和波阵面模型

注：A～D. 原位杂交显示在2天鸡胚的体节分节过程中一些起关键作用的组成部分的表达谱。*表示最新形成的体节，虚线表示大致的决定线。E. 体节分节的模型。FGF/Wnt信号浓度梯度（紫色）与其拮抗的视黄酸信号通路确定决定线的位置，而周期性表达的一些基因（时钟信号）用橙色表示（只标记处左侧）。随着胚胎向后的延伸，决定线也不断后移。当尾部的前体细胞到达决定线时，细胞中的一系列周期性基因开始表达，体节从这开始分节形成。同时会激活一些基因（如*Mesp2*）的表达（黑条表示只标记右侧），从*Mesp2*的表达就可以知道未来的分节，这些综合形成了周期性分节的体节。引自Pourquie O. Vertebrate segmentation: from cyclic gene networks to scoliosis[J]. Cell, 2011, 145(5): 650-663

3. *Hox*基因与脊椎骨的图式决定

　　*Hox*基因家族在脊椎骨模式形成和特性决定过程中发挥了非常重要的作用。在小鼠中，39个*Hox*基因排列在4条不同的染色体上。所有这些*Hox*基因从转录上看都是同一个方向。根据它们分布的位置和序列可以进一步分为13个旁系同源簇。*Hox*基因在脊椎骨发育过程中表现出共线性，即某一个*Hox*基因的表达范围与其所在染色体上的位置密切相关（见图3-1-6）。它在脊椎骨发育的很早期就开始表达，最早可以追溯到尾端的上皮细胞和原条中。一旦开始，*Hox*基因的表达就会往前部的原条扩散一直到中部。Iimura等发现，HOX蛋白本身也能决定PSM细胞何时开始迁移。

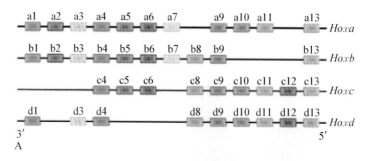

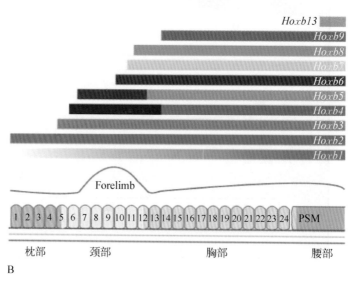

图3-1-6　哺乳动物*Hox*基因簇及其共线性表达

注：A. 在哺乳动物中39个*Hox*基因分布在4个染色体上（*Hoxa*、*Hoxb*、*Hoxc*和*Hoxd*）。同一个染色体上的*Hox*基因成线性分布，并且它们在体节形成过程的表达式与染色体上的位置相关。通常*Hox1*最先表达，表达范围也最靠前；而*Hox13*最后表达，且表达范围最靠后。B. *Hox*基因在体节中的表达情况。为了说明方便只列出*Hoxb*的表达。*Hoxb*的表达是与其染色体上的位置有关，这种现象叫共线性。引自Alexander T, Nolte C, Krumlauf R, et al. Hox genes and segmentation of the hindbrain and axial skeleton[J]. Annu Rev Cell Dev Biol, 2009, 25: 431–456

　　大量研究表明，*Hox*基因的表达是决定椎骨模式和椎骨特性的密码(见图3-1-6)。前文中所提到的PSM中的FGF、Wnt、Nothch和视黄酸信号通路都能调控*Hox*基因的表达，它们都处于*Hox*基因的上游。通过调控*Hox*基因的表达将模式和特性决定的信息传给椎骨。

　　脊椎骨同源转换代表了一类表型。它的定义是：一个脊椎骨获得了它邻近的前或者后脊椎骨的特征，而总的脊椎骨数目维持不变。比如，在*Hox10*整个基因簇全敲除的小鼠中，所有的腰椎骨和骶椎骨都同源转换成了胸椎骨。椎骨两侧都长了肋骨，有点类似蛇的脊椎骨。而在*Hox11*整个基因簇的全敲小鼠中，所有的骶椎骨都同源转换成了腰椎骨。尽管*Hox*基因在分节后的体节中也有表达，许多实验结果表明*Hox*基因在调控脊椎骨模式特性的过程中，主要是在PSM中发挥作用。比如，在小鼠PSM或者新形成的体节中过表达*Hoxa10*将导致椎骨的同源转换，而在分节后的体节中过表达*Hoxa10*则不会出现椎骨的同源转换。这也进一步证明了体节的特性在体节形成之前就已经大致决定了。尽管对*Hox*基因在早期脊椎模式和特性决定过程中的功能已经研究很多，但是对*Hox*基因在体节分节之后对脊椎模式和特性决定的作用还研究得非常少。

4. 主要信号通路与脊椎骨模式和特性的决定

　　一些主要的信号通路(比如，Wnt、Fgf、视黄酸、Notch、BMP)在体节形成过程中能调节*Hox*基因的表达，从而影响脊椎骨的发育。在前文中已经提到过，Wnt、Fgf、Notch信号通路的许多组成部分在PSM中呈周期性表达，从而决定了PSM里面的细胞周期性的分节形成体节。同时Wnt、Fgf、视黄酸这些形成素形成的浓度梯度决定了PSM细胞从何处开始形成分化和体节。

　　同*Hox*基因的突变体相似，这些信号通路基因的突变很多都会表现出脊椎骨的缺陷。*Wnt3a*和*Fgfr1*突变小鼠都表现出脊椎骨同源转换的缺陷，这些缺陷也都与*Hox*基因表达的改变相关。在小鼠模型中，外源加入视黄酸或者使内源性的视黄酸失活都会导致脊椎骨同源转换的缺陷。BMP信号通路能调控上皮细胞从原条向PSM的迁移。另外，BMP信号通路基因*GDF11*及其受体ActRⅡB的突变小鼠都会表现出脊椎骨同源转换的缺陷，这些缺陷也都与*Hox*基因表达的改变相关。

(郭熙志，朱煌)

第二节　软骨的发育

　　软骨组织与骨组织一样，是特殊的结缔组织，共同特点是ECM呈固态，而其功能差异主要取决于ECM中无定形基质和纤维成分的性质和比例。在胚胎发育期，软骨作为临时性骨骼,成为身体的支架,并随着胎儿的发育逐渐被骨所代替。在成人体内仍保留一些软骨,具有维持形态、运动缓冲和减少骨摩擦等功能。

胚胎骨发育过程中软骨组织的暂时形成给未来骨骼形成提供原始雏模,并参与全身骨骼组织的软骨内化骨过程。软骨细胞与成骨细胞是来源于同一间充质细胞的两种谱系,独立分化、相互作用,共同参与软骨内化骨过程和新骨形成发育,是骨组织结构建立的主要参与者。软骨形成与骨形成的密切相关不仅体现在软骨为未来骨形成提供软骨雏模,还分泌许多生长因子共同调控成骨细胞分化和ECM的矿化。软骨内化骨不但生成骨骼,而且还是出生后骨发育和骨折修复的重要方式。骨折愈合过程中的力学不稳定因素引起邻近骨折部位骨膜内的未分化间充质细胞的软骨分化,并导致软骨痂的形成以及随后的软骨内化骨,软骨细胞经过程序化的软骨细胞增殖、成熟及肥大,软骨痂最终被有骨髓充填的编织骨取代,再经过较长时间的骨改建过程成为负重的骨,其演变途径与生长板软骨内化骨过程极为相似。

除直接由间充质细胞成骨分化参与机体骨骼组织的发生发育之外,软骨组织的形成在骨发育及机体出生后运动功能实施中均具有非常重要的作用。软骨组织是由散在的软骨细胞和大量的ECM组成的弹性结缔组织,根据ECM所含纤维成分的细微差异,软骨组织可分为透明软骨、弹性软骨和纤维软骨三种。其中长骨发育过程中形成的生长板软骨和关节软骨均属于透明软骨;耳廓、部分会厌、喉和支气管等软骨属于弹性软骨,这部分软骨起源、发育仍不清楚,与骨骼组织没有直接关联;另外,椎间盘纤维环、半月板及耻骨联合中的致密结缔组织也由于富含大量的Ⅰ、Ⅲ型胶原纤维,被称为纤维软骨,是全身骨骼多个微动关节的重要构成。机体发育成熟后,这些不同类型的软骨组织在机体特殊部位与周围软骨膜等组织构成软骨器官,实施特殊的功能,如关节软骨是机体运动的关键结构;支气管软骨是呼吸道主要的支撑组织结构;由纤维软骨组成的纤维环是椎间盘的主要结构,也是脊柱微动的组织结构基础。

本节主要以透明软骨发育为主,介绍胚胎期软骨内化骨发育、骺生长板软骨形成及关节软骨等透明软骨发育过程及相关分子调控机制。

一、骨骼发育过程中的软骨发育及分子调控

大部分骨骼组织由胚胎中胚层发育形成,在胚胎第7周以后开始出现,发生方式主要分为膜内化骨(intramembranous ossification)和软骨内化骨(endochondral ossification)两种。膜内化骨是指由间充质细胞、骨前体细胞直接发育形成骨骼组织的过程,即在原始的结缔组织内直接成骨。成骨时首先间充质细胞形成凝聚体,接受侵入的脉管系统网络诱导而聚集,顺序分化为骨祖细胞和成骨细胞,合成和分泌胶原纤维与骨基质,使骨组织不断向外周扩展。成骨细胞成熟并分泌类骨质,为之后发育成特定的骨骼直接奠定基础。骨骼厚度的增加主要取决于膜内成骨,其发生在长骨和扁平骨的骨膜表

面。膜内成骨不经过软骨雏形、在间充质细胞发育成的骨祖细胞基础上直接骨化成骨。依靠膜内化骨过程发育的骨包括颅顶、面部骨骼和部分锁骨等。

软骨内化骨过程多见于四肢长骨、躯干骨和部分颅底骨的发育过程,其中骺生长板软骨的发育过程是软骨内化骨过程的最典型代表。软骨内发育方式与膜内化骨不同,在预先形成的软骨雏形基础上软骨逐渐被替换为骨组织,主要过程分为以下3个步骤。① 软骨雏形形成:软骨雏形始于中胚层未分化间充质细胞的聚集,形成肢体原基,表达 *Prx1*、*Dermo1* 等标志基因。在 Sox9 等软骨细胞特异性转录因子的调控下,处于间充质细胞团中心的细胞逐渐向软骨细胞分化、增殖,并最终成熟为肥大前及肥大软骨细胞,先后顺序性表达 *Sox9*、*Col2a1*、*Col10a1* 等基因,软骨细胞通过分泌 II 型胶原和 X 型胶原等 ECM,形成一个具有骨骼发育雏形的软骨组织。② 骨干与骨骺端形成:软骨细胞逐渐成熟和肥大,细胞外周围基质逐渐矿化,处于矿化基质中的肥大细胞发生细胞凋亡。近年也有报道指出部分肥大区软骨细胞在软骨内骨化的过程中也可以转分化为成骨细胞,参与长骨的生长。伴随着软骨细胞成熟肥大化,其逐渐分泌的各种促进血管发生及钙化的因子促使软骨外膜开始有血管的生成和侵入,血管内皮细胞、成骨前体细胞及破骨细胞均进入软骨基质,形成初级骨化中心(primary ossification center)。随着软骨细胞持续骨化,初级骨化中心扩张促使骨干和干骺端的形成;与此同时,肢体原基外层的骨软骨前体细胞在 Runx2 和 β-联蛋白等调节下向成骨细胞分化并逐渐矿化,形成富含成骨细胞的软骨外膜及原始骨领(primary osseous collar),顺序表达成骨细胞标志基因 *Runx2* 和 *Osx*。③ 骺生长板软骨形成:长骨干骺端中心部位的软骨细胞成熟肥大,血管侵入形成次级骨化中心(second ossification center)。次级骨化中心的形成将干骺端软骨分为靠近关节腔的关节软骨及位于次级骨化中心和骨干之间的骺软骨,又称为骺生长板软骨。骨骼长度的增加取决于软骨内成骨,主要是骺生长板软骨细胞增殖和分化的结果,骺生长板软骨中有很多基因和蛋白表达,对骺软骨细胞增殖分化与转归具有重要的调控作用。另外,骺生长板软骨组织内处于不同分化阶段的软骨细胞分层排列,其向终末阶段的分化和转归,是骨发育生物学家、临床医师等骨基础研究人员的重要关注点。

(一)肢芽间充质雏形的发生及分子调控

四肢软骨发生起始于胚胎肢芽特定位置内来自中胚层疏松间充质细胞的聚集,其向软骨细胞分化前接受来自外胚层表皮组织的时空调控,按着不同骨的形状聚集,形成特定的空间结构。在此过程中,间充质细胞接受并应答其他细胞传递的复杂生物学信息,所形成的间充质雏形空间定位及大小均受到精密的调控,其中外胚层顶嵴(AER)和极化活动区(ZPA)对肢芽间充质及未来软骨雏形的调控均具有非常重要的作用。

1. AER

随着中胚层间充质细胞进入肢芽区域,其分泌的因子诱导肢芽顶端前、后边缘的外胚层细胞伸张,形成一个增厚的特殊结构,称为AER。AER是一个临时的结构,对于附肢的继续向外生长至关重要。研究发现,胚胎发育的不同时期去除AER影响肢体雏形的发生导致不同程度的骨骼畸形,切除越早畸形越严重。中胚层间充质细胞与外胚层AER之间多层次的相互作用对肢芽发生极为重要,中胚层初始肢芽向外生长和形成AER,AER进一步刺激肢芽的向外生长及肢芽中胚层间充质细胞的增殖和分化,同时肢芽中胚层提供维持AER所必需的生长信号。

2. 极化活动区

极化活动区(ZPA)位于AER下方、中胚层间充质的后方,这一区域释放出不同的信号分子影响四肢末端骨的形成。有学者尝试将ZPA区域的细胞移植到对侧肢芽中胚层的前方,可诱导产生多指畸形,畸形指的数目与移植的细胞数目相关。

正如胚胎发育受到精细的调控一样,肢芽中间充质雏形发生都受到大量信号分子的复杂调控,虽然目前的研究已经明确一些信号通路在此过程中具有重要的调控作用,但总体来讲对该过程的精细调控仍然所知甚少,下面就对目前已经发现的分子调控机制进行概述。

(1)成纤维细胞因子及其受体(FGF/FGFR)信号通路:FGF是肝素结合蛋白家族的成员,是间充质凝聚和四肢形成所必需的生长因子之一。在人类,5个同源膜酪氨酸激酶FGF受体家族(FGFR1~5)有22个亚型的配体。在肢芽发生、间充质雏形形成过程中,FGF/FGFR信号通路在AER与间充质相互调控过程中扮演非常关键的角色,后期还参与肢体近远轴的发育。肢芽生成过程中,中胚层间充质细胞进入肢区,分泌FGF10诱导肢芽背腹交界处的外胚层形成AER。一旦中胚层诱导其上方的外胚层形成AER,AER与中胚层的相互作用即成为肢芽向外生长的决定性因素。

AER中的外胚层细胞通过表达FGF家族成员FGF2、4、8等,作用于聚集的间充质细胞,引导其轴向生长,从正在发育的肢芽中去除AER将导致肢芽生长停止,而FGF2、4、8中的任一种都可维持AER去除后肢芽的正常发育。

除此之外,FGF/FGFR信号通路还具有维持向软骨定向分化的间充质细胞的作用以及在Wnt/β-联蛋白信号去除后,促使间充质细胞向软骨细胞分化的功能。另外也有进一步研究表明FGF/FGFR信号可以通过MAPK依赖性通路上调软骨细胞特异的转录因子Sox9的表达。

(2)Wnt/β-联蛋白信号通路:Wnt信号除参与大脑形成、生长锥的重建和多突触球状环的形成,肢体发生初期肢芽外胚层细胞分泌的Wnt信号分子,激活经典Wnt/β-联蛋白信号通路(canonical Wnt/β-联蛋白)参与脊椎动物的肢体发生、AER的形成和软骨发生的调控。典型的Wnt/β-联蛋白信号通络包括WNT家族分泌蛋白、Frizzled家族跨膜受体蛋白、Dishevelled(Dsh)、糖原合成激酶3(GSK3)、APC、Axin、β-联蛋白及TCF/LEF家族转录调节因子。研究发现异位表达Wnt激活Wnt/β-联蛋白信号通路可以有效阻止肢芽中软骨组织的发生;在肢芽和间充质前体细胞中,条件性敲除β-联蛋白可以增加细胞中Sox9的表达,促进细胞软骨方向分化及软骨形成。近年对于Wnt/β-联蛋白信号与Sox9之间调控关系的研究发现,Wnt信号可以同时诱导Sox9启动子区域抑制性染色质标记(H3K27me3)及DNA甲基化,拮抗FGF信号对Sox9的正向调控。FGF信号通过ERK1及ERK2诱导DNA甲基化酶DNMT3A的磷酸化,抑制Sox9启动子区域的DNA甲基化过程,与Wnt/β-联蛋白信号共同调控肢芽中Sox9的表达。

（3）Sonic hedgehog（Shh）信号通路:目前研究表明,ZPA区域的调控可由hedgehog分子家族中的Shh分子所介导。Shh是脊椎动物胚胎发育时重要的细胞间信息传递分子,主要参与神经系统和肢体的发生,在体节发生中可以通过诱导Sox9的发生参与脊椎骨软骨雏形的发生。有实验表明,外源性重组Shh诱导的肢体畸形和ZPA区细胞移植相类似。包括Shh、Ihh和Dhh在内的所有Hedgehog家族信号蛋白都是通过ECM扩散与周围细胞膜上受体(patched1与patched2)相结合,释放对另外一个膜蛋白SMO的抑制作用,进而激活下游Glis转录因子家族,调控靶基因的表达。SHH蛋白在ECM中的扩散形成了不同浓度梯度信号反应,有研究表明不同浓度SHH激活下游靶基因不同。

（二）软骨发生及分子调控

间充质雏形中内部和外层的细胞在不同信号调控下,渐进地向不同方向分化:外层的细胞在Wnt/β-联蛋白、*Runx2*基因的调控下向成骨细胞分化,而内部的细胞受到*Sox9*等基因的调控向成软骨细胞分化,生成大量以主要表达分泌Ⅱ型胶原的软骨细胞,进而具有肢体骨骼雏形的软骨原基形成。这些具有Sox9、Col2a1阳性表达的软骨细胞中,分裂增殖较慢的部分细胞称为静止期软骨细胞,作为软骨细胞储备细胞保存在胚胎后期生长板的静止区中,而一些分裂增殖较活跃的软骨细胞在软骨形成过程中大量分泌Ⅱ型胶原,位于骺生长板软骨增殖层区域。软骨雏形发生中的分子调控机制如下所述。

1. TGFβ信号通路

TGFβ信号在软骨发生中的具体作用一直饱受争议。近年体内研究发现,阻断肢芽中的TGFβ信号可以影响软骨细胞分化及指导中关节的形成,但并没有影响软骨形成的最初阶段。Blitz等研究发现,长骨发生过程中软骨原基的形成可能是从不同的前体细胞发育而来,组合式地参与软骨原基的发生,其中部分前体细胞表达Sox9,形成软骨原基的主要部分;而另外部分前体细胞表达Sox9及转录因子scleraxi（Scx）,这部分Sox9+/Scx+细胞后期形成的骨结节属于关节结构,肌肉通过肌腱与之相连。TGFβ信号对Sox9+/Scx-细胞的形成作用有限,但对Sox9+/Scx+前体细胞的形成及后来骨结节的形成是必不可少的。TGFβ信号通过Smad2和Smad3传递细胞内下游信号,与Sox9相互作用,募集共转录激活因子CBP/p300并上调Sox9的表达。

2. BMP 信号

BMP 是 1963 年由美国 Marshall R. Urist 教授发现的，是一类与胚胎骨骼形成有关的蛋白质，在骨软骨形成的多个阶段均起作用，在中枢神经的发生中也具有关键的调控作用。

BMP 在软骨组织的形成和分化中具有重要的作用。异位表达 *BMP* 基因或激活其受体均可以导致异位软骨发生。与之相反，通过显性负突变 BMP 受体或给予可溶性 BMP 拮抗剂 Nog 抑制 BMP 信号可以抑制体内和体外软骨组织的形成。在间充质细胞的微球培养中，BMP 信号不仅对间充质细胞黏附力的形成具有非常重要作用，对软骨细胞的分化也具有促进作用。BMP 受体 BMPR Ⅰ A 与 BMPR Ⅰ B 部分功能重叠，当小鼠缺失这两种 BMP 受体蛋白时，前软骨雏形间充质原基中缺少软骨特异性转录因子 Sox5、Sox6 及 Sox9 表达及软骨细胞的发生。另外软骨细胞条件性 BMP 信号通路中重要的调节蛋白 SMAD1、5、8 的缺失也会导致软骨发育不良，表明 BMP 信号不仅对于软骨发生是必需的，对于软骨细胞后续的分化维持也具有非常重要的调控作用。另有研究表明 SMAD1 蛋白与转录因子 SOX5 及 SOX6 可以直接结合，参与 BMP 信号对软骨细胞分化的调控。

3. PKA 信号

信号分子作用于膜受体后激活 G 蛋白偶联系统，产生 cAMP 后激活蛋白激酶 A（protein kinase A，PKA）进行信号放大，称作 PKA 信号转导系统。cAMP 作用于 cAMP 依赖性蛋白激酶（cAMP-dependent protein kinase，cAPK），即 PKA，PKA 活化后，可使多种蛋白质底物的丝氨酸或苏氨酸残基发生磷酸化，改变其活性状态，底物分子包括一些糖、脂代谢相关酶类、离子通道和某些转录因子。PKA 抑制剂 H89 可以有效地抑制微球培养中肢芽细胞向软骨细胞分化。研究发现，PKA 可以通过促进 Sox9 的磷酸化增加 Sox9 的软骨特异转录活性。与 PKA 信号促进软骨发生相反，视黄酸信号抑制软骨细胞分化过程。小鼠肢芽间充质培养过程中添加视黄酸抑制剂可以增加 Sox9 的表达，激活 *Sox9* 转录靶基因的表达。在小鼠干骺端软骨细胞中添加视黄酸可以同时诱导 Wnt 配体及相关受体的表达，增加下游靶基因的表达，这些均表明视黄酸信号系统可以通过增加经典的 Wnt/β−联蛋白信号，抑制 Sox9 的表达。

4. HIF-1α 信号

间充质细胞聚集向软骨细胞分化的过程中，除间充质细胞自身在以上各种细胞的调控作用下向软骨细胞分化之外，间充质原基无血管化，进而引起的低氧环境因素在软骨发生中也起到重要作用。HIF-1α 是在低氧病理生理发展过程中占有主要调节地位的转录因子，作为分子开关与靶基因结合调控了包括细胞增殖、存活与凋亡在内的许多具有重要生理病理功能的下游基因群。HIF-1 只有在低氧条件下才能发挥功能，这是由于其独特的结构组成导致的。HIF-1 由 HIF-1α 和 HIF-1β 组成，HIF-1α 为主要调节单位，包括氧依赖降解区及转录激活区。HIF-1α 的浓度与活性依赖于氧浓度的变化。常氧下其半衰期为1~2 min，5 min即可全部降解，这是由于其氧依赖降解区的独特结构所致。HIF-1β主要与下游基因结合启动转录。软骨雏形形成过程中无血管在其周围形成，诱导间充质雏形中存在氧压的降低，低氧环境促进HIF-1α的表达。HIF-1α可以促进Sox9的表达，升高糖分解酶及糖转运蛋白的表达，促使软骨细胞分化并适应低氧环境。另外研究也表明HIF-1α可以促进生长板中VEGFA的表达，加速胶原羟基化，使低氧环境下软骨细胞能够有效地分泌胶原蛋白。

5. 软骨特异的转录因子Sox9

Sox家族是一类SRY（sex determination region of Y chromosome）相关基因构成的基因家族，编码一系列SOX（SRY-related HMG-box）家族的转录因子，典型特征是有75个氨基酸序列（HMG box）可与特定序列的DNA结合，发挥转录调控作用，在机体发育过程中参与了神经、骨骼系统等多种组织器官的发育过程。Sox9（SRY-related high mobility group-box gene 9）是目前研究最多、最透彻的*Sox*基因，它不仅可以在胚胎早期的原始生殖嵴细胞中表达，促使睾丸支持细胞分化，并且能够参与软骨的形成，表达于所有软骨前细胞和分化的软骨细胞。躯干发育不良综合征是以长骨弯曲和成角畸形伴随其他骨骼成分缺失为特征，研究表明*Sox9*是引起躯干发育不良综合征的致病基因，突变型Sox9活性降低抑制Ⅱ型胶原的产生从而导致严重的骨骼发育障碍。

在小鼠胚胎发育过程中，Sox9早在肢芽间充质细胞聚集期、软骨细胞分化前就有表达，表明Sox9可能在软骨细胞分化启动阶段就开始发挥作用。Sox9是目前所知道的间充质细胞向软骨细胞分化最早的决定因子，启动Sox9表达就意味着细胞的软骨分化开始，所以Sox9是细胞开始软骨分化的重要标志蛋白。异位表达Sox9可异位诱导间充质细胞聚集、软骨生成，同时发现，BMP2的成软骨作用是通过Sox9直接介导的，异位表达BMP2也能诱导Sox9的异位表达。除BMP信号之外，很多软骨形成正向促进信号分子及负性抑制信号分子均是通过对Sox9的表达/转录调控，参与软骨细胞分化和软骨形成的调控。Sox9在软骨细胞中的表达一直持续至软骨细胞成熟肥大化后表达开始下降，在肥大软骨细胞中高表达Sox9可以抑制软骨细胞终末化，影响软骨细胞的转归。

除Sox9外，另外两个Sox家族成员Sox5和Sox6在胚胎软骨发育过程中也同样发挥一定的调控作用。由于都含有高度保守的环绕区，两者常形成同或异二聚体，使其具有更高的DNA结合率。在小鼠单独敲除*Sox5*和*Sox6*基因的任一种，仅引起较轻微的骨畸形，而同时敲除两者引起严重的骨骼畸形，具有胚胎致死性。对缺乏*Sox5*和*Sox6*的小鼠，成软骨的间充质细胞可以正常聚集，间充质雏形形成基本正常，但其软骨细胞分化出现障碍，Sox9水平表达正常，这些结果表明Sox5和Sox6对软骨细胞分化的调控位于Sox9的下游，可能在聚集的间充质细胞定向分化阶段发挥重要作用。

（三）软骨成熟及分子调控

软骨原基中的软骨细胞在骺生长板增殖区经历快速分裂期，形成纵向排列的柱状结构（见图3-2-1）后退出细胞周期，软骨细胞开始不断成熟、分化，发育为肥大软骨细胞。软骨细胞成熟后Sox9和Col2a1的表达均开始下降，肥大区软骨细胞特异的标志蛋白X型胶原开始表达并分泌到ECM，软骨ECM主要成分从Ⅱ型胶原改变为X型胶原，为软骨钙化乃至后续的骨化过程提供了更加适宜的环境。

软骨细胞整个增殖、分化成熟过程是受到大量信号分子和信号通路精细调控的结果，其在骺生长板结构中良好的分层结构促使这个过程得到了比较深入的研究，下面就对软骨发育过程中几个经典的信号通路进行简述。

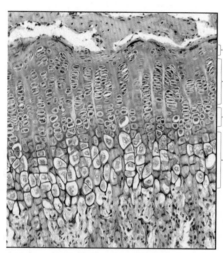

静止区软骨细胞
增殖区软骨细胞
肥大前区软骨细胞
肥大区软骨细胞

图3-2-1　X型胶原染色及苏木精衬染

1. PTHrP/PPR信号通路

在哺乳动物中，PTHrP（与PTH具有很高的同源性）表达于关节周围细胞和软骨膜细胞，不表达于骺生长板软骨细胞；但软骨细胞中却有PTHrP/PPR受体（PPR）的表达，其表达水平取决于细胞的成熟阶段。在增殖层细胞，受体PPR的表达水平很低，但随着细胞的分化，其表达增多，PPR是存在于细胞膜表面的一种G蛋白偶联的跨膜蛋白，在PTHrP与PTH结合后可激活下游通路，包括PKA、IP3及PKC通路。PTHrP可以有效地驱动软骨细胞的增殖，其过高或者过低的活性可能会造成骨骺功能障碍。如*PTHrP*或*PPR*基因缺失，可引起生长板增殖区软骨细胞的特征性平行柱状结构变得不典型甚至消失。PTHrP的过度表达会造成骨骺增殖区极度扩张。PPR受体点突变也可造成软骨结构的巨大变化，影响小鼠的正常骨骺发育，被认为是人类Jansen骨软骨营养不良的病因，Jansen骨软骨营养不良表现为生长板结构的严重紊乱，干扰软骨细胞分化,造成四肢短缩畸形。

2. IHH 信号通路

IHH 是一种高度保守的基因,表达于成熟的软骨细胞,即前肥大和肥大软骨细胞。作为一种形态发生蛋白,IHH 分泌后通过扩散的方式到达目的细胞,与其受体结合并激活下游靶基因的表达。IHH 的膜受体是 12 次跨膜蛋白 Patched1(PTCH1)。在配体 IHH 缺乏的情况下,PTCH1 和另外一种膜蛋白 SMO 相互作用形成一个无活性的异聚信号体。当配体 IHH 与 PTCH1 相结合,膜复合体构象发生改变,SMO 游离出来并激活转录因子 Glis 家族,触发下游靶信号的激活,包括转录因子 Gli1、自身受体 PTCH1 及BMP。当 IHH 水平升高时,PTCH1 可通过与 IHH 蛋白结合,控制过多配体扩散的功能,所以受体 PTCH1 还同时是 IHH 信号通路的负性调控因素。

3. FGF/FGFR 信号通路

出生后的生长板中,软骨膜大量表达 FGF1、FGF2、FGF6、FGF7、FGF9 和 FGF18;生长板软骨本身表达 FGF2、FGF7、FGF18 和 FGF22;受体蛋白有 FGFR1～3。生长板中 FGFR3 表达缺失可引起软骨细胞增殖和肥大化加速,长骨生长出现异常,这表明 FGFR3 在软骨增殖中介导负性调节因素,参与软骨细胞成熟分化过程。最近的研究指出了 FGF18 在软骨内成骨的重要性。在小鼠中,FGF18 表达于软骨膜细胞,当软骨膜细胞中 FGF18 表达缺失会引起软骨增殖和分化减慢,与 FGFR3 信号缺失的表型类似。另外,FGF18 也能促进肥大软骨细胞 VEGF 的表达,表明 FGF18 是骨骼血管化及后续成骨/破骨细胞募集所需要的,因此 FGF 信号的作用不仅只限定在生长板软骨发育调控中,还参与整合骨沉积和骨改建活动。

4. BMP 信号通路

BMP1～7 蛋白在骺生长板的肥大软骨细胞中都有高浓度的表达,其中 BMP2 和BMP6 最多,而 BMP7 在增殖区软骨细胞中的表达比较高。BMP 的受体(BMPRⅠA)表达于软骨膜、增殖和肥大层软骨细胞,其他 BMP 受体(BMPRⅠB、BMPRⅡ和ALK2)在整个生长板软骨都有表达。与其他信号不同的是,BMP 抑制因素广泛存在于生长板中,包括原纤维蛋白、类肝素磷酸盐蛋白多糖、变异的软骨素-4-磺基转移酶、经典的 BMP 抑制物 Gremlin 和 Chordin,以及抑制性的转录因子 Smad6 和 Smad7。这些因素共同作用,影响 BMP 信号及 FGFBMP 信号的效应。

(四) 软骨终末分化及分子调控

过去一直认为肥大软骨细胞是软骨细胞分化的终末状态,这些退出细胞周期的软骨细胞在骨化过程中发生细胞凋亡,释放大量促进血管生成和促进软骨基质吸收的因子,参与骨化过程和血管侵入过程。但是有研究结果表明,肥大区软骨细胞在最终骨化过程之前、软骨基质钙化后经历进一步的表型变化,分化为终末肥大软骨细胞。对小鼠肱骨组织学检测发现,肥大软骨细胞向肱骨近、远端迁移过程中,其中间部位可见少量体积较小的细胞,这些细胞与已经矿化的骨领相邻,但仍然位于富含X型胶原的软骨ECM中。这部分体积较小的软骨细胞中Col10a1表达下降,开始表达一些成骨细胞相关的标志蛋白,如ALP、MMP13和Opn等。出生后这些终末肥大软骨细胞由于数量急剧减少,仅存留在骺生长板软骨最末1~2层,这些细胞以及其分子调控机制的研究较少。

1. c-Maf

Maf家族蛋白是一群结构相似、具有典型的碱性结构域和b-Zip基序的转录因子,可以与细胞核内含有b-Zip基序的其他家族的转录因子结合形成同源或异源二聚体,再与DNA上的特异性序列Maf识别元件结合,调节相应的基因转录,该家族包括Fos、Jun和CREB/ATF家族。*c-Maf*基因是Maf家族成员之一,参与多个组织器官的发育。原位杂交检测显示*c-Maf*基因表达于终末期肥大软骨细胞、原始骨化中心及软骨外膜的细胞。*c-Maf*基因缺失的小鼠肥大前区软骨细胞和早期的肥大软骨细胞均正常表现,然而肥大软骨细胞的终末分化受阻,后期表现为肥大软骨细胞区增宽。这些结果显示*c-Maf*基因参与了肥大软骨细胞终末分化的最初阶段,并且影响肥大软骨细胞的最终转归。E15.5的*c-Maf*缺失小鼠胚胎长骨的MMP13表达显著下降,表明MMP13有可能是*c-Maf*的下游靶基因之一。

2. VEGF信号

VEGF主要高表达于肥大层下部的矿化层肥大软骨细胞,与血管内皮细胞表面受体Flt相结合后促进血管长入,参与软骨终末分化及矿化软骨基质的吸收过程。当体内全身性给予可溶性的VEGF中和抗体使VEGF活性失活后,发现其不仅能够抑制血管生成,还同时抑制软骨肥大层的扩张和骨小梁的形成。VEGF还参与HIF-1α调节下的细存活机制。

3. MMP信号

MMP家族因其活性需要Ca、Zn等金属离子作为辅助因子而得名。其家族成员具有相似的结构:① 疏水信号肽序列;② 前肽区,主要作用是保持酶原的稳定,当该区域被外源性酶切断后MMP酶原被激活;③ 催化活性区,有锌离子结合位点,对酶催化作用的发挥至关重要;④ 富含脯氨酸的铰链区;⑤ 羧基末端区,与酶的底物特异性有关。同一种MMP可降解多种ECM成分,而某一ECM成分又可被多种MMP降解,但不同酶的降解效率可不同。迄今为止,已经有数个MMP被表明能够促进生长板底部血管生成,尤其是MMP3、MMP9和MMP13。这些MMP都是由终末软骨细胞、侵入毛细血管的内皮细胞及附近的破骨细胞所分泌。MMP对基质胶原和蛋白多糖的降解极大地辅助了血管内皮细胞向钙化层软骨基质内的侵入。尤其是MMP9,可直接作用与骨骺中的微血管,引起其向邻近软骨基质的侵入和渗透。*Mmp9*和*Mmp13*缺陷小鼠的生长板的血管化和骨化过程均延迟,生长板进行性变长,尤其是肥大软骨细胞层。

4. 糖皮质激素

糖皮质激素是众所周知的骺生长板生长和血管化的抑制药。给予糖皮质激素的青春期前儿童可表现出全身生长延迟。在动物实验中,糖皮质激素可造成骨长轴生长受抑制。糖皮质激素通过以下途径抑制软骨成骨:① 减少肥大层形成速率和高度;② 增加肥大层软骨细胞凋亡;③ 抑制 VEGF 表达而干扰生长板底部的正常血管化。

5. 结缔组织生长因子

结缔组织生长因子主要表达于出生后生长板的肥大层软骨细胞,可与多种调节生长板发育和软骨内化骨的生长和分化因子结合,包括 BMP、TGFβ、MMP 和 VEGF,影响软骨细胞增殖发育、软骨基质中蛋白多糖合成及血管内皮细胞分化。结缔组织生长因子缺陷可导致软骨细胞增殖减少、软骨基质中聚集蛋白聚糖表达减少,软骨细胞柱状排列紊乱和生长板底部血管化的定向障碍,引起骨骼形态异常。

肥大软骨细胞终末化伴随着周围软骨 ECM 的矿化,成骨相关标志蛋白在这些细胞中表达的意义尚不清楚,尤其是肥大软骨细胞终末分化过程与软骨细胞未来的转归:凋亡还是转分化到骨细胞系仍然不清楚。因此,继续深入研究软骨细胞的终末分化对深入了解软骨内化骨过程及软骨细胞的转归都具有非常重要的帮助。

(五) 骺生长板软骨形成及信号通路调控

长骨次级骨化中心形成后,与原始骨化中心存在的数毫米厚的软骨细胞层组成骺软骨生长板,这些软骨细胞的活动决定了骨的生长和儿童的长高。由于骺生长板中软骨细胞呈纵向柱状排列,不同增殖和分化时期的软骨细胞性状、功能和活动规律一直令科学家们着迷。同时,骺生长板结构中很好的分层结构促使这个发育过程得到了比较深入的研究。

1844 年,Richard Owen 写道:"骨生长活跃的部位位于骨干最末端的软骨壳中,当骨骺与骨干最终融合的时候,骨沿着长轴的生长就到了终点。"Owen 关于骺生长板功能的描述非常适用于哺乳动物。但是,对于不同种类的动物在功能和解剖上有很大的差异:生长板的形状、体积、数量、融合和布局,以及生长完成后软骨移位的范围在不同种类动物上均有不同。

1. 骺生长板软骨细胞分层结构

骺生长板中的软骨细胞具有横向和纵向生长的能力,较成熟的生长板可以分为静止区、增殖区、肥大前区及肥大区软骨细胞,其中位于骨化前沿的肥大区软骨细胞发生终末分化,表达部分跟骨及矿化相关的标志蛋白,又称为矿化区肥大细胞。

骺生长板上端最表层是储备层或静息层,其提供干细胞样软骨前体细胞,生成增殖层软骨细胞的柱状克隆。

增殖层软骨细胞:增殖区软骨细胞增殖活跃,约每隔 48 h 经历 1 次分裂,软骨下表排列成垂直的柱状结构,子细胞位于母细胞之下,形态呈现水平的扁平状,类似于薄饼状,相互堆积形成软骨柱的上端。增殖层软骨细胞分裂迅速,尤其是在胚胎期和出生早期。在人类,胚胎的线性生长速度每年超过100 cm,出生后速度降到每年约50 cm,10岁时速度降至每年只有5 cm。在青春期有一个生长的爆发期,然后生长板闭合,之后再无线性生长。显微观察生长期大鼠的增殖层软骨细胞,没有发现细胞经历经典的有丝分裂,即染色体排列在赤道区等表现,这可能暗示软骨细胞分裂速度特别快或细胞分裂的形式不典型,但增殖层软骨细胞的分裂毋庸置疑,得益于氚标记的胸苷、BrdU或Ki67等标记方法的证实。

肥大层软骨细胞:增殖区软骨细胞成熟后退出细胞周期,体积扩大,表达肥大区软骨细胞特异的标志蛋白X型胶原。细胞不断向四周扩展,但仍限定在垂直的软骨柱里,同时被不断增多的富含X型胶原的软ECM包绕。增殖区和肥大区之间存在肥大前区软骨细胞,这层细胞与增殖区和肥大区的分界线模糊不清,一般认为这层细胞是增殖区和肥大区之间的转化区域,其中Ⅱ型胶原纤维α1基因(Col2a1)的表达已经开始下降,Col10开始表达,但是尚未达到高峰。肥大前区软骨细胞特异表达高水平的IHH,当软骨细胞进一步肥大化,Col10a1的表达升高后,IHH的表达逐渐降低,所以也有学者认为IHH的表达可以是肥大前区软骨细胞的特异性标志蛋白。在大量的细胞质、粗面内质网和高尔基复合体的帮助下,成熟的肥大软骨细胞合成和分泌大量的ECM,以X型胶原为代表,这些特殊的软骨ECM蛋白的合成和分泌为后续的软骨细胞钙化提供了最重要的基质成分。

钙化区肥大软骨细胞:也称作终末区肥大软骨细胞。处于此区的肥大软骨细胞经历最终的分化阶段,肥大软骨细胞特异的标志蛋白X型胶原的表达已经开始下降,逐渐开始表达一些与成骨有关的标志蛋白,如OPN和MMP13等。这部分结构在胚胎骨软骨发育过程中比较明显,E15.0～E16.5长骨胫骨的原位杂交中还可见少量的Osx表达。ECM的矿化是此层的主要特征,所以可以用矿物的存在与否来区别肥大区和钙化区。矿化开始的最早指征是电镜观察到在基质囊泡内形成的针样羟基磷灰石结晶。此后,矿化开始向周围基质扩散,首先向长轴中隔扩散(长轴中隔是基质囊泡聚集的部位),然后向软骨基质的其他部分扩散。在钙化带的下部,大多数肥大软骨细胞通过水肿和胀亡走向凋亡,表现出特有的与胸腺和其他组织中典型的细胞皱缩和核浓缩等不同的组织学表型。

伴随着软骨ECM的逐渐钙化,来自骨干骺端的毛细血管、破骨细胞的侵入,软骨ECM逐渐被侵蚀,残留大量的凋亡软骨细胞残片。凋亡的软骨细胞释放的生血管因子,如VEGF和碱性成纤维细胞生长因子(bFGF),刺激血管的继续长入,同时带入间充质细胞,促使新骨在未被吸收的纵向间隔中钙化软骨的表面形成。VEGF富集于大鼠骺生长板基质囊泡中,所以其可能是促进软骨向骨转化的主要作用成分。

2. 骺生长板发育的分子调控

生长板是边界清楚的组织,但是能接收到来自邻近的干骺端骨和更远的关节软骨的调节信号,周围的软骨膜也可调节软骨中心的软骨细胞活动。如身体其他组织一样,骺生长板中细胞的活动被多肽、蛋白质和类固醇激素调节。参与这些过程的激素包括PTHrP、PTH、瘦素和IGF等。除了调节软骨细胞活动之外,这些分子还调节软骨细胞活动的生长因子效应,其中软骨细胞和软骨膜细胞对激素的反应之一是分泌FGF、IHH和BMP等,这些分子反过来会以自分泌或旁分泌的形式调节软骨细胞的活动。骺生长板生长各层软骨细胞的增殖分化调控与胚胎期软骨化骨过程中软骨细胞发育类似,在此部分,只简要介绍骺生长板软骨增殖分化成熟过程中贯穿整个生长板的两个极为重要的信号调控环路:IHH-PTHrP及生长激素(GH)-瘦素-IGF环路。

(1)IHH-PTHrP软骨调节环路:如前所述,PTHrP可以通过其受体PPR作用对软骨细胞具有促进增殖的作用,此外,其与IHH信号通路构成的负反馈环对软骨细胞分化过程进行精细的调控。当软骨细胞逐渐发育成熟,退出细胞周期,向肥大区软骨细胞分化,开始表达并分泌IHH,IHH在ECM成分中扩散至增殖区软骨细胞、周边软骨膜和关节周成纤维细胞上的受体结合。当其扩散至关节周围软骨膜及成纤维细胞时,低浓度的IHH蛋白与PTCH1受体结合,引起PTHrP表达。随后PTHrP向骺生长板软骨各层扩散,与受体PPR结合后阻碍软骨细胞分化,进而抑制软骨细胞成熟后表达IHH,发挥负反馈调控功能。

(2)GH-瘦素-IGF-1软骨调节环路:IGF-1表达于骺生长板中增殖和前肥大区软骨细胞,还表达于肝脏,可被垂体来源的GH激活。GH由脑垂腺前叶的分泌细胞分泌,其分泌受下丘脑蛋白的调节:生长激素释放因子(GHRF)促进其分泌,生长抑素、胃促生长素(一种肠道激素)和瘦素(脂肪细胞分泌的一种激素)能抑制其分泌。下丘脑蛋白作为GH促分泌素直接作用于脑垂腺。GH及其受体基因突变或缺失引起的生长激素抵抗可造成侏儒症(Laron综合征)。在肝脏,GH能促进两种IGF亚型(IGF-1和IGF-2)的分泌,然后IGF结合到其结合蛋白(IGFBP)。IGF-1、GH和瘦素均可直接作用于生长板并促进软骨细胞增殖和骨骺生长。IGF-1合成后可以通过自/旁分泌的方式刺激软骨细胞的增殖、肥大软骨细胞的克隆扩张。*Igf-1*缺陷小鼠表现出严重的侏儒症。调节IGF血清浓度的主要因子除GH之外,甲状腺激素也刺激GH的分泌。甲状腺激素(三碘甲状腺原氨酸,T_3)促进软骨细胞从静息层到增殖层的募集,从而刺激生长板软骨细胞的增殖。T_3还能促进生长板软骨细胞的分化,所以甲状腺功能亢进症儿童长骨会过度生长。但是甲状腺功能亢进症最终结果是造成生长板的过早融合和身材矮小。

瘦素是由脂肪细胞所分泌的相对分子质量为16 000的蛋白质类激素,可调节饱腹感和能量消耗。瘦素除可调节GH和IGF的活动之外,也可以通过与生长板软骨细胞膜上受体结合引起软骨细胞增殖和增加Ⅱ/Ⅹ型胶原表达。瘦素也能引起PTHrP的增加,抑制IHH的表达分泌,通过作用于该负反馈环中的主要节点,瘦素可有效调节骨骺软骨细胞的分化。成骨细胞也表达瘦素受体,可激活以Stat3磷酸化为特征的信号转导,刺激成骨细胞增殖、促进骨细胞标志蛋白的表达,并促进成骨祖细胞成熟。

3. 软骨细胞的转归

软骨细胞在软骨内化骨过程中的自然转归一直备受争议：是伴随着软骨外基质的钙化吸收而发生细胞凋亡还是可以转分化到骨系细胞，参与长骨发生？迄今为止研究表明二者均是骺生长板软骨细胞的归宿。

除了组织病理学观察发现终末期肥大软骨细胞结构和形态出现凋亡特征性的表现外，TUNEL检测可以发现在骨软骨交界处存在很多TUNEL阳性的凋亡细胞，虽然各个研究团队所报道的TUNEL阳性细胞比例不同，但所有研究者都认为至少一部分终末期软骨细胞在骨化过程中的确发生细胞凋亡。免疫组织化学染色也发现在肥大区软骨细胞中可见促凋亡信号通路分子的激活，包括Bax及Bnip3等。另外，辅助的证据来自对其他基因缺陷小鼠表型的分析，维生素D受体与Mmp9和Mmp13缺失的小鼠都呈现肥大软骨细胞终末存活异常，肥大软骨区域变宽，间接证明在正常生理情况下，至少部分肥大软骨细胞在骨化过程中伴随软骨钙化机制的吸收无法存活。Roach教授团队通过对终末期肥大软骨细胞超微结构分析，部分细胞可能经历非典型性凋亡或坏死过程，他们称之为"Paralysed"，后来又有学者认为终末期肥大软骨细胞的死亡是一种细胞自噬的结果。

对于肥大软骨细胞的转分化的想法最早始于组织病理观察。学者们观察到软骨骨化过程中，一个软骨细胞可以变化成几个体积比较小的特殊细胞，并且观察发现这些小的细胞一直在原始骨化中心存在，并且与新骨形成关系密切。终末期分化的肥大软骨细胞表达跟骨相关的基因也进一步支持软骨细胞的终末期分化有可能是成骨转分化的前奏。Crelin和Koch教授团队采用放射性核素对软骨细胞进行标记，通过对放射性物质的跟踪，发现不久长骨中部分成骨细胞中也有放射性核素的出现。软骨细胞转分化为骨系细胞的大量支持证据来自体外软骨细胞的培养，经过长时间的培养，软骨细胞形态向成骨细胞转化，并且有矿化结节的形成。近年随着模式动物的广泛应用及条件性基因敲除技术的发展，几个研究团队均采用不同的遗传学方法标记肥大软骨细胞，体内示踪观察肥大软骨细胞转归的研究进一步证实了在体内正常生理情况下肥大软骨细胞发生终末期分化后可以进一步发生转分化，成为骨系细胞参与长骨的生长。

转分化多出现在体外细胞培养研究中，而体内细胞转分化多在肿瘤组织病理研究中涉及，对于正常生理情况下体内细胞自然发生的转分化过程研究非常少。转分化分为两种形式：直接跨系转分化和去分化后再分化。目前软骨内化骨过程中的转分化过程的分子机制尚不明确，不能确定软骨–骨转分化过程中是否存在去分化过程。另外，对于转分化的始动因素的研究也有待于进一步深入，成骨分化是该过程中最根本的原因还是该过程中存在另外一种特有的转分化机制，目前尚不清楚。软骨来源的骨系细胞参与长骨的生长，但其与其他来源的骨系细胞在长骨发育过程中的作用是否相同，是否具有特殊的功能均有待于更进一步的研究。

二、关节软骨

活动关节软骨也属于透明软骨的一种，又称滑膜关节软骨，基本结构包括关节囊、关节面及关节腔。其中关节附着于关节面边缘的骨面，与骨膜相连，外层由致密结缔组织构成纤维层，富含血管及神经等组织；关节囊内层为滑膜，由平滑、薄而柔润的疏松结缔组织构成，包括成纤维样、巨噬细胞样及中间型细胞样滑膜细胞；关节面主体由关节透明软骨组成，其下方的软骨下骨结构对关节面的影响和调控也非常重要；关节腔是有关节软骨和关节滑膜层共同构成的密闭的腔，正常情况下含有少量滑液，具有润滑和为关节软骨提供营养的作用。除此之外，某些关节为适应运动功能，可有韧带、关节盘及关节唇等结构的出现，可增加关节的灵活性和稳定性。关节软骨，特别是下肢负重关节软骨具有独特的机械性能，分配负载，最大限度地减少作用软骨下骨的应力。

所有滑膜关节的透明软骨表面光滑，厚度围板为2～7 mm，由浅至深分为表层切线层（浅层区）、中间过渡层（中间区）、深层放射状排列层（深层区）、钙化软骨层（钙化区）。其中关节表面浅层区是一层无细胞的纤维层，富含胶原纤维，走行与关节面大致平行；中间层关节软骨细胞为球形，细胞质中含有更多的内质网、高尔基体等，与骺部静止区软骨细胞类似；深层区细胞呈柱状排列，ECM中含有大量的胶原纤维，蛋白多糖含量比较高；钙化区关节软骨将透明软骨和软骨细胞骨组织分开，保护软骨组织免受物理外力的直接作用。此区软骨细胞虽然也呈现肥大表现，但与骺肥大区软骨细胞相比，在体积和数量上均有比较明显的不同，关节钙化层软骨细胞体积小、数量很少，一生中缓慢地、不间断地被成骨细胞取代。关节软骨的外伤和退行性改变是影响关节活动的重要原因，由于关节软骨不易再生，所以关节软骨的再生是关节外科的重要临床难点之一。

（一）四肢关节软骨发育

关节软骨的形成与四肢长骨的形成一致，随着四肢骨骼雏形开始软骨内化骨过程，长骨之间拟形成关节的部位开始形成原始的关节雏形。过去有观点认为关节软骨细胞起源于周边骺软骨细胞，但今年更多的证据显示关节软骨起源于早期的间区。

原始关节起源处的间充质细胞聚集并形成间区，间充质细胞在此处分化为3群细胞：位于成骨雏形旁的成软骨细胞、滑膜前体细胞和间区中央细胞。目前对于间区的定义仍然局限于细胞形态的区别，间充质细胞在四肢长骨间隔中发生扁圆形变化，就认为是间区形成，但目前间区的细胞分子标志物仍然不清楚。一些临床报告指出，由于基因突变导致的先天性关节缺陷与早期关节发育过程中间区形成密切相关，这些关节问题会随着年龄的增加和个体的发育逐步发展导致关节软骨的发育异常，更有甚者将会出现整个关节组织的缺失，所以研究早期关节发育对关节及关节软骨相关疾病至关重要。间区内的成软骨细胞参与形成关节软骨；外层滑膜前体细胞表现成纤维细胞表型,形成关节囊和关节韧带及其他关节辅助结构,被覆于关节囊内面的内层滑膜前体细胞分化,形成滑膜细胞及滑膜组织。

部分间区中央细胞形成关节内结构(半月板、交叉韧带等),而剩余细胞则发生凋亡,构成关节腔的一部分,即关节软骨的腔隙化。伴随着间区中央部分细胞逐渐变长为梭状,ECM成分也逐渐发生改变,当基本关节裂缝一旦产生,这些长梭状细胞形成关节软骨的外膜成分;在关节腔形成之后不久,新激活的肌肉活动带动肢体运动,是使关节的进一步正常发育所必须的条件。肌肉活动缺乏或减少以及僵硬等病理情况,可造成关节畸形。

四肢关节软骨发育的调控

关节软骨发育的调控主要是间区形成及间区成熟的调控,不像软骨和骨的发生,关节间区及关节软骨发育过程中的重要转录机制并不明确。最初的观察发现,伴随着分化软骨细胞向紧密聚集的间充质间区细胞转化的是软骨细胞特异性表达基因的下调,包括 *Sox9*、*Col2a1* 及聚集蛋白聚糖,同时伴随着间区早期分子标志物 Wnt9a(Wnt14)和 GDF5 的表达升高。近年的研究也证实,Wnt14 和 GDF5 在关节发育过程中均具有非常重要的作用。*Gdf5* 缺陷小鼠出现软骨发育不全,间区标志分子表达呈现弥散分布,最终导致关节发育异常;然而外源性 GDF5 可以明显促进小鼠胚胎软骨的发育,促使相邻软骨的融合,抑制关节形成。总之,内源性 GDF5 是小鼠早期软骨原基发育及关节形成必不可少的调控因子。

Wnt14 是除 GDF5 之外另外一个关节形成过程中的重要调控因子。有学者通过对鸡胚的研究,证实 Wnt14 在关节软骨形成中发挥更为重要的作用。当采用病毒转染方法,在肢芽非关节形成区异位表达重组 *Wnt14* 基因,发现转染局部软骨细胞特点减弱,出现跟间区相似的结构和分子标志。但在关节局部异位表达 Wnt14 时能够抑制附近内源性 Wnt14 诱导的关节形成,但对位置较远的区域无限制能力。这些研究表明 Wnt14 可以启动关节的形成,但 Wnt14 自身在间区的持续表达,会将关节的形成有效地控制于适当的空间范围内。

(二)颞下颌关节发育

下颌所有运动发生在下颌骨与颅骨形成的关节处,即颞下颌关节。这个双侧滑膜关节的发育与四肢关节发育不同。颞下颌关节的大体结构与多数滑膜关节相似,但是覆盖髁突的软骨(下颌髁突软骨)属于继发性软骨,即颞下颌关节的形态发生以及结构组成开始于下颌骨发育完成和四肢关节形成后。颅面复合体多数部位的继发性软骨在发育中短暂出现,在下颌骨髁突及腭正中缝处这些继发性软骨持续到出生后才消失。四肢的原发性软骨主要由间充质细胞和上皮细胞的交互作用发育而来,而继发性软骨是接受局部生物力学刺激后产生的结果。下颌髁突软骨形成的首要标志是 ALP 阳性细胞在下颌骨膜内化骨附近的聚集。尽管这些细胞本质上是成骨细胞,但却有双向分化潜能,在运动和负荷正常时,这些细胞可分化为软骨,当运动受限、负荷降低或者消失时,这些细胞可分化为骨。下颌髁突软骨原基中的细胞不仅表达成骨谱系标志物,如Ⅰ型胶原、Runx2和Osx等,同时表达软骨谱系的标志物Sox9。像下颌髁突软骨这样的继发性软骨的一个特征就是软骨细胞向肥大软骨细胞的快速分化,同时伴有Ⅱ型胶原与X型胶原的大量沉积,这与四肢软骨生长板不同区域分层有所不同。

1. 颞下颌关节形态发生分期

人类的颞下颌关节形态发生始于胚胎第7、8周。这一时期被称为"胚基期",四肢的大关节已经完全形成,且结构与成年人的关节相似。这一时期间质细胞浓缩,可以辨识出下颌髁突以及颞骨。髁突的胚基背向、颅向生长,最终接近与之分开的颞骨胚基,这一过程直至胚胎12周才基本完成。在髁突胚基和颞骨胚基之间的间充质组成第三种胚基,它可以发育成关节盘。值得注意的是,髁突的浓缩与原发性软骨如麦克尔软骨(Meckel's cartilage)软骨或者锤骨的软骨原基毫无联系。形成翼外肌的成肌细胞在胚胎6~7周时出现,至第7周时,肌纤维已与浓缩的髁突间质相接触。

胚胎的第9~11周是"空化期",髁突胚基中心的细胞分化为软骨细胞。同时,分隔髁突和颞骨的间充质变得稠密,这是形成关节盘原基的信号;同时可以观察到关节盘原基和髁突之间的微缝隙。这些都显示颞下颌关节下腔开始形成,并于胚胎第10周完成微缝隙的融合。有趣的是,胚胎第11或第11.5周时才可以明显观察到关节上间隙结构。到第12周时,翼外肌形成,其上部与关节盘内侧面相连,下部与髁突相连。

颞下颌关节的"成熟期"始于胚胎12周。颞下颌关节的所有组成成分以类似出生后的最终结构形式出现,并经历持续的生长和固化。关节盘是由紧密聚集的成纤维细胞组成,中央较薄而内外侧较厚。关节囊在9~11周时位于间充质区域的外周,至胚胎14周结构清晰。在空化期,凸起或平坦的颞骨部分此时变成一个略微凹陷的形状,而真正的关节结节尚未形成。

胎儿在胚胎8.5周时可以行开闭口运动,这是侧头、弯曲躯干和臀部弯曲的一个组成部分。11周后,开闭口反射同时伴随躯干和手足运动的逐渐减少;到15周时,开闭口运动时头部和躯体其他部位已经不出现伴随运动。这些早期的颌骨运动可能刺激了胚胎10~11.5周时关节上、下腔的形成。然而,胚胎8.5周时开口反射与颞下颌关节无关。有些学者认为,早期的这些运动发生在麦克尔软骨前端的锤骨或砧骨关节。若是这样的话,胚胎9周时候髁突软骨形成的开始是否是由这些早期开口运动引起的?因为胎鼠出生后下颌运动的受限会抑制髁突软骨的生长;同样,人类胎儿吞咽动作在出生时消失,与小颌畸形密切相关。

2. 颞下颌关节出生后的生长和成熟

在四肢骨中,骨骼生长和关节形成与软骨发育相对独立,而下颌髁突软骨则是生长和关节发育同时进行。在出生前和出生后早期,下颌髁突软骨的软骨生长非常活跃,至出生后6个月,下颌髁突软骨的厚度降到出生时的2/3;其生长率逐渐降低,直到青春期中后期。即使这样,在青春期下颌髁突软骨对肌肉肥大引起的负荷增加也非常敏感。大鼠青春期下颌髁突软骨中有丝分裂的细胞比例会随年龄降至断奶期的47%,到成年时会降到断奶期的7%。人到20岁时,致密的软骨下板会将骨髓腔与软骨分隔开,这样可以避免骨髓中的血管进入软骨深层,从而避免了继续软骨内骨化。随后,包括软骨细胞在内的有丝分裂细胞减少或消失,细胞质也会减少,从而将下颌髁突软骨转化为相对均质的纤维软骨。这就是下颌髁突软骨的一个形成循环,即最开始小负荷条件下的快速生长,然后是下颌髁突软骨生长和关节形成,最后转化为关节软骨。最近,随着对下颌髁突软骨发育过程特殊性,以及其组织结构、组成成分与四肢软骨不同性认识的深入,学者们开始考虑从材料特性和生长特征角度研发颞下颌关节组织仿真品,或刺激下颌骨的总长度超过其正常生长潜能。

(杨柳,郑超)

第三节　骨骼的胚胎发育及先天性骨骼疾病

人体发生是从卵细胞和精子结合(受精卵)开始,经历了桑椹胚期、胚泡期、胚胎期、胎儿期到出生后的新生儿期、婴儿期、儿童期、少年期、青年期、成年期和老年期,直到个体死亡的一个连续过程。人类脊柱和脊髓的发育始于妊娠第3周,即胚胎期阶段,经历了从发生、发育、生长、成熟到退变、老化的一个不断变化的过程。

一、胚胎期

胚胎期指受精后的第2~8周,是人体发育中最重要的时期,包括脊柱在内的人体各主要器官结构,都是在这个时期发生。同时,这一时期也是最易受到外界干扰,发生先天性异常的关键时期。

1. 三胚层的形成

胚泡自第2周开始进入胚胎期后,首先形成两胚层胚胎,即外层的滋养层和内层的成胚胎细胞群。成胚胎细胞群又分化为上胚层和下胚层组成的双层胚盘。

约在妊娠第15天,胚盘的中线部位形成一个凹槽,并逐渐延长,这个凹槽称作原始槽。其在胚胎的头端逐渐加深并向尾端延伸,延伸后所产生的凹陷部位称为原始窝,而围绕在原始窝周围的细胞被称为原始结。在原始窝和原始结处形成胚胎的头部。原始窝、原始结、原始槽共同构成原始条,也称为原条(见图3-3-1)。原始条形成

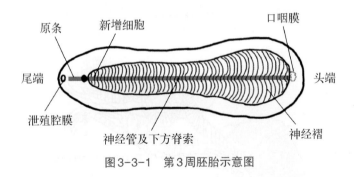

图3-3-1　第3周胚胎示意图

了胚胎的纵轴,区分了胚胎的左右侧。因此,在妊娠第3周,胚胎形成了头/尾、左/右、腹/背的方向。

　　许多上胚层细胞从中间的原始条脱离,向内迁移形成一层疏松的网状组织,进而又向外侧及头端扩散,介于上下胚层之间,称为胚内中胚层,从此三胚层胚胎形成。人体的各种组织和器官便由三个胚层的细胞分裂、迁移、聚集、分化形成。前脊索盘和脊索突生成于中胚层中线处。脊索突起初为一中空的中胚层管,后继续发育为实性结构时称为脊索(见图3-3-2)。脊索发生时,位于其背侧的胚胎外胚层增厚形成神经板,神经板沿其中轴凹陷形成一条神经沟,两侧有神经槽。第3周时,两侧的神经褶开始向中央靠近,形成原始的神经管(将来形成脑和脊髓),于神经管的上方形成神经嵴(将来形成周围神经)。脊索可以诱使椎体形成,且当椎体在脊索周围形成后,进一步生成髓核组织。

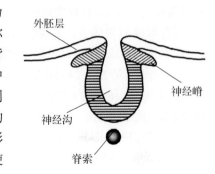

图3-3-2　脊索和神经沟

2. 体节的形成与分化

　　由胚内中胚层细胞迁移形成的间充质细胞具有向不同方向分化的能力,可分化成纤维细胞、软骨细胞和成骨细胞,中轴骨骼系统即发育自中胚层。第3周末,位于神经管两侧的轴旁中胚层断裂为成对的上皮细胞块,即体节(somite)(见图3-3-3)。根据发育生物学理论,体节形成的过程可以用前向波模型(wavefront model)和分子时钟(clock model)解释。前向波是体节由前向后沿着体轴逐渐推移的过程。分子时钟指调节体节沿体轴向后推移过程中的周期性分子振荡过程。某个特定的分子振荡触发了体节发育的周期性停滞,随后下一次前向波又将这种分子振荡取代,使本已停滞的体节发育得以继续,这个过程周而复始地重复便形成了体节。每个体节的大小是由前向波的速度和分子振荡的频率所决定的。体节进一步分化形成中轴骨及附着于中轴骨的肌肉等。

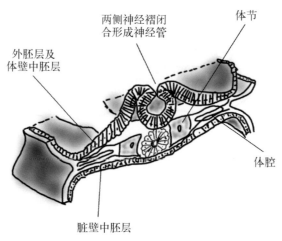

图 3-3-3 神经管及体节

第一对体节约在妊娠第 20 天时出现于胚胎头端，由此开始，新的体节依次从头端向尾端发生。最初，在脊索侧面有 42～44 对体节形成。随后其尾端的 5～7 对体节退化，最终形成 37 对体节。头端的第 1～4 对体节形成枕骨、头面骨、内耳骨性结构；第 5～12 对体节形成颈椎，由于第一颈椎体节参与枕骨的发育，所以 8 对颈椎体节中只形成了 7 个颈椎；第 13～24 对体节形成胸椎；第 25～29 对体节形成腰椎，第 30～34 对体节形成了骶椎；尾端的 3 对体节形成了尾椎。体节在胚胎中的位置决定了脊柱和周围神经系统的解剖位置。

从三胚层开始分化至第 8 周胚胎期末，各主要器官和系统的原基得以建立，这 5 周时间是胚胎发育最关键的时刻，也是脊椎内外结构形成的关键时期。在这期间，各器官和系统的分化与发生按染色体的遗传规律进行，同时又取决于环境因素的作用。因此，这一时期胚胎发育若遭受外界毒性物质的干扰，将会发生较大的先天畸形。如受毒性物质的影响使胚胎发育中止，会出现枕颈部畸形或骶、尾椎缺如，也可以出现极为罕见的自第 12 胸椎以下全部腰椎缺如，即先天性腰、骶椎缺如。有文献报道此病多见于糖尿病妇女，在自发性流产的孕妇中发病率也较高。

3. 中轴骨的发生

每个体节都分有腹内侧的生骨节（巩节）和背外侧的肌节（皮肌节）。每个生骨节都由位于头侧的疏松细胞群和位于尾侧的致密细胞群构成。妊娠第 4 周时，体节的生骨节区细胞向 3 个方向迁移，一旦生骨节形成并接近脊索和神经管，生骨节便开始分裂，最终形成脊柱的骨性结构。

①生骨节向腹内侧迁移，包绕脊索。生骨节的间充质细胞沿脊索和神经管周围密集分布，形成间充质性椎骨，其中每个生骨节的一部分致密细胞向头侧移动形成椎间盘，另一部分致密细胞与相邻的生骨节疏松细胞群合并形成间充质性椎体，故而每个

椎体均由头端生骨节的尾侧部与尾端生骨节的头侧部相融合形成。生骨节的这种分裂和再融合的方式可以解释有8对颈神经但只有7个颈椎的原因。第1颈节生骨节的头侧部分参与了枕骨的形成，而其尾侧部与第2颈生骨节的头侧部分形成了第1颈椎。第1颈神经在颈椎1上部穿出，第2颈神经在颈椎1与颈椎2之间穿出，以此类推。而第8颈神经从颈椎7/胸椎1穿出。② 生骨节向背侧迁移，包绕神经管形成椎弓。③ 生骨节向腹外侧迁移，进入体壁，形成肋突，在胸区的肋突发育成为肋骨，在颈椎和腰椎的肋突则不发育，这样便形成了膜性椎体（见图3-3-4）结构（membranous vertebral column），即脊柱的雏形。

被椎体所包绕的脊索将退化消失，也可不退化而长期残留于椎体或软骨板中形成Schmorl结节。临床中常可见到椎体中脊索残留组织异常生长而形成的肿瘤，即脊索瘤。脊索瘤多发生于骶骨，尤以第2骶椎下多见，主要由于脊索在其终端特别弯曲且分支较多。

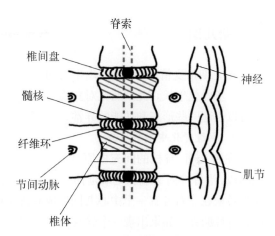

图3-3-4　膜性椎体结构示意图

4. 软骨化中心形成

从第5周开始，间充质细胞开始密集、增殖、变圆，产生胶原纤维和弹性纤维，形成软骨组织。大约在妊娠第6周，在中胚层每个间充质性椎骨中开始出现软骨化中心。起初在椎体内出现2个软骨化中心，在胚胎期第8周时每个椎体的左右两个软骨化中心相互合并形成软骨性椎心，随后椎弓、横突、棘突的软骨化中心相继出现（见图3-3-5）。

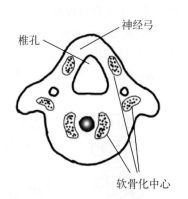

图3-3-5　第6周胚胎出现的软骨化中心

5. 中枢神经系统的发育

如上文所述，早期发育中，在中胚层形成两个关键结构：前脊索盘和脊索突。前脊索盘可以诱导外胚层细胞形成神经板。在前脊索盘产生的诱导因子作用下，神经板细胞从头侧向尾侧增殖，分化为神经外胚层。神经板的头侧较粗，分化为脑；而尾端较细，分化为脊髓。神经板的尾端位于脊索之上，两侧是体节。这种结构使得神经板尾端可以被分化为椎管的生骨节所包围，并继续分化为脊髓。在神经胚形成过程中，神经板内卷，其两侧组织折叠后在中线处融合，这样便形成了神经管。

一旦神经管在中线处形成，便与外胚层分离，分化为三层结构，即室腔层、被套层和边缘层。室腔层为内层，最贴近神经管腔。室腔层包含有神经上皮细胞，可分化为中枢神经系统细胞。神经上皮细胞增殖形成的第一代细胞是成神经细胞，最终形成中枢神经系统的神经元。成神经细胞一旦形成，便从室腔层迁移进入被套层，最终形成中枢神经系统的灰质。从神经细胞生长出来的神经突起向外周延伸形成了神经管的第3层，即边缘层，最终形成中枢神经系统白质。

二、胎儿期

胎儿期指受精后第9周到出生时的一段时期，在胚胎期已发生并形成雏形的脊椎将进一步骨化生长。此期胎儿对药物、病毒、射线等致畸因素已不太敏感，但致畸因素仍可以引起一些形态和功能的异常。

1. 初级骨化中心的出现

在胎儿期，脊柱的间充质原基经历了软骨化与骨化的过程。软骨化过程开始于颈胸段，沿脊柱向头端和尾端延伸。椎体的软骨化开始于中线两侧的两个中心，椎弓和椎弓根在左右各有一个中心共同形成软骨化椎弓，而靠近腹外侧的软骨化中心则形成软骨性肋突。如果出现一个软骨化中心，就会形成半椎体，导致先天性脊柱侧弯（见图3-3-6）。自第8周软骨化的椎弓已与椎体相互融合，椎弓的软骨形成中心还可以向背侧和外侧延伸形成软骨性棘突和横突。两侧椎弓在棘突部相连则要到第4个月时才发生，进而形成棘突。位于软骨化中心周围的细胞将发育成各种椎间韧带，至此胚胎已形成了软骨性椎体结构（chondrogenous vertebral column）。在软骨化进行过程中，位于椎体之间的那部分脊索膨大，脊索细胞逐渐自椎体中挤入椎间盘，发生黏液样变性后

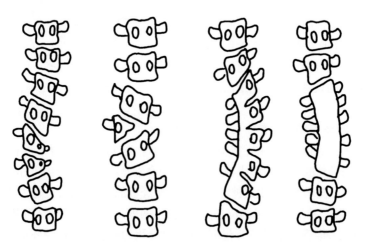

图3-3-6 非完全性/完全性单侧椎体发育异常以及单/双侧节段分化异常

形成胶冻状核心,即髓核。围绕脊索的生骨节细胞形成了椎间盘的纤维环,包绕髓核。由这两部分形成完整的椎间盘。

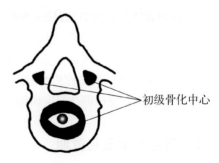

图3-3-7　初级骨化中心

椎骨的骨化过程都是靠软骨内成骨完成的。第8周末在软骨化椎骨中出现了3个初级骨化中心,骨化过程开始于3个骨化核,其中椎体1个,左半椎弓和右半椎弓各1个(见图3-3-7),至出生时3个原发骨化中心尚未相互融合。椎体骨化首先出现在下胸椎和上腰椎区域,在尾端脊椎中进展比较快,而椎弓骨化则在颈椎中进展快些。早于椎体骨化,颈椎椎板约在妊娠第8周开始骨化。在腰椎,椎板最早在中线骨化融合,随后向头端发展。成骨细胞附着于钙化的软骨小梁中,与破骨细胞相互协调不断进行着成骨与重建。至婴儿出生时,每个椎骨都由3个骨性部分构成,三者之间还会持续存在一个软骨结合区连接,适应脊椎发育过程中椎管的扩大。

与其他脊椎相比较,枕骨及寰、枢椎的发育略有不同。头4个体节相互融合形成枕骨基底部,第4对体节的尾端相互融合之后,第1颈椎即寰椎实际上的椎体即齿突已与第2颈椎即枢椎相连,而寰椎仅由前弓代之。寰椎有3个原发骨化中心,两侧各一个,另1个骨化中心在前弓。枢椎的原发骨化中心有5个,除与其余颈椎相同具有1个椎体骨化中心和2个椎弓骨化中心外,在其齿突的左右两侧各有1个骨化中心,于出生时合为一体。

2. 脊椎各部分骨化过程

(1)椎弓:靠左半椎弓和右半椎弓的初级骨化中心进行骨化。妊娠第8周时首先出现于上颈椎,然后依次向下,至第3个月时胸、腰、骶椎各部位的初级骨化中心出齐。椎弓与椎心之间靠透明软骨相连,这种方式形成的骨连接可使椎管在椎弓和椎心合并时随脊髓的增大而生长。椎弓的左右两半通常于出生后1年内相连。腰椎椎弓最先开始愈合,而下腰椎要到6岁时才完全愈合。

(2)椎体:靠位于椎心的初级骨化中心进行骨化。位于椎体的骨化中心实际上为前后各一,但在早期即融合为1个大的骨化中心,其位置与软骨化中心并不相当。椎心的初级骨化中心于第3个月开始最先出现于下胸椎,然后依次向上至第2颈椎,向下达第5腰椎。第5个月时腰骶部椎骨的初级骨化中心全部出齐。椎体的骨化先从背侧开始,后向前扩展至腹侧。

(3)骶椎:骶椎的初级骨化中心形成于第10周至5个月,数目也是3个,位于椎体及左右半椎弓各1个。于第6~8个月时,第1~3骶椎的3对肋突又分别出现1个独立的骨化中心,开始进行外侧部的骨化。因此,出生时每节骶椎均具备3个主要骨化中心,第1~3骶椎还具有两侧的肋突骨化中心共5个骨化中心。

伴随着体节的发生,脊柱逐步形成。体节形成的异常可能是遗传因素及环境因素的共同作用而导致体节发育相关通路表达异常所致。目前已经被证明与椎体发育缺陷相关的主要环境因素包括低氧、酒精、维生素缺乏、高热、糖尿病等。有学者通过全基因组外显子测序及比较基因组杂交芯片的方法,锁定了参与中胚层发育的 TBX6 基因可能与先天性脊柱侧凸等疾病相关。

三、新生儿期至儿童期

出生后人体发育和生活环境发生根本的变化,由于不再受母体子宫的约束,机体各系统在胎儿时期已奠定的基础上,进一步为适应子宫外生活而生长发育,故这一时期是人体生理结构生长发育最快的时期。同时,这一时期脊柱发育的可塑性较大,从爬行到行走,从卧位到直立位,随着姿势的变化以及应力负荷的增加,作为脊椎受力最大的腰椎发育易受到外界因素的影响。

1. 脊柱的发育生长

出生时,每节椎骨都包括一个椎体和左右两半椎弓,三者之间靠软骨相连,出生后靠软骨内成骨,椎体与椎弓的初级骨化中心各自独立地继续进行骨化。软骨结合区是为了适应脊椎发育过程中椎管的扩大,并最终在6岁时消失,其参与完成30%椎体部分的骨化和大部分后弓的骨化。椎弓的一些突起逐渐形成横突、棘突和关节突等。椎弓的骨化从中心开始向后向外延伸,1～2岁时两侧椎弓愈合,两侧椎弓相连最早始于上腰椎,而上颈椎和第5腰椎愈合稍迟,在骶椎两侧椎弓相连可迟至7～10岁。椎弓与椎体的愈合始于3～8岁,首先从胸椎开始,至此椎体与椎弓逐渐形成一个完整的骨性椎管。尾椎中只有椎体发育,椎弓退化不发育。

婴儿刚出生时,腰、骶椎长度小于颈、胸椎。然而在0～1岁的发育过程中,腰、骶椎的生长将更迅速。在3～15岁时,腰椎及其椎间盘的生长速率为2 mm/年,而胸椎及其椎间盘仅为1 mm/年。脊椎前方和后方的生长速率并不相同。在胸椎,脊椎后方区域的生长速率大于前方;在腰椎却刚好相反。这与腰部的承重最大有关,并且腰椎各部分不断增大,下腰椎两侧椎弓根增粗,以不断适应支持负荷的增加。

2. 脊椎发育的可塑性

人出生后,随着体位从卧位、坐位到直立,从爬行、抬头到行走,脊椎发育为适应人体行走的要求而发生相应变化。1～2岁身体直立行走时,因髋关节伸直,骨盆前倾,腰部突向前方做代偿性调整而形成腰曲,从而使身体重心向后移,以维持身体平衡,并与骶骨形成腰骶角(lumbosacral angle)。Abitbo研究了131例从出生到5岁的儿童,发现出生时腰骶角平均为20°,以后逐渐增大,到5岁时达70°,以后将维持这一角度不再变化。这说明腰骶角的形成与年龄、身高、体重的增加或怀孕关系不大,而主要决定于先天个体发育与幼儿时的直立行走。人在6～7岁时,从侧面观,脊柱将形成4个生理性弯曲

（见图3-3-8），即颈部从寰椎至胸2向前凸，为颈曲；胸部从胸2到胸12向后凸，为胸曲；腰部从胸12至骶骨岬弯向前方，为腰曲；骶尾部骶骨岬至尾骨尖弯向后方，为骶尾曲。脊柱的4个生理弯曲是人类特有的，它适应了人的直立行走，加强了脊柱的弹性作用，在行走、跳跃时减轻或消除了从脊柱传到头部的震荡。

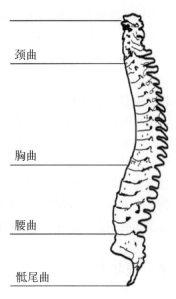

图3-3-8　脊柱4个生理性弯曲

人出生后到青春期前，脊椎包括腰椎和骶椎均是未完全骨化成功的。在此年龄阶段，腰椎和骶椎一直在处于骨化发育中。由于腰骶部有两个骨化中心，如果人体在停止发育之前未完全骨化成功，就会在腰椎或者骶椎形成"裂隙"，即隐性脊柱裂，最常见部位是腰椎区和腰骶区。由于在新生儿期至儿童期脊柱有很大的可塑性，因此除病理因素所形成的病态外，某些不正常的坐、卧姿势也可形成不正常的弯曲，如龟背、侧弯等。因此，此期应予注意，并教育儿童养成健康的体态和姿势。

四、青少年期

1. 骨化中心的愈合

8～13岁时，椎体上下面的圆形骺板（体骺）首先开始出现次级骨化中心，加强了椎体发育，进而每节椎骨的左右横突和棘突，又分别出现了次级骨化中心并逐渐骨化，向最后方向塑形。一般在18～25岁时，每节椎骨完成了所有次级骨化中心的骨化，并与椎体相连，而获得最后形态。这标志着骨性椎体结构（osteogenous vertebral column）的发育成熟。

Matsumoto对754名青少年拍摄X线片研究，发现男性环状骺板出现的平均年龄为14.6岁，女性为14.0岁；环状骺板闭合的平均年龄为17岁。若环状骺板不愈合或发生缺血坏死，将产生腰背疼痛，称为少年期椎体骺板软骨病，又称"少年驼背"，好发于12～16岁的过早负荷的体力劳动者中。Schmorl认为是由于轻微外伤或负重使椎间盘向椎体上下面突入，髓核嵌入环状骺板与椎体之间引起。也有人认为是由于先天性软骨发育紊乱所导致。

2. 脊柱各节段的生长情况

（1）颈椎1～7：青春期内，颈椎长度继续生长约3.5 cm，占颈椎1～骶椎1长度的22%。颈椎管的直径在不同节段有差别，一般是从颈椎1～7逐渐减小，或从颈椎1～3逐渐减小，而后稍微增大。这种差别对于临床应用有重要意义，只有明确椎管的直径才能更充分地保护脊髓。

（2）胸椎 1～12：新生儿胸椎长度约为 11 cm，发育成熟后男性约为 28 cm，女性约为 26 cm。与出生时相比，其长度增加了 1 倍以上。胸椎的生长在 5 岁之前较快，5～10 岁较慢，而在青春期继续快速生长。

（3）腰椎 1～5：与胸椎相似，腰椎的生长并不呈线性关系。0～5 岁时腰椎生长较快，约增加 3 cm；5～10 岁生长较慢，约增加 2 cm；10～18 岁时生长较迅速，约增加 3 cm。与出生时相比，成年后的腰椎长度将增加 1 倍左右，男性约为 16 cm，女性约为 15.5 cm。

青春期是生长发育的关键时期，当后部的肌肉和韧带不能适应前部椎体的生长，便会迫使脊柱侧弯，进一步由于椎体受到侧方旋转而引发侧凸畸形。Pinchuk 等发现过度紧张的中央神经系统的适应补偿机制在青春期表现出潜在的功能障碍，在脊柱侧弯的发展中发挥作用。遗传因素在青少年特发性脊柱侧凸的病因中占据重要位置。青少年时期也是发育不良性腰椎滑脱进展最快的时期。

五、成年期

脊椎的发育成熟，从胚胎阶段的间充质性椎骨到软骨性椎骨，进而骨化形成骨性椎骨，是一个缓慢的连续过程。椎骨的骨化开始于胚胎末期，直到成年期 25 岁左右发育成熟，并进入成年期。但是，脊柱发育的成熟并不意味着发育的中止，以后骨与软骨组织仍将随着年龄的增长及腰部各种应力变化而不断更新、变异，出现退行性改变，尤其是颈、腰椎的变化尤为明显。同时，脊椎在胚胎、胎儿、儿童及青少年期所形成的发育缺陷也将逐渐表现出来，造成不同的脊椎疾患。

（程黎明）

第四节　先天性骨骼疾病

骨发育始于胚胎时期早期，发生方式主要有两种：膜内成骨和软骨内成骨。膜内成骨主要指由 MSC 直接分化成胚性结缔组织膜，然后在膜内成骨，具体过程如下。在骨化部位，MSC 凝聚，经骨祖细胞、前成骨细胞分化为成骨细胞，后者分泌类骨质并被其包围，成为骨细胞，继而类骨质钙化形成骨基质，最终形成最早的骨组织，即骨化中心。新形成的骨组织表面附着的成骨细胞或骨原细胞向周围成骨，逐渐形成初级骨小梁构成初级骨松质，而初级骨松质周围的间充质分化为骨膜，此后即进入生长与改建阶段。少数扁骨、不规则骨（如颅骨）以此方式成骨。与膜内成骨相比，软骨内成骨是一个相对复杂的过程，经历了软骨雏形形成、软骨周骨化、软骨内骨化和骨干骨密质形成及改建4个阶段。上述过程包括软骨形成、骨形成、基质的沉淀与吸收,以及发育和生长等,并依功能需要形成一定的骨形态。身体的大部分骨骼以软骨内成骨方式发育成熟。膜内成骨和软骨内成骨的任何环节出现异常都可能导致先天性骨骼疾病。先天性骨骼疾病主要包括两方面的疾病:骨与软骨发育障碍性疾病和先天性畸形,但两者之间的界限较为模糊,不易区分。

一、疾病命名、分类和特点

1. 命名与分类

长期以来,有关骨骼发育不良疾病的命名与分类尚未制订出统一的规范化标准。在阅读此类文献时,深感病名杂乱。同一种疾病往往有不相近,甚至相互矛盾的病名,而不同疾病的病名有时却可通用,导致有关疾病不仅易于混淆,而且难以理解。例如:dysplasia和dystrophia二词的使用,dysplasia译为发育障碍,意味着疾病所致的骨骼缺陷为永久性的,而dystrophia则译为营养障碍,即营养补充后骨骼异常应能改善或消除。实际上,两者的使用非常混乱,有时通用,有时反用。产生上述现象的原因主要归结于同一种疾病,往往由不同作者在不同时期对该疾病进行描述和命名。鉴于当时有限的医学条件,对疾病的病因尚未充分了解,通常依据临床表现和影像学征象进行命名,以致失误很多。

随着人类基因病理学的快速深入发展,基因图分类方法在遗传性骨骼发育障碍疾病的分类中发挥越来越重要的作用。一些程序可用于简明地表达骨骼发育障碍疾病基因异常部位的信息(表3-4-1),如基因符号、人类孟德尔遗传(Mendelian inheritance in Man, MIM)数字、染色体部位和基因名称。基因符号是由人类基因图工作组命名协会批准的字母顺序符号,例如trpA23。MIM数字是每个基因位点的数字,如Ⅰ型多发性骨骺发育不良的MIM编码为132 400。基因名称通常是缩写形式,例如:Ⅰ型胶原α1成分基因成为COL1A1。此外,许多骨骼发育障碍均涉及成纤维生长因子受体(FGFR)或胶原成分,故对临床表现和遗传背景相似的疾病可结合基因符号加以区分。例如,Ⅱ型FGFR疾病或Ⅵ胶原家族疾病。

2010年,国际骨发育不全协会(International Skeletal Dysplasia Society, ISDS)再次修正了骨骼系统遗传疾病目录,其纳入标准为:① 具有明显的骨骼病变,包括骨发育障碍、代谢性骨病、骨发育不全、骨畸形综合征等;② 在线MIM数据库中收录;③ 有家族遗传背景;④ 经由分子或连锁分析得出,或不同病例报道之间具有相同表型。此版本较第一版本“系统命名法”最为突出部分是疾病的分类不仅依据相似的临床表型和影像学征象,并在此基础上结合分子机制、生物化学等原理将457种疾病划分为40组。例如,第1～8组主要依据相似的基因或信号转导通路归类,如FGFR家族或Ⅱ型胶原家族疾病;第23组主要涉及发生骨质疏松改变的相关疾病。

表 3-4-1　骨骼基因异常现象

疾　病	遗传模式	MIM编码	染色体基因定位	基　因	受累基因/基因产物
骨发育不良					
软骨发育不全	AD	100 800	4p16.3	FGFR3	编码FGFR，主要参与生长板发育
点状软骨发育不良					
X1连锁型	XLR	302 950	Xp22.3	ARSE	编码一种芳香基硫酸酯酶
X2连锁型	XLD	302 960	Xp11	EBP	编码一种固醇异构酶
肢中骨发育不全	AD	146 000	4p16.3	FGFR3	编码FGFR，主要参与生长板发育
颅锁骨发育不全					
Pfeiffer综合征	AD	101 600	8p12	FGFR1	编码FGFR1
Pfeiffer综合征	AD	101 600	10q26.12	FGFR2	编码FGFR2
先天性外胚层发育不全	AR	225 500	4p16	EVC1	心脏发育
黏多糖病Ⅰ型1H/1S	AR	607 014	6p16.3	IDUA	编码α-L-艾杜糖苷酸酶
黏多糖病Ⅱ型	XLR	309 900	Xq27.3-28	IDS	降解硫酸类肝素和皮肤素的酶类
黏多糖病Ⅲ型					
3A	AR	252 900	17q21	HSS	编码溶酶体中的消化硫酸化氨基葡聚糖的
3B	AR	252 920	17q21	NAGLU	酶类
3C	AR	252 930	8p11-q13	GNAT	同上
3D	AR	252 940	12q14	GNS	同上

续　表

疾　病	遗传模式	MIM编码	染色体基因定位	基　因	受累基因 / 基因产物
黏多糖病Ⅳ					
4A	AR	253 000	16q24.3	*GALNS*	编码溶酶体中的消化硫酸氢基葡萄糖糖的
4B	AR	253 010	3p21.33	*GLB1*	酶类
黏多糖病Ⅵ	AR	253 200	5p13.3	*ARSB*	编码巨噬细胞刺激因子
石骨症					
幼儿型石骨症累及中枢	AR	259 720	6q21	*OSTM1*	编码石骨症相关的转膜蛋白
中间型石骨症	AR	259 710	13q14.11	*RANKL*	编码核因子－κB活化受体
肾小管酸中毒型石骨症	AR	259 730	8q22	*CA2*	编码碳酸酐酶2
多发性骨骺发育不良Ⅰ型	AD	132 400	19p13.1	*COMP*	编码蛋白聚糖COPM，组成软骨基质
多发性骨骺发育不良Ⅱ型	AD	600 204	1p32.2–33	*COL9A2*	Ⅸ型胶原α₂链
假性软骨发育不全	AD	177 170	19p13.1	*COMP*	编码蛋白聚糖COPM，组成软骨基质
先天性脊柱骨骺发育不良	AD	183 900	12q13.1	*COL2A1*	编码骨基质成分Ⅱ型胶原的α₁
结缔组织病					
成骨不全症Ⅰ型	AD	—	—	*COL1A1/A2*	编码骨基质成分Ⅰ型胶原的α₁和α₂链
成骨不全症Ⅴ型	AD	610 967	—	*IFITM5*	Ⅰ型胶原合成的分子伴侣热休克蛋白47
成骨不全症Ⅱ型	AD/AR	—	—	*COL1A1/A2/SERPINF1*	编码骨基质成分Ⅰ型胶原的α₁和α₂链及软骨相关蛋白
Ehlers-Danlos综合征	AR	612 350	11p11.2	*SLC39A13*	编码Zinc蛋白

注：AD=常染色体显性，XLD=伴X染色体显性，AR=常染色体隐性，XLR=伴X染色体隐性。引自 Warman ML, Cormier-Daire V, Hall C, et al. Nosology and classification of genetic skeletal disorders: 2010 revision. Am J Med Genet A, 2011, 155A(5): 943–968

2. 特点

先天性骨骼疾病的主要特点如下：① 具有家族性和遗传性；有的先天性骨骼疾病在出生时即出现明显体征，如软骨发育不全、唐氏综合征、黏多糖病、马方综合征；有的疾病虽出生时即存在，但至随后才发病，如晚发型成骨不全症或骨干性续连症。② 除骨发育异常外，常累及骨外其他组织。有些先天性骨骼疾病患病部位较为局限，如先天性斜颈；有些疾患则可累及全身，如马方综合征除肢体细长外，尚伴有主动脉瓣或二尖瓣关闭不全、眼球晶体脱位、夹层动脉瘤；唐氏综合征常伴智力低下；成骨不全常伴有耳聋和蓝色巩膜；Pyle病常伴有白皮病。③ 骨骼变异一般呈两侧对称性，但四肢与躯干比例可不对称或四肢骨近侧端与远侧端不对称，如软骨发育不全四肢较躯干短；软骨外胚层发育异常的四肢远端较近端明显变短。④ 先天性骨骼疾病主要由染色体缺陷或突变引起，但同时受环境因素影响。简单的孟德尔遗传学定律可适用于某些先天性疾病，如软骨不全是一种常染色体显性遗传病，父母一方携带致病基因其子女患病的概率约为50%；在常染色体隐性情况，如Moequio综合征，父母虽无异常临床表现，但其1/4的子女将从父母接受致病基因而患病。但有些先天疾病并不遵守简单的孟德尔遗传模式，而是为多种因素所影响，如先天性髋关节脱位发病的原因可能与遗传因素、环境因素及产后因素有关。下面就个别先天性骨骼疾病的特殊症状和体征及X线征象进行简单概括，如表3-4-2所示。

表3-4-2 常见先天性骨骼疾病的特殊体征及X线征象

体征及X线	表现
体征	
特殊面容	黏多糖病患者面容丑陋，角膜混浊；唇厚舌大、眼宽耳低；唐氏综合征呈痴呆面容，头颅短小、眼小上斜、张口吐舌
侏儒	侏儒症的特征性表现为成年男性身高不足147.32 cm或站立高度低于同年龄的30%。根据对躯干、肢体影响程度，侏儒一般分为两类：对称性侏儒症和非均匀对称性侏儒症。前者指体态矮小，躯干和肢体受到同样程度的影响。后者指肢体受到的影响程度比躯干严重或轻微。先天性骨骼疾病中许多疾患都有侏儒表现，但特点各异。软骨发育不全、假性软骨发育不全、黏多糖病均为短肢性侏儒；软骨外胚层发育不全，肘膝关节以下肢体缩短较为明显
智力低下	唐氏综合征、黏多糖病、Edward综合征均为重度智力低下；软骨外胚层发育异常则为轻度智力降低
肢体异常	蜡油状骨质增生症管状骨表面可触及一侧缘蜡油流注样骨性隆起；成骨不全症患者四肢弯曲畸形
特殊X线征象	
成骨不全症	骨质密度普遍降低，骨皮质及颅板变薄，四肢长管状骨弯曲变形，伴多发骨折和骨痂形成

续　表

体征及X线	表　　　　　现
软骨发育不全	管状骨变短，干骺端呈喇叭状向两侧张开，脊柱后突畸形，椎体呈弹头状，头颅增大而颅底短小，腰椎管狭窄口，腰椎管横径（即椎弓根间距）逐渐变小，是与假性软骨发育不全（椎弓根间距不变）的主要鉴别点
多发性骨骺发育异常	骨骺呈不规则变形，斑点状分裂，变扁平，干骺端适应性扩张，呈杯口状变形；晚期斑点状分裂的骨骺可逐步融合，但仍遗留关节扁平畸形。骨骺普遍出现延迟，成长缓慢均为本病特点
黏多糖病	头颅不对称性增大，蝶鞍呈乙型，掌指骨粗短，四肢骨中央膨胀两端变细，脊椎后凸成角，呈鸟嘴状突出，肋骨远端增宽呈船桨形，髋臼变浅，髋臼角增大，股骨颈增长，髋内翻或外翻
蜡油状骨质增生症	呈现一侧肢体管状骨皮质增厚；骨质密度增高，外形不整，形似蜡油流注，关节面无异常
唐氏综合征	颅骨短小，囟门增大，闭合延迟；椎体高度增加而前后径缩短，小指中节缩短

二、骨和软骨发育障碍性疾病

尽管大多数发育障碍性疾病都有家族遗传背景，但是患儿出生后大多表现正常，而在以后的生长与发育过程中才逐渐出现不同程度的骨骼异常。这一点与大多数先天性骨骼疾病在胚胎时期或者出生后即发现明显异常，是有一定区别的。骨和软骨发育障碍性疾病主要包括骨发育不全、结缔组织疾病、致密性骨骼疾病。其中软骨发育不全、硬化性骨骼疾病、成骨不全症、马方综合征及其他结缔组织疾病将于其他章节详细介绍，本节就其他罕见骨骼发育障碍疾病进行简单阐述。

（一）软骨外胚层发育不全

软骨外胚层发育不全是一种少见的遗传性胎内发育缺陷疾病，于1940年首次由Ellis和Van Creveld报道，故又称之为Ellis-Van Creveld综合征（EVC综合征）。该病多为常染色体隐性遗传，中胚层及外胚层组织均受累。临床表现多为不成比例的身材矮小、短肋、中指及远端指骨缩短、轴后多指（多趾）、牙齿错位咬合与异位、牙龈黏合，常伴有先天性心脏病但智力发育正常。目前该病病因尚未明确。

1. 发病机制

目前研究表明，软骨外胚层发育不全是由位于4p16.2区的两个相邻基因*EVC1*（Ellis-Van Creveld syndrome 1 gene）和*EVC2*（Ellis-Van Creveld syndrome 2 gene）突变引起的。2000年，Ruiz首次发现软骨外胚层发育不全的致病基因并将其命名为*EVC*基因。随后几十个*EVC*基因突变位点被相继发现。有学者曾在1例家系中发现*EVC*杂合突变,2例女性患者均表现出EVC综合征的典型特征:多指伴先天性心脏病。但是另一项研究表明约30%的病例中未检测到*EVC*基因突变,提示该病可能存在遗传异质性。目前,*EVC*基因的功能尚不明确,有待进一步研究。

2. 诊疗

妊娠期间可筛查软骨外胚层发育不全,即妊娠18周时可检测出胎儿胸廓狭窄、长骨缩短、多指及先天性心脏病等症状;血液学检测可见红系造血细胞异常及围产期成髓细胞过多。本病应与其他身材矮小的侏儒疾病相鉴别,如软骨不全、呆小症、维生素D缺乏病。本病一般采取对症治疗,出胸廓畸形及心力衰竭引起的呼吸窘迫,临床治疗应在新生儿时期进行;多指可在2岁内切除;膝外翻可用肢具矫形,若合并髌骨脱位者行矫正手术并长期随访。该病预后不良,约1/3的患者在出生后2周死亡,多系心力衰竭。

(二)多发性骨骺发育不良

多发性骨骺发育不良(multiple epiphyseal dysplasia, MED)又称多发性骨骺成骨不全(dysostosis epiphysealis multiplex),是一种少见的遗传性软骨发育缺陷。1935年,Fairbank首先描述本病,又称Fairbank病。本病男性较女性多见,发病年龄为幼儿及少年,主要累及髋、肩、小腿关节。其特征为多个骨骺异常骨化、生长发育障碍、手指粗短、身材矮小、关节变形等。根据病情轻重可分为两种类型:Ribbing(轻型)和Fairbank(重型)。从遗传角度可分为常染色体显性遗传或常染色体隐性遗传。显性遗传的MED患者的临床表现主要有手足和膝关节畸形及脊柱弯曲、双侧髌骨分层等;而隐性遗传的MED患者截然不同,约50%的常染色体隐性遗传患者出生时常伴有畸形足、腭裂和指(趾)弯曲。由于突变基因不同,MED可分为6种类型,均被收入到OMIM数据库中,分别为Ⅰ型(COMP)、Ⅱ型(COL9A2)、Ⅲ型(COL9A3)、Ⅳ型(DTDST)、Ⅴ型(MATN3)和Ⅵ型(COL9A1)。

1. 发病机制

MED存在明显的遗传异质性,据研究报道,在MED患者身上已发现6种致病基因分别为*COMP*、*COL9A2*、*COL9A3*、*DTDST*、*MATN3*、*COL9A1*。其中,除DTDST外均为常染色体显性遗传病。此外,经研究发现80%的MED患者由*COMP*基因突变引起,10%的患者由*MATN3*基因突变引起。2个基因突变导致其编码蛋白滞留在内质网,软骨细胞因缺失上述蛋白而致软骨形成异常而致病。*COL9A1*、*COL9A2*及*COL9A3*基因的编码蛋白为Ⅸ型胶原的构成提供基础。研究显示,编码*COL9A1*、*COL9A2*及*COL9A3*基因突变后会引起3个α链COL3区域的外显子编码受限,导致胶原α链COL3区域氨基酸缺失,从而影响Ⅸ型胶原的正常折叠或使其不能与其他软骨成分相互作用。

2. 诊疗

MED的诊断依据临床表现和影像学检查,其中X线检查是诊断该病的一个主要依据。X线征象显示骨化不规则,骨化中心密度增加。此外,该病需与克汀病、垂体性侏儒等疾病相鉴别。本病具有一定自限性,因关节畸形易早发退行性关节病变。儿童期不需外固定,更不宜手术。髋内翻或髋外翻严重者可行截骨矫形。退行性关节病变严重可行关节置换。手指运动受限可行手术治疗,以改善抓握功能。

(三) 斑点状骨骺

斑点状骨骺又称先天性钙化性软骨发育不良,此病首次由Conradi报告,又称Conradi病。目前发病机制尚不明确,典型改变为原发性和继发性骨化中心内有局灶性钙化沉着。

1. 发病机制

Conradi病的病因不明,可能与遗传有关。常染色体隐性遗传病可导致本病征Ⅰ型,常染色体显性遗传为本病Ⅱ型,前者畸形较后者严重。性染色体遗传则表现为男胎死亡,女胎发病。病理变化为骨骺软骨呈片状黏液和囊性退行性改变,有散在钙化灶。目前有研究发现,Conradi病X染色体显性遗传与emopamil-binding protein (EBP)基因突变有关,该基因编码一种σ8-σ7固醇异构酶,此型患者血清中8-脱氢胆固醇水平升高。而Conradi病X染色体隐性遗传与芳香基硫酸酯酶(arylsulfatase, *ARSE*)基因突变有关,该基因编码芳香基硫酸酯酶家族中E亚型。

2. 诊疗

Conradi病的典型临床表现加幼儿期X线征象表现为骨骺多发性点状钙化时即可诊断。目前有研究表明血清中8-胆固醇或8-多氢胆固醇水平升高有利于Conradi病的诊断。同时,应与克汀病、佝偻病等、脑垂体功能不良相鉴别,后3种疾病虽有不规则钙化,但多数仅在股骨头处。屈曲畸形则需与先天性肌肉发育不全鉴别,后者肌肉多显现萎缩,但无骨骼改变。本病无特殊治疗方法,一般采取对症治疗。本病预后各异,多在出生后1年内死于其他感染。

三、先天性畸形

先天性骨骼异常可分为解剖变异和畸形两类,一般以有无临床症状和功能障碍以及遗传因素来区分。事实上,胎儿在生长过程中由于某些原因的影响导致疾病不易严格区分。先天性异常在出生时多已存在,或出生后出现,并可以发生在任何部位,单独存在或与多病变共存,异常明显者可出现相应症状。也有在X线检查中偶尔发现,主要表现为骨骼大小、形态、数目、位置等改变,骨质本身一般无变化。畸形根据机体部位可分别为先天性头、肩和脊柱畸形,以及先天性上肢畸形、先天性下肢畸形、先天性手畸形、先天性足畸形等。临床上较为常见的是先天性髋关节畸形、先天性足畸形等。这些先天性畸形对患者及其家属的社会生活和心理产生严重的负性影响,因此,对疾病遗传机制的研究具有重要意义。

（一）颅缝早闭

颅缝早闭是指颅骨骨缝的骨性融合在正常年龄以前提早闭合，为常见的先天性颅颌面畸形之一，其发病率约为1/2 500，仅次于唇腭裂畸形。由于颅缝提早发生骨性闭合可导致颅腔狭小，形成三角头、舟状头、斜头、尖头等复杂的颅颌面畸形综合征，不仅造成颅面骨畸形，而且可导致颅内压升高、视力减退甚至失明，严重者可使脑发育受阻，影响患儿的智力发育，或因严重并发症而危及生命。目前尚无有效的治疗方法，给患者及其家庭带来沉重的经济负担和精神压力。

1. 发病机制

目前的研究证实多种基因突变、致畸物质、机械压力等因素可导致颅缝早闭。至2008年，确定的与颅缝早闭相关的突变基因已有11个，包括转化生长因子β受体（TGFBR1和TGFBR2）、同源盒基因（MSX2）、FGFR（FGFR1、FGFR2、FGFR3）、酪氨酸激酶Eph/Ephrin家族蛋白（EFNB1）、原纤维蛋白基因（FBN1）、胚胎发育基因（TWIST1）、小GTP酶蛋白家族RAB（RAB23）、细胞色素P450还原酶基因（POR）等。研究上述基因及相关信号通路介导的颅缝细胞成骨增殖与分化，有利于深入了解颅缝早闭的发病机制。

许多研究表明同一基因突变可产生不同畸形表现，提示同一基因在不同颅缝间具有特殊的分子信号通路。鉴于不同来源的颅骨闭合分子信号通路不同，Coussens等对同一发育来源的闭合颅缝与未闭合颅缝之间的基因表达进行对比，发现未闭合颅缝颅骨中视黄醇结合蛋白4（retinol binding protein-4, RBP4）、磷脂酰肌醇蛋白聚糖3（glypican-3, GPC3）和多效蛋白（pleiotrophin, PTN）等基因表达水平较已闭合或正在闭合颅缝的颅骨中的水平显著升高，提示上述基因在保持颅缝开放或调控成骨细胞早期分化中起关键作用。然而，在闭合或正在闭合颅缝颅骨中Wnt抑制因子-1（Wnt inhibitory factor-1, WIF1）、膜联蛋白A3（annexinA3, ANXA3）、细胞质FMR相互蛋白2（cytoplasmic FMR interacting protein 2, CYFIP2）等基因表达水平较高，提示上述基因与颅缝早闭有关。上述研究深入至颅缝水平分析致病基因的差异表达，为颅骨早闭分子机制的探索开辟了新的途径。其中，FGF及其受体FGF/FGFR信号通路是目前研究较为成熟的信号通路之一。FGFR突变包括FGFR1、FGFR2和FGFR3。3种受体突变均会导致颅缝早闭的典型特征，且突变均为特异性的错义突变。尽管3种受体导致的表型具有强烈的重叠性，但也具有各自的特异性，如*FGFR1*基因突变与Pfeiffer综合征有关；*FGFR2*基因突变与Crozon、Jackson-Weiss、Apert、Pfeiffer等颅骨早闭综合征有关；*FGFR3*基因突变与Adelaid I型颅缝早闭和软骨发育不全有关。

2. 诊疗

颅缝早闭的诊断主要依据临床表现及影像学特征进行。该病目前尚无特殊治疗方法，一般根据畸形特点采用相应的手术治疗。

（二）颅锁骨发育障碍

先天性颅锁骨发育不全（cleidocranial dysplasia, CCD）综合征是一种先天性全身性膜内骨化不全，以颅顶骨与锁骨发育障碍、囟门闭合延迟、方颅、乳牙脱落延迟、恒牙迟萌或阻生及颌骨形态异常为主要特征。早在1765年就有关于颅骨锁骨发育不全报道，至今病因尚不明确。部分病例有家族史，性别无明显差异，任何年龄均可发病，以出生后2年内发病最多。

1. 发病机制

目前认为CCD是一种常染色体显性遗传病，其致病基因是位于6p21区的成骨细胞特异性转录因子 *Runx2*。该基因参与机体骨化过程中成骨细胞及软骨细胞的增殖与分化，被认为是控制骨发育与骨形态稳定的关键基因。有研究指出 *Runx2* 的两个无义突变位点使其无法与DNA结合，同时，动物实验也表明 *Runx2* 等位基因突变的杂合子与辐射诱发的 *Runx2* 点突变的小鼠表现出除牙齿异常外的所有颅骨锁骨发育不全症状。其中，无牙齿异常可能与齿类动物不存在第2次出牙有关。Lin等对6名CCD患者进行了 *Runx2* 基因测序，发现其中有4名患者存在 *Runx2* 基因突变。随后 *Runx2* 的其他12个基因突变位点也相继被发现。*Runx2* 基因与CCD的发病密切相关，进一步了解Runx2的分子特性、RUNX2蛋白连接DNA的Runt结构域三维结构及与DNA、其他蛋白之间的作用，将有助于更全面地了解CCD的发病机制。

2. 诊疗

该病通常有家族史，且主要累及骨骼和牙齿，其诊断主要依据临床表现及影像学特征。该病目前尚无特殊有效的治疗方法，一般采用对症治疗。牙齿异常通常采用手术治疗；鼻窦及中耳炎采用抗感染治疗；复发性中耳炎通常利用骨膜造孔插管；骨密度降低可采用钙剂联合维生素D基础治疗，预防骨质疏松应提早进行。

（三）先天性高肩胛症

先天性高肩胛症是以肩胛骨发育不良、位置升高，伴周围软组织发育不良或萎缩以致肩关节活动障碍为特征的一种少见而复杂的先天性发育畸形。先天性高肩胛症常伴发肋骨和脊椎发育畸形，如叉状肋、肋骨融合、融合椎、半椎、蝴蝶椎等。Eulenlaurg于1863年首先以德文文献报道了3例先天性高肩胛症病例，此后又有其他作者陆续报道了该病。而Sprengel在1891年报告了4例先天性高肩胛症患儿，并提出了其病因学理论，因此该病又被称为Sprengel畸形，其临床主要表现为患侧上肢外展上举功能受限及双侧肩部的不对称。

1. 发病机制

正常的肩胛骨在胚胎第5周出现，位于下4颈椎和上2胸椎水平，发育至第9周时开始下降，于第3个月末完成下降过程到达胸壁后侧。正常人位于第2及第7、8胸椎之间,未能下降者即形成本病。目前病因尚不明确,有观点认为可能是羊水过多引起宫内压力过高、肌肉组织缺损或肩胛骨和椎体间形成异常关节,使肩胛骨停滞在胚胎早期位置,也有认为与疱疹病毒感染有关。

2. 诊疗

一般女性患者居多,常累及单侧,患侧颈部短,肩胛骨位置高而小,有旋转改变,常伴发其他先天性畸形,如脊柱侧凸、脊柱裂等。X线片显示高肩胛骨和其他先天性畸形。保守治疗效果较差,一般采用手术治疗,最好在3~8岁为宜。

(四) 发育性髋关节脱位

发育性髋关节脱位(developmental dislocation of the hip, DDH)是指先天性或某种因素导致股骨头脱出髋臼之外,是小儿骨科最常见的、严重危害儿童健康的先天性畸形之一。早在公元前Hippocrates就有论述,其发病与地区、种族、性别及胎期有关,一般女性多发,男女比例为1:5~6,左侧多于右侧,臀围胎儿多发,是正常胎儿的2~10倍。目前学者们认为DDH是一种复杂的多基因病,是遗传因素和环境因素共同作用的结果,但其具体病因不清。

1. 发病机制

(1) 遗传与种族因素:流行病学调查显示,12%~33%的DDH患儿有阳性家族史。DDH患者的父母、兄弟姐妹患病率也较高,遗传因素造成韧带松弛度增加或原发性髋臼发育不良,会促使DDH的发病。目前,DDH分子遗传学研究采取的主要方法包括多代家系的连锁分析、基于核心家系的传递不平衡检验以及基于群体的关联分析等。

(2) 环境因素:环境因素包括宫内环境及产后环境因素。宫内因素主要是胎位和羊水过少。DDH在第一胎的发病率最高,可能与初次受孕的妇女子宫和腹部肌肉较紧压迫胎儿,尤其是左枕前位时,胎儿左髋较易受累,因骶骨压迫内收,关节囊受拉而脱位。此外,羊水过少时,胎儿活动受限,也与DDH的形成有一定关系。产后因素主要指不恰当的襁褓方式、髋关节被异常牵拉等。

2. 诊疗

先天性髋关节脱位的早期诊断对治疗极为重要。典型的先天性髋关节脱位诊断并不困难,一般患儿出生时会表现出某些阳性体征,如患侧大腿内侧皮纹较健侧多、患侧膝平面低于健侧、髋关节外展受限等。若患儿开始行走之后才诊断,此时治疗已晚。出生后常规普查(3~7天),并于分娩后6周复查可疑者。注意新生儿形态改变、功能检查、特殊体征等,做到及早诊断、及早治疗。治疗方法的选择与早期诊断、年龄、脱位程度及类型等诸多因素有关:年龄越小,脱位程度越轻,越易治疗。一般采用非手术和手术治疗两种。该病预后较好,一般1岁以内给予适当治疗,大多有望治愈;延误治疗,则可能导致髋关节功能障碍或引起继发性骨关节炎导致关节疼痛。

（五）先天性髋内翻

先天性髋内翻也可称为颈性髋内翻，或发育性髋内翻，为少见的先天性畸形，其特征是股骨头向下移位，颈干角变小，形成髋内翻。

1. 发病机制

先天性髋内翻至今病因不明。正常新生儿股骨上端全为软组织，4岁时除骨骺线区外股骨颈已完全骨化。若股骨颈在骨化过程中出现异常就可发病。髋内翻可分为先天性和继发性两种类型。先天性即胚胎发育不良，常合并股骨缩短和股骨上端缺陷或畸形；继发性则多由代谢、创伤或感染引起。目前有关先天性髋内翻的病因学说如下所示。

（1）先天性因素：部分病例有家族遗传史。一般认为其发病与股骨颈血循环紊乱、骨化障碍、先天性股骨颈缺陷、先天性软骨内骨化障碍或髋关节发育不良等有关。

（2）骨病因素：当婴儿处于子宫内的发育期，由于骨病破坏骺板的生长能力，使骨骼丧失生物塑型能力而致病。也有观点指出股骨颈存在骨软骨变性过程，该过程在髋内翻疾病的发展过程中占重要作用。

（3）创伤因素：动物实验证实股骨头或股骨颈存在局限性软骨下骨折，在某种程度上能产生无菌性坏死。故有观点认为髋内翻是无菌性坏死，病变的本质即创伤。股骨头受到创伤后，生长即停止，随之发生髋关节内翻畸形。

（4）应力因素：当婴儿开始行走时，股骨颈特别受到应力影响，如存在缺陷，则缺陷处有负载的剪式应力。经正确截骨后，异常的骨病损伤可能愈合。

2. 诊疗

先天性髋内翻保守治疗无效，一般采用手术治疗。未经治疗的髋内翻畸形可有两种转归：裂纹缺隙自然愈合，畸形终止；裂纹缺隙不愈合，畸形进行性加重，股骨头发生无菌性坏死。所有早期先天性内翻者多采用粗隆下外展截骨术，但畸形可复发。为求晚期效果可采用Y形截骨术，这也是目前公认的治疗髋内翻的主要措施。

（六）先天性胫骨假关节

先天性胫骨假关节（congenital pseudoarthrosis of the tibia, CPT）是由于发育异常导致的胫骨畸形，表现为胫骨成角畸形、髓腔狭窄或囊肿等，最终形成不愈合的假关节，其发生率占新生儿的1/250 000～1/140 000。从1709年Hatzoecher报告首例以来，已有300多年历史，发病机制至今尚未了解。目前组织病理学上显示约45%的先天性胫骨假关节患儿呈非特异性改变，40%的患儿呈Ⅰ型神经纤维瘤（type Ⅰ neurofibromatosis, NF1）病变改变，16%呈骨纤维结构不良样改变。

1. 发病机制

（1）CPT的病理学特点：过去因CPT的病变处有大量的成纤维细胞和施万细胞聚

集而认为其发病与NF1有关。后来许多研究发现,病变处极少甚至未能发现神经组织存在,确定神经组织不是病变组织的主要成分。Akio等研究发现假关节处的纤维组织有肌纤维母细胞的分化并伴大量软骨形成,提示骨膜向肌纤维细胞或软骨细胞分化障碍。Rocio等用S-100蛋白免疫荧光法检测到先天性胫骨假关节病变处具有多向分化潜能的MSC聚集,并未发现神经组织,也支持上述观点。一些观点指出血管异常可能也是先天性胫骨假关节病因之一。有研究发现先天性胫骨假关节患者存在静脉管腔呈囊性扩大及管壁变薄。随后Benita等研究发现先天性胫骨假关节患者骨膜增厚伴小动脉周围神经细胞堆积,致小动脉几乎完全闭塞,提示血管异常可能与先天性胫骨假关节发病有关。

（2）先天性胫骨假关节与骨发育相关细胞因子的关系:近年来,有关先天性胫骨假关节中信号通路所涉及的细胞因子表达引起学者们广泛关注。其中,成骨分化和增殖相关的细胞因子在先天性胫骨假关节疾病中起重要作用。降钙素是甲状腺C细胞分泌的多肽类激素,主要维持体内钙磷代谢平衡,降钙素通过抑制破骨细胞活性和数量,促进成骨细胞形成而参与骨代谢。骨源性ALP评价骨转换变化并为骨代谢疾病提供重要依据。而在先天性胫骨假关节合并神经纤维瘤的部分患者血清中降钙素的水平上升,而ALP表达下调,提示骨代谢异常。随后有研究指出先天性胫骨假关节合并神经纤维瘤患者表达$CD44^+/CD105^+/CD45^-/CD14^-$、BMP及其受体;1型胶原蛋白α1成分、骨源性ALP及骨钙素基因的mRNA在纤维错构瘤组织中的表达不同。

（3）先天性胫骨假关节与NF1的联系:部分观点认为先天性胫骨假关节具有遗传背景,但是至今尚未发现其有关的遗传学规律。目前,大多数学者通过对*NF1*基因的研究以了解先天性胫骨假关节的致病特点,试图发现先天性胫骨假关节的致病基因。1937年,Ducroquet首次把神经纤维瘤病与先天性胫骨假关节联系在一起。从流行病学角度而言,两者之间的联系极其密切,即约50%的先天性胫骨假关节患者合并NF1。*NF1*基因位于17q11.2上,以常染色体显性方式发生突变,其突变率为1/3 000~1/4 000。*NF1*基因所编码的蛋白能够抑制RAS蛋白,该蛋白与细胞的增殖和分化相关。正常情况下,*NF1*基因所编码的蛋白通过抑制RAS蛋白而使具有活性的Ras-GPT转变为无活性的Ras-GDP,从而抑制肿瘤的发生。有研究指出肢体内未分化MSC的*NF1*基因失活后小鼠表现出类似于先天性胫骨假关节患者的表型,如胫骨弯曲。随后研究证实,先天性胫骨假关节组织中*NF1*等位基因的双失活伴基因点突变和失杂合性,提示该疾病与神经纤维蛋白表达的信号转导通路有关。但是*NF1*基因异常并没有在所有病例中发现,因此并不能用来单独解释该病的发病机制。综上所述,NF1可能是CPT发病的一个关键因素,两者的关系需进一步研究阐明。

2. 诊疗

根据病史、单侧小腿中下1/3处有向前弯曲畸形、全身散在性咖啡样色素斑和神经纤维瘤结节及X线征象,即可诊断为CPT。本病病因尚不明确,是多年来小儿矫形外科的疑难病症,目前尚缺少有效治疗方法。对婴幼儿采用保守治疗,如脉冲电磁场治疗。

采用手术治疗仅限于对假关节本身的处理，并未涉及病因疗法，因此效果欠佳。有文献报道人重组BMP2和BMP7可用于CPT的治疗，但疗效有待大样本的临床试验观察。

（七）先天性马蹄内翻足

先天性马蹄内翻足的发病率约为1/1 000，男性多于女性，约为2∶1，是临床最常见的畸形之一，同时也是人类最早了解的先天性畸形之一。该病的特点是能在出生后立即被发现，因此在诊断上并不困难。先天性马蹄内翻足的发病机制尚未完全明确。过去认为该病主要与神经肌肉病变、遗传因素、骨骼发育异常、血管异常及其他因素有关，最近某些观点认为该病与受孕月份及出生季节有关。但是大多数学者均支持神经病变及骨骼异常学说。

1. 发病机制

（1）神经肌肉病变：有观点指出肌力不平衡是先天性马蹄内翻足形成的直接原因。研究发现先天性马蹄内翻足小腿肌群中普遍存在腓骨肌肌力持续减弱，小腿后方肌肉挛缩，造成肌力不平衡，骨骼、关节与软组织挛缩是继发于肌力不平衡的适应性改变，而肌力的改变是以神经异常为基础。Gray发现患者小腿比目鱼肌中Ⅰ型纤维数量增加1倍，Ⅰ型与Ⅱ型纤维比例失常，由正常的1∶2变为1∶1，并出现聚集现象。Handelsmanlg持相同观点并指出在Ⅰ型纤维数量及Ⅰ型与Ⅱ型肌纤维比例均增加外，Ⅰ型纤维神经末梢数量增加，提示先天性马蹄内翻足的小腿及足部肌肉有肌纤维成熟异常可能与神经系统有关。陈秋等发现，76.2%的先天性马蹄内翻足患儿存在不同类型及程度的诱发电位异常，此异常多存在于脊髓腰4以下节段。这一发现支持马蹄内翻足神经肌肉病变的理论。

（2）遗传因素：Wynne-Davies认为马蹄内翻足的病因是遗传和环境共同作用的结果。另一研究也持相同观点，以174对双胞胎为观察对象，发现同性双胎有畸形足者约为33%，而非同性双胎者则占0.29%，故用遗传因素不能完全解释。近年来发现转录因子*HOX*基因可能是马蹄内翻足的相关基因。有学者通过对单纯性马蹄内翻足核心家系进行连锁不平衡分析，发现*HoxD*基因簇内的Hox4Ep多态位点存在传递不平衡。随后的研究证明*HoxD12*、*HoxD13*可能是单纯性马蹄内翻足的易感基因，提示*HoxD12*、*HoxD13*基因在胚胎肢体发育中起作用。同时，大量研究表明*TBX*基因是脊椎动物肢体发育的重要调控基因，其功能的改变将导致肢体发育畸形。通过研究发现先天性马蹄内翻足与*TBX3*基因所在的染色体区域12q24有关，提示*TBX3*基因可能是先天性马蹄内翻足的易感基因。

（3）血管发育异常：许多学者认为血管发育异常可能是先天性马蹄内翻足的原因。Greider等观察发现大部分马蹄内翻足患者足部有胫前动脉发育不良或缺失，足背动脉消失。同时，Edelsonl在严重未治疗的先天性马蹄内翻足患者中发现，胫前动脉缺失或明显细小达85%，且随年龄增加和严重程度而加重。

（4）骨骼发育异常：近年来，大部分学者认为骨骼的畸形是继发的，患者早期接受有效的手术治疗和在以后的生长发育及足的正常负重过程中完全可以自行纠正。

（5）其他因素：最早Hippocrates认为先天性马蹄内翻足畸形是由于宫外压迫和羊水过少而导致足被挤压在马蹄内翻足的固定位置引起的。有回顾性研究指出孕妇在怀孕前5个月内吸烟会增加畸形风险，且男性胎儿较女性胎儿易感。另有研究指出330例先天性马蹄内翻足患儿受孕时间均在6月份，正是肠道病毒感染的高发季节，病毒感染引起宫内胎儿脊髓前角受损，从而导致马蹄内翻足畸形。

2. 诊疗

先天性马蹄内翻足表现为单侧或双侧的足部畸形，即足内侧软组织紧张、前足不能外展、距小腿关节不能背伸，诊断多不困难；但有时需与新生儿足内翻、麻痹性马蹄足、脑瘫后马蹄足等相鉴别。临床上，先天性马蹄内翻足可分为外因型和内因型。外因型以单侧马蹄内翻足多见，畸形较轻易于矫正；内因型以双侧马蹄内翻足多见，双足呈曲棍状，畸形僵硬难以矫形，出生后往往有骨性改变，需手术治疗。目前，Ponseti方法已经成为临床上治疗先天性马蹄内翻足的"金标准"。

致谢：受国家自然科学基金（81370969、81072190、81101920）和教育部–博士点基金（博导类课题）（20130181110066）资助。

（余希杰，张坤，王春玉，马俊荣）

第五节　纤维结构不良

纤维结构不良（fibrous dysplasia, FD）也称纤维异常增殖症，是一种常见的先天性、非遗传性纤维性骨病。Von Reclinghausen于1891年首次对该病进行了报道，那时称为纤维性骨炎。FD可累及单个或多个骨骼，因此分为单发型和多发型。好发部位为长骨、肋骨、颅面骨、骨盆等，并可并发其他疾病，如多发性FD同时伴有皮肤色素斑、内分泌异常，称为McCune-Albright综合征（Mccune-Albright syndrome, MAS）。FD或MAS合并肌内黏液瘤称为Mazabraud综合征（Mazabraud syndrome, MS）。FD多在10岁左右发病，合并内分泌障碍者常在3～4岁即发病。

一、流行病学

中国的发病率为$10\sim30/10^6$，占骨肿瘤样病损的首位；国外为$(2\sim3)/10\,000$。一般认为,FD无遗传史及家族史,无明显性别倾向,也有人认为女性较多见。在MAS患者中,约95%为女性,发病年龄多小于20岁。30%的FD患者为多发型,3%有皮肤病变及内分泌异常。

二、病理特点

1. 大体病理

FD病灶为淡黄色或白色组织,手触有坚韧感,病变组织与骨包壳分界明显,易与骨包壳分离,很少或不能穿出包壳侵犯周围软组织。病灶内小血管丰富,切除过程中可有活跃出血,病变周围骨皮质明显变薄。

2. 镜检

镜下可见FD病灶内增生的梭形纤维细胞和不成熟编织骨。纤维细胞无异型性,核分裂象少见,偶尔会由于梭形细胞丰富而误诊为肉瘤。编织状骨小梁周边无成骨细胞,编织骨直接由纤维组织化生形成,并有成熟障碍,很少形成板层骨。骨小梁纤细、排列不规则、无极性,呈字母或汉字形,被大量纤维组织分割而缺乏连接(见图3-5-1),因此力学强度较差,是导致骨弯曲、畸形和骨折的重要原因。间质内有丰富的薄壁血管,破骨细胞样巨细胞聚集呈肉芽肿样,分布在出血及不成熟骨小梁周围。病变内的毛细血管如受损,可引发巨噬细胞反应,偶见软骨岛、牙骨质小体样结构。有的病灶可见大量的破骨细胞存在。

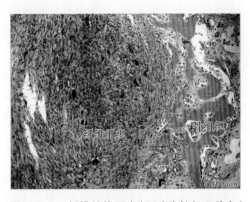

图3-5-1 纤维结构不良(FD)病灶(HE染色)

3. 免疫组织化学法

丘钜世等借助免疫组织化学法研究了多种因子在FD病灶内的表达,结果显示波形蛋白、胶原Ⅳ、骨连接蛋白、S-100蛋白、α-抗胰糜蛋白酶、溶菌酶均呈阳性。Toyosawa等研究发现Runx2、人骨钙素呈阳性;Sakamoto等发现TGFβ₁、FGF2和BMP2呈阳性。

三、诊断

1. 症状体征

大多数早期FD病变可潜伏多年而无症状,发病时出现骨痛、骨畸形、疲劳性骨折和病理性骨折等。单骨型患者由于症状轻微,常因其他原因进行影像学检查时偶尔发现,但当患骨因受力而发生疲劳性骨折可出现骨痛。在颅面骨受累时,常出现畸形或肿块,导致颜面失对称、上腭突起等;也常伴有神经受压表现,如视力、听力减弱甚至丧失、内耳功能紊乱及脑组织受压症状等。脊椎骨受累首发症状多为局部疼痛,椎体和椎弓根常受累,严重者出现神经压迫症状。累及肋骨时,表现为胸部失对称和局限性突起。四肢长骨受累,尤其是多发型病损,呈膨胀弯曲畸形,是由于骨骼可承受应力下降且易致骨折,股骨上段牧羊者手杖畸形即是多次骨折及短缩的结果。

MAS患者常有皮肤色素沉着症状,被称为"牛奶咖啡"样损害,特征是散在分布于腰骶部、臀、大腿等,多偏于患侧且以中线为界,为点片状大小不等的深黄色或黄棕色皮斑,边界不规则,组织结构与正常皮肤相似。

内分泌症状在MAS中很常见,以自主分泌系统和激素生成组织的功能亢进为特征,最常见的是性腺功能亢进。性早熟以异常增高的性激素伴随低水平或难以检测到的促性腺激素为特征,据报道60%的MAS患者出现这一特征。性早熟在MAS的女孩中通常是最早的临床表现,表现为5岁以下女孩乳房发育和(或)阴道流血。性激素的分泌与卵泡成熟或排卵无关,且患者常丧失生育能力。生长激素和血催乳素增高在MAS患者中比较常见,一些患者有肢端肥大症和乳溢症状,儿童及青少年的巨人症也有报道。也可见自发性甲状腺结节和甲状腺功能亢进。

2. 影像学表现

FD典型的X线表现为"磨砂样"病变,位于髓腔内,向外膨胀,边界清楚,骨皮质边缘光滑,缺少骨膜反应。CT扫描是显示FD影像学特点的最佳方法。CT检测可清晰显示病变范围,比X线片和MRI扫描显示皮质边界等细节更清楚。MRI是确定病变形状、影响区域范围大小的敏感检查方法。MRI信号强度取决于病变区内组织构成情况。如病变主要由纤维组织和类骨质组成,则T1加权图像为低信号,T2加权图像为高信号。在继发的软骨分化岛内、退变的囊性和出血区域可见一些不均匀信号。病灶内含较多的小血管,静脉注射钆后,低信号纤维区域变为增强高信号。放射性核素骨扫描虽缺乏特异性,但敏感性高,对明确病变范围很有帮助。Ones等进行的FD放射性核素骨扫描应用研究发现,^{99m}Tc亚甲基二膦酸(technetium-99m methylenediphosphonate, ^{99m}Tc-MDP)全身骨扫描对判断FD,尤其是多发性FD病灶的位置及程度很有帮助。

四、病因与发病机制

1. FD与*GNAS*基因突变

已有较多文献报告指出FD的发生与*GNAS*基因G蛋白α亚基的突变有关。*GNAS*是复杂的印记基因,位于体细胞染色体20q13.2-13.3,有多个启动子,能编码产生多个产物,主要有异源三聚体激活型G蛋白α亚基(Gsα)、Gsα的变异体XLsα、神经内分泌型蛋白55(neuroendocrine secretory protein 55, NESP55)等。G蛋白(鸟苷酸结合蛋白)

是一种信号转导蛋白，由α、β和γ亚基构成，介导胞外信号传入细胞内，在GPCR信号转导通路中发挥重要作用，调控细胞增殖、分化以及凋亡。G蛋白基因突变分为激活型突变和抑制型突变（主要是编码α亚基的基因GNAS1突变）两类。激活型突变可导致很多疾病，如功能性垂体腺瘤、功能性甲状腺腺瘤、婴儿Cushing综合征、肾上腺皮质腺瘤、MAS、肢端肥大症、FD、肌内黏液瘤以及MS；抑制性突变主要导致奥尔布赖特遗传性营养不良（Albright hereditary osteodystrophy, AHO）。

在正常生理状态下，腺苷酸环化酶（adenylate cyclase, AC）通过G蛋白偶联在细胞膜激素受体上。在无活性状态时，G蛋白α亚基结合GDP；当激素与受体结合后，α亚基从β、γ亚基复合物中解离出来，与GTP结合呈活性状态。这个过程是可逆的，当完成信息传递任务后，α亚基发挥GTP酶作用，水解GTP为GDP，再重新与β、γ亚基复合物结合为无活性状态。活性状态α亚基移向AC，与AC结合并激活产生cAMP，从而产生相应的生物学效应。Gsα突变最初发现于内分泌紊乱患者。在甲状腺功能亢进和垂体肿瘤患者中，发现Gsα突变导致细胞内cAMP集聚，刺激细胞增殖和激素过度分泌。在McCune-Albright综合征中，已发现显性突变位于Gsα基因的第8外显子（G→A或C→A突变），同时也发现在几种不同的内分泌组织中体细胞Gsα突变程度有所不同，因而推测体细胞Gsα突变在胚胎早期形成，并且呈镶嵌状态分布，以致产生多种不同的病理改变。这些突变引发了在Gsα第201位点的精氨酸（R）被半胱氨酸（C）（R201C）或组氨酸（H）替代（R201H），导致Gsα功能改变；其他的突变也相继被发现，如R201G等。Idowu等在FD中检测到GNAS1第9外显子的第227位密码子也发生碱基突变，引起谷氨酰胺（Q）改变为亮氨酸（L）（Q227L），而Q227L亦可引起cAMP浓度持续增高，且实验证实Q227L突变比R201突变更具活力。随后，Dal Cin等发现FD与畸变的染色体重组无关。

现已知cAMP作为第二信使转导的生物信号能够精密调控基因表达：由cAMP的增高激活PKA，后者磷酸化属于CREB蛋白家族成员的某些转录因子，再引导这些蛋白与DNA的结构域（cAMP应答元件，CRE）结合，促进DNA转录。例如，在脑垂体细胞内由Gsα突变活化导致cAMP增高，引起PKA活性增强可刺激催乳素和生长激素的启动子活性，加速其基因表达，最终引起催乳素和生长激素分泌亢进。

Candeliere等利用RT-PCR证实了Gsα突变，并在体外培养的成骨细胞内检测到了R201C和R201H突变的表达，而且在单发及多发的FD中均发现Gsα突变的存在。Riminucci等进一步研究发现，在病损内并不是所有的细胞都是突变细胞，突变细胞和正常细胞呈镶嵌状态分布。Gsα突变不是生殖细胞突变，而是合子后出现的体细胞突变，从而推测在胚胎早期出现的Gsα突变可导致多部位的病理改变，如McCune-Albright综合征，而晚一些出现的突变可造成更加局限性的病变，诸如甲状腺腺瘤、垂体腺瘤和单发的FD等，这或许可以解释来源于同一基因突变而临床表现各异的现象。在FD病灶的骨髓基质中，Gsα突变在骨祖细胞内表达，并且多发的FD Gsα突变表达水平高于单发FD。Bianco等发现单一突变细胞植入裸鼠皮下不能形成骨组织，可能是由于突变导致细胞无法存活，只有突变和非突变细胞混合在一起时，才能形成结构不良的病灶，故推测FD病损的形成与发展需要有突变和非突变细胞同时参与。

2. FD与成骨细胞

FD的疾病表型主要是由BMMSC的异常增生和分化障碍所致。在成骨细胞中，由$Gs\alpha$突变诱导cAMP增高可引起多种效应，最快的效应是受累的细胞收缩，这可能是由于cAMP在细胞骨架蛋白中迅速解离效应引起的。在FD病灶内可见骨小梁表面成熟的成骨细胞数量异常，取而代之的是ALP阳性的不成熟的BMMSC。从FD患者病灶分离的$Gs\alpha$突变的BMMSC较同一患者不含$Gs\alpha$突变的BMMSC增殖速率明显加快，骨钙素表达量明显降低；且症状严重患者较症状不严重患者其BMMSC的增殖明显加快，骨钙素表达量也显著降低。

上海交通大学附属第九人民医院骨科对FD发生的分子机制也进行了研究。Fan等从FD患者病灶分离了BMMSC，发现$Gs\alpha$突变的细胞较正常细胞增殖显著加快，成骨分化潜能减弱，裸鼠体内的异位骨化能力亦显著减弱。为了研究FD的发病机制，作者构建了两个体外细胞模型：第一种是利用载有突变$Gs\alpha$编码序列的慢病毒载体感染正常的BMMSC，之后用抗生素筛得到稳定表达突变$Gs\alpha$的细胞株；第二种是用过量的可穿透细胞膜cAMP处理正常的BMMSC，模拟FD中细胞内cAMP过度累积的表型。利用上述两种细胞模型，研究发现含有突变$Gs\alpha$的BMMSC成骨分化潜能显著减弱，此过程中成骨分化转录因子$Runx2$表达明显减弱。之后再对BMP-Smad通路的若干因子进行了筛选，结果发现BMP-Smad通路的抑制因子Smad6在$Gs\alpha$突变的细胞中表达明显上调，且可导致$Runx2$基因表达量的降低。$Smad6$基因转录起始位点上游$-1\ 006\ bp \sim -995\ bp$是一个cAMP应答元件（cAMP responsive element, CRE），实验结果证实$Gs\alpha$突变的BMMSC成骨分化过程中CREB被cAMP激活，能够结合于$Smad6$基因启动子区的CRE上启动$Smad6$的表达，导致$Runx2$的下调从而造成BMMSC成骨分化障碍。上述结果证实了CREB-Smad6-Runx2轴在FD BMMSC成骨分化障碍中发挥重要作用（见图3-5-2）。

Regard等研究了Wnt/β-联蛋白通路在FD中的作用。他们首先利用免疫组织化学法分析了FD/MAS患者病变区β-联蛋白的表达水平，发现其明显上调。MAS患者和Graves病患者的甲状腺组织中β-联蛋白的表达也明显上调。与对照组相比，FD患者的BMMSC成骨分化过程中Wnt/β-联蛋白通路的靶基因$AXIN2$和$TCF1$表达水平显著提高，荧光素酶报告基因的数据也支持"突变$Gs\alpha$可以激活Wnt/β-联蛋白通路"这一实验结果。随后分别将野生型和突变的$Gs\alpha$转入小鼠胚胎成纤维细胞（mouse embryonic fibroblast, MEF）中，发现突变的$Gs\alpha$的确可以激活Wnt/β-联蛋白通路。利用转基因小鼠在成骨细胞中激活Wnt/β-联蛋白通路可以再现FD的诸多疾病表型，包括骨髓腔内被大量纤维组织占据、成骨分化障碍、钙化不足、无法形成板层骨等。在体

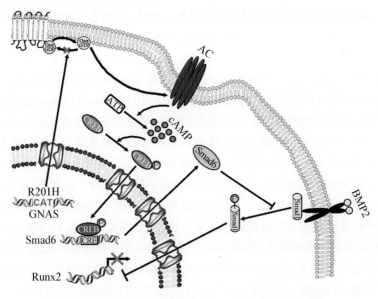

图3-5-2　FD中CREB-Smad6-Runx2信号通路示意图

注：引自Fan QM, Yue B, Bian ZY, et al. The CREB-Smad6-Runx2 axis contributes to the impaired osteogenesis potential of bone marrow stromal cells in fibrous dysplasia of bone[J]. J Pathol, 2012, 228(1): 45–55

外FD患者来源的BMMSC中将Wnt/β-联蛋白通路阻断可以不同程度地挽救FD的疾病表型。以上结果均说明Wnt/β-联蛋白通路的异常激活是FD发病的重要因素。

3. FD与破骨细胞

现已发现Gsα突变（R201H）的骨祖细胞内IL6分泌水平持续增高，另外在病损中低分化细胞也可以产生更多的IL6。如前所述，Gsα突变可以提高cAMP水平，而cAMP水平提高又可造成细胞的低分化。相反，在突变的细胞中抑制cAMP水平增高可降低IL6分泌。因此，有人提出Gsα突变诱导cAMP浓度升高，导致IL6过度表达。Motomura等也证实Gsα突变转染后的成骨细胞IL6分泌增加这一推测。IL6基因启动子含有CRE以及AP-1和NF-κB结合位点，Gsα突变增加AP-1、NF-κB和CREB在IL6基因启动子上的结合，因而引起突变的成骨细胞IL6分泌增加，加速破骨细胞形成，引起破骨细胞性骨吸收。在其他以骨吸收为特征的疾病中，如绝经后骨质疏松和佩吉特病，也发现了IL6可促进破骨细胞分化和增加骨吸收，进一步证实了IL6在FD溶骨区内可以增强骨吸收的作用。在结构不良细胞内也发现IL11的增加，提示它可能与本病的溶骨病损有关。最新资料表明，由基质细胞和成骨细胞产生的某些局部分子在破骨细胞分化和骨吸收方面起重要作用，参与由细胞因子，如IL6、IL11引起的骨吸收，推测这些分子很可能是在IL6、IL11诱导骨吸收过程中的后面环节发挥作用。

4. FD与癌基因

cAMP水平增高可通过激活PKA途径导致癌基因c-Fos过度表达，引起相应的病理变化。c-Fos与Jun家族蛋白结合形成异源二聚体，能与多个基因启动子的特异序列结合。c-Fos启动子含有CRE，也是FD *Gsα*突变产生病理效应的潜在目标。体外实验证实了由*Gsα*突变诱导的*c-Fos*过度表达。在骨组织中，*Gsα*突变增加c-Fos及c-*Jun*表达，c-*Jun*与c-*Fos*结合形成AP-1异源二聚体复合物；在内分泌细胞内，*Gsα*突变也可增加c-*Jun*和*Jun* B的表达。研究发现在FD病损中，c-*Fos*及c-*Jun*表达均增加，同时又可诱导由AP-1控制的基因异常表达。AP-1家族成员是调节骨形成的重要因子，例如c-*Fos*缺乏或过度表达在转基因鼠体内呈现严重的骨骼异常，c-*Fos*过度表达导致骨形成增加，类似于结构不良的骨病。在体外AP-1控制有关成骨细胞分化的基因，包括骨钙蛋白和OPN的基因表达，因为它们的启动子都含有AP-1位点。通过原位杂交和免疫组织化学技术分析显示：c-*Fos* mRNA和蛋白水平在*Gsα*突变FD骨病损中显著增高。c-*Fos*通常在人骨肉瘤细胞中过度表达，而且实验研究显示：c-*Fos*在鼠的成骨细胞内可以诱导癌基因转变，所以c-*Fos*过度表达可能是导致某些FD恶变的诱因。目前已发现由cAMP引起c-Fos蛋白增加可诱导细胞进入细胞增殖循环G_1期，这与c-*Fos*在不成熟的成骨细胞内表达是一致的，而且它控制成骨细胞增殖和分化。因而，推测c-*Fos*和AP-1家族成员表达增高可引起成骨细胞增殖和异常分化。

五、治疗

1. 保守治疗

近年来，双膦酸盐，尤其是新一代的帕米膦酸钠（pamidronate）已经作为FD的治疗药物并取得较好的疗效。双膦酸盐是骨破坏的有效抑制剂，其化学结构来源于焦磷酸盐的核心，导致成熟的破骨细胞失活从而减少骨溶解。Parisi等对7例FD患者静脉注射帕米膦酸钠（每日60 mg，共3日），每6个月一次。每3个月评估临床症状、血清ALP、尿Ⅰ型胶原C末端交联端肽水平。治疗前和12个月时分别测量全身骨密度（BMD），并在FD病变区行X线片检查。FD病变区平均BMD较对侧减少11.4%，与正常双侧0.7%的差异相比有明显差异。治疗12个月时所有患者都有骨骼疼痛缓解；骨代谢标志物下降；全身骨骼平均BMD上升3.3%，FD病变区BMD升高6.8%，而对侧升高2.6%，X线片显示骨皮质增厚。

降钙素和$1,25(OH)_2D_3$也被应用于FD的治疗，术前应用降钙素使骨局部钙化，可以达到减少术中出血量的目的。

2. 手术治疗

FD的手术方法包括① 刮除、植骨；② 截骨、刮除、矫形植骨；③ 整段病骨切除；④ 半切除、刮除、植骨。术后有时可复发，单发性FD较少发生，多发性FD多见。如有复发，再次刮除、植骨仍可治愈。需要强调的是，如病变治疗不彻底，病损会扩大，甚至导致植入物失效。

Ozaki等的研究表明，2/3术后股骨近端病变在生长期有进展。在18岁以下接受病灶刮除和植骨的患者中，超过80%的结果不理想。植骨和病骨切除仍无法控制严重FD患儿出现畸形，他们将承受机械应力和畸形进展导致的骨折，因而需要远期治疗。Levine等报道病灶刮除和植骨在18岁以上患者中取得了满意的结果，并且有一例未经治疗而所有病变在18岁时消失，表明一些病例仅需观察。Yang等报道使用外翻截骨联合髓内钉治疗股骨近端FD导致的牧羊拐样畸形，14例患者最短随访时间4年，效果满意。

六、预后

FD的病程发展在患者发育期较快，成年后较慢，且病变趋于稳定，一般不会出现新的病损。据报道，有的病例所有病变在18岁时消失，但旧病损造成骨质脆弱，可引起负重骨畸形。有报道显示，一些FD患者会发生恶变，男性及多发性FD患者发生恶变的概率较高，依次为骨肉瘤、纤维肉瘤、软骨肉瘤、骨巨细胞瘤。肉瘤样变预后较差，根治术后5年生存率仅为52%。

（范启明，汤亭亭）

第六节　A1型短指/趾症的研究

一、A1型短指/趾症的历史

1865年2月8日，奥地利神父孟德尔Gregor Johann Mendel（1822—1884）在现捷克共和国Bron市的自然科学协会上提出并发表了题为《植物杂交实验》的论文，这就是遗传史上著名的豌豆实验。他的工作彻底改变了整个遗传学的发展，建立了后来被称为孟德尔定律（Mendel's laws）的遗传学两大定律：分离法则与自由组合法则，并涉及了有关遗传因子的基本概念。然而，这一重要发现直至35年后的1900年才分别被Correns、Tschermak和De Vries 3位学者重新认识和发现。自此，孟德尔的定律启动了现代遗传学（包括人类遗传学）的发展。

20世纪初，哈佛大学的Bussey研究所可以说是最早从事人类遗传学工作的地方，研究所所长William Castle是全美最杰出的遗传学家之一。1903年，Castle的一个研究生William Curtis Farabee（1865—1925）在他的博士毕业论文中分析了一个人类手部畸形的遗传家系（见图3-6-1），此家系患者表型为Brachydactyly（短指）。Brachydactyly一词源于希腊文βραχί-δακτίλος，其中βραχί意为"短"，而δακτίλος代表"指"，医学上

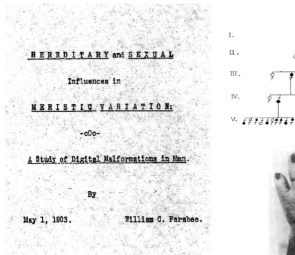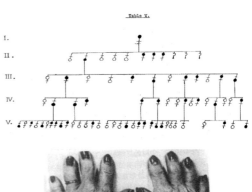

图3-6-1　Farabee博士毕业论文封面及其研究的家系

注：引自Farabee WC. Hereditary and sexual influence in meristic variation: a study of digital malformations in man[D]. Boston: Harvard University, 1903.

特指一类手足骨骼畸形。这个家系的5代人中大概有一半超过30人是患者，在男性和女性中概率均等。Farabee推断在植物和动物中发现的孟德尔法则在人类中同样适用，此疾病看起来像是一个显性遗传的模式（"the present case demonstrates that the law operates in man as in plants and lower animals. The abnormality is shown here to be a dominant character"）。这个短指家系是人类遗传史上第一个有记录的孟德尔常染色体显性遗传病家系，是人类遗传史上的里程碑之一（见表3-6-1），许多遗传学教科书都把它作为一个经典例子加以引用。

表3-6-1　20世纪早期人类遗传学的里程碑

1900	德弗里斯、科伦斯、丘歇马克同时独立地"重新发现"孟德尔遗传定律
1901	兰德施泰纳　发现ABO血型系统
1903	法拉比　发现第一例符合孟德尔遗传规律的常染色体显性遗传病A-1型短指（趾）症
1908	加罗德对尿黑酸尿症、胱氨酸尿症、白化症和戊糖尿症的患者进行了详细的研究，指出这些疾病都是由于某一代谢途径中的某一酶促反应发生遗传性障碍所造成，从而提出了先天性代谢缺陷概念
1908	哈迪－温伯格独立的研究表明，基因频率和基因型频率在特定条件下在大规模杂交种群中保持稳定
1909	约翰逊基因这一名词来表示遗传的独立单位，基因不仅是一个遗传物质在上下代之间传递的基本单位，也是一个功能上的独立单位

续　表

1910	温伯格提出了在小谱系中测定孟德尔遗传的方法
1910	冯·登格恩和希尔斯菲尔德证明了ABO血型符合孟德尔遗传
1919	霍尔丹提出性别对基因重组和交换的影响

注：引自Pasternak JJ. An introduction to human molecular genetics: mechanisms of inherited diseases[M]. Bethesda: Fitzgerald Science Press, 1999.

　　Drinkwater在1908、1912和1915年分别对Farabee型的短指家系进行了全面的分析，后来这种类型的短指被Bell在1951年归类为A1型短指/趾。1963年Haws和McKusick对Farabee当初发现的短指家系后代进行了研究，从那以后越来越多的短指/趾家系或个体被报道。到目前为止已经有过百的病例在医学和遗传学杂志中被报道，涵盖了各类人群（高加索白种人、非洲裔美国人和中国人等种族）。

二、A型短指/趾症的表型分类

　　Farabee型短指的主要特征包括所有手和脚的指/趾骨的中间指/趾节缩短，大拇指的近端指/趾节缩短，有时中间指/趾节会同远端指/趾节发生融合。在一些个体中，掌骨也会变短。患者的身高通常会表现得比家系中正常人要矮。

　　伦敦大学学院Galton实验室的人类遗传学家Julia Bell在1951年根据指/趾头的畸形特征把遗传性短指/趾分为了A、B、C、D、E一共5个类型，A型被进一步分为了A1、A2和A3三个亚型，其中A2和A3型的中间指/趾骨的缩短分别局限于示指和小拇指。1975年，McKusick提出了A4型和A5型，在A4型里面示指和小指的中间指/趾节变短，而A5型是中间指/趾节缺失。但是到了1979年，Fitch认为A4和A5都应该归到A1型里面去。Fitch对A1型短指/趾的描述更为全面：手变得更宽，大部分的指/趾都成比例缩短；所有的手骨都比正常得要短些，但是中间指/趾骨和大拇指的近端指/趾骨呈现不成比例的严重缩短；不管中间指/趾骨是缩短还是缺失，远端指/趾节关节不会形成。其他类型的短指/趾表型描述可参见表3-6-2和图3-6-2。根据表型，Farabee型短指/趾应该属于A1型短指/趾。

表3-6-2　目前存在的各亚型短指症临床特征和致病基因一览表

亚　型	OMIM	致病基因	位　点	备　注
A1型 （BDA1）	#112500	*IHH*	5p13.3-p13.2, 2q33q35	又称Farabee型，所有中指（趾）节被累及
A2型 （BDA2）	#112600	*Gdf5*、*Bmp2*、*Bmpr1b*	20p12.3 20q11.2, 4q23-q24	又称Brachymesophalangy Ⅱ或Mohr-Wriedt型，第2手指和脚趾中指节受累

续　表

亚　型	OMIM	致病基因	位　点	备　　注
A3型（BDA3）	%112700	N/A	N/A	又称Brachymesophalangy V 或 Brachydactyly-Clinodactyly，第5指中指节受累
A4型（BDA4）	%112800	N/A	N/A	又称Brachymesophalangy II 和 V 或 Temtamy型，主要累及第2指和第5指
A5型（BDA5）	%112900	N/A	N/A	中指节缺失和指甲发育异常，由男性向男性遗传
B型（BDB）	#113000	*ROR2*	9q22	又称BDB 1型（BDB1），远端指节被累及，指甲发育不全
B2型（BDB2）	#611377	*NOG*	17q22	远端指节发育不全并伴有并指、掌骨融合
C型（BDC）	#113100	*Gdf5*	20q11.2	又称Haws型，第2指和第3指中指节缩短，第5指中指节变成三角形，并可能出现多指、指关节融合及手掌、脚掌骨缩短
D型（BDD）	#113200	*HOXD13*	2q31-q32	又称粗短拇指，大拇指和大脚趾缩短并变宽
E型（BDE）	#113300	*HOXD13*	2q31-q32	手掌骨和脚掌骨被累及
B型和E型	%112440	N/A	N/A	又称Pitt-Williams或Ballard型，尺骨一侧手指远端指节发育不全，一根或多根掌骨缩短
A1、B型	%607004	N/A	5p13.3-p13.2	一种轻微的A1型短指

注：引自http://www.ncbi.nlm.nih.gov/sites/entrez?db=OMIM

三、A1型短指/趾症病例

19世纪60年代，Haws和McKusick重新拜访了3位当时仍在世的Farabee报道的家系成员。除了短指表型以外，其中两个患者被发现有广泛的骨骼异常，而另一名患儿的中间指节没有骨骺。

Drinkwater在1908年和1915年所报道的两个家系的后代在1998年和2002年又分别被Slavotinek和McCready所研究。这两个家系都具有Farabee家系的典型特征，但存在一定的家族间和家族内异质性。一些个体的表型仅仅局限为A1型短指/趾，而另外一些个体同时伴随肌肉骨骼异常、脊柱侧弯、眼球震颤和发育延迟等症状，但

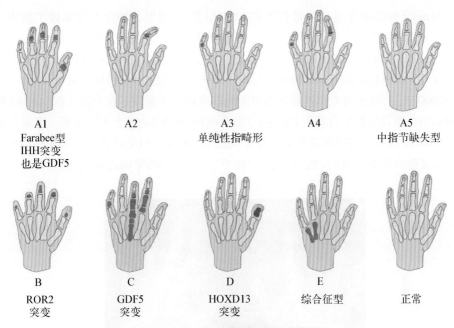

A1	A2	A3	A4	A5
Farabee型		单纯性指畸形		中指节缺失型
IHH突变				
也是GDF5				

B	C	D	E	
ROR2	GDF5	HOXD13	综合征型	正常
突变	突变	突变		

图 3-6-2　各种短指亚型的分类图

注：暗色的区域显示最易受累及的指节。注意：对于某些亚型，例如A5、B以及A1，存在指节（中指节）缺失的情况，未用暗色标记。引自http://www.peds.ufl.edu/PEDS2/divisions/genetics/caw/resources_other_malformations.htm

身高偏矮的表型并不一致。Drinkwater推测这两个家系具有一定的联系，最近的单倍型分析也确认了这一点。人们猜测Drinkwater报道的家系实际上是来源于Farabee最初报道的家系。Farabee研究的家系祖先可能是从英格兰移民到美国宾夕法尼亚，而Drinkwater研究的则是留在英格兰的一支，但他们之间的关系并没有被证明，Hawes和McKusick也持怀疑态度。

1978年，Temtamy报道了一个黑种人A1型短指/趾家系；一年后，Laporte报道了有5名患者的一个典型A1型短指/趾家系；Piussan在1983年描述了一个家族中几位带有A1型短指/趾表型的女性，但她们同时表现出其他症状，比如拇指僵硬、智力迟缓和身材偏矮。在6年后的另一份报道中，Tsukahara也描述了一个A1型短指/趾患者带有畸形和智力迟缓的表型。一个A1型短指/趾特征和Klippel-Feil异常组合的患者在1995年被Fukushima报道；同年，Mastrobattista则报道了两个典型的A1型短指/趾家系，一个来自斯堪的纳维亚半岛，一个来自墨西哥；Raff在1998年报道了一个三代家族，患有A1型短指/趾、半月板异常和脊柱侧弯。Den Hollander在2001年的时候曾经为孕妇做了首次的A1型短指/趾产前诊断。2003年，Giordano描绘了一个三代有3名患者的意大利家系。此后，随着A1型短指致病基因的发现，更多的家系和患者被报道。

Armour在2000年对一个带有温和A1型短指/趾表型的加拿大家系做了整体评估。这个家系患者的主要特征是中间及远端指/趾节、大拇指近端指/趾节和第5号掌骨缩短，没有发现中间及远端指/趾节融合。在患病孩童中，中间指/趾节出现锥形骨骺或者说生长板提前融合非常普遍**（见图3-6-3）**。同时患者的身材也偏矮。

2000年，上海交通大学贺林实验室的杨新平博士等报道了在中国人群中的A1型短指病例。患者分别来自湖南（家系Ⅰ）和贵州（家系Ⅱ）的两个不同家系。家系Ⅰ显示了Fitch在1979年描述的几乎所有特征**（见图3-6-4）**，但是部分患者的某些特征是之前的文献所没有报道的，包括远端指/趾节、掌骨和小拇指的近端指/趾节缩短。而

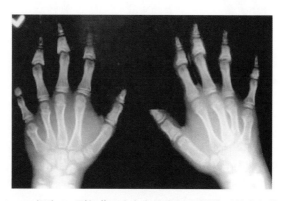

图3-6-3　温和A1型短指/趾症患儿有短和圆锥形的中间指/趾节

注：引自 Armour CM, Bulman DE, Hunter AG. Clinical and radiological assessment of a family with mild brachydactyly type A1: the usefulness of metacarpophalangeal profiles[J]. J Med Genet, 2000, 37(4): 292-296

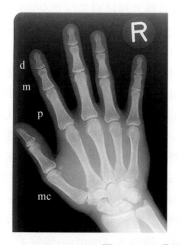
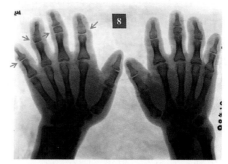

d：远端指节 (distal phalange)
m：中间指节 (middle phalange)
p：近端指节 (proximal phalange)
mc：掌骨 (metacarpal)

图3-6-4　典型A1型短指/趾症患者的表型

注：A. 正常人的指头；B. 患者中间指/趾节缩短、缺失或融合到远端。引自 Yang X, She C, Guo J, et al. A locus for brachydactyly type A-1 maps to chromosome 2q35-q36[J]. Am J Hum Genet. 2000, 66: 892-903

家系Ⅱ的表型同家系Ⅰ相似，但更为严重，大部分患者的中间指/趾节缺失或者融合到远端指/趾节。

2001年，同样来自上海交通大学贺林实验室的高波博士报道了另外一个中国人A1型短指/趾症家系，X线片分析显示患者的表型与杨新平博士所报道的类似，但身材明显偏矮（见图3-6-5）。

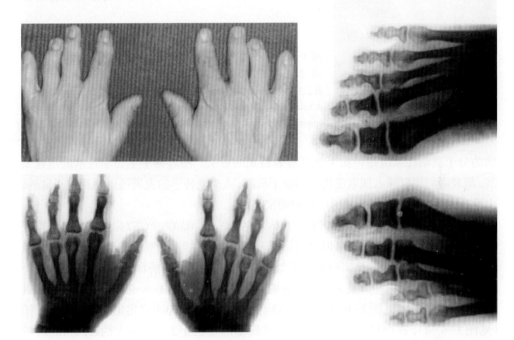

图3-6-5 家系3患者手指及脚趾的临床症状，部分患者中指节完全缺失，另有部分患者伴随有身材矮小现象

注：引自Gao B, Guo J, She C, et al. Mutations in IHH, encoding Indian hedgehog, cause brachydactyly type A-1[J]. Nat Genet, 2001, 28(4): 386-388

上述A1型短指/趾家系都是常染色体显性遗传模式。有趣的是，一种常染色体隐性遗传病——尖头股骨发育不良（acrocapitofemoral dysplasia, ACFD）也具有BDA1的表型。临床诊断表现为：身材矮小、四肢短小、短指（趾）、相对偏大的头部、胸腔偏窄等异常。患病孩童的手指指骨，特别是中间指节缩短（见图3-6-6），但患者父母中间指/趾骨缩短的程度却比较温和。

四、A1型短指/趾症致病基因*IHH*的发现

在过去的一百多年里，由于Farabee短指在人类遗传学上的历史地位，它出现在许多遗传学教科书中，对其致病基因的寻找工作却一直没有取得突破性进展。解开此疾

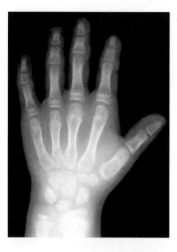

图3-6-6　在尖头股骨发育不良（ACFD）患者缩短的中间指/趾节中可以观察到圆锥形的骨骺

注：引自Mortier GR, Kramer PP, Giedion A, et al. Acrocapitofemoral dysplasia: an autosomal recessive skeletal dysplasia with cone shaped epiphyses in the hands and hips[J]. J Med Genet, 2003, 40(3): 201-207

病的分子机制在人类遗传史上似乎有着特别的意义。随着分子生物学技术的迅速发展，研究者们得以深入探索遗传病的分子机制，人类遗传学的发展可以说是突飞猛进，上千个人类遗传病的突变基因已经被确定。

　　Mastrobattista等利用家系研究了*HOXD*、*MSX1*、*MSX2*、*FGF1*以及*FGF2*等数个基因与A1型短指/趾的关系，但没有证据表明这些基因与A1型短指/趾之间存在连锁关联。上海交通大学贺林实验室也参与了这个领域的竞争，杨新平博士等通过对2个大家系的研究，其中一个是来自湖南省的布依族家系（见图3-6-7），另一个是来自贵州省的苗族家系（见图3-6-8），总共33名患者，均符合Fitch界定的BDA1表型特征（见图3-6-4），首次将A1型短指/趾症致病基因定位于2q35-q36大约8.1 cm的区域（LOD最大值为6.59，LOD值反映该区域与疾病的关联度，LOD＞3即意味着高度关联）（见图3-6-9）。

　　随后对该区域内的一些可能的候选基因进行突变扫描，而且在原来2个家系的基础上，高波博士等人又在湖南省的汉族人群中采集到了具有典型A1型短指/趾表型的第3个家系（见图3-6-5和图3-6-10）。

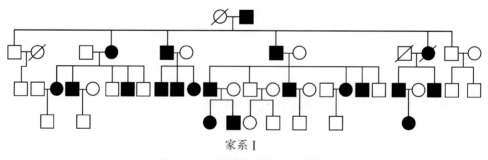

家系 I

图3-6-7　湖南布依族家系图谱

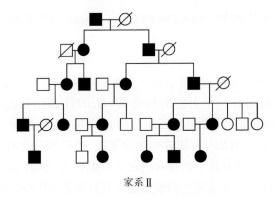

家系Ⅱ

图3-6-8　贵州苗族家系图谱

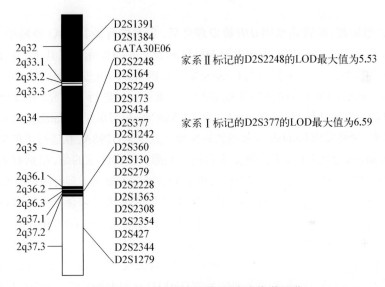

2q32	D2S1391
	D2S1384
	GATA30E06
2q33.1	D2S2248
2q33.2	D2S164
2q33.3	D2S2249
	D2S173
	D2S434
2q34	D2S377
	D2S1242
2q35	D2S360
	D2S130
	D2S279
2q36.1	D2S2228
2q36.2	D2S1363
2q36.3	D2S2308
2q37.1	D2S2354
2q37.2	D2S427
2q37.3	D2S2344
	D2S1279

家系Ⅱ标记的D2S2248的LOD最大值为5.53

家系Ⅰ标记的D2S377的LOD最大值为6.59

图3-6-9　微卫星标记与细胞遗传学图谱

注：引自 Yang X, She C, Guo J, et al. A locus for brachydactyly type A-1 maps to chromosome 2q35-q36[J]. Am J Hum Genet, 2000, 66(3): 892-903

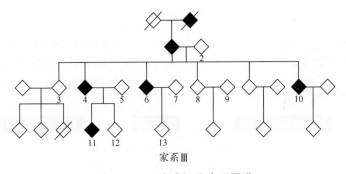

家系Ⅲ

图3-6-10　湖南汉族家系图谱

最初的猜测认为是 *PAX3*（paired box homeotic gene 3）基因的突变导致了 BDA1，因为该基因位于染色体的 2q35-q36 区域，而且有证据表明该基因受损会导致一些肢体尤其是前肢畸形，该基因还在小鼠胚胎早期发育过程的多个组织包括肢芽中高度表达。但随后高波博士等在对这 3 个独立家系的进一步研究中排除了关于 *PAX3* 的猜测，并将目标转向另外一个可能的候选基因 *IHH*（Indian hedgehog）。该基因虽然也位于上述 A1 型短指/趾致病基因定位所在的 2q35-q36 区域，但非常靠近该区域边缘。此前的研究表明 *IHH* 与软骨细胞的聚集、生长和分化有关，该基因的缺失会导致前肢的缩短、长骨发育不能正常钙化等骨骼发育缺陷。随后，高波博士等在 *IHH* 基因的编码区域，在 3 个家系中分别发现了具有家系遗传特性的 3 个单碱基突变，分别为 G283A、C300A 和 G391A（见图 3 - 6 - 11），从而确定了 A1 型短指/趾症的致病基因。

继 A1 型短指/趾致病基因 *IHH* 被发现之后，更多的有关其他 A1 型短指/趾症患者或者家系的 *IHH* 突变被报道，如图 3 - 6 - 11 和表 3 - 6 - 3 所示。在其中一项研究中，McCready 等发现了 1903 年报道的 Farabee 家系也携带 *IHH* 突变基因。McCready 等首先对 Drinkwater 在 1908 年和 1915 年报道的两个家系后代进行了研究，并发现了一个新的 *IHH* 基因的突变位点——G298A。随后，McCready 将最早的 Farabee 家系也进行了突变扫描，最终发现 Farabee 家系的致病突变位点也是 G298A，在进行了单倍型分析后，McCready 认为这 3 个家系应该是来自同一起源。值得注意的是，虽然有多个错义杂合突变在多个不相关的家系中被发现，但它们所影响的氨基酸却有限（见图 3 - 6 - 11 和表 3 - 6 - 3）。例如：① 一个中国布依族家系的 G283A 错义杂合突变导致 Glu95Lys 氨基酸改变；② 一个墨西哥家系的 A284G 错义杂合突变导致 Glu95Gly 氨基酸的改变；③ 一个加拿大家系和一个意大利家系同为 G298A 错义杂合突变导致 Asp100Asn 氨基酸改变；④ 一个中国汉族家系 C300A 错义杂合突变导致 Asp100Glu 氨基酸改变；⑤ 一个中国苗族 G391A 错义杂合突变导致 Glu131Lys 氨基酸改变。被影响的这几个氨基酸在各种生物种类中的 *IHH* 同源基因中非常保守（包括人类、小鼠、鸡、非洲爪蟾、

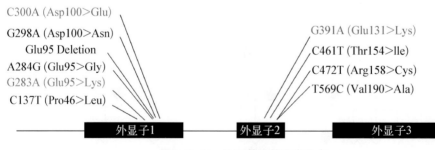

图 3 - 6 - 11　*IHH* 基因的突变位点

注：红色字体表示的是高波博士等人发现的 3 个突变位点（截至 2016 年 1 月）

斑马鱼、日本蝾螈和果蝇等），因此这些高度保守的氨基酸很可能对IHH的功能起到了非常重要的作用，而它们的突变直接导致了A1型短指/趾的表型。

表3-6-3　导致A1型短指/趾症的*IHH*基因突变一览（截至2018年10月）

突变型	种族本源	临床特征	参考文献
c.283G > A (p. E95K)	中国	中间指/趾节缺失或与远端指/趾骨融合；第1指/趾近端指/趾节缩短；1到3个指/趾出现指/趾骨缺失或融合现象	Nat Genet, 2001, 28(4): 386-388
c.284A > G (p. E95G)	墨西哥	无详细临床特征描述	J Med Genet, 2003, 40(1): 42-44
c.298G > A (p. D100N)	英国	双侧腕骨、掌骨、指骨发育不良；指节缩短变宽；第2、3、5根手指中间指节缺失；大多角骨骨刺；多种骨骼肌系统问题；膝盖和臀部疼痛	Hum Genet, 2002, 111(4-5): 368-375
c.298G > A (p. D100N)	意大利	所有手指/足趾成比例缩短；多数是中间指/趾节严重缩短	J Med Genet, 2003, 40(2): 132-135
c.298G > A (p. D100N)	英国	第1～4根手指/足趾中间指/趾节双侧缩短；第5指/趾的中间指/趾节与末端指/趾节融合	Hum Genet, 2005, 117(2-3): 285-287
c.300C > A (p.D100E)	中国	与E95K突变型临床特征相似；身材短小	Nat Genet, 2001, 28(4): 386-388
c.391G > A (p. E131K)	中国	与E95K突变型临床特征相似	Nat Genet, 2001, 28(4): 386-388
c.461C > T (p. T154I)	中国	双手第2～4根手指中间指节双侧缩短；第5根手指中间指节和末端指节融合；双手第1根手指近端指节正常；脚部正常；同质表型	J Hum Genet, 2006, 51(8): 727-731
c.298G > A (p. D100N)	中国	患者的手部变宽，且全部手指/脚趾缩短。X射线检查显示手部和脚部的骨骼发育异常，但主要局限于中间指/趾节和掌骨	Am J Med Genet A, 2007, 143A(11): 1246-1248
p. E95 Deletion	荷兰	手部中间指节缩短以及双脚第4根脚趾中间趾节的骨化节点缺失	Am J Med Genet A, 2008, 146A(16): 2152-2154
c.472C > T (p. R158C)	瑞典	患者表现出尺骨茎突发育不良、小尺骨、骨关节炎等，所有远端指/趾节长度正常但中间指/趾节缩短或缺失	Eur J Med Genet, 2009, 52(5): 297-302
c.391G > A (p. E131K)	韩国	双手双脚手指/足趾缩短；第2～5根手指/足趾中间指/趾节缺失和近端指/趾节发育不良	Ann Lab Med, 2015, 35(3): 387-389

此外,在不久前的另一个报道中,Hellemans发现了ACFD也是由*IHH*基因的两个纯合错义突变(C137T和T569C)所引起,这两个突变的氨基酸在不同物种中也是高度保守。

五、hedgehog信号通路及其与骨发育的关系

hedgehog(*HH*)基因最早是在果蝇中被发现。20世纪70年代末80年代初,德国遗传学家C. Nusslein-Volhard和美国遗传学家E. Wieschaus用饱和突变的方法发现了许多影响发育的基因,后来在其他动物的研究中发现这些基因具有普遍的重要性。果蝇*HH*基因是美国霍普金斯大学Philip Beachy实验室在20世纪90年代初克隆的。最初发现其功能与果蝇的体节极性有关,正常发育的果蝇幼虫只在前部那一侧的条纹中布满刚毛,*HH*基因突变以后则导致果蝇幼虫无毛部分变成有毛,酷似刺猬(hedgehog),因而被形象地命名为*Hedgehog*。后来其他科学家陆续在别的物种发现了与*HH*同源的基因。与在果蝇中只存在一种*HH*基因不同,在高等脊椎动物里至少存在3种与果蝇*HH*同源的基因,它们分别是:*Sonic hedgehog*(*SHH*)、*Indian hedgehog*(*IHH*)和*Desert hedgehog*(*DHH*),它们相互之间的氨基酸序列全长同源性达到60%,N端则高达80%,其中*DHH*的序列与果蝇的*HH*序列最接近。

Hedgehog(Hh)家族蛋白是一种分泌型蛋白,在脊椎动物以及非脊椎动物的发育过程中都起非常重要的作用。每一种*HH*基因根据它们表达区域的不同,在脊椎动物发育过程中所起的主导作用也截然不同。Dhh表达于睾丸细胞,在精细胞的增殖及精子发生的后期发育中起作用。有研究表明,敲除了*Dhh*基因的小鼠在精子发生上存在严重缺陷。*DHH*被认为是与果蝇的*HH*基因最为接近的一个,而*SHH*与*IHH*则是另外相互同源性很高的一组,甚至某些时候在功能上可以相互替代。*SHH*是这3个成员中研究得最为广泛和清楚的,也是功能最为重要的。该基因在鸡胚发育过程中,尤其是早期左右轴线的建立中起重要的决定作用;在中枢神经系统(CNS)发育过程中调节神经元细胞的最终命运;在肢芽的发育中,决定了前后(A-P)轴线的走向等。并且Shh还常常与其他的因子(Wnt和Fgf等)一起协同作用。如在牙齿的发育中,Shh就与Fgf4等其他因子聚集在牙尖形成的区域相互作用。Ihh在部分软骨细胞中高度表达,对骨骼发育具有非常重要的作用。人类IHH基因包含了3个外显子,一共翻译成411个氨基酸。它被认为参与调节四肢骨骼的软骨发生过程,对正在增殖的软骨细胞的分化起着负调控的作用。大量研究表明,hedgehog家族在脊椎动物和某些非脊椎动物中是很保守的信号家族,介导生物体的基本发育过程,调控多个区域的生长和分化。但是过量的通路信号也会导致严重的病理反应,据估测人类肿瘤的发生大约有25%与该类通路失控有关。目前研究比较多的是Shh,其次是Ihh。总的来说,Shh与大脑、脊索、骨骼轴向以及肢体发育有关;Ihh则主要与骨骼尤其是软骨发育有关,在长骨生长中调节软骨的分化;而Dhh主要对精子的发育及周围神经系统的神经膜细胞施加影响。

　　无论脊椎类还是非脊椎类的HEDGEHOG活性蛋白都由一个前体蛋白剪切而来。剪切后的N端部分(相对分子质量为19 000)将经过胆固醇和棕榈酸的双重脂修饰(见图3-6-12)。一般认为只有HEDGEHOG前体的N端部分具有配体活性,而C端部分负责催化前体自剪切过程的进行。

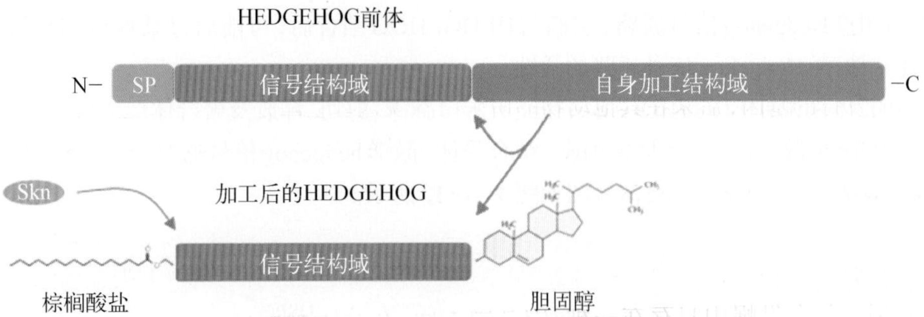

图3-6-12　HEDGEHOG前体的剪切与修饰

注:引自http://upload.wikimedia.org/wikipedia/commons/archive/5/55/20070124120537!Shh_processing.png

　　新合成的HEDGEHOG前体蛋白的相对分子质量为45 000,在其N端有一段信号肽引导其转运至内质网。在内质网中,HEDGEHOG前体蛋白经历由其C端功能域催化的自剪切过程,形成相对分子质量为20 000的N端(HEDGEHOG信号蛋白)和25 000的C端蛋白。在自剪切过程中,N-Hh的C末端被胆固醇修饰。之后,在skinny hedgehog(Skn)的催化下,N-Hh的N末端被棕榈酸修饰。

　　一旦HEDGEHOG蛋白前体被剪切,N端信号功能域部分会形成一个多聚体来包埋疏水结构部分以此推动自己的迁移和运动,到达目标细胞后,N端信号蛋白将与其受体PATCHED结合。这个结合作用会释放PACTHED对于Smo蛋白的抑制作用,而Smo被认为会通过下游的Gli转录因子家族激活一个级联反应,比如激活Pacthed的转录。Gli转录因子家族共有3个成员,包括Gli1、Gli2和Gli3。其中Gli1是Hedgehog信号途径直接的下游转录因子,对于Gli3来说,如果存在HEDGEHOG蛋白,Gli3就以激活状态(Gli3A)存在;如果不存在HEDGEHOG蛋白,Gli3就以抑制形式(Gli3R)存在。像*Patched*一样,*Hip*(hedgehog-interacting protein)也是HEDGEHOG的一个受体基因,也会在Hedgehog信号的作用下被转录激活。功能获得和基因敲除实验显示HEDGEHOG与HIP的结合会削弱Hedgehog信号通络的激活。

　　过去30年对Hedgehog信号通路的研究已经鉴定出了此通路的许多基本组成部分。如在果蝇中的研究表明,果蝇基因*ttv*(*tout-velu*,一个哺乳动物*EXT*基因家族的果蝇同源体)编码一个黏多糖转移酶,主要涉及硫酸类肝素多糖蛋白(heparan sulphate proteoglycans, HSPG)的合成,HSPG的主要作用是介导分泌后的HEDGHEOG信号功能域蛋白的扩散和稳定。另外,*Dispatched*基因敲除实验证明,Dispatched对于

HEDGEHOG蛋白从它的合成位点扩散和运输是必需的。*Hip*编码一类与hedgehog相结合的膜表面糖蛋白，主要在HEDGEHOG表达区域邻近的细胞中表达，并可以被hedgehog信号通路诱导表达，而在HEDGEHOG缺失后停止表达。它的作用一般被认为是负向调控Hedgehog浓度梯度。CDO和BOC，这是两个相互联系的细胞表面蛋白。无论在果蝇或者是在脊椎类中，这2个基因所编码的产物与HEDGEHOG直接结合并正向调控Hedgehog信号通路，它们与HEDGEHOG结合后，可能通过某种与PTC的协同作用提高Hedgehog信号通路的活性。

总体来说，HEDGEHOG蛋白在经历蛋白翻译、剪切、释放及聚合体形成后，在组织细胞间隙扩散运输，到达目标细胞，结合受体，激活hedgehog信号通路，促使下游靶基因的表达。整个Hedgehog信号图如**图3-6-13**所示。

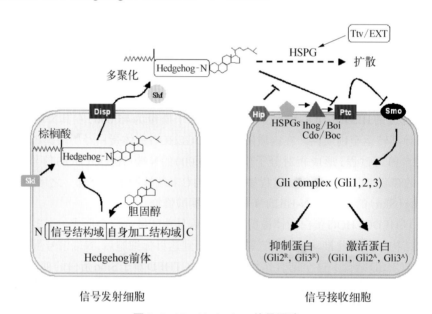

图3-6-13　Hedgehog信号通路

注：引自Gao B, He L. Answering a century old riddle: brachydactyly type A1[J]. Cell Res, 2004, 14(3): 179-187

通过*Ihh*敲除小鼠及其和其他基因的组合敲除小鼠等精细的遗传工程技术分析，人们普遍认为Ihh对于协调软骨细胞繁殖、软骨细胞分化和骨细胞分化等软骨内骨发育过程是极为重要和必需的。*Ihh*主要表达在预肥大及早期的肥大软骨细胞区域，被认为会直接扩散出去刺激软骨细胞的繁殖、控制绕软骨的骨细胞分化以刺激骨环形成。而表达在绕关节区域软骨细胞的甲状旁腺内分泌相关蛋白（parathyroid hormone-related protein, PTHrP）被认为介导了*Ihh*的作用从而形成了一个控制软骨细胞分化的负反馈途径（见**图3-6-14**）。研究证实*Ihh*与PTHrp的相互作用对软骨细胞的增生和分化至关重要。通过一个至今仍未被确定的机制，*Ihh*能够上调PTHrP的表达，PTHrP

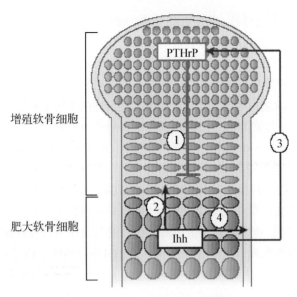

图3-6-14　Ihh-PTHrP负反馈环

注：① PTHrP在软骨膜以及长骨末端被合成。PTHrP作用于增殖软骨细胞表面受体以保持其增殖状态并延缓Ihh的合成。当PTHrP的合成位置距离够远时，Ihh便可以被合成。② Ihh作用于软骨细胞并促进其增殖。③ Ihh通过一种尚不清楚的机制刺激骨末端的PTHrP合成。④ Ihh作用于软骨膜细胞以促使其分化为骨领内的造骨细胞。引自Kronenberg HM. Developmental regulation of the growth plate[J]. Nature, 2003, 423(6937): 332-336

将信号转导给它的受体PPR（PTHrP receptor）从而阻止软骨细胞从繁殖状态转化到肥大状态。*Ihh*如何调控PTHrP的表达，有两种观点，一种是通过绕软骨骨膜区域的分子传递*Ihh*信号到绕关节区域软骨细胞调控PTHrP；另一种是*Ihh*自己扩散到PTHrP表达的区域去调控。Kozeil研究小组的一个基于*Ext1*突变小鼠的分析数据使人们更倾向于第2种可能性。该反馈环显然对于软骨的正常发育十分重要，因为任何一个成员的缺失都会导致肢体畸形。*Pthrp*单敲除（*Pthrp*$^{-/-}$）以及*Ihh*和*Pthrp*双敲除（*Ihh*$^{-/-}$ *Pthrp*$^{-/-}$）的小鼠表型与*Ihh*$^{-/-}$相似。而Kobayashi等的工作提示在PPR受到抑制后，IHH的表达上调并且能诱导外围的储备软骨细胞分化为快速增殖型软骨细胞。以上研究结果均表明IHH和PTHrp相互配合在多个阶段调控软骨内成骨的发育过程。

六、A-1型短指/趾症致病机制的发现

通过遗传学分析，我们在3个大家系中分别确定了*IHH*基因的3个杂合错义突变，*G283A*（*E95K*）、*C300A*（*D100E*）和*G391A*（*E131K*），是导致A1型短指/趾症的致病原因。为了进一步研究*IHH*基因突变导致A1型短指/趾症的致病机制，作者从构建该疾病的动物模型和信号通路生化分析两个方面进行了功能研究。HEDGEHOG蛋

白具有许多独特的生化特性,包括它的合成、加工、分泌运输以及与受体的结合(见图3-6-13)。HEDGEHOG蛋白刚合成时是以前体形式存在,随后自裂解形成IHH N蛋白和IHH C蛋白,同时IHH N蛋白的C端被胆固醇修饰,随后在N端又被棕榈酸修饰,脂修饰的IHH N蛋白以某种未知的机制在膜上形成多聚体并分泌到胞间质,这种多聚体形式的IHH N蛋白在胞间质和细胞膜上的HSPG及其他未知小分子的协助下向远端靶细胞运输,并与靶细胞上的PTC受体结合形成聚合物,并发生细胞内吞、降解,再以某种未知机制激活SMO,进而激活下游信号。在这个过程中,如果HEDGEHOG蛋白发生突变,有可能直接影响HEDGEHOG蛋白的生化性质并使得信号通路发生改变。

首先,作者解析了野生型和突变型IHH蛋白的三维晶体结构,发现IHH蛋白在整体结构上存在一个比较集中的负电荷区域(见图3-6-15)。而作者所发现的3个突变氨基酸均位于此区域,该区域对于蛋白的结构以及与受体蛋白和HSPG的结合可能有关。晶体结构的分析发现,3个突变并没有导致IHH蛋白整体结构有大的改变,但是局部的电荷分布发生了变化(见图3-6-16)。

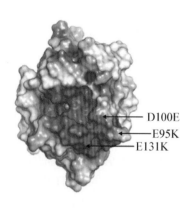

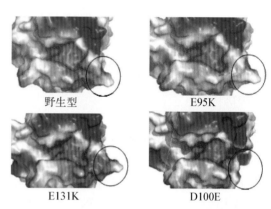

图3-6-15　3个点突变在负电荷集中区域

图3-6-16　点突变导致IHH蛋白局部电荷分布变化

进一步研究发现,突变蛋白在细胞内的稳定性也发生了很大的改变。E95K和D100E蛋白在胞内极不稳定,容易通过溶酶体发生降解,而且这种降解特性与温度和钙离子的浓度密切相关。这种不稳定性产生的原因很可能就是由于蛋白表面电荷分布发生了变化。

受体结合试验发现,突变IHH蛋白与靶细胞上的两个关键受体蛋白PTC和HIP的结合均减弱。同时,突变蛋白在MSC C3H10T1/2中诱导HH信号的能力明显降低。这些结果表明,突变蛋白在体内组织间隙扩散时,细胞膜上受体蛋白对其扩散的阻碍会比较弱,从而突变蛋白可能会扩散到更远的地方,而同时由于突变蛋白自身信号能力降低,其在近端的信号必定会减弱但远端的信号有可能变强。

IHH蛋白在体内的运输还与蛋白的脂修饰状态和多聚体的形成有关。我们的研究显示突变蛋白的多聚体形成是正常的,这也充分说明蛋白的脂修饰是正常的(HH蛋白的胆固醇修饰和棕榈酸修饰的任何异常都会导致多聚体形成异常)。但我们发现E95K突变蛋白与HSPG的结合能力异常增强,这可能会促进其向远端运输。综合以上研究结果,表3-6-4总结了突变蛋白的一系列生化特性的改变。

表3-6-4 突变蛋白生化特性的改变

蛋白	自身加工	稳定性	胆固醇修饰	棕榈酰化	多聚体形成	$C_3H_{10}T_{1/2}$测定中500 nmol/L(750 nmol/L)相对AP的诱导活性	Ptc-CTD的解离常数(nmol/L)*	肝素结合亲和力,盐洗脱浓度(mol/L)
WT	+	+++	+	+	+	1.0(1.0)	20.6	0.32~0.49
E95K	+	+	+	+	+	0.47(0.5)	40.6※	0.32~0.66
E131K	+	+++	+	+	+	0.50(0.52)	30.5	0.32~0.49
D100E	+	−	+	未确定	未确定	0.44(0.38)	>100	未确定

注:*最低浓度。引自Ma G, Yu J, Xiao Y, et al. Indian hedgehog mutations causing brachydactyly type A1 impair hedgehog signal transduction at multiple levels[J]. Cell Res, 2011, 21(9): 1343−1357

为了从发育生物学角度真正了解A1型短指/趾症的致病机制,我们首先构建了携带有*E95K Ihh*突变的A1型短指/趾症小鼠模型(BDA1小鼠)。杂合(*Ihh*^E95K/+)和纯合(*Ihh*^E95K/E95K)小鼠不仅能够存活且生育能力正常。从外观上看,E95K纯合突变小鼠表现出个体矮小和典型的A1型短指/趾症表型——第2~4指中指节严重缩短,第5指中指节缺失。同时,携带E95K突变的杂合子小鼠也表现出轻微的短指表型(见图3-6-17)。

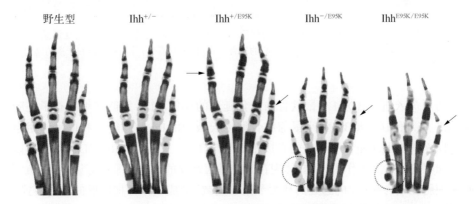

图3-6-17 出生后10天(P10)的野生型小鼠与各种Ihh突变体小鼠后肢指骨表型比较

注:*Ihh*^+/− 小鼠指骨与野生型的并无二致,而*Ihh*^+/E95K 小鼠第2~5指的第2指节都受到了不同程度的影响。在野生型等位基因不在的情况下,*Ihh*^−/E95K 和*Ihh*^E95K/E95K 小鼠的指骨钙化过程发生延迟,并影响了指骨(黑色箭头)和对应第1指的掌骨(虚线圈)。引自Gao B, Hu J, Stricker S, et al. A mutation in Ihh that causes digit abnormalities alters its signalling capacity and range[J]. Nature, 2009, 458(7242): 1196−1200

由于*Ihh*基因敲除的杂合子小鼠(*Ihh*$^{+/-}$)没有明显的表型,因此可以排除*E95K*突变在小鼠中属于失活突变的可能,短指表型的出现更应该是*E95K*等位基因在小鼠发育过程中发生了某种显性作用。另外,作者还发现*Ihh*$^{E95K/E95K}$小鼠的指骨异常程度比*Ihh*$^{-/E95K}$小鼠更为严重,这个现象进一步说明E95K突变造成的显性作用,而非简单的失活。

为了清楚地知道突变*Ihh*对肢体以及指/趾发育影响的分子机制,我们用多个分子标记对*Ihh*$^{E95K/E95K}$小鼠进行了切片原位杂交分析。利用*Ihh*作为预肥大软骨细胞,也就是肥大发生的标志基因,而用*Col10a1*作为肥大软骨细胞的标志基因。在胚胎期14.5天(E14.5)的野生型小鼠中,尺骨和桡骨中*Col10a1*和*Ihh*的表达区域被一小段骨化区域分隔开(见图3-6-18)。但在同时期的E95K纯合子小鼠(*Ihh*$^{E95K/E95K}$)中,这两个分子标记的表达范围仍然局限于软骨前体中央的一小块初级骨化中心区域。初级骨化中心的发育在E95K杂合子小鼠(*Ihh*$^{+/E95K}$)中也被轻微影响。这些结果支持了骨骼染色结果中观察到的骨化延迟现象,并进一步证明软骨内骨化和软骨细胞成熟过程在BDA1小鼠中发生了延迟。

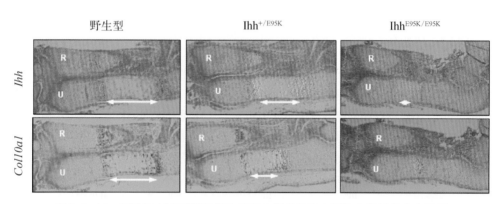

图3-6-18　胚胎期14.5天野生型和突变小鼠前肢纵向切片上的原位杂交结果
注:*Ihh*$^{+/E95K}$小鼠和*Ihh*$^{E95K/E95K}$小鼠初级骨化中心的发育过程(白色双箭头)分别有轻微和严重的延迟。R:桡骨;U:尺骨

为了深入研究BDA1小鼠软骨内骨化延迟的现象,作者团队仔细检查了胚胎期第14.5、15.5和16.5天BDA1小鼠前肢骨骼生长板中的Ihh信号能力和信号作用距离(检测*Ihh*和Hedgehog信号通路的直接靶基因*Ptc1*)。一般认为HEDGEHOG蛋白以形成素梯度的方式发生作用,主要体现在其靶基因*Ptc1*的表达水平恰好以表达*Ihh*的预肥大细胞区域为起点,向远处的环关节区域递减,形成了一种梯度形的表达模式(见图3-6-19)。作者在*Ihh*$^{E95K/E95K}$小鼠中则观察到了不同的*Ptc1*表达模式。在靠近*Ihh*表达位置的区域,*Ptc1*的表达未受显著影响。但在距离*Ihh*表达源稍远的软骨细胞增殖区和休眠区,*Ptc1*表达水平显著下降。有趣的是,*Ptc1*在*Ihh*$^{E95K/E95K}$小鼠环关节区域的表达水平并没有下降,反而比野生型还要高。因此,在*Ihh*$^{E95K/E95K}$小鼠的生长板中,

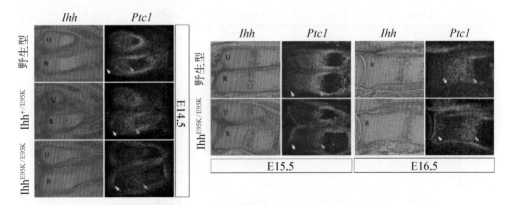

图3-6-19　BDA1小鼠骨骼生长板中Ihh信号的改变

注：检测从胚胎期14.5~16.5天Ihh和Ptc1表达情况的原位杂交结果。在野生型小鼠中，Ptc1的表达水平从Ihh表达位置开始，向远处递减，形成一种梯度表达模式。相比之下，在Ihh$^{E95K/E95K}$小鼠中，Ptc1的表达水平从Ihh表达位置开始迅速下降（绿色箭头），而在距离Ihh表达位置相当远的环关节区域维持甚至升高（黄色箭头）。Ptc1表达水平在Ihh$^{+/E95K}$小鼠中没有显著下降。R：桡骨；U：尺骨

Ihh的动态作用距离或者说信号作用范围发生了改变。

中指节（P2）的缩短甚至消失是A1型短指症的特征表型，很可能是一种在指骨发育过程中发生异常分节而造成的发育缺陷。从这个假设出发，我们利用Gdf5的表达作为标记，仔细研究了野生型和突变小鼠的指骨分节过程。与野生型比较，Ihh$^{E95K/E95K}$小鼠的M-P1关节形成和P1/P2关节形成都比较正常（见图3-6-20A）。但在胚胎期13.5天，发现Ihh$^{E95K/E95K}$小鼠手指生长速度似乎有轻微地减缓。这种生长速度减缓的现象在胚胎期14.0天表现得更为显著。在胚胎期14.0天的野生型小鼠中，M-P1和P1/P2关节处的Gdf5表达区域逐渐变得狭窄，而远端的间叶细胞聚集体（包含未来的P2和P3）比前一个时期（E13.5）有了明显的延长（见图3-6-20A）。而在Ihh$^{E95K/E95K}$小鼠中，远端间叶细胞聚集体延长的长度比野生型明显减少。到了胚胎期14.5天，野生型小鼠的指分节已经完毕，3条明显的Gdf5表达区域把不同的指节分开。而在Ihh$^{E95K/E95K}$小鼠中，P2/P3关节仅刚刚开始形成，并处于距离P1/P2关节相当近的位置。手指生长迟缓的现象被Col2a1表达进一步证实（见图3-6-20B）。在胚胎期13.0天，Ihh$^{E95K/E95K}$小鼠指缝线中的Col2a1表达基本正常。而在胚胎期13.5天，可以观察到远端间叶细胞聚集体的缩短。这种缩短在胚胎期14.0天和14.5天表现得更为明显。综上所述，在小鼠发育过程中，A1型短指表型大约起始于胚胎期14.0天。而且这种表型的产生与P2/P3关节形成之前远端间叶细胞聚集体尺寸的缩小有关。

为了找出与生长减缓相关的细胞水平变化，利用BrdU标记试验检测了E13.5远端指节的细胞增殖情况。令人惊讶的是，2 h标记BrdU追踪试验显示，手指远端的细胞增殖速率在野生型和Ihh$^{E95K/E95K}$小鼠之间没有显著差异（见图3-6-21A、D）。另外，还注意到BrdU阳性细胞基本上限于不表达Col2a1的预软骨化聚集体周围的区域。这意

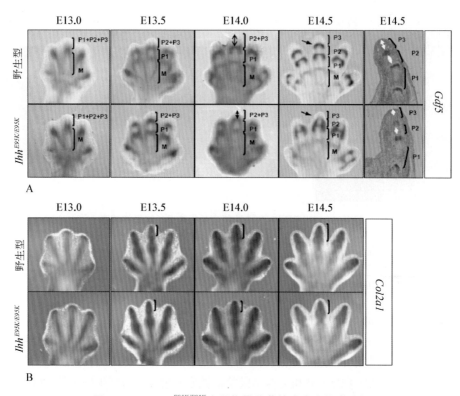

图 3-6-20 $Ihh^{E95K/E95K}$ 小鼠指骨分节的发育生物学分析

注：利用整体原位杂交获得中间区（A）和软骨元件（B）的特异基因标记表达情况。A. 从 E13.0 到 E14.5，$Gdf5$ 在发育中的后肢指的表达。在第 3 指中标记了不同的指骨（M：掌骨；P1：近端指骨；P2：中指骨；P3：远端指骨）。在 E13.0，野生型与 $Ihh^{E95K/E95K}$ 没有显著差异。从 E13.5 开始，可以发现 $Ihh^{E95K/E95K}$ 后肢指的远端生长减缓。而这种生长减缓在 E14.0 表现得更为明显（双箭头标示）。在 E14.5 则表现为缩短的中指骨和远端指骨。图中同时给出了后肢第 3 指纵向切片的放射原位杂交结果，以显示缩短的指骨（白色双箭头）。B. 利用 $Col2a1$ 表达显示出的 E13.0～E14.5 的指骨发育情况。远端骨骼元件（黑括弧）的尺寸在 E13.0 时仍正常，而随着时间推移在 $Ihh^{E95K/E95K}$ 小鼠中显著缩短

味着此阶段聚集体中的细胞没有或者只有很少的增殖能力，而手指向远端的生长可能主要依赖于从周围和远端的行进区中吸纳间叶细胞。为证实这个假设，作者进行了标记-跟踪的 BrdU 标记实验。结果显示，对于 $Col2a1$ 表达的软骨化区域，我们能够在野生型小鼠中清楚地观察到软骨化聚集体活跃的从周围吸纳 BrdU 阳性的间叶细胞（见图 3-6-21B）。而在 $Ihh^{E95K/E95K}$ 小鼠中，此间叶细胞吸纳过程严重减弱。统计学分析显示吸纳细胞数量有大约 60% 的下降（$P < 0.001$）（见图 3-6-21C）。

基于生长板中得到的结果，BDA1 小鼠异常的指发育可能源于 Ihh 信号强度和距离的改变。因此，我们研究了指发育过程中 Ihh 及其下游靶基因 $Gli1$ 的表达情况，以及负反馈循环中的 $Pthrp$ 的表达。发现正常情况下，在中间区表达的 $PthrP$ 在突变小鼠中表达量显著上升。而且，$Ihh^{E95K/E95K}$ 小鼠中 Ihh 在各指节的表达量都低于野生型（见图 3-6-22A）。

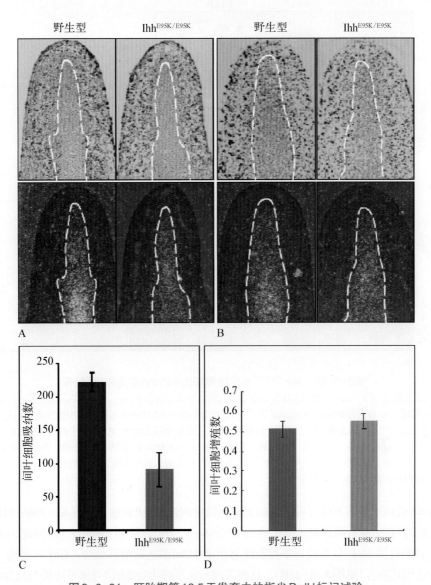

图3-6-21　胚胎期第13.5天发育中的指尖BrdU标记试验

注：A. 2 h BrdU标记试验。在第3指的连续切片上，用特异抗体通过免疫组织化学方法检测BrdU标记。围绕在软骨化聚集体（白色虚线包围的区域表示毗邻切片上*Col2a1*的表达区域，见下方图）周围的增殖间叶细胞。间叶细胞增殖速率在野生型与*Ihh*$^{E95K/E95K}$小鼠之间没有显著差异。B. 2 h标记/10 h追踪BrdU试验。在10 h的追踪后，BrdU阳性细胞可以在远端的*Col2a1*表达区域中被检测到。而进入*Col2a1*的细胞数在*Ihh*$^{E95K/E95K}$小鼠中较少，此结果暗示突变小鼠远端指尖区域间叶细胞吸纳/软骨化速率的降低。C. BrdU阳性细胞数定量分析显示，间叶细胞吸纳数在*Ihh*$^{E95K/E95K}$小鼠中有显著下降（$n=5$，$P < 0.000\ 1$）。D. BrdU阳性细胞数目定量分析显示，间叶细胞增殖数在*Ihh*$^{E95K/E95K}$小鼠中没有显著变化（$n=5$）

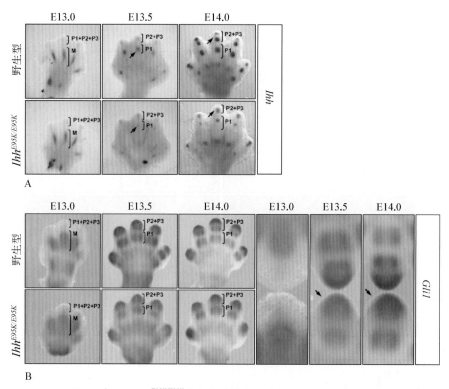

图3-6-22 $Ihh^{E95K/E95K}$ **小鼠指骨前体中的**Ihh**表达和Ihh信号**

注：从胚胎期第13.0~14.0天利用整体原位杂交得到的后肢指骨前体中Ihh（A）及其转录目标基因$Gli1$（B）的表达情况。A. 在胚胎期第13.0天，$Ihh^{E95K/E95K}$小鼠指骨前体中Ihh的表达与野生型中的类似。但是Ihh的表达在胚胎期第13.5天和第14.0天下降（黑色箭头）。在胚胎期第14.0天，P2和P3中Ihh表达区域的分离在$Ihh^{E95K/E95K}$小鼠中延迟。B. 对应于Ihh，胚胎期第13.0~14.0天指尖处的$Gli1$表达下降。为了更好地比较$Gli1$的表达水平，右图给出了野生型和$Ihh^{E95K/E95K}$小鼠第3指头对头放置的放大图（黑色箭头区域）。P1：近端指节；P2：中指节；P3：远端指节

这种Ihh表达水平的下降有可能与前文提到的中间区$PthrP$表达上升有关。$PthrP$可能通过此阶段与Ihh具有同样表达模式的$PthrP$受体——Ppr，以抑制Ihh的表达。因此，中间区接收到的过量Ihh信号可能具备控制毗邻指节中Ihh表达的潜在效应。$Gli1$的表达与Ihh的表达模式吻合（见图3-6-22B）。这些发现暗示了指尖处Ihh信号水平降低与指尖向远端生长延缓之间的关系。

　　根据这些结果，我们提出了由E95K点突变导致的A1型短指的致病机制（见图3-6-23）。A1型短指实际上始于指骨早期发育过程的紊乱，其结果是远端指骨排列模式的异常。另外，在小鼠中，由E95K突变导致的A1型短指症也包括长骨发育延迟和个体矮小。这两种表型都可以解释为E95K点突变所导致的Ihh信号梯度的改变。从发育生物学的角度看，Ihh在调控指骨前体生长和指骨前体分节方面扮演重要的角色。从胚胎期第12.5天开始，Ihh在掌骨前体中表达。在胚胎期第13.0天，当Ihh的表

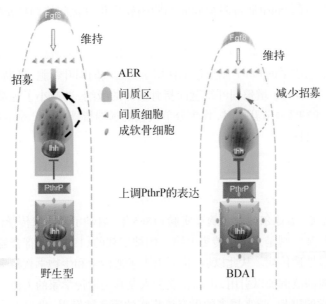

图3-6-23 小鼠BDA1的致病机制,及Ihh在指远端生长和关节形成过程中的功能
注:野生型(左图)与 *Ihh*$^{E95K/E95K}$ 小鼠(右图)指发育过程的图解比较

达在P1+P2+P3前体的中心出现之后,Ihh开始作用于指尖处的间叶细胞区域,并协同来自AER的Fgf信号调控间叶细胞迁移并分化进入软骨化的间叶细胞聚集体中,从而促进指骨前体向远端的生长。由于在胚胎期第13.0天之前,远端间叶细胞内没有Ihh信号的存在,所以此时的远端间叶细胞聚集体尺寸不受Ihh信号改变的影响,而P1/P2分节也便未受影响。在BDA1小鼠的P1/P2分节完成之后,来自P1的Ihh信号过量地进入P1/P2中间区,从而提高了 *PthrP* 的表达。高水平的 *PthrP* 可能通过类似生长板中的负反馈环作用于远端的间叶细胞,阻碍其软骨化分化并间接抑制了 *Ihh* 的表达。而E95K-Ihh信号能力的下降进一步损害了Ihh的正常功能,造成间叶细胞吸纳速度的减缓和指骨前体向远端生长速度的下降。对于第2~4指来说,P2+P3前体在分节前尺寸减小,导致分节之后产生的P2和P3前体尺寸显著下降。对于第5指来说,P2+P3前体尺寸严重受损以至于P2/P3分节无法发生。值得注意的是,在此阶段P2和P3被同时影响,而在出生后P3的长度没有显著降低。解释这种情况的一种可能性是哺乳动物指尖组织残留的再生能力在之后的发育过程中调整了P3的长度。这个模型提供了一种对A1型短指症中指骨排列缺陷发生原因的解释,并揭示了远端指节发育的独特机制。

正常情况下,在胚胎期第13.0天左右 *Ihh* 的表达开始在指骨前体中表达。在Fgf信号的帮助下,Ihh信号将促进远端未分化的增殖间叶细胞向指骨前体迁移和软骨化分化,从而推动指骨前体向远端的生长。另外,在远端指骨前体中的 *Ihh* 表达受到来自毗邻的近端中间区信号的调控,而这种信号很可能是PthrP。如同生长板中的Ihh-

PthrP负反馈环一样,PthrP通过阻抑间叶细胞的软骨化分化间接调控*Ihh*的表达。如图3-6-23所示,在BDA1小鼠中,近端Ihh信号的作用距离由于E95K突变的影响而增加。Ihh作用距离的增加提高了中间区的下游信号水平,从而刺激了包括*PthrP*在内的下游基因表达。高水平的*PthrP*则反过来作用于更远端的间叶细胞,抑制*Ihh*表达。远端Ihh信号的下降影响了增殖间叶细胞向指骨前体的吸纳,并减小了远端指骨前体的尺寸。因此,当P2/P3分节开始时,作为分节模板的远端指骨前体尺寸不足,从而导致中指节前体尺寸受损。

七、后记

"遗传学之父"孟德尔的著名豌豆实验(1865年)启动了现代遗传学的发展,而家族性A1型短指/趾症则是人类遗传史上第一例被记载的(1903年)符合孟德尔遗传规律的常染色体显性遗传病。从此以后,世界上大量遗传学和生物学教科书把这一遗传病作为一个经典的范例加以引用,因此备受世人尤其是遗传学家的关注。随着时间的推移和现代科学的进步,越来越多的患有该疾病的家系被发现,世界上许多研究机构都拥有该遗传病的大家系,由于它的特殊历史地位,科学家们对寻找该疾病致病基因的竞争一直十分激烈。但是直到20世纪末,几乎整整一个世纪,人们始终未能给出答案,这就是A1型短指/趾症给世人留下的一个遗传学的百年之谜,一个源自教科书的问号。

在这一背景下,来自上海交通大学的贺林实验室总结分析了前人失败的经验教训,从湖南和贵州的偏远山区采集到了3个处于相对隔离的不同民族的A1型短指/趾症家系,开始参与到这个竞争行列中来。通过连锁分析和候选克隆的方法,成功地将A1型短指/趾症的致病基因定位到了2号染色体长臂的某个区域,并最终在这一广阔区域内发现一个名为*IHH*基因的数个单碱基突变分别是导致上述3个家系A1型短指/趾症的直接原因,同时发现该基因与身高相关。这些研究成果得到了同行们的充分认可和高度评价,多个拥有A1型短指/趾症家系的国内外实验室先后验证了此项研究结果,并发现了一些*IHH*基因的不同碱基突变。最终,通过对1903年Farabee所记录家系后代的分析,确认*IHH*基因的突变也为其致病原因。而利用小鼠模型的研究工作不仅清晰地阐述了A1型短指/趾症发生的分子机制,而且发现*IHH*基因可能参与指骨关节的早期发育调控,开拓了*IHH*基因在骨骼生长发育中新的角色,为现代遗传发育生物学增添新的内容,对肢体和骨骼发育生物学有着重要的意义。同时,这也为相关骨骼疾病的科学研究和临床诊断提供了有力的依据。*IHH*基因与人类身高相关的推论也得到了人类群体遗传学研究的充分验证。*IHH*是*Hedgehog*基因家族的成员之一。该家族的基因不仅有发育调节功能,而且在肿瘤生物学中也有重要的作用。这些发现对于了解与*Hedgehog*基因有关的其他疾病包括肿瘤的病因,也有启发意义。

A1 型短指／趾症的研究经历了最初致病基因的定位、克隆，到最后致病机制得到阐述，完整地解答了一个在人类遗传史上具有重要意义的遗传疾病的百年之谜，为今后新版教科书中中国人对这段研究历史的贡献增添了新的内容，在人类遗传学上具有极高的历史意义和价值，同时也证实了我国遗传资源的价值。国际著名的《自然·医学》和《自然》杂志对这项研究工作先后进行了报道和评价。这事实上也是我国第一例完全依靠本土中国人完成的疾病基因克隆、机制分析和功能研究的系统性、原创性工作，反映出了目前我国在研究前沿科学的能力。

这是一项来自教科书，又最终回到教科书中的经典研究工作。

（高波，马钢，贺林）

参 考 文 献

［ 1 ］ Abitbol MM. Evolution of the lumbosacral angle[J]. Am J Phys Anthropol, 1987, 72(3): 361-372.

［ 2 ］ Amarilio R, Viukov SV, Sharir A, et al. HIF1alpha regulation of Sox9 is necessary to maintain differentiation of hypoxic prechondrogenic cells during early skeletogenesis[J]. Development, 2007, 134(21): 3917-3928.

［ 3 ］ Baujat G, Le Merrer M. Ellis-van Creveld syndrome[J]. Orphanet J Rare Dis, 2007, 2: 27.

［ 4 ］ Baumert U, Golan I, Redlich M, et al. Cleidocranial dysplasia: molecular genetic analysis and phenotypic-based description of a Middle European patient group[J]. Am J Med Genet A, 2005, 139A(2): 78-85.

［ 5 ］ Bell J. On brachydactyly and symphalangism. Treasury of Human Inheritance[M]. Cambridge: Cambridge University Press, 1951.

［ 6 ］ Bentovim L, Amarilio R, Zelzer E. HIF1alpha is a central regulator of collagen hydroxylation and secretion under hypoxia during bone development[J]. Development, 2012, 139(23): 4473-4483.

［ 7 ］ Blitz E, Sharir A, Akiyama H, et al. Tendon-bone attachment unit is formed modularly by a distinct pool of Scx- and Sox9-positive progenitors[J]. Development, 2013, 140(13): 2680-2690.

［ 8 ］ Byrnes AM, Racacho L, Nikkel SM, et al. Mutations in GDF5 presenting as semidominant brachydactyly A1[J]. Hum Mutat, 2010, 31(10): 1155-1162.

［ 9 ］ Cho TJ, Seo JB, Lee HR, et al. Biologic characteristics of fibrous hamartoma from congenital pseudarthrosis of the tibia associated with neurofibromatosis type 1[J]. J Bone Joint Surg Am, 2008, 90(12): 2735-2744.

［10］ Coussens AK, Wilkinson CR, Hughes IP, et al. Unravelling the molecular control of calvarial suture fusion in children with craniosynostosis[J]. BMC Genomics, 2007, 8: 458.

［11］ Crawford AH, Schorry EK. Neurofibromatosis update[J]. J Pediatr Orthop, 2006, 26(3):

413-423.

[12] de Frutos CA, Vega S, Manzanares M, et al. Snail1 is a transcriptional effector of FGFR3 signaling during chondrogenesis and achondroplasias[J]. Dev Cell, 2007, 13(6): 872-883.

[13] Degenkolbe E, König J, Zimmer J, et al. A GDF5 point mutation strikes twice — causing BDA1 and SYNS2[J]. PLoS Genet, 2013, 9(10): e1003846.

[14] den Hollander NS, Hoogeboom AJ, Niermeijer MF, et al. Prenatal diagnosis of type A1 brachydactyly[J]. Ultrasound Obstet Gynecol, 2001, 17(6): 529-530.

[15] DiCaprio MR, Enneking WF. Enneking, Fibrous dysplasia. Pathophysiology, evaluation, and treatment[J]. J Bone Joint Surg Am, 2005, 87(8): 1848-1864.

[16] Drinkwater H. A second brachydactylous family[J]. J Genet, 1915, 4: 323-339.

[17] Drinkwater H. Account of a family showing minor brachydactyly[J]. J Genet, 1912, 2: 21-40.

[18] Drinkwater H. An account of a brachydactylous family[J]. Proc Royal Soc Edin, 1908, 28: 35-57.

[19] Dudley AT, Ros MA, Tabin CJ. A re-examination of proximodistal patterning during vertebrate limb development[J]. Nature, 2002, 418(6897): 539-544.

[20] Fitch N. Classification and identification of inherited brachydactylies[J]. J Med Genet, 1979, 16(1): 36-44.

[21] Fukushima Y, Ohashi H, Wakui K, et al. De novo apparently balanced reciprocal translocation between 5q11.2 and 17q23 associated with Klippel-Feil anomaly and type A1 brachydactyly[J]. Am J Med Genet, 1995, 57(3): 447-449.

[22] Gustavson KH. Multiple epiphyseal dysplasia. Early diagnosis important for genetic risk assessment, preventive measures and injury-reducing treatment[J]. Lakartidningen, 2006, 103(3): 128-129.

[23] Hellemans J, Coucke PJ, Giedion A, et al. Homozygous mutations in IHH cause acrocapitofemoral dysplasia, an autosomal recessive disorder with cone-shaped epiphyses in hands and hips[J]. Am J Hum Genet, 2003, 72(4): 1040-1046.

[24] Jang MA, Kim OH, Kim SW, et al. Identification of p.Glu131Lys mutation in the IHH gene in a Korean patient with brachydactyly type A1[J]. Ann Lab Med, 2015, 35(3): 387-389.

[25] Jenkins D, Seelow D, Jehee FS, et al. RAB23 mutations in Carpenter syndrome imply an unexpected role for hedgehog signaling in cranial-suture development and obesity[J]. Am J Hum Genet, 2007, 80(6): 1162-1170.

[26] Kolb-Maurer A, Grzeschik KH, Haas D, et al. Conradi-Hunermann-Happle syndrome (X-linked dominant chondrodysplasia punctata) confirmed by plasma sterol and mutation analysis[J]. Acta Derm Venereol, 2008, 88(1): 47-51.

[27] Kumar D, Lassar AB. Fibroblast growth factor maintains chondrogenic potential of limb bud mesenchymal cells by modulating DNMT3A recruitment[J]. Cell Rep, 2014, 8(5): 1419-1431.

[28] Lacombe D, Delrue MA, Rooryck C, et al. Brachydactyly type A1 with short humerus and associated skeletal features[J]. Am J Med Genet A, 2010, 152A(12): 3016-3021.

[29] Laporte G, Serville F, Peant J. Type A1 branchydactyly. Study of one family (author's transl) [J]. Nouv Presse Med, 1979, 8(50): 4095-4097.

[30] Lin WD, Lin SP, Wang CH, et al. RUNX2 mutations in Taiwanese patients with cleidocranial dysplasia[J]. Genet Mol Biol, 2011, 34(2): 201-204.

［31］Liu Z, Lavine KJ, Hung IH, et al. FGF18 is required for early chondrocyte proliferation, hypertrophy and vascular invasion of the growth plate[J]. Dev Biol, 2007, 302(1): 80−91.

［32］Mastrobattista JM, Dolle P, Blanton SH, et al. Evaluation of candidate genes for familial brachydactyly[J]. J Med Genet, 1995, 32(11): 851−854.

［33］McKusick V. Mendelian Inheritance in Man[M]. Baltimore: Johns Hopkins University Press, 1975.

［34］Nordin K, LaBonne C. Sox5 is a DNA-binding cofactor for BMP Rsmads that directs target specificity during patterning of the early ectoderm[J]. Dev Cell, 2014, 31(3): 374−382.

［35］Pinchuk D, Dudin M, Bekshayev S, et al. Peculiarities of brain functioning in children with adolescence idiopathic scoliosis (AIS) according to EEG studies[J]. Stud Health Technol Inform, 2012, 176: 87−90.

［36］Racacho L, Byrnes AM, MacDonald H, et al. Two novel disease-causing variants in BMPR1B are associated with brachydactyly type A1[J]. Eur J Hum Genet, 2015, 23(12): 1640−1645.

［37］Radler C. The Ponseti method for the treatment of congenital club foot: review of the current literature and treatment recommendations[J]. Int Orthop, 2013, 37(9): 1747−1753.

［38］Raff ML, Leppig KA, Rutledge JC, et al. Brachydactyly type A1 with abnormal menisci and scoliosis in three generations[J]. Clin Dysmorphol, 1998, 7(1): 29−34.

［39］Regard JB, Cherman N, Palmer D, et al. Wnt/beta-catenin signaling is differentially regulated by Galpha proteins and contributes to fibrous dysplasia[J]. Proc Natl Acad Sci U S A, 108(50): 20101−20106.

［40］Retting KN, Song B, Yoon BS, et al. BMP canonical Smad signaling through Smad1 and Smad5 is required for endochondral bone formation[J]. Development, 2009, 136(7): 1093−1104.

［41］Richards BS, Oetgen ME, Johnston CE. The use of rhBMP-2 for the treatment of congenital pseudarthrosis of the tibia: a case series[J]. J Bone Joint Surg Am, 2010, 92(1): 177−185.

［42］Sakamoto A, Yoshida T, Yamamoto H, et al. Congenital pseudarthrosis of the tibia: analysis of the histology and the NF1 gene[J]. J Orthop Sci, 2007, 12(4): 361−365.

［43］Slavotinek A, Donnai D. A boy with severe manifestations of type A1 brachydactyly[J]. Clin Dysmorphol, 1998, 7(1): 21−27.

［44］St-Jacques B, Hammerschmidt M, McMahon AP, et al. Indian hedgehog signaling regulates proliferation and differentiation of chondrocytes and is essential for bone formation[J]. Genes Dev, 1999, 13(16): 2072−2086.

［45］Sugimoto Y, Takimoto A, Akiyama H, et al. Scx$^+$/Sox9$^+$ progenitors contribute to the establishment of the junction between cartilage and tendon/ligament[J]. Development, 2013, 140(11): 2280−2288.

［46］Summerbell D. A quantitative analysis of the effect of excision of the AER from the chick limb-bud[J]. J Embryol Exp Morphol, 1974, 32(3): 651−660.

［47］ten Berge D, Brugmann SA, Helms JA, et al. Wnt and FGF signals interact to coordinate growth with cell fate specification during limb development[J]. Development, 2008, 135(19): 3247−3257.

［48］Tompson SW, Ruiz-Perez VL, Blair HJ, et al. Sequencing EVC and EVC2 identifies mutations in two-thirds of Ellis-van Creveld syndrome patients[J]. Hum Genet, 2007, 120(5): 663−670.

［49］ Tsukahara M, Azuno Y, Kajii T. Type A1 brachydactyly, dwarfism, ptosis, mixed partial hearing loss, microcephaly, and mental retardation[J]. Am J Med Genet, 1989, 33(1): 7-9.

［50］ Utine GE, Breckpot J, Thienpont B, et al. A second patient with Tsukahara syndrome: type A1 brachydactyly, short stature, hearing loss, microcephaly, mental retardation and ptosis[J]. Am J Med Genet A, 2010, 152A (4): 947-949.

［51］ Yang G, Zhu L, Hou N, et al. Osteogenic fate of hypertrophic chondrocytes[J]. Cell Res, 2014, 24(10): 1266-1269.

［52］ Yang L, Tsang KY, Tang HC, et al. Hypertrophic chondrocytes can become osteoblasts and osteocytes in endochondral bone formation[J]. Proc Natl Acad Sci USA, 2014, 111(33): 12097-12102.

［53］ Zhou X, von der Mark K, Henry S, et al. Chondrocytes transdifferentiate into osteoblasts in endochondral bone during development, postnatal growth and fracture healing in mice[J]. PLoS Genet, 2014, 10(12): e1004820.

［54］ 管淑敏.骨的纤维结构不良48例临床病理分析[J].吉林医学,2009, 30(15): 1629-1630.

［55］ 丘钜世,王连唐,朱全胜,等.骨纤维结构不良和骨化性纤维瘤的组织病理及免疫组化研究[J].临床与实验病理学杂志,1993, 9(2): 98-101.

［56］ 王莉莉,金春莲,刘丽英,等.先天性马蹄内翻足与*HoxD*基因传递连锁不平衡研究[J].中华小儿外科杂志,24(4): 348-350.

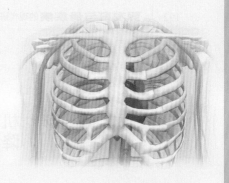

第四章

骨生成与破解的调节机制

　　人体正常的骨代谢过程是骨组织不断进行改建活动的一个复杂过程，包括骨吸收和骨形成两个方面。骨骼系统的稳态维持主要依赖于成骨与破骨细胞之间的动态平衡。骨重建周期由成骨细胞谱系介导的细胞活化开始。被其激活的细胞包括骨髓内成熟的骨细胞、成骨前体细胞、骨内衬细胞等，这些细胞的形态改变、分泌消化骨表面蛋白质的酶，并表达RANKL。RANKL能够与破骨细胞前体的受体RANK结合并相互作用。RANKL-RANK相互作用会导致破骨细胞前体的活化、分化和融合，从而形成成熟的破骨细胞并开始骨吸收。当骨吸收大于骨形成时，可出现骨丢失，发生骨质疏松、骨软化等；当骨形成而无相应的骨吸收时，则可出现骨质硬化。

第一节　机械负荷在骨生成与降解调控中的重要性

　　骨的形态、结构和质量与外部作用力相适应。早在19世纪,人们就发现骨组织的内部结构和应力方向是一致的。这种结构与功能之间的关系是靠骨组织不断的重塑实现的。看上去静止的骨组织实际上处于不断重建的动态平衡过程中,以适应不断变化的力学环境。骨重建是骨组织自我更新和自我调整的过程,其中骨组织形状、骨量及其内部结构的变化取决于力学环境的改变,控制这些变化的主要因素是外部机械负荷所产生的作用力。

一、机械负荷对骨重建的影响

　　加到骨组织上的机械负荷产生以下几种可以被骨细胞检测到的刺激信号,包括骨基质本身的物理形变、负荷引起的腔隙间液体的流动以及由于离子液流经带电的管道表面产生的电流势。骨重塑与机械负荷之间的关系通常被认为遵守力调控理论(见图4-1-1)。这种理论认为在低于一定阈值的机械力刺激下骨量降低,高于一定阈值的机械力刺激下骨量增加。在这两个阈值之间,骨量不会发生变化,后来发现这种情况是根本不存在的。虽然骨重塑区域和局部的力负荷之间存在很强的线性关系,但该过程同样受非机械负荷因素的影响。在一定的生理范围内,机械负荷与重塑是线性相关的。

1. 去负荷对骨重建的影响

　　减少骨承受的重力如长期卧床、脊髓损伤或航天飞行都会引起骨组织的适应性

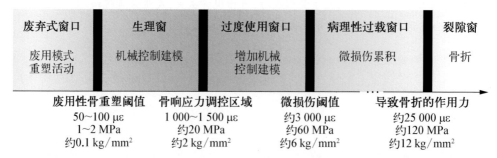

图4-1-1　根据Frost关于骨对应力适应的力学调控理论确定的机械负荷作用窗口
注:水平箭头指的是最小有效应力水平,设定的点是骨的阈值和极限强度。引自Rosa N, Simoes R, Magalhaes FD, et al. From mechanical stimulus to bone formation: A review[J]. Med Eng Phys, 2015, 37(8): 719-728

改变,骨吸收大于骨形成造成骨量的快速丢失。制动或减少负荷对骨的影响具有位点的特异性,承重部位的骨量明显丢失,上肢骨没有明显变化,而颅骨的骨量则有所增加。

人类是地球重力环境下进化的产物,其生理结构与功能适应于地球的重力环境,在空间环境特殊的失重条件下会导致骨重塑的发生。在长期的空间飞行中,骨丢失的发生是骨吸收增加和骨形成降低综合作用的结果。在微重力条件下,骨丢失的速率是地面上绝经后妇女每月骨密度丢失的10倍还要多。不同的个体之间存在很大的变异,骨强度的变化要比骨密度的变化大得多。在6个月的空间飞行中丢失的骨密度返回地面后大约1 000天基本上就能恢复。然而,结构的变化是不能恢复的,类似于在老年性骨质疏松中发生的变化。

空间实验室任务中对航天员的骨量分析发现骨骼钙质流失在空间任务后的前几天就出现了(急性效应),并在之后的6个月继续出现(慢性效应),钙质流失水平比地表的卧床实验要大得多。骨密度的测量研究表明,在1～6个月的空间驻留期间,航天员骨质丢失量在0.9%～1.8%,这一比例因测试部位不同而异。目前普遍认为每个月骨质和矿盐的丢失量为1%～2%。

此外,对飞行中骨生化标志物的研究显示,骨形成标志物 I 型胶原羧基端延长肽、骨性ALP和骨钙素含量减少,但骨吸收标志物尿羟脯氨酸等含量增加。局部生长因子在空间飞行中也有所改变,如后肢骨膜的 $TGF\beta_1$ 基因表达下降、胫骨的IFN-γ及其受体的表达水平升高。研究证实,从尾吊大鼠的胸椎和盆腔分离的骨内膜细胞总数及ALP阳性的细胞下降,提示成骨始祖细胞的募集减少。动物模型的研究表明,空间飞行大鼠的骨膜成骨率降低,骨小梁质量减少,骨基质形成不正常,出现低矿化,成骨细胞表面积及数量减少,这些变化导致骨硬度降低。

2. 超负荷对骨重建的影响

超负荷和锻炼造成的骨损伤在军事训练者、跑步运动员和芭蕾舞演员身上很容易发现。在超负荷的作用下,骨组织容易产生不可逆的疲劳性损伤,导致微裂的发生。超负荷损伤因微损伤的累积和骨硬度、骨强度的丢失常导致应力性或疲劳性骨折。在生理性应变水平和应变速率时可发生微裂,且随负荷的持续而增加,这种增加与累进性的硬度和强度的丢失有关,造成微裂连接、形成更大的裂隙直至最后发生骨折。骨的微损伤更易出现在松质骨,且随年龄的增加呈指数级发展,女性的增长速度大于男性。通常骨损伤分为4种类型:线型微裂、小的局部交叉影纹线型裂隙、弥漫型微裂和骨小梁的完全性骨折(微骨折)。产生微损伤类型的不同取决于负荷的模式。骨具有以骨单位为基础的重建修复微损伤的功能,破骨细胞去除损伤骨,成骨细胞在此位置上生成新骨。有证据显示,微损伤激发新骨单位的重建,且空间定位于损伤区域直接引发修复机制。

二、骨对机械负荷的适应性

1892年,著名的Wolff定律提出,骨量和骨结构可以通过重建使单位面积上的负荷保持一定平衡,骨功能变化将伴随骨量和骨面积相应比例的变化,骨通过改变骨量和骨结构来使骨强度发生适应性的改变。后来发现负荷频率和应变率在骨适应性反应中也发挥着重要的调控作用,同应力大小一样,也直接影响骨形成反应。动态负荷比静态负荷能引起更大的骨适应性反应。

骨组织对机械负荷的反应遵循应变速率原则、细胞脱敏原则以及适应性原则。近期研究显示负荷频率和应变率对骨的适应性改变很重要,只有当频率为 0.5 Hz 或更大时负荷才能引起骨形成。在一定的高频范围内,机械负荷促进骨形成效果更好,增加负荷频率是应用力学促进骨形成的有效步骤。但是增加骨负荷的持续时间不能成比例地增加骨量,当细胞变得脱敏,即使增加骨负荷的持续时间,骨形成也会衰减。骨细胞对负荷具有适应性,骨细胞对以前的力学环境具有一定的记忆性,在新的力学负荷下骨细胞会对新的环境做出判断和反应。

细胞骨架系统在骨骼细胞力转导中起重要作用。绝大部分在体哺乳动物细胞通过整合素黏附于一定的基质表面才能存活,而细胞黏附对细胞的增殖、分化、形态发生以及基因表达有着重要的作用。细胞骨架可以将外界力的刺激迅速传递到细胞核,并调节细胞内基因的表达。Pavalko等将α-辅肌动蛋白裂解碎片引入到MC3T3-E1前成骨细胞中,发现剪切应力诱导的细胞骨架重排和基因表达变化被阻断,说明胞外基质-整合素-细胞骨架系统在力到生物信号的转化中有很重要的作用。

骨骼细胞感受应力之后,成骨细胞和骨细胞可生成一系列的第二信使分子,比如 Ca^{2+}、环腺苷酸(cyclic adenylic acid, cAMP)、1, 2 - 二酰甘油(diacylglycerol, DAG)和肌醇三磷酸(inositol triphosphate, IP_3)等。另外,应变可直接激活磷脂酶 A_2(phospholipase A_2, PLA_2),它也参与力的转导过程。可见, Ca^{2+}、cAMP、DAG 和 IP_3 等第二信使系统可在应力作用下发生变化。力信号向生物化学信号转化的另一可能机制是力敏感离子通道,其激活无须第二信使分子的参与,因此,力转导被认为是该通道的主要功能。

力信号可诱导骨细胞中基因表达变化,骨细胞在机械负荷作用下 *c-Fos* 表达上调。*c-Fos* 作为一种快速反应基因,不是通过直接与DNA链结合来刺激基因的表达,而是通过与原癌基因 *c-Jun* 的核磷蛋白形成异源二聚体,与目的基因内的 *Ap-1* 调节位点结合从而启动相关的基因表达。机械负荷可使骨组织特有的胞外基质蛋白骨钙素的表达上调,也可使 I 型胶原(骨基质中的主要蛋白成分)合成增加。Owan等报道,剪应力可使 *Opn* 表达上调, *Opn* 可被破骨细胞细胞膜上的整合素识别,并调节破骨细胞功能。

三、机械负荷对骨组织细胞的影响

机械负荷刺激是维持骨骼系统稳定的必要条件之一，机械负荷的缺乏将引起骨代谢紊乱，骨微结构退化及骨量流失，导致骨质疏松。长期卧床、石膏固定、微重力或失重等缺乏机械刺激的状态都将导致骨量显著流失。

根据细胞的定位、形态和功能，骨类细胞分为4种：MSC、成骨细胞、破骨细胞和骨细胞。MSC具有成骨细胞的形态，能够分化成脂肪细胞、成骨细胞和成软骨细胞。成骨细胞能够产生新的骨组织，破骨细胞是唯一的骨吸收细胞。目前的证据表明骨细胞主要作为破骨细胞激活因子RNAKL的来源细胞，RANKL刺激破骨细胞的成熟和活性。

（一）机械负荷对BMMSC的影响

BMMSC是一种具有多分化潜能的原始细胞，在一定的诱导条件下，能够向间充质中多种组织进行分化，包括骨、脂肪、软骨、肌肉和骨髓。BMMSC在骨生长代谢以及老年性骨质疏松中发挥着重要作用，其增殖及其向成骨细胞转化的能力会随着机体的衰老而减退。

1. 机械负荷对BMMSC增殖和分化的影响

骨质疏松的患者或动物在骨量减少的同时也伴随着骨髓脂肪的增多，而适宜的机械应力刺激能够促进BMMSC向成骨细胞分化，抑制BMMSC向脂肪细胞的分化，提高BMMSC的增殖并减少其凋亡。机械牵张力能够通过下调$PPAR\gamma2$的表达来限制脂肪细胞的分化，同时抑制脂肪细胞脂肪酸结合蛋白2及脂联素的蛋白表达。此外，牵张力刺激也能够上调BMMSC中Ⅰ型胶原及骨粘连蛋白的表达，促进细胞外矿化形成，促使BMMSC向成骨细胞分化。张力、压力和剪切力能够促进MSC向成骨细胞分化，而失重则促进MSC向脂肪细胞分化。Meyers等报道微重力环境能够抑制人MSC向成骨细胞分化，增强其向脂肪分化，7天的微重力环境能够显著降低人MSC中RhoA的活性及cofilin丝切蛋白的磷酸化，增加脂肪堆积。此外，一些动物实验也表明，运动训练能够提高小鼠BMMSC的数量，促进BMMSC向成骨分化，抑制BMMSC向脂肪细胞分化，同时显著上调$Pthr1$及$Bmp2$的mRNA表达，$Pthr1$与$Bmp2$均能促进成骨细胞的增殖与分化，进一步促进BMMSC向成骨分化。

2. 机械负荷对MSC骨架的影响

细胞骨架维持着细胞形态和功能，同时也影响细胞分化。过高的牵张应力系统干预MSC后，激光共聚焦显微镜观察到细胞骨架F-肌动蛋白解聚和重排，并诱发部分细胞发生凋亡。MSC回转培养2～4 h后，F-肌动蛋白网格蛋白减少，一些压力网格蛋白消失，细胞形态发生改变。微重力下F-肌动蛋白网格蛋白的变化是随着F-肌动蛋白压力网格蛋白的断裂发生的。细胞骨架的断裂以及细胞凋亡特征的出现都暗示着

MSC对力是敏感的。

3. 机械负荷对MSC信号通路的影响

机械负荷作用于与细胞表面整合素结合的ECM，激活黏着斑激酶，通过Fak/Sos/Ras等通道，使MEK1、ERK1/2等磷酸化，活化转录因子*Runx2*和*Ap-1*家族，这些因子的活性与成骨细胞的形成和分化相关。相对的，p38和MAPK的磷酸化可以活化过氧化物酶体增殖激活受体γ2（PPARγ2）。PPARγ2和其他一些与脂肪细胞形成相关蛋白的高表达会抑制*Runx2*的表达。当流体剪切力作用于MSC时，发现细胞内钙离子浓度增高，这是由磷脂酶C（phospholipase C, PLC）介导IP_3活化引起的；另一方面，流体剪切力导致ERK1/2磷酸化和钙敏感蛋白活化，从而促进细胞增殖。MSC的力化学信号转导通路与成骨细胞基本一致，都是依赖于MAPK与钙离子信号通道。

在微重力条件下，存在复杂的信号通路网络来调节MSC的分化。Yang等发现微重力条件下MSC向成骨细胞方向分化减少，而导致这一现象的原因则是整合素表达降低，MAPK信号通路和RhoA GTPase活性受到抑制。Huang等也证实了微重力通过抑制了MAPK信号通路抑制了MSC向成骨细胞方向分化，通过*PPARγ*表达增加，促进MSC向脂肪细胞方向分化。总之，缺少力刺激促进MSC向脂肪细胞分化，抑制向成骨细胞分化。

（二）机械负荷对成骨细胞的影响

成骨细胞来源于MSC，具有分泌矿化骨基质及调节破骨细胞等多种功能，是维持骨骼生长发育并能应答应力刺激从而产生多种生物学效应的骨组织细胞之一。

1. 机械负荷对成骨细胞增殖和分化的影响

骨形成过程中，机械应力通过影响胶原蛋白的排列增强骨强度，同时上调成骨细胞中骨钙素*Runx2*、*Osx*、*Alp*、*Bmp2*及Ⅰ型胶原等成骨因子的基因及蛋白表达，提高成骨细胞活性，进而促进成骨细胞的增殖及分化。在MSC向成骨细胞分化过程中，*Runx2*、*Ap-1*和其他成骨相关的转录因子表达上调。正常条件下，这些转录因子的上调增加了ALP和OCN的表达，促进骨形成。如果这些转录因子参与的进程发生改变，则会导致骨丢失发生。在微重力以及回转模拟微重力的条件下，前成骨细胞向成熟成骨细胞的分化受到抑制。微重力导致成骨细胞的增殖和分化减少，成骨活性和对骨相关因子的响应能力降低。

2. 机械负荷对成骨细胞骨架和形态的影响

近些年的研究已经证实成骨细胞是对力敏感的细胞。与MSC类似，力环境的变化可诱导成骨细胞骨架系统解聚重排。在短期空间飞行中即可观察到成骨细胞形态发生明显改变，如细胞变圆变大、形态不规则、核异常、细胞骨架变细、微绒毛分布改变、细胞膜表面功能区分布集中不均匀和孔道增多等，这可能与模拟失重条件下整合素$α_2$、$α_5$、$β_1$的mRNA表达明显下降有关。重力通过ECM-整合素-细胞骨架系统作用于成骨细胞，整合素表达降低意味着力学信号转为化学信号的效率降低，可使细胞骨架及离子通道发生改变，出现形态异常。微重力使成骨细胞微丝断裂，细胞骨架发生改变，骨形成能力受损，成骨细胞微丝断裂很可能是因为RHO的活性受抑制。

3. 机械负荷对成骨细胞信号通路的影响

机械牵张力能够促进ECM的生成，提高ECM、BMP2、BMP4、ALP、胶原以及钙离子的水平，增强ALP活性，上调 *Runx2* 及骨钙素的基因表达，增强成骨ECM的生物活性。牵张力能够显著上调WNT10b及LRP5的基因表达，而机械加压的效果则更为明显。流体剪切力也能提高成骨细胞ALP活性和ERK的磷酸化水平，上调整合素β1、Ⅰ型胶原以及基质金属蛋白酶1/3的表达，促进成骨细胞的增殖与分化等。

整合素β作为细胞骨架的一部分以及重力感受器，在成骨细胞BMP2发挥功能的过程中起重要作用。在骨形成过程中，BMP2能够诱导激动蛋白微丝骨架的重排，进而影响成骨细胞的迁移和附着。激动蛋白微丝参与BMP2的诱导和CBFA1的激活，在微重力条件下激动蛋白微丝断裂抑制BMP2的骨形成功能。在航天飞行中，MAPK信号通路在微丝重排中也起重要作用。回转模拟失重和小鼠尾吊模拟失重实验证实BMP2蛋白和mRNA水平是降低的。在模拟微重力条件下，BMP2诱导的成骨细胞分化能力降低，这可能是MAPK信号通路中MEK1表达降低所导致。BMP2、FGF2和p38 MAPK抑制剂能够逆转模拟微重力导致的成骨细胞分化能力降低。

在细胞骨架的形成过程中钙离子通道发挥了很大作用，游离钙离子与钙调蛋白结合，激活下游分子肌球蛋白轻链激酶（myosin light chain kinase, MLCK）和钙调蛋白依赖激酶Ⅱ（calcium dependent protein kinase Ⅱ, CaMK Ⅱ），两者均可与钙调蛋白结合，活化的MLCK与钙调蛋白结合则可促进细胞骨架微丝的形成。失重可降低细胞内游离钙离子的浓度，模拟失重环境下，钙调蛋白的表达和CaMK Ⅱ活性下降，但MLCK的表达不受影响，提示失重可能通过抑制Ca^{2+}、钙调蛋白和CaMK Ⅱ信号使微丝解体。

一氧化氮合酶也称内皮细胞舒张血管因子，是一种局部信号分子。研究表明，一氧化氮合酶是机械力引起骨反应的重要媒介，成骨细胞受力后一氧化氮合酶释放明显增加。在模拟微重力的环境中内皮型一氧化氮合酶（endothelial nitric oxide synthase, eNOS）活性下调，诱导型一氧化氮合酶（inducible nitric oxide synthase, iNOS）活性升高，细胞内NO含量升高，对细胞造成损伤，推测其与Ca^{2+}通道被抑制有关。miRNA在模拟失重条件下对骨具有调控作用，有研究发现在尾吊模拟失重小鼠骨组织中miR-214的表达升高，在成骨细胞中miR-214通过靶向ATF4抑制骨形成，这为骨质疏松提供了潜在的治疗靶点。

（三）机械负荷对骨细胞的影响

骨细胞由成骨细胞分化而成，位于矿化的骨基质中，在骨组织中含量丰富、分布广泛，约占骨组织细胞总量的95%。骨细胞是骨骼应答机械应力的直接感受器，能将机械应力转变为生化信号传递给成骨细胞、破骨细胞等效应细胞,调节骨形成与骨吸收。

1. 机械负荷对骨细胞骨架的影响

Tatsumi等通过构建转基因小鼠模型消融骨细胞,发现骨细胞缺乏小鼠出现骨脆性增加、成骨细胞功能紊乱、骨小梁缺失、骨微结构退化、皮质空隙增加等症状,同时发现骨细胞缺乏小鼠对缺乏机械负荷所导致的骨质流失有一定的耐受性,这意味着骨细胞缺乏小鼠对机械刺激出现应答障碍,进一步证明骨细胞在机械应力信号转导中的作用。骨细胞感觉机械性刺激通过树枝状突起以及成骨细胞和破骨细胞的细胞内网络连接实现。骨细胞对力的改变很敏感,能够迅速感应到胞外刺激的变化。超重力会改变细胞骨架结构,抑制骨细胞的缝隙连接。微重力刺激能够减少骨细胞中F-肌动蛋白微丝的数量并且抑制骨细胞中流体剪切力所导致的F-肌动蛋白微丝重组。

2. 机械负荷对骨细胞信号通路的影响

流体剪切力能够上调MLO-Y4骨细胞中 *Opg* 的表达,抑制 *Rankl* 的表达和骨吸收。流体剪切力还能够诱导MLO-Y4骨细胞内ATP、NO、Ca^{2+} 和内前列腺素 E_2(prostaglandin E_2,PGE_2)的产生,上调前列腺素受体EP2D的表达,Wnt/β-联蛋白信号在调节骨量中起到重要作用,SOST2是Wnt/β-联蛋白信号通路的抑制剂,能够抑制骨形成过程中对骨量正调节蛋白脂蛋白受体5(LRP5)激活的响应。骨细胞能够表达DKK1和SOST2,DKK1和SOST2结合LRP5和LRP6,抑制Wnt信号的活性。NO和 PGE_2 是骨细胞中早期响应分子,在机械负荷刺激的早期阶段表达升高,但微重力刺激抑制剪切力导致的 PGE_2 水平升高。机械应力通过 PGE_2 的释放激活PI3K/Akt和cAMP-PKA信号,进而使GSK-3失活,导致核内β-联蛋白表达升高。而 PGE_2 能够促进成骨细胞的增殖及分化,进一步促进骨形成。

(四)机械负荷对破骨细胞的影响

破骨细胞来源于造血干细胞的单核巨噬细胞谱系,其骨吸收功能与成骨细胞的成骨功能在维持骨代谢平衡中发挥关键作用,骨吸收与骨形成的平衡是维持骨骼系统完整性和矿物质稳态的关键,当机体达到峰值骨量后,相对于骨形成,骨吸收会随着年龄的增长相应增强,从而导致骨量流失。大量研究表明,机械应力能够直接作用于破骨细胞并产生生物效应,又可通过骨细胞、成骨细胞间接调控破骨细胞的增殖及活性。

1. 机械负荷对破骨细胞分化的影响

机械力引起细胞变形、细胞膜牵拉,信号通过细胞骨架传递到细胞内,导致一系列的生物效应。大量研究表明,机械应力能够直接作用于破骨细胞并产生生物效应,又可通过骨细胞,成骨细胞间接调控破骨细胞的增殖及活性。Rubin等使用强度为5%的周期性机械牵张力对破骨细胞进行干预,发现机械牵张力能够显著抑制破骨细胞的形成。将骨细胞与破骨细胞共培养后,能够促进破骨细胞的分化,而对骨细胞施加力后,骨细胞诱导破骨细胞分化的能力明显下降,F-肌动蛋白和纽带蛋白的活动和类型有显著差异。也就是说,机械负载可以下调骨细胞促进破骨细胞分化的能力。

2. 机械负荷对破骨细胞信号通路的影响

机械应力刺激能诱导M-CSF、RANKL、IL6、IFN等细胞因子发生变化,进一步影响破骨细胞。M-CSF、RANKL等骨吸收因子的分泌会促进破骨细胞的活性及增殖、增强骨吸收,而适宜的机械应力能够下调RANKL等骨吸收因子的表达抑制骨吸收,同时上调OPG、IFN等成骨因子的表达,进而促进骨形成。IFN-γ能够诱导RNAK蛋白快速降解,破坏RANKL-RANK通路抑制破骨细胞生成。机械张力能够下调破骨细胞分化因子(osteoclast differentiation factor, ODF)及RANKL mRNA表达,上调eNOS mRNA表达。而加入可溶性ODF可明显减弱机械应力对破骨细胞的抑制效应,提示抑制ODF的表达可能是机械应力抑制破骨细胞形成的途径之一。机械应力能够直接抑制破骨细胞分化,下调Trap、Mmp、组织蛋白酶-K(cathepsin K, Ctsk)、降钙素受体(calcitonin receptor, CTR)等骨吸收标志物的mRNA表达,上调破骨细胞前体中Nos mRNA表达。Nagatomi等发现机械压力能显著抑制骨吸收,下调IL1及TNF-γ等促进破骨细胞功能的细胞因子的基因表达。此外,低量级、高频率的机械振动也能够显著降低RAW264.7细胞系中TRAP阳性的破骨细胞数量,下调Ctsk、Mmp9、Trap以及c-Fos的基因表达。这些结果进一步证明,机械负荷能够下调Trap、Odf、M-Csf、Rankl等骨吸收因子的表达,进而削弱破骨细胞的增殖及分化,抑制骨吸收。

四、小结

机械应力刺激对骨的发育、生长以及生化特性的维持是必不可少的,是维持骨骼系统稳定的必要条件之一。机械负荷的降低会引起骨代谢紊乱、骨微结构退化及骨量流失,从而导致骨质疏松的发生。人口老龄化所导致的骨质疏松的高发病率已成为一个全球性的公共卫生问题。失重性骨丢失是载人航天的最大风险因素,现有的手段难以预防和延缓空间骨丢失的发生。

机械应力能够直接作用于骨细胞、成骨细胞及破骨细胞或通过MSC、骨细胞及骨代谢信号转导通路间接调控成骨细胞及破骨细胞的增殖与分化,促进骨形成,抑制骨吸收。机械负荷促进成骨的效应进一步肯定了运动干预在骨质疏松防治中的作用,而运动对骨代谢的促进作用是多个功能系统的综合效应,为了更深入地研究运动促进骨代谢的机制,需要考虑运动干预下骨代谢与内分泌、免疫等功能系统之间的相互作用。

目前,空间骨丢失研究是航天医学研究中的重中之重。空间骨丢失的发生机制及其防护措施的研究已成为航天医学领域的重要研究课题。尽管国内外对中长期失重条件下骨丢失的发生、发展变化和机制进行了大量研究,但由于实时空间飞行研究的机会少、样品数量小、缺乏系统性，其发生机制目前尚不完全清楚。目前人们通过运动锻炼、饮食调节、电磁场刺激、药物防护和治疗等手段延缓骨丢失的发展，但由于这些单一防护措施本身所具有的相对盲目性、有限性、局限性，如空间运动锻炼需耗费大量宝贵的空间活动时间；长期药物防护的结果会造成药物不良反应及药物心理依赖。因此，结合空间骨丢失的机制探讨，明确单一防护措施的作用机制，有目的、有针对性地对各种防护措施合理组合、互利互助、综合防护，可能是中长期飞行中实现对抗空间骨丢失的有效途径。

（孙维佳，李英贤）

第二节　G蛋白偶联受体在骨生成与骨吸收中的作用

一、G蛋白偶联受体

　　七次跨膜受体或者称为G蛋白偶联受体（GPCR）是受体蛋白中最多的一类，人类基因组中业已鉴定了800多个GPCR成员。它们是众多药物的靶点，市面上所售药物中大约有36%的药靶属于GPCR家族。根据GPCR经典活化模型，GPCR结合相应激动剂后会导致受体发生构象改变，从而引起与之偶联的异三聚体G蛋白激活。这种激活具体来说包含以下几个方面：G蛋白亚基Gα蛋白从原先结合的GDP状态转变为结合GTP状态，从而导致异三聚体G蛋白复合物分离为Gα蛋白亚基和Gβγ蛋白亚基，这种分离会促进第二信使系统的生成与信号转导。例如，cAMP、甘油二酯（diglyceride, DAG）及钙。经激动剂结合激活的GPCR并不能始终维持其活化构象，这是因为胞内G蛋白偶联受体激酶（G-protein coupled receptor kinase, GRK）能够磷酸化GPCR的胞内环及C末端，进一步导致GPCR与拘留蛋白（arrestin）（大部分是β-拘留蛋白1及β-拘留蛋白2）结合，从而使GPCR被网格蛋白有被小窝包被并发生内在化及脱敏。也就是说在GPCR经典模型中，异三聚体G蛋白介导受体信号转导而β-拘留蛋白介导受体脱敏与内在化（见图4-2-1）。尽管在不同状态下，这种模型可能会有所改变，比如β-拘留蛋白也可以介导GPCR的信号转导，GPCR作为膜受体通过异三聚体G蛋白介导的胞内信号转导调控诸多生理或者病理的功能已为人所共知。近年来，科研工作者对GPCR在骨领域中的功能研究与信号机制已有初步认知，尽管仍属冰山一角，但这一领域的研究正逐渐为人所重视，因此，本节就GPCR在骨生成与骨破解中的作用做一阐释，望能有助于这一领域的进一步科研工作。

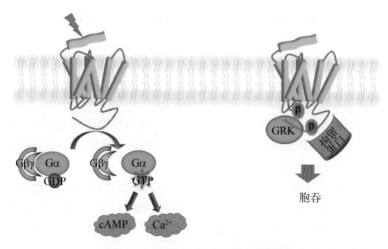

图4-2-1 GPCR激活及胞吞示意图

注：引自 Rajagopal S, Rajagopal K, Lefkowitz RJ. Teaching old receptors new tricks: biasing seven-transmembrane receptors[J]. Nat Rev Drug Discov, 2010, 9(5): 373-386

二、G蛋白信号在骨形成中的作用

（一）G蛋白信号

异三聚体G蛋白是胞内信号的分子开关，当它与GTP结合时能开启信号，与GDP结合时则会关闭信号。GPCR应答胞外刺激时激活G蛋白信号。目前研究表明异三聚体G蛋白在多种类型细胞中参与调节细胞增殖、分化及凋亡；同时，G蛋白信号还涉及癌症发生发展与胚胎发育。GPCR与G蛋白的一些定点突变还会引发骨疾病的发生，说明G蛋白信号在骨发育过程中也具有重要作用。

GPCR又称七次跨膜受体，由3部分构成，分别为胞外段、跨膜区及胞内段。图4-2-1左侧显示经配体激活之后，GPCR能够使相应偶联的G蛋白去GDP并结合GTP而活化，活化的G蛋白能够激活下游第二信使的产生，如cAMP、IP3/DAG。其中，IP3/DAG信号又能激活钙离子释放，从而激活下游信号通路。图4-2-1右侧显示GPCR还存在一种自身负反馈调控。经配体激活的GPCR转导的下游信号（如PKA）还能通过活化GRK激酶使GPCR发生磷酸化，此时，拘留蛋白家族蛋白能够被募集到GPCR胞内端，在一系列复合物的帮助下使GPCR被有被小泡包裹，并发生胞吞。一般这种有被小泡会进入溶酶体，使配体发生降解；而受体可能降解，也可能伴随新的小泡重新回归到细胞膜上继续发挥作用，这样就终止了GPCR信号的持续激活。

G蛋白包括3种亚基，分别为G、G、Gγ，相对分子质量分别为33 000～35 000、～35 000、～15 000。人类基因组有16个基因编码21种G亚基、5个基因编码6种G亚基，还有12种Gγ亚基。Gα亚基又可以被分为4个亚组，分别为Gαs、Gαi/o（包括Gi1、

Gi2、Gi3、GoA、GoB、Gz)、Gαq(包括Gq、G11、G14、G16)以及G13(包括G12、G13)。通过解析G亚基的结构发现GTP酶结构域及螺旋结构域存在一段保守的蛋白折叠，GTP酶结构域包含3个可变环，当结合GTP或GDP时，它们都会发生相应的构象改变。

G蛋白结合GTP时为激活态，而结合GDP时为失活态，这两种状态能够在不同情况下发生转换。激动剂激活的GPCR可以起鸟苷酸交换因子(guanine nucleotide-exchange factor, GEF)的作用，能够催化结合GDP的G亚基交换为结合GTP，这种转换可以引起G亚基与Gbγ亚基分离，并激活下游效应分子，包括腺苷酸环化酶、PLC及RhoGEF(Rho鸟苷酸交换因子)，从而开启不同的下游信号；这种信号能被Gα蛋白上GTP酶结构域所关闭，这是通过催化水解GTP为GDP及异三聚体G蛋白的再聚合引起的。其他蛋白如RGS(G蛋白信号调控因子)、GRK、拘留蛋白、NHERF(Na$^+$/H$^+$交换调节因子)也能调节或终止这种信号。

特异性抑制因子或激动剂、组成型活化突变或显性失活突变以及敲除或敲入小鼠模型为理解G蛋白信号的功能与分子机制提供了可行途径。例如，百日咳毒素能特异抑制Gαi/o亚基，而霍乱毒素能特异激活Gs亚基，它俩分别用于Gi/o与Gs信号的研究。最近，RASSL系统被用于检测体内特异G蛋白信号的功能。RASSL是一种工程化受体，它能偶联只应答合成激动剂的特定G蛋白信号，从而为研究GPCR激动特异G蛋白信号提供了良好的工具。同时，利用G蛋白胞内功能失活的C末端片段也可以抑制相应天然G蛋白的胞内信号转导，如Gαq-CT，从而可以研究相应G蛋白功能。利用这些工具，G蛋白在成骨细胞中的作用逐渐为人所知，下文就G蛋白不同成员在成骨细胞中的作用逐一详细说明。

(二) Gs信号

1. 人类疾病

Gs是第一个被鉴定的G蛋白，能在全身多处表达。Gs突变会导致诸多人类疾病。纤维性骨营养不良综合征(McCune-Albright syndrome, MAS)又称多发性骨纤维营养不良，即由一种Gs突变的短时激活引起，201位精氨酸被半胱氨酸或组氨酸替换。MAS的经典症状包括多骨性纤维结构不良(fibrous dysplasia, FD)、皮肤色素沉着、内分泌功能障碍，这种症状多见于性早熟女性。Gs激活突变也在非MAS的FD患者中存在，特征是类骨质不能矿化、缺失层状结构，在FD受损区矿化骨中矿化内容物减少以及甲状旁腺功能亢进，这些说明Gαs能影响骨矿化。相反，Gαs失活突变会导致遗传性骨营养不良症(Albright hereditary osteodgstrophy, AHO)，这种疾病的特征是肥胖、身高矮小以及皮下骨化。Gαs失活突变也与非AHO的骨化异生有关，比如进行性骨发育异常，这是由于Cbfa1错误表达引起的。Gαs突变与人类疾病极为相关，暗示Gαs促进骨形成与矿化。

2. 小鼠模型

AHO患者对多种激素呈现出遗传及组织特异性抵抗，包括PTH，对PTH抵抗被称为假性甲状旁腺功能减退症（pseudohypoparathyroidism, PHP；无法应答甲状旁腺素），杂合的 Gαs 缺陷小鼠模型也会发生 AHO 症状；AHO 患者的另一特征是身材矮小，这可能是由于长骨发育受损导致的，也就是软骨内骨发生受损。人类凝乳酶启动子 Cre 诱导的 Gαs 缺陷小鼠会发生骨骼畸形，这进一步证明 Gαs 在软骨内骨发育过程中起到了作用。这些转基因小鼠具备正常繁殖能力与生存能力，但骨骼短小、四肢骨融合以及皮下组织与皮肤处发生异位性钙化。软骨分化是软骨内成骨过程中的重要一环，软骨特异性 Gαs 缺陷（Gαs^{flox}/Cal2a1-Cre）小鼠会致死并发生严重的骨骺生长板缺损、增殖区缩短以及肥大分化加速进一步确认 Gαs 在软骨分化中的作用。

为了研究 Gαs 在骨重塑中的作用，科研工作者还建立了条件敲除及敲入 Gαs 的成骨细胞。Sakamoto 等建立了 Col1-Cre 诱导的成骨特异性 Gαs 缺陷小鼠模型并发现这种小鼠呈现如下表型：骨转化减弱、皮质骨增厚以及骨髓腔变窄小。Edward C. Hsiao 等基于 RASSL 系统，并利用 Col1 启动子在小鼠成骨细胞内表达了 Gαs 偶联的工程受体（Rsl）。RSL 是一种组成型激活的 GPCR，能特异性偶联 Gαs（在人 5HT4b 受体中引入 D100A 突变）。Rsl 的表达会导致骨体积、细胞密度、面积骨矿化密度、成骨细胞标志基因及血清中的骨转化标志分子都发生显著上升。这两种小鼠模型说明 Gαs 不仅促进成骨细胞分化而且对由成骨细胞导致的骨吸收也是必要的。

3. 信号通路及分子机制

在成骨细胞及其他细胞中，活化的 Gαs 能激活 AC，进而催化 ATP 产生 cAMP。cAMP 能结合到 PKA 的调节亚基上并释放 PKA 的催化亚基，这就激活了 PKA。PKA 能磷酸化下游效应分子，包括 Raf、MAPK 信号及 Creb 从而介导转录。在成骨细胞中 PKA 还激活环化核苷酸磷酸二酯酶（PDE），终止 cAMP-PKA 信号，这是因为 PDE 催化 cAMP 水解成非活化形式的 5′AMP。

AHO 患者除上述症状外，还对多种激素存在抵抗（包括 PTH），说明 Gαs 在 PTH 信号中存在作用。体内及体外研究发现 Gαs-cAMP 能偶联到 PTH/PTHrP 信号中并介导 PTH 的绝大部分生理功能。Gαs 也能参与其他骨相关激素的信号转导，比如 IGF-1、PGE$_2$ 及降血钙素。

如前所述，Gαs 在体内促进骨形成。与之一致的是，Gαs 在体外实验中促进成骨分化与增殖。成骨细胞中，Gαs-cAMP 信号通路能诱导激活多种转录因子，包括 Creb、Runx2、c-Fos 以及 CCAAT 增强子结合蛋白 δ（C/EBPδ）。CREB 诱导表达生物钟基因，通过抑制 G$_1$ 期周期蛋白及促成骨细胞增殖的激活蛋白 1（AP1）的表达介导增殖抑制的作用；Runx2 是诱导成骨细胞分化的主控开关；C/EBPδ 激活骨钙素表达，并与 Runx2 协同促进成骨细胞特异基因表达。c-Fos 是一种 AP1 因子，它在破骨细胞形成中作为关键调节蛋白的作用早已为人所熟知，但同时它也是 Runx2 的辅因子。Gαs-cAMP 信号在FD中还能诱导转化生长因子β Ⅲ型受体（TGFβ R Ⅲ）以及病理性高磷酸盐尿因子FGF23的表达。TGFβ是促进骨重塑的关键细胞因子。FGF23是FGF家族中的新成员，被认为参与调控磷酸盐的体内平衡。

（三）Gαq/11信号

成骨细胞中Gαq/11激活PLC信号。在经典信号通路中，Gαq/11活化PLC，从而催化PIP2（4, 5二磷酸磷脂酰肌醇）产生IP$_3$（1, 4, 5肌醇三磷酸）以及DAG。随后，IP$_3$激活钙离子内流及CaMK Ⅱ（钙离子/钙调蛋白活化的蛋白激酶Ⅱ）。Gαq在成骨细胞中同样引起钙离子流动。例如，降钙素基因相关多肽（calcitonin gene related polypeptide, CGPR）以及骨化三醇诱导IP$_3$形成以及成骨细胞内非PTX敏感的钙离子流动。钙离子浓度的上升介导PKC活化，而后PKC磷酸化周边效应分子诱导下游信号激活。Gαq信号能在成骨细胞中活化，提示它可能也具有相应功能，下文就Gαq对成骨细胞的增殖与分化逐一展开说明。

1. Gαq/11以及成骨细胞增殖

PKC能激活促有丝分裂信号从而促进细胞增殖。相应的，体外研究显示Gαq/11-PKC信号也能促进成骨细胞增殖。胞外钙离子通过阳离子敏感受体包括钙离子敏感受体（CasR）以及G蛋白偶联受体C家族组6成员A（GPRC6A）促进破骨细胞增殖。CasR上调IP$_3$及钙离子信号，对这一过程进行动力学检测发现Gαq信号参与调控这一信号转导。表达显性失活的Gαq-CT能抑制GPRC6A的激活，暗示GPRC6A与Gαq信号存在偶联。另一胞外阳离子锶离子也能刺激成骨细胞增殖，但它是通过Gq介导的SRE（血清应答元件）激活引起。PTH可以偶联Gαs、Gαq以及Gαi，PTH通过PKC诱导的MAPK信号促进成骨细胞增殖，显示Gαq/11也许参与了这一过程。其他骨胞外调节因子包括脂蛋白a（lipoprotein a, LPA）及前列腺素F也能通过偶联Gαq激活MAPK信号通路促进成骨细胞增殖。

2. Gαq/11以及成骨细胞分化

Gαq/11对成骨细胞分化的调控尚存争议。激素偶联的Gαq或多或少能促进成骨细胞分化。然而，这也许是因为Gαq减弱了成骨细胞前体细胞的增殖及其他G蛋白的成骨作用所致。其他科研者观察到与Gαq促进成骨细胞分化相反的现象。在成骨细胞中转染组成型活化的Gαq所构建的转基因小鼠呈现严重的骨质疏松，包括长骨长度缩短、皮质骨变薄、松质骨稀松、成骨细胞数目减少以及BMD值降低。通过对转基因小鼠来源的成骨细胞培养并做ALP染色、茜素红染色及标志基因检测发现，其分化能力受损。这种分化能力的受损在用PKC抑制剂二吲哚基顺丁烯二酰亚胺处理后能得到部分回复。巴氏杆菌毒素（PMT）——一种有丝分裂原及胞内作用毒素通过靶向Rho及Gαq刺激生长信号并抑制成骨细胞分化。PMT通过Gαq促进下游信号蛋白发生磷酸化，导致GPCR信号激活，并引起PLC及PKC活化。利用Gαq-CT检测手段还发现Gαq参与对Wnt3a/联蛋白信号通路中mFZ1的抑制,从而抑制成骨细胞形成。

(四) Gαi信号

Gαi在激活后会与Gβγ分离,Gαi通过抑制AC活性拮抗Gαs的功能;Gβγ激活PLCβ并诱导了与Gαq相似的信号。

1. Gαi与成骨细胞分化

在许多情况下,Gαi都是成骨细胞分化、增殖及存活的正调控因子。Gαi影响成骨细胞分化是由CXC趋化因子受体4(CXCR4)、褪黑素以及C型钠尿肽多肽(CNP)诱导的。Gαi还介导LPA、1,25二羟基维生素D_3以及肾上腺素诱导的成骨细胞增殖与存活。Gβγ-PLCβ-DAG-PKC-RAF-RAS-MAPK信号及其下游ERK活化也涉及Gαi调节的成骨细胞形成与增殖。此外,Gβγ-PLCβ-DAG-PKC-PI3K-Akt信号诱导的胱天蛋白酶级联信号通路还与Gαi调节的抗凋亡作用相关。Gαi还通过Gβγ-PLCβ-IP$_3$-钙离子内流信号介导成骨细胞内PTX敏感的钙离子流动。

与体外观察到的现象不相一致的是,体内研究显示Gαi/o的过度激活抑制Gαs-AC信号,从而抑制成骨细胞形成。Peng等将*Ro1*转基因小鼠与*Col1*转基因小鼠杂交,使成骨细胞表达Gαi偶联的RASSL受体*RO1*。*Ro1*能特异激活Gαi并由四环霉素诱导激活。孕鼠表达Ro1会因为骨矿化下降而导致胚胎致死;在胚胎形成的末期表达*Ro1*会导致严重的松质骨缺陷;小鼠出生4周后再表达*Ro1*并持续8周会导致骨小梁体积、骨折概率、骨形成比例及骨矿化接合速率下降。一定有人好奇为什么体外与体内结果存在这种差异,这很可能是因为Gβγ亚基起到刺激作用而Gαi亚基却具有抑制作用所致。如果正常活化,Gαi的抑制作用能被Gαs亚基抵抗。然而,如果在只存在Gαi的异常状态情况下,Gαi的抑制作用比Gβγ的刺激作用强得多便呈现出抑制表型。

2. Gαi偶联受体对非生物分子的刺激因子敏感

除了激素与细胞因子外,Gαi还能应答很多其他的刺激因子,包括阳离子浓度、超声波、机械力及骨骼的机械拉伸,这些因素的绝大部分受体还未被鉴定出来。应答胞外阳离子的阳离子敏感受体信号包括钙离子、锶离子、铝离子、锌离子及镧离子。成骨细胞内钙离子敏感受体GPRC6A及CASR通过Gαs及Gαq转导信号;ROS细胞中铝离子对PTH依赖的cAMP产生强烈的抑制作用,而用PTX处理能防止铝离子的抑制作用;PTX完全抑制了成骨细胞对锌离子的趋化作用,锌离子在骨吸收区域被释放出来并在成骨细胞招募及骨再生中起重要作用;镧离子处理能增强体外成骨细胞分化,它的功能依赖Gαi及ERK活化,这是因为PTX及U0126(ERK抑制剂)具有抑制镧离子功能的作用;超声波处理尤其是脉冲信号治疗可用于治疗关节炎及重复性压力损伤,能缓解疼痛与炎症以及加速康复。超声波通过Gαi信号及ERK活化促进骨形成相关mRNA的转录,包括*Cbfa/Runx2*以及骨钙素的表达;骨应力包括间质液流动会导致骨

重塑及 PGE_2 的产生,后者被证明至少部分是由 PLA2 介导的 Gαi 通路调节的。

(五) Gα12/13信号

在经典信号通路中,Gα12/13 通过 RhoGEF 激活 RHO 蛋白,从而介导MEKK-MEK-JNK 通路的激活及下游基因表达,或是调控细胞骨架重排。Gα12/13 在骨中的研究还很少,它们与破骨细胞/成骨细胞及骨的关系仍属未知。PTH 通过激活 RHOA 介导磷脂酶 D(PLD)对磷脂水解的调控,有报道显示 Gα12/13 参与这一过程,理论上来说这可能会影响细胞形状改变及细胞存活。细胞应答 PTH 刺激时,PLD 促形成的 DAG 引起 PKC 的膜转入。在该研究中,胞外酶 C3(Rho 家族小 G 蛋白抑制分子)、显性失活 RHOA、pcDNA-Gα12-CT 和 pcDNA-Gα13-CT 能抑制 PTH 介导的 PLD 活化;而组成激活型 Gα12/13 及显性失活 RHOA 促进 PTH 介导的 PLD 活化。前已述及 PTH 在成骨细胞中的重要作用,因此,Gα12/13 有可能也参与调控成骨细胞的增殖与分化,当然这还需要大量研究工作来确认。

三、GPCR家族成员在骨形成中的作用

如前所述,G 蛋白需要接受来自 GPCR 的信号才能被激活,进而调控下游级联反应及相应功能,尽管对 G 蛋白在成骨细胞中的功能认知已有不少研究,但在特定激动剂 GPCR 信号刺激下的反应还存在不确定性,下文就近年来 GPCR 在成骨细胞中的功能与机制研究做一阐述。

(一) PTH/PTHrP及PTH1R

1. PTH/PTHrP在骨中的生理作用

甲状旁腺激素(PTH)是一段 84 个氨基酸直链骨化三醇肽,由甲状旁腺在应答低血钙刺激时分泌。甲状旁腺激素相关多肽(PTHrP)是一段与遗传相关的多肽,它与 PTH 在氨基末端有一段同源结构域,这段结构域是 PTH/PTHrP 与受体结合的区域。1 型 PTH/PTHrP 受体(PTH1R)表达于 PTH/PTHrP 靶标细胞,如成骨细胞及肾小管细胞。这些受体属于 B 型七次跨膜 GPCR 的分泌家族成员,这类家族 GPCR 由 15 个成员组成,包含有一段胞外结构域,用于多肽激素结合。降钙素及降钙素类受体、生长激素释放激素受体(GHRHR)也是 B 型分泌家族成员。长久以来,PTH1R 失活突变与 Blomstrand 氏骨软骨发育不良(BOCD)相关,BOCD 是一种隐性遗传疾病,属于短肢侏儒症的一种致命形式。同时,最近还报道了 3 种 *Pth1r* 突变引起人类 PEE 疾病(乳牙萌出障碍),该病与多种症状相关,主要影响骨骼发育。

2. 钙离子平衡

PTH/PTHrP 是钙离子平衡的激素型调节分子。PTH 和 PTHrP 都能通过调节肾脏

及周边细胞区域对钙的吸收导致血清钙离子的上调。在甲状旁腺中,随着血钙浓度上调,PTH的表达会发生下调,形成负反馈循环。然而,由于PTHrP能全身表达,它被血钙调控的机制尚不明确。在*Pth*敲除小鼠中还观察到甲状旁腺的肥大,这与胎儿低血钙症相一致。*Pthrp*敲除小鼠维持胎盘钙离子转运的能力会下降,因此也会发生低血钙症。PTH1R磷酸化缺陷后就不能发生内在化,将这种突变的*Pth1r*构建转基因小鼠后给予PTH刺激,发现cAMP及低血钙应答显著增强。尽管血钙浓度仍属正常,但PTH的水平只有正常小鼠的1/3。所有这些表型都说明PTH/PTHrP在钙离子平衡中具有作用,它们引起血钙水平的上升。

3. 骨合成代谢和分解代谢的调节因子

PTH/PTHrP还是骨形成的激素型调节因子,既促进骨吸收(分解代谢),也引起骨形成(合成代谢)。一方面,成骨细胞结合PTH后会引起*Rankl*表达上调,而可溶性RANKL诱饵受体护骨因子(OPG)表达则被下调,这会增强破骨细胞的骨破解作用并引起骨质流失。另一方面,当间歇性给予PTH(1~84)、PTH(1~32)及PTHrP(1~36)处理时,骨密度又会增加。PTH被广泛用于治疗骨质疏松症,说明PTH具有促进骨形成的功能。此外,PTH/PTHrP还参与间充质细胞向成骨细胞的分化、形成、增殖,以及成骨细胞/骨细胞的凋亡及骨矿化,这些又增强了骨形成。

鉴于PTH/PTHrP在骨发育过程中同时具有合成代谢及分解代谢的作用,其最终作用要看哪一种作用更主要。为此,科研工作者构建了多种小鼠模型用以阐释内源PTH/PTHrP-PTH1R的生理作用。首先,PTH/PTHrP,尤其是PTHrP,是软骨分化所必需的,这是因为*Pthrp/Pth*缺陷小鼠软骨内骨化及躯体大小都会发生改变。*Pth*敲除小鼠的跖骨、长骨及椎骨比正常小鼠都要短小;*Pthrp*敲除小鼠则呈现短肢侏儒症,全身骨骼变短,尤其是长骨。这两种小鼠的肥大细胞增殖速度更为缓慢,且软骨细胞的凋亡更为剧烈,这在*Pthrp*敲除小鼠中表现更甚。这两种小鼠还会发生多种骨骼畸形。首先,将PTH1R的一种突变形式(只能激活AC信号而不激活PKC信号)构建转基因小鼠,小鼠的尾骨、指端骨及跖骨骨化发生缺陷,这是因为这些区域的软骨细胞肥大化延迟,具体来说是因为软骨细胞增殖加强而分化能力减弱了。其次,*Pth*和*Pthrp*缺陷会引起骨形成与骨吸收缺陷。*Pth*、*Pthrp*敲除或两者双敲除小鼠骨吸收能力显著下降,对应的,它们的皮质骨都发生增厚,成骨细胞数目都有所减少,成骨细胞凋亡显著上升;但茜素红S染色检测却发现*Pthrp*敲除小鼠还具有多度矿化的表型。然后,PTH信号还与Wnt信号协同促进骨重塑。骨细胞中表达组成激活型PTH1R(DMPT1-caPTH1R)会导致四肢骨及中轴骨的骨量极具增多,破骨细胞及成骨细胞相应参数也发生上调。进一步研究显示DMP1-caPTH1R表达的骨细胞中硬骨素表达水平上升,这种蛋白是Wnt信号的配体并上调骨量,但不影响骨吸收。骨吸收的上调可能是caPTH1R骨细胞促分泌破骨细胞形成所需细胞因子的缘故。最后,小鼠模型显示PTHrP不仅是一种分泌激素,还含有一段核定位序列。PTHrP

（1～84）能激活PTH1R信号但缺失核定位序列结构域，这种*Pthrp*转基因小鼠骨骼生长迟缓、软骨细胞及骨细胞/成骨细胞的凋亡加剧而增殖减缓，因而会发生骨质疏松。以上结果说明PTH/PTHrP是软骨细胞存活与增殖、成骨细胞发生、骨吸收所必需的。

4. 成骨细胞中PTH/PTHrP的信号通路

在成骨细胞/骨细胞中，PTH/PTHrP可以偶联所有4种Gα亚基，即Gαi/o、Gαq/11、Gα12/13和Gαs。在大部分情况下，PTH会激活Gαs亚基及Gαq/11亚基，分别开启AC-cAMP-PKA信号通路及PLC-IP3/DAG-PKC信号通路。PTH/PTHrP结合PTH1R后可以激活多种下游分子，根据体内外实验结果，PTH1R的生理作用可归纳如下：① 调控间充质细胞分化；② 促进成骨细胞分化；③ 调控成骨细胞增殖；④ 下调骨细胞矿化；⑤ 抑制成骨细胞凋亡；⑥ 促进成骨细胞介导的破骨细胞分化。这些功能对应PTH/PTHrP激活的不同效应分子。在间充质细胞向成骨细胞分化方面，PTHrP和BMP2通过活化PKC协同增强成骨细胞分化而抑制脂肪分化。用PTH进行间歇性处理而非持续性处理也会抑制脂肪细胞分化并促进成骨细胞分化，这主要是依赖PKA信号介导。PTH/PTHrP通过激活成骨细胞关键的下游转录因子促进成骨细胞分化，包括*Atf-4*（cAMP依赖的转录因子）、*Runx2*、*Creb*及*Ap-1*，并影响Ⅰ型胶原、骨钙素、骨粘连蛋白及骨唾液酸蛋白（BSP）的表达，促进成熟成骨细胞的形成。PTH/PTHrP通过调控细胞周期蛋白D1的表达与活化促进早期成骨细胞的增殖但抑制成熟成骨细胞的增殖，其中涉及CREB与AP-1的激活。细胞周期蛋白D1是细胞增殖的正调控因子，调控细胞周期的G_1期。PTH不仅调控细胞周期蛋白D1，细胞周期蛋白D1激酶（CDK）、CDK激动子（周期蛋白依赖性激酶）4和6，以及CDK抑制蛋白P27、P21和P16都受PTH调控。PTH/PTHrP还能上调谷氨酸蛋白（MGP），这是一种矿化的负调控蛋白；并下调骨粘连蛋白，这是一种矿化的正调控蛋白。PTH也能活化抗凋亡蛋白如Bcl-2、Bcl-xl及Bad，并抑制促凋亡蛋白Bcl-2家族成员，从而抑制成骨细胞/骨细胞凋亡；PTH与Wnt信号的交联对抑制凋亡也有作用。

PTH/PTHrP通过成骨细胞间接促进破骨细胞形成及骨吸收。PTH在成骨细胞中上调RANKL表达并抑制OPG表达。PTH/PTHrP还促进其他破骨细胞形成相关细胞因子的分泌，比如IL6和单核细胞趋化蛋白1（MCP-1）。IL6是一种炎症相关蛋白，促进破骨细胞形成；MCP-1是一种趋化蛋白，能招募破骨细胞前体向骨吸收区域富集，并促进单核细胞成熟与融合。体内实验还发现成纤维生长因子2（FGF2）、IGF-1及TGFβ与骨重塑相关，PTH/PTHrP刺激破骨细胞的骨吸收作用，从而使胞外基质释放出这些细胞因子，而这些细胞因子又能作用到成骨细胞上，从而形成正反馈应答。

（二）钙离子敏感受体（CaSR/CaR）

CaR由1 078个氨基酸组成，属于C型GPCR。尽管钙离子是CaR的天然配体，

CaR还对其他二价或多价的阳离子进行应答,包括镁离子(Mg^{2+})、铍离子(Be^{2+})、钡离子(Ba^{2+})、锶离子(Sr^{2+})、镧离子(La^{3+})及钆离子(Gd^{3+})。CaR表达于调控钙离子平衡的器官,包括甲状腺C细胞、肾脏、破骨细胞、成骨细胞、骨细胞和软骨细胞等。

CaR突变与诸多人类疾病相关。CaR失活突变会导致低钙尿高钙血症(FHH,也称为家族性良性高钙血症)及新生儿甲状旁腺功能亢进(NSHPT)。FHH呈现轻中度的高钙血症;NSHPT呈现出致命的高钙血症,骨膜下还会发生由骨吸收造成的骨矿化缺陷。相反地,功能获得型CaR突变则会引起一种少见的遗传性常染色体显性低钙血症(ADH)。ADH患者PTH水平虽较低但尚算正常,尽管有低钙血症却又有高钙尿,然而从形态上看骨骼仍正常。这些症状说明CaR与PTH的作用恰好相反:增强骨矿化,降低血钙水平。

除了甲状旁腺功能亢进、血钙过多、侏儒症、矿化骨形成增强及骨吸收加剧外,*CaR*敲除小鼠还呈现严重的佝偻症,小鼠表现出肥大化软骨细胞区域扩大、生长板钙化受损、矿化沉积紊乱、类骨质过度累积及干骺端矿化滞后时间延长。甲状腺内CaR信号抑制PTH表达,由此调控骨重塑。因此,*CaR*缺陷小鼠并不能完全说明CaR在骨中的直接作用。利用骨钙素启动子,Dvorak等构建了只在成骨细胞内具有组成激活型CaR的转基因小鼠。这种小鼠颅骨和股骨来源的成骨细胞RANKL表达上调,其体内破骨细胞数目也相应增加。另有推测CaR上调PTHrP表达,从而促进骨形成与RANKL表达,由此也增强骨吸收。

体外研究显示,活化的CaR能促进成骨细胞增殖并调控破骨细胞的骨吸收功能。进一步研究显示CaR能偶联Gαq及Gαi信号。钙离子激活的CaR刺激IP_3的生成、钙流及ERK磷酸化。CaR还被认为是锶离子的受体,锶离子可以促进骨形成并被用于治疗骨质疏松。锶离子激活IP_3、ERK、PKC及PKD信号,显著上调成骨细胞早期相关基因包括*c-Fos*及早期生长应答因子1(EGR-1),并促进成骨细胞增殖;同时,这种作用能被表达显性失活的CaR减弱。钙离子一经作用后5 min即能达到最大刺激效果;但锶离子却不一样,它会发生瞬时应答,之后产生一种延迟信号,说明锶离子释放了一种自分泌生长因子信号。胞外高浓度钙离子(3~5 mmol/L)及CaR激动剂新霉素能抑制$1,25(OH)_2D_3$或PTH(1~34)诱导的破骨细胞形成。钙离子通过激活PLC及NF-κB信号诱导成熟破骨细胞凋亡,锶离子也能通过CaR促进破骨细胞凋亡,但它是通过PKCβ信号且不依赖IP_3通路。然而,MC3T3-E1缺失CaR仍能应答毫摩尔水平的锶离子,且CaR缺失的成骨细胞也能应答胞外阳离子(包括铝离子、CaR激动剂钆及钙离子),这些结果提示成骨细胞中应该还存在其他阳离子受体。

(三)GPRC6A

体内及体外实验提示还存在其他阳离子受体,事实上,在成骨细胞中GPRC6A就是其中之一。GPRC6A具有一段保守的钙离子及类钙分子结合位点,它是诸多阳离子

（包括钙离子、镁离子、锶离子、铝离子、钆离子）、类钙分子及骨钙素的敏感受体，并在小鼠诸多组织（包括骨、颅骨、肾脏、睾丸及肝脏）中表达。GPRC6A偶联Gαi及Gαq，可能还偶联Gα12/13，这是因为RHOA抑制剂C3毒素能抑制胞外阳离子对GPRC6A的活化。*Gprc6a*缺陷小鼠呈现脂肪肝、高血糖、葡萄糖耐受不良、胰岛素抵抗及骨密度下降（这与骨矿化受损有关）。具体来说，*Gprc6a*敲除小鼠骨中骨钙素、*Alp*、OPN及*Runx2*的表达都发生下调，该小鼠来源的成骨细胞与间充质细胞对胞外钙离子刺激应答不敏感（ERK磷酸化下调），并减弱ALP的表达、骨矿化受损。此外，MC3T3细胞中沉默*Gprc6a*也会导致钙离子诱导的ERK活化的下降。更重要的是，SNP检测显示*Gprc6a*与脊椎骨BMD极为相关。这些结果说明GPRC6A直接参与调控成骨细胞介导的骨矿化，并可能介导胞外氨基酸、骨钙素及二价阳离子对骨的合成代谢作用。

（四）GPR30/G蛋白偶联雌激素受体

雌激素促进骨量增加，关闭骨生长板。雌激素发挥功能的机制主要涉及两种核受体：雌激素受体α（ERα）和雌激素受体β（ERβ）。ERα是骨中的主要雌激素受体。GPR30/GPER1也是雌激素受体，偶联Gαs及Gαi信号，表达于生长板处，并在青春期发育进程中表达下降。Heino等发现GPR30也表达于成骨细胞、骨细胞和破骨细胞中。进一步研究显示GPR30调控生长板的闭合与骨骼纵向生长，但不影响骨密度。*Gpr30*缺陷小鼠呈现生长迟缓，这种迟缓与骨骼发育减缓成正相关。卵巢切除的*Gpr30*敲除小鼠与对照组小鼠相比在应答雌激素刺激时骨量并无明显差别。然而，当给予雌激素处理时，正常小鼠骨骼纵向生长减少（股骨长度变短、股骨远端生长板区域面积减小），但*Gpr30*敲除小鼠并无明显骨骼表型改变。

（五）富亮氨酸重复基序G蛋白偶联受体4（LGR4）/GPR48

LGR4属于糖蛋白激素受体亚家族，又属于富亮氨酸重复基序G蛋白偶联受体家族（LGR）。*Lgr4*敲除小鼠会发生成骨细胞分化与矿化的剧烈滞后，但对胚胎骨形成过程中的软骨细胞增殖与成熟影响不大。*Lgr4*敲除小鼠还影响出生后骨重塑过程，包括骨形成速率减缓、骨矿化密度降低及类骨质形成减少，而破骨细胞的活性与数目则发生上调。包括这一研究在内的多项研究显示LGR4能够激活Gαs-cAMP-PKA信号通路，在成骨细胞中这一信号通路激活*Atf4*的表达；敲除*Lgr4*后*Atf4*的表达也相应发生下调，且*Atf4*下游靶基因如骨钙素、骨唾液蛋白及胶原也发生下调。这些结果说明LGR4通过cAMP-PKA-Atf4信号通路调控骨形成与骨重塑。

近年来，多项研究显示RSPO家族蛋白是LGR4、LGR5、LGR6的配体，并促进Wnt3a对Wnt信号通路的激活，这一信号通路在肠发育过程中起到了重要作用；鉴于Wnt信号通路促进成骨细胞分化与骨形成，是否LGR4除了cAMP信号通路之外在体内还有RSPO-Wnt信号的参与从而促进成骨细胞分化与骨发育有待进一步研究确认。

（六）蛋白酶激活受体2（PAR2）

成骨细胞与单核细胞都能表达PAR2，多种蛋白酶包括胰蛋白酶、类胰蛋白酶、蛋白裂解酶、凝血因子、激肽释放酶及细菌牙龈素都能激活PAR2。体外实验证明PAR2的活化会导致成骨细胞凋亡及 I 型胶原表达，并抑制成骨细胞介导的破骨细胞分化；*Par2* 敲除小鼠表型正常，未见明显缺陷。但在骨损伤的病理状态刺激产生多种蛋白激酶时，*Par2* 敲除小鼠可能呈现表型变化。Georgy 等发现在骨修复模型中皮质骨与骨小梁在 *Par2* 敲除小鼠中体积更大；在骨小梁中，破骨细胞表面积、成骨细胞表面积及类骨质体积在 *Par2* 敲除小鼠中要少得多；体外实验中ALP阳性的克隆形成单位及破骨细胞在 *Par2* 敲除情况下显得更少。这些结果说明PAR2正调控成骨细胞与破骨细胞分化，但其中具体情况及机制还有待进一步研究阐释。

（七）CC趋化因子受体1（CCR1）

Ccr1 敲除小鼠呈现骨小梁减少及变细、矿化骨密度降低的表型。尽管 *Osx* 持续表达且骨钙素下调表达，*Runx2*、*Atf4*、OPN及骨粘连蛋白的表达在 *Ccr1* 敲除小鼠中发生显著上调，说明前体细胞未能分化到成熟成骨细胞。此外，从 *Ccr1* 敲除小鼠分离得到的成骨细胞形成矿化结节的能力严重受损；缺失 *Ccr1* 的成骨细胞也不能诱导破骨细胞分化，这些结果说明CCR1正调控成骨细胞的成熟与功能。

（八）前列腺素受体1（EP1）

EP1能够与前列腺素相结合，并偶联Gαq亚基介导钙离子信号通路。Zhang 等利用骨折模型研究了 *Ep1* 在骨修复过程中的作用。结果显示 *Ep1* 敲除小鼠骨折部位存在更多软骨、骨折愈伤组织更多、软骨内骨化完成更快，早期骨折愈伤组织矿化及骨折修复更快，骨修复与重塑相关基因表达也相应发生变化。*Ep1* 敲除小鼠骨折部位还呈现TRAP阳性破骨细胞出现更早、骨重塑加速，且骨骼能更早修复至正常状态。*Ep1* 敲除的间充质前体细胞具有更强的成骨细胞分化能力，且骨结节形成与矿化也更为迅速。*Ep1* 缺失并不影响EP2和EP4信号，说明EP1及其下游信号直接调控骨折修复。这些结果说明EP1是骨折修复的负调控因子，负调控骨折修复的多个阶段，包括软骨形成、成骨细胞分化与矿化、破骨细胞形成等。

（九）甲酰肽受体1（FPR1）

FPR1随着成骨细胞分化表达不断上升，其配体fMLP能够促进间充质细胞向成骨细胞分化并抑制脂肪细胞分化。fMLP促进的骨生成过程中标志基因表达发生上调、骨矿化也有所增强，这些作用能被FPR1拮抗剂环孢霉素H所抑制。此外，fMLP还抑制脂肪细胞分化的主要调节蛋白过氧化物酶体增殖物激活受体γ1（PPARγ1）的表达；

fMLP的骨分化作用由FPR1-PLC/PLD-钙离子-钙调蛋白激酶Ⅱ-ERK-CREB信号通路介导；最后，fMLP促进斑马鱼与兔的骨形成，说明这一信号通路在体内确实具有功能。这些结果说明fMLP-EP1促进间充质细胞向成骨细胞分化从而促进骨生成。

（十）促卵泡素受体（FSHR）

促卵泡素（follicle stimulating hormone, FSH）转基因小鼠（TgFSH）呈现骨量上升、胫骨及椎骨骨小梁体积上升。此外，*TgFSH*还能促进性腺功能减退小鼠（内源FSH和LH缺失）的骨量自然增加，说明FSH诱导的骨量增加与LH及雌激素无关。*TgFSH*还促进松质骨中成骨细胞表面积及骨形成的增加，并将骨腔以编织的方式而非片状的方式填充骨质，说明*TgFSH*具有很强的合成代谢作用。*TgFSH*小鼠中骨小梁体积与卵巢血清抑素A或睾酮水平成正相关，且卵巢切除能够阻滞*TgFSH*诱导的骨形成，这些说明FSH对骨的作用需要卵巢帮助。然而，令人惊奇的是，利用FSH的封闭抗体处理小鼠也能缓解骨质丢失，且这种作用不仅仅是通过抑制骨吸收还通过刺激骨达成。FSH抗体促进间充质细胞来源的成骨细胞前体细胞的克隆形成，这与*Fshr*敲除小鼠来源的间充质细胞表型很相似。以上结果说明FSH负调控成骨细胞数目。关于FSH-FSHR对骨的功能似乎还存在矛盾，这需要进一步研究来确认。

（十一）促甲状腺激素（TSHR）

TSHR的配体TSH能够抑制成骨细胞分化及Ⅰ型胶原表达，这种作用并不通过*Runx2*和*Osx*介导，而是通过下调Wnt（LRP-5）和VEGF（Flk）信号达成。具体来说，TSH能浓度梯度地抑制成骨细胞克隆形成单位的数量，并对成骨细胞分化标志基因Ⅰ型胶原、*Bsp*及骨钙素都有明显抑制作用，而不影响*Runx2*和*Osx*的表达；TSH同时还下调*Lrp-5*和*Flk*的表达，敲除*Tshr*的长骨组织中*Lrp-5*和*Flk*的表达则呈现显著上升，说明TSH-TSHR可能通过Wnt和VEGF信号通路抑制成骨细胞分化。以上结果说明TSH-TSHR信号通路负调控成骨细胞数目和分化，但其具体机制仍有待进一步研究揭示。

（十二）溶血磷脂酸受体（LPAR）

LPA是LPA1和LPA4的配体，据报道LPA通过Gαi-钙离子通路促进成骨细胞增殖，破骨细胞SDF-1-CXCR4信号具有多种功能包括细胞增殖、形态变化及细胞迁移等，这一信号也调节多种生理及病理事件，包括免疫应答、骨重塑、干细胞/前体细胞归巢、肿瘤骨转移、伤口处细胞募集。*Sdf-1*和*Cxcr4*在骨系统中都存在表达，利用*Osx-Cre*和*Cxcr4 flox*小鼠构建了在成骨细胞中特异性敲除*Cxcr4*的条件敲除小鼠，并发现*Cxcr4*条件敲除小鼠骨骼短小，其松质骨和皮质骨量显著下降，骨矿化密度低和矿化速率减缓。此外，该小鼠生长板处软骨细胞排列紊乱，细胞增殖与胶原基质合成都发生下调。*Cxcr4*条件小鼠还呈现 I 型胶原α1 和骨钙素表达下调,说明成骨细胞分化受到抑制;原代分离得到的*Cxcr4*条件敲除成骨细胞其增殖能力显著降低,对 BMP2 或 BMP6 刺激的成骨细胞分化应答也受到损害,并抑制 BMP 受体-Smad 及 ERK1/2 信号通路。这些结果说明 CXCR4 与 BMP 信号一起正调控出生后骨发育与成骨细胞分化。

(十三) 内皮素受体 A(ETAR)

ETAR 的配体是内皮素 1(ET1),ET1 在骨中作为 Wnt 信号的自分泌/旁分泌刺激因子发挥作用,而 Wnt 信号对成骨细胞分化和骨发育极为关键。12 周龄的*Etar*条件敲除小鼠(骨钙素-Cre),无论雌性还是雄性,其胫骨骨小梁体积显著减少;骨生成率、成骨细胞密度及体外成骨细胞分化在*Etar*失活后都显著降低。进一步研究揭示了 ETAR 对骨代谢调节与年龄和性别之间的关系。随着年龄增长,雄性敲除小鼠在性腺功能亢进情况下胫骨及股骨骨量急剧增多;而若对雄性小鼠去势,敲除小鼠胫骨和股骨骨量又会减少。但雌性小鼠野生型与敲除小鼠并无显著差别。体外实验还发现 ET-1 促进成骨细胞增殖、存活与分化。这些结果说明 ETAR 对成骨细胞的调控作用是出生后小鼠骨重塑的重要调节因素,并介导雄激素对骨骼系统的作用。

(十四) γ-氨基丁酸 B 受体(GABA$_B$R)

GABA$_B$R 能够偶联 AC 但负调控胞内 cAMP 形成,也抑制钙离子通道但激活钾离子通道。GABA$_B$R 主要在中枢神经系统中发挥作用,但 Takahata 等发现颅骨来源的成骨细胞中也有 GABA$_B$R 表达,成骨细胞经 GABA$_B$R 激动剂氯苯胺丁酸处理后细胞内 cAMP 水平发生下降,同时 ALP 活性及钙离子累积也发生下调。此外,氯苯胺丁酸还能抑制成骨细胞中 RANKL 表达,而 GABA$_B$R 拮抗剂能促进 RANKL 表达;同时,氯苯胺丁酸抑制*Bmp2*、骨钙素及*Osx*的表达;成骨细胞的细胞系 MC3T3-E1 中稳转 GABA$_B$R1 亚基也能呈现相同表型,这些结果提示 GABA$_B$R 可能负调控成骨细胞分化。进一步研究显示*Gaba$_B$R*缺失小鼠股骨与胫骨呈现骨矿密度下降、ALP 活性增强及钙离子累积增多的现象,*Bmp2*及*Osx*的表达也显著上升;从该小鼠分离得到的骨髓来源的巨噬细胞分化成破骨细胞的能力未见明显改变,但*Gaba$_B$r*敲除的成骨细胞诱导破骨细胞分化的能力显著下降。以上结果说明 GABA$_B$R 通过负调控 BMP2 表达而负调控成骨细胞分化,并通过负调控成骨细胞中 RANKL 表达间接抑制破骨细胞分化。

(十五) β$_2$-肾上腺素受体(β$_2$AR)

PTH 与交感神经主要神经递素分别通过 PTH1R 和 β$_2$AR 调控骨重塑,这两种受体都能激活异源三聚体 G 蛋白及其下游 cAMP/PKA 信号通路。交感神经激活的 β$_2$AR 减少骨生成并促进骨吸收。相反的,每天注射 PTH(间断处理,iPTH)可以刺激骨小梁和皮质骨形成,并能降低因骨质疏松引起的骨折发生率、增加骨质。进一步研究发现,对

$\beta_2 ar$缺失小鼠进行iPTH处理不能促进骨质提高，$\beta_2 ar$缺失抑制iPTH诱导的骨形成和骨吸收增强；缺失$\beta_2 ar$导致cAMP/PKA信号减弱，从而阻断$iPTH$靶向基因表达，这些基因参与骨形成和骨吸收。以上结果显示PTH1R和β_2AR（来自不同家族的GPCR）两者在信号通路上存在交联，从而调控骨形成和PTH代谢。

（十六）A₂B腺苷受体（A₂BAR）

A₂B腺苷受体偶联Gαs/Gαq亚基，并通过cAMP介导信号转导。cAMP信号调控间充质细胞向多种骨骼组织分化，Carroll等发现A₂BAR调控MSCs向成骨细胞分化。$A_2 bar$敲除的间充质细胞中成骨细胞分化相关的转录因子表达显著降低，其矿化结节也明显减少。这其中至少部分是由cAMP信号减弱引起的，因为在缺失$A_2 bar$的成骨细胞中补入cAMP类似物后，标志基因表达能发生部分回复。此外，体内实验显示$A_2 bar$敲除小鼠骨密度显著减少；该小鼠骨折修复也发生滞后，这是由于成骨细胞分化减弱所致。以上结果说明A₂BAR是成骨细胞分化、骨形成和骨折修复的正调控因子。

（十七）G蛋白偶联受体40（GPR40）

噻唑烷二酮类（thiazolidinedione, TZD）是治疗二型糖尿病的有效药物。但该药物的不良反应如心脏异常、骨折等屡有报道。又有研究显示吡格列酮和罗格列酮会诱骨细胞凋亡和硬骨素上调，但其具体分子机制尚未知晓。Mieczkowska等发现TZD能迅速激活ERK1/2和p38蛋白，且由Ras和GPR40介导。但激活这一信号通路仅仅会导致骨细胞的凋亡而不引起硬骨素上调；TZD还能激活过氧化物酶体增殖激活受体γ（PPARγ），这一信号通路的活化则会引起硬骨素上调而不诱导骨细胞凋亡。此现象提示GPR40可能参与调控骨细胞的存活从而影响骨质变化，进一步的研究如$Gpr40$敲除小鼠表型观察还有待开展，以确认GPR40在骨骼系统中的具体作用。

（十八）CX3C趋化因子受体1（CX3CR1）

$Cx3cr1$敲除小鼠呈现尽管轻微但有显著意义的骨小梁和皮质骨增厚、破骨细胞数目减少及类骨质形成增多，$Cx3cr1$缺失的骨细胞表达$Osx/Sp7$增多，而骨钙素/$Bglap$表达则发生下调。此外，骨中破骨细胞标志基因如$Rank$、$Rankl$、$Trap5b$、$Ctsk$、$Mmp3$及$Mmp13$都发生显著下调。体外培养的$Cx3cr1$缺失成骨细胞内标志基因的表达越来越弱，钙沉积也减少。此外，体外研究与免疫荧光染色发现CX3CR1和CX3CL1在成骨细胞分化早期发生了相互作用。这些结果说明CX3CR1-CX3CL1信号通路促进成骨细胞分化。

（十九）嘌呤受体P2RY13

P2RY13又称为GPR86，与ADP具有高亲和力，能够偶联Gαi亚基；敲除$P2ry13$后会引起松质骨骨量发生40%左右的丢失、体内成骨细胞与破骨细胞数目也有50%的减少,骨重塑速率也有近50%的降低;体外研究发现*P2ry13*缺失后成骨细胞和破骨细胞活性发生明显减弱。以上结果说明*P2ry13*正调控成骨细胞和破骨细胞活化,这可能是由于*P2ry13*缺失后RHOA/ROCK信号通路关闭及成骨细胞表达RANKL水平下降引起的。此外,进一步研究还发现P2ry13缺失的卵巢切除小鼠骨质丢失得到缓解,也就是说尽管*P2ry13*缺失引起成骨细胞数目减少,但相应的破骨细胞数目也发生减少,使之在破骨细胞功能亢进的病理状态下能呈现骨质保护的表型。

四、G蛋白在骨吸收中的作用

相较于异三聚体G蛋白在多种细胞中的重要作用,它在破骨细胞中的功能还知之甚少,甚至充满矛盾。

破骨细胞中,Gαs及Gαi都能偶联CTR,但在不同过程中起不同功能。降钙素抑制破骨细胞骨吸收并破坏肌动蛋白环形成,却能上调抗酒石酸酸性磷酸酶(tartrate-resistant acid phosphatase, TRAP)分泌。Gαs激动剂(霍乱毒素)或是PKA激动剂(毛喉素,FSK)具有与降钙素这3种作用相似的功能,而Gαi抑制分子PTX能显著抑制骨吸收,但不影响TRAP分泌或肌动蛋白环形成。破骨细胞中降钙素诱导CTR的下调和脱敏,这种作用通过cAMP-PKA通路而不通过PKC活性调控。

Gαi还涉及v3整合素的产生、CCR1和FSH在破骨细胞中的功能。v3整合素对破骨细胞功能的活化是必要的。人类白血病破骨细胞前体细胞系(FLG 29.1细胞)中胞外基质蛋白纤维粘连蛋白能诱导v3整合素表达,且能被PTX抑制。CCR1是一种趋化因子受体,它受NFATc1调控,在RAW264.7细胞及骨髓细胞中能被RANKL诱导表达。CCR1促进破骨细胞前体迁移及破骨细胞形成,并能被PTX阻滞。FSH长久以来被认为作用在卵巢中的FSHR上刺激雌激素产生。然而,最近有研究显示FSHR也在破骨细胞中表达,且FSH直接促进破骨细胞成熟及功能。破骨细胞中FSHR偶联Gαi2并激活rk、NF-κB和Akt通路。这一研究为高循环FSH导致性腺功能减退型骨质丢失提供了解释。

Gαs-cAMP-PKA信号涉及Ctsk(基质金属蛋白酶K)的活化。Ctsk是破骨细胞产生及分泌的主要半胱氨酸蛋白酶,降解胞外基质。cAMP拮抗剂Rp-cAMP、PKA抑制分子KT5720及H89能防止胞内Ctsk的成熟。此外,Yoon等发现cAMP-PKA负调控破骨细胞分化。他们发现RANKL诱导环腺苷酸酶3(AC3)的表达,破骨细胞中cAMP活性也发生上调;AC3沉默能增强体外破骨细胞形成与体内骨吸收,而给予促cAMP表达因子(FSK、PGE$_2$)则能抑制这些现象。进一步研究发现,AC3通过cAMP信号活化PKA,并促进NFATc1磷酸化,进而使NFATc1入核减少,导致破骨细胞形成受损。这一结果提示Gαs可能负调控破骨细胞分化,但确切功能仍需留待敲除小鼠来发现和确认。

五、GPCR家族成员在骨吸收中的作用

尽管对G蛋白在破骨细胞中的具体作用还不甚明了，GPCR在破骨细胞中的研究已有不少进展，对这些GPCR的功能及机制探究可能对揭示G蛋白在破骨细胞中的功能提供线索。

1. 降钙素及其受体

降钙素是一种低血钙症激素，它与PTH的作用相反，由甲状腺C细胞分泌。由于它具有抗骨吸收功能，30年来鲑鱼降钙素一直被作为临床药物用于治疗骨代谢疾病包括骨质疏松和佩吉特病，在骨关节炎中也可作为潜在药物。CTR是CTR/CALCR，它属于B型GPCR。降钙素家族还有另外3种蛋白，即CGRP、糊精和肾上腺髓质素，其受体在骨中也有表达。

CTR在多种细胞中存在表达，包括中枢神经系统的神经元细胞、胎盘细胞、淋巴细胞及骨。在小鼠和大鼠的破骨细胞中，CTR还存在两种亚型——C1a及C1b。骨髓源性巨噬细胞并不表达CTR，而是在RANKL刺激之后CTR才开始表达；在成骨细胞中尚未有证据显示存在CTR的表达。对人CTR进行SNP分析发现其与骨密度相关。例如，C1377T的多态性即与绝经后妇女的骨密度（BMD）相关。CTR杂合子小鼠呈现骨形成加速而骨吸收正常的表型，这使其骨量明显增多；但降钙素具有抗骨吸收功能，且成骨细胞又不表达CTR，这一表型很让人困惑。此外，骨化三醇 $[1,25(OH)_2D_3]$ 诱导的高血钙症在 Ctr 缺陷小鼠中更为明显，说明CTR在生理状态下对钙平衡的调控作用并不强。

降钙素由一段相对分子质量为155 000的前体蛋白（141个氨基酸）剪切而来，它由32个氨基酸组成，相对分子质量为34 000。前体蛋白由一段前导信号、降钙素序列及一段C末端多肽组成。CTR在调控破骨细胞形成时偶联多种G蛋白，相应激活多种信号蛋白，包括PKC、PKA和钙调蛋白依赖性蛋白激酶（CAMK）。然而，降钙素作为抗骨吸收药物的能力远不如双膦酸盐。持续给予降钙素处理会导致CtrmRNA水平迅速下调从而引起药物抵抗。最近，降钙素被报道在破骨细胞中诱导cAMP早期抑制蛋白（ICER）的表达，该蛋白由cAMP应答元件调节基因（CREM）编码。在 $Crem$ 缺陷的骨髓源性巨噬细胞中给予降钙素处理发现，相比对照组小鼠，降钙素处理组呈现破骨细胞形成抑制的现象，且不显现CTR表达下降。因此，很有可能降钙素-CTR-Gs-cAMP-PKA-ICER信号参与CTR表达下调，从而形成负反馈抑制。

降钙素及CGRP由同一个基因编码。降钙素/$Cgrp$敲除小鼠在1～3个月龄时，比野生型小鼠骨小梁体积显著上升，骨形成速率大概是野生型的1.5～2倍。此外，这些小鼠切除卵巢后仍能保持骨量不丢失，骨吸收也未受到影响。然而，降钙素/$Cgrp$敲除小鼠的骨吸收会随着年龄增长而加剧。更有意思的是，该敲除小鼠还呈现出高血钙症、骨矿物质流失更为严重，给予PTH处理后所需复原时间也更长，但当给予降钙素处

理后能防止这些现象。因此降钙素只在压力条件下，如过度的骨丢失和高血钙症，才会影响骨吸收。

2. 其他降钙素家族多肽及其受体

降钙素受体类受体（CRLR）也属于 B 型 GPCR，与 CTR 存在 55% 的相似性。RAMP1～3 具有单次跨膜结构域，可以与 CRLR 或是 CTR 形成复合体，调节 CRLR 和 CTR 的特异性和功能。CGRP1 由 RAMP1 和 CRLR 构成，是 CGRP 的受体；AM1 和 AM2 分别由 RAMP2 和 RAMP3 与 CRLR 构成，是肾上腺髓质素的受体。RAMP1～3 及 CRLR 在骨髓来源的巨噬细胞和破骨细胞中也有表达，其中 RANKL 还能上调 RAMP1 和 CRLR 的表达，提示 CGRP 在破骨细胞中存在功能。此外，CGRP 和肾上腺髓质素在成骨细胞中也有表达。

CGRP、CGRPα、CGRPβ 和 CTR 都由同一个基因编码，但 CGRP 的表达谱与降钙素不一样，大脑神经元及其他组织中也有 CGRP 的表达。相比降钙素/*Cgrp* 敲除小鼠，*Cgrpα* 敲除小鼠呈现骨形成障碍并发生骨质疏松，提示其可能是骨形成的生理性激活分子。降钙素和 *Cgrpα* 双敲除小鼠破骨细胞形成与骨吸收功能正常，*Cgrpα* 单敲除小鼠也没有明显的骨吸收抑制，但对聚乙烯颗粒诱导的骨溶解有抵抗。体外研究显示，CGRP 促进成骨细胞分化并直接抑制破骨细胞形成（抑制了 RANKL 诱导的 NF-κB 激活）。Gαq/11 和 Gαs 信号可能参与这一过程的调控。鉴于 CGRP 是一种神经肽，在支配骨骼的感觉神经元中广泛分布，理解 CGRP 的作用很有可能可以阐释神经系统对骨骼发育的调控作用。

肾上腺髓质素促进体外成骨细胞的有丝分裂，并在体内促进骨生长。糊精及肾上腺髓质素不仅靶向 CTLR，还靶向 IGF-1 的酪氨酸激酶受体，然而其确切机制还不清楚。糊精敲除小鼠呈现骨吸收增强和骨质疏松，体外骨髓来源的巨噬细胞分化结果还显示糊精通过影响 ERK 活化抑制破骨细胞形成。

3. 大麻素受体

大麻素受体也属于 GPCR 受体，可以招募脂质小分子大麻素，如内源性大麻素、2-AG 及合成大麻素。大麻素-大麻素受体系统是药物治疗的紧急靶点。大麻素受体包含 4 个成员——1 型大麻素受体（CB1，主要表达于中枢神经系统）、2 型大麻素受体（CB2）、G 蛋白偶联受体 55（GPR55）及 G 蛋白偶联受体 119（GPR119）。据报道，CB1、CB2 和 GPR55 参与调控骨发育；CB1 和 CB2 主要偶联 Gαi/o，海马神经元中 CB1 还偶联 Gαq/11。但是大麻素在骨细胞中的信号通路还并不清楚。

CB1 除了表达于中枢神经系统外，在破骨细胞而非成骨细胞中也有表达。CB1 的主要作用是协调大脑-骨骼之间的信息交流：CB1 通过负调控去甲肾上腺素（成骨细胞中 β2AR 的配体，由交感神经末端释放）调控成骨细胞功能。CB1 还直接调控破骨细胞形成。*Cb1* 敲除小鼠骨量上升，并能保护卵巢切除引起的骨质丢失。合成大麻素 AM251（一种 CB1 受体的拮抗剂）抑制破骨细胞形成和骨吸收，也能保护卵巢切除引起的骨质丢失。相反,大麻素及合成激动剂CP55940增强破骨细胞形成。

CB2由360个氨基酸组成,与CB1具有44%的相似性,表达于免疫系统、动脉粥样硬化斑块、成骨细胞、骨细胞及破骨细胞中。CB2是治疗疼痛、骨质疏松及动脉粥样硬化的潜在药物靶点。对388名患有绝经后骨质疏松的法国妇女进行SNP检测显示,Cb2基因座位于1p36,与绝经后骨质疏松相关。Cb2缺陷小鼠呈现骨质疏松,表现为年龄相关的骨小梁骨质丢失加剧、皮质骨膨胀而厚度不变。Cb2缺陷小鼠还呈现骨小梁处成骨细胞活性及破骨细胞数目上升。CB2特异性激动剂HU308能缓解卵巢切除引起的骨质丢失,并上调皮质骨内成骨细胞数目和活性。HU308还能抑制骨小梁处破骨细胞前体增殖与成骨细胞的RANKL分泌,从而抑制破骨细胞形成。以上结果说明CB2负调控破骨细胞形成。据此,CB2的拮抗剂应能促进破骨细胞形成。然而,CB2特异性拮抗剂SR144528和AM630却抑制破骨细胞形成与骨吸收,且能预防卵巢切除引起的骨质丢失。有关其中的具体原因还尚待研究。

GPR55在成骨细胞和破骨细胞中都有表达,能被O-1602和L-α-溶血磷脂酰肌醇(LPI)激活而被大麻二醇(CBD)抑制。Gpr55敲除小鼠的骨表型因性别不同而不同。12周龄的雄性Gpr55敲除小鼠尽管骨形成未受影响,但其股骨和胫骨处骨体积显著上升,骨小梁数目也显著增加,这是因为小鼠中破骨细胞尽管更多但失去了活性。然而,12周龄的雌性Gpr55敲除小鼠显现出破骨细胞数目剧烈减少,但骨小梁体积殊无变化。有假说认为Gpr55抑制破骨细胞形成,但促进成骨细胞功能,这是因为Cbd和Gpr55敲除都能促进破骨细胞形成;而LPI和O-1602通过激活RHO和ERK诱导破骨细胞极化与骨吸收。由于GPR55在其他细胞中被报道能与Gα12/13偶联,GPR55也有可能在破骨细胞中通过Gα12/13介导Rho的激活,这还需要后续研究确认。

4. 松弛素家族肽(RXFP)

RXFP是松弛素的受体,也是一种GPCR。松弛素是一种胰岛素样激素,具有多种功能,包括胞外基质重塑、胶原降解及上调基质金属蛋白酶(MMP)。松弛素通过RXFP-1诱导破骨细胞形成已被证明。破骨细胞中RANKL能诱导RXFP-1的表达,沉默RXFP-1会导致破骨细胞形成障碍;松弛素还促进单核髓细胞的成簇、迁移与活化。松弛素在肿瘤生物学中被认为是一种自分泌/旁分泌因子,而破骨细胞又是肿瘤骨转移中骨质溶解的主要介导者,因此松弛素很可能还调节了肿瘤骨转移。

INSL3(胰岛素样因子)主要由睾丸间质细胞分泌,它能特异性靶向Rxfp2。INSL3能促进cAMP累积及成骨细胞增殖。带有Rxfp T222P突变的青年人会发生严重的BMD下降,Rxfp2敲除小鼠也呈现骨量、矿化表面积、骨形成及破骨细胞表面积下降,说明INSL3/RXFP2信号促进骨重塑与骨矿化。需要说明的是RXFP2并不表达于破骨细胞中,因此破骨细胞形成受损可能是由成骨细胞间接影响导致的。

RXFP1和RXFP2都能调控cAMP累积。RXFP1和RXFP2起初都偶联Gαs及Gαi/o通路,而后RXFP1而非RXFP2能招募Gαi3并释放Gβγ亚基,从而延迟激活PI3K-PKC

通路并促进cAMP累积,但RXFP-1/2在骨中的信号通路尚不清楚。

5. 质子敏感性OGR1/卵巢癌GPCR (GPR68)

GPR68属于GPCR中的一个小亚家族,应答pH值变化。该亚家族由4个成员组成:OGR1/GPR68、GPR4、G2A和TDAG8。质子敏感对骨来说极为重要,这是因为骨骼作为一种缓冲器官参与pH值稳态的调控。GPR68在破骨细胞及成骨细胞中都有表达。在其他细胞中,GPR68被证明可以选择性结合质子及生物活性脂质,并通过Gαi和Gαq发挥功能。破骨细胞中CSF-1和RANKL都能诱导GPR68的表达(培养2天后开始表达,在第4天达到峰值)。抗GPR68抗体和沉默Gpr68都会阻滞破骨细胞形成。然而,Gpr68敲除小鼠的骨骼系统未见任何异常,这可能是体内有其他GPR68亚家族成员起到代偿作用所致,也许利用双敲除系统可以确认是否有这种可能。

6. 促甲状腺激素受体 (TSHR)

TSHR属于A型GPCR糖蛋白激素受体亚家族,由于其结构中存在富亮氨酸重复基序(LRR)结构域,又属于LGR亚家族,因此又被称为LGR3。TSHR可以偶联Gαs亚基并激活AC-cAMP信号通路。甲状腺功能亢进患者中TSH水平很低,患者会发生骨质疏松,一般认为这与甲状腺激素(T_3和T_4)水平的上升有关;相应的,甲状腺功能衰退患者中TSH水平会发生上调而甲状腺激素水平很低并导致骨量增加。甲状腺激素在体外实验中对骨重塑、骨吸收及骨形成过程确有作用,但在甲状腺激素受体缺失的小鼠中骨重塑并无明显影响,因此至少还有其他因素影响骨重塑,其中TSH很有可能是因素之一。事实上,TSHR单倍剂量不足小鼠即能呈现明显的骨质疏松。进一步研究发现,TSH会减弱RANKL诱导的JNK/c-Jun和NF-κB信号通路的激活,并抑制破骨细胞形成与存活。对应的,Tshr缺陷小鼠呈现骨密度下降和破骨细胞增多的表型。

7. FSHR

与TSHR类似,FSHR也属于A型GPCR的糖蛋白激素受体亚家族,其结构中也存在富亮氨酸重复基序(LRR)结构域,因此也属于LGR亚家族,又被称为LGR1。一般认为,FSHR偶联Gαs并促进cAMP累积与下游信号通路活化。在破骨细胞系统中,Sun等发现FSHR偶联Gi2α并激活MEK/ERK、NF-κB及Akt信号通路,从而促进破骨细胞形成和蚀骨功能。有意思的是,在这一系统中FSH的刺激导致cAMP生成的抑制,该项研究并未提及cAMP下降与破骨细胞形成加剧之间是否有因果关系;如前所述,cAMP-PKA信号抑制NFATc1的活化,因此,也许FSH促进破骨细胞的作用与它使FSHR偶联Gi2α并抑制cAMP的生成也有关。

8. 溶血磷脂酸受体 (LPAR)

LPA1属于GPCR家族中EDG(内皮分化基因)亚家族的一员。据报道,在不同情况下LPA1能偶联Gαi、Gα12/13和Gαq亚基。尽管Lpa1缺陷小鼠呈现骨量下降表型,该小鼠的破骨细胞形成也受到抑制。LPA1的表达随着破骨细胞的形成而增加,LPA1

拮抗剂（Ki16425、Debio0719和VPC12249）可以抑制破骨细胞分化与融合，但对破骨细胞前体增殖没有影响，这是因为它们抑制NFATc1和DC-STAMP的表达。进一步研究还发现 *Lpa1* 敲除的破骨细胞，其伪足带及密封圈相比野生型破骨细胞都有所受损，导致了细胞蚀骨功能下降。该研究还发现，*Lpa1* 在卵巢切除小鼠的骨中表达急剧上调，给予Debio0719处理能有效防止卵巢切除诱导的骨质丢失。

LPA是LPA1的配体，有研究显示成骨细胞可以表达LPA，破骨细胞给予LPA瞬时刺激可以产生瞬时胞内钙离子浓度上升，这种钙离子水平上升会被PTX或LPA1/3受体拮抗剂VPC-32183所抑制。LPA还诱导NFATc1入核并增强破骨细胞存活。以上结果提示LPA在破骨细胞中通过LPA1-Gαi/o-钙离子信号通路发挥作用。

9. 腺苷 A_1 受体（A_1R）

A_1R 是GPCR超家族的一员，在激动剂刺激下 A_1R 能够与Gαi1/2/3或Gαo蛋白结合并引起AC活性下降，并降低cAMP水平。此外，这还能促进IP3/DAG水平的升高并激活PLC。A_1R 能促进人血液单核细胞形成多核巨细胞，小鼠体内敲除 A_1R 会导致骨密度上升，并能防止卵巢切除引起的骨质丢失而不影响骨形成。通过体外骨髓来源的巨噬细胞分化实验发现，A_1R 敲除后的骨髓来源的巨噬细胞不能有效分化成破骨细胞，且 A_1R 拮抗剂1,3-二丙基-8-环戊基黄嘌呤（DPCPX）能抑制破骨细胞形成；相应地，破骨细胞的蚀骨能力也因此受损。以上结果说明 A_1R 正调控破骨细胞分化与功能。进一步研究还发现这种作用可能是因为 A_1R 阻滞后肿瘤坏死因子受体相关因子6（tumor necrosis factor receptor-associated factor 6, TRAF6）发生泛素化降解引起的，然而在破骨细胞中TRAF6的泛素化修饰往往能够激活下游信号并使细胞分化，因此，对其具体机制还有待进一步研究阐明。

10. 腺苷 A_{2A} 受体（$A_{2A}R$）

除了 A_1R 之外，$A_{2A}R$ 也被报道参与破骨细胞分化调控。$A_{2A}R$ 激动剂CGS21680能抑制破骨细胞分化和功能，而提高未成熟破骨细胞前体的比例，同时它还能抑制IL1β和TNFα的分泌，这种作用与 $A_{2A}R$ 的拮抗剂ZM241385恰好相反。此外，CGS21680还抑制破骨细胞标志基因表达，包括Ctsk和OPN。$A_{2A}R$ 敲除小鼠骨量也发生显著下降，包括骨体积/骨小梁体积比例降低、骨小梁数目减少及骨小梁间空间增大；该小鼠还呈现破骨细胞数目增多；通过电镜检测发现 $A_{2A}R$ 敲除小鼠的破骨细胞细胞膜折叠及骨吸收更为显著。因此，与 A_1R 恰好相反，$A_{2A}R$ 负调控破骨细胞的分化与功能。

11. 嘌呤受体P2RY6

P2受体家族接受胞外核苷酸信号介导生理功能，其中P2RY6是尿苷二磷酸（UDP）的受体；一经激动剂刺激，P2RY6便能偶联Gαq/11并激活PLC、上调胞内钙离子水平。P2RY6在多种组织中都有表达，包括脾脏、胸腺、小肠、胃及动脉；在成骨细胞和破骨细胞中P2RY6也有表达。其中，胞外UDP激活P2RY6后能够刺激破骨细胞分化并增强成熟破骨细胞蚀骨功能，但对矿化骨的形成没有明显作用。*P2ry6* 敲除小鼠来源的破骨细胞呈现功能缺陷,进一步分析发现敲除小鼠骨矿物质含量增多,皮质骨体积变大,长骨和椎骨的皮质骨增厚,但骨小梁参数并未呈现明显变化。以上结果说明P2RY6正调控破骨细胞分化与功能。

12. P2RY12

P2RY12也属于P2受体家族,是腺苷二磷酸(ADP)的受体,偶联$G\alpha i$蛋白并介导RAP1(Ras相关蛋白)对$\alpha_{IIb}\beta_3$的活化。胞外ADP被证明可以促进破骨细胞功能,Su等进一步发现P2RY12参与并介导这一过程。小鼠缺失 *P2ry12* 后破骨细胞活性显著下降,这种破骨细胞活性下降能够防止由于年龄增大而导致的骨质丢失。*P2ry12* 缺失的破骨细胞其分化水平包括下游标志基因并无明显改变,但其蚀骨功能严重受损。胞外ADP可以增强破骨细胞黏附及蚀骨功能,但这种作用在 *P2ry12* 缺失的破骨细胞中无法实现。这些结果说明ADP-P2RY12信号增强破骨细胞的功能。更重要的是,*P2ry12* 敲除小鼠对多种骨疾病症状有缓解作用,包括关节炎、骨肿瘤及卵巢切除引起的骨质疏松;利用P2RY12的临床抑制剂氯吡格雷可以保护因卵巢切除引起的骨质丢失。以上结果说明ADP-P2RY12信号正调控破骨细胞功能但不影响破骨细胞分化。

13. 多巴胺D2样受体

多巴胺D2样受体可以偶联$G\alpha i$并下调cAMP水平,在破骨细胞中多巴胺受体的所有亚型(D1~D5)皆有表达,其中多巴胺和多巴胺D2样受体激动剂(如普拉克索和喹吡罗)能有效抑制TRAP阳性的多核细胞形成,并对Ctsk表达及骨坑形成也有抑制作用。若用D2受体拮抗剂氟哌啶醇或PTX做预处理,这些抑制作用就能被逆转,而D1受体拮抗剂SCH-23390不具有这种作用,说明多巴胺主要通过D2受体发挥作用。事实上,多巴胺和D2受体激动剂而非D1受体激动剂抑制cAMP的胞内水平及RANKL诱导的 *c-Fos* 与 *Nfatc1* 的表达。此外,D2受体激动剂还抑制LPS诱导的破骨细胞形成。以上结果说明多巴胺信号通路通过直接作用破骨细胞分化从而在骨代谢中起到了重要作用。

14. 脂肪酸受体/GPR40

脂质摄入与骨质丢失存在联系,但其具体机制仍未明确。鉴于脂肪酸受体GPR40在骨细胞中存在表达,Wauquier等猜测GPR40可能参与脂肪酸对骨重塑的调控。利用 *Gpr40* 敲除小鼠,他们发现敲除小鼠呈现骨质疏松表型,进一步研究还发现GPR40的激动剂GW9508会使破骨细胞分化停滞。通过荧光素酶报告基因检测及蛋白免疫印迹实验,Wauquier等发现GW9508抑制IKKα/β-IκBα-NFATc1信号通路的激活从而抑制破骨细胞分化,这种作用通过沉默 *Gpr40* 及敲除 *Gpr40* 的BMM细胞分化体系得到了验证。此外,给卵巢切除的小鼠模型用GW9508进行处理发现骨质丢失得到了明显缓解,但在 *Gpr40* 敲除的卵巢切除小鼠中无明显作用,进一步说明GPR40受体在破骨细胞系统中确有功能。

15. CCR1

CCR1除了能促进成骨细胞分化外，对破骨细胞系统也有作用。CCR1的配体CCL9可以促进破骨细胞分化，*Ccr1*敲除小鼠来源的骨髓细胞形成破骨细胞的能力受到明显抑制，分化的细胞又少又小，这可能是细胞融合被抑制所造成的；*Ccr1*敲除的破骨细胞也不具有骨质溶解功能，其*Rank*及破骨细胞下游标志基因表达都受到明显抑制。以上结果说明CCR1是破骨细胞分化与功能的正调控因子。

16. CX3CR1

CX3CR1的配体是CX3CL1（曲动蛋白），Koizumi等人报道了它们在破骨细胞中的作用，发现成骨细胞表达CX3CL1，而破骨细胞前体表达CX3CR1。CX3CL1促进骨髓细胞包括破骨细胞前体的迁移，抗CX3CL1的封闭抗体能有效抑制成骨细胞诱导的破骨细胞分化；抗CX3CL1还能有效抑制新生小鼠中破骨细胞数目及骨吸收。此外，*Cx3cr1*敲除的骨髓源性巨噬细胞的破骨细胞分化能力受到明显抑制，对应的蚀骨功能也明显下降。以上结果说明CX3CR1正调控破骨细胞分化与功能。

六、G蛋白调节信号对骨生成与骨吸收的作用

1. RGS/G蛋白信号调节蛋白

RGS是具有多种功能的GTP酶活化蛋白（GAP），能通过稳定Gα蛋白上GTP酶结构域的过渡态构象上调内源GTP酶的活性，从而使G蛋白信号通路失活。RGS蛋白提高GTP酶的活性最高可达1 000倍，由此加速了刺激中止后GPCR系统的失活。此外，RGS蛋白还作为效应分子拮抗剂阻止G蛋白与其效应分子的结合，且能通过增强Gα亚基与Gβγ亚基的亲和力改变自由Gβγ亚基的数目。RGS蛋白能自我调控，通过一些翻译后修饰，包括磷酸化、棕榈化及类泛素化调节GAP活性。哺乳动物RGS蛋白家族至少包含了25个成员，它们都有一段RGS同源结构域，由130个氨基酸残基组成。根据结构的同源性，RGS蛋白成员可以分为8个亚家族，分别为A/RZ、B/R4、C/R7、D/R12、E/RA、F/GEF、G/GRK、H/SNX、RGS22及D-AKAP2，其中RGS18、RGS12和RGS10在成骨细胞及破骨细胞中的功能已被阐明。

RGS18是一段234个氨基酸组成的蛋白，属于B/R4亚家族，在骨髓造血干细胞、胎肝、脾脏及肺中高表达。在骨髓细胞中，RGS18的表达随着细胞定向分化为破骨细胞前体而不断减弱，RANKL刺激引起RGS18表达下调。RAW264.7中沉默*Rgs18*会导致破骨细胞分化加剧，说明RGS18负调控破骨细胞分化，进一步研究表明RGS18通过OGR1/NFAT信号通路起到这一作用。

RGS12和RGS10A参与RANKL诱导的PLCγ-钙离子通道-钙振荡-NFATC1通路的激活。RANKL诱导RGS12的表达，RGS12在骨髓源性巨噬细胞和RAW264.7细胞中与N型钙离子通道发生相互作用。*Rgs12*沉默会导致PLCγ磷酸化受损并会阻滞钙

振荡。在单核细胞和吞噬细胞中特异敲除 *Rgs12*（*Rgs12$^{flox/flox}$*；*Mix-Cre*）会导致小鼠骨量显著提高，破骨细胞数目急剧减少，说明 RGS12 正调控破骨细胞分化。*Rgs10* 敲除小鼠呈现严重骨质疏松。*Rgs10* 缺陷或 *Rgs10A* 沉默都会导致钙振荡及 NFATc1 消失，而过表达 *Rgs10* 则能导致 PLCγ 激活。

2. GRK-拘留蛋白系统

GRK-拘留蛋白系统使 GPCR 发生脱敏。如前所述，GRK 被 G 蛋白信号激活并特异性结合和磷酸化激动剂活化的 GPCR，在拘留蛋白帮助下引起受体的内在化。GRK 有 7 个成员：GRK1～7；拘留蛋白有 4 个成员：拘留蛋白 1～4。

成骨细胞中表达两种 GRK 成员：GRK2 和 GRK3，GRK2 的表达比 GRK3 高得多，并随着成骨细胞成熟不断上调。GRK2 调节 PTH 的脱敏和 PTH1R 的内在化，由此抑制 cAMP 形成。GRK 抑制蛋白的转基因小鼠其椎骨呈现 BMD 上升、骨小梁增多，cAMP 活性及 GPCR 信号通路也相应激活。

成骨细胞中存在拘留蛋白 2（β-拘留蛋白 1）和拘留蛋白 3（β-拘留蛋白 2）的表达，但拘留蛋白 3 在骨发育中作用更为重要。拘留蛋白 3 和 GRK2 一样负调控 PTH-PTH1R 信号。拘留蛋白 3 敲除的成骨细胞给予 PTH 刺激后呈现出胞内 cAMP 水平持续上升，并降低 RANKL 表达。PTH 促进皮质骨及骨小梁的能力在拘留蛋白 3 敲除小鼠中更为剧烈。以上结果说明 GRK 和拘留蛋白伴随着特定 GPCR 发挥作用，是否不依赖 GPCR 而自身直接具有功能仍有待进一步研究确认。

七、GPCR 研究的展望

GPCR 作为受体家族中最为丰富的一员，接受来自多种不同的胞外信号而发挥功能，近年来，GPCR 在骨骼系统中的功能研究越来越多（见表 4-2-1），说明科研工作者对该领域极有兴趣，这既有基础科研自身兴趣的推动，也有来自临床研究实际应用的诉求。实际上，800 多种 GPCR 中仍然有大量 GPCR 属于孤儿受体，对这些 GPCR 功能的全方位探究是找到其天然配体的有效途径。近年来关于骨骼系统的发育学研究已趋完善，但其中发挥作用的基因网络与其机制仍留有极大空间进行探究；同时，骨骼系统与免疫系统的相互交联产生了骨免疫学这一新兴领域。这些信息提示骨骼系统是一个良好的复杂系统范式，是寻找孤儿 GPCR 配体并阐释其功能的良好研究平台。此外，更为重要的是，阐释 GPCR 功能也许能为治疗骨骼系统疾病揭示有效药靶。GPCR 家族是较为成熟的临床药物靶点，无论是研究临床药物相关的 GPCR 还是未知 GPCR 在骨骼系统中的作用，都能为骨骼疾病寻找潜在药物靶点，为人类造福。然而，有些 GPCR 在骨骼系统中的功能研究还存在相互矛盾，一些具体信号下游也还不甚明朗，这些都需要科研工作者进行进一步工作进行探究，也许利用条件敲除小鼠模型或多基因敲除模型是研究 GPCR 在这一复杂系统中的有效手段。

表4-2-1　GPCR在骨形成与骨吸收中的作用

GPCR	配　体	偶联G蛋白	功　　　能
PTH1R	PTH/PTHrP	Gαs、Gαq、Gαi、G12/13	上调钙代谢平衡、骨形成及骨吸收而抑制骨矿化
CaR	阳离子	Gαq、Gαi	下降钙代谢平衡、促进骨形成、骨矿化及骨吸收
CTR	降钙素	Gαs、Gαq、Gαi	保护PTH及卵巢切除诱导骨质丢失、抑制破骨细胞骨吸收
CRLR	CGRP	不明	促进骨形成,体外抑制破骨细胞形成
CB1	大麻素、AM251	Gαi、Gαq	抑制成骨细胞形成、促进破骨细胞形成
CB2	大麻素、HU308	Gαi	抑制破骨细胞形成与功能、保护卵巢切除诱导的骨质丢失
GPR55	大麻素、o-1602、LPI	Gα12/13	促进破骨细胞功能
RXFP1	松弛素	Gαs、Gαi	促进破骨细胞形成
RXFP2	INSL3	Gαs	促进骨重塑及矿化
OGR1	质子	Gαq、Gαi	促进破骨细胞形成
GPR30	雌激素	Gαs、Gαi	促进生长板闭合
LGR4	RSPO1～4	Gαs	促进骨形成及矿化、抑制破骨细胞活化
PAR2	蛋白酶	不明	促进体内成骨细胞与破骨细胞分化
CCR1	CCL9	不明	促进成骨细胞成熟与矿化、促进破骨细胞分化
EP1	前列腺素	Gαq	负调控成骨细胞分化、矿化及破骨细胞形成
FPR1	fMLP	不明	促进成骨细胞分化与矿化
TSHR	TSH	不明	抑制成骨细胞分化、破骨细胞活化
LPA1	LPA	Gαi	促进成骨细胞分化、破骨细胞分化与融合及骨吸收
CXCR4	SDF-1	Gαi	促进成骨细胞分化
ETAR	ET1	不明	促进成骨细胞分化
GABABR	不明	不明	抑制成骨细胞及破骨细胞分化
A2BAR	不明	Gαs、Gαq	促进成骨细胞分化与矿化
CX3CR1	CX3CL1	不明	促进成骨细胞分化与矿化、促进破骨细胞分化与功能
P2RY13	ADP	Gαi	正调控成骨细胞与破骨细胞活化

续　表

GPCR	配　体	偶联G蛋白	功　　　能
FSHR	FSH	Gi2α	促进破骨细胞形成与骨吸收
A₁R	不明	Gαi/o	促进破骨细胞形成与骨吸收
A₂ₐR	不明	不明	抑制破骨细胞分化与功能
P2RY6	ADP	Gαi	促进破骨细胞骨吸收而不影响分化
D2	不明	Gαi	促进破骨细胞分化

（刘明耀，杨正峰，林宏宇，罗剑）

第三节　Wnt信号通路对骨代谢调控的影响

一、Wnt信号通路概述

Wnt信号通路在包括骨骼发育在内的多个发育过程中都起着重要作用。Wnt信号通路的主要作用是调控细胞增殖、干细胞维持和分化、细胞迁移以及组织极性的建立。第一个 *Wnt* 基因 *Int-1* 是在1982年由Roeland Nusse和Harold Varmus发现，他们发现小鼠乳腺肿瘤病毒（MMTV）插入到 *Int-1* 基因中，引起 *Int-1* 基因的转录激活，从而导致小鼠乳腺瘤的形成。随后在果蝇中发现了 *Int-1* 基因的同源基因 *Wingless*，*Wingless* 基因的突变会引起果蝇翅膀发育的缺失，因此取名wingless（无翅）。*Wnt* 得名于 *Wingless* 和 *Int-1* 的组合，*Int-1* 基因也被称为是 *Wnt1*。

Wnt 基因编码一个可分泌的糖蛋白家族，蛋白长度大多在350～400个氨基酸。这些WNT蛋白在不同物种间具有很高的保守性。WNT蛋白及其受体FRIZZLED蛋白在不同物种中按照同源性有如下数量，其中在小鼠中已知有19个WNT蛋白和10个FRIZZLED蛋白。由WNT蛋白介导的Wnt信号通路按照是否依赖β-联蛋白可以分为经典的Wnt/β-联蛋白信号通路和不依赖β-联蛋白的非经典Wnt信号通路（见图4-3-1）。经典的Wnt/β-联蛋白信号通路的参与者包括WNT蛋白的膜受体FRIZZLED蛋白，FRIZZLED蛋白是一个7次跨膜蛋白家族，同时在细胞膜上还有辅受体LRP5/6蛋白。在细胞质中的参与者包括Dishevelled（DSH）蛋白、glycogen synthase kinase-3β（GSK-3β）蛋白、AXIN蛋白、腺瘤性结肠息肉（adenomatous polyposis coli,

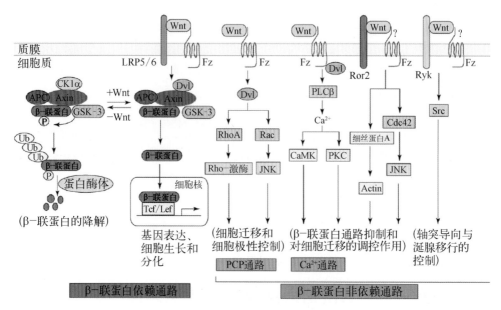

图4-3-1 多种Wnt信号通路

注：引自Kikuchi A, Yamamoto H, Sato A, et al. Selective activation mechanisms of Wnt signaling pathways[J]. Trends Cell Biol, 2009, 19(3): 119-129.

APC）蛋白以及转录调控因子β-联蛋白。在细胞核中的参与者包括淋巴激活素结合因子/T细胞特异转录因子（lymphoid enhancer-binding factor1/T cell-specific transcription factor, LEF/TCF）蛋白和β-联蛋白。首先，WNT蛋白结合到细胞膜上的受体卷曲蛋白（Frizzled, Fzd）和LRP5/6蛋白上，将信号转导至细胞质中，细胞质中的蛋白复合体Dsh/GSK-3β/Axin /APC/β-联蛋白解体，转录调控因子β-联蛋白从胞质中转移至细胞核中，和转录因子LEF/TCF蛋白一起启动Wnt/β-联蛋白信号通路的靶基因的转录。而在没有WNT蛋白的情况下，细胞质中的蛋白复合体Dsh/GSK-3β/Axin /APC/β-联蛋白会使转录调控因子β-联蛋白降解。在正常情况下，细胞内的β-联蛋白因处于降解复合体中而处于一个低表达水平，只有在WNT蛋白启动Wnt/β-联蛋白信号通路的时候才脱离降解复合体，导致β-联蛋白在细胞质和细胞核中的积累，从而启动下游靶基因的表达。

在依赖于β-联蛋白的Wnt信号通路中，WNT蛋白激活多种胞内信号通路。根据已知的被广泛接受的模式，在没有WNT蛋白时，酪蛋白激酶1a（CK1a）和糖原合成激酶（GSK-3β）使得β-联蛋白在Axin复合体中磷酸化，磷酸化的β-联蛋白被泛素化进而被蛋白酶降解。因此，细胞质中的β-联蛋白处于低水平表达状态。当WNT蛋白结合到由Fz和LRP5/6组成的膜受体上时，β-联蛋白脱离降解复合体，细胞质中积累的β-联蛋白转移到细胞核中，结合在转录因子Tcf/Lef上，进一步激活下游靶基因的表达。

在不依赖β-联蛋白的Wnt信号通路中,有些Fzs激活PCP通路,其中小G蛋白(RAC和RHO)、JNK和RHO激酶被激活。PCP通路调控胞外骨架蛋白的排列从而调节细胞迁移和极性。另外,一些特殊的WNT和FZ蛋白能增加细胞内Ca^{2+}离子浓度,激活钙调蛋白CaMK Ⅱ和蛋白激酶PKC,从而抑制依赖β-联蛋白的信号通路并刺激细胞迁移。Wnt5a结合到Ror2上激活JNK通路或者结合到细丝蛋白A上,引起细胞迁移。在果蝇的原肠胚形成过程中,WNT5a结合到ROR2上,通过CDC42激活JNK以及下游的转录因子*Atf2*和*c-Jun*,进而促进近轴原钙黏蛋白表达并调节轴向细胞延伸。WNT1、WNT3a和DWNT5结合RYK(或者Derailed),至少在果蝇中,Dwnt5结合Derailed,很可能通过激活Src蛋白家族成员促进连合轴突导向和唾液腺的适当迁移。

而不依赖于β-联蛋白的非经典Wnt信号通路主要包括Wnt/PCP信号通路和Wnt/Ca^{2+}信号通路,Wnt/PCP信号通路是在果蝇中发现的。对于细胞极性研究最多的是上皮细胞,在上皮细胞中有两种类型的细胞极性,第一是顶端-基底(apico-basal)极性,apico-basal上皮细胞极性是由一系列保守的蛋白建立的特殊极性,不同于近端远端(AP)极性、背腹(DV)极性和左右(LR)极性。另一个就是平面细胞极性(planar cell polarity, PCP),PCP为上皮细胞层的垂直轴提供极性。参与Wnt/PCP信号通路的核心元件包括两类:一类是Frizzled/Flamingo核心元件,主要包括Frizzled、Flamingo(FMI)、Dishevelled(DSH;哺乳动物中称为DVl)、Prickle(PK)、Strabismus/Van Gogh(STBM/VANG)和Diego(DGO)。另一类是Fat/Dachsous(DS)核心元件,主要包括Fat(FT)、Dachsous(DS)和Four-jointed(FJ)。Wnt/Ca^{2+}信号通路则由一些特殊的WNT和FZ蛋白介导,能增加细胞内Ca^{2+}离子浓度,激活钙调蛋白CaMK Ⅱ和蛋白激酶PKC,从而抑制依赖β-联蛋白的信号通路并刺激细胞迁移。

在人和小鼠中,WNT、WNT1、WNT3a和WNT8蛋白主要结合在细胞膜上的体FRIZZLED蛋白和辅受体LRP5/6蛋白,介导经典的Wnt/β-联蛋白信号通路。WNT4、WNT5a和WNT11等WNT蛋白主要通过不依赖于β-联蛋白的非经典Wnt信号通路发挥作用。越来越多的研究表明以上Wnt信号通路并不是完全独立的,在膜受体,二级信使分子和转录因子水平会有部分蛋白在不同的Wnt信号通路中共同使用。其中以WNT3a为代表的经典Wnt信号通路和WNT5a为代表的非经典Wnt信号通路虽然激活完全不同的辅受体,WNT3a激活LRP5/6,而WNT5a激活ROR1/2,但是它们却共用膜受体Frizzled,以及胞质蛋白Dvl、Axin和GSK3。因为共用膜受体Frizzled、WNT3a/LRP5/6和WNT5a/Ror1/2竞争性的结合Frizzled,从而WNT3a介导的经典Wnt信号通路和WNT5a介导的非经典Wnt信号通路相互抑制(见图4-3-2)。

WNT蛋白作为一个分泌型蛋白,前面讲到Wnt信号是如何在接收WNT蛋白刺激的细胞中发挥作用的,那么WNT蛋白是如何分泌呢? 在内质网中,新合成的WNT蛋白在酰基转移酶porcupine的作用下两次脂酰化。脂酰化的WNT蛋白随即从内质网进入到高尔基体中,帮助WNT蛋白分泌的一个重要蛋白是七次跨膜蛋白WNTLESS,在

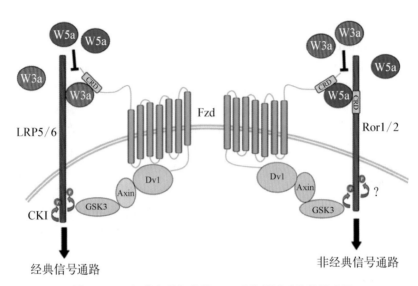

图4-3-2　经典和非经典的Wnt配体激活受体的模式图

注：引自Grumolato L, Liu G, Mong P, et al. Canonical and noncanonical Wnts use a common mechanism to activate completely unrelated coreceptors[J]. Genes Dev, 2010, 24(22): 2517-2530

高尔基体膜上的WNTLESS蛋白结合WNT蛋白，帮助WNT蛋白运输到细胞膜上进而分泌到胞外。在细胞膜上的WNTLESS蛋白随后内吞进入胞内，在这样的内涵体中，胞吞的WNTLESS蛋白有两种命运，一是在retromer的作用下重新回到高尔基体中继续发挥作用，二是进入到溶酶体中被降解。分泌到胞外的WNT蛋白能作为发生素形成一个浓度梯度，这一浓度梯度能使WNT蛋白作用于接收Wnt信号的细胞上。

　　*Wntless*基因是在果蝇中发现的，其突变会导致果蝇发育过程中极性异常，这种异常类似于敲除*Wingless*的表型，进一步的研究表明WNTLESS蛋白至少在果蝇、线虫和293T细胞中可以介导几乎所有WNT蛋白的分泌。随后在小鼠中也发现了WNTLESS蛋白的同源蛋白GPR177蛋白，GPR177蛋白几乎可以帮助所有的WNT蛋白的分泌，GPR177的敲除鼠在胚胎早期就表现出极性的缺陷。另一个帮助WNT蛋白分泌的重要元件是Retromer复合体，Retromer复合体的核心元件是液泡分选相关蛋白：VPS26、VPS29、VPS35。Retromer复合体的主要作用是帮助内涵体上的WNTLESS蛋白运输到高尔基体上。

二、Wnt信号通路在骨骼发育过程中的重要作用

　　转录因子*Sox9*对于聚集的MSC朝软骨细胞的分化起决定性的作用。转录因子*Runx2*和*Osx*则是对于聚集的MSC朝成骨细胞的分化起决定性的作用。在聚集的MSC中同时表达*Sox9*和*Runx2*，这些前体细胞的软骨细胞分化和成骨细胞分化之间存

在竞争或者相互抑制,这些前体细胞的分化决定还受到Wnt信号通路的调控。

1. 经典的Wnt/β-联蛋白信号通路在骨骼发育过程中的作用

Wnt信号通路在骨骼发育过程中的功能研究主要集中在经典的Wnt/β-联蛋白信号通路上。首先,利用*Prx1-Cre*在头盖骨和四肢骨的聚集的间叶细胞中敲除β-联蛋白,成骨前体细胞因为缺少Wnt/β-联蛋白信号刺激而停止朝成骨分化,转而向软骨分化。而如果过表达β-联蛋白则会抑制间叶细胞分化成为表达*Runx2*和*Sox9*的骨骼前体细胞。因此经典的Wnt/β-联蛋白信号促进间叶细胞的分化,并且抑制成骨和软骨前体细胞向成骨分化,取而代之的是朝软骨分化,β-联蛋白浓度的过高和过低都会对间叶细胞向成骨分化起到负调控作用(**见图4-3-3**)。其次,利用*Dermo1-Cre*在胚胎发育的肢芽的软骨和成骨的共同前体中敲除β-联蛋白,在原本发育为成骨细胞的区域异位发育成为软骨细胞,表明Wnt/β-联蛋白信号对于促进软骨和成骨的共同前体向成骨细胞分化非常重要。而如果利用*Osx-Cre*在成骨前体细胞(表达*Runx2*和*Osx*)中敲除β-联蛋白,成骨前体细胞不能分化成为成熟的成骨细胞,并且在分化为成骨的区域有异常的软骨细胞出现;而在成骨前体细胞中过表达β-联蛋白会加快成骨分化成熟的进程,说明Wnt/β-联蛋白信号对于成骨前体细胞向成骨细胞的分化起正调控作用。再次,在原代头骨细胞或者MC3T3-E1细胞系中过表达DKK1抑制了成骨分化,而在*Dkk1*敲除的杂合子小鼠中成骨数量减少,DKK1因为竞争性地结合Wnt/β-联蛋白信号

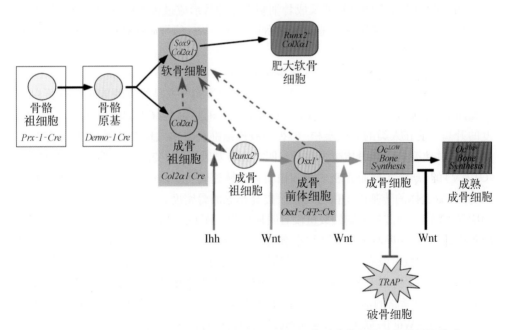

图4-3-3 Hh信号通路和经典的Wnt信号通路对于骨骼前体细胞分化的调控模式

注:引自Hill TP, Später D, Taketo MM, et al. Canonical Wnt/beta-catenin signaling prevents osteoblasts from differentiating into chondrocytes[J]. Dev Cell, 2005, 8(5): 727-738

通路的辅受体LRP5/6而抑制Wnt/β-联蛋白信号通路,提示Wnt/β-联蛋白信号对于不成熟的成骨细胞向成骨细胞分化起正调控作用。

尽管以上的实验证据并不完全一致,但总的来说经典的Wnt/β-联蛋白信号通路对于成骨细胞的早期和中期分化起促进作用,对于成骨细胞的晚期分化起抑制作用。

2. 非经典的Wnt信号通路在骨骼发育过程中的作用

非经典的Wnt信号通路在骨骼发育过程中的功能研究不多,并且很多都是体外的实验结果。比如,非经典的WNT4蛋白可以在体外促进人来源的MSC向成骨分化,并且在体内也能促进成骨形成。WNT4蛋白的成骨促分化作用并不依赖β-联蛋白,而是激活了p38 MAPK通路。WNT11既能够通过经典的Wnt/β-联蛋白信号通路传递信号也可以通过非经典的Wnt信号通路传递信号,但是在成骨前体细胞系MC3T3E1中,WNT11主要通过介导Wnt/β-联蛋白信号通路来调控R-spondin 2的表达,从而促进成骨分化。另一个非经典的Wnt蛋白是WNT7b,利用Dermo1-Cre在胚胎发育的肢芽的软骨和成骨的共同前体中敲除Wnt7b,胚胎期的肥大软骨区域并没有减少,但是成骨形成明显减少。这种抑制作用也不依赖β-联蛋白,而是通过PKCδ通路来实现。

三、Wnt信号通路在出生后骨质重塑中的重要作用

出生后的骨质重塑过程涉及成骨细胞介导的骨形成过程和破骨细胞介导的骨降解过程。骨密度的维持取决于这两种过程的平衡。Wnt信号通路对骨质重塑过程也发挥着重要作用。

1. 经典的Wnt/β-联蛋白信号通路在骨质重塑中的作用

Wnt信号通路对于出生后骨质重塑的影响的最初研究是经典的Wnt/β-联蛋白信号通路的辅受体LRP5,LRP5基因在3号外显子上的点突变(G171V)引起了人类骨密度的升高。而在人类的骨质疏松-假神经胶质瘤症患者中发现在基因LRP5上存在突变,有这些突变的患者骨质减少并且失明。在转基因小鼠中表达人的野生型和点突变(G171V)的Lrp5,主要是在密质骨和松质骨区域过表达了Lrp5,与野生型的转基因小鼠相比,突变体的转基因小鼠可以显著提高小鼠的骨密度,主要原因是有活性的成骨细胞显著增多,而破骨细胞的数量没有明显变化。而Lrp5基因完全敲除小鼠表现出骨质疏松的表型,敲除小鼠的成骨细胞增殖能力减弱,并且成骨细胞的分化能力减弱,但是破骨细胞的数量没有明显变化。虽然在Lrp5基因完全敲除小鼠的成骨细胞中β-联蛋白的表达水平并没有显著减少,但是Lef1的表达水平却显著减少,这说明经典Wnt/β-联蛋白信号通路的活性下降了。以上研究结果提示LRP5可能通过不依赖β-联蛋白的方式调控Wnt/β-联蛋白信号通路,从而调控成骨形成。

随后的研究发现,在成骨细胞中敲除和过表达LRP5蛋白并不影响骨密度,而在小肠中敲除LRP5蛋白导致骨密度下降,过表达LRP5蛋白导致骨密度上升。骨密度变化

的原因是成骨细胞形成变化而破骨细胞并没有变化,作用机制是肠道细胞通过LRP5通路抑制了合成5-羟色胺的限速酶TPH1,肠道分泌的5-羟色胺通过血液循环到达成骨细胞,成骨细胞的受体HTR1b能接收5-羟色胺的信号,通过转录因子最终调控成骨细胞的增殖。这表明在肠道中敲除 $Lrp5$ 是通过不依赖β-联蛋白信号通路来调控5-羟色胺的分泌。

最新的研究却得出了截然相反的结论,在成熟的骨细胞中过表达带有高骨密度突变(G171V和A214V)的 $Lrp5$ 导致骨密度升高,而在小肠干细胞中过表达带有高骨密度的突变(G171V和A214V)的 $Lrp5$ 时并不影响骨密度。在成熟的骨细胞中敲除 $LRP5$ 时导致骨密度下降,而在小肠干细胞中敲除 $LRP5$ 时并不影响骨密度。以上突变鼠中合成5-羟色胺的限速酶TPH1和5-羟色胺的水平都没有显著变化,并且在 $Tph1$ 突变鼠中并未观察到骨密度的变化。因此, $Lrp5$ 对于出生后骨质调控是否是通过Wnt/β-联蛋白信号通路直接在成骨细胞和骨细胞中起作用还存在争议。

尽管Wnt/β-联蛋白信号通路的辅受体Lrp5可能并不通过Wnt/β-联蛋白信号通路来调控出生后骨质重塑,但Wnt/β-联蛋白信号通路的另一个辅受体Lrp6却能通过Wnt/β-联蛋白信号通路来调控出生后骨质重塑。 $Lrp6$ 的一个点突变rs(R886W)导致Wnt/β-联蛋白信号通路活性下降,该突变鼠的骨密度下降,原因是RANKL的表达量上升导致的破骨形成能力的增强,但是成骨形成能力并未改变。与此同时,LRP6和LRP5可以协调骨骼发育过程,介导经典Wnt信号对骨骼发育的作用。LRP6和LRP5调控了骨质重塑的不同方面,可能原因是两个辅受体的表达谱不同,并且和配体的亲和力不同。此外,在分泌型FZD相关蛋白(secreted FZD-related proteins, sFRPs)敲除的纯合子小鼠中骨小梁的骨密度和骨质都显著增加,主要是由于成骨细胞的增殖和分化能力增强,另外成骨细胞的凋亡减少,但是破骨细胞的活性没有显著的变化,sFRPs能结合WNT蛋白和FRIZZLE受体,从而抑制部分Wnt信号通路,这说明Wnt信号通路对于出生后骨质成以及骨细胞的活性起正调控作用。

在成熟的成骨细胞中敲除β-联蛋白会导致骨质疏松的表型,而在成熟的成骨细胞中过表达β-联蛋白会导致骨质增加的表型。引起骨质变化的原因是β-联蛋白通过TCF蛋白(TCF1和/或TCF4)调控了下游靶基因 OPG 的表达,从而调控了破骨细胞的数量,但成骨细胞的数量和活性并没有显著变化。而另一些体外研究却认为β-联蛋白促进 $Rankl$ 的表达从而诱导破骨细胞的形成。

如果在破骨细胞发育的不同阶段过表达β-联蛋白会导致骨硬化病,过量的β-联蛋白会促进破骨前体细胞的增殖,但是会抑制破骨前体细胞的分化。在破骨前体细胞中敲除β-联蛋白会抑制破骨前体细胞的增殖。有趣的是,β-联蛋白的杂合子破骨分化能力增强,这说明在破骨细胞的发育过程中,Wnt/β-联蛋白信号通路在不同阶段有不同的剂量效应。

综上所述,经典的Wnt/β-联蛋白对于出生后骨质重塑起正调控作用,一方面是促进成骨形成,另一方面是抑制破骨分化和增殖。

2. 非经典的Wnt信号通路在骨质重塑中的作用

以上研究主要是Wnt/β-联蛋白信号通路对于出生后骨质重塑的调控作用,非经典Wnt信号通路在出生后骨质重塑过程中作用的研究较少。最近的研究表明,在成骨细胞中分泌的非经典WNT5a蛋白可以结合到破骨前体细胞上的受体ROR2蛋白,通过Jnk-Jun诱导破骨前体细胞分泌RANK,从而促进RANKL介导的破骨前体细胞分化为成熟的破骨细胞(见图4-3-4)。

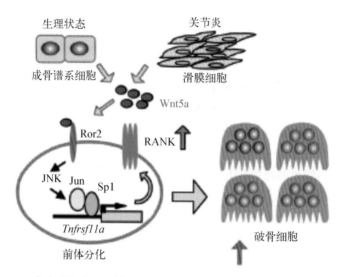

图4-3-4　在生理和病理环境下Wnt5a-Ror2信号通路调控破骨形成的模式图

注:引自Maeda K, Kobayashi Y, Udagawa N, et al. Wnt5a-Ror2 signaling between osteoblast-lineage cells and osteoclast precursors enhances osteoclastogenesis[J]. Nat Med, 2012, 18(3): 405-412

综上所述,对于出生后骨质重塑的调控至少存在以下4种机制:① 成骨细胞通过分泌细胞因子OPG和RANKL间接调控破骨细胞的分化;成骨细胞也可以分泌轴突导向分子脑信号蛋白3A(semaphorin 3A, Sema 3a)结合到破骨前体细胞从而抑制破骨生成;② 破骨细胞通过分泌轴突导向分子semaphorin 4D作用于其在破骨细胞上的受体,从而调控成骨生成;③ 成骨细胞和破骨细胞之间通过肝配蛋白(ephrin, Eph)B2和EPHB4结合产生双向信号,从而调控骨形成和骨吸收;④ 破骨细胞在分化过程中受到自身信号通路活性的调节,这其中至少有Wnt/β-联蛋白和Wnt5a/ROR2信号通路的作用,当然其他信号通路也可能参与其中。

(郭熙志,万勇)

第四节　RANKL-RANK-OPG 系统在骨代谢中的作用

一、RANKL 在骨代谢中的作用

RANKL 是一种在人体中由 *TNFSF* 基因翻译出来的蛋白。RANKL 在骨骼的新陈代谢方面扮演着相当重要的角色。它是成骨细胞膜上的一种膜蛋白（又被称为CD254），可以活化破骨细胞，会加速破骨细胞破坏骨质并被吸收，为骨质更新的重要一环。当成骨细胞膜上的 RANKL 活化了破骨细胞膜上的 RANK 蛋白，破骨作用就会开始。RANKL 的其他别名还有 TNF 配体超家族成员 11（tumor necrosis factor ligand superfamily member 11, TNFSF11）、肿瘤坏死因子相关诱导细胞因子（TNF-related activation-induced cytokine, TRANCE）、护骨因子配体（osteoprotegerin ligand, OPGL）或破骨细胞分化因子（osteoclast differentiation factor, ODF）等。RANKL 是 TNF 超家族的一员，为破骨细胞抑制因子的配体，属于一种 II 型跨膜蛋白。RANKL 可以增强成熟破骨细胞的活力，阻止破骨细胞凋亡。从免疫功能来讲，RANKL 被视为是树突细胞的存活因子。在依赖 T 免疫反应的途径下（即反应必须经由辅助 T 细胞致活），RANKL 可阻止树突细胞凋亡，促进 T 细胞增殖，且在淋巴细胞的早期发育和淋巴结的器官发育中发挥决定性的作用，这些作用可被 OPG 阻断，而激活的 T 细胞表达的 RANKL 可直接促进破骨细胞生成，这些都提示 OPG-RANK-RANKL 系统可能是联系骨代谢与免疫系统之间的桥梁。曾经有研究发现，T 细胞的活化会刺激破骨细胞生成和骨质流失。此外，RANKL 还可以透过与 SRC 激酶（SRC kinase）以及 TRAF6 形成信息复合物，以激活 AKT/PKB 等细胞凋亡抑制激酶。这些迹象指出 RANKL 可能具有调节细胞凋亡的功能。小鼠模型中发现，将 *Tnfsf* 基因敲除，会导致严重的骨质石化症，且会缺乏破骨细胞。此外，此种基因敲除小鼠会在 T 淋巴球和 B 淋巴球的早期分化中，出现重大缺陷。且母鼠在怀孕期间乳腺结构无法发育。如果人体制造了过多的 RANKL，会造成各式各样的退化性骨骼疾病，例如类风湿性关节炎和干癣性关节炎。第一项被美国 FDA 认可的 RANKL 抑制剂是狄迪诺塞麦（denosumab）抗体。denosumab 抗体也可用来治疗女性更年期后的骨质疏松。服用含有醋酸甲羟孕酮（medroxyprogesterone acetate, MPA）的药物（一种合成黄体素，可应用于避孕以及替代激素疗法）会增加患乳腺癌的风险。MPA 会促使乳腺上皮中的 RANKL 大量分泌，而诱发乳腺癌。因此，RANKL 抑制剂可望被用作预防乳癌的药物。

二、RANK在骨代谢中的作用

NF-κB受体激活蛋白（receptor activator of NF-κB, RANK），也被称为TRANCE受体或TNFRSF11A，是TNF分子亚家族的成员。RANK为RANKL的受体和RANK-RANKL-OPG信号转导通路中的一部分，可以调节破骨细胞的分化及活化。RANK与骨骼再生和修复、免疫细胞的功能、淋巴结的发展、热调节和乳腺发育等有关。OPG是一种RANK的诱饵受体，并通过竞争RANKL来调节RANK信号转导通路的功能。RANK的胞质结构域结合TRAF1、2、3、5和6，并转录激活其下游靶基因，例如 *NF-κB* 和 *JNK* 等。RANK组成型表达在多种组织中，例如骨骼肌、胸腺、肝、结肠、小肠、肾上腺、破骨细胞、乳腺上皮细胞、前列腺和胰腺等。活化NF-κB的过程一般是由RANKL诱导的；但是研究发现，过表达RANK的本身就足以激活NF-κB通路。RANK是一个616个氨基酸组成的 I 型跨膜蛋白，胞外结构域由184个氨基酸组成，跨膜结构域具有21种氨基酸，胞质由383个氨基酸组成。如TNFR家族的其他成员一样，它有4个富含半胱氨酸的伪重复结构域，与CD40的同源性为40%。RANK编码人类染色体18q22.1，小鼠和人类的同源性为85%。TRAF-6已被证明在RANK相关的破骨细胞调节过程中是必需的。RANKL结合RANK，然后结合至TRAF-6。TRAF-6通过刺激JNK和NF-κB的转导通路而诱发破骨细胞的分化和成熟。该通路是由OPG进行生理平衡，受到多种因素的控制。例如，激素、免疫信号和生长因子的高度调节平衡。RANKL和OPG之间的平衡是用于治疗许多疾病的靶标，其中包括雌激素缺乏相关的骨质疏松症、类风湿、佩吉特病、牙周疾病、骨肿瘤和恶性肿瘤等。

三、OPG在骨代谢中的作用

OPG也被称为破骨细胞生成抑制因子（OCIF），或TNFR超家族成员11B（TNFRSF11B），在人类中是由 *TNFRSF11B* 基因所编码的蛋白质。OPG是细胞因子受体，是TNFR超家族中的一员。OPG是一种基本的糖蛋白，包括布置成7个结构域的401个氨基酸残基。研究发现，无论是作为相对分子质量60 000的单体或120 000的二聚体，都是通过二硫键相连。OPG是RANKL受体活化剂的诱饵受体。通过结合RANKL，OPG抑制NF-κB的功能，包括转录因子的激活和炎症反应、先天免疫调节以及细胞存活和分化等。OPG的表达水平通过电压依赖性钙通道Cav1.2而被影响。OPG可以通过抑制破骨细胞前体的分化（从单核细胞到巨噬细胞到破骨细胞前体）和抑制体内外破骨细胞介导的骨吸收，从而减少破骨细胞的生成和数量；OPG在成骨细胞和基质细胞中结合RANKL，通过阻断RANKL-RANK的相互作用，抑制破骨细胞的成熟。

四、RANKL–RANK–OPG在骨疾病中的作用

最近的研究发现,PPARγ可以在骨髓造血干细胞和BMMSC中,通过控制RANKL/OPG的比例,来达到骨骼代谢的目的。一方面,在不改变RANK表达水平,*Pparγ*在骨髓造血干细胞中的特异性敲除(*Pparγ^{fl}*;*Tie2-Cre*小鼠模型),可以显著地降低TRAP阳性的破骨细胞数量,不论是在体内还是体外。进一步的小鼠骨髓移植实验证明,这是由于一种骨髓造血干细胞自主性的直接缺陷,导致在RANKL介导的破骨细胞内的分化障碍。此外,*Pparγ*在骨髓造血干细胞中的特异性敲除,也大大降低RANKL诱导活化T细胞核因子*Nfatc1*的活性;在破骨细胞分化的后期和成熟阶段,*Nfatc1*是另外一个关键的转录调节因子。另一方面,PPARγ的活化剂也影响OPG的表达。研究发现,经24周治疗后,对67例2型糖尿病患者进行血清检测,发现吡格列酮处理组血清中的OPG含量减少;但在二甲双胍处理组血清中的OPG含量没有改变。另一项类似研究发现,对比46位接受TZD治疗的2型糖尿病患者和152位接受其他口服抗糖尿病药物治疗的2型糖尿病患者,TZD治疗组与血浆中下降的OPG含量正相关,并具有统计学差异。在老年小鼠疾病模型中发现,罗格列酮诱导的骨质疏松是通过增强RANKL的蛋白表达和RANKL/OPG的比例来实现的。综上所述,系统性地配体激活PPARγ通路,诱导破骨过程的发生,不但破骨细胞分化能力增强和破骨细胞数量增加,也是由于非破骨细胞的OPG表达下调和RANKL激活导致的结果。RANKL-RANK-OPG也参与了骨关节炎的病理过程。RANKL及其诱饵受体OPG正常生理状态下,表达于软骨细胞和滑膜成纤维细胞中。根据软骨下骨的骨密度,骨关节炎可分为两个亚群,低骨关节炎和高骨关节炎。在低骨关节炎状态下,RANKL/OPG比值较高和破骨细胞被持续激活,导致过度的骨再吸收和骨密度下降;而在高骨关节炎的状态下,RANKL/OPG比值较低和破骨细胞被持续抑制,导致过低的骨再吸收和增硬的骨下骨密度。重要的是,越来越多的证据表明,破骨过程的发生可通过非经典的通路(RANKL介导的为经典通路)来实现。经典通路中RANKL的角色可以被很多其他的生长因子所替代,包括TNFα、LIGHT(TNFSF14)、IL6、TGFβ、APRIL、BAFF、NGF、IGF-1和IGF-2等。

(魏巍,万谊虹)

第五节　FGF/FGFR信号通路在骨骼发育、代谢和疾病中的作用

骨骼发育通过软骨内成骨和膜内成骨两种方式完成。四肢骨、椎骨主要是通过软

骨内成骨形成,颅骨、锁骨内侧部分等扁骨是通过膜内成骨来实现的。软骨内成骨经软骨形成和骨形成两个密切相关的过程完成。其中间充质密集,分化为软骨细胞,继而软骨细胞增生、肥大和凋亡过程为软骨生成过程,而皮质骨和骨小梁的发生及生长过程则为骨形成过程。膜内成骨则是一个单独的骨形成过程,密集的间充质不分化为软骨细胞,而直接分化为成骨细胞,分泌骨基质,基质钙化后成骨细胞被包埋,变为骨细胞或凋亡。

多种分子和信号途径参与骨发育过程,其中FGF/FGFR信号在骨骼发育和代谢中也发挥着非常重要的作用。

一、FGF/FGFR信号简介

FGF/FGFR信号在胚胎期发育和组织器官的形成及成年后机体稳态维持中发挥重要作用。目前认为FGFR可分为5种,其中FGFR1~4属于受体酪氨酸激酶(receptor tyrosine kinase, RTK)家族。FGFR1~4作为跨膜受体由胞外区、跨膜区和胞内区三部分组成。胞外区含3个免疫球蛋白(Ig)样功能区和Ig I、Ig II间的酸性区。FGFR仅跨膜1次。膜内区包括近膜区、2个保守的酪氨酸激酶功能域和可发生自身磷酸化的C末端。在FGFR1~4中,FGFR1~3可在胞外区发生选择性剪切,功能上有重要意义的剪接主要发生在Ig III,产生Ig III b和Ig III c两种亚型。不同剪接体的表达部位及与FGF结合特异性也不同。通常FGFR III b在上皮组织中表达,可结合在间充质组织中表达的FGF;FGFR III c在间充质组织中表达,在上皮组织和间充质组织中表达的FGF都可以与它结合。FGFR5也称为成纤维细胞生长因子受体样蛋白-1(fibroblast growth factor receptor like protein 1, FGFRL1),它只有胞外区和跨膜区两部分组成,缺乏具有酪氨酸激酶活性的胞内区。其胞外区也含有3个Ig区,且与FGFR1~4的胞外区有较高的同源性(见图4-5-1)。

FGF属于肝素结合生长因子(heparin binding growth factor, HBGM)家族。哺乳动物的FGF家族由22个基因编码,其中4种基因编码的FGF为核内型(FGF不分泌到细

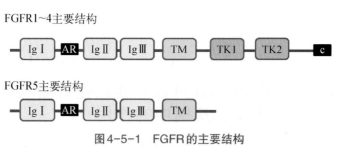

FGFR1~4主要结构

FGFR5主要结构

图4-5-1　FGFR的主要结构

注:Ig(免疫球蛋白样功能区);AR(酸性区);TM(跨膜区);TK(酪氨酸激酶区);C(可发生自身磷酸化的C末端)

胞外，而是进入细胞核发挥作用），18种基因编码的FGF是分泌型（可分泌到细胞外）。分泌型FGF中，15种具有自分泌和旁分泌的作用，为经典的FGF；另外3种具有内分泌作用，为内分泌型FGF。FGF的具体分类如表4-5-1所示。经典的FGF在硫酸乙酰肝素蛋白多糖（heparan sulfate proteoglycan, HSPG）协同下与FGFR的胞外区Ig Ⅱ和Ig Ⅲ结合。内分泌型的FGF与HSPG结合力下降，它们与FGFR的结合需要其他的蛋白辅因子如α-Klotho、β-Klotho和KLPH等。FGF与FGFR结合后，FGFR二聚化活化，使自身酪氨酸残基磷酸化，通过激活RAS-MAPK、PI3K-AKT、PLCγ和STAT等途径传递信号发挥生理功能（见图4-5-2）。

本节主要对影响骨骼发育及稳态维持的几种主要FGF/FGFR进行介绍。

表4-5-1 FGF分类

分泌型	自分泌/旁分泌型	FGF1亚族
		FGF1
		FGF2
	FGF4亚族	FGF4
		FGF5
		FGF6
	FGF7亚族	FGF3
		FGF7
		FGF10
		FGF22
	FGF8亚族	FGF8
		FGF17
		FGF18
	FGF9亚族	FGF9
		FGF16
		FGF20
	内分泌型	FGF15/19亚族
		FGF15/19
		FGF21
		FGF23
核内型		FGF11亚族
		FGF11
		FGF12
		FGF13
		FGF14

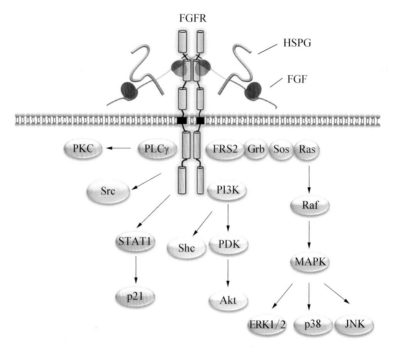

图4-5-2 FGF/FGFR信号通路图

二、FGF在骨骼发育和代谢中的作用

1. FGF2

FGF2是最早发现的FGF多肽家族成员之一,在大多数细胞及组织中表达,如肢芽、软骨细胞及成骨细胞等。FGF2能够促进肢芽形成及发育。小鼠中*Fgf2*过表达可导致侏儒症,主要特征性表现为长骨短和头颅钝圆。FGF2也是维持骨稳态的重要分子。内源性FGF可促进BMMSC向成骨细胞分化,相反*Fgf2*缺乏则会引起脂肪细胞堆积、BMMSC成骨能力降低。利用遗传动物模型发现,*Fgf2*敲除小鼠骨量降低、骨形成减慢及矿化障碍。然而,值得注意的是*Fgf2*过表达小鼠与*Fgf2*敲除小鼠一样均有明显的骨量降低,原因可能是*Fgf2*过表达后小鼠软骨内成骨异常间接导致,也可能是体内持续高水平的FGF2刺激抑制成骨。

其他许多重要的参与骨稳态调节的分子也能通过FGF2发挥作用。*Fgf2*敲除后,PTH和BMP2诱导的骨形成过程发生严重障碍,与成骨细胞功能及分化的激活转录因子4(activating transcription factor 4, ATF4)表达降低有关。*Fgf2*敲除后,PTH诱导的破骨吸收功能也受到抑制。FGF2同样在软骨稳态中起作用。在成年人的关节软骨中,FGF2诱导蛋白聚糖降解,抑制蛋白聚糖聚集。

FGF2有3种亚型:一种低分子量亚型(low molecular weight, lmw;相对分子质量18 000)及两种高分子量亚型(high molecular weight, hmw;相对分子质量分别是21 000和22 000)。FGF2lmw可通过分泌作用激活FGFR,而FGF2hmw则存在于胞核内。这3种亚型在骨形成中的作用尚不明确。利用3.6 kb的胶原蛋白Ⅰ启动子驱动FGF2lmw和FGF2hmw在非成熟及成熟成骨细胞中特异性过表达,制备FGF2lmw和FGF2hmw的转基因小鼠(*Col3.6-Fgf2lmw*的*Col3.6-Fgf2hmw*),这些小鼠可以用来研究FGF2不同亚型在骨形成过程中的作用。*Col3.6-FGF2lmw*小鼠骨密度及骨量增加,BMMSC矿化过程加快,与Wnt信号拮抗分子sFRP-1表达降低相关。*Fgf2$^{lmw-/-}$*小鼠则表现为骨密度明显降低,矿化障碍。*Col3.6-Fgf2hmw*小鼠表现为侏儒症,其骨密度降低、FGF23水平升高、血磷水平降低及骨软化症,这些症状与人X-连锁低磷酸血症佝偻病(Hyp)类似。其机制可能为FGF2上调FGF23/FGFR1/Klotho信号通路,且下调肾钠-磷同转运体(sodium-dependent phosphate transport protein 2A, NPT2a)导致磷丢失,引起骨软化症。以上结论提示FGF2的不同亚型能够影响骨稳态,且不同亚型作用不同。

2. FGF4

脊椎动物肢体发育依赖于外胚层嵴尖(apical ectodermal ridge, AER)信号。在肢体发育过程中,FGF4首先在E10.0小鼠前肢芽表达。在E10.5~E11.0时,FGF4在AER后部表达达到高峰,而后在E12.0时消失。FGF4通过产生促有丝分裂原及形态发生的信号调节肢芽的发生。*Fgf4*敲除小鼠在E4.5(胚胎早期)即发生死亡,但肢芽特异性敲除*Fgf4*的小鼠则可存活且骨骼形态正常。

除在胚胎发育期影响AER之外,FGF4还可以促进膜内成骨,参与颅骨发育过程。在颅面骨发育过程中,FGF4在颅缝间充质表达。在小鼠发育阶段使用FGF4处理后,颅骨冠状缝提前闭合,成骨细胞凋亡增加,矿化加快。颅顶成骨细胞培养及小鼠体内实验发现FGF4可以通过促进细胞增殖而引起颅缝早闭。全身给予FGF4及其134个氨基酸残基能够同时促进大鼠及小鼠骨形成过程。在体外实验中FGF4能够促进增殖,并且能够显著上调前成骨细胞系MC3T3-E1及成肌前体细胞系C2C12中成骨标志基因*Runx2*表达。尽管体内外实验提示FGF4可影响成骨过程,但缺乏从遗传学角度对FGF4影响骨代谢的研究。

3. FGF8

FGF8在整个AER表达并参与肢芽发育过程。敲除*Fgf8*的小鼠在胚胎肢芽发育前即死亡,因此研究FGF8在肢芽发育过程中的功能需要使用组织特异性敲除模型。Lewandoski等建立了肢芽特异性敲除*Fgf8*的小鼠模型,该小鼠肢体发育障碍,体长明显变短,某些特定的骨骼组织不发育或发育不全。

除参与肢体发育过程外,FGF8还调节成骨细胞及软骨细胞分化。FGF8在软骨细胞/肋骨软骨膜、颅顶成骨细胞表达。FGF8可促进BMMSC及C2C12细胞系向成骨细胞分化。Lin等发现FGF8能够促进MC3T3-E1或大鼠成骨源性细胞增殖,抑制其分化及矿化。以上结论存在争议的原因可能与体外实验使用的细胞系不同有关。尽管这些研究提示FGF8影响骨及软骨,但其具体作用及机制尚不清楚。

4. FGF9

FGF9可在许多组织如AER、软骨膜/骨膜、生长板软骨细胞及初级骨小梁中表达,与FGFR3有极高的亲和力。

*Fgf9*敲除小鼠因肺部发育畸形出生即死亡,并出现雌-雄性别转换。在骨骼发育方面,*Fgf9*敲除小鼠肢芽发育及间充质细胞凝集过程正常,但四肢骨长度明显变短。软骨细胞*Fgf9*功能增强型小鼠也表现为侏儒症、四肢短小及脊柱发育缺陷,与*Fgfr3*功能增强小鼠表型类似。*Fgf9*功能增强及缺失小鼠存在这些看似矛盾的表型,可能是FGF9在骨骼发育不同时期产生的不同作用而导致。

FGF9可直接促进软骨内成骨。*Fgf9*敲除后可以导致软骨内成骨功能障碍,这与早期软骨形成及血管入侵过程发生改变有关。发育早期FGF9在颅缝间充质表达,能够影响颅面骨发育。体外颅顶骨成骨细胞培养的研究发现FGF9可直接促进成骨,而在颅骨间充质细胞中过表达*Fgf9*会导致顶骨发育过程从膜内成骨转化为软骨内成骨,提示FGF9能影响骨发育中间充质细胞的分化方向。

近期研究发现,FGF9还可以调节关节发育和稳态维持。小鼠*Fgf9*错义突变导致肘-膝关节融合的表型,而人*FGF9*错义突变则引起多发性骨性联合综合征。此外,利用FGF9注射创伤性关节炎小鼠膝关节发现,FGF9可以缓解关节退变,但却增加骨赘形成。

5. FGF18

FGF18在成骨源性间充质细胞、颅顶分化期成骨细胞、软骨膜、关节以及生长板中均有表达。FGF18可调节软骨发育。*Fgf18*敲除小鼠生长板软骨细胞增殖和分化加快使生长板增殖带和肥大带变宽,这些表型与*Fgfr3*功能缺失小鼠类似。使用FGF18处理体外培养的胎鼠胫骨后,胫骨长度变短,软骨细胞肥大分化减弱。以上结果提示FGF18抑制软骨形成过程。然而,也有研究人员发现FGF18能够刺激早期软骨细胞以及软骨前体细胞系ATDC5增殖和分化,也可通过抑制Noggin表达以增强BMP信号来促进早期软骨形成。这些矛盾的结论需要通过进一步的体内研究来解释。此外,FGF18还可通过介导血管入侵影响破骨细胞募集来调节长骨的发育。

*Fgf18*敲除小鼠颅骨成骨源性间充质细胞增殖、成骨分化能力降低,颅缝闭合延迟,颅骨矿化障碍。除颅骨外,*Fgf18*敲除后小鼠长骨成骨分化能力同样降低。体外实验结果表明,FGF18可促进前成骨细胞系MC3T3-E1细胞增殖,提示FGF18可促进成骨形成过程,但FGF18在成年后骨稳态维持中的作用和机制尚不清楚。此外,FGF18通过激活FGFR3促进成年人关节软骨中蛋白聚糖的沉积。FGF18-FGFR3还通过抑制Noggin促进BMP7诱导的软骨再生。

6. FGF21

FGF21是FGF19/21/23亚家族成员之一,通过内分泌途径发挥作用,是糖代谢和脂代谢的重要调节因子。近期研究表明，FGF21同样参与骨稳态维持。由*Apoe*启动子驱动的肝细胞过表达*Fgf21*的小鼠骨量降低、骨形成过程障碍以及破骨细胞功能增强，与体内直接给予FGF21处理的小鼠表型一致。另一方面，*Fgf21*敲除小鼠小鼠骨量增加、成骨过程加快，破骨细胞功能降低，可能机制在于FGF21通过过氧化物酶增殖激活受体γ（PPAR-γ）促进BMMSC脂肪化，抑制了其向成骨细胞分化，这些结果提示FGF21是骨代谢的负性调节因子，同时也参与骨骼能量代谢。

FGF21也可以影响软骨发育。FGF21在生长板软骨细胞表达，与营养不足导致生长激素敏感性降低和骨骼生长减慢有关。通过饮食限制实验发现，饮食受限制的小鼠胫骨生长板FGF21表达升高，生长激素结合能力减弱，生长激素受体在肝脏及生长板表达降低，而在*Fgf21*敲除小鼠中这些指标未受影响，因此*Fgf21*敲除小鼠体重较野生对照小鼠明显增加，胫骨增长。FGF21也能够直接影响软骨细胞功能。在软骨细胞培养中，高浓度FGF21可引起生长激素结合能力降低，软骨细胞增殖及分化能力受抑制。

7. FGF23

FGF23也是具有内分泌功能的FGF，相对分子质量约32 000，具有FGF同源序列的N末端以及一个72个氨基酸的C末端，能够与位于特定组织细胞膜上的FGFR-α Klotho共同受体结合。FGF23主要由成骨细胞及骨细胞分泌，能够调节全身磷与维生素D代谢过程。

FGF23下调血清磷水平。FGF23的RXXR位点突变后不能被降解，导致体内FGF23水平升高，引起常染色体显性低血磷性佝偻病（autosomal dominant hypophosphatemic rickets, ADHR），主要特征为低磷血症、佝偻病、骨软化、下肢畸形矮身材、骨痛及牙脓肿等。肿瘤细胞过度分泌FGF23会引起低磷血症和肿瘤性骨软化（tumor induced osteomalacia, TIO），骨纤维结构发育不良患者中纤维发育不良损害区域的骨原细胞也可大量分泌FGF23，导致患者低磷及骨损害。FGF23活性降低可引起高血磷相关疾病。高磷血症家族性肿瘤样钙质沉着症（hyperphosphatemic familial tumoral calcinosis, HFTC）是FGF23相关的常染色体隐性遗传性疾病，患者肾小管磷重吸收增加，血磷水平升高，导致关节多发钙化瘤。通过对HFTC患者检测发现多种位点突变引起FGF23活性降低。这些针对FGF23所致人类疾病的研究揭示了其在调节磷代谢中的重要作用。

全身过表达人*Fgf23*的转基因小鼠能很好模拟低磷血症的临床表现，如血磷减少、肾脏磷排泄增加、血清1,25(OH)$_2$D$_3$水平降低及佝偻病样骨骼表型。在成骨源性细胞中过表达人*Fgf23*或在肝脏中过表达FGF23（R176Q）突变（一种不能被降解的突变形式）同样可引起与ADHR患者类似的症状，并且也和*Fgf23*全身过表达的转基因小鼠表型类似。近端肾小管刷状膜缘的钠-磷同转运体NPT2A可促进尿磷吸收，*Fgf23*转基因小鼠肾磷排泄增加与NPT2A表达降低有关。此外，*Fgf23*转基因小鼠血清1,25(OH)$_2$D$_3$水平降低的同时，伴有1a-羟化酶水平显著降低和24-羟化酶表达升高。*Fgf23*敲除小鼠血磷及1,25(OH)$_2$D$_3$水平升高,分别是由于尿磷重吸收功能增加和肾1a-羟化酶表达升高引起。上述这些结果说明FGF23调节磷代谢和维生素D活性。此外,*Fgf23*敲除小鼠还表现出早衰样表现,如寿命缩短、不育、骨质疏松及肾功能紊乱等,在该小鼠中敲除或降低维生素D活性可以缓解早衰样表型及异位钙化。

近期的研究发现,铁也参与了对FGF23的调节。ADHR患者血清铁离子浓度降低与FGF23升高相关,而FGF23的C-末端水平与载铁蛋白呈负相关。为了阐明铁在ADHR患者中的作用,研究者利用*Fgf23(R176Q)*转基因小鼠(同上)给予低铁饮食后发现,血清中完整的FGF23和FGF23C末端水平均升高,小鼠出现低血磷和骨软化症,血清1,25(OH)$_2$D$_3$降低。这些研究提示FGF23与铁代谢存在着紧密的联系,但具体机制仍不清楚。

XLH是由X染色体磷酸调节基因的同源内肽酶基因(PHEX)失活突变引起。小鼠缺失*Phex*基因(*Phex*$^{-/-}$小鼠)可导致FGF23表达升高并出现低磷血症,在*Phex*$^{-/-}$小鼠中进一步敲除*Fgf23*后,小鼠血磷水平及骨骼变化能够得到缓解,提示在XLH患者及*Phex*$^{-/-}$小鼠中,血磷降低与FGF23表达增高密切相关。进一步研究发现FGF23水平升高是由于FGF23表达增加而并非是降解减少所致。DMP1错义突变引起常染色体隐性低血磷性佝偻病(autosomal recessive hypophosphatemic rickets, ARHR)。*Dmp1*敲除小鼠所表现的低血磷性佝偻病及骨软化症与人ARHR症状类似。在*Dmp1*敲除小鼠与ARHR患者中都存在着血清FGF23升高。FGF23-klotho/FGFR信号已被作为磷代谢和骨代谢疾病新的治疗靶点。临床前研究发现抑制FGF23活性可减轻低磷性佝偻病及骨软化病症。

三、FGFR在骨骼发育和代谢中的作用

1. FGFR1

在骨骼发育过程中,FGFR1最早在肢芽中表达。在骨骺生长板,FGFR1在软骨膜、肥大前和肥大软骨细胞,也在成骨细胞和骨细胞中表达。

FGFR1参与原肠胚形成及之后发育过程。*Fgfr1*敲除小鼠中胚层分化受抑制,胚胎生长迟缓,原肠胚形成之前或形成中死亡。*Fgfr1 Ⅲc*缺失也导致原肠胚形成障碍,与*Fgfr1*敲除小鼠表型类似。然而,*Fgfr1 Ⅲb*缺失的小鼠可正常存活,表明Ⅲc是FGFR1调控胚胎发育的主要亚型。

FGFR1激活突变可导致osteoglophonic发育不良(osteoglophonic dysplasia, OD),表现为四肢近端侏儒症,表明FGFR1是长骨生长的负调节因子。骨软骨祖细胞中敲除*Fgfr1*的小鼠胚胎中,肥大软骨细胞分化受抑制,生长板软骨细胞肥大带变宽。这些发现说明FGFR1可以调节软骨发育。

FGFR1除调节胚胎和软骨发育外,也参与骨形成和重建。*Fgfr1*功能获得性的突

变（P252R）导致普法伊非尔综合征（Pfeiffer syndrome, PS）（以一种或几种颅缝线的过早融合为特征的颅缝早闭）。*Fgfr1*的其他几个激活突变除了引起四肢近端侏儒症外也导致颅缝早闭，如OD综合征。小鼠FGFR1（P250R）突变导致的囟门早闭表型与人的PS类似。FGFR1可调节可增加骨量。小鼠骨软骨祖细胞中缺失*Fgfr1*后成骨细胞增殖加快，分化和基质矿化延迟；而在分化的成骨细胞中缺失*Fgfr1*成骨细胞矿化却是加快的。因此研究人员提出FGFR1可促进间充质祖细胞分化为前成骨细胞，但抑制间充质祖细胞的增殖，以及成骨细胞的成熟和矿化。破骨细胞活性受损是*Fgfr1*缺失引起骨量增加的另一个原因。为了研究FGFR1对破骨细胞的直接作用，研究人员建立了在骨髓单核细胞和破骨细胞中敲除*Fgfr1*的小鼠，该小鼠破骨细胞形成和活性受损，导致骨量增加，表明FGFR1对破骨细胞起正调控作用。

FGFR1也参与磷代谢的调控。OD患者表现为低磷血症和血清FGF23水平升高，提示FGFR1可能通过上调FGF23调控血磷。利用动物模型发现，抑制FGFR1可抑制FGF23转录。此外，还发现FGFR1可以激活存在于*Fgf23*启动子近端的转录因子CREB，提示FGFR1可能通过结合CREB调节FGF23。然而，FGFR1调控FGF23的机制还需要进一步研究。

FGFR1除参与骨发育和代谢的调节外，也在关节稳态的维持中发挥重要作用。FGFR1在关节软骨高表达，敲除*Fgfr1*后小鼠关节炎进展变慢，提示FGFR1可能是促进关节炎发生的分子。进一步利用抑制FGFR1信号的小分子化合物干预关节炎小鼠模型发现，抑制FGFR1信号可缓解关节退变。这些结果提示，降低FGFR1的功能可能防治关节炎。

2. FGFR2

胚胎发育过程中，FGFR2表达于早期肢芽的间充质凝集期。在长骨发育中，FGFR2主要表达在软骨膜和骨膜组织，在骨内膜和骨小梁也有少量表达。在颅底和生长板软骨中大量表达。在颅缝中，FGFR2主要表达于骨祖细胞和分化的成骨细胞。FGFR2的表达模式表明其在骨骼发育中有重要作用。

FGFR2在颅缝发育和骨形成的过程发挥重要作用。十多种FGFR2突变引起多种类型的颅缝早闭，如阿佩尔综合征（Apert syndrome, AS）、克鲁宗综合征（Crouzon syndrome, CS）、PS和Beare-Stevenson皮肤旋纹综合征（Beare-Stevenson cutis gyrata syndrome, BSS）等。其中AS是最严重的颅缝早闭，FGFR2的S252W和P253R突变几乎与所有类型的AS有关。

Fgfr2$^{+/S252W}$功能增强突变小鼠模型可以很好地模拟人AS，主要表现为身材短小、颅骨中缝缺陷、颅缝成骨细胞增殖和分化异常。*Fgfr2*$^{+/P253R}$小鼠或*Fgfr2*$^{+/Y394C}$小鼠模型可以模拟人BSS（也有头骨畸形），其中成骨细胞分化增强导致冠状缝提前闭合。在*Fgfr2*Ⅲc另一C342Y突变小鼠模型（*Fgfr2c*$^{+/C342Y}$）（相当于人CS/PS突变）中，颅缝早闭伴随成骨增强和冠状缝骨祖细胞增殖加快。Chen等还发现*Fgfr2*$^{+/S250W}$小鼠骨形成减

少和冠状缝提前闭合与人 AS 表型类似。然而，$Fgfr2^{+/S250W}$ 冠状缝提前闭合与凋亡增加相关。这些结果表明，不同的 FGFR2 增强突变通过不同的机制导致颅缝早闭。

$Fgfr2 \text{ III} c$ 敲除小鼠也显示颅骨穹隆分化和矿化延迟，由于细胞增殖降低导致冠状缝早闭，其骨化障碍与成骨细胞标志物 OP 和 Cbfa1 降低相关，表明 FGFR2 III c 是膜内成骨的正调节分子。通过在小鼠间充质中敲除 $Fgfr2$ 发现，小鼠出现侏儒和骨密度降低的表型，且骨祖细胞增殖和成熟成骨细胞的功能均受损，但并未影响成骨细胞分化，这与 $Fgfr2 \text{ III} c$ 敲除小鼠成骨细胞分化延迟不同。这些差异可通过在成骨细胞中条件性敲除 $Fgfr2$ 的方式来进一步研究。为了研究 FGFR2 对成年期骨稳态的影响，研究人员建立了在成年期激活 FGFR2 的小鼠模型，利用机械性骨髓损伤（mechanical bone marrow ablation, BMX）发现，FGFR2 功能激活后可以通过上调 Wnt 信号促进骨形成。

FGFR2 也可以调节软骨发育。$Fgfr2^{+/S252W}$ 小鼠在中线矢状缝存在异位软骨，颅基底、鼻甲骨和气管软骨增加，生长板也出现紊乱和软骨矿化增强，导致长骨异常。利用 $Fgfr2^{+/P253R}$ 小鼠研究发现，该小鼠矢状缝也存在异位软骨，颅底软骨和长骨生长板生长迟缓，导致小鼠颅底缩短和身材矮小，与 $Fgfr2^{+/S252W}$ 小鼠和 AS 患者的骨骼表型一致。

$Fgfr2 \text{ III} c$ 敲除小鼠同样表现出侏儒症，生长板软骨细胞和肥大区增殖降低，颅缝早闭，长骨和椎骨变短。$Fgfr2 \text{ III} c$ 敲除小鼠中软骨细胞标志物 Ihh 和 Pthrp 的表达也减少。这些结果表明 FGFR2 III c 也调节软骨发育。在间充质细胞中敲除 $Fgfr2$ 后，小鼠骨骼长度缩短，生长板肥大带变短，但软骨细胞增殖并没有明显变化，这可能是破骨细胞活性增强促进钙化肥大软骨细胞基质的降解导致。

3. FGFR3

FGFR3 首先在间充质凝集中心开始分化的软骨细胞中表达。随着骨骺生长板的形成，FGFR3 在静息和增殖软骨细胞中表达。FGFR3 同样在成熟的成骨细胞和骨细胞中表达。在颅骨发育的晚期阶段，FGFR3 也在颅缝成骨前沿表达。

FGFR3 功能型增强点突变导致多种人类骨骼发育不良疾病，包括软骨发育不全（achondroplasia, ACH）、软骨发育不良（hypochondroplasia, HCH）、致死性软骨发育不良（thanatophoric dysplasia, TD）和伴有发育迟缓和黑棘皮征的严重软骨发育不全（severe achondroplasia, with developmental delay and acanthosis nigricans, SADDAN）。在这些疾病中 ACH 是最典型的人类侏儒，特征表现为矮身材、上下肢短、面骨发育障碍、大头畸形和脊柱前突。HCH 的表型和 ACH 相似，但比 ACH 表型弱。而 TD 是最常见的致死性骨骼发育不良，表现为大头畸形、窄钟形胸部、严重的肢体缩短及新生期死亡，可分为 TD I 和 TD II。TD I 患者股骨短且弯曲，有或无颅底；TD II 患者的股骨相对较长，头颅呈三叶草状。SADDAN 患者表现出黑棘皮症、中枢神经系统异常及严重的骨骼发育不良。

目前已建立了多种 $Fgfr3$ 基因有关的遗传工程小鼠模型。模拟人类 ACH 疾病的 $Fgfr3$ 激活突变小鼠表现出短小身材、圆形头颅、长骨缩短及生长板软骨细胞紊乱。模拟人类TDⅡ疾病的FGFR3 K644E突变小鼠出生后数小时内死亡,而模拟人类TDⅠ疾病(FGFR3 S371C突变)的Fgfr3 S365C小鼠表现出比ACH更严重的骨骼发育不良。

FGFR3通过影响软骨细胞增殖和分化负性调节长骨的软骨形成。很多研究已证实Fgfr3敲除小鼠长骨过度生长,增殖区和肥大区变宽,软骨细胞增殖能力增强。FGFR3信号通过STAT1促进细胞周期抑制因子p21通路抑制软骨细胞增殖。缺失STAT1的ACH小鼠软骨细胞增殖减少,但没有缓解ACH小鼠肥大区变短,第二骨化中心出现延迟的表型。软骨细胞中组成型激活MEK1抑制了Fgfr3敲除小鼠骨骼过度生长,表明FGFR3通过ERK/MAPK通路抑制软骨细胞分化。相反,FGFR3促进软骨细胞终末肥大分化。

此外,许多胞内和胞外信号影响软骨形成中FGFR3通路的活性。激活FGFR3抑制出生后小鼠生长板BMP4的表达。而BMP2处理可缓解ACH小鼠长骨生长迟缓。这些着重研究了软骨形成调控中FGFR3和BMP信号相互拮抗的作用。此外,FGFR3激活小鼠中IHH的表达减少。PTHrP部分缓解FGFR3激活导致的长骨生长抑制,提示FGFR3可能在IHH/PTHrP的上游调节肥大分化的起始。IGF通过PI3K和MAPK通路抑制FGFR3突变导致的软骨细胞凋亡。

FGFR3除影响软骨的正常发育外,还参与软骨瘤的形成。陈林实验室利用在出生后软骨细胞中敲除Fgfr3的小鼠模型发现,缺失Fgfr3的软骨细胞异常增殖,成软骨瘤样表现,且与IHH信号上调有关。FGFR3还参与关节软骨稳态的维持。Fgfr3在软骨细胞敲除后,膝关节和下颌关节退变均加快,提示FGFR3是关节的保护分子。

FGFR3信号同样是骨形成的重要调节分子,软骨特异激活FGFR3导致小鼠颅底软骨连接提前闭合,促进软骨结合周围的成骨细胞分化。ACH和TD患者的脊柱和颅底部软骨结合过早闭合,ACH小鼠模型中也有类似表型。FGFR3激活通过调节成骨细胞和破骨细胞活性导致骨量降低。Fgfr3敲除小鼠同样表现为骨密度降低和骨量减少。为了明确FGFR3对骨代谢的具体调控作用,陈林实验室利用在破骨细胞和软骨细胞中特异敲除Fgfr3的小鼠模型研究发现,FGFR3可以通过抑制破骨细胞骨吸收功能来提高骨量,缺失Fgfr3后,软骨细胞可以通过增加分泌BMP、WNT4、TGFβ₁等促进骨形成。

四、展望

多年来,研究人员利用FGF/FGFR突变导致的人类骨骼遗传性疾病模型和相关小鼠模型发现,FGF/FGFR信号通路在骨骼发育和代谢中发挥重要作用。FGF/FGFR信号通路调控骨骼发育过程中细胞的增殖、分化及凋亡,同时也参与调节成年期磷代谢等过程。尽管如此,其中仍存在着较多的未知内容需要研究者们进一步研究探索。

目前较多研究集中于FGF信号对软骨形成和骨形成的调控上。骨细胞是成年期骨骼中数量最多、生存周期最长的细胞,在骨稳态维持中发挥重要作用,但FGF信号在其中的作用仍不清楚。此外,脊柱和关节是骨骼的重要组成部分,但FGF信号在其中的作用知之甚少。目前已知FGF2和FGF18对关节炎有一定的保护作用;FGF8能够加快软骨基质降解,加剧骨性关节炎的发生;FGFR1缺失可延缓关节炎发生;FGFR3则是关节的保护分子;而其他FGF/FGFR在其中的作用还并不明确。FGF信号与脊柱发育稳态维持关系方面的研究更加匮乏。

目前为止,22个FGF配体中仅有一部分被证实参与骨骼发育过程,如FGF8、FGF9及FGF10。但很多敲除小鼠在胚胎期或出生后死亡,具体机制的研究受到一定阻碍,因此使用细胞特异性Cre小鼠条件性敲除*Fgf*是研究其在骨骼发育中的必要手段。此外,在骨发育及骨代谢过程中,哪些FGFR是这些FGF的相对特异性受体也不清楚。将*Fgf*突变小鼠与*Fgfr*突变小鼠交配是研究FGF与FGFR在骨发育及代谢中相互作用的重要方法。

不同的FGF受体在骨骼发育过程可能存在代偿作用。在成熟成骨细胞中特异性敲除*Fgfr1*可上调*Fgfr3*的表达,而在*Fgfr3*缺失或功能增强型突变小鼠分离培养的BMMSC中均存在*Fgfr1*表达上调。在小鼠中引入多种*Fgfr*突变是阐述不同FGFR间相互作用的重要研究策略。

近期研究表明骨与全身稳态间关系密切。例如慢性肾脏病和炎性疾病等全身性疾病可影响骨稳态。部分器官或组织分泌的激素也能够影响骨,如脂肪细胞分泌的瘦素等。近年来发现骨骼也在全身其他器官功能维持中发挥重要作用。骨骼参与能量代谢、男性生殖及造血功能。然而FGF信号通路如何通过骨骼影响全身稳态,或系统性疾病影响骨骼的过程中FGF/FGFR信号如何发挥作用尚不清楚,需要研究者们进一步的探索。

(苏楠,金旻,温轩,陈林)

第六节　神经系统与骨重塑

神经系统是人体内起主导作用的功能调节系统,人体各器官、系统的功能都是直接或间接处于神经系统的调控之下。骨骼与机体其他组织一样,不仅受到丰富的神经纤维支配,还会受到来自自分泌、旁分泌及内分泌的神经递质的调节。神经系统影响骨重塑的现象由来已久,但很长一段时间内人们对骨骼中神经系统的功能认识仅限于调节血管收缩和感知疼痛,缺乏神经系统对骨重塑调节的直接证据。随着学科的发展,人们发现骨骼受到丰富的神经支配,表达多样的神经递质及其受体,构成复杂的神经-骨骼调控网络。神经递质及其激动剂和阻断剂的应用证实了神经系统对骨重塑具有相当重要的调控作用。过去的十多年间，转基因或基因敲除实验解析了神经系统直接或间接参与骨重塑的机制，这些发现使人们在应用某些调节血压、抗抑郁类药物时不得不考虑潜在的骨质疏松和骨折风险，同时也为开发神经递质类药物治疗骨质疏松等疾病提供了重要的依据和线索。

一、骨骼神经纤维的类型

骨骼中的神经纤维根据功能分为两大类，一类是传出纤维，大多伴随滋养血管进入骨骼内部，主要传递来自中枢和周围神经系统的交感和副交感信号。骨骼中的交感神经信号可追溯到脑干、下丘脑室旁核、前额叶皮层及运动皮层等关键的中枢神经区域，在骨骼中以去甲肾上腺素作为神经递质；副交感神经则多从中枢自主神经核发出，在骨骼中以乙酰胆碱作为神经递质。另一类是传入纤维，也即感觉神经，主要分布于骨膜、骨内膜、骨小梁等位置，负责将牵张、疼痛等刺激信号传入感觉中枢。神经纤维也可以根据其表达的神经递质进行分类。

二、骨骼神经的发育

神经支配是骨骼发育的重要内容。来自大鼠和小鼠胚胎的实验发现，骨骼中最早出现的是位于软骨膜中的感觉神经纤维，依次表达生长相关蛋白43（growth associated protein 43, GAP-43）、蛋白基因产物9.5（protein gene product 9.5, PGP9.5）和降钙素基因相关多肽（calcitonin gene-related peptide, CGRP）等标志基因，这些神经纤维随后随着血管一同侵入第一骨化中心。随着发育的进行，骨髓中开始出现表达多巴胺β-羟化酶（dopamine β-hydroxylase, DBH）、神经肽Y（neuropeptide Y, NPY）和囊泡乙酰胆碱转运蛋白（vesicular acetylcholine transporter, VAChT）的神经纤维，即骨骼中的交感神经和副交感神经。对神经纤维的引导和侵入起主要作用的细胞因子包括神经轴突导向分子信号素、骨形态发生蛋白（bone morphogenetic protein, BMP）等。此外，骨骼细胞也可通过生神经细胞因子决定神经纤维的类型，例如大鼠的神经纤维在刚到达胸骨骨膜时大部分是儿茶酚胺类纤维，而一旦进入胸骨内部则转变为胆碱类/多肽类纤维。另一方面，神经细胞可调控骨骼的生长，例如切断处于发育期的实验动物骨骼中的神经纤维（而非支配肌肉的神经纤维）可不同程度地影响骨骼的长度。骨骼与神经的相互作用提示神经系统对骨重塑的调节具有其遗传基础。

在成体骨骼中，神经纤维密布骨膜及皮质骨表面，也可集结形成神经纤维束，与动脉伴行通过骨骼表面的营养孔进入骨骼内部。在骨髓中，较初级的神经纤维束附着在动脉的外膜或包裹在外膜内，继续与动脉及其分支伴行；随着血管的变细，神经纤维以盘旋的方式分布在小动脉的外膜中,之后纤维束分支形成神经丛嵌入小动脉的中膜及外膜之间,支配血管的收缩及舒张活动。除了血管以外,骨小梁、皮质骨和骨髓间隙中还分布着大量密集的神经纤维,类型更加丰富多样。然而研究发现,成骨细胞、骨细胞或破骨细胞在位置上可以非常接近神经纤维,但并没有证据表明它们直接与神经纤维的末端相连,说明神经对骨骼细胞的作用多是非突触性的,可能通过旁分泌的方式执行。

三、骨骼中的神经递质及其受体

目前发现的对骨重塑起调控作用的神经递质包括单胺类(肾上腺素、去甲肾上腺素、5-羟色胺、多巴胺)、乙酰胆碱、多肽类(P物质)、CGRP、血管活性肠肽(vasoactive intestinal polypeptide, VIP)和神经肽Y以及氨基酸类(谷氨酸)。参与骨重塑的骨骼细胞,如成骨细胞、破骨细胞及其前体细胞,通过表达相对应的神经递质受体,接受微环境中神经递质的自分泌、旁分泌以及内分泌调节。这些神经递质的作用方式有如下特点:① 某些神经递质既可由中枢及外周的神经细胞分泌,也可直接表达在骨骼细胞;② 由于血脑屏障的存在,神经递质在中枢和外周的作用方式及效应具有独立性;③ 中枢神经递质对骨重塑的调控多通过自主神经介导;④ 表达在骨骼细胞中的受体决定了最终效应。神经递质及其受体的表达和信号传递方式将有助于理解神经递质调节骨重塑的原理和机制。

四、神经系统对骨重塑的调控机制

人工合成神经递质的应用及其激动剂、抑制剂的发明使得人们可以从实验动物整体研究神经系统对骨重塑的作用,并在培养的骨骼细胞中研究其作用的分子机制。但是给药的剂量和方式却很难完全模拟纯生理状态下的情况。另外,骨重塑可同时受到神经递质的自分泌、旁分泌及内分泌调节,调节的方式和过程显得更加复杂。而转基因和基因敲除技术,特别是条件基因敲除技术,能在不同发育时期的不同类型细胞中研究神经递质及其受体所发挥的具体生理功能,为解析神经-骨骼调控网络提供了一种全新的方式。下文将就神经系统对骨重塑的具体调控机制进行阐述。

(一)神经纤维对骨重塑的调节

骨骼中的神经纤维主要包括交感神经纤维、副交感神经纤维和感觉神经纤维。与骨骼中的其他神经纤维相比,这些神经纤维含量最丰富,作用方式相对直接和明确。

1. 交感神经系统

交感神经是骨骼中含量最丰富的神经纤维之一,密集分布在骨膜以及干骺端的骨小梁中，释放去甲肾上腺素作为神经递质。去甲肾上腺素的合成以酪氨酸为原料，在酪氨酸羟化酶的催化作用下合成多巴，再在多巴脱羧酶作用下合成多巴胺。多巴胺被摄取入小泡，由多巴胺β羟化酶催化进一步合成去甲肾上腺素并储存于突触前小泡内。多巴胺β羟化酶是去甲肾上腺合成链中的限速酶。

交感神经兴奋时膜电位发生改变，小泡中的去甲肾上腺素释放到胞外，结合至细胞表面的肾上腺素受体。肾上腺素受体为G蛋白偶联型受体，分为α受体（α_1与Gq偶联，α_2与Gi偶联）和β受体（β_1、β_2、β_3均与Gs偶联）。在骨骼中的表达占绝对优势的是成骨细胞的β_2受体。α_1和α_2受体也在骨骼中表达，但β_1和β_3受体未见任何表达。交感神经在骨骼中的这些特点提示其可以最直接的方式参与骨重塑的调节。

很久以前人们就留意到了交感神经抑制骨形成的作用。例如，长期处于应激状态下以及交感神经失调的人骨密度下降，抑郁会导致骨折风险增加，嗜铬细胞瘤患者发生骨质疏松等现象。在长期应用肾上腺素β受体阻断剂如普萘洛尔的患者中，骨折风险呈现下降趋势。在实验动物模型中，肾上腺素β受体激动剂异丙肾上腺素具有显著的抑制骨形成、降低骨密度的作用，选择性β_2受体激动剂克仑特罗（clenbuterol）、沙丁胺醇（salbutamol）可产生同样的生物学效应，而普萘洛尔则促进动物模型骨形成，并能对抗应激造成的骨量流失。

基因敲除小鼠模型明确了生理状态下交感神经抑制骨形成、促进骨吸收的作用。多巴胺β羟化酶基因敲除小鼠（$Dbh^{-/-}$）缺乏交感神经递质，表现为骨量增多的表型。但该小鼠同时还存在肾上腺功能亢进、高胰岛素血症、性腺功能减退等多种异常，骨骼的表型可能继发于这些内分泌疾病。β_2受体基因敲除小鼠（$Adrb2^{-/-}$）体重及内分泌相对正常，但骨量增多，提示交感神经可直接参与骨重塑。成骨细胞特异性β_2受体基因敲除小鼠（$Col1a1$-Cre；$Adrb2^{fl/fl}$）则直接确证了这一发现。分子机制研究发现β_2受体对骨形成的抑制作用是通过多种途径实现的。β_2受体通过经典的Gs-cAMP-PKA通路激活CREB，促进成骨细胞表达生理节奏基因$Per1$和$Per2$，并借此抑制c-Myc和细胞周期蛋白D1，抑制成骨细胞增殖；这条通路也可以通过CREB及ATF4促进成骨细胞表达RANKL、IL6、IL11和PGE$_2$等因子，间接地促进破骨细胞的分化。研究发现，β_2受体介导的交感神经信号也直接介导了很多中枢神经递质对骨重塑的调节作用。例如，瘦素、神经肽Y、5-羟色胺等。

肾上腺素信号也能通过α受体激活下游信号通路，然而其在骨重塑中的具体作用目前还未十分明确。α_2受体主要分布在去甲肾上腺素能神经的突触前膜上，激活时可使去甲肾上腺素释放减少，对其产生负反馈调节作用。α_1、α_2受体也少量表达在成骨细胞、破骨细胞及其前体细胞，可直接介导对骨重塑的调节作用。α_2受体基因敲除小鼠（$Adra2^{-/-}$）交感神经信号的释放是显著增强的，小鼠理应表现为骨质疏松的表型，但是小鼠的骨量却是增多的，因此少量表达在成骨细胞或破骨细胞表面的α受体可能对骨重塑调节产生更关键的效应。体外实验发现，α受体介导的信号通路抑制MSC向成骨细胞分化,从而抑制骨形成;而α_2受体介导的信号通路也可促进破骨细胞的分化,加速骨吸收。但上述研究并没有完全排除α受体通过其他途径间接影响骨重塑的可能性,因此需要成骨细胞和破骨细胞特异性α受体基因敲除小鼠来确证其对骨重塑的调节方式。

有研究发现β_1和β_3受体介导的交感神经信号也能通过间接途径参与调节骨重塑。β_1受体基因敲除小鼠($Adrb1^{-/-}$)骨量减少,且β_1/β_2双基因敲除($Adrb1^{-/-}$和$Adrb2^{-/-}$)能够逆转β_2基因敲除小鼠骨量增多的表型,但$\beta_1/\beta_2/\beta_3$三基因敲除小鼠($Adrb1^{-/-}$、$Adrb2^{-/-}$和$Adrb3^{-/-}$)却又表现为骨量增多。鉴于β_1和β_3肾上腺素受体完全不在骨骼中表达,因此它们可能通过其他靶器官间接地对成骨细胞和破骨细胞进行调控。

2. 副交感神经系统

副交感神经在骨骼中的数量仅次于交感神经和感觉神经,分布于骨小梁之间的骨髓中,释放乙酰胆碱作为神经递质。乙酰胆碱是由胆碱和乙酰辅酶A在胆碱乙酰移位酶的催化作用下合成,并由囊状乙酰胆碱转运体包装运输至突触前小泡。

副交感神经兴奋时乙酰胆碱释放到胞外,结合到细胞表面的乙酰胆碱受体。乙酰胆碱受体分为两种,一种为毒蕈碱型受体(muscarinic receptor, M型受体),为G蛋白偶联型受体,可分为M_1、M_3、M_5(与Gq偶联)以及M_2、M_4(与Gi/Go偶联)。M型受体激活PLC,使腺苷酸环化酶受到抑制,激活K^+通道或抑制Ca^{2+}通道。另一种为烟碱型(nicotinic receptor, N受体)离子通道受体,是由α、β、γ、δ与ε亚单位组成的5聚体,调节膜内外Na^+、Ca^{2+}、K^+离子的交换。在骨骼中,大部分N受体的亚单位均有表达,其中α_2和β_2在破骨细胞及其前体细胞中表达丰度较高,α_1、α_4、α_7和β_1、β_2在成骨细胞中表达丰度较高,而M受体在骨骼中不表达或表达丰度较低。

副交感神经系统的作用与交感神经作用相反,处于相互平衡制约中。在骨重塑过程中,副交感神经的作用也与交感神经相互拮抗。体外实验证实激活胆碱能信号通路可以促进成骨细胞的增殖、促进破骨细胞凋亡。α_2烟碱型受体亚单位基因敲除小鼠破骨细胞数量及骨吸收指标显著增高,表现为骨质疏松的表型。以上证据表明N受体介导的副交感神经信号主要通过作用于破骨细胞发挥抑制骨吸收的作用。

M受体介导的副交感神经信号则是通过拮抗中枢交感神经信号,从而发挥促进骨形成、抑制骨吸收的作用。M_3基因敲除小鼠($Chrm3^{-/-}$)的交感信号释放增强,骨量减少(M_1、M_2、M_4基因敲除小鼠没有骨骼表型),并且$Chrm3^{+/-}$和$Adrb2^{+/-}$双基因杂合性敲除小鼠能够逆转$Adrb2^{+/-}$小鼠骨量增多的表型。该研究进一步通过神经细胞特异性($Nestin\text{-}Cre;Chrm3^{fl/fl}$)和成骨细胞特异性$M_3$基因敲除小鼠($Co1a1\text{-}Cre;Chrm3^{fl/fl}$)明确了M受体介导的副交感神经信号是通过作用于中枢神经系统发挥效应的。

3. 感觉神经系统

感觉神经也是骨骼中含量最丰富的神经纤维之一,尤以骨膜及骨内膜中的分布最为密集。人们发现在骨折愈合过程中,受损骨膜和骨痂部位的感觉神经元会迅速增殖并分支,其活跃程度也与骨形成的活跃程度保持一致。辣椒素可以选择性地损伤无髓鞘的感觉神经,处理后的大鼠呈现骨质疏松的表型。因此,除了感受并传递感觉信号,感觉神经在骨重塑中可能也有重要作用。

感觉神经发育缺陷的基因敲除小鼠模型明确了感觉神经对骨重塑具有不可或缺的作用。脑信号蛋白是一类重要的轴突诱向因子,在神经系统的发育过程中对神经元轴突延伸和神经细胞的迁移提供导向信息,其中Sema3a的功能最为广泛和重要。Sema3a可在神经细胞和非神经细胞中表达并分泌至胞外,同时发挥旁分泌和自分泌的功能。Sema3a基因敲除小鼠($Sema3a^{-/-}$)的骨骼中感觉神经发育是缺陷的,但交感神经的发育未受影响,基因敲除小鼠表现为骨质疏松的表型。在神经细胞中特异性敲除Sema3a($Nestin$-Cre;$Sema3a^{fl/fl}$、$Synapsin$-I-Cre;$Sema3a^{fl/fl}$)可重现感觉神经发育缺陷和骨质疏松的表型,而利用可诱导的神经细胞特异型Sema3a基因敲除小鼠($Nestin$-Cre^{ERT};$Sema3a^{fl/fl}$)在感觉神经发育完成后再敲除Sema3a则对骨重塑没有任何影响,从而明确了骨骼中感觉神经的存在对骨形成具有重要的促进作用,但这种作用的具体分子机制并未明确。但有意思的是,Sema3a也可发挥旁分泌和自分泌的作用,直接促进成骨细胞的分化、抑制破骨细胞的分化,从而保护骨量不被流失。

(二)神经递质对骨重塑的调节

与来源于交感和副交感神经纤维的神经递质相比,以下神经递质的特点是来源更为复杂多样,作用方式更为复杂,既可通过中枢神经系统发挥作用,也可通过自分泌、旁分泌及内分泌发挥作用。

1. 瘦素

瘦素是由脂肪细胞分泌的蛋白质类激素,主要由白色脂肪组织产生。瘦素虽然不是神经递质,但却是研究最早,也是最明确的通过中枢神经系统调控骨重塑的内分泌因子之一。瘦素可以通过血脑屏障,然后与下丘脑代谢调节中枢的特异性受体结合,发挥抑制食欲、增加能量消耗、抑制脂肪合成的作用。瘦素缺陷型ob/ob小鼠及瘦素受体缺陷型db/db小鼠性腺功能减退,理应表现为骨质疏松的表型,但实际上,这两种小鼠的骨量显著增加,而脑室内灌注瘦素使得ob/ob小鼠的骨量恢复正常,说明瘦素通过作用于中枢神经系统发挥对骨形成的抑制作用。进一步研究发现,瘦素抑制中枢5-羟色胺能神经元的作用,导致下丘脑腹内侧神经元向骨骼发出的交感神经信号增强,从而发挥负向调控骨重塑的作用。而在小鼠神经细胞中敲除瘦素受体则模拟了ob/ob小鼠交感神经信号增强及骨量增多的表型,进一步明确了瘦素通过中枢交感神经系统调节骨重塑的机制。

骨骼多种类型的细胞表达瘦素及其受体,例如骨髓脂肪细胞表达大量的瘦素,骨髓间充质祖细胞以及成骨细胞表达瘦素受体。体外细胞培养实验发现瘦素促进成骨细胞增殖和分化,但也有相反的结果,这种差异可能与培养液中的血清浓度和瘦素浓度有关。"中枢调节论"的支持者认为小鼠成骨细胞特异性敲除瘦素受体并不影响骨重塑。另一个研究小组也提供了相同的实验结果，但他们同时发现，在骨髓间充质祖细胞中敲除瘦素受体会导致成骨分化增强，骨量增高，证明瘦素也可以直接作用于不同分化状态的骨骼细胞参与对骨重塑的调节。

2. 5-羟色胺

5-羟色胺是一种在体内广泛存在的单胺类神经递质，人体约90%的5-羟色胺合成和分布于肠嗜铬细胞，通常与ATP等物质一起储存于细胞颗粒内。在刺激因素作用下，5-羟色胺释放到组织间隙及循环系统中，可被血小板摄取和储存，储存量约占全身的8%。在外周组织中，5-羟色胺是一种强血管收缩剂和平滑肌收缩刺激剂。在中枢神经系统中，5-羟色胺主要分布于松果体和下丘脑，是重要的神经递质，占全身的1%～2%，参与痛觉、睡眠、情绪、食欲和体温等广泛的生理功能的调节。

5-羟色胺是色氨酸经色氨酸羟化酶（tryptophan hydroxylase, Tph）催化首先生成5-羟色氨酸，再经5-羟色氨酸脱羧酶催化生成。THP是5-羟色胺合成的限速酶，其表达具有组织特异性。THP1主要表达于肠嗜铬细胞、心脏、肺、肾上腺等，也在部分脑区中表达，主要控制外周5-羟色胺的合成；而Thp2则只特异性地表达在中枢神经系统的5-羟色胺能神经元，其表达量与Thp1相比占据绝对优势。此外，5-羟色胺不能穿过血脑屏障，因此5-羟色胺在中枢和外周的功能具有独立性。

5-羟色胺转运体（serotonin transporter, 5-HTT）是一种广泛表达的、对5-羟色胺有高度亲和力的跨膜转运蛋白，能够重新摄取细胞间隙内的5-羟色胺进入突触前神经元的，减少突触间隙五羟色胺的浓度，因此也是5-羟色胺神经信号调节的关键分子。选择性5-羟色胺再摄取抑制剂（selective serotonin reuptake inhibitor, SSRI）是一类抗抑郁药物，能选择性抑制5-HTT的活性，增加突触间隙5-羟色胺的浓度并激活5-羟色胺神经信号。

5-羟色胺受体有7种亚型，分别为6种G蛋白偶联型受体，分为Gs偶联型（5-HT4、5-HT6和5-HT7受体）、Gi/Go偶联型（5-HT1和5-HT5受体）和Gq/G11偶联型（5-HT2受体），以及1种离子通道受体（5-HT3受体）。骨骼中有5-羟色胺能神经纤维，成骨细胞及破骨细胞也表达TPH1和5-HTT，5-HT1A、5-HT1B、5-HT2A、5-HT2B、5-HT2C等在成骨细胞中表达丰度较高，5-HT1B、5-HT2B等在破骨细胞中表达丰度较高，提示骨重塑可能受到5-羟色胺神经信号的自分泌、旁分泌及内分泌调节。

外周5-羟色胺神经信号对骨重塑的调节具有负面效应。长期服用SSRI的患者有显著的骨质疏松和骨折的风险，*5-Htt*基因敲除小鼠（*Slc6a4$^{-/-}$*）也表现为骨形成下降、骨量减少的表型。*Thp1*基因敲除小鼠（*Tph1$^{-/-}$*）中枢神经5-羟色胺的表达未受影响，小鼠也未表现出明显的神经症状，但基因敲除小鼠外周5-羟色胺缺失，并表现出骨量增多的表型，THP1的抑制剂LP533401则可以增加实验动物模型的骨量并保护卵巢切除造成的骨量丢失。条件基因敲除研究发现，肠道上皮细胞THP1合成的5-羟色胺经过循环系统作用于成骨细胞上的5-HT2C受体，通过PKA-CREB-周期蛋白通路抑制成骨细胞的增殖,从而抑制骨形成。也有研究发现,5-HT2B受体介导的5-羟色胺神经信号可以直接作用于成骨细胞抑制其增殖,破骨细胞THP1合成的5-羟色胺通过自分泌的方式促进其成熟分化。因此,外周5-羟色胺神经信号通过自分泌、旁分泌及内分泌的方式作用于成骨细胞和破骨细胞,发挥抑制骨形成、促进骨吸收的效应。

中枢神经系统的5-羟色胺神经信号受到瘦素信号通路的负向调控,并通过抑制交感神经信号发挥促进骨形成、抑制骨吸收的效应,且这种积极效应强于外周5-羟色胺神经信号对骨重塑调节的负面效应。Thp2基因敲除小鼠($Tph2^{-/-}$)中枢神经系统中5-羟色胺的表达几乎完全消失,但血液中的5-羟色胺含量未受影响,而小鼠表现为骨量显著减少的表型。$Tph1^{-/-}$和$Tph2^{-/-}$双基因敲除还能逆转$Tph1^{-/-}$小鼠骨量增多的表型。一系列精准的条件基因敲除实验发现,瘦素作用于中枢5-羟色胺神经元上的瘦素受体,抑制5-羟色胺的表达,而5-羟色胺作用于下丘脑腹内侧核神经元上的5-HT2B受体,通过CaMKKβ/CaMKIV-CREB通路抑制其发出交感神经信号,从而发挥促进骨形成、抑制骨吸收的效应。

3. 神经肽Y

神经肽Y也属于多肽类神经递质,是体内含量最丰富的神经肽之一。在中枢神经系统,神经肽在下丘脑的浓度很高,主要分布于下丘脑弓状核神经元,少部分分布于室旁核、背中核等区域,并形成相互投射的神经环路;在外周神经系统,神经肽Y主要表达在交感神经纤维。成骨细胞和骨细胞也可表达神经肽Y。神经肽Y的受体Y_1、Y_2、Y_4、Y_5和Y_6在下丘脑中均有表达,而在骨骼中则只有Y_1表达。神经肽Y与儿茶酚胺类递质有着十分密切的关系,分布上共存,功能上相互调节。在中枢,神经肽Y具有抑制交感兴奋、抗焦虑的作用;而在外周,神经肽Y则促进儿茶酚胺类神经的交感兴奋作用。因此,神经肽Y信号通路对骨重塑的作用相对比较复杂。

在中枢神经系统,下丘脑神经元通过自分泌的神经肽Y-Y_2信号通路,增强下丘脑发出的交感神经信号抑制成骨细胞的功能。神经肽Y基因敲除小鼠($Npy^{-/-}$)骨量增加,而在脑室内过表达神经肽Y可以逆转表型。Y_2基因敲除小鼠($Npy2r^{-/-}$)或Cre重组酶腺病毒介导的下丘脑特异性Y_2基因敲除小鼠同样表现出骨量增加的表型。在中枢神经系统,瘦素虽然可以下调神经肽Y的表达,但是神经肽Y对骨重塑的调控独立于瘦素信号通路。

在骨骼中,神经纤维和骨骼细胞分泌的神经肽Y通过直接作用于Y1受体抑制成骨细胞的分化和功能。此外,前成骨细胞中Y_1受体的表达还受到中枢神经系统Y_2信号通路的调节,但调节机制未明。因此,神经肽Y信号通路可同时通过中枢和外周的作用方式抑制成骨活性。

然而在应激状态下,神经肽Y对交感神经兴奋造成的骨量流失起保护作用。应激激活交感神经系统的同时,使中枢和外周的神经肽Y水平增加,此时神经肽Y发挥对交感神经的负反馈抑制作用,防止交感神经兴奋造成骨量的过度流失。

4. 神经介素U (neuromedin U)

神经介素U属于多肽类神经递质,广泛分布于中枢及外周神经系统,具有调节平滑肌收缩、胃肠道上皮离子转运、调节食欲和能量代谢等作用。尽管有研究认为成骨细胞通过自分泌的神经介素U-NMU2R信号通路促进其增殖,但多数研究认为,骨骼不表达神经介素U及其受体NMU1R和NMU2R,体外培养的成骨细胞也不对神经介素U产生反应。神经介素U基因敲除小鼠($Nmu^{-/-}$)骨量增加明显。脑室内灌注神经介素U不仅能够挽救神经介素U基因敲除小鼠骨量增加的表型,同时也能挽救ob/ob小鼠骨量增加的表型,且脑室内灌注瘦素不能使神经介素U基因敲除小鼠骨量恢复正常,说明神经介素U通过中枢神经发挥对骨重塑的调控作用,且位于瘦素信号通路的下游。

5. CGRP

VIP、P物质和CGRP都是感觉神经表达的多肽类神经递质。CGRP与降钙素同源,α-CGRP由降钙素基因可变剪接而来,β-CGRP则是由独立基因编码,两者具有相近似的生物活性。CGRP广泛分布于哺乳动物和人的中枢及外周神经系统中,生理作用广泛而多样,特别是在中枢和外周神经系统的伤害性信息传递中起着重要作用。CGRP受体由降钙素受体样受体(calcitonin receptor-like receptor, CRLR;与Gs蛋白偶联)、受体活性修饰蛋白(receptor activity-modifying protein, RAMP)和CGRP受体组分蛋白(CGRP-receptor component protein, RCP)3个组分组成,通过经典的cAMP-PKA通路发挥生物学效应。表达CGRP的神经纤维分布在骨髓、骨内膜以及损伤修复的骨痂中。成骨细胞自身可表达CGRP,其受体在成骨细胞、破骨细胞及其前体细胞中均有表达。

研究发现,CGRP促进体外培养的成骨细胞增殖和分化。CGRP注射可以保护大鼠卵巢切除导致的骨量丢失。在成骨细胞中过表达人α-CGRP的转基因小鼠($Ocn-hα-CGRP$)骨量增多,而降钙素/α-CGRP基因敲除小鼠($Calca^{-/-}$)骨量减少。尽管$Calca^{-/-}$小鼠的破骨细胞数量及活性没有显著变化,但体外实验发现CGRP可抑制体外培养的破骨细胞的分化和活性。因此,CGRP可通过作用于成骨细胞与破骨细胞,发挥促进骨形成、抑制骨吸收的作用。

6. VIP

VIP是胰高血糖素/促胰液素超家族的成员之一,存在于中枢神经和肠神经系统中,多通过旁分泌的作用,舒张血管、抑制消化道平滑肌的收缩,并对消化道液的分泌具有很强的调节作用。VIP受体VIPR-1和VIPR-2是一类GPCR。骨膜中有较为丰富的表达VIP的神经纤维。成骨细胞和破骨细胞不表达VIP,但是都表达其受体,提示VIP通过神经纤维的旁分泌作用参与骨重塑。

体外细胞研究发现,VIP可直接作用于破骨细胞,抑制$1,25(OH)_2D_3$诱导的破骨细胞分化和RANKL/RANK的表达,也可抑制破骨细胞的活性。VIP还可作用于成骨细胞,调节RANKL、M-CSF、OPG、IL6的表达,间接地调节破骨细胞的分化和功能,但最终效应未知。VIP对成骨细胞的分化和功能的作用则尚未有明确结论,体外细胞实验既有促进也有抑制的报道，因此在骨重塑过程中VIP确切和具体的作用还需要更多的实验来明确。

7. P物质

P物质是第一个被发现的神经肽，属于速激肽家族成员，在负责调节情绪的脑区（杏仁核、导水管周围灰质和下丘脑等）表达比较丰富。在外周，P物质在初级感觉神经元的胞体及神经纤维中有较高表达，同时也表达在胃肠道、内分泌系统等几乎全身各个部位。P物质的受体为速激肽受体-1（neurokinin 1 receptor, NK1），属于与Gq蛋白偶联的受体。当神经受刺激后，P物质可在中枢端和外周端末梢释放，与NK1受体结合，参与感觉信息传递、痛觉调制、神经内分泌等活动的调节。在骨骼中，VIP神经纤维常常同时表达P物质，并与P物质神经纤维伴行。目前没有证据表明成骨细胞和破骨细胞表达P物质，但是都表达其受体，提示P物质通过神经纤维的旁分泌作用参与骨重塑。

体外细胞研究发现，不同浓度的P物质均能促进间充质细胞的增殖迁移，促进其向成骨细胞的分化和矿化，并发现这种促分化的效应是通过上调成骨细胞转录因子*Osx*的表达或者激活Wnt/β-联蛋白信号通路的活性实现的。P物质还能促进分化成熟的成骨细胞表达NK1受体。但是也有P物质抑制成骨细胞分化的报道。而对于破骨细胞，P物质通过激活NF-κB促进RANKL诱导的破骨细胞分化，并能促进其骨吸收的活性。但目前仍未明确生理状态下P物质平衡骨形成和骨吸收的机制和最终效应，需要基因敲除实验才能最终明确。

五、展望

神经系统是机体最重要的调控网络，在维持机体内环境稳定，保持机体统一性及其与外环境的协调平衡中起主导作用。随着研究的深入，神经调控网络的多样性及复杂性日益显现。一氧化氮、一氧化碳、硫化氢等新类型的神经递质及其作用方式被不断发现。最近的研究显示，肠道菌群可控制肠道神经递质的产生，借由多种通路与神经系统进行"对话"。骨骼系统作为神经调控网络中的一个重要组成部分，其被调节的方式和机制更趋复杂。遗传小鼠模型，特别是可诱导的组织特异性条件基因敲除小鼠可在生理条件下准确解析神经系统调节骨重塑的生物学效应，结合细胞体外研究模型，理论上可以明确任何一种神经细胞及神经递质作用于骨重塑效应细胞的具体过程及分子机制。近几年，CRISPR/Cas9等基因编辑技术的发明及应用更是打破了遗传动物模型应用的瓶颈，使得研究者可以在除小鼠之外的其他动物比如灵长类中通过基因敲除的方法研究基因的功能，进一步明确神经系统在不同物种之间生理效应上的差异，从而更好地为人类的健康服务。

（杨冠，杨晓）

第七节　微小RNA与骨代谢

微小RNA（microRNA, miRNA）是一类高度保守的单链非编码RNA，它能够与mRNA 3′端非编码区进行完全或不完全碱基互补配对，从而导致mRNA降解或抑制mRNA翻译来调控基因的表达。

miRNA作为 *Science* 2002年十大科技突破的第1名，已经成为目前生物学研究的一大焦点。它在生物的发育时序调控和疾病的发生发展中起到非常重要的作用。近年研究表明，miRNA在骨代谢及相关疾病中也发挥着重要的调控作用，对miRNA的研究也成为骨科的一大热点领域。深入研究miRNA的作用机制会对转录后基因调节领域的发展产生深远影响。

一、miRNA的形成、作用及研究方法

miRNA是一种非编码、单链、长度为18～22个核苷酸的小RNA。第一个miRNA被命名为lin-4，是最早于1993年在线虫中发现的抑制性小RNA分子。miRNA在物种进化中相当保守，即各种miRNA都能在其他种系中找到同源体。同时，miRNA具有组织特异性和时序性，即在植物、动物和真菌等多细胞真核生物中发现的miRNA只在特定的组织和发育阶段表达，而且miRNA可以决定组织和细胞的功能特异性，表明miRNA在细胞生长和发育过程的调节过程中起多种作用。通过对已发现的miRNA的基因序列、加工表达方式、生理功能等方面的研究表明，miRNA具有与生物体阶段性发育密切相关的重要调控功能，同时也可参与空间发育、应激性、细胞周期和基因重组等过程。每个miRNA可以有多个靶基因，而同一个基因通常由多个miRNA所调节。这种复杂的调节网络既可以通过一个miRNA来调控多个基因的表达，也可以通过几个miRNA的组合来精细调控某个基因的表达。现在除了lin-4和let-7外，其他miRNA统一用miR #（#代表数字）表示miRNA。

简而言之，miRNA具有如下特点：① 广泛存在于真核生物中，是一组不编码蛋白质的短序列RNA，它本身不具有开放阅读框架（open reading frame, ORF）；② 通常长度为18～22 nt；③ 成熟miRNA的5′端是磷酸基，3′端为羟基；④ 具有生物间高度的保守性；⑤ 具有基因簇集现象；⑥ 表达具有细胞特异性或组织特异性；⑦ 表达呈现时序特异性。

（一）miRNA的成熟及作用机制

成熟miRNA的形成需要经过转录、初级miRNA产物的形成、细胞质转运、miRNA

前体的形成、单链选择等过程。这些过程能够确保只有正确结构及正确序列的miRNA才能调节基因的表达。值得注意的是，在人类中，除Y染色体以外的所有染色体均可以表达miRNA。

在细胞核内，编码miRNA的基因（独立的miRNA基因或编码蛋白的内含子或不编码蛋白的内含子）在RNA多聚酶Ⅱ或Ⅲ的作用下形成几千个核苷酸长度的初级microRNA（primary microRNA, pri-miRNA）产物，而一个pri-miRNA可以形成多个成熟的miRNA。在Drosha和DGCR8的作用下，形成60～100个核苷酸大小的发卡样结构，被称为前体microRNA（precursor microRNA, pre-miRNA）。pre-miRNA在exportin5及Ran-GTP的作用下出核，进入细胞质。

在细胞质内，pre-miRNA在Dicer-TRBP（TARNA binding protein）复合物的作用下形成短的RNA双链。Dicer是一种RNA的Ⅲ型内切酶，而TRBP可以招募并结合pre-miRNA，稳定Dicer与RNA之间的相互作用。Dicer识别和切割双链miRNA需要满足一定的条件，如只有中央错误配对的miRNA才可以与Dicer/Ago1形成有效的复合物；在种区或3′末端的不配对可以促进双链miRNA的解聚。

在Dicer作用下，双链miRNA进一步形成两个单链，一条称为成熟引导链（mature guide strand, miRNA），大小为18～22核苷酸，另一条为互补链（complementary passage strand, miRNA*）。尽管有一些miRNA*被认为可以同miRNA一样负向调控基因的表达，但是绝大部分miRNA*被RISC所降解。成熟miRNA与RNA诱导的沉默复合物（RNA-induced silencing complex, RISC）相结合，通过不同途径调控mRNA的翻译。RISC包括Dicer、TRBP、PACT（PKR蛋白激活剂, protein activator of PKR）和一个AGO蛋白。近期研究发现，miRNA的含量与AGO蛋白水平相关，表明AGO可以保护miRNA，减少其降解。

在RISC的辅助下，miRNA与目的mRNA碱基配对，miRNA通过与mRNA3′非编码区域（3′ untranslated region, 3′-UTR）结合从而导致mRNA的翻译抑制或降解。而这一过程需要mRNA的3′-UTR有至少一个特异性的7个核苷酸大小的序列，同时这个序列能够与位于miRNA5′区的种区部分或完全互补配对。其中，RISC中的AGO蛋白为AGO2时，RISC可介导miRNA与目的mRNA完全碱基配对，导致mRNA的降解；当RISC中的AGO蛋白为AGO1时，RISC可介导miRNA与目的mRNA不完全配对，导致翻译抑制。miRNA对mRNA的切割及抑制翻译作用在RNA加工体（RNA processing body, P-body）中进行。然而，miRNA的基因表达抑制效率仍受到其他因素或条件的影响，比如，miRNA与mRNA的3′-UTR结合序列的相对位置；miRNA结合区的序列内容；mRNA内miRNA目的区的数目以及RNA的结构。

对于大多数mRNA而言，当其5′端的m7GpppN帽结构被eIF4E识别时，翻译启动。eIF4E属于真核翻译起始因子eIF超家族，而eIF也包含eIF4G, eIF4G可以与聚腺苷酸结合蛋白1（polyadenylate-binding protein 1, PABP1）相结合，同时，eIF4G可以与eIF3相互作用,从而招募40S小亚基的核糖体。eIF4G和eIF4E及PABP1的相互作用,可以使mRNA的5′及3′末端靠近,并提高eIF4E与5′帽端的亲和力,从而促进翻译起始。反式作用元件可以通过招募蛋白质阻断eIF4E-eIF4G之间的相互作用,或阻断eIF4E与mRNA的5′帽端的结合,从而阻止40S小亚基核糖体起始复合物的聚集。而RISC中的Ago蛋白中央结构域与eIF4E的帽端结构域有一定的序列同源性,AGO可以与eIF4E相互竞争,从而抑制翻译。

miRNA也可以通过起始后途经抑制翻译。miRNA-RISC能够与翻译中的mRNA结合,从而减少翻译的延长或促进翻译终止。作为RISC的一部分,AGO1、3、4被认为可以调节起始后抑制(见图4-7-1)。

(二)miRNA的研究方法

根据miRNA的定义和特点,要确定一个RNA分子是否为miRNA,必须以下列原

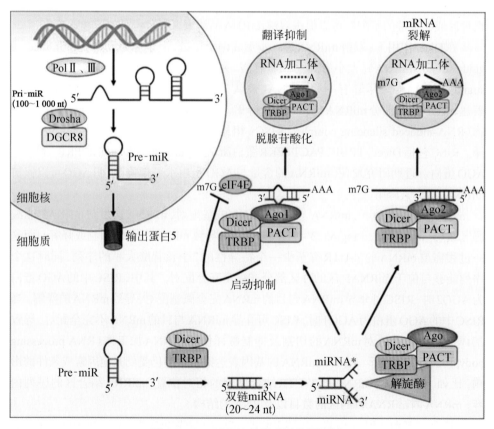

图4-7-1 miRNA的形成及作用机制

注:引自Kapinas K, Delany AM. MicroRNA biogenesis and regulation of bone remodeling[J]. Arthritis Res Ther, 2011, 13(3): 220

则为判断标准：① 能够通过与特定大小的总RNA样品杂交得到18～22 nt的产物；② 所得的序列是从特定大小的(18～22 nt)小分子RNA库中克隆得到的，并且必须与克隆的来源物种的基因组序列完全匹配；③ 经预测存在发夹状的二级结构，成熟的miRNA序列位于发夹的一条臂上；④ 成熟的miRNA序列与预测的二级结构在不同物种间有保守性；⑤ 在Dicer酶突变的系统中，前体的积累增多。对于一个可能的miRNA分子的验证，必须遵循以上5个原则。由于miRNA分子的序列短小，在基因组中存在较多的互补序列，在不同生物体内与靶基因结合的方式也不尽相同，而且通常还与多种蛋白质相互作用，这使得建立一个有效而且普遍适用的研究方法异常艰难。

目前常用的发现和鉴定miRNA的方法如下所述。

1. 基因克隆

克隆和测序可以为miRNA提供最高水平的验证，其中序列特异性的克隆和测序是近年来发现的一种新方法。直接克隆的方法通常是从总RNA中纯化20～22 nt的小RNA分子，建立cDNA文库。将文库中的小RNA进行PCR扩增、克隆、测序，并与基因组数据库中BLAST比对，排除非miRNA序列后，将初步确定的miRNA通过Northern印迹进行最终确认。目前大量的已知miRNA都是通过这种方法获得的。

基因克隆方法的优点是可以获得高丰度或高表达基因的完整的miRNA序列，而对于低表达，或者只在生物体的特定时期或特定组织器官中表达的miRNA，直接克隆法则通常无法获取。

2. 生物信息学筛选

物种间高度的序列保守性及前体呈茎一环结构是miRNA的两个重要特点。研究者们正是基于miRNA的这两个特点，通过生物信息学预测和实验验证，在多个物种内发现了数以千计的miRNA。其生物信息学预测基本原理是，首先利用已知的miRNA前体序列对目标物种的全基因组正反链序列进行同源性扫描，这会获得大量同源性由高到低的候选基因序列，然后通过各种RNA二级结构分析及预测软件对这些基因序列进行结合动力学分析作进一步筛选。其最终结果仍需通过Northern印迹等实验方法进行验证才能提交注册。

（1）miRNA基因的常规生物信息学分析策略：① 获得miRNA的序列信息，包括成熟和前体miRNA(pre-miRNA)序列、miRNA的基因组定位信息、miRNA的基因分布特点，即确定目的miRNA是属于基因间分布性，还是基因内分布性miRNA。② miRNA基因的簇分析，即目的miRNA基因与相邻miRNA基因关系分析。③ miRNA基因的种系发育分析。④ 新miRNA基因的预测与生物信息学验证。⑤ 目的miRNA基因的序列分析，包括目的miRNA的启动子预测和转录因子结合位点分析。⑥ 目的miRNA的靶基因预测。当然，根据研究目的和研究对象的不同，可选择不同的信息分析方式或方式组合。

（2）miRNA基因的常规生物信息学分析应用工具：多种方法可用于获取目的

miRNA基因的详细信息。当前最常用的是由英国著名的生物研究机构Wellcome Trust Sanger中心建立的microRNA信息综合网站——microRNA Base(http: mirbase.org)。最初,该网站命名为microRNA Registery,仅可进行数个物种miRNA信息的注册及查询。经过几年的快速发展,现已形成可进行多达20多个物种的miRNA注册、序列查询、基因组定位、相关文献查询和靶基因预测的大型数据库检索综合网站,是目前较权威的miRNA研究信息收集网站之一。

miRNA Base网站主要包含3个功能按钮:Sequences(序列)、Targets(靶基因)和Registry(注册)。点击"Sequences"可进入miRNA序列数据库查询页面,可获得目前已公布各个物种miRNA的具体序列、基因组分布和详细序列注释信息;点击"Targets"可进入靶基因预测数据库检索目的miRNA的预测靶基因;点击"Registry"直接进入miRNA序列注册页面,可提交新发现miRNA序列进入数据库。

通过NCBI的Genebank核酸数据库检索,直接获得所感兴趣物种中目的miRNA的成熟序列和相关信息。该检索方法常作为"miRNA Base"检索的补充。

生物信息学手段无疑是一种高通量的方法,但其缺点是不能精确地鉴定miRNA的完整序列,对于这些猜测的结果还必须通过Northern印迹等技术来验证。生物信息学和功能学研究二者各有优势,互为补充,生物信息学分析为miRNA研究提供了有益的线索,可以指导实验的进行,但仍需通过实验方法加以确认,而实验生物学虽然在研究对象的选择上受到约束,不能很快对大量候选者进行逐个验证,却能提供直接而有力的证据。因此,有机地将miRNA的生物信息学方法和实验生物学方法结合并合理应用,是miRNA研究初级阶段的合理选择。

3. 基因芯片

至2013年为止,共发现存在于人类基因组内的成熟miRNA有2 042个,单个miRNA可作用于多个靶基因,多个miRNAs也可作用于单个靶基因。miRNA数量众多,调控过程复杂,要研究其功能,需要高通量的研究技术。生物芯片是近年来发展起来的高效率、高通量检测技术,目前已广泛应用于多种生物分子的研究。miRNA基因芯片已成为重要的研究技术,多个研究小组发展出不同的miRNA基因芯片表达分析平台,为miRNA高效率、高通量研究奠定了基础。

生物芯片实际上是一种微型生物传感器,在不同的基质(如玻璃、硅片、尼龙膜、金属、凝胶等)表面有序地点阵排列了一系列生物分子,固定在每一点阵上的分子都是已知的,然后在相同条件下,点阵上的分子与其配体分子反应,反应结果用核素、荧光、化学发光或酶标法显示,再通过计算机软件分析,综合成可读总信息,实现对化合物、蛋白质、核酸、细胞或其他生物组分准确、快速、高通量的筛选或检测。在生命体中基因信息的阅读、储存、转录和翻译均通过分子识别的规则进行的,将核酸包含了大量的可通过碱基互补识别的分子序列,应用已知序列的核酸探针进行杂交,对未知基因进行高通量分析,基因芯片正是基于此而产生。miRNA基因芯片的使用原理与上述相同,目前已广泛用于特异组织或细胞内 miRNA 表达谱的研究。miRNA 基因芯片对 miRNA 表达特征的研究是间接的,在分析过程中仍存在特异性和敏感度不高等缺点,因此,所得结果存在一定的假阳性,而且,微阵列技术通常用于筛选在特定组织及病理生理条件下的 miRNA 的表达,而且此结果一般需经过验证。常用的验证技术有:miRNA 特异性引物参与的实时荧光定量 RT-PCR 技术;应用锁定核酸(loced-nucleic acid, LNA)探针的原位杂交技术;另外也可以通过 miRNA mimics 和 inhibitors 从功能上进行实验鉴定。miRNA mimics 是模拟生物体内源的 miRNAs,运用化学合成的方法合成,能增强内源性 miRNA 的功能。而 miRNA inhibitor 是化学修饰的专门针对细胞中特异的靶 miRNA 的抑制剂。

4. 免疫沉淀

miRNA 与其直接的目的基因结合可以通过对 RISC 成分或 AGO 的免疫沉淀来纯化得到。得到的免疫沉淀物质可以通过基因芯片技术或进一步的基因排序来确定其成分。AGO 免疫共沉淀的方法已经成熟的应用于 miR-1 和 miR-124 目的基因的研究。外源性合成的表位标记的 Ago 与 miR-1 或 miR-124 共同在 HeLa 或 HEK-293T 细胞中表达,然后用抗表位标记的抗体进行免疫沉淀。沉淀物通过微阵列技术与对照组样本进行比较,从而得出其目的基因。然而 Ago 免疫共沉淀的方法也有其缺点。如果 RNA 与 RNA 结合蛋白的相互作用发生于细胞裂解之后,那么此方法则不能准确地反映出体内这两种分子的相互作用。RNA 和某些蛋白质在细胞内被细胞的某些结构所隔离,而此方法可能会人为地促进 RNA 与该蛋白质的作用。而且,此方法要求 miRNA-RNA 目的基因和 Ago 之间的相互作用足够稳定,才能完成免疫共沉淀的过程。

5. 紫外交联免疫沉淀结合高通量测序

紫外交联免疫沉淀结合高通量测序(high-throughput sequencing of RNA isolated by crosslinking immunoprecipitation, HITS-CLIP)技术对上述提到的 Ago 免疫共沉淀的方法进行了改进,以确保免疫共沉淀反应能够准确地反应细胞内的相互作用。在免疫共沉淀之前,利用紫外线照射以交联 RNA 和 RNA 相关蛋白,完成免疫共沉淀后,通过进一步的序列分析来鉴定。这项技术最初应用于鉴定老鼠脑中 Ago 连接的 miRNA-mRNA 复合物。HITS-CLIP 技术能够揭示 miRNA 与 mRNA 相互作用位点,然而,在波长为 254 nm 的紫外线照射下,RNA-蛋白质交联效率低下,限制了其应用。而且,HITS-CLIP 技术不能精确地找出 RNA 与蛋白质的作用位点(见图 4-7-2)。

miRNA 的目标预测对于解释他的生物学功能有十分重要的作用。

二、miRNA 与骨代谢疾病

由于 miRNA 在不同细胞的不同时期发挥不同作用,并且 miRNA 可参与多种信号通路的调节,因此,miRNA 可在不同生理或病理过程中发挥不同的调节作用。

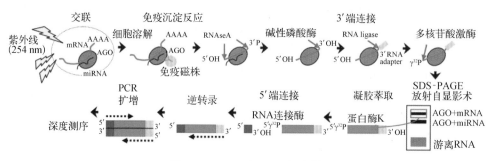

图4-7-2　HITS-CLIP示意图

注:引自 Thomson DW1, Bracken CP, Goodall GJ. Experimental strategies for microRNA target identification[J]. Nucleic Acids Res, 2011, 39(16): 6845-6853

　　研究表明,miRNA可作为全身调控因子,在多种生物学过程中发挥重要的作用,如参与多种器官组织的发育及分化。而miRNA的重要性最早是通过敲除*Dicer*基因而发现的。如上文所述,*Dicer*参与miRNA的形成过程,同时,*Dicer*缺失导致几乎所有成熟miRNA水平的显著降低。*Dicer*基因突变可导致显著的动植物发育缺陷。在小鼠中,*Dicer*缺失导致小鼠于7.5天时胚胎死亡。

　　研究表明,特异性的miRNA在不同的组织器官发育中发挥重要的作用。例如,在进化过程中高度保守的miR-1,对于果蝇的肌肉发育是必需的,同时miR-1也与包括心肌肥大等疾病在内的肌肉相关疾病有关。miR-143可以刺激脂肪化,抑制miR-143可以降低脂肪细胞特异性基因的表达。miR-221和miR-222可以通过作用于干细胞因子受体c-Kit而抑制血管生成;同时,它们可以参与黑色素瘤的进展。miR-124a和miR-124b可以通过作用于lin-28促进神经元的分化。

　　近期研究表明,miRNA参与出生前后的骨骼生长发育的调控,同时miRNA可以参与并调节相关疾病的发生发展过程。以下就miRNA在骨重塑中的作用,与关节炎、骨肿瘤及手术植入物的关系进行介绍。

(一) miRNA在骨重塑中的作用

　　骨骼重塑发生于生命体的整个过程,骨吸收与骨形成可同时进行,以修复骨损伤或应对某些代谢需要。骨骼重塑依赖于成骨细胞及破骨细胞之间的动态平衡,包括细胞数目和细胞活性。破骨细胞吸收骨质而成骨细胞可以合成新的骨质。骨骼重塑开始于单核细胞为破骨细胞准备骨表面,并释放细胞因子招募破骨细胞。在骨骼重塑发生的位置,大量细胞因子释放,招募破骨细胞到骨表面,破骨细胞形成粗糙面能够与骨表面紧密结合。破骨细胞的质子泵释放的离子进入到它与骨之间形成的独立的微环境中,从而形成酸性环境,进一步消化骨基质中的矿化成分,有机质得以暴露,进一步被CTSK所降解。早期破骨细胞增生并能分泌丰富的Ⅰ型胶原等ECM。当成骨细胞分化时,这些基质便成熟钙化。一旦骨表面被修复,成熟的成骨细胞便会凋亡,或者终止分化,成为骨表面衬细胞或骨细胞,它们包埋于钙化的基质中并能够应对机械压力(见图4-7-3)。

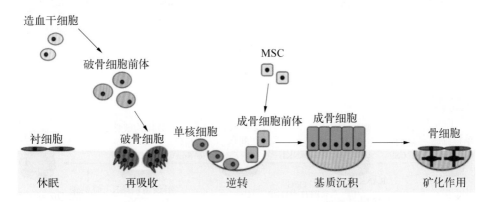

图4-7-3　成骨细胞及破骨细胞在骨重塑中的作用

注:引自 Kapinas K, Delany AM. MicroRNA biogenesis and regulation of bone remodeling[J]. Arthritis Res Ther, 2011, 13(3): 220

　　成骨细胞和破骨细胞起源不同。破骨细胞起源于单核/巨噬细胞系,造血干细胞分化为破骨细胞前体,进一步在各种因子作用下分化为破骨细胞。分化为破骨细胞需要多种细胞外信号分子,其中重要的有M-CSF、RANKL、TNF、γ-干扰素(interferon gamma, INF-γ)和IL。而成骨细胞起源于MSC。MSC通过抑制或激活不同的特定信号通路可以分化为成骨细胞、脂肪细胞、软骨细胞和肌细胞。调节成骨细胞分化的一些重要信号分子有BMP、TGFβ、WNT、PTH、IGF-1、FGF和颗粒蛋白前体等(见图4-7-4)。

　　成骨细胞和破骨细胞分化的异常调节,可以打破骨重塑过程的平衡,从而导致病理性后果,如骨质疏松等。miRNA被证明能够调节成骨细胞和破骨细胞的分化和功能。接下来就进一步阐明miRNA在成骨及破骨细胞中所发挥的调节作用。

1. miRNA调节细胞分化

　　MSC能够分化成不同的细胞种类,包括成纤维细胞、脂肪细胞、肌肉细胞、神经细胞、软骨细胞和成骨细胞。最初的发育信号转导进入细胞内,激活细胞表型基因表达,通过多种类型的调节和控制,最后形成了特异性的细胞表型。这种特殊的细胞表型在一定程度上是由组织特异性的转录因子和miRNA决定的。在细胞分化过程中,组织特异性的转录因子和miRNA均能激活和抑制基因的表达。现在广泛认为,转录因子和miRNA能够在基因转录和蛋白质翻译过程中共同作用,以维持细胞形态和促进细胞发育。转录因子和miRNA作为细胞发育和分化中的调节因子能够相互作用,以协调基因调节网络。

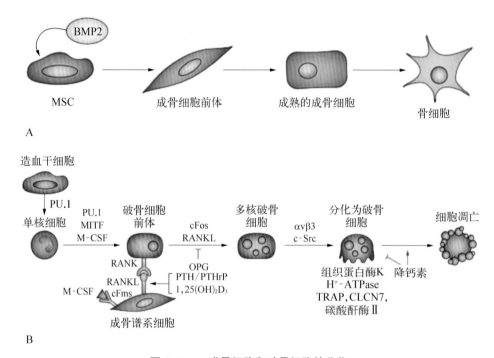

图 4-7-4　成骨细胞和破骨细胞的分化

注：A. 调节成骨细胞分化的一些重要信号分子；B. 分化为破骨细胞需要多种细胞外信号分子。引自 Lian JB1, Stein GS, van Wijnen AJ, et al. MicroRNA control of bone formation and homeostasis[J]. Nat Rev Endocrinol, 2012, 8(4): 212-227

在 MSC 中，一些 miRNA 可以直接或间接作用或调节某些转录因子，维持细胞形态或促进细胞分化。在脂肪细胞中，miR-27b 能够作用于 *Pparγ*，miR-27a 能降低 *C/ebpα* 的表达。miR-9/miR-9* 对于神经元的分化是必需的，而且在与 miR-124 的共同作用下形成神经细胞表型。这些 miRNA 被证明参与 REST、CoREST 以及 SWI/SNF 重建复合体成分的调节。miR-9 能够通过调节 *Foxp1* 转录因子来促进运动神经元的分化。在成肌细胞的增生、分化和肌小管成熟过程中，肌肉特异性的 miRNA 通过正向或负向调控此过程必需的转录因子而发挥了关键的作用。

研究发现，在 MSC 向成骨细胞和其他细胞表型分化过程中，许多高表达的 miRNA 在不同患者或组织的 MSC 中具有高度的一致性。MSC 表达 miRNA 作用于蛋白质如 LIF 等，保持干细胞的特性，并能保护细胞存活。这些细胞暴露于诱导凋亡的条件下时，miRNA 的表达量发生改变。而且，在 MSC 中高表达的 miRNA 能够抑制其向其他细胞表型分化。例如，miR-27 的异构体能够抑制 MSC 向脂肪细胞和成骨细胞分化。然而，在某项研究中发现，miR-27 在 MSC 中能够增强 Wnt 信号通路并能刺激成骨细胞分化。这种结果的不一致性可能是因为在这两个研究中使用的细胞处于不同的成熟时期，因为 miRNA 的作用部分取决于特定细胞种类中目的 mRNA 的水平。值得注意的是,miR-138能够抑制成骨细胞生成和脂肪细胞生成,并且在人MSC向这些细胞种类分化的时候,其表达量下调。

一些miRNA在不同的细胞种类中支持交联调节。miRNA有抑制组织特异性转录因子的作用,通过抑制向其他细胞表型分化的同时维持已分化细胞的稳定性,而促进细胞只向一种细胞表型分化。例如,肌肉特异性miR-133在前肌细胞中高表达,并且形成负反馈调节环来调节肌肉细胞的命运和存活。miR-133能够通过降低*Runx2*的水平而强有力地下调成骨细胞的分化。miR-204通过抑制*Runx2*而抑制成骨细胞分化,却能促进脂肪细胞分化。在脂肪细胞分化过程中,miR-30通过部分作用于*Runx2*而发挥其关键调节因子的作用,进而促进脂肪分化。肌肉特异性的miR-206能够促进肌小管的分化,并且其水平在骨骼发育过程中升高;但是miR-206能够通过作用于间隙连接蛋白(connexin)43而抑制成骨细胞分化。miR-335能够作用于*Runx2*,并且在脂肪细胞分化的过程中表达上调。上述机制可以有效支持MSC具有多潜能性而脂肪细胞本身具有稳定性。这些例子也表明在不同细胞类型中,同一miRNA可能发挥不同的作用(见图4-7-5)。

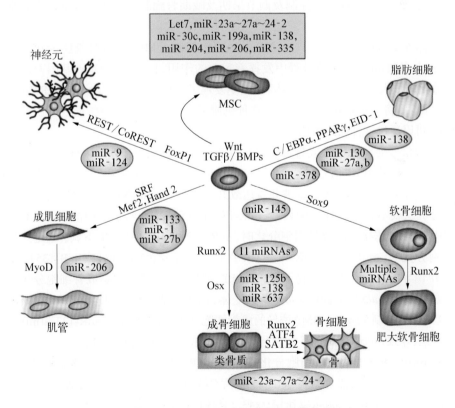

图4-7-5　miRNA在细胞分化中的作用

注: 引自Lian JB, Stein GS, van Wijnen AJ, et al. MicroRNA control of bone formation and homeostasis[J]. Nat Rev Endocrinol, 2012, 8(4): 212-227

2. miRNA在成骨细胞中的作用

研究表明,某些miRNA可以在某种细胞的特定时期选择性的表达,从而促进或抑制分化进程;有些miRNA在晚期矿化期高表达,从而影响最终骨量的表达。多种miRNA可能有共同的作用靶点,从而对成骨细胞的分化及功能产生重大影响。大量miRNA在矿物沉积开始时水平上调,从而限制骨量的增加,以维持正常的骨结构。

在骨祖细胞中特异性敲除 Dicer 基因可以抑制其成熟,并导致软骨畸形发育及骨形成减少。因此, Dicer 介导的miRNA的形成对于成骨化的过程是必需的。在小鼠动物模型中,于成熟成骨细胞中特异性敲除 Dicer,可以导致围产期骨形成延迟及出生后骨量增加。4个月时,可观察到 Dicer 特异性敲除小鼠的皮质骨和骨小梁的量显著增加,骨量增加可持续到8个月。在这些基因敲除小鼠中的长骨中,I型胶原、Rankl 及 Trap 的mRNA水平明显上升。尽管没有数据表明成骨细胞及破骨细胞的数目发生了改变,但是成熟成骨细胞内miRNA功能丧失的同时并没有抑制破骨细胞对骨质的吸收,破骨细胞的活性增强,因而在 Dicer 突变小鼠体内,骨重塑过程得以加强使骨质增加。因此, Dicer 的活性对于控制及调节早期及晚期骨细胞的分化过程具有十分重要的作用。

在体外实验中,下调 Dicer 或者 Drosha 可以抑制人MSC向成骨细胞分化。因为 Dicer 在大多数miRNA成熟过程中发挥着重要的作用,因此敲除 Dicer 基因而产生对细胞分化的重大影响并不意外。然而,近期发现了一种不依赖于 Dicer 的miRNA成熟通路。日后,将会更加深入地探讨在这种机制下miRNA如何影响骨骼表型以及哪些miRNA可以通过这种通路被调节。

BMP信号通路在促进成骨细胞分化及骨形成中起主导作用。因此,人们希望通过研究miRNA在BMP信号通路中的调节机制来深入了解miRNA在成骨细胞分化中的作用。因为一些miRNA可以被共表达或共调节,所以miRNA可能在促进某种表型的同时沉默或不表达另外一种表型,miR-133和miR-135就属于这种情形。在C2C12细胞中,BMP2诱导其向成骨细胞分化时,miR-133和miR-135水平下调;但是当其向肌细胞分化时,miR-133和miR-135的水平上升。过表达miR-133或miR-135可以导致BMP诱导的成骨化的标志物下降,如ALP、骨钙素等。Runx2是成骨细胞分化必需的转录因子,Smad5是细胞内 Runx2 的共受体,而实验证明miR-133可以抑制 Runx2 而miR-135能够抑制 Smad5。BMP诱导的成骨细胞分化过程中,由于miR-133和miR-135表达下调,导致 Runx2 及 Samd5 表达上调,从而促进了成骨细胞的分化。

在BMP2诱导的C2C12细胞分化过程中,miR-206水平下降。过表达miR-206可以抑制ALP的活性及接合素43(connexin43, Cx43)。Cx43对于成骨细胞的分化和功能是必需的,并且miR-206可以作用Cx43。在体内试验中,胚胎发育的第14.5天,miR-206在肌肉及软骨周围的成骨细胞中高表达;在胚胎发育的第16.5天,miR-206在骨细胞中度表达;在第18.5天的骨组织中检测不到miR-206。在成熟成骨细胞中过表达

miR-206 的转基因小鼠变现出低骨量的表型。在转基因小鼠中,骨形成率降低,表明成骨细胞功能出现缺陷,而破骨细胞表面没有发生改变。这些数据证明 miR-206 能够负向调控成骨细胞的功能。

成熟的 miR-141 和 miR-200a 序列相似,并且它们均在 BMP2 诱导的 MC3T3-E1 细胞向成骨细胞分化过程中表达降低,miR-141 和 miR-200a 过表达后能抑制成骨细胞分化,因此,miR-141 和 miR-200a 是成骨细胞分化过程中的负向调控因子。*Dlx5* 是主要的成骨转录因子,它的 3′UTR 有与 miR-141 和 miR-200a 结合的能力。在细胞中,过表达 miR-141 和 miR-200a 会使 *Dlx5* 水平下降,而 *Dlx5* 能够激活对成骨细胞分化有十分重要作用的转录因子 Osx。因此,在 BMP2 诱导的成骨细胞分化过程中,miR-141 和 miR-200a 水平被抑制,间接地提高了 *Osx* 的水平,从而促进了成骨细胞的分化。

BMP2 也可以下调 miR-208 的表达量。过表达 miR-208 拮抗 BMP2 诱导的成骨细胞分化。miR-208 可以作用于成骨转录因子 *Ets1*,而 *Ets1* 可以刺激 OPN 和 *Runx2* 的表达,过表达 miR-208 能够抑制 Ets1 的作用。因此,BMP2 通过抑制 miR-208,使 *Ets1* 表达上调,从而促进成骨细胞分化。

在 TS2 小鼠间质细胞中,BMP4 处理 6 天后,miR-125b 的表达量下降。miR-125b 能够负向调节成骨细胞的分化,过表达 miR-125b 可降低 ALP 的活性,基因敲除 *miR-125b* 可以提高 ALP 的活性。同时,miR-125b 能够调节细胞增生。相反,miR-210 在 BMP4 诱导的成骨细胞分化中上升,过表达 miR-120 使 Osx 和 ALP 水平上升,表明 miR-210 在成骨细胞分化中起正向调节作用。研究表明,miR-210 可以抑制激活素 A 受体 1b 型(activin A receptor type 1B, AcvR1b),而 AcvR1b 作为激活素信号通路中所必需的,可以抑制成骨细胞的分化。

MSC 分化为特定的细胞种类取决于细胞内外因素的调节。在鼠 C3H10T1/2 和人 MSC 向脂肪细胞分化过程中,miR-204 水平上升,同时 Runx2 作为 miR-204 的靶点,其水平下降。过表达 miR-204 下调 *Runx2* 水平,抑制成骨细胞分化,促进脂肪细胞分化。*Runx2* 同时也可以被其他 miRNA 如 miR-23a/27a/24-2 负向调节,但是只有 miR-23 能够直接作用于 *Runx2* 的 3′UTR。

miR-26a 在人脂肪源性干细胞分化为成骨细胞的终末期水平上升,而随着 miR-26a 水平的上升,SMAD1 作为 miR-26a 的靶点,其表达水平下降。*miR-26a* 基因敲除后,Col1A1、OPN 及骨钙蛋白等成骨细胞标志物水平上升。SMAD1 是 BMP 信号通路的下游分子,下调 SMAD1 能够抑制成骨细胞的分化。

miR-145 能够通过作用于 Sp7 而抑制成骨细胞分化。在 C2C12 和 MC3T3-E1 细胞向成骨细胞分化过程中,miR-145 水平降低。Sp7 作为成骨细胞分化过程中的转录因子,是 miR-145 的作用靶点。miR-145 可以负向调控 Sp7 的表达。抑制 Sp7 可以抑制成骨细胞分化,这一作用与 miR-145 的过表达作用相似。而过表达 Sp7 能够减轻 miR-145 的抑制作用。因此,miR-145 是 Sp7 的重要的调节因子,并能在 C2C12 和 MC3T3-E1 细胞中抑制其向成骨细胞分化。

miR-138能够调节人MSC向成骨细胞的分化过程。miR-138在人MSC中高表达，而当MSC向成骨细胞分化时，其表达下调。在体外实验中，过表达miR-138抑制MSC向成骨细胞分化，而抑制miR-138的功能能够促进成骨细胞特异性标志物的表达，如ALP的活性升高、基质矿化增强等。而且，在体内试验中，过表达miR-138能够将异位骨形成降低85%，相反的，应用miR-138拮抗剂能够使异位骨形成率提高60%。研究表明，黏着斑激酶在成骨细胞中发挥着中心作用，而其被证实是miR-138的目的基因。因此，miR-138可以通过抑制黏着斑激酶通路和Osx而抑制骨形成。

miR-214可以作用于ATF4而抑制骨形成。在老年骨折样本中，升高的miR-214与低程度的骨形成相关。在体内实验中，构造卵巢切除及下肢不负重的小鼠模型，在成骨细胞中特异性地应用miR-214拮抗剂，结果表明miR-214具有骨形成抑制作用。在体外实验中，miR-214的抑制剂能够促进成骨细胞活性和基质矿化，而miR-214的协同剂能够降低成骨细胞的活性。

miR-204和它的同源体miR-211在间质祖细胞系和BMMSC中表达，并且在向脂肪细胞分化过程中表达升高，同时，RUNX2的蛋白水平下降。逆转录过表达miR-204或转染miR-204能够降低RUNX2的蛋白水平，而且抑制miR-204能够显著提高RUNX2的蛋白水平，表明miR-204在间质祖细胞和BMMSC中是RUNX2的内源性抑制剂。在间质祖细胞和BMMSC中过表达miR-204能够抑制成骨细胞分化并且促进脂肪细胞分化；而抑制miR-204后成骨细胞生成得到促进，同时脂肪形成受到损害。总之，miR-204/211作为*Runx2*重要的内源性负向调控因子，能够在间质祖细胞和BMMSC中抑制成骨细胞分化并能促进脂肪细胞分化。

在脂肪细胞和成骨细胞分化过程中，miR-637能够直接作用于*Osx*而维持其平衡。而分化平衡打破会导致各种骨相关代谢性疾病，如骨质疏松等。miR-637能够抑制hMSCs的生长，并能诱导S期停止。在脂肪细胞分化过程中，miR-637表达水平上升，而当成骨细胞分化时，其表达水平下降，这表明miR-637可以作为成骨/脂肪分化的调节因子。miR-637可以直接作用于*Osx*，而*Osx*是成骨细胞重要的转录因子。miR-637在人MSC中能够直接抑制Osx的表达而增强脂肪细胞的分化，同时抑制成骨细胞的分化。而且，在裸鼠体内发现，miR-637能够显著的促进新生脂肪的形成。因此，miR-637在维持脂肪细胞和成骨细胞平衡中是不可缺少的。

在人MSC分化为成骨细胞及脂肪细胞过程中，miR-199a及miR-346水平上升。白血病抑制因子（leukemia inhibitory factor, LIF）作为人MSC多潜能的标志物，可以被miR-199a和miR-346抑制。miR-199a和miR-346抑制LIF，从而促进了分化的发生。

在MSC向成骨细胞分化过程中，内源性miR-20a表达上升，与此同时，成骨细胞标志物和调节因子，如*Bmp2*、*Bmp4*、*Runx2*、*Osx*、*Ocn*和*Opn*等表达上调；而脂肪细胞标志物，如*Pparγ*和成骨细胞拮抗剂*Bambi*、*Crim1*表达水平下降。因此，表明miR-20a在成骨细胞分化过程中发挥了重要的调节作用。通过慢病毒转染miR-20a进入人MSC，发现miR-20a通过上调BMP/Runx2通路促进成骨细胞分化。miR-20a可以作用于*Pparγ*、*Bambi*和*Crim1*。其中，*PPARγ*是BMP/Runx2通路的负向调控因子，而*Bambi*和*Crim1*是BMP信号通路的拮抗剂。当应用特异性siRNAs沉默*Pparγ*、*Bambi*和*Crim1*后会强化成骨细胞生成，与过表达miR-20a的效果相似。因此，miR-20a能够通过抑制*Pparγ*、*Bambi*和*Crim1*而促进成骨过程。

miRNA表达分析表明，一旦人MSC开始分化，miR-335的表达就显著下调。而且多种组织来源的人MSC的miR-335的表达水平要高于人皮肤成纤维细胞中miR-335的表达。在人MSC中过表达miR-335后，能够抑制人MSC的增殖和迁移，并能抑制其向成骨细胞和脂肪细胞分化。经典的Wnt信号通路能够上调人MSC中miR-335的表达，而IFN-γ能够下调miR-335的表达。这些数据表明，miR-335表达的下调对于MSC表型的改变是必要的。DKK1作为Wnt信号通路和成骨细胞分化的抑制剂，在维持骨骼稳态中发挥了重要作用。miR-335-5p能够降低DKK1的蛋白水平，从而提高了GSK-3β的磷酸化和β-联蛋白的转录活性，表明Wnt信号通路得以加强。这种效果可以被抗miR-335-5p的治疗所逆转。体内研究表明，miR-335-5p在鼠胚胎的成骨细胞和肥大软骨细胞中高表达，表明其在骨骼发育中发挥了重要的作用。总之，miR-335-5p通过抑制DKK1激活了Wnt信号，促进成骨细胞生成。这种细胞特异性和发育特异性的调节对于成骨细胞分化的启动和进展都是必需的。因此，miR-335-5p可以作为未来在促进骨形成和骨修复中的一个潜在的目的分子。

在MC3T3-E1细胞系中，miR-378能够调节肾连蛋白介导的成骨细胞的分化。肾连蛋白是ECM蛋白，而且当其过表达时能够加强成骨细胞分化和骨小结的形成。而且，编码肾连蛋白mRNA的3′UTR具有与miR-378的结合位点。在MC3T3-E1细胞系中稳定转染miR-378后能够抑制细胞分化。而在发育早期，稳定转染肾连蛋白的MC3T3-E1细胞系比稳定转染含有3′UTR的细胞系在促进成骨细胞分化和骨小结的形成方面表现出更高的效率，这表明内源性的miR-378存在且具有活性。而在晚期发育过程中，分化效率却相反，即在过表达含有3′UTR的肾连蛋白的细胞系中，表现出高的分化率和骨小结形成。这可能是肾连蛋白和GalNT7竞争性与miR-378结合的后果。早期，miR-378与肾连蛋白3′UTR结合，导致GalNT7活性升高，因而在晚期miR-378与GalNT7结合的亲和力升高，导致肾连蛋白的糖基化和分泌提高，从而促进了成骨细胞的分化。

在人脂肪组织源性的MSC（human adipose tissue-derived mesenchymal stem cell, hASC）中，通过慢病毒转染过表达miR-196a，能够抑制hASC的增生，而能够不影响脂肪细胞分化的情况下促进成骨细胞分化。miR-196a能作用于HOXC8，因而降低其mRNA和蛋白质水平。在hASC向成骨细胞分化过程中，*Hoxc8*表达水平下降，而*Hoxc8*的下降伴随着miR-196a表达的上升。抑制miR-196a的表达能够升高HOXC8的蛋白质水平,同时能够降低成骨细胞的分化。因此,miR-196a在hASC分化过程中,不影响脂肪细胞的分化,同时能够通过抑制HOXC8促进成骨细胞的分化。

miR-29在成骨细胞分化过程中起正向调节作用。miR-29在成骨分化基质沉积早期水平较低,因为miR-29能作用于许多骨基质的RNA,如Col1A1、Col3A1和骨粘连蛋白等,因此,低水平的miR-29在此时期非常重要。当基质成熟及成骨细胞分化成熟后,miR-29的表达量上升,此时miR-29具有时间依赖性地抑制胶原合成的作用,这一过程能够防止纤维化,并且有利于矿物沉积及合适的纤维排列,最终有利于正常骨的形成。过表达miR-29促进成骨细胞分化,而抑制miR-29的表达会降低分化标志物的表达。miR-29也可以作用于其他一些对成骨细胞分化有重要作用的蛋白或因子,如HDAC4、TGFβ、AcvR2A和双向特异性磷酸酶2等。

研究表明,经典的Wnt信号通路参与成骨细胞分化过程,而miR-29a能够与Wnt信号通路形成正反馈调节,促进成骨细胞分化。在人的成骨细胞中,经典的Wnt信号诱导miR-29a转录,同时,miR-29a的启动区必须具备T细胞因子(T cell factor, TCF)和淋巴增强因子(lymphoid enhancer factor, LEF)的结合位点。miR-29a被证明能够作用于3个Wnt信号通路的抑制因子,它们是*DKK1*、*KREMEN2*和sFRP2。因此,由经典Wnt信号通路诱导产生的miR-29a能够降低*DKK1*、*KREMEN*2和sFRP2的水平,从而加强Wnt信号。

miR-27通过作用于APC而正向调控成骨细胞的分化,在成骨化过程中其表达量升高。APC作为β-联蛋白抑制复合物的一部分,能够阻止β-联蛋白易位到细胞核内。因此,miR-27可以通过下调APC上调Wnt信号通路,促进成骨细胞的分化。miR-27这一促分化的功能也通过抑制和过表达实验得到了确认。

miR-15b能够正向调控成骨细胞分化。pre-miR-15b在分化的成骨细胞中高表达,应用miR-15b抑制剂后发现,成骨细胞分化的标志物,如ALP、Col Ⅱ等表达显著下降。Runx2作为成骨细胞分化的标志物,在应用miR-15b抑制剂后发现,其mRNA水平未发生改变,而其蛋白量明显降低。而且,应用miR-15b抑制剂后,*Smurf1*的mRNA和蛋白水平明显升高。应用miR-15b模拟物后发现,*Runx2*水平显著升高,但*Smurf1*水平显著降低。miR-15b可以直接作用于*Smurf1*的3′UTR,同时,*Smurf1*可以与*Runx2*相互作用。因此,miR-15b可以通过保护Runx2免受Smurf1介导的降解而促进成骨细胞生成。

经典的Wnt信号通路对于调节骨质和成骨细胞的分化具有十分重要的意义。将表达WNT3a的质粒转染进入C2C12细胞中,能够激活Wnt信号通路,从而使miR-34b-5p和miR-34c的表达上升。在MC3T3-E1细胞向成骨细胞分化过程中,miR-34b/c的表达升高,并且在第28天时表达水平达到最高。将*miR-34b/c*基因沉默,能够加强骨钙素mRNA的表达,然而加入miR-34b/c抑制剂后ALP的mRNA水平和活性均降低。因此,miR-34b/c能够通过作用于成骨细胞生成通路中的调节因子而促进成骨细胞的分化。

TNF-α是骨细胞因子关键的调节因子,并能够介导炎症性骨丢失。而miRNA在

TNF-α介导的骨代谢中,如成骨细胞分化、破骨细胞分化和凋亡,发挥了重要的作用。在TNF-α诱导的MC3T3-E1细胞凋亡过程中发现,miR-23a能够抑制细胞凋亡。研究发现,基因敲除miR-23a后能够加重TNF-α诱导的凋亡,而过表达miR-23a能够减轻这种现象。机制研究表明,miR-23a可以与Fas的3'UTR相结合而抑制Fas的基因表达。因此,miR-23a能够通过调节Fas的表达而阻止TNF-α诱导的MC3T3-E1细胞凋亡。

miR-181a通过抑制TGFβ信号通路而促进成骨细胞分化。miR-181a在BMP诱导的C2C12和MC3T3向成骨细胞分化的过程中表达上调。过表达miR-181a能够促进成骨细胞的分化,而且miR-181的异构体(miR-181a/b/c)表达于颅骨和胫骨发育的不同时期,表明miR-181在膜内成骨和软骨下成骨过程中均发挥了重要的作用。miR-181a作用于成骨细胞分化的负向调控因子Tgfb和TβR-I/Alk5,通过抑制TGFβ信号通路而促进成骨细胞分化。而且,研究表明miR-181a能够作用于Rgs4和Gata6。

miRNA异常调节可以引起骨骼疾病,如骨质疏松、骨关节炎等。这些疾病不仅仅是基因相关,而且可以继发于创伤、其他疾病(如糖尿病、克罗恩病等)或用于治疗的药物等。

骨质疏松症主要分为原发性和继发性,原发性除特发性外,分为Ⅰ型和Ⅱ型。Ⅰ型又称为绝经后骨质疏松,为高转换型,主要原因为雌性激素缺乏;Ⅱ型又称为老年性骨质疏松,为低转换型,由于年龄的老化。骨质疏松症由多种因素所致,它的基本病理机制是骨代谢过程中骨吸收和骨形成的偶联出现缺陷,导致人体内的钙磷代谢不平衡,使骨密度逐渐减少而引起的临床症状。

近期,通过对骨质疏松患者的基因组分析发现,miRNA的3个多态性作用位点位于FGF2 mRNA的3'UTR。研究miRNA的多态性或它们的作用位点能够为疾病的进展指明方向。有研究表明,miRNA在青少年期突变会导致少年骨质疏松。

研究表明,miR-2861与人骨质疏松症有关,miR-2861突变失活可使血清中成骨细胞活性标志物水平下降。miR-2861在成骨细胞中高表达,而在肝中水平较低。抑制miR-2861基因可导致骨体积、骨形成率及成骨细胞表面减少;相反,在体外实验中提高miR-2861的水平能够促进成骨细胞分化。而且miR-2861能够作用于蛋白编码区HDAC5,HDAC5能够介导RUNX2的脱乙酰化,去乙酰化的RUNX2在SMURF1介导下降解。因此,miR-2861抑制HDAC5从而提高了乙酰化的RUNX2含量,促进了成骨细胞的分化。

miR-3960和miR-2861由同一个pri-miRNA转录而来;类似的,miR-3960通过间接上调RUNX2的表达而促进成骨细胞的分化。当miR-3960过表达时,ALP、骨钙蛋白和RUNX2表达升高;相反,当miR-3960被抑制时这些分化标志物表达下降。miR-3960被证明直接作用于HOXA2抑制其表达,HOXA2是RUNX2的负向调控因子;而RUNX2可以结合到miR-3960的转录起始区,调节miR-3960的表达。对成骨细胞起促进作用和一致抑制作用的miRNA种类及靶基因如表4-7-1和表4-7-2所示。

表4-7-1　对成骨细胞起促进作用的miRNA种类及靶基因

miRNA	靶　基　因
210	*AcvR1b*
199a、346	*Lif*
29a、29c	*COL1A1、COL3A1、Osteonectin/SPARC、Kremen2、Dkk1、Sfrp2*
29b	*COL1A1、HDAC4、DUSP2、TGFβ3、AcvR2a、CTNNBIP1*
27	*Apc*
15b	*Smurf1*
34b/c	*Wnt*信号通路
181a	*Tgfbi、Tβr-I/Alk5*
2861	*Hdac5*
3960	*Hoxa2*
138	*PTK2、Osx*
9	*MyoD、Myf5*
196a	*Hoxc8*
335-5p	*Dkk1*
378	*Nephronectin、Galnt-7*

表4-7-2　对成骨细胞起抑制作用的miRNA的种类及靶基

miRNA	靶　基　因
133、135	*Smads、Runx2*
206	*Cx43*
141、200a	*Dlx5*
208	*Ets1*
125b	*Erbβ2*
204/211	*Runx2*
23a/27a/24-2	*Runx2、Satb2*
26a	*Smad1*
214	*Atf4*
145	*Sp7*
335	*Runx2*
637	*Osx*

综上所述，miRNA在成骨细胞的功能和分化中发挥重要的作用。确定特定的miRNA在成骨细胞不同分化过程中的表达，可以将此miRNA作为成骨细胞某一分化时期的标志物；研究miRNA在成骨细胞功能中的作用，可以深入了解其机制，为研究骨代谢疾病提供新思路。

3. miRNA在破骨细胞中的作用

骨重塑是一个需要成骨细胞和破骨细胞共同参与的持续性的过程。因此，研究破骨细胞分化过程中miRNA的调节作用，可以更加深入理解miRNA在骨平衡中的作用。调节破骨细胞分化的主要信号通路为RANK-RANKL通路。成骨细胞表达RANKL，破骨细胞单核细胞前体表达RANK受体，它们相互融合形成多核的破骨细胞。OPG是TNFR超家族中的一种可溶性蛋白质，是RANKL的天然阻滞受体，可以抑制破骨细胞生成。RANKL和OPG的比例是骨吸收活性的标志。

在单核破骨细胞前体及成熟的多核破骨细胞中，成熟miRNA缺失导致破骨细胞的数目及活性均下降，从而使骨量增加。在小鼠动物模型中，沉默Drosha或RISC复合体后，骨髓前体细胞及骨髓造血细胞不会形成破骨细胞。这些实验表明，在破骨细胞前体中丧失miRNA活性将会阻断破骨细胞生成。

迄今为止，仅有一小部分miRNA被证明与破骨细胞的分化有关。在骨髓破骨细胞前体中，转录因子PU.1被M-CSF诱导，并能够提高miR-223和RANK的水平。miR-223抑制破骨细胞生成抑制因子（NFIA），使M-CSF受体水平升高，从而促进破骨细胞生成。在RAW264.7细胞中，基因沉默miR-223及过表达miR-223均能够降低RANKL诱导的破骨细胞样细胞的形成，表明适量水平的miR-223对于正常破骨细胞生成具有重要意义。

研究表明，miR-155在单核细胞中能抑制破骨细胞的形成而促进巨噬细胞的形成。miR-155在破骨细胞中低表达而在巨噬细胞中高表达。在RAW264.7细胞系中过表达miR-155能够阻断多核破骨细胞的形成，表现出TRAP染色降低，骨吸收活性显著降低，相反的，巨噬细胞的分化得以提高。miR-155基因沉默后表现出巨噬细胞分化抑制而破骨细胞分化增强。miR-155能够直接作用并下调转录因子小眼畸形相关转录因子（microphthalmia-associated transcription factor, MITF），而MITF能够激活跨膜糖蛋白（glycoprotein NMB, GPNMB）的转录，GPNMB是破骨细胞分化所必需的。因此，miR-155的下调对于破骨细胞形成的早期具有十分重要的意义。

miR-21在RANKL诱导的单核细胞向多核细胞分化过程中水平上升。c-Fos作为破骨细胞分化过程中的一个重要的调节因子能够促进miR-21的表达，而miR-21能够抑制细胞程序性死亡4（programmed cell death 4, PDCD4）蛋白，同时PDCD4又抑制了c-Fos的表达。因此，miR-21与c-Fos之间形成了正反馈调节从而促进了破骨细胞的分化。

在CD4+的外周血单核细胞（peripheral blood mononuclear cell, PBMC）中加入M-CSF

和RANKL后诱导其向破骨细胞分化时,miR-125a的水平显著下降。过表达miR-125a能够抑制PBMCs的破骨细胞形成,而抑制miR-125a可以促进破骨细胞形成。TRAF6是RANKL-RANK-NFATc1信号通路中的转录因子,是miR-125a作用的目的基因。NFATc1能够与miR-125a的启动子相结合,过表达NFATc1能够抑制miR-125a的表达,而阻断NFATc1的表达能够减轻RANKL调节的miR-125a的转录。因此,TRAF6-NFATc1-miR-125a形成一个负反馈调节通路,在破骨细胞生成的过程中发挥了重要的作用。

miR-31通过作用于RhoA而控制破骨细胞形成和骨吸收。在RANKL诱导的破骨细胞生成过程中,miR-31表达水平明显上调。通过特异性miRNA拮抗剂抑制miR-31的表达,能够抑制RANKL诱导的破骨细胞的形成和骨吸收。在这些破骨细胞中,*RhoA*作为miR-31的一个目的基因,在miR-31收到抑制时其表达量上调。在分化的细胞中加入miR-31抑制剂后,其对破骨细胞分化的抑制作用可以被RhoA的抑制剂所降低。对破骨细胞起促进作用和抑制作用的miRNA种类及靶基因如**表4-7-3**和**表4-7-4**所示。

对于破骨细胞而言,应该有许多miRNA参与其功能及分化的调节,越来越多的研究将会揭示miRNA如何在特定的信号通路的调节过程中发挥作用来决定破骨细胞的表型,帮助更加深入地理解miRNA在骨重塑的生理及病理条件下的作用。

表4-7-3　对破骨细胞起促进作用的miRNA种类及靶基因

miRNA	靶　基　因
223	*Nfia*
21	*Pdcd4*
31	*RhoA*

表4-7-4　对破骨细胞起抑制作用的miRNA种类及靶基因

miRNA	靶　基　因
155	*Mitf*
125a	*Traf6*

以上初步阐述了miRNA在成骨骼系统中所发挥的调节作用。在骨和软骨组织及骨骼重塑过程中,miRNA在不同的细胞的生长分化过程中发挥了重要的调节作用,对于正常胚胎发育、出生后骨组织形成及成年人骨量调节有重要意义。尽管miRNA突变后对骨骼表型产生影响,从而证明了miRNA的生物学功能,但是miRNA的具体调控

机制并未完全了解。据估计,miRNA调控了约60%的人体基因,只有一小部分miRNA被通过体外实验确认其在骨骼细胞分化过程中的功能及可能的作用靶点。

在骨形成过程中,一些miRNA通过抑制或强化某些信号通路的抑制因子或调节某些转录因子的表达,从而在成骨细胞和破骨细胞的早期和晚期分化过程中发挥重要调节作用。最近,有人提出假说,认为所有类型的RNA转录子存在一个交通系统,从而形成一个大规模的调控网络,而miRNA可能在这个网络中扮演着重要的角色。

深入了解miRNA在骨骼生理及疾病中的调节作用,对于以后发展骨缺损、骨丢失及骨折愈合等疾病的治疗有重要的意义。在一些动物模型中,组织特异性的过表达或抑制某种特定的miRNA对肿瘤治疗有良好的效果,而且一些基于miRNA的治疗方法已经应用于临床实验。miRNA的抑制剂或模拟剂可以通过无毒颗粒作用于特定的组织,而且与基于多肽的治疗方法相比,miRNA治疗方案的性价比更高。在未来的研究中,应该更加明确miRNA在骨中的重要作用,以及miRNA在骨重塑、骨折愈合及其他骨相关疾病中的作用。

(二) miRNA 在关节炎中的作用

骨关节炎和类风湿性关节炎是关节炎中两种主要类型。骨关节炎为一种退行性病变,以关节滑膜及软骨退化损伤、关节边缘和软骨下骨反应性增生为特点,又称骨关节病、退行性关节炎、老年性关节炎或肥大性关节炎等。类风湿关节炎是一种病因未明的慢性、以炎性滑膜炎为主的系统性自身免疫性疾病,其特征是手、足小关节的多关节对称性的侵袭性关节炎症,可以导致关节畸形及功能丧失。而骨关节炎和类风湿关节炎的发生发展都与关节软骨的破坏有关。研究表明,miRNA参与调节软骨细胞的分化和功能,并参与了免疫炎症反应的调节。同时,通过研究正常和疾病条件下关节中miRNA的水平,发现关节炎中miRNA的表达发生了改变。这种改变可以导致或加重疾病,同时某些改变也可以保护组织免受损害。

1. miRNA 在正常软骨细胞发育中的作用

研究表明,在小鼠体内,特异性的敲除软骨中的 *Dicer* 能够影响在生长板中所有类型的软骨细胞。miRNA缺失可导致在生长板中增生型的软骨细胞数目降低,成熟的肥大软骨细胞数目增加,而且增生及肥大软骨细胞能够被不同类型的miRNA所调节,同时,同一miRNA在不同的软骨细胞类型中可以通过作用于不同的蛋白而发挥不同的作用。研究表明,miR-140特异性表达在斑马鱼胚胎发育期的下颌、头及鳞的软骨中,而后,Tuddenham等发现miR-140特异性的表达在小鼠胚胎发育的软骨组织中。全身敲除*miR-140*后会导致中度侏儒,可能是软骨异常增生所致。最近发现,miR-445-3p特异性的表达于鸡和小鼠胚胎发育中的软骨以及长骨的骨膜中。因此,miRNA参与了软骨化的过程,并在其中发挥着重要的作用。

miR-140是软骨化过程中的正向调控因子,它在斑马鱼体内能够通过PDGF信号通路负向调控颚骨的发育。在小鼠模型中，miR-140可以通过抑制HDAC4（可抑制软骨细胞向肥大细胞分化）及降低BMP的剪切因子来调节颅骨的发育及软骨内成骨的形成。RUNX2作为软骨细胞肥大分化的关键因子，可被HDAC4抑制。因此，miR-140可以通过抑制HDAC4而减少Runx的抑制程度，从而促进软骨细胞的分化。在软骨细胞中，miR-140与TGFβ形成双向负反馈回路。miR-140可以直接抑制Smad3从而抑制TGFβ信号通路作用，同时TGFβ可以抑制miR-140的积聚。Sox9作为软骨特异性转录因子，能够促进初级miR-H19的表达，而pri-miR-H19可以形成成熟的miR-675，miR-675可以提高软骨特异性Ⅱa型胶原的表达。因此，在小鼠中，miRNA可以通过直接或间接作用促进软骨化。

迄今为止，在ATDC5细胞的软骨化过程中，已经鉴定出7个miRNA簇群能够相互合作、共同作用。在这些miRNA中，有39个miRNA在软骨细胞生成过程中水平升高，被认为能够和miR-140共同调节软骨化过程。其中，由内含子蛋白编码基因Col27a1转录而来的miR-455能够直接作用于SMAD2，从而减弱TGFβ的信号通路作用。

体外试验中，miR-199和miR-145被证实能够负向调控软骨化的过程。RT-PCR结果显示miR-199a*在早期软骨化中的表达显著下调，提示miR-199a*在软骨细胞早期分化过程中起抑制作用。同时，在软骨细胞分化中，过表达miR-199a*前体导致软骨化标志物表达下降。软件分析预测miR-199a和miR-199a*可以作用于SMAD1，而SMAD1是BMP信号通路的下游分子，实验已经证明，通过抑制Smad1、miR-199a*在负向调节软骨分化过程中发挥重要的作用，而miR-199a在软骨分化过程中的作用还需进一步实验验证。

微阵列和荧光素酶实验结果显示miR-145可以与Sox9的3′UTR相互作用。过表达miR-145可以抑制MSC中Col2a、COMP、Col9a2及Col11a1等产物的表达，抑制miR-145的表达可以显著提高上述产物的表达量。而脂肪化标志物，如C/EBPδ和C/EBPβ不随miR-145的改变而改变。在早期软骨化过程中，miR-145作为关键的调控因子，直接作用于Sox9，抑制软骨分化。而这一发现也在人的关节软骨细胞的实验中得到了证实，因此，miR-145在日后有可能成为软骨修复治疗的新靶点。

在鸡的软骨细胞生成起始阶段，与JNK信号通路相关的miR-221和miR-34a起到了重要的作用。鸡翅的MSC中加入JNK抑制剂可导致细胞迁移抑制，细胞凋亡增加，与此同时，miR-221和miR-34a水平大量升高。加入miR-221抑制剂后，MSC的增生能力增强，再加入JNK抑制剂后这种作用减弱。研究表明，miR-221能够直接作用于Mdm2，而Mdm2能够编码具有泛素化酶活性的蛋白。miR-221抑制MDM2的表达，从而抑制蛋白的泛素化，导致SLUG蛋白聚积，增强细胞凋亡。相反，miR-34a影响了MSC的迁移却没有影响其增殖。miR-34可以作用于EPHA5，而EPHA5是能够调节细胞-细胞相互作用EPH/EPHRINI信号通路的受体。miR-34a能够负向调控细胞骨架内肌动蛋白的重构，而这一过程是建立软骨细胞特异性形态所必需的。

　　miR-335-5p能够促进MSC的软骨化。前期报道称miR-335-5p能够调节MSC向成骨细胞和脂肪细胞分化，近期研究表明，miR-335-5p和它的宿主基因 *Mest* 在鼠MSC的软骨细胞生成过程中共同表达并显著上调。在鼠MSC中过表达miR-335-5p能够提高软骨细胞分化标志物的表达。miR-335-5p能够通过两条正反馈调节通路来调节MSC的软骨细胞生成。首先，miR-335-5p能够作用于DAAM1和ROCK1，而DAAM1和ROCK1是SOX9的负向调控因子，SOX9能够降低miR-29a和miR-29b的表达，miR-29a和miR-29b被证实能够负向调控 *Mest* 的表达。因而在miR-335-5p、Sox9和Mest/miR-335-5p之间形成了一个正反馈调节通路。其次，miR-335-5p在鼠MSC软骨细胞生成过程中，能够作用于DKK1，提高β-联蛋白/TCF的活性，因而提高了 *Mest* 的转录水平。因此，miR-335-5p和它的宿主基因 *Mest* 在鼠MSC软骨化的早期通过两条正反馈调节通路来促进软骨细胞的生成。

　　miR-194能够通过抑制转录因子Sox5来调节软骨的分化。在脂肪源性干细胞中，miR-194能够抑制其向软骨细胞分化，降低miR-194水平能够使其向软骨细胞方向分化。

　　miR-337被证明能够作为TGFβⅡ型受体抑制剂直接调节软骨细胞生成。同时，在miR-337过表达及低表达时均能影响聚蛋白多糖表达，表明其能够影响软骨细胞中软骨特异性基因的表达。

　　miR-488在鸡软骨细胞生成的预凝结期表达上升，而在后凝结期表达下降，表明miR-488可能在这一时期发挥了关键的作用。而且，通过间接作用于MMP2，miR-488可以调节细胞-ECM的相互作用。

　　miR-142-3p在位置依赖性软骨细胞生成中发挥重要的调节作用，而且能够调节ADAM-9的表达。miR-21在兔的软骨细胞中被证实能够促进软骨细胞的增生及软骨基质的合成。对软骨细胞分化起促进和抑制作用的miRNA种类及靶基因如表4-7-5和表4-7-6所示。

　　综上所述，miRNA能够调节软骨细胞的增生及分化，在软骨化过程中发挥着重要的作用。当软骨细胞异常分化或增生时，可导致软骨组织的损害，从而引起或加重关节炎。

表4-7-5　对软骨细胞分化起促进作用的miRNA种类及靶基因

miRNA	靶　基　因
140	*Hdac4、Smad3*
675	*Col Ⅱ*
455	*Smad2*
5-5p	*Daam1、Rock1/Dkk1*

表4-7-6　对软骨细胞分化起抑制作用的miRNA种类及靶基因

miRNA	靶　基　因
199a*	Smad1
145	Sox9
221	Smad2
34a	Epha5
194	Sox5

2. miRNA在骨关节炎中的作用

骨关节炎是最普遍的关节退行性疾病。由于Ⅱ型胶原和聚蛋白多糖等ECM成分的合成和降解平衡被打破,造成了关节软骨破坏,最终导致骨关节炎的发生和加重。骨关节炎的病理过程十分复杂,由基因因素、机械应力及环境因素等多种因素共同作用。这些风险因素打破了关节软骨退化和修复之间的平衡,细胞功能发生紊乱,最终导致了骨关节炎的发生和发展。骨关节炎的发病机制逐渐被人们所了解,包括miRNA在软骨细胞中所发挥的作用,如表型改变、调节凋亡及基因表达等(见图4-7-6)。

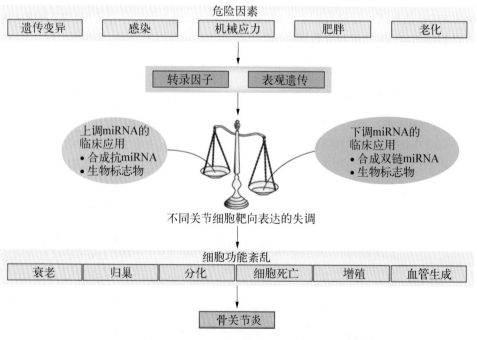

图4-7-6　miRNA在骨关节炎中的作用

注:引自Miyaki S, Asahara H. Macro view of microRNA function in osteoarthritis[J]. Nat Rev Rheumatol, 2012, 8(9): 543-552

在骨关节炎组织样本与正常人的关节组织样本相比，一些miRNA的表达发生了明显的变换。Iliopoulos等检测了365个miRNA并发现其中有16个miRNA在骨关节炎中显著升高，而7个miRNA表达显著降低。与Iliopoulos等实验结果相似，Jones等在正常人和晚期骨关节炎软骨组织中的157个miRNA中发现，有17个miRNA的表达改变了4倍或更多。其中一些miRNA被认为与肥胖和炎症有关。他们发现，在骨关节炎软骨中，miR-9、miR-98和miR-146最为重要。进一步的功能学实验表明，miR-9参与了MMP13的调节。与miR-9相同，miR-98和miR-146能减少IL1β诱导的TNFα的表达，表明这些miRNA对骨关节炎具有保护作用。

miR-22的表达与体重指数有关，而且miR-22可以直接作用于PPARα和BMP7，过表达miR-22或者通过小RNA干扰的方法沉默PPARα或BMP7，均可导致IL1β及MMP13水平升高，表明miRNA的异常调节能够影响骨关节炎。

如上文提到的在软骨细胞正常分化过程中发挥调节作用的miRNA，其异常调节在骨关节炎疾病进展过程中也起一定的作用。除此之外，最近在723个miRNA中鉴定出7个miRNA，在人正常软骨细胞和骨关节炎软骨中的表达不同。miR-483-5p在骨关节炎软骨细胞中表达上调，而其他miRNA，如miR-149-3p、miR-582-3p、miR-1227、miR-634、miR-576-5p和miR-641等在正常软骨细胞中表达上升。这些miRNA被认为能够在关节软骨中通过TGFβ、Wnt、ERB等信号通路发挥作用。

在*miR-140*基因敲除小鼠的年龄相关及手术诱导的骨关节炎模型中，骨关节炎的症状及软骨破坏程度显著增加。在抗原诱导的关节炎小鼠模型中，在软骨细胞中转基因过表达*miR-140*能够保护软骨免受损伤。miR-140能够直接作用于*Adamts-5*基因，而且在体内的动物实验中表明它们能相互调节、共同作用。同时，miR-140也能作用于胰岛素样生长因子结合蛋白5（insulin-like growth factor binding protein5, IGFBP-5）。

人基因组中有两个*miR-27*基因（*miR-27a*和*miR-27b*），它们只在3′区域有一个核苷酸不同。*miR-27a*在骨关节炎的软骨细胞中表达下降。同时，下调miR-27a可能与肥胖症患者的脂肪组织异常调节有关，而肥胖作为骨关节炎一个重要的风险因素可以加重骨关节炎。研究表明，miR-27a可能通过作用于*Mmp13*和*Igfbp-5*基因的上游正向作用因子而间接调节它们的表达。miR-27b在骨关节炎软骨组织中表达显著降低，miR-27b可直接作用于MMP13并与MMP13的表达量成反比。

miR-146a在关节软骨的表层软骨细胞中高表达，而在骨关节炎软骨中低表达。在组织退化程度逐渐加重的过程中，miR-146a的表达量逐渐降低。miR-146a可作用于MMP13，当其高表达时，MMP13水平降低。而且，miR-146a可以作用于TRAF6和IRAK1而调节免疫应答。最近研究表明，miR-146a可以使软骨和滑膜中的免疫炎症反应和神经胶质细胞中的痛觉相关因子相互平衡而控制膝关节稳态。

在大鼠巨噬细胞中，miR-26a可以作用于Toll样受体3（Toll-like receptor 3, TLR3）而负向调控TLR3信号通路，从而减轻姥鲛烷诱导的大鼠关节炎严重程度。通过转染

miR-26a的模拟物或抑制剂来调整miR-26a的水平,从而在NR8383细胞中分别表现出抑制和强化TLR3及其下游信号通路因子的作用。在骨髓源性的巨噬细胞诱导过程中,miR-26a的表达与TLR3的表达呈负相关的关系。miR-26a的模拟物能够抑制TLR3的表达,并能减轻姥鲛烷诱导的关节炎的严重程度。

关节软骨对于抵抗机械应力有独特的作用,而近期研究表明某些miRNA也参与了力传导的调节。miR-365是在软骨细胞中第一个被鉴定为机械应力相关性miRNA,而miR-221和miR-222也认为是有调节机械应力的潜能。在牛关节腔软骨中,miR-221和miR-222在其前部负重区的含量比后部非负重区的含量高。在小鼠模型中,当内侧副韧带切断或内侧半月板断裂造成膝关节不稳后,可诱导miR-146a的产生,表明miR-146a可能在关节腔软骨中作为机械应力的调节因子(见表4-7-7)。

因此,miRNA可以通过作用于软骨细胞,软骨基质酶,和参与关节间机械应力传导等方式参与骨关节炎的病理过程。而某些特定的miRNA可能会成为以后骨关节炎治疗的新靶点。

表4-7-7　在骨关节炎中发挥作用的miRNA种类、靶基因、功能以及表达的变化

miRNA	靶基因	软骨中的作用	在骨关节炎中表达的改变
9	*Mmp13 Sitt1*	维持平衡	升高
98、46	*Traf6、Irak1*	免疫应答	升高
22	*Ppar2 Bmp7*	免疫应答	升高
140	*Adamts-5 Igfbp5*	维持平衡 软骨内成骨发育	下降
27(a/b)	*Mmp13*	免疫应答	下降
146	*Traf6 Irak1*	免疫应答	升高或根据骨关节炎程度而降低
26a	*Tlr3*	维持平衡	N/A
365、221、222、146a	*N/A*	调节机械应力	升高或根据骨关节炎程度而降低
34a/b	*Slrt1/Epha5*	细胞凋亡	升高
145	*Sox9*	维持平衡	N/A
455	*Smad2*	软骨分化 维持软骨平衡	升高
625	*Col II*	软骨分化 维持软骨平衡	升高

（三）miRNA 在类风湿关节炎中的作用

类风湿关节炎是一种慢性炎症性系统性自身免疫性疾病，以滑膜增生、淋巴细胞浸润及成纤维细胞样滑膜细胞非正常增生为主要特点。成纤维细胞样滑膜细胞（fibroblast-like synoviocytes, FLS）在类风湿关节炎中作为关节损害的媒介，能够通过产生组织蛋白酶MMP以及炎症因子直接调节软骨的破坏，同时可以通过调节单核细胞向成骨细胞分化而直接调节骨破坏。尽管类风湿关节炎发病机制并不完全明确，但是人们普遍认为类风湿关节炎受基因、免疫异常调节以及环境等因素的共同作用。

越来越多证据表明，miRNA参与免疫应答和自身免疫病的调节，而miRNA的异常表达在类风湿关节炎的发病过程中起到了重要的作用。在类风湿关节炎不同细胞类型中检测到了一些miRNA的异常表达，而这些miRNA的异常表达可以调节类风湿关节炎信号通路中的一些信号通路，从而导致类风湿关节炎的发生发展。

在类风湿关节炎患者的FLS中加入TNF-α/IL1等刺激，可使miR-155表达升高。miR-155过表达可以通过与TLR配基及细胞因子相互作用而降低MMP3的水平。由于MMP3在类风湿关节炎中能够破坏关节软骨，因此miR-155能够保护关节组织免受过多的炎症损害，而此过程可能是通过调节LPS信号通路实现的。研究表明，miR-155缺失能够在胶原诱导的关节炎小鼠模型中抑制病理性自身反应性B细胞和T细胞的产生。同时，在*miR-155*缺陷型小鼠体内，破骨细胞的数目减少，从而显著降低了局部骨组织的破坏。尽管miR-155在关节组织中被发现并被鉴定具有免疫调节功能，miR-155在类风湿关节炎中的作用机制并不完全明确。在类风湿关节炎患者的滑膜及滑膜液的巨噬细胞中，miR-155的表达升高，而SHIP-1作为一种炎症抑制因子，其水平在miR-155高表达时降低。在类风湿关节炎患者的滑膜$CD14^+$细胞中，抑制miR-155的表达能够导致TNF-α水平下降。相反，过表达miR-155能够降低SHIP-1的产生，并升高促炎症因子的表达。值得注意的是，在*miR-155*缺陷型小鼠中，胶原诱导的关节炎模型很难诱导成功，同时，抗原特异性的Th17细胞和自身抗原应答反应均受到明显抑制。

在类风湿关节炎疾病进程中，高表达miR-146a与疾病激活状态相关，而低表达miR-146a表明疾病处于静止期。尽管miR-146a的表达量在类风湿关节炎患者中明显升高，但是miR-146a的两个靶基因*Traf6*和*Irak-1*在类风湿关节炎患者体内并没有明显的变化。在THP-1细胞中，TRAF6和IRAK-1的调节对TNF-α的产生具有十分重要的作用。在体外实验中，用LPS或TNF-α刺激THP-1细胞诱导miR-146a的表达，而miR-146a能够负向调控*Traf6*和*Irak-1*的表达，*Traf6*和*Irak-1*表达下降反过来能够降低前炎症因子或化学因子的产生，包括TNF-α。然而，在类风湿关节炎患者中，可能是由于miR-146a丧失了调节TRAF6和IRAK-1的能力，因而导致TNF-α表达增高。有证据表明，在类风湿关节炎患者的$CD4^+$细胞内，TNF-α能够上调miR-146a的表达。miR-146a过表达可以抑制其靶基因Fas相关因子1（Fas associated factor 1, FAF1），FAF1是

T细胞凋亡的重要调节因子,miR-146a通过作用于FAF1而抑制T细胞的凋亡。双染实验证明miR-146a在表达IL17的细胞中表达,因而miR-146a可能在IL17的表达调节中发挥作用。在类风湿关节炎患者中,miR-146a的表达与TNF-α和红细胞沉降率(erythrocyte sedimentation rate, ESR)呈正相关。研究表明,miR-146a能够在类风湿关节炎中负向调控固有免疫应答。静脉注射双链的miR-146a能够抑制关节软骨和骨组织的破坏,但对于炎症因子的表达和滑膜细胞中免疫细胞浸润并没有显著影响。即使在已经发生骨破坏的类风湿关节炎患者静脉应用双链miR-146a,双链的miR-146a仍能够抑制破骨细胞生成,因此,miR-146a可以成为类风湿关节炎治疗的潜在治疗方案。

在类风湿关节炎患者的FLS中,miR-124a作为类风湿关节炎病理过程中关键的转录后调节因子,其表达显著上升。miR-124a可直接作用于化学因子诱导蛋白1(chemoattractant protein 1, MCP-1)和细胞依赖蛋白激酶2(cyclin-dependent kinase 2, CDK-2)mRNA的3'UTR。因此,miR-124a在FLS中的出现能够显著抑制MCP-1和CDK-2的产生。在类风湿关节炎患者的FLS中转染miR-124a使其过表达后能够显著抑制FLS的增生,并使细胞周期停留在G1期。

从类风湿关节炎患者中分离得到的FLS加以LPS刺激,其能表达IL18的mRNA,但是并不释放IL18蛋白。miR-346能够通过迅速降解IL18的mRNA而在LPS激活的FLS中发挥重要的炎症抑制作用,而且miR-346能够通过抑制LPS诱导的赖氨酸激酶的表达而间接调节IL18的释放。TNF-α在类风湿关节炎中是一个主要的细胞因子,能够促进类风湿关节炎的进展,而赖氨酸激酶能够稳定TNF-α的mRNA。在LPS激活的THP-1细胞中,转染miR-346使其过表达,能够抑制TNF-α的分泌。TTP作为能够抑制TNF-α合成的RNA结合蛋白,在激活的FLS中水平升高。在THP-1细胞中过表达miR-346后,miR-346能够通过提高TTP的mRNA表达而抑制TNF-α的表达。

miR-223在类风湿关节炎患者的CD4$^+$T细胞及滑膜中表达显著升高。在体外实验中,过表达miR-223能够抑制破骨细胞生成。

在人和小鼠原代培养的细胞试验中表明,miR-19b能够正向调节NF-κB的活性;同时,它能够抑制NF-κB信号通路的负向调节因子,如*Rnf11*、*Zbtb16*、*Fbxl11/Kdm2a*等。

miR-23b通过作用于IKK-α和TGFβ激活激酶1/MAP3K7结合蛋白2或3(TGFβ activated kinase1/MAP3K7 binding protein 2/3, TBP2/TBP3)的抑制剂而抑制IL17诱导的NF-κB的激活和炎症因子的表达。同时,在人FLS中,IL17可以抑制miR-23b的表达,并且IL17在类风湿关节炎病理进程中对于下调miR-23b的表达是必需的。

miR-323-3p在类风湿关节炎患者的FLS中表达显著升高。miR-323-3p抑制β-转导蛋白(transducin),而β-转导蛋白是β-联蛋白的抑制剂,因此miR-323-3p可以加强WNT信号通路。

miR-19a/b在类风湿关节炎中表达下降。当把miR-19a或者miR-19b的模拟物转染进入激活的FLS后,MMP3和IL6的分泌显著下调。实验证明miR-19a/b能够直接作用于TLR2的mRNA而负向调节类风湿关节炎的发展。

在类风湿关节炎患者的FLS中,miR-203的表达显著上升,而且高表达的miR-203能够提高MMP1和IL6的表达。通过阻断NF-κB信号通路,可以抑制miR-203诱导的IL6的表达。数据表明,DNA去甲基化后能够提高miR-203的表达水平。

滑膜液中的miRNA可能来自滑膜组织或者浸润细胞,而且miRNA可以作为类风湿关节炎的诊断指标。类风湿关节炎患者血浆中miR-132的水平显著低于正常人的,具有较高的诊断性。同时,滑膜液中的miRNA,如miR-16、miR-146a、miR-155、miR-223能够区别类风湿关节炎和骨关节炎。

综上所述,miRNA在类风湿关节炎中通过调节细胞因子,信号通路的表达以及免疫应答来调节类风湿关节炎的病理过程(见表4-7-8)。

表4-7-8 类风湿关节炎中miRNA的种类、靶基因以及功能作用

miRNA	靶 基 因	软 骨 中 的 作 用
155	*Mmp3、Ship-1*	免疫调节,保护组织免受损害
146a	*Faf1*	免疫应答,抑制破骨细胞
124a	*Mcp-1、Cdk-2*	抑制成纤维细胞样滑膜细胞增生
346	赖氨酸激酶	免疫调节
23b	*Tbp2/Tbp3*	免疫调节
323-3p	β-转导蛋白	加强Wnt信号
19a/b	*TLR-2*	免疫调节
203	*Mmp1、Il6*	免疫调节

三、miRNA在骨肿瘤中的作用

miRNA已经被广泛用于肿瘤调节网络机制的研究。有报道称,与mRNA相比,miRNA更能准确地将人类的肿瘤分类。因此,miRNA的表达与肿瘤分化密切相关。在骨肿瘤中应用微阵列分析和小RNA克隆及排序技术发现,不同的肿瘤类型有各自独特的miRNA表达。而且,检测miRNA的表达能够成功区分肿瘤类型。这一结论被组织病理和分子分析所验证,同时,不同肉瘤的组织病理有不同的miRNA的表达,反映了肿瘤的来源及分化程度。在不同肿瘤类型中鉴定特定的miRNA能够揭示他们在肿瘤形成过程中的作用,并能够帮助诊断及预后。最近,有研究表明受低氧调节的miR-210在软组织肉瘤中以性别特异性的方式表达,并与肿瘤的发生和预后有显著关联。

骨肿瘤约占所有肿瘤的0.2%,基于特定的组织病理学、细胞来源、临床特点及位置分布,将骨肿瘤分为骨肉瘤、尤因肉瘤、软骨肉瘤和脊索瘤等亚型。

1. miRNA在骨肉瘤中的表达及作用

骨肉瘤是骨恶性肿瘤中最多见的一种,较常见发生于20岁以下的青少年或儿童。骨肉瘤是从间质细胞系发展而来,肿瘤迅速生长是由于肿瘤经软骨阶段直接或间接形成肿瘤骨样组织和骨组织,其发病率约为$5/10^6$。典型的骨肉瘤源于骨内,另一与此完全不同类型的是与骨皮质并列的骨肉瘤,源于骨外膜和附近的结缔组织。后者较少见,预后稍好。

骨肉瘤组织与正常人骨组织相比较,在染色体14q23位点上形成的miRNA水平显著下调,而此位点的DNA数目并没有改变,表明有额外的基因修饰机制在此过程中起作用。通过生物信息学预测手段发现,位于染色体14q23位点上的miRNA(miR-382、miR-369-3p、miR-544和miR-134)具有能够结合cMYC转录子的潜能。在Saos2细胞中,使上述4种miRNA表达能够降低cMYC的水平,同时诱导细胞凋亡。而cMYC可以作用于miR-17-92,在过表达14q23miRNA的Saos2细胞中miR-17-92水平显著降低。在Saos2细胞中,过表达无3'UTR的cMYC的cDNA或者miR-17-92时,可以逆转染色体14q23位点上miRNA的促凋亡作用。

正常生理过程中,DNA、mRNA和miRNA共同作用形成调节网络。最近的研究表明,miRNA可以作用于多种细胞内信号通路的目的基因,包括*Notch*、*Pas/p21*、*Mapk*、*Wnt*和*Jun/Fos*信号通路等。在许多骨肉瘤的研究中,证实了miR-382和cMYC调节环发生了异常调节。越来越多研究表明,在骨肉瘤中发生了miRNA-基因网络的异常调节。

通过将骨肉瘤组织中和正常组织、骨肉瘤细胞系和正常成骨细胞系的miRNA表达进行比较,鉴定出在骨肉瘤中异常调节的miRNA和它们潜在的目的基因。例如,miR-192和miR-215属于p53反应性miRNA,能够在有野生型*p53*基因的U2OS细胞中诱导细胞周期停止。最近研究表明,过表达*p53*的转录目标miR-34a,能够通过下调c-Met而抑制骨肉瘤的生长和转移。而功能学研究能够鉴定出哪些miRNA具有抑制疾病发展的潜能。miR-31与*p53*具有相关作用,能够抑制骨肿瘤的增生。前期研究表明,miR-31在乳腺癌发病过程中通过下调mRNA的目的基因,如整合素A5、根蛋白和RHOA等而抑制肿瘤转移的多个过程。这些结果表明,在体内应用miR-31具有能够预防骨肉瘤肺转移的潜能。

miR-126在骨肉瘤中通过作用于SOX2而发挥肿瘤抑制作用。通过将骨肉瘤组织和正常骨组织、骨肉瘤细胞系同正常成骨细胞系相比较发现,在肿瘤组织和细胞系中,miR-126的表达均较低。由于miR-126在骨肉瘤组织和细胞系中表达均明显下降,因此,将外源性合成的miR-126模拟物转染到MG-63骨肉瘤细胞系中,发现高表达的miR-126能够抑制细胞的增生、迁移和侵袭,并且能够诱导MG-63细胞的凋亡。而且,生物信息学技术表明,miR-126能够作用于*Sox2*。*Sox2*过表达后能够明显抑制miR-

126介导的肿瘤抑制作用。因此，*miR-126/Sox2*相互作用在骨肉瘤病理过程中起重要的作用。

miR-214在骨肉瘤组织中表达显著升高，尤其是在形状大、有远处转移且对手术前化学治疗低反应的骨肿瘤中，其过表达更为普遍。而且miR-214与总体存活率有显著的关联。高表达的miR-214是小儿骨肉瘤的独立预后因子，其水平和预后成反比。

miRNA也可以成为骨肉瘤潜在的生物标志物或治疗手段。过表达miR-199a-3p在骨肉瘤中具有良好的治疗作用。它可以通过降低mTOR、信号转导和转录激活因子3（signal transducer and activator of transcription 3, STAT3）的表达而抑制肿瘤增生。在骨肉瘤组织和人骨肉瘤细胞系中miR-125b表达下调。miR-125b通过调节STAT3而抑制骨肉瘤的增生和迁移。相似地，miR-21在骨肉瘤中表达升高，在MG-63骨肉瘤细胞系中抑制miR-21的表达能够降低肿瘤的侵袭性。miR-21能够作用于RECK，而RECK可以通过降低MMP的活性来抑制骨肉瘤细胞的侵袭。同样，miR-183通过作用于Ezrin而在抑制肿瘤迁移过程中发挥重要作用，而且miR-183的表达水平与骨肉瘤肺转移和局部骨肉瘤的发生密切相关。体内及体外实验均证明了miR-16具有骨肉瘤抑制作用，而miR-27a具有促进骨肉瘤侵袭的作用（见图4-7-7）。

2. miRNA在尤因肉瘤中的表达及作用

尤因肉瘤是骨的原发性恶性肿瘤，由紧密排列一致的小圆形细胞组成，细胞内含丰富的糖原。本病占原发骨肿瘤的1.27%，占恶性肿瘤的4.58%。男女比例1.7∶1，此瘤好发于少年，多为11～20岁。

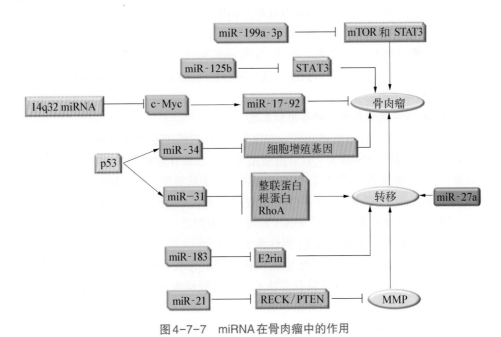

图4-7-7　miRNA在骨肉瘤中的作用

原癌蛋白EWS/ETS融合能够驱使尤因肉瘤的发生,其中EWS/FLI1是原癌蛋白EWS/ETS中的主要的一种。研究表明,在稳定沉默EWS/FLI1融合蛋白后,全身的miRNA表达均发生了改变。EWS/FLI1可以强烈抑制某些miRNA的表达,并且这些miRNA能够作用于IGF信号通路,而IGF信号通路在尤因肉瘤的肿瘤化过程中起到了关键的作用。在这些所有被抑制的miRNA中,miR-145是受抑制程度最大的miRNA。初级尤因肉瘤的肿瘤样本与间质祖细胞相比,miR-145的水平明显降低。研究发现,miR-145可以直接作用于EWS/FLI1转录子,因此miR-145和EWS/FLI1融合蛋白之间形成了双向负反馈调节回路。这种调节网络展示了EWS/FLI1介导的尤因肉瘤肿瘤化过程中的一个重要部分,以后由miRNA介导的尤因肉瘤的治疗可能会形成一个全新的思路或方案。

在尤因肉瘤中,EWS/FLI1可以抑制miR-22的表达,而miR-22在轻度过表达的时候也可以抑制肿瘤的生长。研究表明,miR-22可以调节组蛋白去甲基化酶KDM3A的表达。KDM3A在尤因肉瘤中高表达,而KDM3A去除后能够抑制肿瘤细胞的生长,肿瘤细胞的及异种种植模型的形成。KDM3A缺失后可导致尤因肉瘤中促癌因子水平下调。因此,miR-22可以通过抑制KDM3A的表达而抑制肿瘤的形成和发展。

在尤因肉瘤中,miRNA表达发生了极大的改变,包括原癌miR-17-92簇群的出现以及let-7家族的抑制等。特别是let-7a可以作用于HMGA2,let-7a的下调在尤因肉瘤的发展过程中起到了关键的作用。

某些miRNA也被用作评估尤因肉瘤存活的生物学指标。例如miR-34a被用于评估尤因肉瘤的预后。高表达miR-34a在5年内不会发生不良事件。在甲醛包埋的组织中,通过原位杂交技术可以检测到miR-34a的表达,而且此方法可以成为评估此miRNA的一个简单有效的技术。而且,保留miR-34a的活性能够降低肿瘤的恶性程度,同时提高肿瘤对抗癌药物如长春新碱和阿霉素的敏感性,因此,miR-34a也可以作为一个治疗效果的标志物。

3. miRNA在软骨肉瘤中的作用和表达

软骨肉瘤是从软骨细胞或间胚叶组织发生,并起源于躯体任何软骨内化骨的骨骼,可能与染色体的异常有关。软骨肉瘤是常见的恶性骨肿瘤之一,发生于髓腔者为中心型,发生于骨膜者为骨膜型,另有少数可发生于软组织。肿瘤好发于四肢长骨与骨盆,也可见于椎骨、骶骨、锁骨、肩胛骨和足骨。本病分原发和继发两种,后者可由软骨瘤、骨软骨瘤恶变而来,这也是发病年龄较晚的原因之一。本病多见于成人,30岁以下少见,35岁以后发病率逐渐增高;男性多于女性。

一些miRNA参与了软骨细胞生成和软骨炎症性疾病的过程,Salvatore等用19例患者的骨软骨肉瘤标本和正常软骨生长板作比较检查miRNA的表达,发现有8个miRNA能够区分正常生长板和骨软骨肉瘤。这些miRNA能够调节基因表达,从而影响到MAPK、IGF、Wnt信号通路、硫酸肝素和多聚糖结构的生物学合成等。相似的,在骨软骨肉瘤及软骨肉瘤形成和进展过程中，miRNA也参与了TGFβ/Wnt和Ihh/Pthlh信号通路中信号转导的修饰。

4. miRNA在脊索瘤中的表达和作用

脊索瘤是局部的侵袭性或恶性肿瘤，是累及斜坡与骶尾部常见的硬膜外肿瘤，由胚胎残留或异位脊索形成。本病主要好发于50～60岁的中老年，也发生于其他年龄。脊索瘤生长缓慢，且很少发生远处转移（晚期可转移），但其局部破坏性很强。

最近，应用miRNA微阵列分析技术检测脊索瘤源性的细胞系和脊索瘤组织中miRNA的表达，与正常组织相比，miR-1和miR-206的表达显著降低甚至消失。重新表达miR-1后，miR-1能够通过抑制MET和HDAC4而抑制脊索瘤细胞的生长。MET是酪氨酸激酶家族原癌基因受体的一部分，在人类许多癌症中过表达，尤其是脊索瘤、软骨瘤和骨肉瘤。而且，近期研究表明，MET原癌蛋白在脊索瘤转移过程中起到了主要作用。

miRNA可以作为一个新兴的靶点来应对骨肿瘤中面临的诊断和治疗的挑战。在大多数肿瘤类型中，常见的致癌基因和肿瘤抑制因子发生了异常调节。例如，p53和cMYC能够诱导许多miRNA的表达，同时它们又能被一些miRNA所调节。miRNA-基因的异常调节在一些骨肿瘤中高度保守，然而，探索miRNA在骨肿瘤的生物学作用中也面临的巨大的挑战。首先，一个miRNA可以作用于许多个基因，而且，由于细胞类型和目的基因的不同，同一个miRNA可以发挥促癌或抑癌作用。其次，miRNA的修饰可产生脱离目标基因的效果。最后，miRNA表达的异常调节能够扰乱细胞内基因的正常表达，而且这些基因在不同肿瘤细胞种类中表达不同。因此，基于miRNA的异常调节，在不同的肿瘤类型中，肿瘤的起始、进展、侵袭和远处转移的结果会有明显的不同。

四、miRNA与手术植入物的关系

许多研究关注生物材料对骨形成的影响。因为miRNA已经被证明参与生长和分化，一些实验室转而探索生物材料对miRNA表达的影响。这些研究多关注在牙科诊疗中骨移植物或人工植入物的作用。比如合成的骨移植材料硫化钙（GaS）能够上调miR-377的表达，同时能够下调miR-22、-93、-27a、-31和-16的表达。许多miRNA的目的基因参与调节成骨细胞的活性，如BMP1、BMP7、FGFR1、PTH、CALCA和GHRHR等。P-15是胶原类似物，常被用于骨移植中，它能够上调miR-26a的表达，而miR-26a能够抑制成骨细胞的晚期分化。以上数据表明，miRNA可能在应用植入物的外科手术治疗后对骨折治疗和骨骼重构发挥了重要的作用。

化学修饰钛合金植入物能够提高成骨作用，然而，这个过程的分子调节机制仍然不明确。应用SLA和modSLA的钛合金表面作用于TGFβ/BMP（BMP2、BMP6、

ACVR1）和非经典Wnt/Ca^{2+}（Wnt5a、Fzd6）信号通路，发现修饰的钛合金表面能够诱导TGFβ/BMP和Wnt/Ca^{2+}信号基因的激活。与光滑的钛合金表面（SMO）相比，modSLA能够降低35个miRNA的表达而SLA能够降低32个miRNA的表达，在modSLA和SLA下调的miRNA中有31个是相同的。modSLA能够上调10个miRNA的表达而SLA能够上调9个miRNA的表达，在modSLA和SLA上调的miRNA中有8个是相同的。靶点扫描预测分析表明，下调的miRNA能够作用于TGFβ/BMP和Wnt/Ca^{2+}信号通路中的某些因子。因此，钛合金植入物能够诱导miRNA的表达的改变，从而调节TGFβ/BMP和Wnt/Ca^{2+}信号通路，进一步影响成骨分化。

在临床工作中，需要发展具有高成骨能力的钛合金生物材料植入物，从而有利于骨整合。

五、miRNA在骨科领域的展望

在形成骨和软骨组织或参与重建骨骼的细胞中清除成熟的miRNA，可以看出miRNA在这些细胞的生长和分化过程中所发挥的重要的调节作用，因而miRNA对于胚胎发育、出生后骨形成以及成人骨质的调节十分重要。尽管有充足的生物学证据证明骨骼表型和功能紊乱的miRNA之间存在必然的关系，但是这其中确切的机制还没有被人们所真正了解。利用小鼠模型，确定由于在细胞中敲除Dicer而造成的特异性的miRNA的缺失，以及由此引起的骨骼表型的改变，将是一个必然的要求。据估计，miRNA能够调节人体大约60%的基因表达，但是只有一小部分miRNA在体外实验中鉴定出了他们的生物学功能和目的基因。

在骨形成过程中，一些miRNA在成骨细胞和破骨细胞的早期和晚期发挥作用，通过抑制细胞信号通路中的抑制因子而调节细胞分化进程。而且，miRNA可以在依赖miRNA的调节网络中，通过抑制正向和负向转录因子及细胞因子调节因子而直接或间接对表型的发育发挥重要作用。多种miRNA共同作用于分化转录因子、ECM成分和信号因子，并在调节中发挥着不同的作用，因而维持着正常的细胞和组织活性。众多的miRNA如何参与调节骨形成和骨重建，并协调这些通路，仍是下一步需要探索的课题。而最近有人提出假说：所有的RNA转录子有一个相互沟通的系统，从而形成一个大规模的调节网络。

迄今为止，研究表明miRNA在骨骼疾病中发挥了重要的作用。研究某个特定的miRNA如何在调节环中发挥作用以及多种miRNA如何调节成骨生成信号诱导骨生成，在调节网络中miRNA如何时空特异性发挥作用以及多种miRNA如何形成调节网络等，这些进一步的研究能更好地提高大家对miRNA的认识。

（蔚建鲁，李磊，刘传聚）

------------------------------ 参 考 文 献 ------------------------------

［ 1 ］ Ammari M, Jorgensen C, Apparailly F. Impact of microRNAs on the understanding and treatment of rheumatoid arthritis[J]. Curr Opin Rheumatol, 2013, 5(2): 225−233.

［ 2 ］ Arfat Y, Xiao WZ, Iftikhar S, et al. Physiological effects of microgravity on bone cells[J]. Calcif Tissue Int, 2014, 94(6): 569−579.

［ 3 ］ Bajayo A, Bar A, Denes A, et al. Skeletal parasympathetic innervation communicates central IL−1 signals regulating bone mass accrual[J]. Proc Natl Acad Sci U S A, 2012, 109(38): 15455−15460.

［ 4 ］ Baldock PA, Lin S, Zhang L, et al. Neuropeptide y attenuates stress-induced bone loss through suppression of noradrenaline circuits[J]. J Bone Miner Res, 2014, 29(10): 2238−2249.

［ 5 ］ Bänziger C, Soldini D, Schütt C, et al. Wntless, a conserved membrane protein dedicated to the secretion of Wnt proteins from signaling cells[J]. Cell, 2006, 125(3): 509−522.

［ 6 ］ Baxter D, McInnes IB, Kurowska-Stolarska M. Novel regulatory mechanisms in inflammatory arthritis: a role for microRNA[J]. Immunol Cell Biol, 2012, 90(3): 288−292.

［ 7 ］ Belavy DL, Baecker N, Armbrecht G, et al. Serum sclerostin and DKK1 in relation to exercise against bone loss in experimental bed rest[J]. J Bone Miner Metab, 2016, 34(3): 354−365.

［ 8 ］ Belenkaya TY, Wu Y, Tang X, et al. The retromer complex influences Wnt secretion by recycling wntless from endosomes to the trans-Golgi network[J]. Dev Cell, 2008, 14(1): 120−131.

［ 9 ］ Carroll SH, Wigner NA, Kulkarni N, et al. A2B adenosine receptor promotes mesenchymal stem cell differentiation to osteoblasts and bone formation *in vivo*[J]. J Biol Chem, 2012, 287(19): 15718−15727.

［ 10 ］ Chabbi-Achengli Y, Coudert AE, Callebert J, et al. Decreased osteoclastogenesis in serotonin-deficient mice[J]. Proc Natl Acad Sci U S A, 2012, 109(7): 2567−2572.

［ 11 ］ Chakravorty N, Ivanovski S, Prasadam I, et al. The microRNA expression signature on modified titanium implant surfaces influences genetic mechanisms leading to osteogenic differentiation[J]. Acta Biomater, 2012, 8(9): 3516−3523.

［ 12 ］ Chang J, Sonoyama W, Wang Z, et al. Noncanonical Wnt-4 signaling enhances bone regeneration of mesenchymal stem cells in craniofacial defects through activation of p38 MAPK[J]. J Biol Chem, 2007, 282(42): 30938−30948.

［ 13 ］ Choi YJ, Lee JY, Lee SJ. Alpha-adrenergic blocker mediated osteoblastic stem cell differentiation[J]. Biochem Biophys Res Commun, 2011, 416(3−4): 232−238.

［ 14 ］ David M, Machuca-Gayet I, Kikuta J, et al. Lysophosphatidic acid receptor type 1 (LPA1) plays a functional role in osteoclast differentiation and bone resorption activity[J]. J Biol Chem, 2014, 289(10): 6551−6564.

［ 15 ］ Djuranovic S, Nahvi A, Green R. A parsimonious model for gene regulation by miRNAs[J]. Science, 2011, 331(6017): 550−553.

［ 16 ］ Dong S, Yang B, Guo H, et al. MicroRNAs regulate osteogenesis and chondrogenesis[J]. Biochem Biophys Res Commun, 2012, 418(4): 587−591.

［ 17 ］ Edwards JR, Sun SG, Locklin R, et al. LIGHT (TNSF14), a novel mediator of bone resorption, is elevated in rheumatoid arthritis[J]. Arthritis Rheum, 2006, 54(5): 1451−1462.

[18] Eom CS, Lee HK, Ye S, et al. Use of selective serotonin reuptake inhibitors and risk of fracture: a systematic review and meta-analysis[J]. J Bone Miner Res, 2012, 27(5): 1186−1195.

[19] Fonseca TL, Jorgetti V, Costa CC, et al. Double disruption of alpha2A- and alpha2C-adrenoceptors results in sympathetic hyperactivity and high-bone-mass phenotype[J]. J Bone Miner Res, 2011, 26(3): 591−603.

[20] Friedman MS, Oyserman SM, Hankenson KD. Wnt11 promotes osteoblast maturation and mineralization through R-spondin 2[J]. J Biol Chem, 2009, 84(21): 14117−14125.

[21] Fu J, Jiang M, Mirando AJ, et al. Reciprocal regulation of Wnt and Gpr177/mouse Wntless is required for embryonic axis formation. Proc Natl Acad Sci U S A, 2009, 106(44): 18598−18603.

[22] Fu S, Mei G, Wang Z, et al. Neuropeptide substance P improves osteoblastic and angiogenic differentiation capacity of bone marrow stem cells in vitro[J]. Biomed Res Int, 2014, 2014: 596023.

[23] Fukuda T, Takeda S, Xu R, et al. Sema3A regulates bone-mass accrual through sensory innervations[J]. Nature, 2013, 497(7450): 490−493.

[24] Gajda M, Litwin JA, Tabarowski Z, et al. Development of rat tibia innervation: colocalization of autonomic nerve fiber markers with growth-associated protein 43[J]. Cells Tissues Organs, 2010, 191(6): 489−499.

[25] Georgy SR, Pagel CN, Ghasem-Zadeh A, et al. Proteinase-activated receptor-2 is required for normal osteoblast and osteoclast differentiation during skeletal growth and repair[J]. Bone, 2012, 50(3): 704−712.

[26] Goldring MB, Marcu KB. Epigenomic and microRNA-mediated regulation in cartilage development, homeostasis, and osteoarthritis[J]. Trends Mol Med, 2012, 18(2): 109−118.

[27] Gonzalez-Suarez E, Jacob AP, Jones J, et al. RANK ligand mediates progestin-induced mammary epithelial proliferation and carcinogenesis[J]. Nature, 2010, 468 (7320): 103−107.

[28] Grässel SG. The role of peripheral nerve fibers and their neurotransmitters in cartilage and bone physiology and pathophysiology[J]. Arthritis Res Ther, 2014, 16(6): 485.

[29] Gray RS, Roszko I, Solnica-Krezel L. Planar cell polarity: coordinating morphogenetic cell behaviors with embryonic polarity[J]. Dev Cell, 2011, 1(1): 120−133.

[30] Hanami K, Nakano K, Saito K, et al. Dopamine D2-like receptor signaling suppresses human osteoclastogenesis[J]. Bone, 2013, 56(1): 1−8.

[31] Hayashi M, Nakashima T, Taniguchi M, et al. Osteoprotection by semaphorin 3A[J]. Nature, 2012, 485(7396): 69−74.

[32] Hemingway F, Taylor R, Knowles HJ, et al. RANKL independent human osteoclast formation with APRIL, BAFF, NGF, IGF I and IGF II[J]. Bone, 2011, 48(4): 938−944.

[33] Hodge JM, Wang Y, Berk M, et al. Selective serotonin reuptake inhibitors inhibit human osteoclast and osteoblast formation and function[J]. Biol Psychiatry, 2013, 74(1): 32−39.

[34] Hoshino A, Ueha S, Hanada S, et al. Roles of chemokine receptor CX3CR1 in maintaining murine bone homeostasis through the regulation of both osteoblasts and osteoclasts[J]. J Cell Sci, 2013, 126(Pt 4): 1032−1045.

[35] Huang Y, Dai ZQ, Ling SK, et al. Gravity, a regulation factor in the differentiation of rat bone

marrow mesenchymal stem cells[J]. J Biomed Sci, 2009, 16: 87.

[36] Joeng KS, Schumacher CA, Zylstra-Diegel CR, et al. Lrp5 and Lrp6 redundantly control skeletal development in the mouse embryo[J]. Dev Biol, 2011, 359(2): 222−229.

[37] Kajimura D, Hinoi E, Ferron M, et al. Genetic determination of the cellular basis of the sympathetic regulation of bone mass accrual[J]. J Exp Med, 2011, 208(4): 841−851.

[38] Kubota T, Michigami T, Sakaguchi N, et al. Lrp6 hypomorphic mutation affects bone mass through bone resorption in mice and impairs interaction with Mesd[J]. J Bone Miner Res, 2008, 23(10): 1661−1671.

[39] Lazarenko OP, Rzonca SO, Hogue WR, et al. Rosiglitazone induces decreases in bone mass and strength that are reminiscent of aged bone[J]. Endocrinology, 2007, 148(6): 2669−2680.

[40] Le LT, Swingler TE, Clark IM. Clark, Review: the role of microRNAs in osteoarthritis and chondrogenesis[J]. Arthritis Rheum, 2013, 65(8): 1963−1974.

[41] Maredziak M, Smieszek A, Chrzastek K, et al. Physical activity increases the total number of bone-marrow-derived mesenchymal stem cells, enhances their osteogenic potential, and inhibits their adipogenic properties[J]. Stem Cells Int, 2015, 2015: 379093.

[42] Mei G, Zou Z, Fu S, et al. Substance P activates the Wnt signal transduction pathway and enhances the differentiation of mouse preosteoblastic MC3T3-E1 cells[J]. Int J Mol Sci, 2014, 15(4): 6224−6240.

[43] Meijer HA, Kong YW, Lu WT, et al. Translational repression and eIF4A2 activity are critical for microRNA-mediated gene regulation[J]. Science, 2013, 340(6128): 82−85.

[44] Meyers VE, Zayzafoon M, Douglas JT, et al. RhoA and cytoskeletal disruption mediate reduced osteoblastogenesis and enhanced adipogenesis of human mesenchymal stem cells in modeled microgravity[J]. J Bone Miner Res, 2005, 20(10): 1858−1866.

[45] Miao CG, Yang YY, He X, et al. New advances of microRNAs in the pathogenesis of rheumatoid arthritis, with a focus on the crosstalk between DNA methylation and the microRNA machinery[J]. Cell Signal, 2013, 25(5): 1118−1125.

[46] Michigami T. Regulatory mechanisms for the development of growth plate cartilage[J]. Cell Mol Life Sci, 2013, 70(22): 4213−4221.

[47] Mieczkowska A, Baslé MF, Chappard D, et al. Thiazolidinediones induce osteocyte apoptosis by a G protein-coupled receptor 40-dependent mechanism[J]. J Biol Chem, 2012, 287(28): 23517−23526.

[48] Muruganandan S, Sinal CJ. The impact of bone marrow adipocytes on osteoblast and osteoclast differentiation[J]. IUBMB Life, 2014, 66(3): 147−155.

[49] Nagatomi J, Arulanandam BP, Metzger DW, et al. Effects of cyclic pressure on bone marrow cell cultures[J]. J Biomech Eng, 2002, 124(3): 308−314.

[50] Okada C, Yamashita E, Lee SJ, et al. A high-resolution structure of the pre-microRNA nuclear export machinery[J]. Science, 2009, 326(5957): 1275−1279.

[51] Olivier B. Serotonin: a never-ending story[J]. Eur J Pharmacol, 2015, 753: 2−18.

[52] Owan I, Burr DB, Turner CH, et al. Mechanotransduction in bone: osteoblasts are more responsive to fluid forces than mechanical strain[J]. Am J Physiol, 1997, 273(3 Pt 1): C810−C815.

[53] Park JS, Cho MH, Nam JS, et al. Effect of pioglitazone on serum concentrations of

osteoprotegerin in patients with type 2 diabetes mellitus[J]. Eur J Endocrinol, 2011, 164(1): 69-74.

[54] Pierroz DD, Bonnet N, Bianchi EN, et al. Deletion of beta-adrenergic receptor 1, 2, or both leads to different bone phenotypes and response to mechanical stimulation[J]. J Bone Miner Res, 2012, 27(6): 1252-1262.

[55] Rodda SJ, McMahon AP. Distinct roles for Hedgehog and canonical Wnt signaling in specification, differentiation and maintenance of osteoblast progenitors[J]. Development, 2006, 133(16): 3231-3244.

[56] Rubin J, Fan X, Biskobing DM, et al. Osteoclastogenesis is repressed by mechanical strain in an in vitro model[J]. J Orthop Res, 1999, 17(5): 639-645.

[57] Schramek D, Leibbrandt A, Sigl V, et al. Osteoclast differentiation factor RANKL controls development of progestin-driven mammary cancer[J]. Nature, 2010, 468 (7320): 98-102.

[58] Simons M, Mlodzik M. Planar cell polarity signaling: from fly development to human disease[J]. Annu Rev Genet, 2008, 42: 517-540.

[59] Sisask G, Silfverswärd CJ, Bjurholm A, et al. Ontogeny of sensory and autonomic nerves in the developing mouse skeleton[J]. Auton Neurosci, 2013, 177(2): 237-243.

[60] Sousa DM, Baldock PA, Enriquez RF, et al. Neuropeptide Y Y1 receptor antagonism increases bone mass in mice[J]. Bone, 2012, 51(1): 8-16.

[61] Stewart M. Cell biology. Nuclear export of small RNAs[J]. Science, 2009, 326(5957): 1195-1196.

[62] Su X, Floyd DH, Hughes A, et al. The ADP receptor P2RY12 regulates osteoclast function and pathologic bone remodeling[J]. J Clin Invest, 2012, 122(10): 3579-3592.

[63] Subramanian S, Kartha RV. MicroRNA-mediated gene regulations in human sarcomas[J]. Cell Mol Life Sci, 2012, 69(21): 3571-3585.

[64] Sultan A, Avignon A, Galtier F, et al. Osteoprotegerin, thiazolidinediones treatment, and silent myocardial ischemia in type 2 diabetic patients[J]. Diabetes Care, 2008, 31(3): 593-595.

[65] Sun L, Peng Y, Sharrow AC, et al. FSH directly regulates bone mass[J]. Cell, 2006, 125(2): 247-260.

[66] Tat SK, Pelletier JP, VelascoCR, et al. New perspective in osteoarthritis: the OPG and RANKL system as a potential therapeutic target?[J Keio J Med, 2009, 58(1): 29-40.

[67] Tatsumi S, Ishii K, Amizuka N, et al. Targeted ablation of osteocytes induces osteoporosis with defective mechanotransduction[J]. Cell Metab, 2007, 5(6): 464-475.

[68] Thomson DW, Bracken CP, Goodall GJ. Goodall, Experimental strategies for microRNA target identification[J]. Nucleic Acids Res, 2011, 39(16): 6845-6853.

[69] Tu X, Joeng KS, Nakayama KI, et al. Noncanonical Wnt signaling through G protein-linked PKCdelta activation promotes bone formation[J]. Dev Cell, 2007, 12(1): 113-127.

[70] Tuan RS, Chen AF, Klatt BA, et al. Cartilage regeneration[J]. J Am Acad Orthop Surg, 2013, 21(5): 303-311.

[71] Turner CH, Pavalko FM. Mechanotransduction and functional response of the skeleton to physical stress: the mechanisms and mechanics of bone adaptation[J]. J Orthop Sci, 1998, 3(6): 346-355.

[72] van Amerongen R, Nusse R. Towards an integrated view of Wnt signaling in development[J].

Development, 2009, 136(19): 3205-3214.

[73] Veldhuis-Vlug AG, El Mahdiui M, Endert E, et al. Bone resorption is increased in pheochromocytoma patients and normalizes following adrenalectomy[J]. J Clin Endocrinol Metab, 2012, 97(11): E2093-E2097.

[74] Wan Y, Chong LW, Evans RM. PPAR-gamma regulates osteoclastogenesis in mice[J]. Nat Med, 2007, 13(12): 1496-1503.

[75] Wang QS, Zhang XC, Li RX, et al. A comparative study of mechanical strain, icariin and combination stimulations on improving osteoinductive potential via NF-kappaB activation in osteoblast-like cells[J]. Biomed Eng Online, 2015, 14: 46.

[76] Wauquier F, Philippe C, Léotoing L, et al. The free fatty acid receptor G protein-coupled receptor 40 (GPR40) protects from bone loss through inhibition of osteoclast differentiation[J]. J Biol Chem, 2013, 288(9): 6542-6551.

[77] Wu K, Song W, Zhao L, et al. MicroRNA functionalized microporous titanium oxide surface by lyophilization with enhanced osteogenic activity[J]. ACS Appl Mater Interfaces, 2013, 5(7): 2733-2744.

[78] Yang RS, Lin WL, Chen YZ, et al. Regulation by ultrasound treatment on the integrin expression and differentiation of osteoblasts[J]. Bone, 2005, 36(2): 276-283.

[79] Yates LA, Norbury CJ, Gilbert RJ. The long and short of microRNA[J]. Cell, 2013, 153(3): 516-519.

[80] Yoon SH, Ryu Jy, Lee Y, et al. Adenylate cyclase and calmodulin-dependent kinase have opposite effects on osteoclastogenesis by regulating the PKA-NFATc1 pathway[J]. J Bone Miner Res, 2011, 26(6): 1217-1229.

[81] Zhou W, Lin L, Majumdar A, et al. Modulation of morphogenesis by noncanonical Wnt signaling requires ATF/CREB family-mediated transcriptional activation of TGFbeta2[J]. Nat Genet, 2007, 39(10): 1225-1234.

[82] Zhu LL, Blair H, Cao J, et al. Blocking antibody to the beta-subunit of FSH prevents bone loss by inhibiting bone resorption and stimulating bone synthesis[J]. Proc Natl Acad Sci U S A, 2012, 109(36): 14574-14579.

[83] Zuntini M, Salvatore M, Pedrini E, et al. MicroRNA profiling of multiple osteochondromas: identification of disease-specific and normal cartilage signatures[J]. Clin Genet, 2010, 78(6): 507-516.

[84] 薛开先. 肿瘤表观遗传学 [M]. 北京: 科学出版社, 2011.

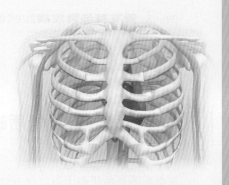

第五章

骨质疏松症的治疗

　　骨质疏松症是以骨量低下、骨微结构破坏、导致骨脆性增加、易发生骨折为特征的全身性骨病。在中国，骨质疏松大约影响7 000万人，每年导致68.7万人发生股骨骨折。随着中国人口的老龄化，骨质疏松将成为急切需要面对的公共卫生问题。本章通过介绍绝经妇女骨质疏松症和老年性骨质疏松症，阐述骨质疏松发病的分子机制，并介绍骨质疏松性骨折的流行病学、骨质疏松骨折的诊断和治疗，探讨雷奈酸锶、甲状旁腺激素和维生素D在骨质疏松症中的治疗作用，并对预防骨质疏松的关键营养素等方面进行介绍和阐述。

第一节 骨质疏松症发病的分子机制

正常成熟骨的代谢主要以骨重建方式进行。在骨代谢调节激素、细胞因子和其他调节因素的协调作用下，骨组织不断吸收旧骨，生成新骨，周而复始地循环进行，维持体内骨转换水平的相对稳定。

世界卫生组织（WHO）关于骨质疏松症的定义是：以骨量减少、骨组织微结构破坏、骨脆性增加和易于骨折为特征的代谢性骨病，其组织病理学特点是单位体积内的骨量降低而骨矿物质与骨基质的比例仍正常或基本正常。2001年，美国国立卫生研究院（NIH）提出的骨质疏松症定义是：以骨强度下降、骨折风险增加为特征的骨骼系统疾病。NIH的骨质疏松症定义强调了骨强度的重要性。在一般情况下，骨强度由骨矿密度和骨质量两个主要参数决定。但是，该定义没有涉及骨微结构破坏的病理学特征。从病理学角度看，虽然骨质疏松症和骨质软化都存在骨量减少、骨折风险增加和骨微结构破坏，但骨质软化的矿物质/骨基质比例下降，而骨质疏松不伴骨矿物质与骨基质比例的明显改变。

骨质疏松症分为原发性和继发性两型，前者又可分为绝经妇女骨质疏松症（postmenopausal osteoporosis, PMOP；Ⅰ型骨质疏松症）和老年性骨质疏松症（senile osteoporosis, SOP；Ⅱ型骨质疏松症）。原发性骨质疏松症是受遗传因素和环境因素的共同影响，近年研究认为与雌激素缺乏、甲状旁腺激素（PTH）增多、维生素D不足、降钙素降低、雄激素缺乏、细胞因子作用、营养因素、废用因素等密切相关，但原发性骨质疏松症的病因和发病机制尚未阐明。本节从骨重建过程中骨吸收/骨形成环节阐述其病因与发病机制。

一、作用于骨吸收的主要因素

骨吸收主要由破骨细胞介导，破骨细胞在接触骨基质时被激活，分泌某些化学物质，溶解骨基质的胶原纤维蛋白，矿物质被游离。同时成骨细胞和其他骨细胞在各种激素和局部因子作用下，在溶骨的不同时期促进、调控和终止破骨细胞活动。此外，在完成局部溶骨作用后，破骨细胞也分泌一些细胞因子，协助终止破骨细胞的活动，并在必要时启动成骨细胞的成骨作用。在病理情况下，破骨细胞的数目和活性增强，导致骨吸收过多或成骨作用不能偶联骨吸收作用，发生骨丢失。

1. 雌激素缺乏

女性绝经后，雌激素缺乏，骨代谢转换亢进，破骨细胞功能增强，骨丢失加速，骨吸收超过骨形成,导致骨量减少,数年内可丢失骨质总量的20%～25%。卵巢早衰或卵巢摘除者,骨质疏松提前出现,说明雌激素的减少是原发性骨质疏松症一个重要的发病因素。研究发现,雌激素对女性和男性均有骨保护作用。实验证实,雌二醇(estradiol, E_2)或雌激素均可预防小鼠性腺切除引起的腰椎骨成骨细胞凋亡;雌激素对鼠下肢骨密度有保护作用,表现为增加中轴骨及其附属骨的机械强度和增加血清骨钙素浓度。

雌激素可直接作用于成骨细胞和骨细胞,主要通过核受体功能、雌激素膜受体,并与ERK的信号转导、MAPK、Src/Shc途径(位于胞质小泡中)有关。雌激素缺乏使非核受体作用减弱,破骨细胞和成骨细胞生成均增加,骨重建速率升高。加上成骨细胞和骨细胞凋亡,导致骨形成和骨吸收失平衡,骨吸收多于骨形成。

雌激素的靶细胞可表达4种雌激素受体(estrogen receptor, ER),分别称为ERα66、ERα46、ERα36和ERβ;其中ERα66和ERα46为经典的核受体,而ERα36为膜受体。既往研究认为,GPR30介导雌激素的非经典膜效应。最新的研究结果证明,GPR30通过结合*ERα36*基因启动子区的激活蛋白-1位点而促进*ERα36*表达;GPR30表达被抑制后,*ERα36*表达也减弱,GPR30本身并不介导雌激素的膜效应,GPR30介导的雌激素膜效应是通过*ERα36*实现的。作者团队的研究发现,雌激素膜受体ERα36在绝经后妇女骨代谢过程中发挥了关键性调控作用。绝经后,*ERα36*在骨细胞高表达,导致成骨细胞对低水平的E_2超敏反应,发挥骨保护作用。PMOP与这一反应存在缺陷有关。研究发现,IC162和SNG8006依赖于*ERα36*,促进成骨细胞增殖和分化,抑制成骨细胞凋亡,并促进破骨细胞凋亡。研究还发现,IC162和SNG8006能防止去卵巢大鼠的骨丢失,但高剂量干预无骨保护作用,这可能是高剂量IC162和SNG8006抑制骨*ERα36*表达所致。IC162和SNG8006无子宫增重作用,这是因为正常子宫无*ERα36*表达或仅有微弱表达。在低水平E_2情况下,机体的雌激素靶细胞依靠*ERα36*高表达而部分代偿雌激素缺乏。因而,通过刺激*ERα36*表达可能达到补充雌激素而不出现经典雌激素的不良反应。

在体外,17β-雌二醇能使成骨细胞中ALP活性增强、诱导Ⅰ型胶原合成。外源性雌激素也可促进成骨细胞产生IGF-1,刺激成骨细胞复制和骨基质合成。雌激素作用于成骨细胞上ER-α,使细胞表达骨保护素(OPG)。研究发现,RANKL能诱导破骨细胞分化成熟。而去卵巢大鼠骨中RANKL、RANK和OPG mRNA表达增加,这表明雌激素可抑制OPG-RANKL-RANK系统,缺乏时可以刺激OPG-RANKL-RANK系统。17β-雌二醇可抑制RANKL对破骨前体细胞向成熟破骨细胞的诱导分化,下调人破骨细胞中*c-Jun*和*c-Fos*表达。雌激素通过抑制RANKL信号转导通路中的信号分子来调控破骨细胞的生成。雌激素缺乏可以降低与成骨有关的细胞因子*OPG*、*TGFβ*的表达,由于17β-雌二醇可以下调*Rankl*、*M-Csf*、*Trail* mRNA表达,所以解除了对RANKL、M-CSF的抑制作用,导致*Rankl*、*M-Csf*表达增加,最终导致破骨活动的增强,骨质疏松的发生。TRAIL与细胞凋亡关系密切,对TRAIL的调节说明了雌激素还可能通过细胞凋亡途径对成骨细胞和破骨细胞的数量进行调节。IL6和TNF-α是雌激素缺乏早期作为旁分泌因素促进破骨细胞生成的重要细胞因子,与绝经后骨质疏松密切相关。雌激素缺乏可通过IL7激活T细胞,继而使CD4$^+$细胞分泌TNF-α。雌激素可以降低成骨细胞和BMMSC中*Il6*和*Tnf-α*基因表达,从而抑制TNF-α诱导的成骨细胞凋亡。

2. PTH分泌增多

PTH是由甲状旁腺细胞分泌、具有重要作用的激素。PTH对骨代谢起着双重调节的作用,其直接作用于骨和肾,促进骨钙动员和骨对钙的重吸收。PTH促进1-α羟化酶使25(OH)D$_3$转为活性1,25(OH)$_2$D$_3$,间接调节肠道钙磷吸收;同时能促进前成骨细胞或未成熟的骨样细胞增生分化,阻止成骨细胞凋亡。PTH更重要的作用是促进骨吸收,PTH作用于成骨细胞,通过其分泌的骨吸收因子(如IL6、IL11等),促进破骨细胞的作用。PTH还可以通过对OPG和RANKL的反向调节有效地促进破骨细胞的分化和激活。在年龄老化过程中,PTH分泌水平明显上升,刺激破骨细胞功能,使骨吸收增加,造成骨质疏松。正常人PTH分泌具有两个时相,一是PTH分泌的动力学状态在分钟与分钟之间的多变性,此时相主要作用是调节血钙平衡;二是PTH分泌状态的高度稳定性,每天分泌次数及每次分泌量均有规律,此时相主要作用是维持正常骨量及骨代谢的平衡。在正常人群,此二时相间存在一"开关",每隔一定时间可使二时相进行相互转换,完成PTH的生理功能。在骨重建过程中,PTH分泌的多变性向PTH分泌的高度规律性转换,可维持骨吸收及骨形成的生理平衡。在骨质疏松症患者体内缺乏使PTH从紊乱向规律转换的开关,PTH只能以杂乱无章形式分泌,造成骨形成及骨吸收不平衡,引起骨量丢失及骨结构改变。

3. 维生素D缺乏

轻度的慢性维生素D不足是骨质疏松症的常见病因。在肝脏,维生素D通过25-羟化酶的作用转化为活性的25(OH)$_2$D$_3$,然后在肾脏通过1α羟化酶将25(OH)$_2$D$_3$转化为活性更强的1,25(OH)$_2$D$_3$。1,25(OH)$_2$D$_3$加速小肠绒毛细胞成熟,促进钙结合蛋白生成,增加肠钙吸收。维生素D对骨组织的作用具有两重性,生理量的1,25(OH)$_2$D$_3$刺激成骨细胞活性,促进骨形成;但大剂量的1,25(OH)$_2$D$_3$可激活破骨细胞,增强破骨细胞的骨吸收作用。1,25(OH)$_2$D$_3$调节成骨细胞RANKL表达,诱导破骨细胞成熟。维生素D缺乏导致继发性甲状旁腺功能亢进,典型患者出现佝偻病或骨质软化症,轻度缺乏时则表现为骨质疏松症。维生素D受体(VDR)主要靶器官为小肠和骨组织,随着年龄的增加小肠VDR水平降低,导致小肠钙吸收不足,形成骨质疏松。成骨细胞可表达VDR,成骨细胞为1,25(OH)$_2$D$_3$的靶细胞。钙和维生素D缺乏对细胞增殖-分化的影响途径主要在成骨细胞。成骨细胞增殖分化低下使骨形成减少,骨量不足,导致骨质疏松症。成骨速度与小肠吸收钙量及血循环中的1,25(OH)$_2$D$_3$水平直接相关。

4. 降钙素和降钙素基因相关肽

降钙素是由降钙素基因编码具有调节骨代谢作用的重要激素。1961年,COPP等发现了降钙素。降钙素主要由甲状腺C细胞分泌,可与破骨细胞膜上的降钙素受体结合来抑制骨吸收,已应用于临床治疗骨质疏松。降钙素基因相关肽(CGRP)对骨代谢也起着重要的作用,Ballica等通过对小鼠 *Cgrp* 基因的转染,使成骨细胞表达过量 *Cgrp*,结果明显地增加了骨密度,可能是CGRP促进了成骨细胞数量及功能增加。实验结果充分证明了CGRP对骨代谢的调节作用。CGRP是通过作用于成骨细胞和破骨细胞CGRP受体而发挥作用的。一个有趣的现象是生理水平的CGRP对破骨细胞不产生调节作用,只有高浓度CGRP释放到细胞的周围时才可产生作用。

5. 雄激素缺乏

雄激素通过调节骨微环境中的生长因子、细胞因子(包括IL6、IGF、TGFβ、FGF等),调控骨代谢。雄激素缺乏是引起男性骨质疏松的最主要原因,在对因骨质疏松而引起脊柱骨折的男性调查中发现多伴有性腺功能低下。绝经后妇女雄激素明显下降,血脱氢表雄酮硫酸盐与股骨颈、腰椎骨密度呈正相关,而选择性雄激素受体调节剂对男性骨质疏松症有治疗作用。

6. OPG-RANKL-RANK 系统

骨重建的调节机制研究经历了不断完善过程。20世纪80年代,Rodan和Martin提出了成骨细胞调节破骨细胞形成假说,成骨细胞在骨中表达的因子可作为骨吸收的刺激因子。大量的动物模型研究使人们认识调节破骨细胞形成和激活的因子,特别是20世纪90年代中后期OPG-RANKL-RANK信号通路系统的发现是一个重大突破,它决定着体内成骨与破骨的平衡。该信号通路系统是成骨细胞调节破骨细胞功能的重要系统,作为破骨细胞生成的基本信号系统在骨代谢中具有重要作用。多种细胞因子或激素最终通过此系统完成对破骨细胞的分化、成熟的调控。其中RANKL和M-CSF是这一过程中处于核心地位的两个必需细胞因子。成骨细胞和基质细胞在IL1、IL6、PGE、维生素D_3等细胞因子及激素作用下分泌的M-CSF结合在前体破骨细胞受体c-Fms上,协同RANKL诱导前体破骨细胞融合为多核细胞并活化破骨细胞。RANKL又可与前破骨细胞表面的RANK结合,促进破骨细胞活化后的溶骨再吸收。RANKL与RANK形成三聚体,募连细胞质内TRAF6与胞质内蛋白激酶(C-src),刺激磷脂酰肌醇-3激酶/苏氨酸蛋白激酶轴(PI-3K/Akt轴),该轴是调控破骨细胞凋亡的重要通路。RANKL与RANK结合后的另一重要旁路是通过活化3个MAPK(包括c-Jun氨基末端激酶JNK、细胞外调节激酶ERK和P38)而发挥作用。由成骨细胞分泌的OPG是RANKL的饵受体,竞争性与RANK结合,抑制RANKL与RANK结合,从而抑制破骨细胞的分化、成熟,诱导其凋亡过程的提前发生。

二、作用于骨发育生长与形成的主要因素

骨的发育生长与形成主要由成骨细胞介导。成骨细胞位于骨外膜的内层和骨小梁或骨髓腔表面。在成骨过程中,向基质分泌胶原蛋白和其他基质物质,为矿物质的

沉积提供纤维网架,类骨质被矿化为正常骨组织。

出生后骨骼逐渐发育和成熟,骨量不断增加,约在30岁达到一生的骨量最高值,即骨峰值(peak bone mass, PBM)。青春发育期是人体骨量增加最快的时期,如因各种原因导致骨骼发育和成熟障碍致PBM降低,成年后发生骨质疏松的可能性增加,发病年龄提前。因此,增龄性骨丢失前的PBM是影响人体骨量的重要因素,PBM越高,发生骨质疏松的可能性越小或发生的时间越晚。达到PBM年龄以后,骨质疏松主要取决于骨丢失的量和速度。PBM主要由遗传素质决定,但营养、生活方式和全身性疾病等对PBM也有明显影响。

1. PMB量较低

PBM是遗传因素和环境因素共同作用的结果,一般自幼体健、具有健康素质的个体和青春期发育正常者PBM较高。出生时体重、生活习惯、健康状态、体力活动为主要的影响因素,而男性和女性的PBM影响因素又有所不同。后天性不利于获得较高PBM的因素大多是可以预防的,例如保证钙的摄入量和加强体育运动有助于获得更高的PBM。

(1)遗传因素:人群中的PBM和成年后骨丢失速度不同是支持遗传因素影响骨质疏松症发病的有力证据。一般认为,遗传因素对PBM的影响最大,而成年后的骨丢失速度主要由环境因素决定。决定PBM和骨密度的遗传因素主要包括① 激素受体基因(维生素D受体、ER、降钙素受体、β_3肾上腺素能受体、糖皮质激素受体)等;② 细胞因子、生长因子、激素和基质蛋白基因($TGF\beta_1$、$IL1$、$IL6$、PTH、$IGF-1$、Ⅰ型胶原、α_2-HS-糖蛋白、骨钙素等);③ 骨质疏松易感基因所在的染色体区段(11q12-13、11q、1p36、2q23-24、4q32-34等);④ 其他基因(载脂蛋白E、HLA标志物等)。Pocock等的研究表明,遗传因素决定了70%~80%的PBM和个体的骨密度,如不同的维生素D受体等位基因决定了骨量和骨重建差异、PBM、骨的韧性与强度。但所涉及的基因数目、染色体定位、影响程度及相互作用方式尚未确定。胎儿的生长发育受遗传因素和环境因素影响,遗传素质、母亲吸烟和体力活动均对胎儿的骨发育有影响,其中新生儿低体重与骨密度的关系最密切。

骨密度仅是决定骨生物质量的一个方面,骨基质的质和量对骨质疏松症及其骨折的发生也起重要的作用。腕部骨折很难用全身或局部骨密度下降来解释,Ⅰ型胶原的α-1基因($Col1a1$)的第1号内含子Sp1多态性与腕部骨折有关。$Col1a1$基因多态性可能有较大的种族差异,该基因对骨密度和骨质疏松症的影响尚需在不同人群中进一步研究。

遗传因素可决定股骨颈部的几何形状和生物质量,存在种族差异。股骨颈骨折与其他骨折不同,在同等外力作用下,股骨颈是否骨折与其长度、宽度、直径、Wards三角形状等有关。因此,预测股骨颈骨折危险性时,除考虑骨密度外,还应将几何形态参数作为预测因素。

(2)营养因素:① 钙是骨矿物质中主要成分,钙摄入不足必然影响骨矿化。在骨的生长发育期和钙需要量增加时(妊娠、哺乳等),摄入钙不足将影响骨形成和PBM。增加钙摄入量有助于预防骨质疏松,降低骨折风险。对于机体的调节系统来说,在维持血钙和骨量两者之间,显然前者要重要得多;当存在钙不足/缺乏时,为了维持血钙来源,机体会首先动员储存的骨钙,因而钙的不足或缺乏可导致严重骨质疏松症。研究表明,小肠钙吸收能力随年龄增加而降低,可能与VDR、雌激素、$1,25(OH)_2D_3$水平下降有关。② 磷是骨质无机成分中仅次于钙的第二大元素,80%的磷以羟基磷灰石形式存在于骨骼和牙齿,其他20%以有机磷形式存在于软组织和体液。磷与钙共同参与骨代谢,低磷可促进骨吸收,降低骨矿化速度;高磷使细胞内钙浓度降低,促进PTH分泌,骨吸收增加,引发骨质疏松。③ 镁是促进钙吸收的关键物质,而且能促进维生素D的羟化过程,调节PTH和降钙素的平衡。当镁缺乏时,PTH释放、降钙素受抑制而影响骨对钙的吸收。④ 长期蛋白质缺乏,造成血浆蛋白水平降低,骨基质蛋白合成不足,新骨生成落后,同时钙缺乏,骨质疏松即会加快出现。⑤ 维生素C在骨基质羟脯氨酸合成中不可缺少,如缺乏可使骨基质合成减少。

(3) 生活方式和生活环境:吸烟、酗酒、大量饮用咖啡、高蛋白、高盐饮食、维生素D摄入不足和光照减少等均为骨质疏松症的易患因素(见表5-1-1)。吸烟通过干扰骨骼肌功能而引起骨丢失。烟草中的苯并芘(benzoapyrene, BAP)和7,12-二甲基苯蒽(7,12-dimethyl benzanthracene, DMBA)均为多环芳香烃化合物(polycycli aromatic hydrocarbon, PAH)。BAP和DMBA存在于污染的大气、汽车尾气和液化石油气中,长期接触者易发生骨质疏松。长期饮酒能影响骨代谢,慢性酒精中毒可伴有严重的骨丢失。除肝功能不全、脂代谢紊乱和蛋白质缺乏等因素外,酒精对骨组织也有某种直接作用。肥胖与骨代谢的关系复杂。一定范围内的超重或轻度肥胖是骨质疏松症的保护因素,而低体重是骨质疏松症的危险因素;但是,骨质疏松症和肥胖均为发病率剧增的常见病,均有明显的遗传背景,而脂肪细胞和骨细胞来源于共同的干细胞。增龄性肥胖后,骨髓中的脂肪细胞增多、破骨细胞活性增强、骨细胞功能减退;而且糖尿病、糖皮质激素或制动引起的骨质疏松症伴有骨髓脂肪沉积。研究提示骨髓脂肪沉积与骨质疏松症相关。

表5-1-1　生活方式和生活环境对股强度的影响

风 险 因 素	后　　　果
饮食因素	
低体重	骨强度降低
超重/肥胖	骨强度降低/炎症/氧化应激
低钙饮食	骨强度降低/跌倒
高钠饮食	骨强度降低

续　表

风　险　因　素	后　　果
咖啡过量	骨强度降低
可乐饮料过量	骨强度降低
非饮食因素	
过度饮酒	骨强度降低/跌倒
吸烟	骨强度降低/其他原因
光照不足	骨强度降低/跌倒
安眠药/镇静药	跌倒
住宿条件差	跌倒
体力活动过少	骨强度降低/跌倒

　　成骨细胞和骨细胞具有接受应力、负重等力学机械刺激的接受体,足够的体力活动有助于提高PBM和减少骨丢失。故成年后的足够体力活动是刺激骨形成的一种基本方式,而活动过少者易发生骨质疏松。老年人活动少,肌肉强度减弱,机械刺激少,骨量减少,同时肌肉强度减弱和协调障碍使老人较易跌倒;伴有骨量减少时,易发生骨折。由于主动或被动原因使机体制动,骨骼失去机械应力刺激,成骨细胞活性被抑制,而破骨细胞活性增加,导致失用性骨质疏松。这种骨质疏松症的特点是发生于经常负重的骨骼部位。长期卧床和失重常导致骨质疏松。

　　(4)致骨质疏松药物与放疗:可导致骨质疏松症的药物很多,最常见的是糖皮质激素、化疗药物、抗凝剂、抗惊厥药和抗癌药。各种药物引起骨质疏松症的作用机制不同。放射性骨坏死是骨组织放射治疗中的严重并发症,表现为骨愈合能力衰竭和自发性骨坏死;在组织学上开始表现为骨形成缺陷伴破骨性溶解,继而出现骨纤维化和骨坏死。

　　(5)其他因素:miRNA在调节成骨细胞分化和骨形成中有重要作用。miR-2861能促进成骨细胞分化,miR-2861表达缺失可减少Runx2蛋白表达,抑制骨形成,导致青少年骨质疏松症。相反,SOP患者成骨细胞miR-214表达明显增高,抑制骨形成,减少骨量。IGF-1是骨基质中最丰富的生长因子,在维持骨量起关键作用,SOP患者骨髓IGF-1减少,导致骨形成降低。

　　2. Wnt信号通路

　　机械负荷可以刺激新骨形成和防止骨丢失。骨细胞将细胞外力转化为细胞内调控具体途径的信号来响应机械负荷,并把这些信号传递到其他骨骼细胞,从而调节骨骼动态平衡。骨细胞是调节破骨细胞和成骨细胞分化的蛋白质来源。有些骨细胞分泌的蛋白质是由机械负荷激活的Wnt信号通路的组件。Wnt信号在骨骼发育、成人骨骼稳态和骨重塑中是必需的。Wnt信号诱导骨形成细胞（成骨细胞）分化和抑制骨重吸收细胞（破骨细胞）的发展。典型的Wnt β-联蛋白信号通路可能可以解释大部分Wnt信号在骨骼的作用。

在这个通路，AXIN蛋白、APC和β-联蛋白形成一个复杂的缺乏Wnt的信号，而β-联蛋白被磷酸化并被泛素介导的蛋白质降解。当Wnt蛋白结合到特定的跨膜受体和LDL受体相关蛋白（LRP）辅助受体——LRP5或LRP6，β-联蛋白被释放，不被蛋白降解。β-联蛋白的稳定导致它易位到细胞核，与转录因子4或淋巴增强结合因子1结合，调控靶基因如*Wisp1*和*Runx2*的转录。在小鼠中，CTNNB1在软骨细胞和它们的前体中的特异性失活（该基因编码β-联蛋白），表明Wnt信号转导是软骨细胞成熟和骨骼发育所需的。

Wnt信号诱导成骨细胞前体细胞向成熟的成骨细胞分化，且Wnt信号的改变导致骨量的明显变化。Wnt信号促进成骨诱导的*Runx2*和骨骼发育所需要的转录因子的表达。Wnt信号对破骨细胞生成有抑制作用，部分是由于OPG被激活，它通过结合RANKL阻碍破骨细胞形成。Wnt信号下调在成骨细胞前体细胞、骨细胞和（或）成骨细胞的β-联蛋白，造成骨量减少。机械负载激活成骨细胞谱系的Wnt信号，表明Wnt信号的活动可能负责偶合机械力和骨合成代谢反应。该机制涉及Wnt信号拮抗剂硬化蛋白，该蛋白优先表达于机械性传感骨细胞。硬化蛋白下调特异地发生在骨的高应变区域，因此增强了Wnt信号转导和骨形成。相反，硬化蛋白的上调紧接骨骼卸载之后，从而导致骨质流失和骨吸收的增强，以及骨形成减少，这些机制可能与失用性骨质疏松症的发病机制有关。

3. LRP5

通过对骨质疏松-假性神经胶质瘤综合征家族遗传信息的研究中发现，该综合征家族中携带突变的LRP5基因但未发病个体的骨密度较正常人群显著降低。国外有人对纯合子小鼠*Lrp5*基因进行敲除后，表现出骨量、成骨细胞、骨形成量明显减少，杂合子小鼠骨密度表现为较纯合子小鼠低。Koay等按照骨密度从低到高的顺序研究了约1 000例英国白种成年人的*Lrp5*基因改变，结果得出了*Lrp5*基因多态性与骨密度改变关系密切的结论。激活*Lrp5*突变导致骨量增加，而该基因的失活造成骨质流失。*Lrp5*失活突变导致常染色体隐性遗传疾病骨质疏松症-假神经胶质瘤综合征，杂合子个体骨密度较常人显著降低，且易于发生成年型骨质疏松症。一系列研究表明，*Lrp5*基因在骨密度调节中起重要作用。

（罗湘杭，廖二元）

第二节　绝经妇女骨质疏松症

绝经妇女骨质疏松症（PMOP）是Ⅰ型骨质疏松症，属于原发性骨质疏松症的主要类型。

一、危险因素

PMOP是一种多因素疾病，导致其发生的危险因素很多，这些因素共同作用于成骨和破骨的某些阶段，导致骨量丢失。单纯的雌激素缺乏只是其中的重要因素而非全部。骨质疏松的危险因素包括不可控制因素和可控制因素两个方面。不可控制因素主要包括人种（白种人和黄种人骨密度低于黑种人，其患骨质疏松症的危险度高）、老龄、女性绝经、骨折家族史（尤其是父母65岁以前有髋部骨折史）等；可控因素包括低体重、性激素缺乏、吸烟、过度饮酒、体力活动不足、钙和维生素D缺乏以及药物等。

1. 遗传因素

是否发生骨质疏松症，往往取决于峰值骨量及个体骨丢失的速度，其中50%～80%的PBM取决于遗传因素。原发性骨质疏松的遗传易感性较强，骨质疏松症与脆性骨折的风险基因及其效应可分为以下几类：① 效应大的低变异频率基因（如 *Lrp5*、*Sost*、*Col1a1*、*Col1a2*、*Lepre*、*Crtap*、*Ppib* 等）；② 效应大的高变异频率基因（似乎很罕见）；③ 效应小的高变异频率基因；④ 效应小的低变异频率基因（如 *Tnfrsf11a*、*Tnfrsf11b*、*Esr1*、*Sp7*、*Lrp4*、*Lrp5*、*Thfsf11*、*Sost*、*Mrrk3*、*Zbtr40* 等）；⑤ 效应中等的高变异频率基因（意义大，应列为研究重点对象，其遗传效应在同卵双生儿中表现的最充分，但鉴定极为困难）。已有研究表明，维生素D受体、雌激素受体、降钙素受体、*Col1a1* 以及 *Tgfβ$_1$* 的基因多态性，均与骨质疏松症相关。

在中国，汉族绝经女性的骨质疏松可能与外国人种存在不同的遗传背景。硫化物-醌还原酶样蛋白是调节细胞硫化氢水平的重要酶，而BMMSC产生硫化氢可增强细胞自我更新能力及促进成骨分化。现有证据支持硫化物-醌还原酶样蛋白可能是汉族绝经妇女骨质疏松症的遗传危险因素，在汉族绝经妇女骨质疏松症的病因学中起重要作用。

总体而言，绝经妇女骨质疏松症的遗传因素有待进一步研究。

2. 增强骨吸收的因素

（1）妊娠期：骨吸收增强导致骨小梁变细、变薄甚至断裂，骨微结构有明显变化。随着孕周延续，母体缺钙易出现腓肠肌痉挛、腰腿痛等表现。多次妊娠加上蛋白质、热能、钙和维生素D等的摄入不足或其他一些原因,可成为PMOP的高危对象。

（2）哺乳期：催产素刺激成骨细胞分化、骨矿化和破骨细胞形成,因此催产素是一种促进骨形成激素。出生后哺乳需再动用80 g骨钙,因此骨吸收明显增强,但此后的骨形成加速可使骨量基本恢复正常。骨形成不足引起妊娠相关性骨质疏松症和哺乳相关性骨质疏松症。

（3）雌激素缺乏：性腺类固醇激素为青春期骨骼突发生长的始动因子,生长发育延迟可致PMOP。雌激素缺乏使非核受体作用减弱,破骨细胞和成骨细胞生成均增加,骨重建速率升高；加上成骨细胞和骨细胞凋亡,导致骨形成和骨吸收失平衡,骨吸收多于骨形成。

（4）去氢异雄酮和雄烯二酮不足：绝经后妇女的血睾酮及其他雄性类固醇激素均明显下降,血去氢异雄酮硫酸盐与腰椎、股骨颈和桡骨骨密度呈正相关,而选择性雄激素受体调节剂对男性骨质疏松症有治疗作用。

（5）维生素D缺乏/不足：钙和维生素D缺乏对细胞增殖-分化的影响途径主要在成骨细胞。成骨细胞增殖分化低下使骨形成减少,骨量不足,儿童或青少年引起佝偻病/骨质软化,成人则导致骨质疏松症。

（6）糖皮质激素：长期使用糖皮质激素后,松质骨出现过多脂肪细胞,而成骨细胞缺乏伴骨吸收增强,骨小梁退化和断裂；孔腔扩大、增多而缺乏破骨细胞,骨形成过程延长或缺陷。股骨头骨坏死区可见骨细胞和骨膜细胞大量凋亡。糖皮质激素影响骨代谢的因素包括糖皮质激素制剂、个体的敏感性、性别和年龄、使用途径和方法等。因此,应尽量避免滥用糖皮质激素,使用时必须选择最佳剂量、用法和疗程,并尽可能采用局部制剂。

3. 降低骨形成的因素

骨形成主要由成骨细胞介导。人类约在30岁达到一生的骨量最高值,即PBM。青春发育期是人体骨量增加最快的时期,如因各种原因导致骨骼发育和成熟障碍致PBM降低,成年后发生骨质疏松症的可能性增加,发病年龄提前。故PBM越高,发生骨质疏松症的可能性越小或发生的时间越晚。因此,影响人体骨量的另一因素是增龄性骨丢失前的PBM。达到PBM年龄以后,骨质疏松症主要取决于骨丢失的量和速度。PBM主要由遗传素质决定,但营养、生活方式和全身性疾病等对PBM也有明显影响。

（1）PBM较低。决定PBM和骨密度的遗传因素：① 激素受体(维生素D核受体、ER、降钙素受体、β_3肾上腺素能受体、糖皮质激素受体)基因；② 细胞因子、生长因子、激素和基质蛋白(TGFβ_1、IL6等)基因；③ 骨质疏松症易感基因(*11q12-13*、*11q*等)；④ 其他基因(载脂蛋白E、HLA标志物等)。决定股骨颈几何形态的遗传因素：由遗传因素决定的股骨颈几何形状和生物质量存在种族差异,股骨颈骨折与其他骨折不同,在同等外力作用下,股骨颈是否骨折与其长度、宽度、直径、Ward三角形状等有关。

（2）降低骨形成的其他因素：① 钙和维生素D摄入不足；② 不良生活方式,如吸烟、酗酒、高蛋白、高盐饮食、维生素D摄入不足，以及光照减少等；③ 体力活动不足；
④ 致骨质疏松药物与放疗。

4. 体成分因素

（1）肥胖与骨密度：研究发现，体重与骨折风险呈反比关系，肥胖者的骨密度高
于非肥胖者，因而认为肥胖对骨质疏松症有保护作用。但是，反映脂肪与肌肉容量的
研究发现，内脏脂肪是影响脊椎骨密度的负性因素，肌肉容量是影响脊椎骨密度的正
性因素，内脏脂肪通过炎性脂肪因子介导骨丢失，促进成骨细胞和成纤维细胞合成
RANKL。另一方面，肥胖引起的氧化应激也引起骨丢失和骨强度下降。尽管肥胖2型
糖尿病患者的骨密度可能正常，但骨折风险升高。

（2）肌量减少：随着增龄，肌量减少伴有低骨量或骨质疏松症。肌量下降使活动
能力降低，两者互为因果，形成肌量减少和骨丢失之间的恶性循环。

5. 内分泌激素分泌紊乱

（1）雌激素与维生素D和去氢异雄酮/雄烯二酮缺乏：雌激素、维生素D和去氢异
雄酮/雄烯二酮是促进骨形成的必需激素，增龄引起维生素D缺乏和去氢异雄酮/雄烯
二酮不足，因卵巢功能衰竭出现雌激素缺乏，进而引起骨形成不足和骨吸收增强，骨重
建偶联失常，骨丢失增多。

（2）促滤泡生成素（FSH）升高：少量的PTH刺激骨形成，但绝经期FSH升高与
骨丢失增多相关，绝经后5年内骨丢失量占绝经后骨丢失总量的50%以上。FSH通过
Gi2α-偶联的FSH受体直接刺激破骨细胞形成和骨吸收，促进受体下游的RANKL激
酶磷酸化，抑制NF-κB与I-κBα，这三条途径均诱导骨吸收。FSH也刺激骨髓巨噬细胞
释放TNF-α，导致骨量丢失。

（3）PTH分泌增多：绝经后，部分患者血PTH和血钙浓度轻度升高（以游离钙浓
度升高为主），骨吸收指标明显升高，出现原发性甲状旁腺功能亢进样表现，符合绝经
后原发性甲状旁腺功能亢进症的特点。

6. 肌肉消耗与肌肉量降低

骨密度降低与肌肉消耗呈正相关。

7. 局部调节网络功能紊乱

在大多数PMOP患者中，调节钙磷代谢的内分泌激素，如PTH、降钙素、维生素D
均无显著变化，所以骨丢失不是（或不主要是）这些内分泌激素调节紊乱引起的。绝经
前女性的循环性激素和骨骼的活化素/BMP旁分泌正常，故骨的细胞分化与骨转换也
正常；围绝经期的抑制素B降低，FSH升高，骨骼的活化素/BMP作用增强，骨组织细胞
分化和骨转换升高。绝经后抑制素A与E_2减少，骨组织细胞分化和骨转换升高。

IL6为一种多功能细胞因子，可促进破骨细胞的分化和活性，刺激骨吸收。单核细
胞和巨噬细胞可分泌IL6，而IL6可诱导骨原细胞分化为破骨细胞。TGFβ和TNF促进
骨吸收，加速骨丢失。另一方面，随着增龄，成骨细胞的OPG表达能力下降，骨丢失加

速。局部调节网络功能紊乱导致骨丢失的其他依据有：① 钙摄入不足、阳光照射少和消化功能减退引起血钙浓度下降，导致轻度继发性甲状旁腺功能亢进；② 细胞因子使骨组织对 PTH 的反应敏感性降低；③ 生长激素脉冲性分泌消失，血清 IGF-1 水平下降。

二、临床表现与诊断

1. 慢性腰背疼痛与乏力

轻度骨质疏松症患者无任何不适；较重者有腰背疼痛或全身骨痛的主诉，以腰痛最突出，约67%为局限性腰背疼痛，10%为腰背痛伴四肢放射痛，10%为条状疼痛，4%有四肢麻木。由于负重能力减弱，活动后导致肌肉劳损和肌痉挛，使疼痛加重。骨痛常于劳累或活动后加重，负重能力下降或不能负重，但在未并发骨折前，疼痛程度一般不严重，而剧烈疼痛往往提示已经发生了脆性骨折。单纯肌肉疼痛常见于肌肉萎缩和肌无力者。

2. 身材变矮与骨畸形

脆性骨折是骨质疏松症的典型表现，常于轻度外伤或日常活动后发生。一般发生1次脆性骨折后，再次骨折的风险明显增加。

（1）椎体压缩性骨折：常见于PMOP患者，可单发或多发，有或无诱因；最常见于胸腰交界处（如胸11～12至腰1～3的椎体）椎体骨折的数量与骨密度相关，骨矿物质丢失越多，椎体压缩骨折发生率越高。椎体骨折后，身材变矮，上部量（头颅至耻骨联合上缘）小于下部量（耻骨联合上缘至足底）。严重者出现脊柱前屈和驼背，部分出现脊柱后侧凸或胸廓畸形，可伴有胸闷、气短、呼吸困难甚至发绀，肺活量、肺最大换气量下降，极易并发上呼吸道和肺部感染。胸廓严重畸形使心排血量下降。非压缩性椎体疼痛患者的椎体形态正常，疼痛的原因主要是骨髓水肿，一般在MRI上有特殊表现，严重者需要用经皮椎体成形术（percutaneous vertebroplasty, PVP）减轻疼痛。

（2）髋部骨折：通常于跌倒或挤压后发生，骨折部位多在股骨颈部（股骨颈骨折）。髋部骨折的特点：① 骨折后1年内病死率高，一般达50%，幸存者伴活动受限，生活自理能力丧失。长期卧床加重骨质丢失，常因并发感染、心血管病或慢性衰竭而死亡。② 骨坏死率及不愈合率高：股骨颈囊内骨折由于解剖原因，骨折部位承受的扭转及剪切应力大，影响骨折复位的稳定性，不愈合率高；骨折后股骨头因缺血易造成骨坏死。③ 致畸致残率高：髋部转子间骨折常留有髋内翻、下肢外旋、缩短等畸形，影响下肢功能。④ 康复缓慢：高龄患者体能恢复差，对康复和护理有较高要求。

（3）其他部位骨折：跟骨、胫腓骨、桡骨、尺骨、肱骨、胸骨、骨盆和肋骨也可发生骨折。

（4）脊柱畸形与胸椎后凸：胸椎和腰椎骨质疏松症引起椎体压缩性骨折，临床表现为身材变矮和脊柱畸形，这是诊断骨质疏松骨折的有力证据。但是，由于脊柱的正常弯曲度随着增龄而又改变，正常老年人逐渐出现一定程度的胸椎后凸，该种现象属于正常生理变异,称为年龄相关性体位性胸椎后凸,也称Dowager峰或驼背畸形。因此,只有当胸椎前屈过度,超过实际年龄范围,才能认为是病理性的。而且,虽然引起驼背畸形的常见原因是骨质疏松骨折,但驼背畸形不等于胸椎压缩性骨折。引起此种畸形的其他原因有脊柱感染、椎间盘病变、肌肉疾病等,通过T3运动终板上缘分别作a线和a线的垂直线b线;通过T12运动终板下缘作c线和c线的垂直线d线;两条垂直线的交叉角即为胸椎后凸角。用人体骨标测量时,在第7颈椎棘突至腰5~骶1间隙作一直线,将软尺的上端置于第7颈椎棘突,下端置于腰椎,标记后塑形软尺;必须在描图纸上进行鉴别。诊断的"金标准"是用站立侧位X线片测量胸椎后凸角。胸片测量用侧位胸片测量胸椎后凸角,测出胸椎和腰椎至直线的距离、胸部宽度(thoracic width, TW)和胸部长度(thoracic length, TL);胸椎后凸指数(kyphosis index, KI)=(TW/TL)×100和胸椎后凸角。同样,根据腰部宽度(lumbar width, LW)和腰部长度(lumbar length, LL)也可测出腰椎前凸角。

骨质疏松骨折所致的胸椎过度后凸影响呼吸,增加跌倒和骨折风险。

3. 诊断与鉴别诊断

(1)脆性骨折:脆性骨折的诊断有两层意义。一是如果脆性骨折的诊断成立,无论骨密度值是否正常,均可确立骨质疏松症的诊断,但如果骨密度升高(相对性或绝对性升高),应考虑骨质硬化或骨质疏松症合并骨质硬化可能;二是应对骨折的病因、危险因素与发生再次骨折的风险进行评估,以便采取有效的预防和治疗措施。

(2)骨密度测定:骨量一般用骨矿含量和骨矿密度(也称骨密度)表示。骨矿含量是指被测量骨所含矿物质的总量,骨密度是指被测量骨的骨矿含量除以被测量骨的投射面积或体积所得到的面积骨密度(aBMD)或体积(vBMD)。测量骨密度的方法较多,应根据需要和条件选择合适的测定方法,一般推荐使用双能X射线吸收法(dual energy X-ray absorptiometry, DXA)测量。建议用T值(T-score)表示骨量时,T在−1.0以上为正常,−2.5<T<−1.0为低骨量,T在−2.5以下为骨质疏松症。

如果用DXA测得的骨密度与临床表现不符,此时可用定量计算机体层摄影(quantitative computed tomography, QCT)予以证实或弥补DXA测量的不足。QCT能排除动脉粥样硬化、周围软组织钙化等对骨密度的影响;但是必须注意,QCT测量骨密度的分辨率仍然达不到骨小梁的数量级,其测定值是骨骼、骨髓、骨髓脂肪的总体反映,因而测定的骨密度低于实际骨密度。外周定量计算机体层摄影(peripheral quantitative computer tomography, PQCT)与微CT及有限元分析结合已经应用于临床病例的诊断,老年人脊椎微CT扫描显示的骨质疏松并不显著时,有限元分析能发现生物力学性能显著降低,并用不同的颜色直观地显示病变的性质与程度。

(3)骨代谢生化指标:经典的骨代谢生化指标(如血钙、血磷、ALP、PTH等)对原发性骨质疏松症本身没有真的意义,但可用于其与继发性骨质疏松症的鉴别(见表5-2-1)。

表5-2-1 骨代谢的经典生化指标

疾病名称	血 钙	血 磷	血PTH	血ALP
原发性骨质疏松症	无变化	无变化	无变化	无变化或升高
继发性骨质疏松症	升高或降低	升高或降低	升高或降低	升 高
原发性甲状旁腺功能亢进	升 高	降 低	升 高	升 高
恶性肿瘤相关性高钙血症	升 高	无变化	降 低	升 高
维生素D缺乏	下降或无变化	下降或无变化	升高或无变化	升高或无变化
骨质软化症	下 降	下 降	升 高	升 高

三、基础防治措施

骨质疏松症的初级预防对象是未发生骨折但有骨质疏松症危险因素,或已有骨量减少者。预防的目的是避免发生第1次骨折。骨质疏松症的二级预防和治疗是针对已有骨质疏松症或已发生过骨折者,其预防和治疗的目的是避免再次发生骨折。基础措施对骨质疏松症的预防和治疗是不可或缺的,主要包括生活方式调整、骨健康补充剂(钙剂和维生素D)应用、对症治疗和预防跌倒等。

1. 调整生活方式

(1)碱性食物:主要包括:① 进食富含钙、低盐和适量蛋白质的均衡膳食;② 增加适当的户外活动、体育锻炼和康复锻炼;③ 避免嗜烟、酗酒和慎用影响骨代谢的药物;④ 采取防止跌倒的各种措施,加强自身和环境的保护措施(包括各种关节保护器)等。

(2)避免慢性酸中毒:慢性酸中毒时引起骨丢失的重要原因。当动脉血pH值正常时,血浆HCO_3^-下降引起钙代谢轻度负平衡,补充碳酸氢钾可纠正之。

(3)进食富含植物雌激素的食物:植物雌激素来源于植物,其结构与雌激素相似,主要包括3类化合物:异黄酮类、香豆素类和木脂素类。异黄酮类化合物主要有两种:金雀异黄素和大豆苷元,它们在植物中以结合形式(如糖苷)存在,分别称为染料木苷和大豆苷,其前身分别为磨嘴豆素A和芒柄花黄素。异黄酮类化合物主要存在于豆类食物(如黄豆、磨嘴豆等),香豆素类化合物(如香豆雌醇)主要存在于发芽植物(如豆芽中)。木脂素类化合物包括肠内脂和肠二醇,主要来源于豆类、水果和蔬菜;亚麻类食物中的木脂素类化合物含量尤为丰富。

(4)运动治疗:运动应因人而异,原则上应采取循序渐进的方式。活动或运动方式应以简单易行为主,结合个人爱好。各级活动每消耗335 kJ(80 kcal)所需的时间如**表5-2-2**所示。提倡负重运动和抗阻运动。目前针对骨质疏松症的运动频率和强度还未达成共识,众多的研究建议高强度低重复的运动可以提高效应骨的骨量,负重运动每周4~5次,抗阻运动每周2~3次。强度以每次运动后肌肉有酸胀和疲乏感,休息后次日感觉消失为宜。四肢瘫、截瘫和偏瘫的患者应增加未瘫痪肢体的抗阻运动,可能时负重站立或采用功能性电刺激肌肉收缩。

表5-2-2　每消耗335 kJ(80 kcal)热量所需时间及活动或运动方式

等　级	消耗335 kJ热量所需活动时间	活 动 或 运 动 项 目
Ⅰ级(最轻度)	持续约20 min	散步/坐着乘车/做家务清扫/做饭/一般家务/购物/拔草
Ⅱ级(轻度)	持续约20 min	步行/洗澡/下楼梯/广播体操/平地骑自行车
Ⅲ级(中度)	持续约10 min	缓跑/上楼梯/坡路骑自行车/滑雪/打排球/登山
Ⅳ级(强度)	持续约5 min	马拉松长跑/跳绳/打篮球/静水游泳/打橄榄球/击剑

2. 补充钙剂

虽然尚无充分证据表明单纯补钙可以替代其他抗骨质疏松药物治疗,但不论何种骨质疏松症均应补充适量钙剂,补充钙剂对PMOP和SOP尤为重要。我国营养学会制定成人每日钙摄入推荐量800 mg(元素钙)是获得理想PBM,维护骨骼健康的适宜剂量,如果饮食中钙供给不足可选用钙剂补充。目前的膳食营养调查显示,我国老年人平均每日从饮食中获钙约400 mg,故每日补充500~600 mg的元素钙可减缓骨丢失,改善骨矿化。用于治疗骨质疏松症时,应与其他药物联合使用。防治PMOP时钙剂应作为基础药物,并应同时给予维生素D,促进钙吸收。

3. 补充维生素D

多数情况下,如果血25(OH)D < 20 mg/ml,可每周给予维生素D_2或维生素D 5 000 IU,共8周,然后用以下3种方法之一进行维持治疗:① 每2周给予维生素D_2 5 000 IU;② 每天给予维生素D 1 000~2 000 IU;③ 阳光照射。3~6个月后再行复查,视情况停止或继续治疗。老年人是发生维生素D不足或缺乏的高危人群,而且与2型糖尿病、心血管病、高血压、血脂谱异常、哮喘、感染、骨质疏松症等有关。

适当剂量的活性维生素D能促进骨形成和矿化,并抑制骨吸收。研究表明,活性D对增加骨密度有益,能增加老年人肌肉力量和平衡能力,降低跌倒的危险,进而降低骨折风险。骨化三醇剂量为0.25~0.5 μg/d;α-骨化醇为0.25~0.75 μg/d。治疗骨质疏松症时,应与其他抗骨质疏松药物联合应用。维生素D还是一种免疫调节剂和细胞凋亡调节剂。应用维生素D的主要不良反应是高钙血症和高磷血症(在慢性肾衰竭行透析治疗时尤甚),补充治疗中应注意监测血钙浓度的变化。维生素D过量的早期变化是尿钙含量明显增多,继而出现高钙血症,故应定期测定24 h尿钙和血钙含量。改造$1,25(OH)_2D$的侧链结构可保存或提高其对甲状旁腺的作用,降低其升高血钙和血磷含量的作用。近年来,推出的22-氯化钙三醇治疗继发性甲状旁腺功能亢进的疗效明显优于骨化三醇(钙三醇)。

4. 对症治疗

老年人由于蛋白质摄入不足常导致营养不良,补给足够蛋白质有助于骨骼健康。有疼痛者给予适量非甾体类镇痛剂,如阿司匹林(乙酰水杨酸)片,每次0.3~0.6 g,每日不超过3次;或吲哚美辛(消炎痛),每次25 mg,每日3次;或桂美辛(吲哚拉辛)每次150 mg,每日3次。塞来昔布(celecoxib celebrex,西乐葆)可特异性抑制COX-2,阻止炎性前列腺素类物质生成,对炎症性骨质疏松症和骨质疏松性疼痛有止痛作用,每次100~200 mg,每日1~2次。但是骨骼生长和骨折愈合期不主张使用,因为可能抑制肥厚性软骨细胞分化与骨折愈合。顽固性疼痛时,可考虑短期应用降钙素制剂,如依降钙素(elcatonin,益钙宁;elcitonin)20 IU,每周肌注1次,连用3~4周。

5. 避免跌倒危险因素

避免跌倒的危险因素主要包括:① 环境因素(如光线暗、路障等);② 体质因素(如高龄、心肺功能不全、视力下降、行动障碍与平衡功能障碍等);③ 神经肌肉因素(如平衡功能差、肌肉无力等)。

四、药物治疗

药物治疗基本原则:① 不过分强调某一治疗措施而排斥另外的防治方法;② 强调早期预防和早期治疗;③ 治疗方法、疗程的选择应考虑疗效、费用和不良反应等因素,尤其要注意治疗终点(减少骨折发生率)评价,一般应包括椎体骨折、髋部骨折和外周骨骨折发生率;必须注意的是,观察降低非椎体骨折率的药物起效时间是椎体骨折的2倍或更长;④ 服药依从性是决定疗效的重要因素,应尽量选择长效制剂。

具备以下情况之一者,需给予药物治疗。① 确诊骨质疏松症(骨密度T值≤-2.5)患者(无论是否有过骨折)。② 骨量低下者(骨密度值为-2.5<T值≤-1.0)并存在1项以上骨疏松危险因素(无论是否有过骨折)。③ 无骨密度测定条件时,具备以下情况之一者也需考虑药物治疗:已发生过脆性骨折、亚洲人骨质疏松症自我筛查工具(osteoporosis self-assessment tool for Asians, OSTA)筛查为高风险、FRAX工具计算出髋部骨折概率≥3%或任何重要骨质疏松骨折发生率≥20%者。

1. 双膦酸盐

双膦酸盐是目前最重要的一类抗骨吸收制剂,是近30多年来发展起来的一类可用于治疗多种代谢性骨病的无机化合物制剂。其结构与内源性骨代谢调节剂焦磷酸盐类似，它将易在酸性环境下水解或被焦磷酸酶破坏而失活的焦磷酸盐中的P-O-P键更换成P-C-P结构，故在体内性质稳定。该类化合物在低剂量时即可抑制骨吸收。在已开发合成的30多种双膦酸盐中，已有十多种应用于临床，并成为防治各种代谢性骨病的主要药物之一。

按化学结构，一般将双膦酸盐分为3代。第1代双膦酸盐代表药物有羟乙膦酸盐或依屈膦酸盐（etidronate, Eti）；第2代双膦酸盐代表药物有替鲁膦酸盐（tiludronate, Til）、氯屈膦酸盐（clodronate, Clo）和帕米膦酸盐（pamidronate, Pam）；第3代代表药物有阿仑膦酸盐（alendronate, Ale）、利塞膦酸盐（risedronate, Ris）、伊本膦酸盐（ibandronate, Iba）和唑来膦酸盐（zoledronate, Zol）。双膦酸盐的剂型与适应证如表5-2-3所示。

表5-2-3　双膦酸盐的使用方法和适应证

名　称	化合物（商品名）	用法	适　应　证
依替膦酸盐	etidronate（Didronel）	口服	佩吉特病/骨质疏松症
氯屈膦酸盐	clodronate（Bonefos）	口服	肿瘤相关性高钙血症/转移性骨肿瘤/骨质疏松症
替鲁膦酸盐	Tiludronate（Skelid）	口服	佩吉特病/骨质疏松症
帕米膦酸盐	pamidronate（Aredia）	静脉滴注	转移性骨肿瘤/高钙血症/佩吉特病
阿仑膦酸盐	alendronate（Fosamax）	口服	治疗和预防骨质疏松症/佩吉特病/糖皮质类固醇性骨质疏松症
依班膦酸盐	ibandronate（Bonviva）	口服/静脉滴注	肿瘤相关性高钙血症/骨质疏松症
利塞膦酸盐	risedronete（Actonel）	口服	PMOP/糖皮质类固醇性骨质疏松症/佩吉特病
唑来膦酸盐	zoledronate	静脉滴注	PMOP/糖皮质类固醇性骨质疏松症/佩吉特病

双膦酸盐治疗代谢性骨病的作用机制尚未完全明了。该类药物的共同之处在于均能与骨组织中膦酸钙结合，继之抑制羟磷灰石结晶及其非结晶前体物质的形成、生长和吸收溶解，而且抑制其吸收比抑制其形成、生长所需要的量要低，即在低剂量时就足以发挥抗骨吸收作用。其抗骨吸收作用主要是通过直接作用于成熟型破骨细胞，干

扰细胞内代谢并导致破骨细胞凋亡。此外，双膦酸盐也可能作用于成骨细胞，抑制后者产生刺激破骨细胞的细胞因子，起到间接抑制骨吸收的作用。

在治疗骨质疏松症方面，目前仅推荐此类药物用于高转换型骨质疏松症患者，尤其是老年性和PMOP有雌激素替代治疗（estrogen replacement therapy, ERT）禁忌证（如乳腺癌、子宫内膜癌）的患者。根据各种制剂的特点选用，严格遵照正确的用药方法（如阿仑膦酸盐应在早晨空腹时以200 ml清水送服，进药后30 min内避免平卧和进食），有食管炎、活动性胃及十二指肠溃疡、反流性食管炎者慎用。目前临床应用的阿仑膦酸有10 mg/片（每日1次）和70 mg/片（每周1次）两种，后者服用更方便，对消化道刺激更小。每年使用1次的唑来膦酸可进一步提高依从性。

静脉应用唑来膦酸（密固达）的生物利用度100%，静脉滴注后24 h内约61%（3 mg）迅速与骨表面羟磷灰石结合，形成双膦酸药物保护层。具有的双氮咪唑环侧链与骨表面牢固结合，因此小剂量即可抑制破骨细胞作用，药物在破骨细胞和骨组织间被循环利用约1年。临床研究发现，1年一次性使用5 mg可升高椎体骨密度6.7%，髋部骨密度6%，椎体骨折率降低70%，非椎体骨折率降低25%，髋部骨折率降低41%。另一种静脉用唑来膦酸（择泰）用于肿瘤性高钙血症、多发性骨髓瘤或实体瘤骨转移的治疗。两种制剂的活性成分虽然相同，但两种制剂的药代动力学特征不同，故不能用择泰替代密固达治疗骨质疏松症。但是，当肿瘤骨转移患者伴有或合并骨质疏松症时，可考虑用密固达治疗，一般能收到抑制骨肿瘤和治疗骨质疏松症的双重效果。

目前已有10多种双膦酸盐制剂可供选用，但美国批准用于骨质疏松症治疗的双膦酸盐类只有阿仑膦酸盐、依班膦酸盐、利塞膦酸盐和唑来膦酸盐。目前，我国常用的有：① 依替膦酸盐（1-羟基乙膦酸钠，商品名邦特林）400 mg/d，于清晨空腹时口服，以200 ml清水送服，服药后30 min内不能平卧和进食，服药1 h后方可进餐或饮用含钙饮料。通常需隔月1个疗程，每个疗程2周。② 帕米膦酸盐（3-氨基-1羟基乙膦酸钠）注射液，用注射用水稀释成3 mg/ml浓度后加入生理盐水中缓慢静脉滴注，不得短于24 h，每个月注射1次，可连用3次，此后改为每3个月注射1次或改为口服制剂。本药的用量要根据血钙浓度和病情而定，一般每次用量20～100 mg，两次给药的间隔时间不得少于1周。由于本药未被美国FDA批准，因此需要进一步观察和评价其疗效与安全性。③ 阿仑膦酸盐（4-氨基-1羟丁基乙膦酸钠）常用量10 mg/d，服药期间无须间歇；新的口服制剂（阿仑膦酸钠片，商品名福善美）为每片70 mg，每周1片；另一种阿仑膦酸盐制剂（商品名福美加）每片含阿仑膦酸盐70 mg和维生素D_3 2 800 IU或5 600 IU；服用该制剂者一般不需要加服维生素D。④ 新型双膦酸盐制剂有唑来膦酸、氯膦酸、伊卡膦酸、依班膦酸盐等可酌情选用。有些双膦酸盐可以每周或每年使用1次，明显提高了依从性，减少了不良反应，如依班膦酸盐口服剂型每月150 mg和唑来膦酸盐静脉注射每年5 mg。

2. 降钙素

适应证和禁忌证：降钙素为骨吸收抑制剂，主要适用于高转换型骨质疏松症与骨质疏松症伴或不伴骨折者，止痛效果好。降钙素的急性止痛作用与下丘脑网状结构的降钙素受体结合升高内啡肽水平、抑制前列腺素分泌的中枢止痛效果有关，而慢性止痛作用主要与缓解骨丢失有关。止痛作用一般在应用降钙素的第2周出现（也有更早出现者）。慢性不明原因性高钙血症和低转换型PMOP不宜用降钙素盲目治疗。

活性降钙素与辛酸基连接形成的口服降钙素可提高生物可用性，已经初步用于PMOP和骨关节炎的治疗。临床试验发现，重组的鲑鱼降钙素口服制剂（0.2 mg/d）在降低骨代谢转换率和升高骨密度方面似乎优于鼻喷剂。应用降钙素制剂前需补充数日的钙剂和维生素D。有过敏史者慎用或禁用。降钙素可通过胎盘，孕妇禁用，以防止胎儿低钙血症和继发性甲状旁腺功能亢进。

3. ERT

ERT是PMOP的首选防治方案。

1）ERT的作用机制

虽然雌激素作为骨吸收抑制因子，已在临床应用多年，但具体作用机制尚不完全清楚。

（1）对钙调节激素的影响：雌激素可通过钙调节激素——降钙素、PTH和1,25(OH)$_2$D间接对骨骼起作用。雌激素既可促进降钙素的分泌，抑制骨吸收；又可降低PTH对血钙波动的反应性，抑制PTH的分泌，减少骨吸收；还可增强肝脏的25-羟化酶和肾脏的1-羟化酶的活性，提高1,25(OH)$_2$D的水平，从而促进肠钙吸收。

（2）ER调节作用：成骨细胞、破骨细胞及肠道、肾皮质上皮等可表达ER。一般认为，雌激素通过ER对成骨细胞的增殖和分化、机械应变的适应性应答及基质蛋白的合成有直接促进作用，而且成骨细胞上ER的表达与细胞周期有关。但也有一些研究认为雌激素对成骨细胞的增殖和分化及基质合成没有作用，甚至反而有抑制作用，这可能与培养的条件、所用细胞类型、细胞所处的周期及一些成骨细胞上的ER较少等原因有关。其主要功能是通过ER直接诱导破骨细胞凋亡、直接抑制破骨细胞的骨吸收活性和对其他组织细胞，特别是对产生细胞因子的细胞的作用，间接对绝经后的骨代谢产生重要的影响。

（3）细胞因子或生长因子介导作用：雌激素缺乏可产生大量多种细胞因子如IL1、IL6、TNF-α等，这些细胞因子相互作用形成网络，使骨吸收增强，雌激素可抑制造血干细胞、单核细胞和成骨细胞产生刺激破骨细胞增殖与分化、激活成熟破骨细胞和抑制破骨细胞凋亡的细胞因子，从而使加速的骨吸收过程被抑制，有效地预防绝经后骨丢失。

（4）对细胞凋亡的作用：骨重建的基本多细胞单位是由参与骨重建的骨细胞、破骨细胞、成骨细胞所构成，其中破骨细胞主要负责骨吸收，而成骨细胞主要负责骨形成,成骨细胞和破骨细胞的凋亡可能分别是骨形成率和骨吸收率的决定因素,故一些学者进行了雌激素对成骨细胞、破骨细胞和骨细胞凋亡的实验研究,提示雌激素可能通过细胞凋亡机制介导其抗骨吸收的作用。雌激素对骨吸收的抑制作用至少部分通过诱导破骨细胞凋亡、缩短破骨细胞的寿命来介导。

2）ERT人群的选择

应对骨质疏松症的高危人群进行骨密度测量或骨生化指标测量。根据WHO的骨质疏松症执行定义,对于低骨量、骨质疏松症或骨转换增加的患者应开展骨质疏松症的预防和治疗;对于没有ERT禁忌证的绝经后妇女,应以ERT作为首选防治方案。用足够剂量的ERT,小部分（5%～20%）妇女还可能有轻微的骨丢失,其原因除用药依从性差外,还可能有个体对ERT反应差的原因,因此预测ERT的骨效应,鉴别ERT的有效性和抗ERT人群对合理选择治疗很有必要。绝经后妇女在治疗前,骨转换指标所反映的高骨转换状态和对雌激素治疗的较高反应相联系,持续升高的骨转换状态和骨密度下降、骨质疏松症的发生和骨质疏松骨折相关,提示骨转换指标特别是骨吸收指标对治疗作用有预测作用。

3）雌激素制剂与剂量

雌激素根据化学结构分为天然和合成两大类。天然雌激素主要包括E_2、雌酮（estrone, E_1）、雌三醇（estriol, E_3）和结合雌激素（conjugated estrogen, CE）。天然雌激素的优点是对肝脏的代谢影响较弱,比较符合生理,易于监测血雌激素水平。其中E_2的雌激素活性最强,是体内起主要作用的雌激素。E_2在胃肠道很少吸收并易被灭活,故多采用经皮肤使用。微粒化17β-E_2后可在消化道迅速吸收。E_1的雌激素活性弱于E_2,纯E_1目前不用ERT,但有四环素-E_1用于预防去卵巢大鼠骨丢失的研究。E_3为E_2和E_1的代谢产物,雌激素活性弱,经阴道使用可达较高的血浓度,如经阴道用0.5 mg和口服8～12 mg可获得相似的E_3血浓度。CE是从孕马的尿里提取的混合物,45%为硫酸雌酮,55%为各种马雌激素,在体内代谢较复杂。合成雌激素主要有己烯雌酚（diethylstibestrol, DES）、乙炔雌二醇（17-thinyl estradiol, EE）和乙炔雌三醇环戊醚（尼尔雌醇,维尼安）。DES是甾体类具有强雌激素活性的药物,一般不用于ERT。EE是避孕药的主要成分,对肝脏的代谢影响大,也不用于ERT。尼尔雌醇是E_3的衍生物,口服吸收后储存于脂肪,缓慢释放,为长效雌激素。利维爱（livial）：每片含7-甲异炔诺酮2.5 mg（tibolone, OrgOD14）,是一种合成甾体激素,与其他甾体激素一样,可代谢成许多化合物,其中△4异构体具有弱孕及雄激素作用,其他代谢产物3α-OH和3β-OH代谢物具有弱雌激素作用,其雌激素活性只有EE的1/10～1/50。同时,其代谢产物强烈抑制E_1向E_2转化,故无乳腺癌及子宫内膜癌发生的危险。

一般认为在绝经后5年内给予ERT治疗可获得较大的益处。目前,临床上可利用的给药途径有：口服给药、经皮肤给药、皮下埋植给药、阴道置药和鼻喷给药。但不同的给药途径各有特点,口服给药为首选途径,简单、方便。

4）ERT禁忌证

绝对禁忌证有妊娠、未明确诊断的异常生殖道出血、急性栓塞性静脉炎或血栓栓塞性疾病、已知或怀疑有雌激素依赖性肿瘤（乳腺癌或子宫内膜癌）、急性肝病、最近有过心肌梗死、脑血管意外和短暂性脑缺血发作等。相对禁忌证有慢性肝炎、胆囊炎、糖尿病、严重缺血性心脏病、高血压、偏头痛和癫痫。患有上述疾病者应慎用ERT。对于有子宫肌瘤、子宫内膜异位症的绝经后妇女可在GnRH激动剂的辅助下用ERT。

4. 选择性雌激素受体调节剂

选择性雌激素受体调节剂（SERM）是一类与ER相互作用产生组织特异性的化合物，结构多样，与ER有高度亲和力。它同时有ER激动和拮抗两种作用，其作用的差异及差异程度随药物、组织、种族及体内激素水平的不同而异。SERM是ER的一种配基。为克服ERT引起子宫内膜异常增生而致癌变的不良反应，发展了雌、孕激素联合使用的性激素补充疗法。但妇女长期应用HRT的依从性低。SERM兼有ER激动剂和ER拮抗剂的混合功能，其功能有组织或细胞特异性。即在一些组织或细胞表现为ER激动剂的功能，而在另一些组织或细胞表现为ER拮抗剂的功能。当体内激素水平改变时，其功能也可能发生改变，如他莫昔芬（tamoxifen, TAM）在乳腺处，表现为ER的拮抗剂作用，但在子宫内膜表现为ER的激动剂作用。当绝经后妇女雌激素水平低下时，TAM在骨组织表现为ER的激动剂，有雌激素活性，抑制骨吸收致骨量增加；但在有生育力的妇女，即雌激素水平不低时，服用该药期间骨量降低，在该状态下TAM在骨组织表现为ER拮抗剂的作用，即抗雌激素活性。已知成骨细胞和破骨细胞表面存在ER，还可能存在SMRE特异的结合位点（EABS），SERM可以通过与ER和或EABS结合而发挥作用。

5. α-骨化醇和骨化三醇

适当剂量的活性维生素D能促进骨形成和矿化，并抑制骨吸收。研究表明，活性维生素D对增加骨密度有益，能增加老年人肌肉力量和平衡能力，降低跌倒危险，进而降低骨折风险。α-骨化醇口服0.5 μg/d，骨化三醇口服0.25～0.5 μg/d，治疗骨质疏松症时应用上述剂量的活性维生素D总体是安全的。长期应用应在医师指导下使用，并定期监测血钙和尿钙水平。在治疗骨质疏松症时，应与其他抗骨质疏松药物联合应用。

6. RANKL抗体

RANKL/OPG比值是决定骨丢失的关键因素。研究发现，狄诺塞麦（denosumab）可完全拮抗RANKL，且与TRAIL或其他TNF配体无交叉反应。人体研究发现，狄诺塞麦可用于PMOP、前列腺癌雄激素剥夺治疗后骨丢失、女性芳香化酶抑制剂引起的骨丢失等治疗。

7. 促进骨形成的药物

目前用于PMOP治疗促进骨形成的药物主要有PTH和锶盐。

（1）PTH：低剂量间歇性的外源性PTH刺激具有PTH功能选择性特征，所谓功能选择性是指PTH作为其受体的一种配体,能同时激活和抑制不同组织的GPCR PTHR。在特点条件下,还可激活非G蛋白依赖性的抑制蛋白(拘留蛋白)介导的信号途径,达到促进骨形成和增加骨量的治疗目的。研究发现,PTH(1~34)、d-Trp、Tyr-bPTH(7~34)、PTH-βarr等分子片段属于PTH1受体的拘留蛋白途径选择性激动剂,其作用机制与经典的GPCR途径无关。

(2)钙受体拮抗剂:可刺激PTH分泌,促进骨形成,但其有效性和应用药物需要进一步研究。

(3)锶盐:雷奈酸锶(strontium ranelate)已经批准作为抗骨质疏松药物治疗骨质疏松症,研究发现锶离子(Sr^{2+})与骨组织有较高的亲和性,口服后主要沉积在骨基质的矿物质晶体中。锶离子能激活成骨细胞的GPCR,促进成骨细胞前身细胞分化和OPG分泌,故能骨形成,抑制破骨细胞骨吸收,引起成骨细胞增殖、分化,延长其寿命;骨形成增加、骨吸收减少、骨质量提高,骨折风险明显降低。常见的不良反应包括恶心、腹泻、头痛、皮炎和湿疹,一般在治疗初始时发生,程度较轻,多为暂时性、可耐受。少数患者对该药发生超敏反应,临床上发现服药后出现皮疹的情况应尽快停药,密切观察。具有高静脉血栓风险的患者应慎用雷奈酸锶。

(4)他汀样分子:抑制3-羟-3-甲戊二酰辅酶A还原酶活性,同时也是*BMP2*基因表达的增强剂和骨形成促进剂,可促进成骨细胞的VEGF表达,降低蛋白异戊烯化,因而可刺激成骨细胞分化。此外,研究发现他汀样分子可促进骨折愈合。目前的主要问题是促进骨形成的剂量远高于常规用量,需要进一步开发更强效的他汀样分子。

(5)生长因子:有很多,但主要包括IGF-1、BMP、TGFβ、EGF、FGF、VEGF等。生长激素直接刺激骨转换,并通过对成骨细胞的作用增加骨内膜面的生长,增加肌量,促进肠钙吸收,间接增加骨量。IGF-1可使骨形成和骨吸收增加,提高骨的代谢转换率。促进成骨,维持骨量,尤其是皮质骨的完整性。BMP与其受体结合或与活化素受体样激酶-3/6(activin receptor-like kinase-3/6, ALK-3/ALK-6)结合后,刺激成骨细胞软骨细胞成熟和功能,但也同时诱导破骨细胞生成和促进骨丢失。活化素是BMP的一种相关蛋白,可促进FSH分泌,可溶性活化素Ⅱ受体与IgG-Fc融合后可抑制骨吸收,增加骨形成。

(6)促合成类固醇类药物:可作为男性患者的辅助用药。女性缺乏雄激素同样导致骨质疏松症,但由于雄激素的致雄性化作用而限制了使用。去氢异雄酮硫酸盐对PMOP是否有治疗意义尚未明确。

8. 其他药物

其他治疗骨质疏松症的药物如Src酪氨酸激酶抑制剂、组织蛋白酶K抑制剂、维生素K、氟化钠等。

9. 中医中药

国内已有数种经SFDA批准的骨质疏松症治疗中成药,多数有缓解症状、减轻骨痛的疗效。中医中药关于改善骨密度、降低骨折风险的大型临床研究尚缺乏,长期安全性需获得更规范、更严谨的证据。

(罗湘杭,廖二元)

第三节　老年性骨质疏松症

老年性骨质疏松症(SOP)是指老年时期(65岁以上)发生的原发性骨质疏松症,又称为Ⅱ型骨质疏松症或退变性骨质疏松症,骨密度≤同人群PBM均值的-2.5个标准差。老年性低骨量是指老年期发生的低骨量,其骨密度<同人群PBM均值的-1.0个标准差,但骨密度>-2.5个标准差,虽然尚未将低骨量单独列为诊断,但与其他原因所致的低骨量比较,老年人低骨量是骨折的重要风险因素,需要给予更多关注。

一、病因与发病机制

在SOP中,骨丢失主要与成骨细胞功能与活性缺陷有关,致骨形成减少,骨小梁穿孔和断裂,脆性明显增加;破骨细胞功能不定,部分老年人的骨吸收常高于骨形成,导致骨丢失和脆性骨折,骨折部位以髋部最多见。多数患者的骨转换率正常或减弱(继发性改变),因此骨小梁在每经历一次重建后变得更薄、更细,最后使纤细的骨小梁穿孔、断裂甚至完全消失。皮质骨则表现为皮质厚度变薄和孔隙增大、增多。此外,PTH和维生素D的代谢也有特殊性,一般血清PTH和骨转换指标CTX升高,血清25(OH)D明显降低(见表5-3-1)。

表5-3-1　100岁以上高龄患者的骨代谢状况

指　　标	正常值范围	检测值($\bar{x} \pm s$)
血清25(OH)D(nmol/L)	37.5～125	7.1±7.0(n=5)[#]
血磷(mg/ml)	2.7～4.5	3.1±0.5
血钙(mg/ml)	8.5～10.5	8.6±0.7
血清PTH(pg/ml)	5～65	123.2±108.5
血清CTX(pmol/L)	1 000～2 500	6 335±3 673
血清IL6(pg/ml)	0.68～1.85	8.5±7.8

续　表

指　标	正常值范围	检测值（$\bar{x} \pm s$）
BALP（U/L）	14.2～42.7	44.1 ± 310.0
血清肌酐（mg/dl）	0.4～1.4	1.1 ± 0.5
肌酐清除率（ml/min）	—	28.1 ± 10.5

注：资料来源于104例100岁以上高龄患者。[#]在104例老人中，仅5例患者的血清25（OH）D（nmol/L）可以测出，但均显著降低；另99例不能测出（低于可测值5 nmol/L）。1 mg/dl=0.1 mg/L

　　SOP的病因未明，一般认为与骨骼老龄化及多种环境因素有直接关系，可能主要与氧化应激引起的增龄性骨丢失、增龄性肌肉消耗、性腺类固醇激素缺乏、骨细胞和成骨细胞功能衰退、钙和维生素D缺乏、氧化应激-脂质过氧化和骨细胞自噬功能障碍、内源性高皮质醇血症及继发性甲状旁腺功能亢进等有关。多种病理生理改变作用于骨组织，引起骨量低下、骨结构退变和骨脆性增高。

二、临床表现

1. 慢性骨骼-肌肉疼痛
　　一般无明显疼痛，但严重的脊椎骨质疏松及其所致的骨折常出现背部疼痛，疼痛程度一般能反映病变特征和性质。背部疼痛病史询问和体格检查的要点：① 发作的诱因、时间、部位、特征、范围和最痛区域（压痛点）；② 疼痛是否向下肢或头颈部放射；③ 肢体运动和功能的演变过程；④ 诊疗经过与治疗反应。

2. 髋部和胫骨近端骨折
　　SOP发生于老年男、女性人群中，女性的发生率约比男性高1倍，以70～80岁为发病高峰年龄。SOP所致的骨折可发生于任何部位，但以髋部骨折为最多见和最严重，其次为脊椎骨折，可导致脊椎和胸部畸形、身材变矮，伴进行性加重的腰背疼痛和活动受限。

　　SOP的严重后果是骨折及其并发症，髋部骨折的主要危险因素是高龄、跌倒和已经存在的骨质疏松症，但必须注意排除老年性甲状旁腺功能亢进可能。研究报道，在老年人骨质疏松髋部骨折病例中，有不少是由于原发性或继发性甲状旁腺功能亢进所致主要病因为钙和维生素D缺乏，其次是肾衰竭。因此，首先要测定血PTH和肾功能。另有一些患者的骨质疏松症是由于甲状腺功能亢进（甲亢）所致，由于甲亢患者的症状、体征不典型，极易漏诊。对于长期腰背疼痛和急起腰背疼痛患者要考虑脊椎骨折可能，尽早做必要的影像检查，明确诊断。

3. 非骨质疏松症并发症
　　老年人往往患有多种慢性疾病，如慢性阻塞性肺病等。患者除有这些疾病的表现外,还常使原有的骨质疏松症加重,或成为骨质疏松骨折的重要诱因。

4. 骨质疏松症和骨折风险因素评估

风险评估是防治骨质疏松症和骨折的前提,也是临床决策的依据。临床医师应充分应用WHO推荐的FRAX系统评估患者10年内髋部与其他部位骨折概率,缺乏FRAX应用条件时,也可以应用更为简便的OSTA代替。遗传、年龄、体重和相关激素与骨质疏松症和骨质疏松骨折的关系密切。

三、诊断与鉴别诊断

1. 骨质疏松症筛查与诊断

65岁以上者出现下列情况时,常提示SOP可能:① 不明原因的慢性腰背疼痛;② 肌无力;③ 体格细小或细长;④ 有青春期发育延迟病史;⑤ 长期吸烟或酗酒;⑥ 身材变矮或脊椎畸形;⑦ 体力活动过少;⑧ 长期应用某些药物(抗惊厥药、抗酸药、驱钙性利尿剂、糖皮质激素等);⑨ 既往发生过脆性骨折史。

2. 鉴别诊断

(1)慢性骨骼-肌肉疼痛:脊椎骨质疏松及其所致的骨折患者常出现背部疼痛,疼痛程度常能反映病变特征和性质。

(2)骨质疏松的病因鉴别:目前,国际上尚无统一的SOP诊断标准,建议借用WHO专家组的PMOP诊断标准,骨密度低于同性别正常人群PBM的1.0～2.5标准差为低骨量;低于PBM的2.5标准差以上为骨质疏松症。同时,用FRAX系统评估骨折风险。必要时,应测定PTH、25(OH)D、性腺激素及其他骨代谢生化指标等,评价骨丢失率(见表5-3-2)。根据骨密度诊断骨质疏松症时,应特别注意以下几点:① 老年人容易合并维生素D不足或缺乏,当骨密度下降与临床症状不呈比例时,应同时测定血清25(OH)D(维生素D缺乏使骨密度进一步降低);② 合并肾衰竭时,腰椎骨密度测定不可靠,往往因肾性骨病、血管与软组织钙化而使骨密度呈假性升高,掩盖病情;③ 同样,脊柱压缩性骨折患者的腰椎骨密度也呈假性升高,此时可重点分析髋部和前臂骨密度的变化。

在确立SOP的诊断前,必须首先排除下列可能:① 进入老年期的PMOP患者(可能合并有SOP);② 进入老年期的青少年特发性骨质疏松症者;③ 各种原因所致的继发性骨质疏松症,如肾性骨病、老年性骨质软化症、药物所致的骨质疏松症或肿瘤相关性骨病等;④ 原发性和继发性甲状旁腺功能亢进;⑤ 由于躯体运动障碍所致的制动性(失用性)骨质疏松症。鉴别的要点是既往的骨质疏松症病史和骨密度测定结果,必要时可做骨微结构检查,了解骨质量、皮质骨的多孔性,如定量CT(QCT、HR-PQCT)等。

表5-3-2 老年性骨质疏松症（SOP）与绝经妇女骨质疏松症（PMOP）的鉴别

鉴 别 内 容	PMOP	SOP
增龄性骨丢失	存在	明显存在
骨细胞网络	无变化	明显降低
褪黑素	无变化	明显降低
成骨细胞功能	降低	明显降低
内脏脂肪组织/皮下脂肪组织	无变化/升高	明显升高
慢性低度炎症	存在	明显存在
破骨细胞功能	明显升高	降低
氧化型脂肪酸	升高	明显升高
肥胖2型糖尿病	存在	明显存在
性腺功能	降低	明显降低
维生素D	无变化/降低	明显降低
骨密度假性升高	无变化	明显存在
胸椎后凸	无变化	明显存在
骨折	脊椎为主	髋部为主
颌骨骨质疏松症	无变化	明显存在
骨密度与骨质量关系	线性相关	级数相关
合并肾性骨病	未测出	明显存在
骨转换	高	低

四、预防与治疗

1. 饮食和生活方式

鼓励老年患者多喝牛奶、多晒太阳及多做户外运动,每天晒太阳的时间应在20～30 min以上。低钠、高钾、高钙饮食,饮食成分中要增加非饱和脂肪酸,降低饱和脂肪酸和胆固醇含量。补充适量钙剂和维生素D,常规补充钙剂,剂量1 200～1 500 mg/d;适当补充维生素D,剂量800 IU/d。老年人的慢性病很多,如高血压、冠心病、骨质疏松症、老年痴呆等,同时胃肠功能、肝肾功能均有不同程度下降,体力活动减少,其治疗目的主要是保留残存的器官功能,增强抵抗力和避免发生重大意外与并发症(如心肌梗死、脑血管意外、髋部骨折)。

2. 预防跌倒

跌倒是骨质疏松髋部骨折和桡骨远端骨折的主要危险因素。在老年性骨质疏松患者中,90%的髋部骨折继发于跌倒,预防跌倒是有效降低骨质疏松骨折发生的一项重要措施。

3. 抵抗运动

抵抗性训练可以使代谢综合征和虚弱综合征患者获得多种益处,特别是对骨骼健康、减肥和防治虚弱综合征有利。重力装置、哑铃和杠铃是抵抗运动训练的常用工具,这些运动可诱发肌肉收缩,有规律的抵抗训练有利于增加肌力、促进肌肉生长、增加骨量,至少在减肥方面的获益高于有氧运动,而后者主要对心肺功能有益。

体力活动和锻炼的重点应放在提高耐受力和平衡能力上,如果心肺功能很差,不要求进行太多的需氧运动。体力活动以中度为宜,最好是在社区内组织集体锻炼,并避免任何形式的肢体制动。

4. 药物预防

药物预防的指征尚未达成共识,各种抗骨质疏松药物预防骨折和增加骨密度的疗效不一。ED-71［1,25-dihydroxy-2β-(3-hydroxypropoxy)vitamin D］是一种新型维生素D衍生物,增加OVX大鼠脊椎骨密度的作用明显高于α-钙三醇(alfacalcidol),而肠吸收钙的作用较弱,所以是一种选择性维生素D制剂,在原发性骨质疏松症中有良好的应用前景。如患者合并血脂谱紊乱,尤其是高胆固醇血症,推荐首选他汀类调脂药物治疗。近年来的实验研究及临床流行病学调查提示,他汀类调血脂药物如洛伐他汀(lovastatin)可诱导BMP2表达,促进骨合成,增加骨密度,降低骨折风险。他汀类药物的这一作用具有抗骨质疏松的潜在应用价值,值得通过严格的临床随机对照试验进一步证实。

5. 药物治疗

(1)抗骨吸收药物:治疗的基本原则是:① 用量较低;② 严密观察不良反应;③ SOP不宜长期使用抗骨吸收药物(如双膦酸盐类),因为目前尚缺乏高龄患者应用这些药物的循证依据,而且多数老年患者(尤其是在患有SOP后)的骨代谢转换水平降低,长期使用应持慎重态度。

(2)促进骨形成的药物:主要有PTH(1~34)、PTHrP、趋钙化合物、β肾上腺素能受体激动剂、WNT信号增强剂(如骨硬化素拮抗剂、Dickkopf-1中和剂)、活化素、IGF-1和BMP等。增龄性骨丢失大约开始于30岁(PBM)以后,不依赖于性类固醇激素,其原因是骨重建中的骨吸收大于骨形成。目前,国内可供应的主要有PTH(1~34)和雷奈酸锶。

(3)钙化合物:主细胞表达的CaSR调节Pth基因活性、PTH分泌和甲状旁腺增生,CaSR激活细胞外液Ca^{2+},从而抑制PTH分泌,因此,CaSR拮抗剂(负性变构调节剂)使Ca^{2+}的浓度反应曲线右移,模拟了低钙血症效应,促发脉冲性PTH分泌(低钙血症的一种代偿机制），即相当于间歇性给予外源性PTH，故具有刺激骨形成作用。初步证明，NPS2143、Calhex231和SB-423557等人工合成化合物具有CaSR性变构调节剂特征。但是，NPS2143类似物ronacaleret hydrochloride似乎缺乏足够疗效，而CR9112792的前景未明，其他CaSR负性变构调节剂正在研究中。将来可用于临床骨质疏松症治疗的CaSR负性变构调节剂应能口服和促进体内PTH间歇性脉冲分泌的特性，可惜CaSR的表达组织广泛，其研究开发的难度极大。

（4）β肾上腺素能激动剂：成骨细胞表达β$_2$肾上腺素能受体，交感神经通过瘦素调节通路调节骨代谢，介导的神经因子包括去甲肾上腺素、乙酰胆碱、瘦素和5-羟色胺。在多数情况下，交感神经兴奋引起骨丢失，降压药物β肾上腺素能受体拮抗剂能提高骨密度。英国的一项临床研究涉及30 601例患者，能降低骨折风险（OR=0.77，95%CI 0.72～0.83），艾司洛尔（esmolol）可诱发脉冲性PTH分泌，似乎具有CaSR负性变构调节剂样作用，但其他研究的结论不一，需要进行前瞻性大样本对照研究。

（5）Wnt/β-联蛋白信号途径增强剂：WNT或WNT配体组成分泌型脂质修饰的富含半胱氨酸的糖蛋白家族，调节细胞的增殖与分化。成骨细胞的Wnt配体通过Wnt/β-联蛋白途径或非β-联蛋白途径、Wnt-cGMP/Ca^{2+}和蛋白激酶A途径发挥作用。β-联蛋白激活引起成骨细胞生成、增殖与分化，抑制成骨细胞凋亡。

（6）活化素：是垂体与性腺合成和分泌的一种激素，促进垂体分泌FSH。抑制素的作用相反，可阻滞活化素与其受体（ActRⅡA）结合，抑制FSH释放。此外，卵泡抑素也可与活化素结合。增龄后，抑制素B和卵泡抑素水平降低，而FSH水平升高，相对升高的活化素A是引起围绝经前快速骨丢失的重要原因。骨骼组织表达活化素A，尤以骨组织的细胞外基质含量丰富，调节成骨细胞生成和破骨细胞生成。活化素A和BMP可促进异位骨形成，促进成骨细胞增殖与胶原合成，促进骨折愈合。但是活化素A还可刺激破骨细胞生成，促进骨吸收，而抑制素可抑制破骨细胞分化。因此，阻滞活化素作用的化合物有望成为治疗骨质疏松症的药物。活化素拮抗剂与活化素结合，防止了活化素与内源性受体结合，ActRⅡA的细胞外结构域的融合蛋白与IgG2a（RAP-011）的Fc片段连接后，可促进骨形成，增加骨密度和骨量，ActRⅡB的可溶性嵌合体与IgG2aFc亚基结合后也能防止骨丢失。这些研究的重要性在于，目前使用的骨质疏松症治疗药物包括抗骨吸收制剂和促骨形成剂，但均局限于骨重建偶联的基础上的。活化素拮抗剂ACE-011是一种骨重建解偶联药物，在增加骨形成的同时能降低骨吸收，因而可望获得更显著的疗效。

（7）BMP：成骨细胞和其他许多组织均表达BMP受体，主要调节局部组织的发育与细胞功能，其中较突出的作用是能诱导软骨内成骨，促进间质干细胞分化为成骨细胞，增加成骨细胞数量诱导OPG合成，但是BMP1属于金属蛋白酶，而BMP3（成骨蛋白）能抑制成骨细胞生成。BMP与ACTR2二聚体或BMPRⅡ结合，诱导ActR1二聚体辅联，通过SMAD1、SMAD5和SMAD8与SMAD4结合形成SMAD复合物，进入核内，启动靶基因转录。BMP的细胞外拮抗剂（Noggin、Gremlin等）与BMP结合后，能阻滞其下游信号转导。此外，BMP信号也诱导骨硬化素表达。BMP主要用于骨组织工程中，对促进骨折愈合有一定疗效。在治疗骨质疏松症的研究中，BMP2、BMP4、BMP6和BMP7显示出刺激骨形成作用，局部使用rhBMP7可改善骨强度。

（8）生长激素和IGF-1：具有升高骨密度作用，但临床应用生长激素和IGF-1治疗骨质疏松症的可行性不大。

（9）其他药物：如男性老年男性骨质疏松症伴有明显的性腺功能减退，可加用雄激素；短期的雄激素治疗虽对前列腺影响不大，但疗效较差；而长期的雄激素治疗疗效好，可引起前列腺增生，因此要采用经皮制剂。

（罗湘杭，廖二元）

第四节　骨质疏松骨折的流行病学

骨质疏松症是临床上常见的代谢性骨病综合征。目前，全球约有2亿骨质疏松症患者；美国、欧洲和日本的患者数约7 500万；美国、英国和瑞士的骨质疏松症患者占老年人口的60%。大规模流行病调查显示，我国有近1亿骨质疏松症患者，居世界首位。《2013年中国骨质疏松骨折防治指南蓝皮书》指出，目前我国50岁以上人群约有6 944万人患有骨质疏松症，50岁以上人群患病率女性为20.7%，男性为14.4%。据统计，在我国70%～80%的中老年骨折是因骨质疏松症引起的，导致病残率和病死率增加。

骨质疏松骨折也称为脆性骨折，目前尚无统一的定义和标准，通常是指由于轻微创伤（如站立高度或较低处跌倒）引起的骨折。轻微创伤是指正常人可以耐受的低冲击性、低能量性外力作用。全球每年发生骨质疏松骨折患者约150万。骨质疏松骨折的常见部位是脊椎、髋部和前臂远端。

一、髋部骨折

髋部骨折是骨质疏松症最严重的后果，因其需要住院治疗并且有很高的病死率和致残率。在大多数人群中，髋部骨折的发生率随着年龄呈指数级别增高。在英国，骨质疏松症所致髋部骨折占骨科患者的20%，80%的患者为老年女性。由于生活不能自理，活动受限，加上肺部感染、营养不良和加速的失用性骨丢失，患者多在数月至2年死亡。1990年，全球范围内约有166万髋部骨折患者，其中男性患者119.7万例，女性患者46.3万例。随着社会的老龄化进程，预计这一数字在2050年将上升至630万，超过半数的髋部骨折发生在亚洲。近年来，我国髋部骨折的发生率有明显上升趋势。据统计，中国目前有老龄人口（年龄＞50岁）3.5亿，其中合并髋骨骨折者约660万，占1.10%。

髋部骨折的发生呈季节性，好发于气候温和国家的冬季，常常发生在室内，说明发生率可能与冬天神经肌肉反应迟缓以及能见度低有关，而非冬天路滑所致。髋部骨折的发生率在不同地理位置和人种之间各不一样，甚至在同一国家和同一人群中不同性别和种族之间也存在很大的差异。有研究表明，在欧洲，两个国家的髋部骨折发生率可以相差超过7倍。总的来说，离赤道更远地区的人群有着更高的骨折发生率。髋部骨折发生率最高的是居住在北欧的高加索人。1989年的一项研究表明，挪威的一年髋部骨折发生率为女性903/10万，男性384/10万。亚洲人发生率居中，黑种人最低。

大多数髋部骨折发生于站立时跌倒，因此跌倒是导致髋部骨折的危险因素。据统计，老年人髋部骨折约90%由跌倒引起。一项流行病学调查表明，能引起骨量减少的内科疾病可使老年男性发生髋部骨折的概率加倍，而伴有跌倒可能的疾病可使髋部骨折的危险增加7倍，因此预防跌倒显得尤为重要。与年龄相关的骨密度减弱是髋部骨折随年龄增加而增加的主要原因。Hayes等研究发现，髋部骨密度减少1个标准差，髋部骨折的危险即增加3倍。年龄是独立于骨密度的危险因素，如果单从骨密度来预测骨折风险，80岁人群较50岁人群的骨折风险增加4倍；然而，实际的流行病学调查结果显示为增加30倍。这说明在80岁这个年龄段预测骨折风险，年龄比骨密度更为重要。除了年龄和跌倒史以外，平衡能力、行走速度和视力等临床因素，以及居住环境、受教育程度、医疗保险等社会因素也是预测骨折发生的相关指标。

二、椎体骨折

脊椎压缩性骨折的致残、致死率也很高，5年存活率约66.7%；年龄越大，病死率越高。美国50岁以上白种人妇女每年脊椎压缩性骨折发生率约18‰，显著高于髋部骨折发生率（每年6.2‰），女性脊椎压缩性骨折约为男性的2倍，农村高于城市。一项欧洲的椎体骨质疏松研究表明，1/8的50岁白种人女性和男性有明显的椎体变形，且发生率随年龄增加而平稳上升，其中女性的上升程度更为急剧。北京地区基于影像学的流行病学调查显示，50岁以上妇女的脊椎骨折患病率为15%，相当于每7名50岁以上妇女中就有一人发生过脊椎骨折。

在欧洲范围内，不同国家之间椎体变形的发生率有着3倍的差异，而同一国家内不同地区之间椎体变形的发生率也有2倍的差异，这可能反映了椎体变形的发生有遗传和环境两方面的因素。此外，家族骨折史和自身骨折史也是一个重要的危险因子。有研究表明不论患者骨密度高低，椎体骨折本身明显增加了再骨折的危险性。统计发现只有1/4的椎体骨折由跌倒所致，大多数发生在日常生活中，如弯腰或举起较轻的物体。这些动作易产生压缩性负荷，日常生活中难以避免，成为椎体骨折发生率高的一个重要原因。

三、前臂远端骨折

前臂远端骨折的主要诱因是跌倒。这类骨折的发生率在妇女围绝经期急剧上升，往后则趋于平稳。女性年龄的平台期可能是由于跌倒姿势不同所致，老年女性由于神经肌肉协调能力下降，跌倒时更容易往后倒髋部着地而不是手掌撑地。在男性人群中，前臂远端骨折的发生率并没有随着增龄而升高。在白种人女性，40～65岁之间的骨折发生率呈直线上升，而后稳定；男性的骨折发生率在20～80岁之间保持基本不变。与其他骨折相比，这类骨折有极强的性别差异，男女比例约为1∶4。

骨质疏松症还可导致肱骨、骨盆、尺骨、肋骨、锁骨骨折。人群中，这些部位的骨折发生率也随增龄而升高，女性约占3/4。骨质疏松骨折已成为目前很多国家严重的社会和公共卫生问题。据预测，50年后全球的骨质疏松骨折患者数平均增加3～4倍。随着人类平均寿命的延长，骨质疏松症已成为中老年人群最常见的健康问题之一，预计到2050年，患者人数将增加到2亿，那时全世界一半以上的骨质疏松骨折将发生在亚洲，绝大部分患者在我国。骨质疏松症和骨质疏松骨折的治疗和护理需要投入巨大的人力和物力，费用高昂。值得强调的是，骨质疏松骨折是可防可治的。尽早预防可以避免，即使发生骨折，只要采用合理治疗仍可有效降低再次骨折的风险。因此，普及骨质疏松症知识，做到早期诊断、及时预测骨折风险，并采用规范的防治措施是十分重要的。

（罗湘杭，廖二元）

第五节　骨质疏松骨折的诊断和治疗

一、骨质疏松骨折的概述

骨质疏松症在临床中有3类表现形式：① 骨密度 T 值 <-2.5，无症状；② 骨密度 T 值 <-2.5，且伴有骨痛；③ 骨密度 T 值 <-2.5，且发生骨折。因此，骨质疏松骨折是骨质疏松症最严重的临床表现阶段。关于骨折的概念，经典的骨折是指骨结构的连续性完全或部分破坏，骨折主要涉及3种原因：① 暴力原因；② 病理原因；③ 骨质疏松原因。由此，骨质疏松骨折是指骨骼局部没有肿瘤等特定病理改变，当人在重心点高度跌倒或者当正常力量作用后即发生了的骨折。

骨质疏松骨折的原因是低能量暴力作用，这种低能量暴力正常情况不足以发生骨骼破坏，但当骨骼发生骨质疏松改变导致骨骼脆性增加后，低能量暴力就可以导致骨折发生，因此，骨质疏松骨折也称脆性骨折。与创伤骨折不同，骨质疏松骨折必须有两个要素同时存在：骨骼脆性和低能量暴力。

二、骨质疏松骨折的诊断

骨质疏松诊断由两个部分组成：骨质疏松诊断成立和骨折成立。

（1）骨质疏松诊断：通常采用WHO提出的双能X线骨密度仪方法检测，临床诊疗中年龄＞50岁的患者骨密度指标使用T值，当T值<−1.0为骨量减低、当T值<−2.5为骨质疏松，因此，骨质疏松骨折患者骨密度T值<−2.5（注：年轻人使用骨密度的Z值）。

（2）骨折诊断。① 典型骨质疏松骨折：与普通骨折诊断相同，有典型的临床表现和骨折专有体征，如畸形、反常活动、骨擦音或骨擦感；同时X线片可以显示典型的骨折线；诊断可以依据临床表现、骨折专有体征、X线片表现。② 不典型骨质疏松骨折：由于骨骼发生骨质疏松变化，低能量暴力导致的骨折有时是微小骨折，多见于骨小梁，常常出现在椎体骨、长骨的干骺端。发生微小骨折的患者其运动功能基本正常，但疼痛始终存在；常规X线片难以发现骨折线，CT、MRI可以作出判断和鉴别。

三、骨质疏松骨折的发生率

随着人口老龄化到来，骨质疏松人群增加，骨质疏松骨折发生率也越来越高。2000年全球大约有900万例新发骨质疏松骨折（160万例为髋部骨折，170万例为腕部骨折，70万例为肱骨骨折，140万例为脊椎骨折）。2012年，国际骨质疏松基金会官方活动《前言》指出：全世界每3秒就有一次骨质疏松骨折发生，大约1/2的女性和1/5的男性在50岁以后会有一次骨质疏松骨折发生。对女性而言，骨质疏松骨折风险比乳腺癌、卵巢癌和子宫癌的风险之和还要大；对于男性而言，骨质疏松骨折风险比前列腺癌的风险要大。大约50%的人在遭受一次骨质疏松骨折后还会再遭受第2次骨折，每次骨质疏松骨折后再出现骨折的风险以指数级方式增长。

在中国，每年新发骨质疏松椎体骨折约181万人，预计2020年骨质疏松椎体骨折可达3 675万人，2015年可上升至4 850万人；同时，每年新发骨质疏松髋部骨折患者约23万人。

在亚洲，骨质疏松骨折的发病率也在迅速增加，骨质疏松髋部骨折约占全世界总数的1/3，预计2050年将占全世界的50%以上。在美国，每年骨质疏松骨折患者达150万人。

对于骨质疏松骨折的发病特点，一项大型临床研究调查发现，春天是骨质疏松髋部骨折的高发季节，而其他类型的骨质疏松骨折没有明显的季节差异性（见图5-5-1A）。另外，有将近一半的非椎体骨质疏松骨折和1/3的骨质疏松椎体骨折由跌倒引起，而运动、锻炼导致的骨质疏松骨折只占很少一部分（见图5-5-1B）。

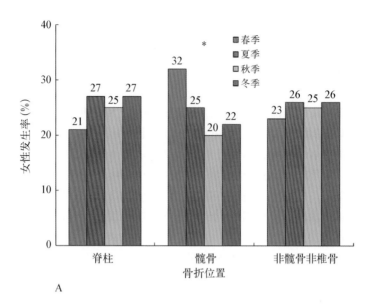

A

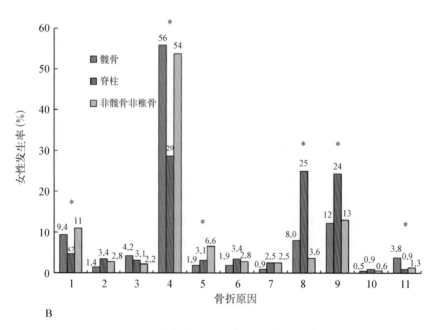

B

图5-5-1 女性骨质疏松骨折的发生率和原因

注：A. 女性不同季节骨质疏松骨折发生比例；B. 女性骨质疏松骨折各类原因统计。1. 在楼梯上摔倒；2. 爬椅子/凳子/梯子时摔倒；3. 从椅子/床上摔落；4. 滑倒或绊倒；5. 运动时受伤；6. 机动车辆事故；7. 重物掉落/击打身体；8. 非摔倒/意外伤害导致的骨折；9. 其他；10. 昏厥或失去意识；11. 双腿发软而跌倒。* $P < 0.05$ 表示组间比较有统计学差异。引自 Costa AG, Wyman A, Siris ES, et al. When, where and how osteoporosis-associated fractures occur: an analysis from the Global Longitudinal Study of Osteoporosis in Women (GLOW) [J]. PLoS One, 2013, 8(12): e83306

四、骨质疏松骨折的不良影响

1. 骨质疏松骨折的临床危害性

骨质疏松骨折往往会导致患者生活不能自理、生活质量下降；由于骨质疏松大多在老年人中发生，老年人通常还有其他系统疾病，所以对骨质疏松骨折的临床治疗也存在很多风险。有文献报道：骨质疏松髋部骨折在发生后1年内再骨折的发生率为20%，致死率为30%；而存活者中约50%致残，生活不能自理，生活质量明显下降。骨质疏松椎体骨折后，其他椎体骨折再发生率增加5倍，髋部骨折发生率增加2倍。

2. 骨质疏松骨折的经济危害性

国际骨质疏松基金会2005年统计，欧洲每年用于骨质疏松骨折的直接费用达320亿欧元；到2025年，这项花费将达到385亿欧元。在美国，2002年骨质疏松骨折的总费用为200亿美元。在中国，2006年用于骨质疏松髋部骨折的费用为16亿美元，预计到2020年将达到125亿美元，到2050年将上升到2 650亿美元。

五、骨质疏松骨折风险评估

骨质疏松骨折风险评估是一种公认的评估方法，可以评估相关人群未来骨质疏松骨折发生的可能性。骨质疏松骨折风险评估主要适用人群：低骨密度、有过骨质疏松骨折史、年龄＞65岁、骨折家族病史、继发性骨质疏松（患有类风湿关节炎、服用过激素、低骨量）、接受骨质疏松症治疗或正在观察疗效、有骨量丢失需要接受治疗的人群。

1. OSTA

此工具基于亚洲8个国家和地区绝经后妇女的研究，研究经过多项骨质疏松危险因素与骨密度相关性比较，提出最能体现骨质疏松症危险因素（敏感度和特异度）的2项简易筛查指标年龄和体重，设计了OSTA。方法：（体重−年龄）×0.2，可以对比图5-5-2进行快速评估。低风险：注意保持良好生活习惯，5年后复查；中度风险：测量骨密度，重新评估风险，再决定是否给予治疗；高度风险：不需测定骨密度，直接给予治疗。

2. 骨折风险预测简易工具

骨折风险预测简易工具（fracture risk assessment tool, FRAX）由世界卫生组织2008年推荐，可用于评估患者10年内骨折发生的可能性。患者通过专门网址http://www.shef.ac.uk/FRAX/获得（见图5-5-3），该方法的优势在于无论有无股骨颈骨密度结果，都可结合临床危险因素预测骨折风险；在FRAX中明确的骨折常见危险因素包括 ① 年龄：骨折风险随年龄增加而增加；② 性别；③ 低骨密度；④ 低体重指数（≤ 19 kg/m^2）；⑤ 既往脆性骨折史（髋部、桡骨远端、椎体）；⑥ 父母髋部骨折；⑦ 接受糖皮质激素治

年龄、体重与风险级别

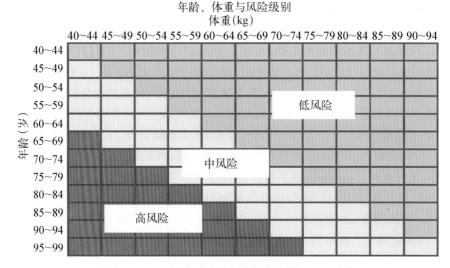

图5-5-2 亚洲骨质疏松自我筛查工具（OSTA）表

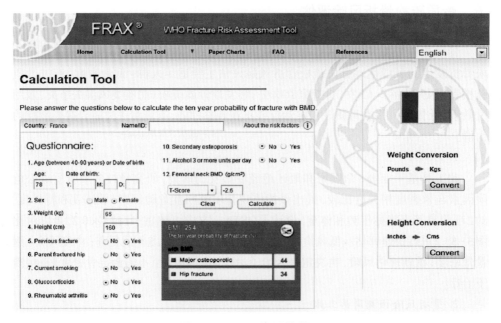

图5-5-3 FRAX系统首页

疗（超过3个月）；⑧ 抽烟或过量饮酒；⑨ 合并其他引起继发性骨质疏松的疾病；⑩ 类风湿关节炎；⑪ 股骨颈骨密度值。注意：尽管在计入骨密度值时计算得到的骨折风险值更有意义，但在无法进行骨密度测量时，FRAX同样能为临床医师提供骨折风险预测的参考值，以便做出临床决策。

3. 骨质疏松症风险"一分钟"测试题

该方法由国际骨质疏松基金会（International Osteoporosis Foundation, IOF）制定，是受访人员在1 min内回答设定好的相关问题，如果有一个问题回答结果为"是"，即为阳性，表示有骨质疏松风险。"一分钟"测试题如下：① 您是否曾经因为轻微碰撞或者跌倒就会伤到自己的骨骼？② 您的父母有没有过轻微碰撞或跌倒就发生髋部骨折的情况？③ 您经常连续3个月以上服用"可的松、强的松"等激素类药品吗？④ 您身高是否比年轻时降低了（超过3 cm）？⑤ 您经常大量饮酒吗？⑥ 您每天吸烟超过20支吗？⑦ 您经常腹泻吗（由于消化道疾病或者肠炎而引起）？⑧ 女士回答：您是否在45岁之前就绝经了？⑨ 女士回答：您是否曾经有过连续12个月以上没有月经（除了怀孕期间）？⑩ 男士回答：您是否有阳痿或者缺乏性欲这些症状？

六、常见骨质疏松骨折

（一）胸腰段椎体骨折

1. 骨质疏松椎体骨折的损伤机制

正常胸腰段椎体主要由小梁骨构成，外力作用于脊柱，小梁骨中心向四周发散，在椎体内部形成应力。有研究提示：小梁骨的机械压缩强度与椎体表面密度的平方有关，椎体表面密度降低可引起小梁骨强度不成比例下降；小梁骨的强度也与其形态结构有关（包括小梁骨的方向、连接方式、粗细、数量以及小梁骨的间隙）。当骨质疏松发生时，小梁骨的表面骨密度逐步下降。有文献报道，当椎体表面骨密度下降时，椎体小梁骨变细，小梁数减少，小梁骨强度明显降低；在压缩力的作用下小梁骨结构很容易失稳、出现局部碎裂，导致椎体骨折发生。

2. 骨质疏松椎体骨折的损伤机制及临床表现

骨质疏松椎体骨折主要发生于年龄较大的骨质疏松患者，患者外伤往往较轻，部分患者可无明确外伤史，日常生活中的活动即可诱发椎体压缩骨折，如在家搬重物、乘车颠簸、急起急坐、剧烈咳嗽等活动都可发生椎体骨折。患者多有腰痛、背痛、腹胀、腰腿痛或活动后腰部不适症状；病程可以为几小时、数日甚至数月，多数疼痛不能自行缓解；查体可以发现胸腰段广泛压痛，程度可以从轻微到重度，重度的甚至因疼痛而无法翻身和起床，有的还因骨折压迫脊髓而出现脊髓压迫症状。另外，由于老年人感觉神经敏感性较差，还有一部分患者发生骨质疏松椎体骨折患者会无明显疼痛或不适，能继续行走或从事日常工作，这些患者往往容易被漏诊，常会延误治疗导致骨折椎体继续压缩，甚至发生进展性脊柱后凸畸形；因此，骨质疏松椎体骨折应该引起足够的重视。

3. 骨质疏松椎体骨折影像学表现

（1）X线片表现：① 压缩骨折常发生在下胸椎和上腰椎；② 压缩椎体表现为扁平

形、楔形、双凹形，以双凹形最有特征，相邻椎间盘膨大呈双凸透镜状膨突至凹陷椎体内；③ 压缩椎体后上角上翘突向椎管，此征象是骨质疏松引起椎体骨折的特征性表现（见图5-5-4），其敏感度为16%，特异度为100%；④ 骨质疏松椎体骨折多重复发生，多椎体发生、多种压缩形态并存，有学者认为这是一个特征；⑤ 除椎体压缩外，胸腰椎骨密度减低、骨皮质变薄、骨小梁减少，出现骨质疏松特征表现，即栅状排列的纵形骨小梁；⑥ 常伴脊柱侧后凸畸形，后凸畸形是骨质疏松椎体压缩的重要表现，高度丢失大于4 cm就会表现15°的后凸畸形。

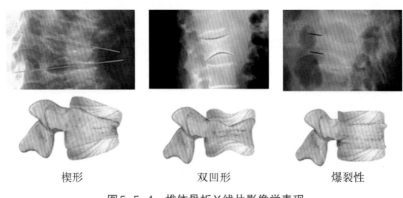

| 楔形 | 双凹形 | 爆裂性 |

图5-5-4　椎体骨折X线片影像学表现

（2）CT扫描表现：① 位于椎体前中柱的骨皮质、骨纹理中断，可合并有或无骨折线，而椎体后壁未见骨折线及骨皮质的中断，这可能与椎体的血供有关，椎动脉从椎体后壁进入，后壁的血供优于椎体前中柱，骨质疏松的程度不及椎体前中柱重。另外，由于后柱有椎弓及上下关节突的支持，故骨质疏松椎体骨折早期多发生于椎体前中柱，而后壁不塌陷或塌陷轻微；后期椎体后壁明显塌陷，但由于骨质的挤压重叠或重建修复好于椎体前中柱，有时比较难发现骨折线或骨皮质的中断；② 骨质疏松椎体骨折即使椎体变扁、后壁明显塌陷，椎体后壁不向后移致椎管狭窄，这与暴力所致的椎体骨折不同，后者常影响椎体后壁，椎管狭窄较多见；③ 无论是椎体压缩还是扫描层面所见邻近未压缩椎体，均可见皮质变薄、骨小梁纹理减少稀疏；④ 骨质疏松椎体骨折的椎体旁往往无血肿、无软组织肿块。

（3）MRI检查表现：可以分辨新鲜和陈旧性骨折，急性期骨折表现为局灶性长T1、稍长T2信号，常可见后角逃避征象，即T1WI椎体上部或大部分出现低信号，而后角信号不变，并有后角抬高。骨质疏松椎体骨折常可见积液征表现（即骨折椎体内邻近终板部位的线状、三角形或局灶病变，信号强度同脑脊液）。另外，骨质疏松椎体骨折相应部位的病理学改变是骨坏死、水肿和纤维化，这种征象与转移瘤引起的骨折不同。慢性骨质疏松椎体骨折在T1WI和T2WI与正常椎体信号相仿，但可出现椎体内真空征象（即矢状位表现为压缩椎体内的气体影，邻近终板多呈线状，少数呈类圆形），此征象是骨质疏松骨折的典型证据,但出现率不高。目前,对此种征象的形成机制有多种解释,多数学者认为它是椎体缺血性坏死的特征性表现,即椎体缺血坏死后形成裂隙,其内压力下降,溶解在液体中的气体在这个低压区聚集形成椎体内真空现象;也有人认为是椎体骨折后导致椎间盘积气,气体通过终板进入椎体内;由于椎体压缩、内凹,使相邻椎间盘代偿性增厚,骨折越趋慢性,增厚越明显。骨质疏松椎体骨折后还容易产生椎间盘真空征象,MRI扫描表现为横行无信号区;关于骨折椎体旁无软组织肿块,有学者认为是由于骨质疏松椎体骨折仅仅有轻微外伤或无明显外伤史,故很少累及椎弓根。

4. 骨质疏松椎体骨折影像学分型

对于骨质疏松椎体骨折分型目前有定量、半定量和定性3类。评价骨质疏松椎体骨折的严重程度,最常见的是X线片上的半定量。Genant等提出的半定量方法:阅读T_4～L_4侧位X线片,直接分为:正常(0级)、轻度(Ⅰ级:高度减少20%～25%或面积减少10%～20%)、中度(Ⅱ级:高度减少25%～40%或面积减少20%～40%)、重度(Ⅲ级:高度和面积减少40%以上)(见图5-5-5)。

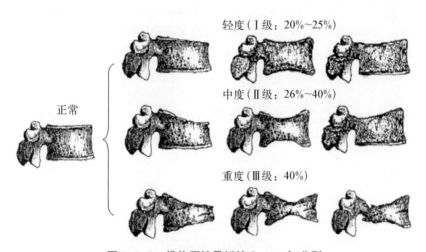

图5-5-5 椎体压缩骨折的Genant's分型

(二) 股骨转子间骨折

1. 骨质疏松转子间骨折损伤机制

转子间骨折可因间接暴力或直接暴力作用引起,高龄患者90%的骨质疏松转子间骨折为低能量损伤,跌倒和骨质疏松是主要发生机制;老年人在跌倒时,常出现肢体轴线旋转或者骨盆倾斜,髋关节外展或内收、侧方直接倒地撞击大转子;骨质疏松使骨骼强度下降、脆性增加,在髋部骨质疏松后骨皮质变薄、骨小梁稀疏,不能承受较大应力和形变,故容易发生骨折。骨质疏松转子间骨折是骨质疏松骨折最常见的部位之一,女性较男性多见(约为3∶1);除骨质疏松症外,其他可导致转子间骨折的危险因素包括全身性疾病、神经损害、营养不良、视力损害、肢体活动能力下降等。

2. 骨质疏松转子间骨折解剖病理变化

股骨转子间是指股骨颈囊外至股骨小转子下缘5 cm之间的部位,该区域的骨骼主要以松质骨结构为主,血供主要来源于旋股内侧动脉和旋股外侧动脉的分支,血供比较丰富。转子间骨骼发生骨质疏松的主要病理学变化是骨基质和骨矿含量减少;对该区域骨组织横断面和纵切面进行组织学观察可见几个特点:① 皮质骨变薄;原因是骨皮质被破骨细胞渐进性吸收,通常骨质疏松时成骨细胞活性尚正常,但破骨细胞活性异常增加,破骨细胞数量大量增加,骨吸收能力显著提高。② 松质骨小梁体积变小变细、数量减少(骨小梁数量减少可达30%)。骨皮质变薄和骨小梁数量减少可使骨髓腔明显扩大,而扩大的骨髓腔常被脂肪组织填充。X线片表现:骨密度普遍降低,骨小梁纤细,小梁间隙增宽,骨皮质变薄呈分层状态;严重者骨密度与周围的软组织相仿,骨小梁几乎完全消失,骨皮质呈线条状。

3. 股骨转子间骨折的分型

股骨转子间骨折的分型很多,常采用Evans分型和AO分型(见图5-5-6和图5-5-7)。Evans分型中,Ⅰ型1度和Ⅰ型2度属于稳定型,占72%;Ⅰ型3度、Ⅰ型4度和Ⅱ型属于不稳定型,占28%。Evans分型简单而实用,有助于理解稳定性复位的特

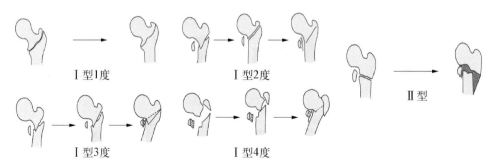

图5-5-6　股骨转子间骨折 Evans 分型

注:Ⅰ型,骨折线从小转子向上外延伸;Ⅱ型,骨折线为反斜形

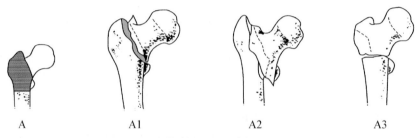

图5-5-7　股骨转子间骨折的AO分型示意图

注:A. 转子骨折;A1. 经转子的简单骨折;A2. 经转子的粉碎性骨折;A3. 反转子间骨折

点,准确地预见股骨转子间骨折解剖复位和穿钉后继发骨折移位的可能性。AO分型既可对股骨转子间骨折进行形态学描述,又可对预后作出判断,同时在内固定物的选择方面也可做出建议。

(三) 股骨颈骨折

1. 骨质疏松股骨颈骨折损伤机制

股骨颈的负重力学非常特殊,下肢应力和躯体重力在股骨颈区形成剪切力;所以正常股骨颈解剖结构非常特殊,Word三角区拥有最致密的骨组织,可以抵抗负重下的剪切力。随着增龄,骨质疏松发生,骨的形成与吸收平衡发生异常,Word三角区致密骨量下降、脆性增加,骨小梁显微损伤出血、修复明显减慢。骨量下降、骨的显微损伤增加可以导致低能量情况下股骨颈发生骨折。

2. 骨质疏松股骨颈骨折分型

股骨颈骨折分型方法很多,主要按照骨折部位、骨折线方向、骨折移位程度3类分型。根据骨折解剖部位可分为:头下型、头颈型、经颈型、基底型。临床中真正的经颈型少见,X线片受投照角度影响限制了这一分型应用。根据骨折线的方向有Pauwels分型,主要依据骨折线与水平线夹角:夹角<30°为Ⅰ型,夹角30°~50°为Ⅱ型,夹角>50°为Ⅲ型;骨折稳定程度与夹角成反比。根据骨折移位程度分型(Garden分型):根据正侧位X线片上骨折移位程度分为4型,Ⅰ型是骨折线未穿过整个股骨颈(上面骨皮质骨折、下面骨皮质完好);Ⅱ型是股骨颈完全骨折但无移位;Ⅲ型是股骨颈完全骨折,有部分移位但部分仍保持接触,骨折远端向上移并外旋;Ⅳ型是完全移位的骨折,股骨头与股骨颈无连续,远折端明显向后上移位并外旋。Garden分型目前应用最广泛。

(四) 桡骨远端骨折

桡骨远端骨折是骨质疏松患者的常见骨折之一,占全身骨折的1/6。损伤机制:由于骨质疏松的发生,桡骨远端皮质变薄、骨小梁稀疏,骨强度和韧性减弱,周围神经肌肉调节功能下降,在低能量外力作用下即可导致骨折。桡骨远端骨折分类众多,一般分为Colles骨折、Smith骨折、Barton骨折、反Barton骨折,其中Colles骨折最常见;目前按Fernandez及AO分类(见图5-5-8)主要强调两个方面:① 骨折是否涉及关节面;② 骨折是否粉碎,即骨折的稳定性。所有分类都是为了制订治疗方案。

七、骨质疏松骨折治疗原则

1. 骨质疏松骨折治疗指南 (2008年COA)

(1) 骨折整复和固定以简便、安全有效方法为原则,以尽早恢复伤前生活质量为目的。

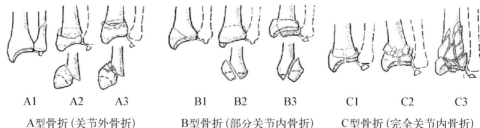

A1   A2   A3   B1   B2   B3   C1   C2   C3

A型骨折(关节外骨折)   B型骨折(部分关节内骨折)   C型骨折(完全关节内骨折)

图5-5-8　桡骨远端骨折AO分类模式图

注: A1. 尺骨骨折, 桡骨完整; A2. 桡骨单纯压缩骨折; A3. 桡骨多节段骨折; B1. 桡骨矢状骨折; B2. 背侧桡骨骨折(Barton); B3. 掌侧桡骨骨折(反Barton, Goyrand-Smith Ⅱ); C1. 关节面骨折, 干骺端简单骨折; C2. 关节面骨折, 干骺端粉碎性骨折; C3. 桡骨粉碎性骨折

（2）尽量选择创伤小、对关节功能影响少的方法,不强调解剖复位而增加医源性损伤。

（3）强调个体化,可选择手术和非手术的方式。

（4）治疗方法根据骨折部位、骨折类型、骨质疏松程度和患者全身状况而定,权衡非手术与手术治疗的利弊。

（5）治疗同时应注重提高骨质量、防止再骨折发生的治疗。

2. 骨质疏松骨折手术要点

（1）手术治疗原则: ① 术前对患者全身状况做综合评估,尽可能减少手术时间,固定方式力求简便,降低手术创伤; ② 治疗目的要争取患者能早日恢复生活自理能力; ③ 治疗方法选择要考虑老年人预期生存年限的评估; ④ 治疗方法选择要基于骨折部位、骨量的状况,使用特殊内植物(如锁定钢板、粗螺纹钉、特殊涂层材料等); ⑤ 骨缺损严重时优先考虑采用自体植骨,新型生物材料(骨水泥、硫酸钙等)具有即刻固定或促进骨形成作用可适当运用,异体骨移植考虑老年人的特点应慎重使用; ⑥ 根据固定的稳定程度、骨折部位、患者全身情况,选用合适外固定进行术后保护。

（2）内植物选择原则: ① 有条件时要多采用强化内固定技术(联合骨水泥的螺钉、膨胀器、强化生物材料); ② 多使用应力遮挡小的内植物,减少骨量进一步丢失; ③ 采用特殊固定技术(如螺钉固定时穿过双侧骨皮质,增加把持力)。

3. 骨质疏松骨折治疗难点

① 骨质疏松骨折患者通常需要卧床制动,这将进一步加速骨量丢失,加重骨质疏松症; ② 骨质疏松骨折部位一般骨量降低、骨质量差,骨折类型多为粉碎、复位困难、不易达到满意效果; ③ 内植入物固定稳定性差、易松动、脱出; ④ 骨质疏松骨折愈合缓慢、恢复时间长,易出现骨折延迟愈合甚至骨不连; ⑤ 骨质疏松骨折同一部位及其他部位发生再骨折的风险显著增大; ⑥ 骨质疏松骨折人群常合并其他器官或系统疾病,全身状况差,治疗时易发生严重并发症,增加治疗的复杂性与风险性; ⑦ 骨质疏松骨折致残率、致死率较高。

八、骨质疏松骨折治疗

1. 椎体骨质疏松骨折

（1）椎体成形术在椎体骨质疏松骨折中的应用：椎体骨质疏松骨折一般多属于椎体压缩类型（osteoporotic vertebral compression fracture, OVCF），此类骨折有些可以无明显症状，也可自愈；有些可以有疼痛症状，卧床、镇痛、抗骨质疏松治疗可以缓解症状。当OVCF存在下列情况：压缩明显（高度丢失大于1/3、椎体后壁没有破坏）、多节段累及、疼痛明显、保守治疗效果不明显，可以采用PVP和经皮椎体后凸成形术（percutaneous kyphoplasty, PKP）治疗，这类方法属于微创手术治疗措施，可以达到减轻疼痛、稳定脊椎、恢复脊柱生理弧度和早期活动等目的。

PVP是在1985年由法国放射学家Deramond和Galibert用于治疗颈椎椎体血管瘤首先采用的技术，后经放射学家及骨科专家不断改进，将此技术成功应用于骨质疏松引起的椎体骨折。PKP于1994年由美国Wong等设计，1998年美国FDA批准其应用于临床，其工作原理是先通过球囊扩张塌陷椎体，然后注入骨水泥，以达到更好地纠正脊柱后凸畸形的目的。与PVP相比，PKP有以下优点：① 可较好地恢复椎体高度，矫正脊柱畸形；② 低压下注射骨水泥；③ 由于骨水泥的高黏滞度，减少了骨水泥的渗漏。PVP和PKP所用灌注材料主要是聚甲基丙烯酸甲酯（polymethylmethacrylate, PMMA），可有效恢复椎体强度、缓解疼痛，但存在无骨传导和骨诱导活性、单体有毒性、聚合温度高、固化后与骨弹性模量差异较大及不能降解等缺点。近年来，不断有应用磷酸钙和硫酸钙灌注的报道，两者具有无单体毒性、聚合温度低，并有一定骨传导性的优点，但也存在着显影不佳、价格昂贵、早期缓解疼痛效果和椎体固化强度不如PMMA的缺点。目前，能克服单纯材料缺陷的复合材料成为研究热点，如国外报道的Zn-GPC材料具有高强度、高稳定性和良好的骨诱导活性，弹性模量接近正常骨，有望成为PMMA的良好替代物。

（2）椎体成形术的临床疗效：椎体成形术（见图5-5-9）已广泛用于OVCF治疗。该方法可显著缓解患者疼痛，促进功能恢复，有效率高达90%。但椎体成形术后也存在再发OVCF、感染、神经根损伤、肺栓塞、骨水泥渗漏等并发症，而这些并发症多数与手术操作不规范有关。椎体成形术的止痛机制尚不十分明确，但可能与下列因素有关：① 椎体内微小骨折的稳定和生物力学性能的恢复；② 骨水泥固化放热反应破坏椎体内的感觉神经末梢；③ 骨水泥本身的毒性对感觉神经末梢的破坏；④ 脊髓、神经根的部分减压。

在具体的临床疗效中，PKP和PVP孰优孰劣仍存在争议。Han等进行荟萃分析发现PVP在短期（<7天）疼痛缓解上更有效，而PKP在中期（约3个月）功能改善方面体现出更大的优势；但从长期来看，两者在疼痛缓解和功能改善方面并没有太大的差别。Papanastassiou等通过荟萃分析发现，两者在疼痛缓解率上无显著差异，而在改善生活

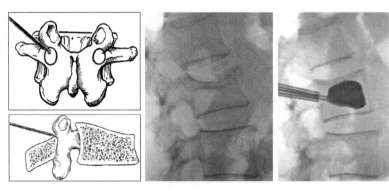

图5-5-9 椎体骨折"椎体成形术"治疗示意图

质量、减少骨水泥渗漏以及纠正脊柱后凸畸形等方面,PKP略胜一筹。另一篇荟萃分析结果显示,PKP和PVP治疗OVCFs均安全有效,对于脊柱后凸畸形严重、椎体后部骨折、椎体压缩严重的患者,可能PKP更加适合,两者在术后再骨折的发生率方面没有显著差异,对于两者之间的优劣需要更多的随机对照研究来证实。

(3)椎体成形的禁忌证:① 无痛的骨质疏松椎体压缩骨折;② 椎体骨折合并脊髓、神经损伤;③ 严重的椎体爆裂性骨折,椎体后壁骨质破坏;④ 合并椎弓根、小关节等后柱骨折;⑤ 椎体严重压缩骨折>75%;⑥ 成骨性转移瘤;⑦ 有感染性疾病或存在全身性感染;⑧ 存在出凝血功能障碍或有出血倾向;⑨ 合并严重心肺疾患、全身条件差不能耐受手术;⑩ 需同时治疗3节椎体;⑪ 稳定性骨折无疼痛超过2年。

(4)椎体成形的主要并发症:PVP和PKP最常见的并发症为骨水泥渗漏,其他还有如肋骨骨折、邻近椎体再发骨折、深静脉血栓形成、肺栓塞、短暂发热、椎体内感染等。由于PKP在椎体内形成空腔,注射骨水泥的压力已大为减小,PKP的并发症较PVP明显降低。

2. 髋部骨质疏松骨折

髋部骨质疏松骨折主要包括股骨转子间和股骨颈骨折(见图5-5-10)。有文献报道,患者在50岁以前,髋部骨折的发病率无性别差异,60岁以后每增加5岁发病率可以成倍增长,女性发病率超过男性2倍以上。

(1)转子间骨折:骨质疏松转子间骨折患者往往年龄大,全身状况差;骨折处理须在全身状况允许的条件下进行,同时须降低并发症发生率。如果追求解剖复位,手术时间会延长、切口创伤会增加。

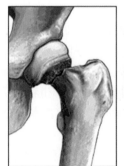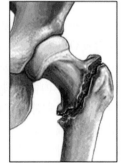

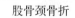
股骨颈骨折　　　转子间骨折

图5-5-10 股骨颈骨折与股骨转子间骨折示意图

另外，即使达到解剖复位，由于骨质疏松存在，可能加压固定依然困难，因此，转子间骨折要充分利用牵引床等间接复位技术，以恢复力线和长度，纠正旋转和成角，采取相对简单的固定方式和简便的手术操作，减少软组织剥离，在不影响患者全身状况下恢复肢体功能、改善生活质量。

（2）股骨转子间骨折固定方式。① 髓外固定系统：包括动力髋螺钉、动力髁螺钉、股骨近端解剖型钢板等；② 髓内固定系统：包括股骨近端髓内钉、股骨近端防旋髓内钉、重建钉、Gamma钉等。髓内固定力臂短、扭矩小、稳定性好、生物力学优势显著；髓内固定可以实施微创方法（创伤小、失血少、无须显露骨折端），从而对骨折愈合的生物环境破坏少，有利于骨折愈合；髓内固定可与骨折端接触，即使内侧骨皮质粉碎仍可得到很好固定，因此对于不稳定型转子间骨折，髓内固定更具优势。

（3）股骨颈骨折：又被称作未解决的骨折，其较高的骨折不愈合率和股骨头坏死率一直未能得到很好地控制。治疗股骨颈骨折理想的效果是恢复骨折前的功能而不遗留与骨折相关的并发症。从20世纪30年代三翼钉的出现，改变了股骨颈骨折单一的保守治疗方式，到后来的空心加压螺纹钉，手术技术和内固定材料都有了进一步的发展，提高了股骨颈骨折闭合复位内固定治疗的效果。关节置换技术为股骨颈骨折提供了新的治疗方法，但这一技术在过去40年的实践中，也存在着较多的并发症以及医疗费用较高等问题。如果患者骨折移位不明显或为嵌插骨折或一般情况较差而无法耐受手术，可以采用非手术治疗。非手术治疗包括卧床、牵引（骨牵引或皮牵引）、支具固定、预防感染、营养支持等治疗措施。在非手术治疗期间，要严密观察病情变化，及时调整肢体位置和牵引重量，采取综合措施防治呼吸系统、泌尿系统感染和压疮等并发症。手术治疗包括外固定架、内固定、人工股骨头置换和人工全髋关节置换。

（4）股骨颈骨折一般治疗原则：Garden Ⅰ、Ⅱ型骨折多采用经皮多枚空心加压螺钉内固定；Garden Ⅲ、Ⅳ型骨折愈合率低、股骨头坏死率高，螺钉固定疗效不确切，对年龄较大者采用人工股骨头置换或人工全髋关节置换。

关于骨质疏松股骨颈骨折治疗（见图5-5-11），主要根据患者的年龄、全身状况、预期寿命、髋臼有无破坏而定。目前常用的原则：年龄＞80岁，考虑骨折愈合能力弱，也考虑日常负重较少，为了降低手术风险、尽快恢复生活自理能力，可以采用人工股骨头置换；年龄65～80岁，可以采用全髋置换，主要考虑这部分人群也存在骨折愈合能力弱的因素，还考虑螺钉内固定术后不能完全负重，会导致骨量进一步丢失。关于假体选择生物型和骨水泥型，目前观点认为骨质疏松是全身性骨组织疾病，假体类型本身对骨质疏松治疗没有直接作用，全髋置换主张尽可能选择生物型，人工股骨头置换两类型都可以选择，主要根据手术中假体安放过程中假体初始握紧度判断。

临床上，人工关节置换遇到术后晚期假体发生松动的难题，在骨质疏松症的患者中尤为突出。骨质疏松症患者本身的骨量低、质量差，这类骨骼不是理想的假体载体。假体周围局部骨质疏松的原因：① 生物性原因：假体周围磨损碎屑刺激吞噬细胞分泌

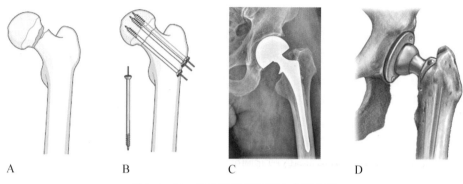

A   B   C   D

图5-5-11　股骨颈骨折外科治疗示意图

注：A.股骨颈骨折；B.螺钉固定；C.人工股骨头置换；D.全髋置换

骨吸收相关分子，从而刺激破骨细胞骨吸收，引起假体周围骨溶解；② 生物力学原因：假体存在引起应力遮挡效应，从而使相应部位骨骼承载减少，引发假体周围局部骨质疏松。

3. 桡骨远端骨质疏松骨折

桡骨远端骨折中Colles骨折最常见，此外还有Smith骨折及Barton骨折。治疗多采用手法闭合复位，石膏或小夹板外固定。手法复位尽量恢复关节面的平整及正常的掌倾角和尺偏角，累及关节面的桡骨远端粉碎性骨折、不稳定的桡骨远端骨折、手法复位不满意者可采用手术治疗。可根据骨折具体情况选用切开复位钢板内固定，或有限切开复位、经皮克氏针撬拨内固定，以及闭合复位、外固定架固定等方法；若桡骨远端关节面明显塌陷，可有限切开后关节面撬拨植骨，再辅以外固定架固定。

九、骨质疏松骨折内植物选择

骨质疏松的骨干往往骨皮质菲薄、骨组织脆性增加，骨折后内固定的"钉-骨"紧张度降低；另外，内固定安装后本身产生的应力集中在骨质疏松骨干中更易发生内固定周围骨折。因此，骨质疏松骨折内固定选择，在手术之前应该充分、仔细考虑。

加长型钢板或加长带锁髓内钉可使固定范围增大、扩大应力分布范围、增加钢板的弹性、提高固定稳定性，通常骨质疏松骨折内固定病例中运用较多；扩大应力分布原理也可适用骨质疏松椎体骨折治疗。

锁定钢板的螺钉和板可以自成整体，"钉-板"之间的力矩获得转移，纵向应力可通过钉颈部直接传导至骨折两端，接骨板不需要与骨膜接触便可提供固定效果，部分螺钉方向形成交叉角度，增加抓持力，这些特点对固定骨质疏松骨折非常有益。微创内固定系统（less invasive stabilization system，LISS）以自锁式螺钉和微创的手术操作过程为特点，LISS螺钉是单皮质、自钻、自攻螺钉，在拧入后可自动锁定在钢板上，生物力学研究提示LISS内固定比传统钢板固定更加稳固,还能提供更加适宜骨折愈合的生物环境;所以,LISS的特点也对固定骨质疏松骨折非常有益。

十、骨质疏松骨折术后骨丢失

通常,骨折后骨组织环境的变化、骨折后愈合时间的制动均会导致该部位快速骨丢失,临床上表现出失用性骨质疏松症状。有研究认为:快速骨丢失会导致每年大于3%的骨量丢失,其程度取决于骨折类型、骨折程度和制动期限、制动方式。这一情况在骨质疏松骨折中更为普遍,主要原因是骨质疏松症是一种全身因素导致骨量下降为主要特征的疾病,如再发生局部骨折,双重因素下快速骨丢失会更加明显,临床表现会更加严重。另一方面,骨折采用应用接骨板内固定后,局部会发生应力遮挡效应,内外骨膜血供损伤,接骨板下失用性骨质疏松明显增加;加之常规内固定术后需要制动,又可导致局部骨吸收增加、骨形成减少,使骨折部位陷入一个"骨质疏松-骨折-固定-局部快速骨丢失-再骨折"的恶性循环。因此,骨质疏松骨折术后骨丢失应高度重视,相关的干预治疗非常必要。

1. 内固定术后骨丢失的研究

许多文献报道,坚强接骨板的加压内固定可以使骨折发生一期愈合,但同时也可诱发局部骨质疏松发生。如果骨折两端螺钉固定的皮质骨孔增加,皮质壁的力学性能会下降,在接骨板取出后或负重开始后,被固定的骨段就有再骨折的概率存在;对这类医源性因素导致的局部骨质疏松原因,目前有两种解释:① 多数学者认为,接骨板对固定段的应力遮挡使骨组织正常应力刺激降低,因而骨改建过程呈现负平衡状态,可以导致该区域骨丢失。② 部分学者认为,骨折、手术创伤及接骨板植入,三者都对骨折端周围骨组织局部血供有破坏作用,进而导致该区域骨量丢失。在理论上,骨折端被接骨板牢固固定一体,当骨-接骨板复合体承受压缩载荷时,两者被迫产生相同形变,虽然骨-接骨板复合体的载荷分配有复杂系数,但骨与接骨板各自所受载荷大小与各自刚度高低呈正比,即接骨板刚度越高所受载荷越多,对被接骨板固定的骨组织应力遮挡作用就越大,骨量丢失就越多。当然,有研究报道骨量丢失是渐进性、有平台期的:坚强接骨板对兔模型做加压固定,结果提示早期发生骨量迅速丢失,2周后处于平台期;另外一组做固定不加压,结果提示骨量丢失进展缓慢,36周后才处于平台期;有文献报道在人体中,钢板固定后局部骨量丢失达到平台期可能需要12个月。关于如何逆转骨丢失,有研究报道首要条件是取出接骨板,并认为只要接骨板不取出,就会出现编织骨排列紊乱、骨矿化不全,正常哈佛结构和骨强度就会受到影响。

2. 快速骨丢失预防措施

(1)治疗方案要围绕患者早日开展适当活动的目的设计:① 早期肌肉锻炼可促进骨骼肌循环导致的骨周围血流量增加、提高骨组织营养环境改善,主动肌肉等长收缩运动、循序渐进等张肌力运动都非常有利;② 早期活动可对成骨细胞和破骨细胞产生刺激,诱导体液流动,骨折区域应力刺激会产生负电位,有利结合阳性钙离子,促进骨形成。

（2）在局部治疗中要尽可能考虑骨质疏松背景,避免采用增加骨丢失的治疗方法。

（3）骨质疏松骨折发生后,一定要重新检查、调整对骨质疏松原发病的防治措施,可根据患者情况选择抗骨质疏松药物治疗。

（4）新型物理治疗可促进肌肉被动收缩,促进成骨细胞活性,抑制破骨吸收。

十一、骨质疏松骨折临床治疗注意事项

1. 骨质疏松骨折的临床管理

复位、固定、功能锻炼、抗骨质疏松治疗是临床治疗骨质疏松骨折的基本原则,4项原则的有机结合是理想的治疗方案:① 骨质疏松骨折治疗应采用个体化理念,要根据骨折部位、类型、骨质疏松程度、全身状况决定具体方法,要充分权衡非手术治疗与手术治疗的综合利弊合理选择;② 骨质疏松骨折手术过程与非骨质疏松骨折手术过程可以不一致,骨折复位固定不易追求完美和复杂;③ 骨质疏松骨折治疗需要辅助抗骨质疏松药物治疗,避免因为骨折发生而加重骨质疏松程度,避免导致再次骨折;④ 骨质疏松骨折并发症很多,手术前检测要全面,手术后处理要及时;手术前住院时间要短,有研究报道延迟手术前住院时间超过2天,患者30天内和1年内的病死率均会增加。

2. 骨质疏松骨折术后的功能康复

骨质疏松骨折患者康复对手术（或非手术）治疗结果的影响非常重要,完善的康复训练是能够兼顾骨质疏松特点,帮助和促进患肢功能早期恢复的一系列组合方法。

（1）康复训练要点:① 肌肉在骨折稳定前提下主动与被动活动可以防止肌肉萎缩、肌腱挛缩,而肌力增强可避免骨质疏松加重;② 除手术肢体制动保护外,其余身体部位的肢体、关节应尽可能功能活动,提高全身循环代谢水平,促进手术部位恢复;③ 可利用物理方法（热敷、红外线、理疗等）消除患肢肿胀,减少疼痛、减少肌肉痉挛,有利于患肢功能活动;④ 无须骨折完全愈合,在特殊保护措施下尽早进行适当的负重与关节功能训练,这是避免骨量丢失的根本方法;⑤ 康复训练循序渐进,运动量增加注意疼痛程度,禁止忍痛勉强练习。

（2）康复训练方式:① 药物和物理方法,减轻疼痛、消退肿胀、防止深静脉血栓形成;② 肌肉等长收缩训练（关节不活动,保持某一姿势训练肌肉）,防止肌肉、软组织萎缩;③ 关节主动、被动（包括下肢CPM）屈伸训练,防止关节粘连;④ 非手术部位肢体小负荷负重肌肉训练,防止失用性软组织萎缩;⑤ 躯干半卧位、坐位扩胸训练,防止肺部坠积性肺炎;⑥ 扶双拐（非负重）行走训练,适合于下肢内固定后依然需要骨折愈合

（空心钉、动力髋螺钉、解剖钢板、Gamma钉、股骨近端髓内钉固定方法等）的患者,防止全身骨量丢失；⑦ 扶助行器（负重）行走训练,适合于下肢骨折治疗后不需要骨折愈合（人工股骨头置换、置换等）的患者,可以防止全身骨量丢失。

（3）关节置换术后康复:有研究指出,骨质疏松患者多为高龄人员,关节周围肌力恢复相当缓慢,有的患者3～6个月才能恢复正常的50%,2年后肌力仍然较弱。因此,康复应从术前开始,让骨质疏松患者了解以下内容:① 关节置换术后肢体移动的正确方法；② 防止跌倒的重要性,辅助器材使用方法；③ 开始步行活动方式,预防脱位基本知识。手术康复可以在术后当天开始:术后第1天做关节周围肌肉等长收缩,术后24～48 h每日引流量少于50 ml时拔除引流管增加被动活动,术后2～3天可半躺于椅子或在床边坐起,术后3～4天可在助行器保护下行走,术后3～4周可恢复生活自理活动量。

（4）椎体成形术后康复:椎体成形术能短期内加强骨折椎体强度,有利早期下床活动,但不能防止全身骨量下降,所以治疗骨质疏松预防再发骨折依然十分重要,康复治疗就应包括加强骨质疏松症防治健康教育,进行系统指导减少或避免骨质疏松骨折并发症的发生。① 术后卧硬板床休息12 h以利于骨水泥硬化达到最大强度；② 疼痛缓解患者术后第1天腰围保护下床活动；③ 没有特殊不适,2～3天后可恢复生活自理活动量；④ 术后3～4天开始进行腰背肌锻炼,根据个体差异采用不同锻炼方法及强度（仰卧五点支撑法、仰卧三点支撑法、半飞燕式锻炼法）,如果脊柱后凸严重、肥胖或合并严重心肺疾病可不进行俯卧位锻炼。

3. 防止骨质疏松骨折术后再骨折措施

骨质疏松骨折术后再骨折是指初次骨质疏松骨折患者,经过临床治疗后再次发生脆性骨折（非暴力骨折）。2012年10月,国际骨质疏松基金会官方活动文本指出:大约50%第一次骨质疏松骨折后还会遭受第二次骨折；骨质疏松骨折后再骨折次数的风险可以是指数级方式增长。再骨折的原因很多,主要有以下几点:① 初次骨折采用与一般外伤骨折相同的方法而没有治疗骨质疏松症,那么,骨质疏松发生原因依然存在,仍容易导致其他部位新的骨折发生；② 初次骨折植入内植物后该区域形成应力集中,在骨质疏松背景下内植物周围应力转换区容易导致新的骨折发生；③ 初次骨折后没有进行系统有效康复训练,肌肉松弛、肢体平衡受限,容易发生跌倒导致新的骨折发生；④ 初次骨折出现并发症,不能行走活动,骨量持续丢失,骨质疏松程度更加严重,翻身、搬动等轻微外力容易导致新的骨折发生。

关于防止骨质疏松骨折术后再骨折,有研究认为,骨质疏松骨折后骨密度可在3～6月内持续下降,所以,围手术期应用骨吸收抑制剂可抑制骨量快速丢失。当然关于骨吸收抑制剂在围手术期与骨折愈合期运用也存在一定争议,主要是顾忌对骨痂愈合的影响。目前,临床研究和实验研究结果均显示应用骨吸收抑制剂后有利全身骨质疏松治疗,没有显著抑制骨折的骨痂形成；当骨质疏松得到控制后骨折的愈合会向有益的方向转变。还有研究认为，骨质疏松骨折后运用活性维生素可产生抗氧化应激作用，抑制溶骨因子及促炎性反应细胞因子，有利骨痂形成加速骨愈合；另外还有增强神经肌肉协调性作用，可以预防跌倒、降低再骨折的发生率。

综上所述，多数学者认为骨质疏松骨折发生后会出现两个临床问题，是全身的骨质疏松还是局部的骨折，是主要问题还是次要问题。外科治疗仅仅是一个局部治疗，不同于其他暴力骨折的治疗，一定要高度重视主要问题的治疗，在骨质疏松症治疗、康复训练、跌倒防止、并发症预防等方面多多关注，这些都是防止骨质疏松骨折治疗后再骨折的必要措施。

（徐又佳）

第六节　骨折愈合的骨代谢

一、概述

骨折是指骨的力学完整性与连续性的丧失，同时也包括局部软组织与血管的损伤，骨折愈合是指骨折断端间的组织修复反应。骨折的愈合是一个连续不断的过程，是一面破坏清除，一面新生修复的过程，新生修复的过程是由膜内骨化与软骨化共同完成。骨折愈合的过程也是暂时性紧急连接过程到永久性的坚固连接的过程。

二、直接愈合

骨折发生后立即采用牢固内固定，骨折端X线摄影无骨痂，形成无骨痂的骨愈合，这种愈合被称为一期愈合，或直接愈合，而把通常发生的骨愈合称为二期愈合或间接愈合。当骨折端稳定、对合好、无移位，骨折端间隙＜0.01 mm、应力＜2%时，才会发生直接愈合。此时，在骨折端最近的骨单元形成切割锥样结构，而破骨细胞位于此结构的顶端，像钻头一样，穿过骨折线向前推进（50～100 μm/d），形成纵向方向的小腔，此小腔随后被成骨细胞所填充，形成新的骨组织，此种骨组织直接形成板层骨，这种直接愈合就缺少骨痂的形成过程。

三、间接愈合

一般将这种骨折愈合分为3个阶段：炎性期（血肿期）、修复期和重塑期。将这三个阶段进一步细分,可描述为以下几个过程:血肿形成、炎症发生、新血管形成、肉芽形成、纤维组织形成、纤维软骨形成、透明软骨形成、软骨钙化、编织骨发生、骨重塑。在很多动物中,如小鼠、大鼠、狗、羊等都能观察到这些过程;只是在大动物和人类中,这些过程需要更长的时间。

骨折愈合需要在正确的时间和地点募集适合的细胞(成纤维细胞、巨噬细胞、成软骨细胞、成骨细胞和破骨细胞)以及调控相关基因(控制基质的生成和有机化、生长因子和表达因子)的连续表达。骨折激发一系列炎症、修复和重塑反应,如果这些反应都进展顺利,患者将在几个月内恢复其初始状态,当骨折部位的刚度和强度达到稳定及疼痛消失时,骨折即达到临床愈合,此时X线片显示骨小梁或骨皮质穿越骨折线。放射性同位素研究显示,在恢复无痛性功能活动和获得X线片显示愈合以后的很长时间内,骨折部位仍有浓聚,提示重塑过程需持续数年。

四、动物模型

早期动物骨折模型的建立常选用羊和犬等大动物,Bonnarens等率先在大鼠中建立了髓内针固定闭合性股骨骨折模型,随后Ari Hiltunen等在小鼠胫骨中应用了该模型。小鼠的饲养相对廉价,同时转基因小鼠得到广泛使用,以小鼠为模型的骨折愈合的研究也逐渐增多。尽管小鼠胫骨比股骨容易操作,但由于胫骨长轴存在生理弯曲,其周围的血供相对较少,而且还可能伴随腓骨骨折,所以小鼠股骨模型的报道更多。

对于髓内针固定闭合性股骨骨折这一模型,Manigrasso等进行了完善。张连方等通过设置撞击物的重量,改进了小鼠髓内针固定闭合性股骨骨折模型,张志平等又设置了撞击物的高度和撞击深度,这些都增加了该模型的可重复性。为了增加髓内针的轴向和旋转向的固定,Manigrasso等在股骨远端髓内针处再插入一段2 mm长的针,形成起固定作用的楔形物。Holstein等对髓内针的两端进行膨大处理,这样增加了髓内针的固定强度,被称为髓内锁钉(locking nail)闭合性股骨骨折模型。Holstein等将髓内针改造成螺钉,被称为髓内螺钉(screw)闭合性股骨骨折模型。

闭合性骨折模型通过外力冲击的方式,形成3或4点弯的钝性骨折模型,对骨膜、肌肉等组织损伤较小,在文献中有较多报道。与此对应的还有一类开放性骨折模型,这是在解剖开肌肉层,暴露股骨后,利用剪刀或线锯等造成断性骨折。对此类开放性骨折,建立了多种固定模型,如Garcia等对髓内针进行外部针固定,Garcia等使用髓外夹对髓内针进行外部夹固定,如此极大地增加了轴向和旋转向的固定强度。Röntgen等使用外部固定器进行坚强固定。Histing等使用钢板进行固定,这样就达到了一种完全的刚性固定。这些刚性固定也被应用于骨缺损的造模。邢丹等在大鼠中比较了闭合骨折髓内钉固定和开放骨折钢板固定股骨干骨折愈合模型,闭合骨折髓内钉固定模型的力学性能优于开放骨折钢板内固定模型,提示轴向的力学刺激在骨折愈合过程中起重要作用。

以上所述皆为骨干骨折模型,用于研究皮质骨的骨折愈合,但在临床上,骨质疏松所致的骨骺骨折更为常见。为此,Holstein等在小鼠中建立了钢板固定的模型,能用于研究松质骨的愈合。

五、血肿期

1. 纤维连接

骨折发生时,骨组织和骨周围组织的血管破裂,溢出的血液分离周围组织,在损伤发生6~8 h内,通过凝血酶的作用,可溶的纤维蛋白原转变成不可溶的网状纤维蛋白凝块,称为血肿。血肿抑制了机体的进一步的失血,同时对骨折愈合的启动也是必不可少的。Park和Grundnes等发现骨折后第2天和第4天时清除骨折血肿或者骨折后第1天和第2天进行彻底清创将导致骨折延迟愈合或者不愈合。

骨折后,骨折断端因损伤及血循环中断,致部分骨细胞坏死,24 h内新生的毛细血管、成纤维细胞和吞噬细胞侵入血块,形成肉芽组织。肉芽组织由新生薄壁的毛细血管以及增生的成纤维细胞构成,并伴有炎性细胞浸润,肉眼表现为鲜红色、颗粒状、柔软湿润,形似鲜嫩的肉芽故而得名,为幼稚阶段的纤维结缔组织。镜下可见大量由内皮细胞增生形成的实性细胞索及扩张的毛细血管,向创面垂直生长,并以小动脉为轴心,在周围形成袢状弯曲的毛细血管网。在毛细血管周围有许多新生的成纤维细胞,此外常有大量渗出液及炎性细胞。随后,纤维组织将血凝块分隔为许多小块,同时坏死组织被吞噬细胞清除。此后,吞噬细胞和毛细血管逐渐减少,血肿和肉芽组织再演变成纤维结缔组织,使两断端初步连接在一起,此时纤维愈合,在骨折后2~3周内完成。

骨折诱发的血肿与其他组织损伤诱发的血肿还存在差异,免疫细胞除了来自外周血外,还可来自骨折处的骨髓细胞。血肿中富含成纤维细胞、炎性细胞和MSC等。

2. 炎性细胞

炎性细胞对于骨折愈合至关重要,它们触发趋化效应,参与招募进一步的炎性反应和间充质细胞,刺激血管发生,增强细胞外基质的合成。骨折处的炎性细胞释放的生长因子和细胞因子诱导间质细胞的聚集,而间质细胞的聚集是软骨细胞和成骨细胞形成的前提条件。

组织损伤触发损伤相关分子模式的释放,会激活天然免疫反应,包括心率和呼吸的增加、体温的变化以及白细胞计数的变化。

骨折的愈合需要某种程度的炎症反应,COX-2是花生四烯酸转变为前列腺素的限速酶,能诱导炎症的发生,COX-2抑制剂给予骨折后小鼠能显著抑制骨折的愈合。骨折发生24 h内,IL6和IL1β的浓度也达到峰值。

在骨折后24 h,中性粒细胞迁移到损伤处,这一时期血肿内粒细胞/单核细胞对淋巴细胞的比值能达到外周血中的2倍。中性粒细胞通过其噬菌能力,能起到预防感染的作用,但其对组织修复可能并不起关键作用。通过给予大鼠抗中性粒细胞抗血清来减少中性粒细胞,大鼠的股骨骨折愈合增强。在大鼠生长板损伤模型中,中性粒细胞的减少也显著改善骨折愈合。这种改善与减少的软骨组织,Sox-9以及软骨基质Ⅱ型胶原相关,同时与增加的骨钙蛋白以及成骨特异性转录因子1相关,提示中性粒细胞可能增强软骨细胞而抑制成骨功能。

中性粒细胞迁移到损伤处后,分泌几种巨噬细胞趋化因子MCP-1和IL6。血肿形成的48~96 h,在巨噬细胞趋化因子作用下巨噬细胞大量迁徙,这些细胞能吞噬消化细胞碎片,还能分泌多种细胞因子,如TNF-α、IL1、IL6、IL8、IL12、TGFβ、PDGF、IGF-1等,刺激成纤维细胞增殖分化、胶原蛋白及血管生成等。

单核细胞在不同条件下分化成不同的巨噬细胞亚型,IFN-γ和LPS诱导形成经典激活的促炎巨噬细胞亚型,而IL4和IL13诱导形成旁路激活的抗炎/促修复的巨噬细胞亚型。在创伤后,单核细胞偏向于分化成促炎细胞亚型。巨噬细胞经LPS处理后,会失去刺激MSC分化成成骨细胞的能力。这些结果是否暗示促炎巨噬细胞亚型对骨折愈合可能起负调控作用,这有待于进一步的研究工作证明。

*Rag-1*敲除小鼠缺少功能性的B淋巴细胞和T淋巴细胞,该小鼠表现出加速的骨折愈合,显示适应性免疫反应可能对骨折愈合起负调控作用。*δTcr*敲除小鼠缺少γ/δT细胞,这是一类先天淋巴细胞,而先天淋巴细胞是一类介于先天免疫与适应性免疫之间的细胞,参与组织抵御微生物的侵袭,γ/δT细胞缺陷的敲除小鼠表现出加速的骨折愈合。

细胞毒性T淋巴细胞对骨折愈合具有负性调节作用,在骨折正常愈合时,血肿内细胞毒性T淋巴细胞成分持续下降,60 h达到最低值;而在骨折延迟愈合的血肿内,细胞毒性T淋巴细胞比例增高明显。而辅助性T淋巴细胞对骨折愈合具有促进作用,在骨折初期(24~60 h)的血肿内比例增高明显。因此,对T淋巴细胞选择性剔除也会得到不同的结果:比如选择性剔除CD8$^+$T淋巴细胞(其主要功能亚群是细胞毒性T细胞)能促进组织愈合,但单独剔除活化的CD4$^+$T淋巴细胞(辅助性T淋巴细胞)则导致愈合的延迟。

3. MSC

目前,MSC被认为具有3个特点:在体外常规培养条件下能够贴壁;在体外分化培养条件下具有成骨、成软骨和成脂的能力;细胞表面标志物CD105、CD73和CD90阳性,而CD45、CD34、CD14/CD11b、CD79a/CD19和HLA-Ⅱ阴性。血肿内MSC来源于两个部分:一是骨折过程中损伤破坏的骨髓及骨膜;二是炎性反应期释放的促炎性细胞因子或生长因子对循环血中干细胞的趋化作用。

骨膜由外侧的纤维层和内层的形成层组成。纤维层由成纤维细胞和胶原纤维组成。形成层富含成骨前体细胞和成骨细胞，且高度血管化和神经化。骨膜也是肌腱、韧带和肌肉的附着位点。骨皮质70%~80%的血供由骨膜血管提供。形成层中的成骨前体细胞发育为成骨细胞，参与骨的同化生长和骨的重塑。

骨折起始阶段（2~4天），断点边缘的间充质细胞显著增殖，骨膜显著增厚。骨膜移除的大鼠骨折6天后，血肿中只有少量的软骨发生。骨膜损伤后，软骨成骨是主要的修复形式，而骨髓内损伤后（骨松质和骨内膜），不会出现软骨成骨修复，膜内成骨是唯一的修复形式。

*Prx1*是一种转录因子，在小鼠肢芽发生处显著表达，最早见于未分化的间质细胞（E10.5），随后见于浓缩的间质细胞及软骨细胞（E15.5），小鼠骨折血肿中出现未分化的间质细胞、软骨细胞、成骨细胞，其中有少量的细胞表达*Prx1*，然而还有大量的细胞不表达*Prx1*。

α-平滑肌肌动蛋白是周细胞和成肌纤维细胞的一种标志物，骨髓中该细胞系在体外培养体系中具有增殖和多系分化能力，在体研究也显示其可能是骨髓中成骨细胞的前体细胞。通过α-平滑肌肌动蛋白-CreER-Tomato系统，注射他莫昔芬后，在长骨骨膜中标记的α-平滑肌肌动蛋白细胞呈纤维状，而且与GFP标记的成骨细胞不重合，这显示α-平滑肌肌动蛋白细胞是存在骨膜中的一类前体细胞。骨折2天后，骨膜中的α-平滑肌肌动蛋白细胞显著增加，6天后α-平滑肌肌动蛋白细胞富集在软骨痂形成处，显示为软骨细胞形态。

*Osx*是一种锌指结构转录因子，对成骨细胞具有高度的特异性，是骨膜成骨和软骨成骨所必需的转录因子。*Osx*基因敲除的小鼠体内没有骨组织的形成，而软骨组织形成不受影响。通过注射4-羟基三苯氧胺脉冲标记*Osx-CreERt/LacZ* E13.5胎鼠，在E14.5时LacZ染色只出现在软骨膜区，而在E16.5时LacZ染色主要出现在松质骨区（70%），只有少量出现在密质骨区（30%）。这表明在初级骨化中心形成时期（E15.5），软骨膜区的Osx细胞群可能会移动到松质骨区，而且这些Osx细胞群分布在血管内皮细胞附近，因而这些细胞的移动可能与血管的侵入同时发生。长骨骨折愈合与胎鼠长骨的发生非常相似，骨折发生后第4天，断端附近的骨膜中的*Osx-Cre: GFP*细胞显著增加，并且分布在新生血管附近。骨折发生后第14天，大量*Osx-Cre*: GFP细胞出现在编织骨中，伴随着大量的新生血管。如果给出生5天后的小鼠标记一次Osx细胞，1天后红色的Tomato染色出现在松质骨区和密质骨区，而在骨髓腔其他部位不可见。然而，21天后红色的Tomato染色出现在非松质骨区的骨髓腔其他部位，并且很多荧光细胞分布在血管周。如果给出生5天后的小鼠标记一次Osx细胞，32周后进行骨折手术，8天后红色的Tomato染色出现在软骨痂区，其中部分细胞显示Sox9阳性（软骨细胞标记）。

瘦素受体标记的间质细胞对于骨髓造血干细胞的干性维持至关重要。小鼠E17.5天在长骨的骨膜区和骨松质区可见Lepr/Tomato细胞，出生1周后，骨髓腔非骨松质

也出现大量 *Lepr/Tomato* 细胞。15周 *Lepr/Tomato* 小鼠进行骨折手术，8天后，红色的 Tomato 染色出现在软骨痂区，其中部分细胞显示 Sox9 阳性（软骨细胞标记），但这些细胞不能被抗 Lepr 抗体标记，表明这些细胞来自早期标记的 Lepr 细胞。

Gremlin 1 是一种分泌蛋白，是 BMP2、4、7 和 VEGFR2 的拮抗剂，对于骨骼的生长和发育起着重要的作用。利用转基因小鼠 *Gremlin 1-CreERt*，出生1天后标记 Gremlin 1 细胞（Tomato 染色或 GFP），1天后 Gremlin 1 细胞分布在长骨的原始间质区和初级松质骨区；4天后 Gremlin 1 细胞出现在长骨的柱状软骨区和生长板下（呈纺锤状间质细胞）；6周后 Gremlin 1 细胞分化成网状骨髓间质细胞、柱状软骨细胞和松质骨周成骨细胞，其中一些细胞群表现为单个细胞的克隆群；小鼠成熟后（6~8周），Gremlin 1 细胞还能分化成关节软骨细胞、骨膜细胞和骨细胞。然而，即使诱导12月后始终未见 Gremlin 1 细胞分化为脂肪细胞，这类细胞被认为是软骨网状（osteochondroreticular, OCR）干细胞。成年小鼠他莫昔芬诱导1周后进行骨折手术；1周后 Gremlin 1 细胞增加，一些 Gremlin 1 细胞分化成骨痂中的软骨细胞（2.3colGFP 阴性，Sox9 阳性），占 28%；一些 Gremlin 1 细胞分化成骨痂中的成骨细胞（2.3colGFP 阳性，骨钙蛋白阳性），占 14%。成年小鼠他莫昔芬诱导9个月后，分离 Gremlin 1 细胞进行体外扩增，移植入野生型骨折小鼠骨折处，1周后这些 Gremlin 1 细胞在骨痂处分化为成骨细胞（ALP 阳性，红棕色）。将这些骨痂中的 Gremlin 1 细胞重新进行体外培养，再次植入第二只骨折小鼠骨折处，Gremlin 1 细胞在骨痂中显示 Sox9 阳性，再次证明 Gremlin 1 细胞具有自我更新的能力。

Cha 等认为，来自小鼠成体骨组织中的 CD45⁻Ter-119⁻Tie2⁻AlphaV⁺Thy⁻6C3⁻CD105⁻CD200⁺细胞群是小鼠成体骨干细胞（mouse skeletal stem cells, mSSC）。小鼠骨折愈合时骨痂中分离的 mSSC 细胞数目相对于正常骨组织中分离得到的显著增加，同时这些细胞在体外分化和在体内移植中的成骨分化能力也显著增强。小鼠经过射线处理后进行骨折手术，骨痂中分离的 mSSC 细胞数目也显著减少。

MSC 可能存在非均一性，寻找其标志物仍是一项长期的工作。

六、修复期

骨折发生后骨痂面积逐渐增加，16天时达到峰值，24天后逐渐下降。骨折2天后增殖细胞数目显著增加（proliferating cell nuclear antigen, PCNA），在8天时达到峰值。TUNEL 检测显示，凋亡细胞比例在骨折愈合后期逐渐增加，在16天时达到峰值，而在24天时急剧下降。骨折的愈合开始于血肿形成期和炎症期，在炎症早期由于缺少血供导致了骨折端的无氧环境，促进了 MSC 向软骨细胞的分化。

1. 间质细胞聚集和增殖

在胚胎发育过程中，软骨前体细胞分化成软骨细胞会经历一个间质细胞聚集的阶段,此时,这些前体细胞急剧增殖,形成紧密的细胞间接触。上皮细胞与间充质细胞的相互作用可能促发了间充质细胞聚集,这包括一些细胞基质分子,细胞受体和细胞粘连分子,如纤维粘连蛋白、生腱蛋白、黏结蛋白聚糖和神经细胞黏附分子,胞内cAMP随之发生响应。聚集的前软骨细胞在细胞表面表达特异的蛋白能够被花生凝集素(peanut agglutinin, PNA)结合,这个性质常被用于标记前软骨细胞的聚集。生长因子包括TGFβ家族诱导聚集的间充质细胞的增殖,这些细胞产生的结构蛋白如生腱蛋白、黏结蛋白聚糖、多能蛋白聚糖等形成了软骨基元。骨折发生后3天,间质细胞聚集在骨折血肿处,出现Runx2、骨钙蛋白、II型胶原的转录。

骨折愈合过程中,软骨痂形成前期也会经历一个间质细胞聚集的阶段,然而这个阶段的起始更加依赖于炎症细胞释放的生长因子和细胞因子。SDF-1/CXCR4在造血干细胞归巢中起着关键作用。骨折附近骨膜处的SDF-1蛋白含量显著增加,它可能通过MSC的G蛋白受体CXCR-4(SDF-1受体)招募MSC,参与软骨痂的形成。给予SDF-1抗体或TF14016(一种CXCR-4拮抗剂),骨折处新骨的形成显著抑制。基因敲除小鼠$Sdf-1^{+/-}$和$Cxcr4^{+/-}$中,新骨的形成也显著减少(55%和65%)。荧光素酶标记的来自小鼠的BMMSC,34.2%显示CXCR4阳性,这些阳性细胞(1×10^6)经尾静脉注射,在骨折3天后显著富集在骨折部位,而CXCR4阴性细胞经尾静脉注射后未见富集。

2. 软骨细胞的分化和增殖

在胚胎发育过程中,间质细胞聚集时表达胶原蛋白I、III和V等,而软骨细胞的分化常伴随着胶原蛋白II、IX和XI等的表达。这些基质蛋白的表达受核转录因子Sox9的调控,而Sox9在间质细胞聚集时即启动表达。同时,Sox9受BMP信号调控。BMP信号的转导是通过BMP受体(BMPR I和BMPR II异源二聚体形成的丝氨酸/苏氨酸激酶活性)介导的。BMP结合后,其II型受体,BMPR II磷酸化其I型受体(ALK-2、BMPR I A/ALK-3和BMPR I B/ALK-6),并进一步将信号传递到SMAD途径。SMAD蛋白在将TGFβ超家族信号由细胞膜至细胞核的传递过程中起关键作用。磷酸化的受体调节型SMAD(激活型SMAD1/5/8和抑制型SMAD6/7)从膜受体上脱离,结合共同型SMAD4后,进入细胞核。在核内,SMAD异聚体复合物在其他DNA结合蛋白的参与下作用于特异的靶基因,活化的SMAD诱导的基因反应在不同的组织和细胞类型中并不完全相同。另外,BMP的非经典通路可由TGFβ激活酶1(TGFβ activated kinase 1, TAK1)介导,TAK1与MEKK1相互作用,从而激活p38和JNK,其非经典通路也可由Ras-ERK1/2或RhoA-ROCK介导。

在胚胎发育过程中,BMP信号的平衡调节和FGF信号的平衡调节决定了软骨细胞的增殖速度,同时也调节了其分化节奏。BMP2、3、4、5、7主要表达在软骨膜,而只有BMP7表达在增殖的软骨细胞中。BMP6和BMP2出现在肥大化细胞的晚期。FGF等有丝分裂原可能都作用于细胞周期蛋白D。FGF18可能通过FGFR3下调软骨细胞的增殖和成熟。软骨细胞的增殖同时受PTHrP/Ihh轴的调控,表达胶原蛋白VI和基质蛋白1。

PTHrP和IHH可能控制预肥大区的软骨细胞的增殖。IHH诱导软骨膜处PTHrP的表达,而PTHrP通过其受体刺激细胞的增殖。IHH和PTHrP可能瞬时增强增殖和抑制分化,通过时间和空间顺序的调节方式,决定了软骨细胞的维持和软骨骨化的发育方向。

3. 软骨细胞的肥大化

软骨细胞进入增殖期后,形态扁平、增殖旺盛,但细胞外基质的合成能力低。当细胞进入成熟期,大量地合成胶原蛋白Ⅱ、Ⅳ和软骨特异的聚集蛋白聚糖等细胞外基质,其增殖速度明显降低,成为圆形或扁圆形。终末期分化的软骨细胞向肥大软骨细胞转换,细胞明显肥大化,聚集蛋白聚糖和Ⅱ型胶原等细胞外基质合成能力明显降低,同时大量合成ALP、维生素D_3受体和胶原蛋白Ⅹ等,钙摄取的能力明显增加,细胞外基质形成钙化。E14.5软骨细胞成熟(*Ihh*转录)和肥大化(*Colx*转录),软骨膜增厚(骨钙蛋白、*Runx2*转录)。

TNF-α在启动软骨细胞的凋亡中起着重要的作用。线粒体在钙化中也起着重要的作用,其在骨折区低氧环境下积累含钙的颗粒,这些颗粒进入胞质后转运至细胞外基质与磷酸形成钙沉积,初始的沉积物作为矿化中心,最终形成磷灰石结晶,在骨折处表现为硬骨痂。在动物骨折模型中,14天可见硬骨痂的出现。此时细胞基质中同时富含Ⅰ型前胶原、钙蛋白、ALP和骨粘连蛋白。

4. 血管侵入

骨折后,断点附近组织频繁的移动会阻止新血管的形成,而有利于非血管组织软骨的形成。软骨痂的形成对断点附近的组织起了稳固作用,有利于血管组织的形成,这样生长因子、细胞因子或破骨前体细胞、成骨前体细胞能够转移至断点附近组织,促进了软骨成骨。

RUNX2对于软骨的成熟也至关重要,它大量表达在肥大化细胞中,调节骨钙蛋白、OPN和MMP13的表达参与细胞外基质的重建,影响了细胞和细胞外基质的相互作用,从而诱导了细胞凋亡,同时释放基质中的VEGF,促进血管的形成。VEGF大量表达在肥大化细胞和软骨膜中。

血管侵入钙化的软骨后,招募单核细胞和MSC,单核细胞能够分化成破骨细胞(破软骨细胞),吸收钙化的软骨,而MSC则迁入吸收后的陷窝中,形成新的编织骨(此时,骨细胞体积大、数量多、排列不规则,缺乏骨小管系统,胶原纤维粗大、排列多无序、呈编织状,仅有少数呈束状平行排列)。

肥大性骨不连是因骨折断端间固定不稳定,存在较大的微动,断端之间主要为软骨连接,可能就是由于金属蛋白酶介导的细胞外基质的重建或VEGF的功能发生缺陷引起的。而非肥大性骨不连如硬化型和萎缩型,则可能是由于间质细胞增殖或分化为软骨细胞/成骨细胞发生障碍而导致的。

在良好的固定条件下,干骺端骨折愈合速度快于骨干骨折,这可能是多种因素作用的结果:干骺端骨小梁具有更大的骨表面积,具有更快的骨形成率和骨矿化率,能提供更好的血供,具有更厚的软骨膜能提供更多的可用于修复的细胞。

骨折发生后6～10天,形成软骨痂,能够被Safranin O染色,显色区能检测到 *Runx2*、Ⅱ型胶原和*Ihh*的转录,其中有少量软骨细胞转录胶原蛋白Ⅹ,表明肥大化的发生。这些肥大化的细胞同时转录VEGF,可能会诱导血管的发生。骨折发生后10～14天,形成硬骨痂,主要由肥大化的软骨和编织骨组成,软骨细胞中转录*Runx2*、Ⅱ型胶原、*Ihh*,编织骨中转录*Runx2*和骨钙蛋白。

七、重塑期

编织骨的形成速度较快,力学性能较弱,属于不成熟的骨组织。在随后的愈合期,第二次吸收过程启动,形成中空的骨髓腔和板状骨,表现为骨细胞体积小,散在而有规律地分布于胶原纤维中,胶原纤维排列成板层状,有完整的骨小管系统。此时,大多数炎症因子水平显著回落,然而IL1、TNF-α、BMP2的水平仍然较高,它们有可能参与重建期的生物过程。重建期在骨折发生后3～4周即启动,然而整个过程的完成可能需要数月,断点附近外侧的骨痂吸收后被板状骨所取代,内侧的骨痂被吸收后形成骨髓腔,最终形成具有负重功能的新的骨干。

八、改善骨折的愈合

1. 改善骨折愈合的因素

Lutz Claes等将改善骨折愈合的因素做了较为详尽的归纳。① 生长因子和激素:BMP、PTH、VEGF、PDGF、IGF、GH、FGF和TGFβ;② 骨生成细胞:MSC;③ 成骨支架:自体移植、异体移植、脱钙骨基质、陶器的陶瓷;④ 力学环境:固定物的坚强、低频超声;⑤ 其他:抗dickkopf-1抗体,抗硬核蛋白抗体,前列腺素E₂受体激动剂,维生素C、D和E,凝血酶相关肽(TP508)。

2. 临床应用

骨折后24 h内,BMP2和生长分化因子8(growth and differentiation factor 8, GDF-8)的浓度显著增加并达到峰值,提示其参与了骨折的早期愈合。2002年,美国FDA批准BMP2用于前路腰椎融合术和开放性胫骨骨折。GDF-8是肌肉发育和生长的关键性负性调节因子,负向调节成肌作用,主要是通过抑制肌前体细胞的增殖和分化,使这些细胞不能向骨骼肌转化。骨折早期GDF-8的上调表明其可能通过抑制间质细胞向成肌方向分化,从而使它们向成软骨和成骨方向分化。

大量的临床前和临床试验都证实了BMP能有效地加速骨再生和骨折愈合。重组人骨形态发生蛋白-2(recombinant human bone morphogenetic protein-2, rhBMP2)能在常位和异位诱导出新骨组织,单次局部注射rhBMP2即可有效加速骨折愈合,提高愈合质量。但BMP2弥散能力较强，易被组织酶类降解。把rhBMP2结合在可溶性牛胶原海绵载体上，商品名为InductOs®（英国）和InFUSE（美国），被美国FDA授权用于成人急性胫骨骨折的治疗。开放性胫骨骨折患者中植入的rhBMP2/牛胶原海绵能显著缩短愈合时间，提高愈合率，减少感染率和二次干预次数。

另一种临床上使用的BMP、rhBMP7（OP-1），商品名为Osigraft®（英国）和OP-1 Putty（美国），把骨来源的胶原蛋白颗粒作为支架和载体即为Osigraft，而把羟甲基化纤维素加入OP-1/胶原中，可用于脊柱融合。在胫骨远端骨折患者中，在进行外部固定时，使用rhBMP7/胶原能显著的缩短愈合时间，提高愈合率。

当rhBMP2/载体植入到骨折处，周围组织的间质细胞首先侵入到载体周围；随着载体的降解，这些间质细胞逐渐分化，形成新的骨组织；同时伴随着血管的侵入，新形成的骨组织逐渐从植入周围延伸入内部，直至整个植入物完全被骨组织所取代。最终，植入物处的rhBMP2会逐渐消失，同时由于机体的负反馈调节作用，在周围组织中会产生BMP的抑制分子。rhBMP2诱导形成的骨组织具有正常的形态、生物力学和重建特性。

BMP2对于骨折愈合的起始至关重要，在小鼠肢芽形成细胞中（Prx1）敲除*Bmp2*，骨折发生后骨折断点附近的骨膜细胞未见增殖，富集的间质细胞不能分化成软骨细胞，软骨痂不能形成，骨折愈合不能发生。而骨痂组织中的BMP4和BMP7的表达维持在正常水平，可见BMP2对于骨折愈合的起始是不可或缺的，是不能够被其他BMP所补偿的。在小鼠肢芽形成细胞中敲除*Bmp7*，骨折愈合未见异常，可见小鼠骨折愈合中*Bmp7*的缺失是能够被其他*Bmp*所补偿的。

3. 临床前研究

荧光素酶标记的来自小鼠的BMMSC（1×10^6）经尾静脉注射，在骨折/注射1天后出现在肺部，在骨折3天后显著富集在骨折部位，7天内持续增加，14天后信号消失。注射MSC显著增加骨痂体积和矿化，改进骨痂的力学性能，软骨细胞和肥大化细胞显著增加，新骨量也显著增加。

硬骨素是骨细胞分泌的一种蛋白，它能与细胞膜上的LRP5/6结合，拮抗Wnt信号，从而抑制成骨细胞介导的骨的形成。人源化抗硬骨素单克隆抗体给药后能显著增加腰椎、全髋关节和股骨颈的骨密度，同时瞬时增加骨形成标志物，持续降低骨吸收标志物。

在建立的髓内针固定闭合性股骨骨折的大鼠中给予皮下注射抗硬骨素单克隆抗体（25 mg/kg，每周2次，共7周），骨折处的骨量和强度显著增强；而在猴子的截骨模型中，硬骨素单克隆抗体（25 mg/kg，每周2次，共10周）显著减少骨折处骨痂软骨和纤维血管组织。在大鼠的截骨模型中，硬骨素单克隆抗体显著减少骨折处骨痂软骨，而显著增加骨折处矿化骨痂和新生血管。

（夏学春）

第七节 骨质疏松症的药物治疗

骨质疏松症初级预防是指对尚无骨质疏松但具有骨质疏松症危险因素者,应防止或延缓其发展为骨质疏松症,并避免发生第1次骨折;骨质疏松症二级预防是指对已患骨质疏松症或T值≤−2.5者,或已发生过脆性骨折者避免发生或再次发生骨折。因此,完整的骨质疏松症防治策略包括基础措施、药物干预和康复治疗。

一、需要治疗的骨质疏松症人群

美国骨质疏松基金会推荐,对≥50岁的绝经后妇女或男性,具有如下一项就需药物治疗:① 髋部或脊柱骨折(包括临床或形态学骨折);② 骨质疏松,即使用双能X线吸收仪(dual X-ray absorptiometry, DXA)检测股骨颈或腰椎1~4部位的T值≤−2.5;③ 低骨量,即DXA检测股骨颈的T值为−1~−2.5;④ 骨折风险评估(fracture risk assessment, FRAX)的10年髋部骨折风险≥3%或主要骨折风险≥20%。中华医学会骨质疏松和骨矿盐疾病分会发布的新版《原发性骨质疏松诊治指南》与上述意见基本相同。但是,很多研究表明,约50%的脆性骨折发生于骨量减少的绝经后妇女中。以骨密度检测腰椎或股骨近端的T值达到−2.5为骨质疏松干预阈值,这忽视了对骨量减少人群的干预。因此,临床上也应评估骨量减少患者的危险因素,对高风险者应及早进行药物治疗。根据国际骨质疏松基金会的建议,可对骨量减少患者评估包括如下危险因素:① 50岁以后发生过脆性骨折;② 曾使用或正在使用糖皮质激素治疗;③ 类风湿性关节炎患者;④ 父母有髋部骨折史;⑤ 抽烟;⑥ 酗酒。同时伴有上述危险因素的骨量减少患者需使用抗骨质疏松药物治疗。

二、骨质疏松防治药物

防治骨质疏松的药物可根据主要作用机制分为抑制骨吸收为主、促进骨形成为主或同时具有多重作用机制的药物。下面介绍国内已批准上市的骨质疏松防治药物的有效性和安全性。

(一)双膦酸盐类药物

双膦酸盐类药物是焦磷酸盐的稳定类似物,是一类与含钙结晶体有高度亲和力并主要浓集于骨骼,与骨骼羟磷灰石亲和,能特异性地结合到骨转换活跃的骨表面上而抑制破骨细胞功能,抑制骨吸收,影响骨代谢的合成化合物。是目前应用最广泛、最重要的抗骨质疏松症和代谢性骨病的治疗药物。双膦酸盐的P-C-P结构使碳原子的另外二键能连接各种基因,形成带有氮原子和不含氮原子基团的两类双膦酸盐,现已应用于临床的非氮原子双膦酸盐主要有羟乙基膦酸盐、双氯膦酸盐、替洛膦酸盐等;带有氮原子基团的双膦酸盐,主要有阿伦膦酸盐、帕米膦酸盐、依班膦酸盐、利塞膦酸盐和唑来膦酸等。由于双膦酸盐碳键P-C-P代替了酐键P-O-P,不受温度和代谢影响,化学性质稳定,完全不被酶解,不同双膦酸盐类药物抑制骨吸收的效力及毒性差别很大,故临床使用的剂量及用法也有所差异。

1. 双膦酸盐的作用特点

(1)物理化学作用:与磷酸钙牢固结合,抑制其形成结晶,延缓晶体凝集,成为抑制钙化和矿化的理化基础;同时对固相磷酸钙表面有强烈的亲和力,成为阻抑骨溶解的理化基础。

(2)生物活性作用:抑制固定吸收作用,双膦酸盐抑制破骨细胞活性,促进其凋亡,发挥抑制骨的吸收作用,同时改善骨的机械强度,临床效果表现为提高骨密度、降低骨折率。各种双膦酸盐抗骨吸收能力差异很大,一般含氮原子双膦酸盐的生物作用强于不含氮原子的双膦酸盐。

(3)作用机制:含氮原子双膦酸盐通过甲羟戊酸代谢途径抑制破骨细胞发育所需的法尼基焦磷酸盐(farnesy/phophosphate)的合成,类异戊二烯酯质和双香叶基焦磷酸盐的合成减少,对细胞有重要功能的蛋白包括GTP连接蛋白RAS、RHO、RAC和RAB在转录后进行甲羟戊酸化,从而影响细胞骨架的组合、细胞内信号转导等,引起破骨细胞活性下降和细胞凋亡。不含氮原子双膦酸盐的结构与焦磷酸盐极其类似,抑制破骨细胞的活性主要通过ATP结构的磷原子与ATP结合,形成不能水解的P-C-P结构的ATP结合物,细胞无法获得能量,细胞功能受阻,甚至凋亡和死亡。

(4)抑制异位矿化:许多双膦酸盐的物理化学性能与焦磷酸盐类似,既抑制磷酸钙晶体的形成、凝聚,又阻止磷酸钙结晶的溶解。

2. 双膦酸盐的药代动力学

双膦酸盐是人工合成药,在生物体内不能自然合成,由于P-C-P不能被酶分解,在体内不会被代谢而改变其结果,即不被生物降解。

(1)吸收:口服后生物利用率吸收不到摄入量的1%,吸收在胃部开始,大部分在小肠吸收,主要通过被动弥散方式吸收,食物中尤其是含钙、铁的食品妨碍药物的吸收。

(2)分布:吸收入血的双膦酸不足1/2甚至更少,血含量的50%～80%从肾脏超滤排出,吸收量的20%～50%被骨组织所吸收。双膦酸盐在血中的半衰期很短,在体内的半衰期很大程度取决于骨转换本身的速率,沉积在骨骼中与羟磷灰石结合的双膦酸盐只有骨转换发生时才会释放除了。

（3）肾清除率：双膦酸盐吸收量的50%～80%（即被骨吸收后的量）很快从肾脏排泄。需注意的是双膦酸盐亦可沉积在肝、脾等其他器官，剂量越大沉积越多，尤其在大剂量或快速静脉输注后沉积更多，与金属离子形成复合物或自凝集，随后被网状系统巨噬细胞所吞噬，因此双膦酸盐不应快速大量输注，否则可因凝聚形成导致肾衰竭。

3. 常用双膦酸盐类药物

1）阿仑膦酸钠

阿仑膦酸钠是新型双膦酸盐临床应用比较成熟的品种，它是含"氮"的双膦酸盐，对骨吸收和骨矿化的抑制比为1 000∶1。它抑制骨吸收更高效，几乎不影响骨矿化，可以连续使用。临床研究证明阿仑膦酸钠可显著提高骨密度（包括腰椎和髋部），是最有效的抗骨吸收类骨质疏松症治疗药物之一。

一项荟萃研究分析了11项阿仑膦酸钠治疗绝经后骨质疏松症的临床研究，均为随机、安慰剂对照，疗程至少1年。结果表明阿仑膦酸钠使腰椎、股骨颈和全身骨密度增加，骨密度的增加呈剂量相关性，剂量为10 mg/d较5 mg/d对骨密度的增加更为显著。与安慰剂相比，阿仑膦酸钠10 mg/d治疗3年后，骨密度在腰椎增加7.48%，髋部增加5.6%，前臂部位增加2.08%。阿仑膦酸钠的临床实验提示，它可使骨质疏松患者的脊椎、髋部和手腕部骨折的发生率降低50%。阿仑膦酸钠治疗也能降低绝经后妇女椎体和非椎体骨折（包括髋部骨折）的危险性，一项包括8个临床研究的荟萃分析表明，阿仑膦酸钠剂量＞5 mg/d使椎骨骨折的相对危险降低，RR为0.52（95% CI：0.43～0.65），但阿仑膦酸钠5 mg/d与≥10 mg/d两种剂量对椎体骨折危险性的降低无统计学差异。阿仑膦酸钠≥10 mg/d剂量非椎体骨折的RR为0.51（95% CI：0.38～0.69）。

（1）适应证：因阿仑膦酸钠可增加骨质疏松症患者腰椎和髋部的骨密度，降低发生椎体及非椎体骨折的风险，目前临床上主要应用阿仑膦酸钠治疗绝经后骨质疏松症、男性骨质疏松症和糖皮质激素诱发的骨质疏松症。

（2）用法：阿仑膦酸钠为口服片剂，70 mg/片每周1次或10 mg/片每日1次；如是阿仑膦酸钠70 mg和维生素D_3 2 800 IU的复合片剂，则每周口服1次。为避免该药口服时对上消化道的刺激反应，建议空腹服药，用200～300 ml白开水送服，且服药后30 min内保持直立（站立或坐直）体位而不要平卧。此外，在此期间避免进食牛奶、果汁等饮料以及任何食品和药品。

（3）注意事项：阿仑膦酸钠对上消化道黏膜有刺激作用并有可能加重潜在的疾病，故应慎用于患有活动性上消化道疾病如吞咽困难、食管疾病、胃炎、十二指肠炎、溃疡或近期有胃肠道病史（近1年内），如消化道溃疡或活动性胃肠道出血或消化道手术（除外幽门成形术）患者。为了便于将阿仑膦酸钠送至胃部从而降低对食管的刺激，应指导患者用200～300 ml白开水吞服药物，并且在至少30 min内及在当天次进食之前不要躺卧。患者不应该咀嚼或吮吸药片，以防口咽部溃疡。应该特别指导患者在就寝前或清早起床前不要服用阿仑膦酸钠。

2）伊班膦酸钠

依班膦酸钠是含氮的第三代双膦酸盐类药物，可强效抑制破骨细胞活性，甚至诱导破骨细胞凋亡，从而抑制骨吸收过程，已广泛用于预防和治疗恶性肿瘤骨转移，又因依班膦酸钠能通过对骨的二次矿化作用有效地增加骨密度，用于预防和治疗骨质疏松。

国内依班膦酸钠治疗绝经后骨质疏松症Ⅲ期临床试验结果显示，患者接受依班膦酸钠2 mg每3个月注射1次，1年后发现腰椎、股骨颈和大转子的骨密度分别增加4.27%、3.48%和2.03%，对照组（阿仑膦酸钠每周口服70 mg）分别为4.24%、2.72%和2.99%（$P > 0.05$），两组患者的不良反应发生率相当。为此，中国食品药品监督管理局于2009年1月批准国内依班膦酸钠2 mg静脉滴注，每个月1次，治疗绝经后骨质疏松症。

随着人口老龄化的进展，增龄性男性骨质疏松症的发病率也逐年上升，依班膦酸钠对男性原发性骨质疏松症患者的研究发现，依班膦酸钠2 mg每3个月静脉注射1次，治疗2年后发现腰椎、大转子的骨密度分布增加（6.7±1.5）%和（3.2±0.8）%，均较治疗前有显著改善（$P < 0.01$），表明依班膦酸钠2 mg每3个月静脉注射1次是治疗男性骨质疏松症很好的治疗方案。此外，还有研究证实，依班膦酸钠可显著提高糖皮质激素性骨质疏松症患者腰椎、股骨颈的骨密度，也可以显著降低该类患者新发椎体骨折的发生率，明显改善疼痛症状。

（1）适应证：国内主要用于治疗绝经后骨质疏松症。

（2）用法：静脉注射剂，每3个月经静脉输注1次2 mg（加入250 ml生理盐水中，滴注2 h以上）。国外有口服制剂，每月一次150 mg。

（3）注意事项：急性期反应是依班膦酸钠静脉使用后最常见的不良反应，但发生率不高，主要表现为低热、流感样症状，如疲乏、不适、骨痛、肌痛、关节痛等，多在首次给药后28～36 h出现，18～36 h消失，一般症状较轻，无须特殊处理可自行缓解，症状较重的患者可给予解热镇痛药物对症治疗，再次给予依班膦酸钠静脉治疗一般不再出现该类不良反应。依班膦酸钠的肾毒性较其他双膦酸盐类小，只有在严重肾功能不全时禁用，肌酐清除率＜35 ml/min者慎用。

3）利塞膦酸钠

利塞膦酸钠亦为第三代双膦酸盐类药物，在结构上它和阿仑膦酸钠类似，也含有"氮"元素。循证医学研究表明，利塞膦酸钠是一种安全有效的骨质疏松治疗药物，能明显提高腰椎和髋部的骨密度，显著降低脊柱骨折的发生率，并且利塞膦酸钠治疗骨质疏松症对缓解骨痛、提高骨密度均疗效确切，具有良好的顺应性。

一项荟萃分析共收集了8个随机、安慰剂对照的利塞膦酸钠治疗绝经后骨质疏松症的临床研究。利塞膦酸钠使腰椎、股骨颈和全身骨密度显著增加，其中5 mg/d组较2.5 mg/d组增加的更为显著；5 mg/d组较安慰剂对照组的骨密度在腰椎增加4.54%，股骨颈增加2.75%，前臂增加<1%。利塞膦酸钠还可使绝经后妇女椎体和髋部骨折的危险性显著降低，在上述8项研究中的5项资料用于腰椎骨折危险性分析，利塞膦酸钠治疗腰椎骨折的*RR*为0.64（95% *CI*：0.54～0.77），其中5 mg/d治疗组腰椎骨折的*RR*为0.62（95% *CI*：0.51～0.76），有7项资料用于非椎体骨折危险性分析，所有剂量利塞膦酸钠治疗的*RR*为0.73（0.61～0.87），仅利塞膦酸钠5 mg/d治疗组非椎体骨折的*RR*为0.68（95% *CI*：0.53～0.87）。还有研究证实利塞膦酸钠可减少髋部骨折，可使绝经后妇女髋部骨折的发生率降低30%。

（1）适应证：目前利塞膦酸钠在临床上主要用于治疗绝经后骨质疏松症和糖皮质激素诱发的骨质疏松症；在有些国家也已被批准治疗男性骨质疏松症。

（2）疗效：增加骨质疏松症患者腰椎和髋部的骨密度，降低发生椎体及非椎体骨折的风险。

（3）用法：口服片剂，5 mg每日1次或35 mg每周1次。服法同阿仑膦酸钠。

（4）注意事项：胃及十二指肠溃疡、反流性食管炎者应慎用。

4）唑来膦酸

唑来膦酸是最强力的包含氮的双膦酸盐之一。它主要通过抑制甲羟戊酸通路抑制破骨细胞的形成及破故细胞介导的骨吸收，乃至破故细胞的凋亡，从而强力抑制骨吸收。静脉注射后大部分唑来膦酸盐与骨结合，然后药物缓慢释放入血液，维持一定的血药浓度。唑来膦酸盐不被降解，以原型从肾脏排泄。不同的双膦酸盐与羟磷灰石之间的亲和常数存在差异，总体来说唑来膦酸盐＞阿仑膦酸钠＞依班膦酸钠＞利塞膦酸钠＞依替膦酸钠，这决定了不同双膦酸盐的生物学特性，唑来膦酸盐对羟基磷灰石的亲和力明显高于其他上膦酸盐。唑来膦酸盐与骨矿的高亲和力可能与其在绝经后骨质疏松症妇女中作用时间较差有关。动物实验表明，与阿仑膦酸钠比较，唑来膦酸盐防止骨量丢失的强度高10倍。有关唑来膦酸一年一次治疗的健康预后和发生率关键性骨折试验（Health Outcomes and Reduced Incidence with Zoledronic Acid Once Yearly Pivotal Fracture Trial, HORIZON-PFT）是一项国际性的多中心随机双盲安慰剂对照研究，该核心研究已证实，与安慰剂相比，一年一次静脉输注唑来膦酸5 mg，治疗3年可使椎体临床骨折发生率降低70%，髋部骨折累计风险降低41%，临床椎体骨折累计风险降低77%，多发椎体骨折风险降低89%。同时显著增加全髋、股骨颈和腰椎的骨密度，唑来膦酸盐组与安慰剂组比较，骨密度增加髋部为6.02%，腰椎骨为6.71%，股骨颈为5.06%。静脉滴注唑来膦酸盐12个月后，骨转换标志物β-CTX、P1NP、BSAP的平均水平较安慰剂组分别降低59%、58%和30%。

（1）适应证：国内主要用于治疗绝经后骨质疏松症。

（2）疗效：增加骨质疏松症患者的腰椎和髋部骨密度、降低发生椎体及非椎体骨折的风险。

（3）用法：静脉注射剂，每年经静脉滴注1次5 mg（至少滴注15 min）。

（4）注意事项：部分患者初次注射唑来膦酸盐后有短暂的流感样症状，其中最常见的症状包括发热（发生率15%）、肌痛（发生率8%）、流感样症状（发生率7%）、头痛（发生率6%）和关节痛（发生率5%）。这些症状主要为轻度到中度，常发生在静脉输注后3天内，3天左右缓解，也有持续7～14天者，应用解热镇痛药物可降低该症状发生率及严重程度。再次注射后急性期反应发生率降低。还有研究表明，从阿仑膦酸钠环卫唑来膦酸盐的患者没有急性期流感样症状发生，表明长期应用双膦酸盐后急性期流感样症状发生率可能会降低。静脉滴注唑来膦酸盐9～11天后，患者血肌酐较基线升高超过50 mg/ml，且该情况在肌酐清除率为30～34 ml/min的患者中发生率最高，可达10.6%。但随访3年发现，唑来膦酸盐组与安慰剂组肌酐清除率或血肌酐水平无显著差异，表明5 mg唑来膦酸盐静脉输注短期内可能引起肾功能变化，但长期对肾功能无明显影响。因此建议肌酐清除率＜35 ml/min者慎用，用药后应注意监测肾功能。

4. 双膦酸盐类药物的安全性

双膦酸盐类药物的安全性总体较好，但仍应注意以下几点：① 少数患者口服双膦酸盐类药物后可能发生轻度胃肠道反应，包括上腹疼痛、反酸等食管炎和胃溃疡症状。因此，除严格按说明书服药外，有活动性胃及十二指肠溃疡或反流性食管炎患者应慎用。② 经静脉输注含氮双膦酸盐类药物后可引起一过性的发热、骨痛和肌痛等类流感样不良反应，但多会在用药3天后明显缓解。对症状明显者可用非甾体抗炎药或普通解热止痛药对症治疗。③ 进入血中的双膦酸盐类药物约60%以原形从肾脏排泄。对肾功能损害患者，应慎用此类药物或酌情减少药物剂量。对经静脉输注用双膦酸盐类药物，每次给药前都应检测患者的肾功能。如患者的肌酐清除率＜35 ml/min，则不宜用此类药物。此外，输注时间不应少于15 min，液体量不应少于250 ml。④ 双膦酸盐类药物相关的下颌骨坏死罕见，且绝大多数发生于恶性肿瘤患者使用大剂量双膦酸盐类药物之后，以及存在严重口腔健康问题（如严重牙周病或经多次牙科手术等）的患者中。对患有严重口腔疾病或需接受牙科手术的患者，不建议使用该类药物（正在使用者可停药半年后或待骨吸收生化标志物水平达到正常后再施行手术，且手术后至少停用双膦酸盐类药物3个月）。⑤ 目前没有大样本的临床研究表明心房纤颤与双膦酸盐类药物治疗间有直接的相关性。⑥ 虽有少数有关长期使用双膦酸盐类药物可能提高非典型骨折发生率的报道，但确切原因尚不清楚，与双膦酸盐类药物间的关系也不确定。为安全计，可定期对长期使用双膦酸盐类药物的患者进行评估。

（二）降钙素类药物

降钙素的基本结构有32个氨基酸组成，相对分子质量3 500。第1和第7位的两个胱氨酸残基之间有二硫键连接，是降钙素具有生物活性的重要结构。不同动物分泌的降钙素氨基酸残基有一定差别，来自鱼类（如鲑鱼、鳗鱼）的降钙素比哺乳动物（包括人）分泌的降钙素生物活性高50余倍。降钙素水平随着年龄的增加而降低。1982

年Chamber等证实降钙素对骨细胞有直接抑制作用,还具有增加肾α-羟化酶活性的作用。1984年Gruber等以鲑鱼降钙素皮下注射与单服钙剂对照组,但用中性活化观察骨矿化含量,结果证实降钙素具有良好的治疗效果,由此美国食品药品管理局(FDA)批准降钙素用以治疗骨质疏松症。1995年美国FDA又批准鲑鱼降钙素鼻吸剂型治疗骨质疏松症。

降钙素作为一种钙调节激素能抑制破骨细胞的生物活性和减少破骨细胞的数量,进而阻止骨量丢失并增加骨量。因此,降钙素主要应用于骨吸收增加的疾病,如骨质疏松症、变形性骨炎以及癌性高钙血症等。降钙素作为抗骨吸收药物在骨质疏松症临床治疗中已广泛应用,但对骨密度的改善情况目前研究的结果并不一致,大多数研究认为降钙素对骨密度的提高作用不明显,临床疗效主要表现在抑制破骨细胞和缓解疼痛。降钙素类药物的一大突出特点是能明显缓解骨痛,对骨质疏松骨折或骨骼变形所致慢性疼痛以及骨肿瘤等疾病引起的骨痛均有效,更适合用于有疼痛症状的骨质疏松症患者。关于降钙素治疗与骨质量变化的研究尚不多,结果也不尽相同,多数学者的观点一致,认为降钙素治疗骨质量(骨结构、骨力学性能)的提高比骨密度上升明显,且能有效地降低骨质疏松骨折的发生率。目前临床应用的降钙素类药物有鲑降钙素和鳗降钙素两种。

1. 鲑降钙素

骨质疏松症既有骨量的变化,又有骨质量(骨结构、力学性能)的改变。动物实验研究发现鲑鱼降钙素能减少骨量丢失,促进矿化,加快骨痂形成,促进骨折愈合,同时还能提高骨生物力学特性和抗骨折能力。流行病学调查研究表明,鲑鱼降钙素可使绝经后骨质疏松症妇女的腰椎骨密度有微小的提高,使新的椎体骨折发生患者数明显降低。

鲑鱼降钙素的镇痛有效率达95%,疼痛评分平均由1.93降至1.06,用药3天后开始明显起效。其止痛机制可能与其作用中枢感受区的特异性受体、抑制前列腺素及刺激内源性镇痛物质β内啡肽的释放有关。目前,关于骨质疏松性骨痛的机制尚不明确,一般认为与骨组织机械变形压迫神经、骨钙动员增加及化学因子的异常刺激有关。尤其是降钙素的止痛作用不受纳洛酮的破坏,并与吗啡有协同作用,除此之外,还可以治疗创伤性急性骨萎缩引起的疼痛。

(1)适应证:治疗绝经后骨质疏松症。

(2)疗效:长期应用能增加骨质疏松症患者的腰椎和髋部骨密度。随机、双盲、对照临床试验显示,使用鲑降钙素鼻喷剂200 IU/d能降低发生椎体及非椎体骨折的风险,并明显缓解骨痛。

(3)用法:鲑降钙素制剂有鼻喷剂和注射剂两种。鼻喷剂的使用剂量为200 IU/d;注射剂的一般使用剂量为皮下或肌肉内注射50 IU/次,根据病情每周注射2~7次。鲑降钙素的目前推荐疗程是小于3个月。

（4）注意事项：少数患者有面部潮红、恶心等不良反应，偶有过敏现象（可按说明书要求确定是否做过敏试验），个别的过敏反应可导致心动过速、低血压和虚脱。使用本药前建议进行皮肤试验；长期卧床治疗的患者，每日需检测血液生化指标和肾功能指标；治疗过程中如出现耳鸣、眩晕、哮喘应停用。

2. 鳗降钙素

鳗鱼降钙素直接作用于破骨细胞膜受体，通过增加破骨细胞内cAMP、胞质游离钙水平和激活蛋白激酶C等途径而抑制破骨细胞骨吸收，同时也调节成骨细胞活性和数量而促进骨生成。鳗鱼降钙素不仅能降低骨转换，而且对骨小梁数量、结构、形态的保持发挥重要的作用，研究发现每周一次给予鳗鱼降钙素20 IU治疗6个月，男性骨质疏松症患者腰椎、股骨颈的骨密度均较治疗前增高，并且β-CTX下降，骨钙蛋白增高，表明不仅短期观察指示表明治疗有效，从中长期观察骨密度也提示有效。鳗鱼降钙素除抑制骨吸收、增加骨形成、维持骨质量外，同样还有中枢镇痛作用，可缓解骨质疏松症患者的疼痛。临床试验结果表明，鳗鱼降钙素治疗2个月后患者疼痛开始缓解，2个月后疼痛改善率达到90.2%。

（1）适应证：治疗绝经后骨质疏松症。

（2）用法：注射剂，肌肉内注射20 IU/周。

（3）注意事项：鲑鱼降钙素为肽制剂，有引起休克的可能性，故对有过敏史者应详细问诊，有过敏体质者慎用（可按说明书要求确定是否做过敏试验），支气管哮喘或有其既往史者慎用。少数患者有面部潮红、恶心等不良反应。动物实验表明，大剂量皮下注射1年后，垂体肿瘤的发生率明显增加，故不建议长期用药。

3. 降钙素类药物的安全性

降钙素作为一种32个肽键的氨基酸生物制剂，变态反应及周围血管扩张现象是其临床应用时常见的不良反应。过敏反应通常出现在注射部位的局部反应或全身皮肤过敏反应，表现为皮疹、荨麻疹，严重的降钙素过敏反应甚至可造成气道痉挛，对于经常有哮喘发作或持续性气道梗阻的患者不要轻易使用降钙素制剂。鼻喷剂的不良反应报道以潮红和局部鼻黏膜反应为主，偶尔发生鼻出血和部分味觉丧失。但降钙素类药物的安全性总体良好，在老年人应用、胃肠道、肾脏、药物相互作用等方面安全性较好。但近期研究表明，鲑降钙素有增加肿瘤发生的风险，故推荐短期使用，疗程限制在3个月以内。

（三）雌激素类药物

女性在青春早期卵巢开始分泌少量雌激素。当血雌二醇在20 pg/ml时，即可刺激长骨生长，身高增长加快，成骨多余破骨，骨量增多。于30岁左右骨量达到高峰，并维持15年左右，直至绝经前。进入绝经过渡期，骨吸收相对明显增强，骨丢失加快，在41～50岁的同龄妇女中，围绝经期者腰椎松质骨的丢失比月经正常者快2.5倍左右,绝经后则快3.5倍左右。无论皮质骨还是松质骨,均在绝经期前3年内丢失速度最快,丢失骨量最多。绝经即雌激素对松质骨骨量的负面影响要高于对皮质骨骨量的影响。绝经骨丢失加快是由于骨组织负平衡代谢的增强所致。由于骨吸收相对多、骨量减少,在骨组织形态上,皮质骨变薄,松质骨的骨小梁变薄断裂、多孔性增强、局部微骨折,损害了骨结构和降低了材料的生物力学性能,骨质量受损,导致骨强度降低,抗骨折能力减弱而易骨折。与妇女绝经相伴的雌激素迅速降低作为一个重要的病因,通过这个过程,最终使妇女可发展为绝经后骨质疏松症。与男性相比,由于50岁左右发生绝经这一事件,妇女骨丢失较早、较快且较严重,因此女性发生骨质疏松骨折较早,发生率也较高。

1935—1941年,Albright和Reifenstein提出性激素可预防骨质疏松症。1986年结合雌激素被美国FDA批准用于预防骨质疏松症。

雌激素类药物(包括雌激素补充疗法和雌、孕激素补充疗法)能抑制骨转换、阻止骨丢失,可有效维持并提高骨密度,降低骨质疏松骨折的危险。一项荟萃分析结果表明,与安慰剂组相比,激素补充治疗2年后左右部位的骨密度均有显著性升高;与小剂量雌激素(相当于0.3 mg结合雌激素)相比,大剂量组(相当于0.9 mg结合雌激素)骨密度的升高更显著;与安慰剂组相比,小剂量雌激素治疗或激素补充治疗组的骨密度增加分别为脊柱3.9%、前臂3.1%和股骨颈2%,大剂量组骨密度增加分别为脊柱8.0%、前臂4.5%和股骨颈4.7%。还有研究指出雌激素治疗也能明显增加老年妇女的骨密度。美国妇女健康基础干预研究是首个大规模随机对照研究观察雌激素治疗或激素补充治疗对基本健康的中、老年妇女预防慢性病的作用,结果显示激素补充治疗能降低骨质疏松骨折。在5.6年的研究期间,激素补充治疗组较安慰剂组所有部位骨折率降低了24%,RR为0.76(95% CI: 0.69~0.83)。在激素补充治疗开始的最初几个月内即显出效果,以后持续存在。

(1)适应证:60岁前的围绝经期和绝经后妇女、特别是有绝经期症状(如潮热、多汗等)及有泌尿生殖道萎缩症状的妇女。

(2)禁忌证:雌激素依赖性肿瘤(乳腺癌、子宫内膜癌)、血栓性疾病、不明原因的阴道出血、活动性肝病和结缔组织病为绝对禁忌证。子宫肌瘤、子宫内膜异位症、有乳腺癌家族史、胆囊疾病和垂体泌乳素瘤患者慎用。

(3)用法:有口服、经皮和阴道用多种剂型制剂;药物有结合雌激素、雌二醇、替勃龙等。治疗方案、制剂选择及治疗期限等应根据患者的个体情况决定。

(4)注意事项:严格掌握适应证和禁忌证,绝经早期(60岁前)开始用药,但应使用最低有效剂量,同时定期(每年)进行安全性评估、重点是乳腺和子宫。

(5)安全性:绝经后妇女正确使用雌激素类药物总体上是安全的,但需特别注意以下几点:① 对有子宫的妇女长期只补充雌激素会增加子宫内膜癌的发生风险。因此,自20世纪70年代以来,对有子宫的妇女在补充雌激素的同时也适当补充孕激素,这可使子宫内膜癌风险消失。② 有关雌激素类药物治疗与乳腺癌的关系仍有争论，但其可能的风险不大，每年发生率低于1%。乳腺癌仍是雌激素类药物治疗的禁忌证。③ 雌激素类药物不应用于预防心血管病。没有心血管病危险因素的妇女，60岁前开始使用雌激素类药物可能对其心血管有一定的保护作用；已有血管损害或60岁后再开始使用雌激素类药物，则没有这种保护作用。④ 雌激素类药物治疗会轻度增加血栓风险。血栓是雌激素类药物治疗的禁忌证。非口服雌激素类药物因无肝脏首过效应，这种风险可能较小，但需更多临床研究的证实。⑤ 雌激素类药物不是同化激素，尽管大剂量使用时会因水钠潴留而致体重增加。绝经后妇女使用的雌激素类药物为低剂量，一般不会导致水钠潴留。相反，有安慰剂对照临床试验显示，雌激素类药物治疗组和安慰剂组妇女的体重均有增加，且安慰剂组妇女的体重增加更明显。总之，使用雌激素类药物治疗应进行全面的利与弊评估，开始治疗前必须评估患者是否有明确的治疗适应证并排除禁忌证，这是保证治疗利大于弊的基础。医师应与患者讨论可能的获益和风险并取得患者的知情同意，治疗前要询问病史和全面体检，特别是检查子宫和乳腺。

建议雌激素类药物治疗遵循以下原则：① 明确的适应证和禁忌证（保证利大于弊）；② 绝经早期（<60岁）开始用药的获益更大，风险更小；③ 使用最低有效剂量；④ 治疗方案个体化；⑤ 局部问题采用局部治疗方法；⑥ 坚持定期随访和安全性监测（尤其是对乳腺和子宫）；⑦ 是否继续用药应根据每年进行的利弊评估结果而定。

（四）甲状旁腺激素类药物

甲状旁腺激素（parathyroid hormone, PTH）是84个氨基酸构成的多肽激素，是调节钙、磷代谢及骨转换最为重要的肽类激素之一，它能精细调节骨骼的合成代谢及分解代谢过程。早在1929—1937年，北美的不同实验室就报道PTH有明显促进骨形成、增加骨量及改善骨生物力学性能方面的动物实验及临床研究，并取得突破性进展。

全长型PTH（1～84）及其活性片段PTH（1～34）可通过与在成骨细胞表面表达的G蛋白偶联PTH-1受体相互作用，从而激活cAMP依赖的蛋白激酶A及钙依赖的蛋白激酶C信号通路并调节成骨细胞功能。PTH还可激活MAK激酶及磷脂酶A及D信号通路。PTH氨基端1～34片段［h-PTH（1～34）］具有全长型PTH与受体结合的能力及生物活性，被广泛用于研究PTH的结构和功能。在啮齿类动物中进行的临床前研究表明，PTH的疗效呈剂量依赖和给药方式依赖（即间歇给药对持续给药）：高剂量PTH持续给药可导致分解代谢，低剂量间歇给药可导致单纯的合成代谢，PTH的骨合成代谢作用可通过抑制成骨细胞凋亡、激活骨衬细胞和增强成骨细胞分化来介导。这一作用最终可使成骨细胞活性和数量增加，从而激活骨转换代谢，增加骨小梁和骨膜表面的骨质沉积。持续PTH给药可导致分解代谢的激活（PTH常见的生理作用）。然而，间歇低剂量给药可导致单纯的合成代谢，这一成骨效应先于破骨细胞的激活。所谓的"合成代谢窗"是指骨形成作用大于骨吸收作用,从而为治疗骨质疏松提供了机会。PTH(1~84)治疗绝经后骨质疏松妇女的临床试验表明,间歇给药可提高骨密度,并减少骨折发生的风险。在相似人群中进行的研究表明,PTH(1~34)活性片段间歇给药亦可迅速促进骨形成,并提高骨密度,降低骨折风险。PTH(1~34)间歇给药治疗男性骨质疏松也可提高骨密度。以上结果均提示,PTH间歇给药的骨合成代谢作用与患者性别及PTH片段长短无关。

特立帕肽

特立帕肽(重组DNA来源的甲状旁腺素)[rhPTH9(1~34)]是首个促进骨合成代谢类药物,外源性PTH间歇性注射对人骨组织有强的合成作用,1980年英国的Reeve首先报道,用hPTH(1~34)每日皮下注射6~24个月,配对的骨活检显示髂骨骨小梁体积增加有新骨形成,观察到骨形成率和骨吸收率的分离现象。随后开展了多项临床实验,在全球64个国家被批准用于治疗男性和绝经后妇女的骨质疏松症。2002年11月rhPTH(1~34)被美国FDA批准为具有合成作用治疗骨质疏松症的新药正式上市。2011年3月16日,特立帕肽在中国被批准用于存在高度骨折风险的绝经后骨质疏松症妇女的治疗。

特立帕肽刺激骨形成是增加成骨细胞的数量和活性,通过骨重建率的增加,每个重建单位的骨量、骨小梁厚度增加,故重建基于骨形成,直接刺激骨形成,之前不需要骨吸收。骨形成和骨吸收失偶联,不仅增加骨小梁厚度,也增加骨小梁之间的联结,从髂骨活检、微量CT三维结构上可以看到这种骨微结构的改善,也观察到有骨皮质内重建的增加,皮质直径增加。

国外一项荟萃分析显示,超过90%接受特立帕肽治疗的绝经后妇女,其骨密度较基线时增加至少3%。Neer等对来自17个国家、99个研究中心、平均年龄70岁的1 637例骨质疏松妇女(绝经5年以上均有椎体骨折史者)进行为期18个月的研究显示,特立帕肽可使腰椎和髋部骨密度明显增加,而以皮质骨为主的桡骨远端骨密度无明显改变。另外研究显示,接受特立帕肽治疗后,可使患者早期骨形成标志物水平升高,这与随后骨密度或骨折风险的变化程度相关,在接受治疗后的第1和第3个月,骨形成标志物P1NP水平升高可作为18个月时腰椎骨密度增加的预测因子。

特立帕肽可降低骨折风险。在一项多中心的双盲、安慰剂对照的骨折预防试验(fracture prevention trial, FPT)中,共1 637名已经发生过骨折且未接受抗骨吸收药物治疗的绝经后妇女随机分组,分别接受安慰剂、特立帕肽20 μg/d、特立帕肽40 μg/d的治疗,结果显示,与安慰剂组相比,特立帕肽20 ug/d和特立帕肽40 μg/d可分别降低65%和69%的椎体骨折风险,以及降低53%和54%的新发非椎体骨折的风险,并分别增加9%和13%的腰椎骨密度以及3%和6%的股骨颈骨密度。当用脊柱畸形指数进行评估时,接受特立帕肽治疗的患者新发骨折的数量和严重度下降,且可减少与基线骨折数量严重度相关的新发骨折风险。特立帕肽治疗组新发骨折风险不随既往骨折次数和严重程度的增加而升高,其相对骨折风险的降低与年龄大小、骨密度基线值、已有椎体骨折、治疗前骨转换率及肾功能状态无关;并且发现停止特立帕肽治疗后,椎体骨折风险的下降可持续至少18个月,非椎体骨折风险的下降可持续至少30个月。

虽然骨密度可作为特立帕肽治疗后椎骨骨折风险下降的预测因子,但研究显示接近70%的骨折风险下降是骨强度增加的结果。对髂骨活检的骨组织形态学检测和微型CT扫描的随访分析后发现,特立帕肽治疗患者的骨微结构(包括骨小梁、骨皮质厚度和骨小梁连接性)明显改善。特立帕肽治疗可使骨基质的矿化、骨矿物质的结晶和胶原交联比例明显降低,增强骨骼稳定性和骨皮质厚度,并且增加股骨颈和股骨粗隆区域骨轴向和抗弯曲的强度。特立帕肽治疗还可增加骨构建和骨重建骨单位的成骨活性,增强远端桡骨干的机械强度。

近年研究发现,特立帕肽还可用于男性骨质疏松的治疗,与安慰剂相比,特立帕肽治疗男性特发性骨质疏松症,在18个月时可使患者腰椎骨密度增加13.5%,且血清骨特异性ALP和骨钙素可持续升高约6个月。

长期使用糖皮质激素可导致严重的骨质疏松症,糖皮质激素治疗3～6个月内出现迅速的骨丢失,6个月内骨折风险明显增加。根据糖皮质激素通过干扰成骨细胞的生成,诱导成骨细胞凋亡从而发挥其抑制骨形成的作用,特立帕肽通过促进骨形成的作用机制能更好有效地治疗糖皮质激素所致骨质疏松症。

(1)适应证:治疗绝经后骨质疏松症。

(2)用法:注射剂,一般用药剂量是20 μg/d,皮下注射。

(3)注意事项:当有肾结石和(或)痛风史的患者接受特立帕肽治疗时,建议密切随访。建议在专科医师指导下使用。用药期间应监测血钙水平,防止高钙血症的发生。治疗期限不宜超过24个月。

(4)安全性:患者对特立帕肽治疗的耐受性总体较好,部分患者可能有头晕或下肢抽搐的不良反应。但有动物研究报告,特立帕肽可能增加成骨肉瘤的风险。因此,特立帕肽并不适用于佩吉特骨病、不明原因ALP升高、甲状旁腺功能亢进、高钙血症、骨营养不良性肾病、骨放疗史、骨骺开放(儿童和青年)、原发骨肿瘤和肿瘤骨转移的患者。

(五)选择性雌激素受体调节剂

选择性雌激素受体调节剂(SERM)与雌激素不同,它是一类通过雌激素受体途径的组织特异性化合物,目前与雌激素受体结合的配体根据其发挥的生物活性作用,大致可分为3类:① 纯的雌激素激动剂,如17β-雌激素;② 纯的抗雌激素作用,如ICI 1182、F80等;③ 具有某些雌激素激动剂作用,又有某些抗雌激素作用,如雷洛昔芬、他莫昔芬、托瑞米芬、氯米芬、ICI 182、F80等。临床已应用的有对乳腺癌治疗的他莫昔芬和托瑞米芬、降低高风险乳腺妇女危险性的他莫昔芬以及预防治疗绝经后骨质疏松症的雷洛昔芬。

SERM通过经典的雌激素通道发挥雌激素的拮抗作用,通过非经典途径发挥雌激素活性作用。对骨骼具有明显的防止骨量流失、增强骨强度的作用。对乳腺组织和子宫,雷洛昔芬表现为拮抗雌激素活性作用。

雷洛昔芬是苯噻吩类化合物,目前临床应用的为每片含60 mg盐酸雷洛昔芬。口服后迅速被吸收,约60%被吸收,在肠道吸收后进入全身循环前大部分与葡萄糖醛酸结合,绝对生物利用度降至2%。雷洛昔芬有首过效应和肠肝循环,由于首过效应、肠肝循环及雷洛昔芬与其葡萄糖醛酸代谢产物在体内可以相互转换,所以所观察到的血浆峰浓度和半衰期变化很大,达到血浆峰值浓度的时间以及药物的生物利用度也受这些因素的影响。雷洛昔芬在体内分布广泛,其分布容积与剂量无关。雷洛昔芬主要经粪便排泄,以药物原形经尿液排泄的量< 0.2%,以葡萄糖醛酸复合物经尿液排泄的量小于雷洛昔芬给药剂量的6%。

雷洛昔芬60 mg适用于治疗和预防绝经后妇女骨质疏松症。如果每日饮食摄入钙不足,应予以补充。临床研究发现,雷洛昔芬能增加骨量、改善骨代谢和矫正异常骨转换,短程治疗同样显示有增加骨密度和改善骨转换的疗效,长期使用雷洛昔芬可明显降低骨折的危险性和骨折发生率。另外研究还发现雷洛昔芬对心血管有益,它可以降低血清低密度脂蛋白胆固醇和总胆固醇,不影响总高密度脂蛋白胆固醇水平。

(1)适应证:治疗绝经后骨质疏松症。

(2)用法:口服,每日1片60 mg。

(3)注意事项:少数患者用药期间会出现潮热和下肢痉挛症状,潮热症状严重的围绝经期妇女不宜使用。

(4)安全性:① 对乳腺组织的作用:可降低侵袭性乳腺癌和雌激素受体阳性乳腺癌的危险性。② 对生殖系统的作用:无子宫内膜增生或内膜癌的发生。总体来说雷洛昔芬治疗的安全性良好。静脉血栓栓塞是唯一与雷洛昔芬相关的严重不良事件。雷洛昔芬不能用于绝经前妊娠妇女或可能妊娠妇女,禁用于活动性静脉血栓栓塞性疾病或有深静脉血栓、肺栓塞和视网膜血栓形成等既往史的女性。肝功能不全时慎用,不推荐雷洛昔芬与全身应用雌激素联合应用。

(六) 维生素D类似物

在骨质疏松症治疗领域内,应用最广泛的制剂是骨化三醇[1,25(OH)$_2$D$_3$]和α-骨化醇[1α-(OH)D$_3$],其中前者因不再需要经过肝脏和肾脏羟化酶羟化就有生物活性,α-骨化醇需要经25-羟化酶羟化为骨化三醇后才具生物活性。维生素D类似物更适用于老年人、肾功能不全以及1α-羟化酶缺乏的患者。

活性维生素D可促进肠钙吸收,从十二指肠到结肠的肠黏膜细胞中都有1,25(OH)$_2$D$_3$的受体,其分布在十二指肠最高,以下肠道逐渐减少。在基础状态下,正常成人空肠部位的净钙吸收是回肠的3倍,若给予1,25(OH)$_2$D$_3$ 1周后,空肠和回肠的钙吸收都显著增加,而且回肠的钙吸收率可达到空肠的水平。结肠在1,25(OH)$_2$D$_3$作用下,钙吸收率也会明显增加,这对保证小肠切除后患者的钙吸收具有重要意义。

维生素D在固定吸收形成代谢过程中起双向作用,且这种双向作用的侧重取决于其剂量。维生素D对骨形成有间接作用和直接作用。① 间接作用:维生素D促进肠钙吸收,提高血钙浓度,为钙在骨中沉积、骨矿化提供原料是维生素D对骨形成的间接作用。② 直接作用:成骨细胞是活性维生素D作用的重要靶器官,因为1,25(OH)$_2$D$_3$受体在此较集中。

维生素D对骨吸收也有间接作用和直接作用。① 间接作用:破骨细胞功能的激发主要来自对成骨细胞产生的某些破骨细胞活化因子做出的应答,维生素D活性产物在刺激成骨细胞产生、促进破骨细胞增强其活性因子促进骨吸收的作用,体现了其骨吸收的间接作用。② 直接作用:在成熟的破骨细胞上,无1,25(OH)$_2$受体存在,只是见于其前体细胞上,促进前体破骨细胞向成熟破骨细胞分化,从而增加破骨细胞的数量,引起骨吸收。

另外,活性维生素D代谢物通过增加肠钙吸收,提高血钙水平,间接地抑制PTH的合成与释放。血清1,25(OH)$_2$D$_3$的降低会削弱其对PTH分泌的正常抑制作用,必然导致继发性甲状旁腺功能亢进并增加骨的吸收。这也是肾性骨病患者PTH增高的原因,因肾病患者1α羟化酶减少会导致1,25(OH)$_2$D$_3$产生减少。

1. 骨化三醇

骨化三醇口服后在小肠内很快被吸收,生物利用度高达70%。在体内无须肝肾羟化激活而被机体直接利用,在服药后的2~4 h达到血药浓度高峰。半衰期6~10 h,单一剂量的药理作用持续3~5天,如服药后发生高钙血症,在服药后3~6天逐渐消失。骨化三醇的失活代谢在肾内进行,无活性的代谢产物经肝肾双线排泄,主要从胆汁中排出。

从生化指标观察显示,仅0.25 μg的骨化三醇就可发挥促进肠钙吸收的作用。多数研究认为,服用骨化三醇可以较为一致地使骨转换受抑,骨化三醇剂量为0.5 μg/d时,主要表现为抑制骨吸收,对绝经后骨质疏松症有良好作用。另外还有研究证明,骨化三醇可以增加老年人的肌肉力量和平衡能力、降低跌倒的危险,进而降低骨折风险。

(1)适应证:治疗骨质疏松症。

(2)用法:口服,0.25~0.5 μg/d。

(3)注意事项:长期使用应注意监测血钙和尿钙水平。

2. α-骨化醇

α-骨化醇属于1,25(OH)$_2$D$_3$的前体药物,进入人体后,必须经过肝脏的再羟化形成1,25(OH)$_2$D$_3$,其生物利用度略低于1,25(OH)$_2$D$_3$,约40%。α-骨化醇生物活性作用或抗骨质疏松作用是通过其在体内转化成1,25(OH)$_2$D$_3$来实现的,因此二者对骨质疏松症的作用、疗效和安全性类似,能促进骨形成和矿化并抑制骨吸收,对增加骨密度有益,能增加老年人的肌肉力量和平衡能力,降低跌倒的危险,进而降低骨折风险。多数临床观察表明,α-骨化醇对骨质疏松症的常用剂量为0.5～2 μg/d,大多采用0.5～1 μg/d。生化指标监测可观察到α-骨化醇0.5 μg/d即有促肠钙吸收作用,1 μg/d可使血、尿钙水平明显升高,血PTH水平下降。目前国内普遍采用的剂量为0.5 μg/d。

(1) 适应证:治疗骨质疏松症。

(2) 用法:口服,0.5～1.0 μg/d。

(3) 注意事项:肝功能不全可能会影响疗效,不建议用于该类患者。

使用上述剂量的维生素D类似物治疗骨质疏松症总体上是安全的,长期使用应定期监测血钙和尿钙水平,可与其他抗骨质疏松药物联合使用。

(七) 维生素K_2

四烯甲萘醌是维生素K_2的一种同型物,是γ-羧化酶的辅酶,在γ-羧基谷氨酸的形成过程中起着重要作用。γ-羧基谷氨酸是骨钙素发挥正常生理效应所必需的。动物实验和临床试验显示,四烯甲萘醌可促进骨形成,并有一定的抑制骨吸收作用。

(1) 适应证:治疗绝经后骨质疏松症。

(2) 疗效:增加骨质疏松症患者的骨量,降低骨折发生的风险。

(3) 用法:成人口服15 mg每日3次,饭后服用(空腹服用时吸收较差)。

(4) 注意事项:少数患者出现胃部不适、腹痛、皮肤瘙痒、水肿和肝转氨酶水平暂时性轻度升高;禁用于服用华法林的患者。

(八) 中成药

国内批准了数种治疗骨质疏松症的中成药,多数有缓解症状、减轻骨痛的疗效。但中成药缺乏有关改善骨密度、降低骨折风险的大型临床研究,长期疗效和安全性需进一步研究。目前国家食品药品监督管理局批准的用于骨质疏松症治疗的中成药有:仙灵骨葆、金天格胶囊、强骨胶囊等。

三、疗效评估和随访要求

防治骨质疏松药物的疗效评估应当包括是否能提高骨量和骨质量,最重要的是能否降低骨折风险。目前,临床上对防治骨质疏松症药物的疗效评估和监测内容包括① 疼痛、活动功能和生活质量等改善;② 骨密度检测;③ 骨转换生化指标的检查,至少在骨吸收和骨形成指标中各选一项。使用DXA检测腰椎1～4和左侧股骨近端部位的骨密度对了解治疗后的骨量变化、预测骨折发生风险具有重要意义,可每年检测1次。骨密度变化达到3%甚至5%以上具有临床意义;骨密度没有变化或者轻微下降说明药物治疗失败或者换用药物无效;应注意检测的误差等,良好的质量控制和规范操作对DXA检测非常重要。其他评估手段如骨转换生化指标的变化等可每半年检测1次。此外,骨折是否发生、跌倒次数是否减少、活动功能是否改善等均是药物疗效的评估内容。部分患者使用抗骨质疏松药物治疗后的骨密度继续下降或没有变化,此时临床上应特别注意如下可能的原因:① 治疗期间体重是否下降;② 是否存在其他伴随疾病或者诊断是否有误;③ 药物是否按要求服用;④ 补充的钙剂和维生素D是否充足;⑤ 骨密度检测是否标准化。

(章振林,程群)

第八节 雷奈酸锶在骨质疏松症 治疗中的作用

雷奈酸锶(strontium ranelate)是第一个开发上市的具有增加骨生成和降低骨吸收双重作用机制的骨质疏松治疗药物,于2004年在欧盟27国上市,目前已在我国上市,用于治疗PMOP,以降低椎体和髋部骨折的危险性。

一、锶的发现及作用

锶是1790年在苏格兰一个村庄附近的矿山上被发现的,并于1808年被成功分离,是存在于土壤中的碱性金属元素。锶是人体必需的微量元素之一,约占人体体重的0.000 44%(相当于体内钙的0.035%),人主要通过日常进食饮水摄取(每日摄入2～4 mg),经消化道吸收,最终经肾脏排泄。锶是钙的同主族元素,具有与钙类似的性质,这两种金属元素在人体内对骨均具有很强的亲和力。骨是锶主要的靶器官,人体摄入的锶几乎全部沉积于骨中,特别是新形成的骨,其主要是与骨中的羟基磷灰石结合而沉积在结晶体的表面。其次,锶还能参与血液凝固、内分泌调节、肌肉兴奋收缩偶联、影响神经肌肉兴奋性,但与钙相比其作用效果较弱。在胃肠道内,锶与钠相互拮抗,可增加钠排泄,从而降低心血管疾病的发病率。

二、雷奈酸锶的组成及药代动力学

雷奈酸锶,商品名Protelo,化学名称为5-(N, N-二羧甲基)氨基-4-氰基-3-羧甲基-2-噻吩甲酸二锶盐,是由两个稳定的二价锶离子与雷奈酸组成的盐,其合成过程是以柠檬酸为起始原料,经氧化、酯化、环合和取代反应得到雷奈酸四乙酯,水解后加氢化锶或氢氧化锶成盐,制得成品。它由法国施维雅(Servier)公司研制,2004年11月15日经欧洲药品管理局审批通过并获准首次在爱尔兰上市,同年12月1日在英国上市。目前,雷奈酸锶已经在全球45个国家成功上市。

口服雷奈酸锶2 g,3～5 h达血药峰值。锶的绝对生物利用度约为25%(7%～19%),雷奈酸为2.5%。其胃肠道吸收表现出两个机制,低剂量(<1 g)时的主动吸收和高剂量时未饱和的被动吸收。本品与钙或食物同服,可降低锶的生物利用度,下降60%～70%,口服维生素D增补剂对其生物利用度没有影响。锶的分布体积约为1 L/kg,血浆蛋白结合率较低(约25%),每日服用雷奈酸锶0.5～4 g,连续25天,15天后锶和雷奈酸达到稳态血药浓度,蓄积率分别为(9.2 ± 3.9)%和(5.1 ± 3.4)%;服用2 g剂量,每日2次,25天后锶的C_{max}和C_{min}值分别为(20 ± 2.3) mg/L和(16.2 ± 3) mg/L;雷奈酸的C_{max}和C_{min}值分别为(0.79 ± 0.36) mg/L和(0.65 ± 0.42) mg/L。锶的消除为非时间和剂量依赖性,其血浆清除率约为12 ml/min(CV 22%),肾清除率约为7 ml/min(CV 28%)。绝经后妇女长期服用雷奈酸锶,在3～24个月内达到稳定的锶血药浓度和骨中锶钙比值,锶和雷奈酸的$t_{1/2}$分别为(6.3 ± 2.7)天和(3.3 ± 2.3)天。

三、雷奈酸锶对成骨、破骨过程的影响

1. 促进骨形成

雷奈酸锶是骨形成的促进剂。大量的试验结果显示雷奈酸锶具有促进骨形成的作用。Canalis等实验表明补充主要试验方法,雷奈酸锶(1 mmol/L)可在24 h内增加成骨前细胞30%～50%,96 h内为60%,将成骨速度加快了20%～35%,且对骨膜细胞和成骨细胞活性不造成影响。Marie等用同样的方法证明雷奈酸锶(1 mmol/L)可使成骨细胞的DNA分子合成在24 h内增强3～4倍,使成骨细胞中的非胶原和胶原蛋白的生物合成增加34%,而不使纤维细胞核成骨前细胞数量增多。在大鼠成骨细胞培养中,雷奈酸锶增加成骨细胞增殖,促进成骨细胞胶原蛋白和非胶原蛋白的合成。在颅骨组织培养中用放射自显影以及组织测量方法,同样也证实了雷奈酸锶增强前成骨细胞的增殖以及新骨形成。在小鼠颅骨分离得到的成骨细胞培养中,雷奈酸锶增强成骨细胞ALP的活性,促进胶原的合成和骨基质的形成,但并不影响骨的矿化。进一步的研究还表明雷奈酸锶可促进小鼠骨髓间质细胞和人骨髓间质细胞向成骨细胞分化。雷奈酸锶诱导小鼠骨髓间质细胞ALP和骨钙素等成骨细胞标志基因的表达,同时增加ALP的活性和细胞的钙化。这些结果证实雷奈酸锶可以通过增强成骨细胞前体细胞的增殖和分化促进骨的形成。雷奈酸锶对骨形成的作用为特异性,因为同浓度的雷奈酸钙或雷奈酸钠均无此作用。

2. 抑制骨吸收

雷奈酸锶可使前破骨细胞分化降低而抑制骨吸收,减少骨质疏松患者的骨流失。

Tkahashi等发现雷奈酸锶（1 mmol/L）可使破骨细胞活性降低，从而抑制骨的重吸收。Bron等发现雷奈酸锶（0.1～1）mmol/L可抑制大鼠破骨细胞对牛骨骨片的吸收率降低32%～66%。在新生小鼠长骨培养试验中，雷奈酸锶可以抑制骨钙的释放（骨吸收指标），并且证实雷奈酸锶对骨吸收的抑制作用是细胞介导的，因为当预先对培养的小鼠颅骨进行加热使颅骨细胞失活后，此作用则消失。此外，雷奈酸锶能上调成骨细胞内OPG的表达及下调RANKL表达，导致RANKL/OPG比值下调，而RANKL/OPG比值是调节破骨细胞分化成熟的最主要因素。该比值上调会诱导破骨细胞分化成熟。除直接抑制破骨细胞分化和骨吸收外，雷奈酸锶还通过这一途径间接抑制破骨形成。雷奈酸锶还能间接抑制其他激素诱导的骨吸收作用，如在鸡骨髓细胞培养中，通过测量功能性破骨细胞的标志物碳酸酐酶Ⅱ和玻连蛋白受体的表达，结果显示雷奈酸锶可以抑制维生素D_3诱导的破骨细胞分化；在大鼠组织培养中，雷奈酸锶还可抑制PTH诱导的骨吸收。雷奈酸锶不仅抑制破骨细胞分化，高浓度（25 mmol/L）下还能诱导破骨细胞凋亡。综合以上资料，雷奈酸锶可通过多种途径，如降低破骨细胞活性、减少破骨细胞分化、诱导破骨细胞凋亡达到抑制骨吸收的作用。雷奈酸锶对骨代谢的作用如表5-8-1所示。

表5-8-1　雷奈酸锶对骨代谢的作用

作　用　部　位	对骨代谢的作用
成骨细胞（人、大鼠、小鼠）	促进成骨细胞增殖
成骨细胞及前体细胞（小鼠）	促进成骨细胞分化
成骨细胞（人、小鼠）	促进成骨细胞生存
成骨细胞-前破骨细胞（人、鸡）	上调RANKL的表达，下调OPG的表达
破骨细胞（兔、小鼠）	抑制破骨细胞分化
破骨细胞（人）	抑制破骨细胞吸收活性，促进破骨细胞凋亡

四、雷奈酸锶影响骨代谢的作用机制

1. 钙敏感性受体（CaSR）

既往任何一种骨质疏松治疗药物，都只具有刺激成骨细胞或抑制破骨细胞活性一种作用。雷奈酸锶是目前一种具有双重作用的骨质疏松治疗药物，该双重作用可能与其激动CaSR有关。CaSR是一个GPCR，最初在甲状旁腺细胞中克隆，随后在其他很多组织中也发现CaSR的表达，包括成骨细和破骨细胞。激活CaSR可引发一系列信号通路的变化，包括由PLC、PKC、ERK1/2、PKD、JNK和cAMP/PKA等介导的通路。锶活化

CaSR后转导途径主要有速发相和迟发相两条,前者主要激活ERK和PKC通道,后者主要与PKD通道的信号相关,并能维持数个小时,但锶与CaSR的结合力较钙弱,激活PKC、ERK、PKD也较钙离子迟一至数个小时,而在激活ERK以及无选择离子通道的开放上,两者的能力相近。研究发现雷奈酸锶通过激活成骨细胞中的CaSR,进而引发一系列信号激酶的激活(ERK1/2、p38MAPK、PLC、PKD和PI3K),从而促进成骨细胞的增殖、分化及生存;在破骨细胞中,雷奈酸锶通过激活CaSR,诱导PLC、PKCβⅡ的激活以及NF-κB迁移,从而介导破骨细胞凋亡,通过激活PI3K/Akt促进前体破骨细胞迁移。除了CaSR外,雷奈酸锶还能通过阳离子敏感受体(如孤儿受体GPRC6A)以及PGE-2等促进成骨细胞增殖分化(见**图5-8-1**)。

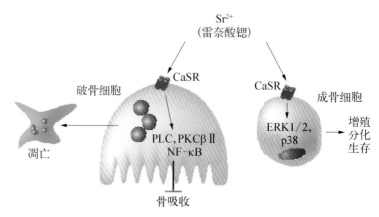

图5-8-1 雷奈酸锶影响骨代谢的作用机制

注:雷奈酸锶作用于成骨细胞CaSR,激活ERK1/2和p38信号,促进成骨细胞增殖、分化和生存;雷奈酸锶还能作用于破骨细胞CaSR,激活PLC、PKCβⅡ以及NF-κB信号,从而诱导破骨细胞凋亡并抑制骨吸收

2. RANK-RANKL-OPG 系统

雷奈酸锶除了能直接影响成骨细胞及破骨细胞外,还能调节两者之间的信号。RANK-RANKL-OPG系统是近年发现的破骨细胞分化中重要的信号转导通路。成骨细胞及BMMSC表达RANKL,与破骨细胞前体细胞或破骨细胞表面的RANK结合后,促进破骨细胞的分化和骨吸收活性。成骨细胞及其BMMSC分泌表达OPG与RANKL竞争性结合,阻止RANKL与RANK结合。体外研究表明,雷奈酸锶能提高人成骨细胞内OPG表达,同时可下调RANKL表达,抑制破骨形成(见**图5-8-2**)。

3. 活化T细胞核因子和Wnt信号通路

正常情况下,转录因子活化T细胞核因子(nuclear factor of activated T cells, NFAT)是存在于细胞质中高度磷酸化的蛋白。当细胞内钙离子浓度增加时激活胞质磷酸酶(calcineurin, Cn),进而导致NFAT去磷酸化,去磷酸化后的NFAT迁移至细胞核结合并调节特定靶基因,从而调节细胞活动,影响骨形成和骨吸收。研究发现雷奈酸锶可激

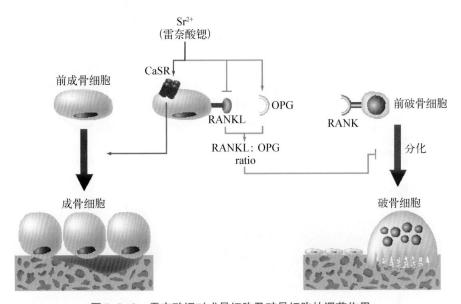

图 5-8-2　雷奈酸锶对成骨细胞及破骨细胞的调节作用

注：雷奈酸锶作用于成骨细胞CaSR，下调RANKL/OPG比值（上调OPG的表达，同时下调RANKL的表达），从而抑制破骨形成及骨吸收

活成骨细胞内NFAT/Cn信号通路（机制可能通过CaSR介导，诱导胞内钙离子浓度增加），导致成骨细胞增殖以及相关基因表达。Wnt信号在细胞增殖、分化及生存中起到重要作用，经典Wnt信号通路和非经典Wnt信号通路均参与调节骨形成和骨吸收。经典Wnt信号通路是指WNT与共受体LRP5和Frizzled（Fz）结合后，激活的受体将信号传递到细胞质中，导致β-联蛋白迁移至细胞核与LEF/TCF等转录因子结合，激活下游靶基因；非经典Wnt信号通路是指WNT与共受体Ryk和Frizzled（Fz）结合后，激活小G蛋白（RhoA），进而募集介导NFAT信号通路。最近研究发现雷奈酸锶可激活成骨细胞中这两条信号通路，从而调节成骨细胞的增殖和功能（见图5-8-3）。

五、雷奈酸锶抗骨质疏松的动物研究

体外实验证明了雷奈酸锶的功能、作用机制。在这一基础之上，近年来大量的动物实验进一步证实了雷奈酸锶在动物体内的抗骨吸收和促进骨形成作用。

Buehler等以成年猴（其中雄性15只，雌性16只）为研究对象，每天口服雷奈酸锶52周（200、500、1 250 mg/kg）和13周（100、275、750 mg/kg），通过组织形态分析，成骨细胞表面积增加，髂骨体积13周后增加22%，并且骨形成率也有增加趋势；骨吸收则呈剂量依赖性下降，骨吸收效率减少20%～60%，破骨细胞数量和破骨细胞表面积均有大幅度下降。雷奈酸锶能使猴胶质骨的数量增加，同时不影响骨矿化过程，即使最高

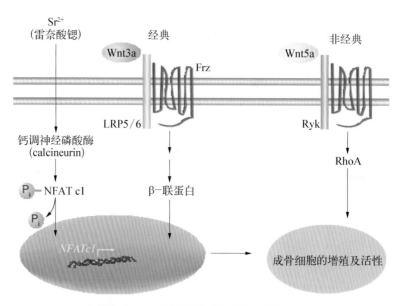

图5-8-3 雷奈酸锶对信号通路的作用

注：雷奈酸锶通过NFAT/Cn信号通路促进成骨细胞增殖；雷奈酸锶通过经典Wnt信号通路和非经典Wnt信号通路调节成骨细胞的增殖及活性

剂量也不会对骨矿化产生不利影响。该实验同时还发现锶在密、松质骨中的吸收同给药的剂量有关，锶离子浓度在旧骨中提高了1.7～2倍（52周），在新骨中提高了3～4倍（13周）。在第6周和第10周时新形成的骨质中锶离子浓度下降了近1/2。Ammann等以健康大鼠为研究对象，每天服用不同剂量的雷奈酸锶（0、225、450、625或900 mg/kg，为期2年）。椎体压缩实验显示椎骨机械性能呈剂量依赖性增强，骨强度的指标呈正向变化，胫骨干骺端的小梁骨体积、数量、厚度以及皮质骨的厚度等均增加，骨小梁的间隙变小，从而使骨的微细结构改善、骨强度增加。不仅如此，雷奈酸锶还可以改善骨的几何结构，通过对长骨内骨膜和外骨膜骨沉积的影响，增加皮质骨的厚度和骨的外径，从而使新生骨可以承受更大的变形力，还可以增加骨的弹性。这些结果均表明雷奈酸锶通过增加小梁骨的骨量、皮质骨的骨量及增加小梁骨的数目和厚度来改善骨的微细结构，从而增加骨强度。Delannoy以成熟小鼠为研究对象，给正常雌性与雄性小鼠分别每天口服不同剂量雷奈酸锶（200、600、1 800 mg/kg）共104周，每天剂量为1 800 mg/kg和200 mg/kg的雄性小鼠骨量增加38%和17%；每天剂量为1 800 mg/kg和600 mg/kg的雌性小鼠骨矿化量增加62%和27%，小梁骨量分别增加59%和25%。在平行实验中，雷奈酸锶使雄性小鼠成骨细胞表面积增加近131%，而使雌性小鼠体内破骨表面积减少近52%。通过检测，即使是每天给予最高剂量（1 800 mg/kg）的雷奈酸锶也不会改变类骨质的厚度，且不会对骨的矿化产生不利影响。总之，该研究表明雷奈酸锶在加速小鼠的骨形成的同时能够降低其骨吸收，增加椎骨密度，且对骨的矿化无不利影响。

除了观察雷奈酸锶对正常大鼠的作用外，一些学者还探讨了雷奈酸锶对切除卵巢（去势）大鼠的作用。雌激素缺乏会导致骨吸收增强，从而使骨形成相对不足，致使骨快速丢失。雷奈酸锶可使去势大鼠破骨细胞的表面积和破骨细胞的数量明显减少，降低骨的吸收，并且保持较高的骨形成率。对去势大鼠雷奈酸锶给药2个月后，生化指标分析及组织学变化均表明骨吸收指标降低，同时还保持较高水平的骨生成，骨小梁骨量增加30%～36%。另有研究显示，雷奈酸锶使用3个月即可有效地改善去势大鼠雌激素缺乏所致的骨代谢异常，并使所丢失的骨矿量得以恢复。Marie等发现对6个月的去势大鼠采用雷奈酸锶治疗1年，可以有效预防骨丢失；椎体压缩实验显示，雷奈酸锶完全可以预防由于雌激素不足所致的椎体强度降低，并可以预防骨微细结构的改变，改善骨的强度和质量，从而达到防治骨质疏松的作用。因为成年去势大鼠模型极其接近临床上绝经妇女或切除卵巢妇女的状况，因此这一结果为雷奈酸锶在临床上的使用提供了有力的证据。另一骨质疏松动物模型是大鼠后肢的制动模型，骨的制动可以造成骨吸收增强同时伴有骨形成降低，而导致骨丢失。Hott等利用这一模型研究发现：每天口服雷奈酸锶800 mg/kg不仅能增加特异性骨ALP的活性（骨形成指标），并且降低尿羟脯氨酸的排出（骨吸收指标），不仅有效地抑制了骨吸收，而且还促进骨形成，使小梁骨的体积明显增加，从而预防制动所致的骨丢失。这些结果表明雷奈酸锶对骨吸收和骨形成具有相反的作用，增加骨的形成、降低骨的吸收，从而矫正由于制动或雌激素缺乏所致的骨代谢不平衡，雷奈酸锶不仅可预防骨丢失，而且可使骨量明显增加，改善骨强度，从而达到治疗骨质疏松的作用。

六、雷奈酸锶抗骨质疏松的临床试验研究

雷奈酸锶在体外实验及动物实验中均显示了良好的抗骨吸收、促骨形成作用。这一疗效使得雷奈酸锶在骨质疏松治疗中备受关注。骨质疏松症严重影响了老年人的生活质量，不仅是棘手的医疗问题，也是非常严峻的社会问题。关于雷奈酸锶治疗骨质疏松的临床研究很多，其中几项大规模的临床试验，包括Ⅱ期临床试验雷尼酸锶预防绝经后早期骨质丢失（prevention of early postmenopausal bone loss by strontium ranelate, PREVOS）研究和锶盐治疗骨质疏松症（strontium administration for treatment of osteoporosis, STRATOS）研究，Ⅲ期临床试验为脊柱骨质疏松症治疗干预性（spinal osteoporosis therapeutic intervention, SOTI）研究和外周骨质疏松症治疗（treatment of peripheral osteoporosis, TROPOS）研究等。

1. PREVOS研究

共入选年龄≥45岁、绝经年限为6个月～5年的白种人妇女160人，无骨质疏松或骨折史。随机分为安慰剂对照以及雷奈酸锶125 mg/d、500 mg/d、1 g/d 4组，每组均口服钙剂（含元素钙500 mg/d），治疗观察期为2年。观察指标：脊椎骨、股骨、髋骨的骨

矿物质密度(骨密度),血清中骨特异性ALP(B-ALP)。观察结果:雷奈酸锶1 g/d组腰椎、股骨颈、全髋的骨密度较安慰剂组分别升高了5.53%、2.46%、3.21%($P < 0.001$),雷奈酸锶500 mg/d组仅腰椎骨密度升高了1.9%;而雷奈酸锶125 mg/d组各部位的骨密度与安慰剂组相比无明显变化。各组血清中B-ALP水平均升高,以雷奈酸锶1 g/d组最为明显,并在第18个月时达到高峰,升高41.7%,与安慰剂组相比有统计学差异($P < 0.05$)。该项研究结论为:口服雷奈酸锶能够预防骨丢失,预防绝经后妇女发生骨丢失的最小药物剂量是1 g/d。

2. STRATOS 研究

旨在考察不同剂量雷奈酸锶的安全性和有效性。研究共纳入353例绝经后妇女,均为白种人,年龄48~78岁,腰椎骨密度 T 评分 < 2.4或之前至少有一次椎骨脆性骨折史。随机分为安慰剂对照、雷奈酸锶500 mg/d、1 g/d、2 g/d四组,同时接受钙剂500 mg/d及维生素D 800 IU/d治疗,为期2年。观察指标:腰椎的骨密度、血清中B-ALP,以及反映骨吸收的指标尿 Ⅰ 型胶原交联氨基末端肽(N-telopeptide of type I collagen, NTx)。结果显示,受试者对不同剂量雷奈酸锶具有良好的耐受性,腰椎骨密度呈统计学意义的剂量依赖性增加,雷奈酸锶2 g/d组腰椎骨密度显著增加(每年增加7.3%),治疗第2年新生椎体骨折危险降低了近44%($RR=0.56$, 95%可信区间为0.35~0.89, $P < 0.01$),血清B-ALP显著增加,在开始治疗的6个月内尿NTx在2 g/d组和1 g/d组分别下降了近20.2%和19.2%。松质骨和皮质骨的骨矿化程度在雷奈酸锶治疗组和安慰剂组差异无统计学意义,提示雷奈酸锶能增加椎体骨密度,降低椎体骨折的发生率,治疗绝经后妇女骨质疏松的雷奈酸锶最小药物剂量是2 g/d。

3. SOTI 研究

SOTI研究是一项随机多中心双盲安慰剂对照Ⅲ期临床试验,探讨雷奈酸锶的安全性以及对降低脊椎骨折风险的效果。研究纳入1 649例患有骨质疏松症(腰椎骨密度降低、一处或多处椎骨骨折)的绝经后妇女,平均年龄70岁,随机分为治疗组719例(雷奈酸锶2 g/d)和对照组723例。经1年治疗后,与对照组相比,雷奈酸锶组新发脊椎骨折风险降低49%(发生率为6.4% *vs* 12.2%;$RR=0.51$;95%可信区间为0.36~0.74,$P < 0.001$),具有症状的脊椎骨折发生率降低52%;经3年治疗,雷奈酸锶组新发脊椎骨折风险降低41%(发生率为20.9% *vs* 32.8%;$RR=0.59$;95%可信区间为0.48~0.73,$P < 0.001$),具有症状的脊椎骨折发生率降低38%;经4年治疗,该组脊椎骨折风险降低33%。经3年的治疗,雷奈酸锶组腰椎骨密度增加14.4%($P < 0.001$),股骨密度增加8.3%($P < 0.001$)。此外,与对照组相比,雷奈酸锶组B-ALP增高8.1%,而NTx水平下降12.2%。该研究表明雷奈酸锶用于绝经后妇女骨质疏松的长期治疗安全有效。

4. TROPOS 研究

TROPOS研究也是一项随机多中心双盲安慰剂对照的Ⅲ期临床试验,评估雷奈酸锶在预防非椎体骨折中的安全性和有效性。研究纳入5 091例患有骨质疏松症(股骨颈骨密度降低,半数以上为多处骨折)的绝经后妇女,随机分为治疗组1 817例(雷奈酸锶2 g/d)和对照组1 823例。经3年治疗,雷奈酸锶组非椎体骨折相对风险降低16%(RR=0.84,95%可信区间为0.702~0.995,P=0.04),主要脆性骨折(髋骨、腕骨、骨盆、骶骨、肋骨、胸骨、锁骨及肱骨)相对风险降低19%(RR=0.81,95%可信区间为0.66~0.98,P=0.03)。亚组分析发现:① 髋骨骨折高危妇女(年龄 ≥ 74岁或骨密度 T 评分 ≤ −3)髋骨骨折相对风险较安慰剂组降低36%;② 研究的病例组中,有66.4%无原发性脊椎骨折患者,在这一特殊组中患新发骨折的危险度下降了45%(RR=0.55,95%可信区间为0.42~0.72,P < 0.001);③ 治疗3年后在治疗组和安慰剂组脊椎骨折的发病率分别是7.79%和14.9%,该研究同样验证了雷奈酸锶能够减少椎体骨折,用药3年椎体骨折的发生风险下降了39%(RR=0.61,95%可信区间为0.51~0.73,P < 0.001);④ 另一亚群为病例在入选时至少已有一处原发性骨折,该组新发骨折的危险度下降32%(RR=0.68,95%可信区间为0.53~0.85,P < 0.001),治疗组和安慰剂组3年以上患病的绝对危险度分别是22.7%和31.5%。雷奈酸锶组腰椎骨密度增加8.2%,髋骨骨密度增加9.8%。经过5年的研究随访,结果提示雷奈酸锶组治疗5年后非椎骨骨折相对风险降低15%,髋骨骨折相对风险降低43%,椎体骨折相对风险降低24%,表明雷奈酸锶降低骨质疏松患者非椎体骨折相对风险作用可持续长达5年。

5. 其他研究

另一项研究考察雷奈酸锶长期(8年)使用的安全性、有效性和耐受性。受试者均为参加过SOTI或TROPOS试验并再次接受为期3年的治疗者,结果表明,5~8年内椎体、非椎体及其他骨质疏松骨折发生率与治疗的最初3年相当(治疗组 *vs* 对照组:11.5% *vs* 13.7%;9.6% *vs* 12.0%;19.2% *vs* 21.3%),提示长期使用雷奈酸锶治疗预防骨折也是安全和有效的。对SOTI、TROPOS研究结果进行分析,发现雷奈酸锶对骨量减少妇女(骨密度 T 评分为 −1~−2.5 分)也有较好的治疗效果。1 166例腰椎骨量减少的妇女接受雷奈酸锶治疗3年,脊椎骨折风险降低41%;265例腰椎和股骨颈骨量减少妇女接受治疗后椎体骨折风险降低52%,研究肯定了雷奈酸锶减少腰椎骨量对降低妇女脊椎骨折风险的作用。对于骨骼脆弱的女性为期3年的雷奈酸锶治疗显示,脊椎骨折风险降低58%。较为年轻的绝经后妇女(50~65岁)接受为期4年的雷奈酸锶治疗,椎体骨折风险显著降低,并且腰椎骨密度增加15.8%,股骨颈骨密度增加7.1%。此外,雷奈酸锶治疗3年身高缩减可减少20%,且背痛等骨质疏松症状显著减轻。此外,针对亚洲绝经后骨质疏松女性的临床研究显示,雷奈酸锶每日2 g服用1年,腰椎、股骨颈和髋骨骨密度增加3%~5%,且耐受性良好,与欧洲Ⅲ期临床研究结果一致。

七、安全性

本品最常见的不良反应有恶心、腹泻,与安慰剂组无明显差异,且一般为轻度、暂时性的。在临床实验中，SOTI和TROPOS研究显示，雷奈酸锶组不良反应与安慰剂组相当，较常见不良反应为恶心和腹泻，症状大约在开始治疗后3个月可自行消失。略有血钙降低和血磷升高，但均不具有临床意义的显著性。法国自发报告不良反应3年844起，其中严重不良反应199起（心血管系统52%、皮肤26%、胰腺炎6%、神经系统5%、血液系统3%、骨骼肌3%、其他3%），心血管系统不良反应中静脉栓塞最为常见。伴嗜酸性粒细胞增多和系统症状的药疹（drug reaction with eosinophilia and systemic symptoms, DRESS）是雷奈酸锶的罕见严重不良反应，常于用药后2～8周发病，并于停药后仍继续发展并转位迁延，往往需要1个月以上才能缓解。急性起病、病情重，临床主要表现为皮疹、发热及内脏损伤。皮疹开始为斑丘疹，常有瘙痒及两处以上的淋巴结肿大。皮疹首先出现于脸、躯干上部及上肢，逐渐发展至下肢。眼周、口周及颈部红斑水肿，针尖大小的脓包是DRESS早期的典型表现。内脏损害多见，包括肝脏、肾脏、心脏和肺脏等损害，部分患者甚至可有肝衰竭，部分患者可出现急性肾衰竭而需透析治疗，也有部分患者出现间质性肺炎。DRESS发病率低于1/10 000，早期发现并立刻停药可改善预后。

2012年3月，在发现关于静脉血栓和严重过敏性皮肤反应后，欧洲药品管理局对雷奈酸锶的获益/风险进行了回顾性分析，建议该药物禁用于有血栓性疾病、有血栓病史以及短期或长期制动的患者。而到2013年4月，欧洲药品管理局发布消息，因为严重的心脏问题风险增加，限制骨质疏松症治疗药物雷奈酸锶的使用。建议雷奈酸锶仅用于治疗骨折高危的绝经后女性的严重骨质疏松症以及骨折风险增高的男性严重骨质疏松症；同时限制雷奈酸锶在患心脏疾病或循环疾病患者中的使用，以进一步减少心脏风险。进一步分析数据后，药物安全监视风险评估委员会指出，与安慰剂相比，1年随访期内每1 000例使用雷尼酸锶的患者中有4例甚至更多的患者出现心脏病或静脉血栓。尽管如此，丹麦科学家Svanström进行了一项队列研究，结果发现服用雷奈酸锶与心血管事件发生并不相关，与经典抗骨质疏松药（双膦酸盐）相比，两者引起心血管事件并发症的发生率并无差别。尽管目前对雷奈酸锶引起的并发症还存在疑问，但其在抗骨质疏松以及预防骨折方面的作用仍然非常有效。

八、用法、用量及注意事项

雷奈酸锶推荐口服剂量为2 g，每日1次。小袋中的颗粒须悬浮在一杯水中后立即饮用。服用时间为两餐之间或就寝时，进食2 h后服用。严重肾损害患者（肌酐清除率＜30 ml/mn）不推荐使用；静脉血栓栓塞高危患者，包括有静脉血栓栓塞既往史者慎用。本品与食物、牛奶及其制品、含钙产品间隔至少2 h服用。抗酸药一般在服用本品2 h后才可使用，如就寝时可同服。

九、结语

雷奈酸锶因其特殊的双重作用机制,在抑制破骨细胞吸收的同时促进骨的形成,并显著降低骨质疏松患者脊椎及非脊椎骨折风险,表现出良好的安全性和有效性,有望成为绝经后妇女骨质疏松症治疗的一线药物。目前已有的体内外实验和临床实验结果均显示雷奈酸锶是一个新型、安全、有效和具有口服活性的抗骨质疏松药物,和其他抗骨质疏松药物比较,有其独特性。无论是在体内还是体外,它不仅可以抑制骨吸收,而且可以促进骨形成,这表明雷奈酸锶可以使骨形成和骨吸收解偶联,从而使骨代谢在一个有利于新骨形成的条件下重新得以平衡,使骨质疏松患者骨代谢的失平衡(负平衡)重新恢复平衡。雷奈酸锶对骨代谢的双重作用是治疗骨质疏松的新突破,使其在不影响骨矿化的情况下,改善骨的微细结构、骨质量和骨强度,从而预防新发骨折,因此雷奈酸锶可能为骨质疏松的治疗翻开新的一页。

(石长贵,袁文)

第九节 甲状旁腺激素在骨质疏松症治疗中的作用

一、概述

骨吸收抑制剂通过抑制骨吸收、降低骨转换使骨重建空间再填充、增加二次矿化和稳定骨结构,从而达到增加骨量、提高骨强度和减少骨折的作用。但此类药不能再生骨量和骨结构,对于一些严重骨质疏松患者,其骨小梁已变细,骨吸收抑制剂并不能很好地降低骨折的发生率。骨形成促进剂可通过促进新骨形成、增加骨量。甲状旁腺激素(PTH)是一种由84个氨基酸组成的单链多肽,由甲状旁腺主细胞合成分泌,相对分子质量约为9 500。目前的骨形成促进剂主要是PTH类似物。PTH类似物——重组人PTH(recombinant human parathyroid hormone, rhPTH)目前主要包括rhPTH(1~34)和全长的rhPTH(1~84)。rhPTH(1~34)与内源性PTH分子N端的34个氨基酸序列具有完全相同的结构和相同的生物活性,1970年被首次人工合成。1976年,rhPTH(1~34)进行了第一次临床试验,证实其可明显增加骨小梁体积,具有成骨作用。2002年经FDA批准rhPTH(1~34)上市,是第一个被批准临床使用的促骨形成药物,用于治疗PMOP,rhPTH(1~34)的上市填补了骨质疏松症治疗缺乏促骨形成药物的空白。目前全长的PTH(1~84)已完成临床试验,尚未上市。PTH(1~34)和PTH(1~84)结构示意图如图5-9-1所示。

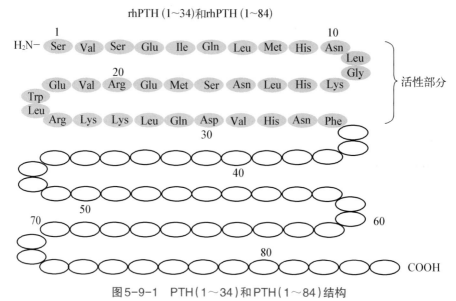

rhPTH(1～34)和rhPTH(1～84)

图5-9-1　PTH(1～34)和PTH(1～84)结构

注：引自Niall HD, Sauer RT, Jacobs JW, et al. The amino-acid sequence of the amino-terminal 37 residues of human parathyroid hormone[J]. Proc Natl Acad Sci USA, 1974, 71(2): 384-388

二、药代动力学

1. 吸收和代谢

rhPTH口服很容易被胃及胰蛋白酶消化，因此，目前治疗骨质疏松症临床主要采用皮下注射的给药方式。rhPTH(1～34)和rhPTH(1～84)绝对生物利用度分别为95%和55%，20 μg rhPTH(1～34)皮下注射给药后能很快被人体吸收，在给药后30 min达到最高峰药物浓度，血浆浓度最高值超过内源性PTH正常水平上限的4～5倍；100 μg rhPTH(1～84)在给药后60～90 min达到最高峰药物浓度。rhPTH(1～34)半衰期静脉注射为5 min，皮下注射约1 h，可快速从全身清除，一般皮下注射3 h后在血中基本测不到；rhPTH(1～84)半衰期皮下注射约2.5 h，一般皮下注射6 h后在血中基本测不到。连续使用21个月rhPTH(1～34)未发现体内蓄积，与内源性PTH被轻度抑制数小时有关。

药物的吸收与注射部位和体重有关。从大腿内侧注射比从腹部注射吸收慢21%，超重者吸收更慢，但这种吸收速度的减慢不会影响药物的全身暴露。没有发现年龄、吸烟、饮酒和肾功能对药物吸收的影响。

2. 组织分布和排泄

rhPTH全身清除率超过正常肝血流速度（女性约62 L/h，男性约94 L/h），肝内外清除率一致。全身清除率和分布体积个体间差异为25%～50%。动物实验表明，皮下注射给药后rhPTH（1～34）能快速分布到全身绝大部分组织和器官，在骨骼中的浓度分布最高，在组织和器官内的蓄积极低。

rhPTH通过非特异性酶机制在肝脏代谢，然后通过肾排泄。给药后72 h，约92%通过尿液排出体外，2%通过大便排除，还有6%在给药后24 h通过胆汁排出体外。

三、内源性PTH的生理作用

内源性PTH的主要生理作用是通过作用于3种不同器官（肾、肠和骨）调节钙磷代谢。PTH可促进肾远曲小管对钙的吸收，抑制肾近曲小管对磷酸盐的重吸收，加速肾脏排出磷酸盐，使血钙增加、血磷下降、尿磷增加；PTH可作用于骨，促进骨吸收和骨转换，通过增加破骨细胞数量和活性，使骨吸收加速，随之使成骨细胞增加，骨转换加速，促进骨钙动员；还可通过肾脏增加1,25(OH)$_2$D$_3$的合成，间接促进肠钙的吸收，减少尿钙的排泄。

四、分子药理学

成骨细胞、骨衬细胞和骨间充质细胞均有PTH受体，PTH可与PTH相关受体（特异性G蛋白偶联细胞表面受体）表面结合，然后快速激活细胞内信号转导途径（cAMP依赖的蛋白激酶A信号转导途径及钙离子依赖性蛋白激酶C信号转导途径）发挥生物学作用。当内源性PTH水平持续升高时，可导致骨的分解代谢。但如果间歇性给予小剂量rhPTH，则有成骨作用。间歇小剂量注射rhPTH产生的骨合成作用在早期主要是以骨形成为基础的骨构塑，即骨形成直接被刺激，之前不需要骨吸收，骨形成与骨吸收失偶联，也称为"合成窗"；后续的合成作用是建立在使骨重建率增加、骨吸收陷窝再充填和部分过度充填，但骨形成仍占主导地位，即为建立在骨形成基础上的骨重建（见图5-9-2）。

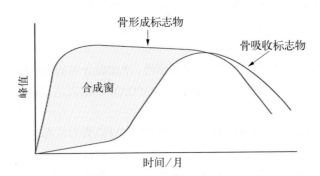

图5-9-2　甲状旁腺激素（PTH）治疗骨质疏松症的分子药理学机制

注：引自Kraenzlin ME, Meier C. Parathyroid hormone analogues in the treatment of osteoporosis[J]. Nat Rev Endocrinol, 2011, 7(11): 647-656

1. 对成骨细胞的作用

小剂量间歇注射rhPTH可刺激成骨细胞复制,刺激人骨肉瘤细胞和骨原细胞的增殖和分化,促进成骨细胞前体向成骨细胞分化,从而增加成骨细胞数量。rhPTH促进成骨细胞增殖和分化的作用与其激活Wnt信号通路,抑制Wnt拮抗剂Dickoppf 1(DKK1)和SFRP1,以及快速、短暂刺激早期特异性成骨细胞标志物Runx2的表达和活性有关;rhPTH也可通过下调PPARγ抑制MSC向成脂细胞分化,促进其向成骨细胞分化,或调节IGF-1、FGF23等成骨生长因子和细胞因子,间接刺激成骨前或成骨分化。rhPTH激活不同的信号通路可导致其对成骨细胞增殖产生不同的抑制或刺激作用,比如,rhPTH激活cAMP/PKA通路则抑制MAPK活性和成骨细胞增殖,如果激活Ca^{2+}/PKC通路则可刺激MAPK活性和成骨细胞增殖。rhPTH对骨的合成作用不仅是通过促进成骨细胞本身数量的增加,也可能与rhPTH延长成熟成骨细胞寿命,抑制其凋亡有关,小剂量间歇性注射rhPTH可快速激活抗凋亡信号通路(cAMP依赖的蛋白激酶A)及其磷酸化,使凋亡前蛋白BAD失活、增加*Bcl-2*等基因的转录;rhPTH还可激活静止的骨衬细胞变为活性的成骨细胞。需要特别注意的是,在成骨细胞完全分化成熟过程中破骨细胞的存在也是必需的,研究显示c-*Fos*$^{-/-}$小鼠破骨细胞的缺乏可阻碍PTH对骨的合成代谢。

2. 对骨细胞的作用

骨细胞是骨组织中最丰富的细胞,高度表达PTH受体。SOST是骨形成负调控因子,主要在骨细胞中表达,其表达产物骨硬化素与LRP5、LPR6和LRP4结合后可拮抗WNT通路激活。小剂量间歇注射rhPTH可短暂抑制SOST/骨硬化素表达。PTH对骨硬化素表达的抑制作用是通过激活PTH相关肽受体及其下游的cAMP信号通路,但并不是依赖CREB家族,而是肌细胞增强因子(myocyte enhancer factor, MEF)家族转录因子参与介导PTH对SOST表达的抑制作用。骨细胞凋亡时可释放能够表达RANKL的凋亡体,使破骨细胞数目增多,骨骼的脆性增加,rhPTH(1~34)可通过促进MMPS/IGF-1的合成,减少骨细胞凋亡,延长骨细胞寿命。另外,rhPTH(1~34)还可通过增加c-*Fos*、c-*Jun*、*IL6*等基因mRNA的表达,参与骨细胞对外来应力的反应及调节,增加骨细胞钙内流,增加间歇连接蛋白基因的表达、介导细胞间的信号传递。

3. 对破骨细胞的作用

过量的PTH可增加破骨细胞数量和活性,增加破骨细胞刷状缘周长和面积,对破骨细胞前体有直接作用,可下调BMMSC中OPG/OCIF的表达,刺激破骨细胞形成。

4. 对骨转换的作用

绝经后骨质疏松患者rhPTH治疗早期(约1个月)骨形成标志物即会明显升高,既往用过骨吸收抑制剂治疗的患者升高的幅度要小于初次用药患者,但两组患者在治疗6个月后的上升幅度可达到一致。rhPTH治疗后,骨形成标志物[原胶原Ⅰ型N末端前肽(procollagen I type N terminal propeptide, P1NP)、tALP、bALP]比骨吸收标志物的变化更早、更明显,不同的骨形成标志物变化也不一致,比如P1NP比ALP增加更快、更明显。骨形成标志物一般在rhPTH治疗后6个月达到高峰,rhPTH(1～34)治疗18个月后骨形成标志物逐渐下降至基础水平,rhPTH(1～84)虽然也下降,但仍可保持50%的增幅。骨形成标志物的变化可预测rhPTH治疗后腰椎骨密度的变化趋势,其中P1NP在预测疗效方面的价值最大。rhPTH与阿仑膦酸钠的对照研究显示rhPTH治疗后,骨形成和骨吸收标志物提高幅度都明显高于阿仑膦酸钠组。

男性骨质疏松症患者用rhPTH(1～34)治疗,其骨转换标志物与绝经后骨质疏松患者变化趋势基本一致,rhPTH(1～34)治疗后骨形成标志物快速增加,尤其是P1CP1个月就可达到峰值,但骨吸收标志物NTx和fDPD仅轻度增加,骨吸收标志物一般在6～12个月达到高峰,进而轻度下降,但仍高于用药前。与绝经后骨质疏松治疗相同,男性骨质疏松患者治疗中骨形成标志物bALP增加也较慢,到6个月才达到峰值,提示不同的骨形成标志物反应骨形成的不同阶段,不可互换。

rhPTH治疗早期(1～3个月)骨转换标志物水平就明显上升,提示PTH对成骨细胞活性有快速刺激作用,这种作用可能是通过激活已存在的成骨细胞,也可能是通过激活骨表面静止的骨衬细胞变为成骨细胞产生。

五、PTH对骨微结构的影响

1. 动物研究

骨重建发生于骨的基本多细胞单位,首先是破骨细胞溶解与吸收骨组织,将受损的骨质移去,形成陷窝,然后由成骨细胞分泌类骨质充填陷窝,最后类骨质被矿化。小剂量间歇性皮下注射PTH可刺激卵巢切除骨量正常的小鼠骨皮质的生长、增加皮质骨骨量和小梁骨厚度。对卵巢切除已发生骨质疏松的小鼠,PTH可刺激残存骨小梁的生长,但不能刺激新的小梁骨形成和增加小梁骨数量或使断裂的骨小梁再连接。

对灵长类动物猴的研究显示,rhPTH可增加猴的小梁骨数量,然而这种数量的增加也不是产生新的小梁骨,而是通过增加原有小梁骨厚度到一定程度因破骨细胞的"隧道作用"使之一分为二。

2. 人的研究

rhPTH可明显改善骨的微结构,与其对动物作用不同之处,rhPTH对小梁骨合成作用影响更明显。PTH治疗早期骨的微结构即开始发生变化,rhPTH(1～34)(50 μg/d)治疗1个月的PMOP患者髂嵴活检发现,小梁骨、内皮质及骨膜的骨形成率、矿化周长和矿化沉积率均有明显增加,但治疗超过18个月的研究却未发现内皮质及骨膜的骨形成率增加,提示rhPTH治疗后皮质骨形成率的增加可能是暂时的。PMOP患者用rhPTH(1～84)(100 μg/d)治疗18～24个月或rhPTH(1～34)(20 μg/d)治疗19个月,micro-CT和组织形态测定显示治疗后小梁骨数量和厚度、连接密度和骨形成率均明显增加,骨小梁间隔和结构模型指数明显减少,提示治疗后的小梁骨有更好的连接性和小梁骨从杆状结构更多地向板层状结构恢复，但这种小梁骨数量的增加不是由于产生新的小梁骨，而是破骨细胞的"隧道作用"所致。

rhPTH治疗可增加皮质骨厚度，但同时也可增加皮质骨孔隙率，不过由于孔隙率的增加仅发生于内皮质内侧约1/3处，而且PTH导致皮质面积和厚度增加的作用超过孔隙率增加造成的骨强度下降作用，因此，患者治疗后骨强度并不会下降，而是上升。用PQCT测量绝经后骨质疏松患者桡骨远端或用3D QCT测量股骨颈均发现rhPTH治疗后骨皮质总的骨矿含量、皮质骨矿含量、皮质骨横断面面积及骨膜周长均明显增加，横截面、惯性矩和轴惯性矩明显增加，这些骨皮质几何参数的改变提示患者治疗后骨质量增加，抵抗弯曲和扭转负荷的能力增加，骨强度参数屈曲比（buckling ratio, BR）明显降低（-4.6%），最小和最大截面模量（section modulus, Z）显著增加（Z_{min} 2.3%，Z_{max} 1.9%），提示rhPTH治疗可提高骨强度。

研究显示，减少用药频率，从每天改为每周皮下注射56.5 μg的rhPTH（1～34）治疗12个月，多层CT检查也显示rhPTH（1～34）可增加皮质厚度及横断面面积和总面积，改善股骨颈和股骨干生物力学性能（如降低BR）。

六、PTH的临床研究

1. PTH 在 PMOP 患者中的应用

（1）关于rhPTH（1～34）的研究：骨折预防试验（fracture prevention trial, FPT）是rhPTH（1～34）的主要研究，是一项多中心、随机、双盲、安慰剂对照研究，1 637名发生过椎体骨折的绝经后妇女皮下注射20 μg/d或40 μg/d rhPTH（1～34），平均21个月，治疗后两组患者的腰椎骨密度明显增加（9.7% vs 13.7%），股骨颈骨密度也明显增加（2.8% vs 5.1%）；20 μg和40 μg治疗组新发椎体骨折发生率明显下降（安慰剂组为14.3%，20 μg和40 μg治疗组分别为5%和4%），与安慰剂组比，20 μg和40 μg组骨折相对风险分别为0.35和0.31；新发非椎体骨折发生率也明显下降（安慰剂组为6%，20 μg和40 μg治疗组为3%），与安慰剂组比，非椎体骨折相对风险分别为0.47和0.46，提示rhPTH（1～34）可明显减少椎体和非椎体骨折的发生，20 μg组和40 μg组在降低骨折风险上作用相似。此研究中77%的患者（1 262名）在第一阶段研究结束后继续参与停药18个月后椎体骨折发生率的延伸研究，发现停药18个月后原rhPTH（1～34）治疗组患者椎体骨折发生率虽然比用药阶段高，但仍然明显低于原安慰剂组（11.2% vs 19.5%），而且在随机对照试验中发生过骨折的原治疗组患者椎体骨折发生率比安慰剂组更低（15.8% vs 44.7%）。停用rhPTH（1～34）治疗30个月后，PTH降低非椎体骨折发生的作用仍有保持，原治疗组非椎体骨折发生率明显低于原安慰剂组（6.9% vs 9.2%）。

rhPTH（1～34）（20 μg/d）对老年严重骨质疏松患者（年龄＞75岁）治疗36个月，患者骨折发生率也明显下降。众多研究提示rhPTH（1～34）对骨质疏松患者的治疗效果与这些患者的年龄、体重、治疗前骨密度、是否曾经骨折以及基础骨转换标志物和基础维生素 D 水平等无关。

rhPTH（1～34）（20 μg/d）与阿仑膦酸钠的头对头对照研究显示，rhPTH（1～34）疗效明显优于阿仑膦酸钠组（腰椎骨密度分别增加 12.4% 和 3.85%；股骨颈骨密度分别增加 5.2% 和 1.99%；骨折发生率分别为 2.4% 和 15.7%），生活质量也明显优于阿仑膦酸钠组。

（2）关于 rhPTH（1～84）的研究：PTH 治疗骨质疏松症研究（treatment of osteoporosis with parathyroid hormone，TOP）是 rhPTH（1～84）的多中心、随机、双盲、安慰剂对照主要研究，2 532 名绝经后骨质疏松患者皮下注射 100 μg/d 共 18 个月，治疗后骨密度腰椎提高 6.9%，股骨颈提高 2.5%，髋部提高 2.1%；新发椎体骨折发生率明显下降（安慰剂组为 3.4%，治疗组为 1.4%），与安慰剂组比，椎体骨折相对风险为 0.42，但未发现非椎体和髋部骨折发生率下降，可能与入组人群年龄较轻、骨折风险较低（如既往未发生过骨折）有关。

238 名绝经后骨质疏松患者参与的 rhPTH（1～84）和阿仑膦酸钠对照研究（PaTH 研究）显示，治疗 12 个月后，rhPTH（1～84）组腰椎面积和体积骨密度提高幅度均明显优于阿仑膦酸钠组（面积骨密度：6.3% *vs* 4.6%，体积骨密度：25.5% *vs* 10.5%）；虽然 rhPTH（1～84）组全髋骨密度提高幅度比阿仑膦酸钠组少（0.3% *vs* 2.8%），全髋皮质骨体积骨密度变化也比阿仑膦酸钠组疗效更差（−1.7% *vs* 1.2%），但 rhPTH（1～84）组全髋和股骨颈皮质骨体积均增加，而阿仑膦酸钠组无明显变化；两组皮质骨矿含量均无变化；同时 rhPTH（1～84）组桡骨远端（以皮质骨为主）骨密度下降 3.4%，可能与 rhPTH 增加皮质骨孔隙率有关。

2. PTH 在男性骨质疏松症患者中应用

目前关于 rhPTH（1～34）治疗男性骨质疏松症的研究较少。样本量较大的是一项有 437 名男性骨质疏松患者参与的 12 个月临床研究结果显示，rhPTH（1～34）可明显提高男性患者的骨密度（腰椎：20 μg 组增加 5.9% 和 40 μg 组增加 9.0%；股骨颈：20 μg 组增加 1.5% 和 40 μg 组增加 2.9%）。rhPTH（1～34）对男性骨密度的影响与患者性腺状态、年龄、基础骨密度、体重指数、抽烟及饮酒无关；停药后骨密度虽然呈下降趋势，但仍高于治疗前骨密度水平。

目前，尚无专门以骨折作为研究终点的 PTH 用于男性骨质疏松症的临床研究，不过，上述 12 个月的随访研究初步显示，PTH 治疗后男性骨质疏松症患者新发腰椎骨折的发生率明显低于对照组，尤其是中度或严重骨折的发生率更低。

目前尚无 rhPTH（1～84）治疗男性骨质疏松症患者的相关报道。

3. PTH 在糖皮质激素引起的骨质疏松症患者中的应用

糖皮质激素引起的骨质疏松症（glucocorticoid-induced osteoporosis，GIOP）是继发骨质疏松症的主要类型，它的主要组织形态学特点是骨形成减少。一项 rhPTH（1～34）与阿仑膦酸钠头对头研究的 18 个月结果显示，rhPTH（1～34）（20 μg/d）可明显提高糖皮质激素性骨质疏松症患者腰椎骨密度(7.2%),减少新发骨折的发生(0.6%),且疗效均好于阿仑膦酸钠组;这项研究后续36个月的结果显示,治疗36个月的效果比18个月更显著,腰椎骨密度增加11%,全髋增加5.2%,股骨颈增加6.3%;骨形成标志物(P1NP和骨钙素)和骨吸收标志物(CTx)明显增加,腰椎骨折发生率明显低于阿仑膦酸钠组(1.7% *vs* 7.7%)。

4. PTH对骨折愈合的影响

骨折愈合的速度直接影响患者的生活质量。rhPTH可增加各种动物骨折部位骨痂的大小、骨痂形成速度、骨痂密度、骨矿含量和骨痂的力学性能,加快骨折愈合。对人的研究显示同样的结果,102名远端桡骨骨折绝经后女性用rhPTH(1~34)治疗8周,骨折愈合时间明显少于对照组;骨盆骨折的骨质疏松患者用rhPTH(1~84)治疗8周骨折愈合达到100%,而对照组仅9.1%。内源性PTH缺乏时可导致骨折愈合的延迟,新近研究显示rhPTH(1~34)可加速股骨干骨折的$PTH^{-/-}$小鼠骨痂的形成及软骨性骨痂向骨性骨痂转变,增加骨痂的力学性能,促进$PTH^{-/-}$小鼠骨折的愈合。PTH在骨折愈合的不同阶段作用并不完全相同:早期主要是促进软骨细胞的增殖、分化及软骨形成,后期以促进成骨细胞分化和骨形成及骨痂的重建为主。骨折的愈合速度受多种因素影响,其中骨折的力学环境是影响骨折愈合的最重要因素,力学环境与固定术、骨折类型和作用于骨折部位的力学负荷有关。力学负荷加上PTH治疗对骨生成有协同作用。

七、rhPTH与骨吸收抑制剂联合应用

rhPTH和骨吸收抑制剂联合应用是否可达到疗效倍增?对PMOP患者的研究显示,rhPTH(1~84)与雌激素联用2年比单用雌激素疗效更好,可更加明显增加患者腰椎的骨密度,减少腰椎骨折的发生。rhPTH(1~34)与雷洛昔芬联用6个月,患者骨形成指标P1NP和腰椎骨密度变化与单用rhPTH(1~34)组基本类似,但骨吸收指标CTx明显下降,全髋骨密度增加更明显。rhPTH与阿仑膦酸钠同时联用与单用rhPTH或单用阿仑膦酸钠比较,腰椎面积骨密度疗效与单用rhPTH或单用阿仑膦酸钠相似,但腰椎小梁骨体积骨密度和骨形成指标P1NP提高不如单用rhPTH组。男性骨质疏松患者联合应用的研究同样显示,rhPTH与阿仑膦酸钠同时联用疗效不如单用rhPTH组,腰椎及股骨颈骨密度提高幅度均低于单用PTH组。rhPTH与阿仑膦酸钠同时联用疗效不如单用的机制可能与rhPTH促骨形成作用部分依赖骨重建周期有关,强效骨吸收抑制剂的存在抑制骨吸收,也抑制骨形成,使rhPTH不能获得必需的成骨细胞;另外,阿仑膦酸钠本身对骨形成有直接抑制作用。但PTH和唑来膦酸联合应用的研究却显示联合用药可更加显著地提高腰椎和全髋骨密度,但机制尚不明确,双膦酸盐类药对PTH作用的弱化可能是暂时的。

目前,关于rhPTH和骨吸收抑制剂同时联用的研究结果显示,与强效抗骨吸收药

联用,rhPTH作用下降。虽然与雌激素或SERM同时联用骨密度有增加或保持,但成本-效益比是否合理,或对骨折的预防是否更有效均有待进一步研究。因此,目前不建议rhPTH和骨吸收抑制剂同时联用。

八、与骨吸收抑制剂的序贯联合应用

1. 先用骨吸收抑制剂,再改用rhPTH

骨吸收抑制剂主要是抑制骨重建,而PTH的促骨合成作用与其刺激新的重建单位密切相关,因此,给既往用过骨吸收抑制剂的患者注射rhPTH,PTH的合成作用是否会被抵消?目前的研究显示,给既往用过骨吸收抑制剂的患者改用rhPTH治疗,患者骨密度仍可继续提高,但骨吸收抑制剂对PTH的抵消作用是存在的,且与骨吸收抑制剂本身抑制骨吸收效力有关。比如,之前用过雌激素1年的患者改用rhPTH(1～34),患者骨密度仍继续增加,椎体骨折患者也明显减少,说明雌激素不会削弱rhPTH的骨形成作用。Ettinger等报道,对既往用过阿仑膦酸钠或雷诺西芬18～36个月的PMOP患者改用rhPTH(1～34)治疗,雷洛昔芬组腰椎骨密度仍继续上升,但阿仑膦酸钠组在改用rhPTH治疗后腰椎骨密度在6个月后才开始上升,髋部骨密度在最初6个月甚至有轻微下降,说明强效的骨吸收抑制剂会影响PTH的早期疗效。双膦酸盐类药影响PTH早期疗效可能与双膦酸盐类药抑制前成骨细胞蛋白质异戊二烯化、影响PTH早期合成作用的关键步骤即激活骨衬细胞向活化的成骨细胞转变有关。另外,对用过骨吸收抑制剂的患者进行亚组(阿仑膦酸钠、依替膦酸钠、利塞膦酸钠和非双膦酸盐类药)分析,发现所有亚组骨密度均有增加,骨密度的增加与之前骨吸收抑制剂使用的时间、停止使用到开始用PTH的间隔时间无关。

2. 先用rhPTH,再用骨吸收抑制剂

PTH的疗程规定为不超过2年,多项研究显示在停止用药后,患者各部位骨密度均有不同程度下降。但在停用PTH治疗后,如果改用骨吸收抑制剂继续治疗,原有对骨密度的疗效可保持或继续提高,不过目前尚无证据支持这种方案可进一步减少骨折风险。一项前瞻性随机对照研究,对象为严重的PMOP患者,先用rhPTH(1～34)治疗1年,然后换用3种不同方案(继续PTH治疗、改用雷洛昔芬和停止用药)继续治疗1年,观察患者骨密度的变化,发现第2年维持用PTH治疗组24个月腰椎骨密度较12个月继续上升(7.1% vs 10.7%),改用雷洛昔芬组骨密度基本保持(9.2% vs 7.9%),停止治疗组骨密度下降(6.6% vs 3.8%);各组全髋骨密度较12个月均继续上升。对用rhPTH(1～34)治疗有明显疗效的PMOP患者在治疗后立即改用阿仑膦酸钠,患者骨密度继续提高;如果停药6个月后改用阿仑膦酸钠,则患者骨密度在停药6个月后明显下降,但用阿仑膦酸钠后仍可使骨密度下降停止。用rhPTH(1～84)治疗后改用阿仑膦酸钠治疗的研究也显示骨密度保持或增加,骨转换标志物水平下降但仍高于原对

照组。男性骨质疏松患者研究同样发现,用rhPTH(1~34)治疗2年后改用阿仑膦酸钠,患者腰椎骨密度也继续上升,而停止治疗组患者骨密度下降。如果在停用rhPTH(1~34)1年后再开始改用阿仑膦酸钠,骨密度同样可明显提高,但提高的部分仅弥补过去停药1年所丢失的部分。rhPTH中止治疗后改用阿仑膦酸钠可继续增加骨密度的机制可能与阿仑膦酸钠提高二次骨矿化和新骨成熟有关。

3. 循环用药

有研究采用先注射rhPTH 3~6个月,再用阿仑膦酸钠3~6个月,然后再注射rhPTH 3~6个月循环用药方案进行骨质疏松治疗,结果提示患者骨密度也可明显提高。但用降钙素进行循环的研究并未观察到骨密度有提高。rhPTH短期循环用药方案制定的理论基础可能是把rhPTH早期促骨形成与后续的骨重建启动最大化地分离。但目前尚无证据支持这种方案可减少骨折的发生,也无证据显示这种方案可达到单药连续用的疗效。

九、适应证

rhPTH治疗的适应证患者:① 严重的骨质疏松症患者;② 有骨质疏松症且发生过脆性骨折的患者;③ 用其他骨吸收抑制剂疗效不佳的患者;④ 有骨吸收抑制剂禁忌的患者;⑤ 有骨折高风险的糖皮质激素引起的骨质疏松患者。

十、不良反应与禁忌证

1. 不良反应

rhPTH(1~34)治疗的总体耐受性良好,轻微的不良反应包括腿痉挛、恶心、眩晕、头痛及注射后4~6 h轻微的高血钙和高尿钙。

(1)高钙血症:注射rhPTH(1~34)后2 h血钙浓度开始升高,4~6 h达到峰值,16~24 h后回到基线。注射rhPTH(1~84)后血钙浓度6~8 h达到峰值,20~24 h后回到基线。目前的研究显示使用rhPTH(1~84)比使用rhPTH(1~34)高钙血症发生率更高,分别为28%和11%;高尿钙分别为23%和3%。初次注射rhPTH 1个月后应监测血钙,如果患者有持续高血钙(>2.63 mmol/L),首先要注意排除其他疾病(如原发性甲状旁腺功能亢进症、多发性骨髓瘤等);其次要限制钙和维生素D的摄入,钙的摄入应限制在1 000~1 500 mg/d(包括膳食中的钙和其他钙剂),维生素D补充应限制在800~1 000 IU/d,必要时可停用钙和维生素D;最后,可减少rhPTH用药频率或中止治疗。

(2)骨肉瘤:小鼠的骨肉瘤发生率为1%~3%;在人类是罕见的,约$4.5/10^6$。因动物实验发现注射rhPTH(1~34)后出现骨肉瘤,3项当时正在进行的临床研究被中止。

这项动物实验共344只大鼠注射rhPTH（1～34），发现不同剂量组均有骨肉瘤产生，且呈剂量依赖性，但这些研究剂量对人而言均为大剂量用药，相当于目前推荐使用剂量（20 μg/d）的3～58倍。目前使用rhPTH治疗的患者中只有3例骨肉瘤的报道，但均不能确定是否与rhPTH用药直接相关。已发表的使用rhPTH治疗骨质疏松症的各项临床研究报告尚无骨肉瘤的报道。甲状旁腺功能亢进症患者迄今也只有4例报道出现骨肉瘤，具体机制不明。

2. 禁忌证

rhPTH治疗的禁忌证患者：① 处于生长发育期的儿童和青少年；② 妊娠和哺乳期妇女；③ 骨肿瘤或既往有骨肿瘤患者，或5年内有其他肿瘤史者；④ 原发性甲状旁腺功能亢进患者或高钙血症患者；⑤ 佩吉特病患者；⑥ 肾功能不全患者。

十一、其他相关问题

1. 用药疗程

现有关于PTH临床应用安全性和有效性的随机双盲安慰剂对照研究的疗程基本不超过24个月，因此，rhPTH（1～34）疗程目前规定为不超过24个月。

2. 用药时间

rhPTH每日1次皮下注射选择的注射时间是否与疗效有关？ 55名PMOP患者随机选择早上或晚上用rhPTH（1～34）（20 μg/d）治疗12个月，结果显示选择早上用药的患者腰椎骨密度和骨转换标志物（P1NP、TRAP5b）的增加比晚上用药的患者更明显，但是否规定早上用药尚需进一步观察。

（游利）

第十节　维生素D在骨质疏松症治疗中的作用

维生素D不仅仅是一种必需营养素，也是激素的前体，维生素D的中间代谢产物$1,25(OH)_2D$是经典的内分泌激素和旁分泌激素。维生素D不但调节体内钙磷代谢，而且还广泛参与细胞代谢与组织功能的调节。维生素D的活性形式$1,25(OH)_2D_3$是一种调节钙磷代谢的激素已被公认，但维生素D的作用远不止这些。目前认为，它是调节细胞生长、发育、增殖、中枢神经系统功能和免疫功能的最主要的旁分泌激素之一。

一、维生素D概述

（一）维生素D的结构

维生素D又名钙化醇，主要包括维生素D_2（麦角钙化醇）和维生素D_3（胆钙化醇）两种结构形式的甾体衍生分子。维生素D_2是由酵母菌或麦角中的麦角固醇经紫外光辐照后的产物，而大多数高等动物表皮和皮肤组织中的7-脱氢胆固醇在阳光或紫外光照射下，经光化学反应可转化成维生素D_3。因此，麦角固醇和7-脱氢胆固醇又被称为维生素D原。维生素D原B环中5，7位为双键，可吸收270～300 nm波长的光量子。大多数地域的自然阳光可提供这种波长的紫外线，光照启动了一系列复杂的光化学反应而最终形成维生素D，只要动物或一般成年人经常接受日照，维生素D就能内源性生成而无需由膳食供给。

以前，维生素D以国际单位（international unit, IU）表示，现多用μg表示，换算关系为：1.0 IU维生素D_3=0.025 μg纯维生素D_3；1.0 IU维生素D_3=65.0 pmol纯维生素D_3。

（二）维生素D的获得途径

人类可从两条途径获得维生素D，即经口从食物中摄入和皮肤内由维生素D原形成并吸收。

① 人类皮肤内维生素D的形成与吸收：如前所述，人体表皮及皮肤组织内的脱氢胆固醇经阳光或紫外线照射时，发生光化学反应而形成维生素D_3原，大约经3天可转化成维生素D_3。高强度紫外线照射15 min后，每克皮肤可形成12.8 IU（0.32 μg）维生素D_3。所形成的维生素D_3与血浆中维生素D_3结合蛋白（DBP）相结合，从皮肤输送至肝脏为机体所利用，尚有部分维生素D_3可由β脂蛋白携带。皮肤中维生素D_3的转化过程较慢，因此不易达到中毒剂量。② 消化道内维生素D的吸收：食物中的维生素D与脂肪一起吸收，吸收部位主要在空肠与回肠。因维生素D与油脂并存，故胆汁是达到最大吸收所必需的。当脂肪吸收受到干扰时，如慢性胰腺炎、脂肪痢及囊性纤维化等疾病时，均影响维生素D的吸收。

（三）维生素D的代谢

1. 维生素D的代谢途径

维生素D_3实际上是一种激素原，其本身无生物活性。只有首先在肝脏代谢为25（OH）D_3，然后在肾脏转化为1α，25（OH）$_2D_3$及24R，25（OH）$_2D_3$才生成具有生物活性的分子。如图5-10-1所示，25（OH）D_3在肾细胞线粒体25（OH）D_3-1α羟化酶和25（OH）D_3-24羟化酶的作用下，形成1α，25（OH）$_2D_3$或24R，25（OH）$_2D_3$，这两种具二羟基的维生素D_3是维生素D的主要代谢产物，其中1α，25（OH）$_2D_3$是维生素D在机体中最主要的生物活性形式。肾脏近曲小管的线粒体中还存在25（OH）$_2D_3$-24-1α羟化酶，可

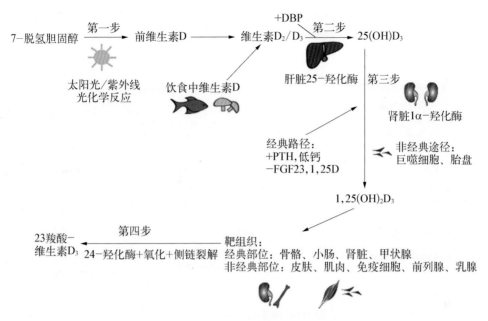

图 5-10-1　维生素 D 在体内的代谢途径

将 24R,25(OH)$_2$D$_3$ 第 3 次羟化为 1α,24,25(OH)$_3$D$_3$。这种三羟基维生素 D$_3$ 的生物作用与 1α,25(OH)$_2$D$_3$ 有类似之处,但活性仅为后者的 60%,甚至更低。肾近曲小管线粒体中的 25(OH)D$_3$-1α 羟化酶与 25(OH)$_2$D$_3$-24-1α 羟化酶同肝脏中的维生素 D$_3$-25 羟化酶一样,为细胞色素 P450 专一催化的混合功能单胺氧化酶,且上述两种羟化酶均为肾脏中的关键酶。肾脏 1α-羟化酶与 24 位羟化酶是相互抑制的,其活性受血钙水平调节。正常血钙水平时,两类酶均有活性;而当血清钙水平下降时,1α-羟化酶活性升高,1α-羟基化过程增强,而 24 位羟基化产物减少。机体正是通过严格控制肾脏羟化酶的活性来调控维生素 D 的代谢与活性。维生素 D 及其类似物的结构如表 5-10-1 所示。

表 5-10-1　维生素 D 及其相关类似物的分子结构和名称

名称与化学结构	其他名称	名称与化学结构	其他名称
25-(OH)-vitamin D$_3$	25-羟-维生素 D$_3$ 骨化二醇	25-(OH)-vitamin D$_2$	25-羟-维生素 D$_2$ 钙化醇

续　表

名称与化学结构	其他名称	名称与化学结构	其他名称
$1\alpha,25\text{-(OH)}_2\text{-vitamin D}_3$	骨化三醇	$1\alpha\text{-(OH)-vitamin D}_3$	阿法骨化醇
Calcitroic Acid	23羧酸-维生素 D_3	$1\alpha,24(R),25\text{-(OH)}_3\text{-vitamin D}_3$	$1,24,25\text{-(OH)}_3$ 胆骨化醇
$24(R),25\text{-(OH)}_2\text{-vitamin D}_3$	司骨化醇24,25-$(OH)_2$维生素D_3		

皮肤中合成及膳食中摄取的维生素D_3被转运至肝脏中,在肝细胞的内质网上经维生素D_3-25羟化酶作用,将其第25碳处羟基化而形成$25(OH)D_3$。维生素D_3-25-羟化酶是一种由细胞色素P450专一催化的混合功能单胺氧化酶。

肝外其他组织也可摄取维生素D及$25(OH)D_3$,维生素D主要储存在脂肪组织与骨骼肌中,其次为肝脏、大脑、肺、脾和骨,皮肤也有少量存在。因此,维生素D及$25(OH)D_3$在组织中的含量及其总量均高于血浆。总的来说,人体维生素D的储存量比维生素A要少。当机体靶组织需要时,储存的维生素D及$25(OH)D_3$可被释放出来，其中25(OH)D$_3$为血液循环中维生素D的主要形式。脂肪中25(OH)D$_3$的释放速度最慢，当体重减轻、脂肪减少时，维生素D也被释放出来。

2. 维生素D的分解与灭活

维生素D的分解代谢场所主要在肝脏。1α,25(OH)$_2$D$_3$与24R,25(OH)$_2$D$_3$的分解代谢途径相类似，先转化为活性较强的代谢产物并结合形成葡萄糖苷酸形式后，随胆汁排入肠道。口服维生素D比从皮肤中形成的维生素D易于分解。25(OH)D$_3$和1α,25(OH)$_2$D$_3$也以葡萄糖苷酸形式经胆汁形成肝肠循环或从粪便中排出。口服生理剂量48 h后，30%从粪便中排出，仅2%～4%从尿中排出。维生素D及主要代谢产物的生物学特性如表5-10-2所示。

表5-10-2　维生素D及其代谢产物的生物学特性

维生素D	血液浓度(mg/ml)	血中半衰期(d)	活性(倍)
维生素D$_3$	2.3 ± 1.6	36	1
维生素D$_2$	1.2 ± 1.4	—	1
25(OH)D$_3$	27.6 ± 9.2	28	2～5
25(OH)D$_2$	—		2～5
1α,25(OH)$_2$D$_3$	31.0 ± 9.0	2～4 h	10

（四）维生素D的生理作用

维生素D的结构及作用途径与经典的类固醇激素(如醛固酮、雌激素、皮质醇等)类似。目前已公认维生素D为内分泌激素：① 在皮肤中，7-脱氢胆固醇经光化学作用转化成维生素D$_3$或由膳食摄入维生素D$_3$；② 维生素D$_3$在肝脏中被代谢成25(OH)D$_3$，后者为血液循环中维生素D的主要形式；③ 肾脏将25(OH)D$_3$转变为1α,25(OH)$_2$D$_3$和24,25(OH)$_2$D$_3$两种主要的二羟代谢物；④ 通过血液转运将上述两种代谢物送至远端靶器官；⑤ 维生素D的代谢与转化主要通过3种细胞色素P450羟化酶的催化，其中生物活性由P450C$_{25}$和P450C$_1$催化，合成1α,25(OH)$_2$D$_3$；⑥ 2种二羟代谢物，尤其是1α,25(OH)$_2$D$_3$与靶器官的核受体(VDRn)或膜受体(VDRm)结合，发挥相应的生物学效应，1α,25(OH)$_2$D$_3$可调节60多种靶基因的表达，涉及体内的钙磷代谢、免疫作用和各组织细胞的生长分化与凋亡；⑦ 1α,25(OH)$_2$D$_3$的灭活途径是C$_{23}$/C$_{24}$位氧化，此过程由P450C$_{24}$酶催化。在维生素D的代谢中，P450C$_1$和P450C$_{24}$是两种高度可调节性代谢酶，其表达水平由激素和细胞因子[如PTH、CT、Ca^{2+}、Pi、1α,25(OH)$_2$D$_3$等]调定。例如PTH上调P450C$_1$表达，而1α,25(OH)$_2$D$_3$诱导P450C$_{24}$表达。

二、VDRn

1. VDRn 结构

VDRn属于类固醇类激素受体超家族中的成员。VDRn含427个氨基酸残基,*Vdrn*基因敲除小鼠有低钙血症性佝偻病和毛发缺失表现,类似于人类遗传性维生素D抵抗性佝偻病(hereditary vitamin D resistance rickets, HVDRR)表现。

2. VDRn 信号转导

与$1\alpha,25(OH)_2D_3$结合,通过调节RNA转录而表达生物学作用。VDR在转导维生素D的核信号前必须先形成同(异)二聚体,与VDRn结合的二聚体伙伴分子除VDRn本身外,还有类视黄醇X受体(RXR)、类视黄酸受体(retinoid acid receptor, RAR)、三碘甲腺原氨酸受体(T_3R)等。VDRn的结构与类视黄醇X、类视黄酸和三碘甲腺原氨酸(T_3)受体属于同一家族。VDRn和RXR形成异二聚体,与DNA特异序列中的靶基因5′端调节区结合,调控$1\alpha,25(OH)D$受体基因mRNA的转录。VDRn与$1\alpha,25(OH)_2D_3$的亲和性为其他维生素D代谢物的1 000倍以上。由于$25(OH)D_3$的血浓度比$1\alpha,25(OH)_2D_3$高1 000倍左右,而游离$25(OH)D_3$又比$1\alpha,25(OH)_2D_3$高100倍以上,故在维生素D中毒时$25(OH)D_3$可直接引起高钙血症。

VDRn可与多种激素或效应物基因的反应元件相互作用,调节这些基因的表达,如骨钙素、骨桥素、整合素、24R-羟化酶等。

3. VDRn 基因的多态性

*VDRn*基因的多态性是决定个体骨密度的关键因素之一。一些实验和临床研究资料显示,*VDRn*的多态性与骨质疏松发病有关,*VDRn*基因多态性在人群中的分布有种族差异。缪应新等报道,对*VDRn*基因进行多态性分析,其中Bb型占81.9%,bb型占18.1%,未见到BB型,b等位基因在研究的人群中分布高达90.0%,男女性*VDRn*基因分布频率无明显区别。比较这两组各部分的骨密度值,只有女性在Ward三角区显示出Bb型比bb型有较高的骨密度,在其余部位(不管男性还是女性)无差别。周学瀛等对202名北京地区汉族妇女的基因型进行了分析,并采用双能X线法测量骨密度、放免法测定骨钙素,协方差分析处理发现,中国妇女*VDRn*基因型分布显著不同于高加索人种,绝经后妇女bb与aa基因型在股骨颈及大转子关联,但*VDRn*基因多态性对骨质疏松发病的预测价值还有待深入研究。此外,*VDRn*基因多态性还与散发性原发性甲旁亢、继发性甲旁亢、前列腺癌、乳腺癌、1型糖尿病、2型糖尿病和骨关节炎有关。

三、VDRm

某些靶细胞膜上存在VDRm,其作用机制与肽类激素相似,VDRm的密度以肠细胞最高,肾脏次之,脑组织最低。VDRm后的信号途径为PKC和PKA信号通路。$1\alpha,$

$25(OH)_2D_3$与VDRm结合后,其非基因组作用表现为增加细胞内Ca^{2+}浓度、活化磷脂酶C和蛋白激酶C以及开放钙通道。这些作用不依赖基因表达和活性蛋白质生成,故作用的发生和消失都十分迅速。

四、维生素D代谢的调节机制

由于维生素D的结构及活性维生素D的作用方式与经典的类固醇激素相类似,并且活性维生素D-$1\alpha,25(OH)_2D_3$可在体内合成,故$1\alpha,25(OH)_2D_3$是一种类固醇类激素。它的生物合成与代谢过程均受到其作用底物及其他内分泌因素的调控和影响。

1. $1\alpha,25(OH)_2D_3$生成的自身调节作用

$1\alpha,25(OH)_2D_3$对其本身的合成起反馈抑制作用,尤其对于动物而言,其维生素D的营养状态可能是1α羟化酶活性最重要的决定因素。因此,维生素D_3及$1\alpha,25(OH)_2D_3$对肾脏$1\alpha,25(OH)_2D_3$合成的作用是调节维生素D_3代谢的主要部位。肾脏的1α-羟化酶受多种激素的调节。PTH、降钙素和$1\alpha,25(OH)_2D_3$通过影响*Vdrn*基因启动子的活性而调节$1\alpha,25(OH)_2D_3$的生成,当血液循环中$1\alpha,25(OH)_2D_3$的浓度降低时或在维生素D_3缺乏的动物模型中,肾脏内$1\alpha,25(OH)_2D_3$合成增加直至达到合成的最大速率;反之,其血浆浓度升高或给予$1\alpha,25(OH)_2D_3$制剂后即可抑制1α-羟化酶,肾脏中$1\alpha,25(OH)_2D_3$合成量迅速减少。其次,$1\alpha,25(OH)_2D_3$还能抑制肝内的维生素D_3-25-羟化酶。服用维生素D制剂可引起血清$25(OH)D_3$升高,但给以小剂量$1\alpha,25(OH)_2D_3$后可完全抑制其活性,而$25(OH)D_3$本身对维生素D_3-25-羟化酶的反馈抑制作用较弱。而且,维生素D_3和$1\alpha,25(OH)_2D_3$还可激活维生素D_3-24-羟化酶,使$25(OH)_2D_3$转化为$24R,25(OH)_2D_3$,由于$24R,25(OH)_2D_3$的生物活性很低,因此实质上是减少了活性维生素D_3的合成。

2. PTH与维生素D的相互调节作用

PTH是肾内合成$1\alpha,25(OH)_2D_3$的主要调节者。PTH分泌增加可使肾内1α-羟化酶的活性增加,从而促进肾脏合成$1\alpha,25(OH)_2D_3$,反之亦然。体内及体外试验均已证明,给予PTH后可使血浆中$1\alpha,25(OH)_2D_3$的水平升高。PTH还可抑制肾内$24R,25(OH)_2D_3$的合成。$1\alpha,25(OH)_2D_3$通过血清钙离子对PTH的分泌起反馈调控作用。当$1\alpha,25(OH)_2D_3$水平升高时,可促进肠黏膜对钙的吸收增加而升高血清钙,而血清钙离子增加可抑制PTH的分泌,从而抑制肾脏$1\alpha,25(OH)_2D_3$的合成。PTH正是通过其自身对1α-羟化酶的作用和与活性维生素D_3的相互调节作用,来完成其对$1\alpha,25(OH)_2D_3$水平的精细调节。

3. 钙与无机磷对维生素D代谢的影响

膳食钙增加可抑制$1\alpha,25(OH)_2D_3$的合成,抑制$24R,25(OH)_2D_3$的生成。人或动物体内$25(OH)D_3$的合成与其血浆内钙浓度相关。由于PTH对血清钙浓度起监控

作用,血清Ca^{2+}浓度是调节PTH分泌的主要信号,血清钙离子水平下降可刺激PTH分泌,因此认为低钙血症对$1\alpha,25(OH)_2D_3$的合成起信号传递作用,即血清钙浓度对$1\alpha,25(OH)_2D_3$合成的影响是通过调节PTH的分泌而间接起作用的。

低磷血症亦刺激$1\alpha,25(OH)_2D_3$的合成,但只有在去除甲状旁腺或在其他无PTH分泌的条件下,血清无机磷浓度才与$1\alpha,25(OH)_2D_3$的合成量相关。事实上,低磷膳食引起的低磷血症可导致甲状旁腺细胞中PTH的mRNA水平下降,PTH的分泌减少。与低钙血症刺激PTH分泌增加不同,血磷水平对$1\alpha,25(OH)_2D_3$合成的影响可能是因其自身作用或其他途径而并非通过调节分泌起作用的。

五、维生素D的作用

$1\alpha,25(OH)_2D_3$的主要生理作用是升高血钙和血磷,有利于类骨质矿化和骨形成。维生素D代谢物的这些作用是通过特异的受体调节肠、肾和骨组织的矿物质代谢的。但近年发现,维生素D是一种作用广泛的内分泌激素和旁分泌激素,尤其是在细胞的分化增殖中起着十分重要的调节作用,维生素D还与其他一些细胞因子和生长因子共同组成细胞的局部生物学行为调节网络。

1. 对肠钙吸收的作用

肠钙吸收主要由$1\alpha,25(OH)_2D_3$调节。除肠钙吸收的旁细胞途径外,其他两条吸收途径(经细胞途径和囊泡转运途径)都依赖于$1\alpha,25(OH)_2D_3$。经细胞途径包括3个主要步骤:① 肠钙进入肠细胞;② Ca^{2+}从肠细胞腔膜侧转运至基底膜侧;③ 肠细胞内Ca^{2+}被运出细胞,进入细胞间液和循环血液。以上每一步都为维生素D依赖性主动转运过程。此外,维生素D还可增加钙在肠道的被动吸收过程。在迅速生长发育的幼年大鼠中,肠细胞对维生素D不敏感,肠钙吸收仅由非能量依赖性被动转运途径完成。在妊娠期和哺乳期妇女中也存在类似的情况,肠钙大部分在回肠中吸收,此段小肠主动吸收钙的能力差,对维生素D相对不敏感。而肠液中的胆盐和乳糖可增加非维生素D依赖性肠钙吸收量。

2. 对肾小管钙重吸收的作用

现已确定,在肾小管的$1\alpha,25(OH)_2D_3$敏感细胞中,同时表达EcaC、钙结合蛋白D、Na^+/Ca^{2+}交换蛋白及Ca^{2+}-ATP酶,其中ECaC是钙重吸收的限速步骤。ECaC的生理特点是可被激活,*ECaC*基因可被$1\alpha,25(OH)_2D_3$激活。$1\alpha,25(OH)_2D_3$主要由肾近曲小管细胞合成。近年发现它对肾小球细胞增生和TGFβ的合成有抑制作用,可防止肾小管硬化,并通过免疫调节作用抑制细胞因子介导的细胞间黏附分子(intercelluar adhesion molecule, ICAM)-1的合成。另一方面,肾小管细胞中的钙结合蛋白主要由$1\alpha,25(OH)_2D_3$和PTH调节,两者都可上调CaBP的表达。在肾脏中,$1\alpha,25(OH)_2D_3$可改变TGFβ的信号途径,抑制移植后的慢性排斥反应,有利于移植肾脏的长期存活。限制饮食中的磷摄入量可使肾脏1α-羟化酶($P450C1α$)基因转录活性升高2倍，$1α,25(OH)_2D_3$的合成也随之增加。

3. 对甲状旁腺和PTH的调节

除肾脏外，胎盘、脑等肾外组织在一定条件下也可表达1α羟化酶，但这些部位的$1α,25(OH)_2D_3$合成不受PTH的调节，完全是以一种自分泌或旁分泌的方式进行的。甲状旁腺局部的1α羟化酶活性可能主要调节细胞的生长和分化。$1α,25(OH)_2D_3$抑制PTH的基因转录，抑制主细胞的分化和增殖。甲状旁腺的主细胞、甲状腺的C细胞和肾小管细胞均可表达CaR，在CaR基因中存在维生素D反应元件（VDRE）。$1α,25(OH)_2D_3$通过此途径上调甲状旁腺、甲状腺C细胞和肾脏CaR的表达。

$1α,25(OH)_2D_3$可直接调节甲状旁腺细胞的增殖。在体内，静脉使用$1α,25(OH)_2D_3$可直接抑制正常人或慢性肾衰竭患者PTH的分泌。随着增龄，血清钙、磷、$25(OH)D_3$和$1α,25(OH)_2D_3$逐渐下降，血清ALP、骨钙素和PTH逐渐升高（以C端PTH升高更明显）。多元线性回归分析发现，血清$1α,25(OH)_2D_3$下降的原因主要是IGF-1下降。提示GH-IGF-1轴功能减退是老年人代偿性甲状旁腺功能亢进的主要原因，老年人常伴有维生素D缺乏症，每天用400 IU维生素D补充治疗可明显改善症状，增加血$1α,25(OH)_2D_3$水平，抑制PTH分泌和骨的代谢转换率；此外，也可使甲状旁腺对Ca^{2+}的敏感性增加，抑制PTH分泌。$1α,25(OH)_2D_3$能显著抑制PTH的基因转录活性，减少PTH的合成和分泌，同时也抑制PTH细胞的增生。

4. 对骨组织的作用

（1）对成骨性谱系细胞的作用：$1α,25(OH)_2D_3$对去卵巢大鼠的骨组织有直接作用，可增加松质骨密度，升高血钙浓度，抑制PTH分泌。用免疫组织化学分析发现，成人骨组织中，有36.9%的成骨细胞、23%的破骨细胞和部分衬里细胞与BMMSC均可表达VDR、薛延等研究表明，在10^{-7} mol/L的$1α,25(OH)_2D_3$连续作用4天后，大鼠ROS17/2.8细胞的微管蛋白和波形纤维蛋白明显改善，纤维粘连蛋白荧光明显增强，而在$1α,25(OH)_2D_3$作用前后OS-732细胞c-Myc和Met D基因均处于高表达状态。隋文等使用人胎成骨细胞为体外模型，观察$1α,25(OH)_2D_3$、$24R,25(OH)_2D_3$对成骨细胞生长和代谢的影响。发现$1α,25(OH)_2D_3$浓度为10^{-8} mol/L时提高ALP的活性，但抑制成骨细胞的生长；$24R,25(OH)_2D_3$在10^{-8} mol/L时无上述作用，认为$1α,25(OH)_2D_3$对成骨细胞的ALP有直接激活作用，其作用与时间相关，而$24R,25(OH)_2D_3$无上述作用。

（2）对破骨细胞的作用：$1α,25(OH)_2D_3$可诱导破骨细胞分化，其作用依赖于IL6，而干细胞因子、破骨细胞分化因子（ODF、RANKL）、T_3、IL6、TGFβ、NO等都可与$1α,25(OH)_2D_3$作用，协调后者的作用。动态观察$1α,25(OH)_2D_3$对小鼠骨髓细胞培养在体外形成破骨细胞及其骨吸收的剂量效应和作用时发现，浓度大于10^{-9} mol/L的$1α,25(OH)_2D_3$单一刺激可于培养第6天诱导破骨细胞的生成。

综上所述，维生素D对骨的作用具有两相性，一方面可促进骨形成，另一方面又促进骨吸收。在体内，骨形成和骨吸收依靠$1\alpha,25(OH)_2D_3$和OPG-RANKL-RANK系统偶联，并在其他生长因子和细胞因子的协同作用下调节骨重建过程。

5. 对骨骼肌的作用

维生素D是维持骨骼肌功能的重要激素之一，骨骼肌细胞含有VDRn，$1\alpha,25(OH)_2D_3$与VDRn结合后诱导肌细胞合成许多蛋白质，这些蛋白质均是执行骨骼肌功能的重要组分。$1\alpha,25(OH)_2D_3$也可与肌细胞膜上的受体结合，通过非基因组作用途径调节细胞的各种功能。除Vdrn突变外，近年发现Vdrn基因多态性也与骨骼肌的功能有关。老年人常合并有维生素D缺乏，可引起各种肌肉病变。一般认为血清$1\alpha,25(OH)_2D_3$ < 50 nmmol/L即可出现肌肉病变，< 30 mmol/L可出现严重的顽固性肌痛，肌力显著下降，机体平衡能力下降，严重者生活不能自理。骨骼肌功能异常又可导致或加重老年性骨质疏松的病情，称为骨质软化性肌病。一般每天补充800 IU的D_3及适量钙剂，可改善症状或逆转肌病，长期补充钙和维生素D还可降低因跌倒引起的骨折。

6. 对肿瘤的防治作用

大量的体内和体外实验表明，$1\alpha,25(OH)_2D_3$是一种肿瘤细胞生长的强力抑制剂，而抑制肿瘤细胞生长的剂量均在生理剂量以上。Vdrn多态性可能与前列腺癌、前列腺增生、甲状旁腺肿瘤、乳腺癌有一定的病因关系，许多肿瘤细胞均可表达VDRn，因而维生素D对肿瘤细胞的生物学行为有影响。$1\alpha,25(OH)_2D_3$具有抑制肿瘤细胞增生的作用，这一作用主要与维生素D抑制细胞生长刺激性信号、增强生长抑制性信号、改变P21、P27、R6和细胞周期蛋白的作用、诱导细胞凋亡等有关。

7. 免疫调节作用

维生素D具有免疫调节作用，是一种良好的选择性免疫调节剂。T细胞和巨噬细胞均含有VDRn。在防治自身免疫性脑脊髓炎、类风湿关节炎、系统性红斑狼疮、多发性硬化症、1型糖尿病和炎性肠病中有一定疗效。维生素D可促进$TGF\beta_1$和IL4的合成，这些细胞因子可抑制免疫反应。

六、维生素D缺乏的流行病学调查

大量的健康和营养调查资料显示，全球多数居民的血清维生素D水平低于正常，并随着年龄增长而进一步下降，与此相关的健康问题（骨质疏松症、脆性骨折、肌力降低、器官功能低下、衰老、炎症、肿瘤等）已经引起极大关注。流行病学研究显示维生素D不足的发生率为30%～50%，全球近10亿人维生素D缺乏或不足。有报道42%的15～49岁的美国黑种人女性、40%以上的美国和欧洲老人、36%年轻的成年人患有维生素D缺乏，还有50%正在进行骨质疏松治疗的绝经后妇女血25(OH)D低于30 mg/ml。东亚和东南亚地区绝经后妇女维生素D不足的患病率＞45%。香港的研究报告表明维生素D缺乏已被低估，对382名社区生活的50岁以上的中国老年人研究发现，平均

25（OH）D水平为（28.3±10.8）mg/ml，且62.8%老年人血25（OH）D水平低于30 mg/ml。在我国内地，华东医院朱汉民教授课题组对上海地区各年龄段人群进行调查，发现上海地区血25（OH）D平均值为（17.96±6.43）mg/ml，维生素D缺乏或不足的发生率达到66.12%和97.36%，而北方地区老年人不同季节男性和女性血25（OH）D平均值均＜20 mg/ml。可见，维生素D缺乏在世界范围内常见而广泛。

（一）维生素D的适宜血浆水平

理想的维生素D水平是骨骼健康和骨质疏松症防治的基本要求，维生素D被列为骨质疏松症防治的基础药物和重要营养素，与抗骨质疏松药物联合应用可达到更好的疗效。目前尚无能评价维生素D标准状态或骨骼要求的理想水平的指标，但一般以血浆25（OH）D的水平来衡量。理想的25（OH）D水平应满足以下要求：①能最大限度地抑制血PTH浓度；②能达到最大的钙吸收；③能达到最高的骨密度；④能最大限度地降低跌倒；⑤能最大限度地降低骨折率。多数学者认为，能预防骨折的血浆25（OH）D水平最低值估计在30～32 mg/ml。

理想的血25（OH）D水平与最大程度抑制PTH相关。当血25（OH）D水平上升至30～40 mg/ml时，PTH血浆水平被抑制至平台期，而这也是预防髋部和非椎体骨折的血25（OH）D浓度阈值。另有荟萃分析结果证实，当绝经后妇女平均血25（OH）D水平由20 mg/ml上升至32 mg/ml，其肠道钙的吸收效率增加45%～65%，基于这些研究结果，目前将理想的血25（OH）D水平的最低阈值定义为30 mg/ml。然而，由于对25（OH）D检测方法的准确性尚存在争议，且25（OH）D受多种因素如季节、暴露在阳光下的时间、饮食摄入量等的影响。维生素D缺乏的定义及临床特征如表5-10-3所示，但对维生素D缺乏的定义目前尚存在争议。

表5-10-3 维生素D缺乏的定义及临床特征

定 义	血25（OH）D	临 床 特 征
维生素D缺乏		
轻度缺乏	10～20 mg/ml	PTH升高导致骨转换加快
中度缺乏	5～10 mg/ml	骨密度降低，骨转换加速，骨折风险增加
重度缺乏	＜5 mg/ml	骨软化、骨骼肌肉疼痛、虚弱、假骨折、类骨质未矿化边缘增厚、继发性甲状旁腺功能亢进、皮质骨变薄
维生素D不足	20～29 mg/ml	无明显特征
维生素D充足	30～100 mg/ml	无明显特征
维生素D中毒	＞100 mg/ml	高血钙相关，如口渴、瘙痒、腹泻、全身乏力、消耗、多尿、食欲缺乏等，尤其是在肾脏、主动脉、心脏、肺脏和皮下组织产生钙化

（二）维生素D缺乏与疾病

维生素D的骨外作用包括肿瘤、心血管疾病、高血压、糖尿病、自身免疫性疾病、多发性硬化和神经性疾病,以及老年死亡率也与维生素D水平相关。

一些病因学研究和横断面研究提示,低血浆25(OH)D水平(< 20 mg/ml)与疾病发病率和病死率相关。欧洲肿瘤和营养前瞻性研究(European Prospective Investigation into Cancer and Nutrition, EPIC)纳入了1 248例肿瘤患者与对照人群比较,结果发现血浆25(OH)D水平低于30 mg/ml与结肠癌风险增加有关。乳腺癌和其他肿瘤也都显示类似的结果,但胰腺癌有所不同,25(OH)D水平升高(> 40 mg/ml)与其风险增加相关(见图5-10-2)。最近前瞻性队列研究显示,血浆25(OH)D每升高10 nmol/L,多发性硬化患者的复发风险降低12%。糖尿病和动脉粥样硬化均与低血浆25(OH)D水平相关,研究表明维生素D补充可预防血浆25(OH)D水平< 30 mg/ml的人群2型糖尿病发病,尤其是胰岛素抵抗的发生率。某些研究结果显示,随着血浆25(OH)D水平的降低,心血管疾病的病死率增加,但不同种族的调查结果不同;最近的2项系统综述显示,中等至大剂量的维生素D补充可降低心血管事件的发生率(见图5-10-3)。一项回顾性队列研究(Copenhagen study, CopD Study)纳入了2004年4月—2010年1月的247 574名受试者,平均年龄(51 ± 20.4)岁,结果提示血25(OH)D与老年人全因死亡

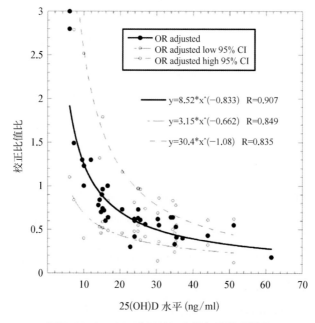

图5-10-2 血25(OH)D水平与乳腺癌风险

注: 引自 Grant WB, Boucher BJ. Randomized controlled trials of vitamin D and cancer incidence: a modeling study[J]. PLoS One, 2017, 12(5): e0176448

率呈现反向J形相关。血25（OH）D水平为50～60 nmol/L的受试者全因死亡率最低，与25（OH）D水平在50 nmol/L相比，血25（OH）D水平非常低（10 nmol/L）或者非常高（140 nmol/L）的全因死亡率RR分别为2.13（95% *CI*：2.02～2.24）和1.42（95% *CI*：1.31～1.53）（*P* < 0.000 1）（见图5-10-4）。

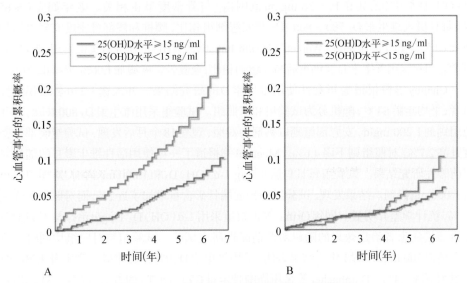

图5-10-3 维生素D和高血压对冠心病的影响

注：A. 合并高血压；B. 不合并高血压。引自 Lavie CJ, Lee JH, Milani RV. Vitamin D and cardiovascular disease will it live up to its hype?[J] J Am Coll Cardiol, 2011, 58(15): 1547–1556

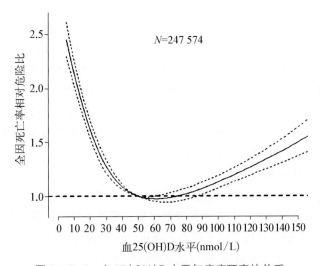

图5-10-4 血25（OH）D水平与疾病死率的关系

注：引自 Durup D, Jørgensen HL, Christensen J, et al. A reverse J-shaped association of all-cause mortality with serum 25-hydroxyvitamin D in generalpractice: the CopD study[J]. J Clin Endocrinol Metab, 2012, 97(8): 2644–2652

(三) 维生素 D 与骨质疏松的关系

1. 维生素 D 对骨密度的作用

维生素 D 缺乏与低骨密度有关, 是脆性骨折的危险因子。观察研究显示, 血 25(OH)D 水平(尤其在 19~36 mg/ml 范围内)与骨密度呈正相关。老年妇女(>65 岁)每日摄入维生素 D_3 700~800 IU, 与安慰剂组相比, 腰椎和髋部骨密度有轻度增加 ($P < 0.05$)。妇女健康倡议(Women's Health Initiative, WHI)的研究有类似发现, 2 431 名绝经后妇女服用维生素 D 及钙剂后与安慰剂相比, 全髋骨密度增加 1.06% ($P < 0.001$)。

Chapuy 等曾报道老年女性使用维生素 D 的研究结果。共入选 3 270 名老年女性患者, 平均年龄 84 岁, 随机分为试验组和对照组。试验组采用维生素 D_3 800 IU/d, 合并使用钙剂 1 200 mg/d, 安慰剂组则以钙剂为对照, 观察 18 个月后发现, 试验组髋部骨密度升高 2.7%, 对照组则下降 4.6%。Menczel 等报道了一项使用活性维生素 D 的随机对照前瞻性研究结果。试验组每日口服 0.5 μg 1-α(OH)D_3 和 1 000 mg 钙剂, 对照组仅口服 1 000 mg 钙剂。结果发现, 试验组桡骨远端骨矿含量增加了近 2%, 而对照组下降了 7.8%, 统计学差异明显。同年 Orimo 等也报道采用 1-α(OH)D_3 1 μg/d 治疗与安慰剂对骨质疏松症患者治疗效果的随机对照前瞻性研究试验。试验组与对照组均同时每日补充钙剂 300 mg, 疗程 1 年。结果表明, 采用维生素 D 治疗组腰椎骨密度上升 4.2%, 对照组则下降 2.4%。Dambacher 等采用周围骨定量 CT(pQCT)的方法, 观察了 31 例高转换型绝经后骨质疏松患者单纯采用 1-α(OH)D_3 治疗的情况, 疗程 20 个月。结果发现, 未使用 1-α(OH)D_3 者每年松质骨的骨量丢失为 6.6%, 皮质骨的骨量丢失达 1.8%; 使用者松质骨密度上升 0.01%, 皮质骨密度下降 0.2%。

2002 年, Papadimitropoulos 对采用维生素 D 及其活性代谢产物 [1-α(OH)D_3、1,25(OH)$_2D_3$]的前瞻性研究进行了荟萃分析, 表明采用维生素 D 及其活性代谢产物可以预防骨量丢失, 或具有轻度提高骨密度的作用。另外, 维生素 D 与抗骨质疏松药物联用比单独使用抗骨质疏松药物能够更明显地提高骨密度。

Koster、Masud 等分别进行了伊替膦酸钠联合维生素 D 治疗骨质疏松症的临床观察试验。他们均发现, 经过一年的治疗, 伊替膦酸钠与维生素 D 联用时腰椎骨密度和股骨骨密度比单用伊替膦酸钠明显增加。

2. 维生素 D 对跌倒的作用

跌倒是老年人易于发生骨折的重要原因, 而年龄相关性跌倒事件的增加与肌力下降有明显的关系, 血清维生素 D 水平的降低可能正是其主要的病理生理学基础。

至少有 90% 的髋部骨折是由于肌力下降和(或)骨脆性增加所致, 而低维生素 D 水平在髋部骨折的患者中十分常见, 它可能是跌倒导致髋部骨折的一个独立危险因素。

1997 年, Glerup 等报道每日补充维生素 D 与钙剂, 治疗 3 个月即可使老年人骨骼肌力量增加 24%, 开启了观察维生素 D 治疗与老年人跌倒关系的先河。2001 年,

Bischoff HA 等报道了一个随机对照临床试验,他们观察到福利院中骨质疏松或骨量减少的老年妇女补充维生素D和钙剂可以减少跌倒机会。2003年,Stahelin 等也通过随机对照试验观察到单独补充 $1,25(OH)_2D_3$ 可以减少跌倒发生的频率。但作者没有注意在整个老年人群中进行预防跌倒的研究。

2004年,Laurent 等观察到使用 $1-\alpha(OH)D_3$ 治疗可减少居住在社区中的老年人跌倒人数和跌倒事件的发生。该试验在瑞士巴塞尔地区进行,是一个随机、双盲、安慰剂对照的干预性试验,共纳入379名居住在社区中的老年人(女性191名,男性187名)。参与者随机分配到接受每日 1 μg $1-\alpha(OH)D_3$ 治疗组或相应的安慰剂组,观察了36周。在试验前和试验中每隔12周,使用放免法检测血清 $25(OH)D_3$ 和 $1,25(OH)_2D_3$ 水平。每次研究定点随访用问卷调查跌倒人数和跌倒过程。在试验前用食物频率调查表评价饮食中钙的摄入情况。结果发现,参与者的 $25(OH)D_3$、$1,25(OH)_2D_3$ 基线血清平均水平处于正常范围,36周后治疗组比安慰剂组跌倒人数减少(OR=0.69,95%可信区间为 $0.41\sim1.16$)。在每日总钙剂摄入量 > 512 mg时,治疗组跌倒人数的减少具有统计学意义(OR=0.45,95%可信区间为 $0.21\sim0.97$,P=0.042);但对于每日摄入钙剂总量低于512 mg时,治疗组跌倒人数的减少没有统计学意义(OR=1.00,95%可信区间为 $0.47\sim2.11$,P=0.998)。因此,在每日至少摄入512 mg钙剂的条件下,$1-\alpha(OH)D_3$ 治疗可明显而且安全地减少居住在社区中的老年人群的跌倒人数。

Bischoff-Ferrari HA 在2010年发表的荟萃分析也表明,维生素D能够明显改善肌肉力量,调节运动平衡,补充钙和维生素D与单纯补钙或安慰剂相比,跌倒风险可降低22%。同时,该研究也发现,维生素D对跌倒的作用具有剂量-效应特点,即每天补充400 IU无法预防跌倒,而每天补充800 IU则可使其减少35%。特别是在肌力和肌肉功能本来就差的老年人中,补充维生素D对跌倒的预防效果更为明显。

3. 维生素D对骨折的作用

低血 $25(OH)D$ 水平与骨折相关。随机研究发现血 $25(OH)D$ 水平升高伴随骨折发生明显降低。当血 $25(OH)D$ 水平超过30 mg/ml时,骨折风险降低与维生素D摄入剂量呈明显正相关。荟萃分析发现,与对照组相比,每日摄入 $700\sim800$ IU维生素D,可使非椎体骨折发生率降低23%。6项临床研究(n=45 509)提示,补充钙剂和维生素D($400\sim800$ IU)后,骨折的相对危险性(relative risk, RR)为0.82,95%可信区间为 $0.71\sim0.94$。同样,最近的荟萃分析显示,每日摄取钙 1 200 mg,维生素D可使骨折风险降低和预防骨丢失的作用优于钙和维生素D摄入较低剂量的人群,尤其是老年护理院的患者,维生素D每日剂量至少800 IU加元素钙 1 000 mg才能降低髋部和非椎体骨折风险。

2003年,Trivedi 等报道了一个大型的随机双盲安慰剂对照试验(n=2 686)。该结果显示,在5年中每4个月补充100 000 IU(相当于800 IU/d)的维生素D,可使骨折的相对危险度降低33%。2004年,Larsen 等也报道了使用维生素D对社区居民的干预研究。共纳入 9 605 例 66 岁以上的老年人，试验组每日补充 400 IU 维生素 D 和 1 000 mg 钙剂，对照组无特殊干预措施，观察 41 个月。对照组组骨折发生率比试验组高 20% 左右。该结果与 Trivedi 等报道的结果相似。对 3 270 名法国女性每天补充 1 200 mg 钙和 800 IU 维生素 D，3 年后髋部骨折风险降低 43%，非椎体骨折降低 32%。在 398 名女性中每天补充 500 mg 钙和 800 IU 维生素 D 也能使非椎体骨折降低 58%。

但是，有关维生素 D 与骨折的临床研究结果并非完全一致。1996 年，Lips 等报道了在荷兰进行的一项随机安慰剂对照研究，共纳入 2 578 名 70 岁以上老年人（女性 1 916 人，男性 662 人），平均年龄约 80 岁，观察期 3.5 年。试验组给予普通维生素 D 400 IU/d，两组同时补钙，每日总钙摄入 868 mg。随访结束时失访率 24.9%。治疗组与对照组血清 25(OH)D_3 水平有明显差异，分别为 60 nmol/L 和 23 nmol/L；但新发生髋部骨折分别为 58 人次与 48 人次、非椎体骨折分别为 77 人次与 74 人次，两组间没有明显差异。该项研究中维生素 D 的补充没有显示出对老年人骨折的预防作用。

同样，2005 年公布的 RECORD 试验（randomised evaluation of calcium or vitamin D_3）显示，与未补充者相比，每天补充维生素 D_3 800 IU，其骨折发生率约分别为 13.3%（353/2 649）和 13.1%（345/2 643）（RR=1.02，95% 可信区间为 0.75～1.36）。提示单纯补充维生素 D 对骨质疏松骨折的预防可能没有突出的作用。

著名的 WHI 研究纳入了 36 286 名绝经后妇女，每天补充 1 000 mg 钙和 400 IU 维生素 D，与对照组相比却没有发现骨折风险下降。

虽然目前有关补充维生素 D 是否减少骨折还存在一定的争议，但是 Bischoff-Ferrari HA 在 2010 年发表的荟萃分析指出，维生素 D 是否减少骨折风险与体内血清 25(OH)D 的水平密切相关。如果受试者每天补充 700～800 IU 维生素 D 或更多，其 25(OH)D 水平接近 75 nmol/L（30 mg/ml），其骨折风险明显减少，而每天补充 400 IU 的维生素 D，或血清 25(OH)D 远低于 75 nmol/L（30 mg/ml）的研究就没有发现维生素 D 对骨折的预防作用。这说明，必须在 25(OH)D 水平达到优化值（即 75 nmol/L）以上时才能有效发挥维生素 D 减少骨折风险的作用，这也为确定维生素 D 的补充量提供了依据。同时该荟萃分析还指出，维生素 D 的类似物包括 α-骨化醇、骨化三醇与普通维生素 D 相比，在疗效与降低不良反应方面并无优势，而骨化三醇甚至还可能增加诸如高钙血症等不良反应的发生风险。

（四）维生素 D 的补充

根据国际骨质疏松基金会（International Osteoporosis Foundation, IOF）的建议，补充维生素 D 的剂量取决于个体用药前 25(OH)D 水平、体重指数和有效日照。临床数据显示，每日 40 IU 的维生素 D 可使血 25(OH)D 升高 1 mg/ml。服用 700～1 000 IU/d 维生素 D 使老年人跌倒风险降低 20%。400～800 IU/d 维生素 D 使非椎体和髋部骨折风险减低 20%。在临床监测下，1 000～2 000 IU/d 的维生素 D 摄入都是安全的。对 50

岁及以上老年人的维生素D推荐剂量为800~1 000 IU/d。这个剂量能使血25（OH）D达到30 mg/ml或以上。对于严重缺乏维生素D的患者（佝偻病或骨软化），需要剂量为每日50 000 IU维生素D维持2~4周。然后，每周1次或2次，每个月或每3个月监测一次血25（OH）D水平。

正常成人如通过阳光和饮食使血25（OH）D平均维持于20 mg/ml，那么为了使血25（OH）D上升至30 mg/ml，每日还需添加1 000 U的维生素D。对于那些无条件晒太阳的人群或老年人，维生素D的添加还应增加。因维生素D在组织中半减期较长，长期过量摄入维生素D有慢性毒性作用，表现为高血钙和肾脏损伤。许多国家提出"维生素D摄入可耐受上限"，对几乎所有成人来说，每日摄入不产生不良反应的最大剂量为2 000 IU。虽然800 IU维生素D是产生骨骼效应的最低有效剂量，但这个剂量对有些人群并没有效果。目前，指南推荐用于骨质疏松治疗的可耐受上限剂量更高，所以骨质疏松患者每日补充800~1 200 IU的维生素D_3是合理的。服用维生素D应定期监测血钙、血磷、钙磷乘积及血PTH水平，并根据检测结果调整剂量。常规剂量（800~2 000 U）补充维生素D后3~4个月，血25（OH）D上升至平台期，故维生素D补充后复血25（OH）D应不少于3个月，而大剂量的维生素D口服或皮下给药（如500 IU/次），血25（OH）D的高峰可在1个月内达到，所以应根据给药剂量和途径选择适当时间进行监测。

（程群）

第十一节　预防骨质疏松的关键营养素

膳食营养与骨质疏松关系密切。与遗传因素相比，营养是骨质疏松的一个可控制因素，它对骨质的获取和保持起非常重要的作用。膳食营养对骨骼的影响可从胎儿期开始，一直持续到儿童期、青春期、成年期至老年期。钙和维生素D是预防和治疗骨质疏松营养干预的重点，但是随着研究的深入，人们发现除钙、维生素D以外，其他营养素和膳食中的某些成分也参与骨代谢，对预防骨质疏松症也有一定的作用，也会影响骨骼健康。因此，保持充足而合理的营养素摄入对维持骨骼健康十分必要，通过调整膳食结构和各种营养素的摄入量在一定程度上可以预防和减缓骨质疏松的发生。

一、钙

钙是机体体内含量最丰富的矿物质。成年女性体内含有920~1 000 g钙，成年男性体内约含有 1 200 g 钙。人体中 99% 的钙以羟磷灰石的形式存在于骨骼和牙齿之中，其余的 1% 钙以游离的或结合的离子状态存在于软组织、细胞外液及血液中，统称为混溶钙池。因此，骨骼是机体钙的巨大储备库，在钙的代谢和维持人体钙的内环境稳定方面有一定的作用。钙稳态的维持主要受内分泌系统调节，包括 PTH、降钙素、$1,25(OH)D_2$、钙离子和钙敏感受体。当摄入钙不足致血钙降低时，骨钙可给予补充。骨骼中的钙不断与其他部分交换，幼儿时的全部骨钙 1～2 年更新一次，成人每日约更新 700 mg。随年龄的增加钙沉积逐渐减慢，到了老年，钙的溶出占优势，因而骨质缓慢减少，引起骨质疏松。

膳食中钙的吸收主要在 pH 值较低的小肠上段。食物中的钙主要以化合物的形式存在，经过消化和变成游离钙才能被小肠吸收。肠钙吸收过程包括主动转运和被动弥散。主动转运过程是消耗能量，且依赖于维生素 D 及其代谢产物的转运过程。当小肠腔内钙浓度较低时，主动运转过程占主要地位；当小肠腔内钙浓度高时，则被动弥散吸收过程占主要地位。人体对钙的需要量大时，钙的吸收率增加，妊娠、哺乳和青春期钙的需要量最大，因而钙的吸收率最高。人体对钙的需要量小时，吸收率则降低。婴儿对钙的吸收率超过 50%，儿童约为 40%，成年人只为 20%。一般来说，40 岁以后，钙的吸收率逐渐下降。

钙吸收受很多因素的影响，维生素 D 是促进钙吸收的主要因素。某些氨基酸如赖氨酸、色氨酸、精氨酸等，可与钙形成可溶性钙盐，有利于钙吸收。乳糖可与钙螯合成低分子可溶性物质，促进钙的吸收。不利于膳食钙吸收的因素有食物中的植酸与草酸，主要存在于谷物及蔬菜中（如菠菜、苋菜、竹等）。一些食物中过多的碱性磷酸盐等会在肠腔内与钙结合成不溶解的钙盐，减少钙的吸收。过高的脂肪摄入或消化不良时，大量脂肪酸与钙结合成为不溶性钙皂，从粪便中排出，引起钙吸收降低。膳食纤维中的糖醛酸残基与钙结合，可影响钙的吸收。膳食钙磷比例对钙的吸收也有一定的影响。动物实验发现，钙与磷的比值低于 1：2 时，钙从骨骼中的溶解增加，严重时可造成骨质疏松。

成人每天通过肠黏膜上皮细胞脱落、消化液的分泌、尿液等途径排出钙。随着钙的丢失，人体需要不断补充足量的钙，以减少骨骼中钙的动员，否则骨中钙丢失的增加会导致骨量减少，引起骨折。已有大量研究报道补钙能减慢骨量的丢失，预防骨质疏松。青少年发育时期良好的钙营养对预防骨质疏松有重要意义。一项随机对照研究对 96 名平均年龄为 12 岁、每天膳食钙平均摄入量为 636 mg 的女孩补充钙剂，发现补钙能增加其腰椎、全髋关节和全身的骨密度。对于孕产妇，多数研究发现妇女在怀孕过程中没有大量的骨丢失。有 5 项不同哺乳期骨密度的纵向研究证实，随着哺乳期的延长，骨丢失较明显。但近期的一项研究发现，给膳食钙摄入量较低的孕妇补钙可能会扰乱孕妇的代谢适应，不利于孕妇的骨骼健康。对于绝经早期（在 5 年以内）妇女，膳食钙摄入量低于 400 mg/d 时，补充柠檬酸苹果酸钙能显著地延缓脊柱、股骨颈和桡骨的骨密度下降。但对膳食钙摄入量在400～650 mg/d之间的妇女,补钙后均无明显效果。最近也有研究发现,给绝经3年以上且膳食钙摄入量较高(平均为750 mg/d)的妇女补充乳酸钙或葡萄糖酸钙,每日补钙量为1 000 mg,结果发现,补钙能明显延缓中轴骨和四肢骨的骨丢失。

关于不同钙盐的吸收率,最近有文献总结了以往的研究提出,如果不考虑溶解度,所有钙盐的吸收率几乎是相同的,并不低于膳食钙的吸收率。但是,相对于钙补充剂,膳食钙对骨骼构建的影响更大,可能是由于就餐时食物的吸收更好,或者人们少量多次摄入食物,有利于机体的吸收。未来的研究需要直接比较膳食摄入钙和补充钙剂,以明确哪种更能改善骨密度。

中国营养学会于2000年提出钙的适宜摄入量为:18岁至成人为800 mg/d,50岁以上为1 000 mg/d。2002年中国居民营养与健康状况调查结果显示:我国居民各年龄组的钙摄入量均较低,人均每天膳食钙的摄入量仅为388.8 mg,远远低于推荐摄入量。而膳食普遍低钙的重要原因是食物搭配不当,各种膳食结构不合理,食物中钙的主要来源是植物性食物,乳制品很少,只占中国居民膳食钙来源的5%以下。因此,要注意改变目前不当的饮食习惯,提倡多吃富含钙的食物,如牛奶、鱼、虾皮、大豆、豆腐等。蔬菜、豆类和油料种子含钙也较多,但植物食物中常因含有草酸而不利于钙的吸收。某些蔬菜如甘蓝菜、花椰菜,含钙多而含草酸少,也是钙较好的食物来源。另外,要注意烹调方法,如谷类中的植酸、蔬菜中的草酸、过高的膳食纤维等都能影响肠道对钙的吸收。对此,谷类用发酵的方法,可减少植酸含量;菠菜含草酸较高,可以先在沸水中烫一下,除去部分草酸等。常见食物中钙的含量见**表5-11-1**。

表5-11-1　常见食物中的钙含量(mg/100 g)

名　称	钙含量	名　称	钙含量	名　称	钙含量
标准米	10	牛　奶	120	豇　豆	100
标准粉	24	人　奶	34	豌　豆	84
虾　皮	200	发　菜	767	蚕　豆	93
瘦猪肉	6	银　耳	380	腐　竹	280
瘦牛肉	15	木　耳	357	花生仁	67
瘦羊肉	15	紫　菜	343	核桃仁	119
瘦鸡肉	11	大　豆	367	棒子仁	316
蛋　黄	134	青　豆	240	油　菜	140
干　酪	900	豆腐丝	284	大白菜	61
奶　酪	590	黑　豆	250	韭　菜	105

二、维生素D

维生素D是一种脂溶性维生素。它可以由膳食中获得,也可由皮肤中的7-脱氢胆固醇,经270~300 nm的紫外线光照转变成维生素D_3,在肝中经羟化形成25(OH)D_3,然后在肾中羟化为1,25(OH)$_2D_3$,以维生素D的活性形式调节小肠的钙吸收,减少肾脏钙磷排泄,维持钙及磷酸盐的动态平衡。维生素D对维护骨的正常代谢是必需的。

维生素D缺乏或代谢异常,会降低肠道对钙的吸收。在1,25(OH)$_2D_3$缺乏的情况下,钙吸收率只有12.5%。维生素D缺乏的结果是继发性甲状旁腺功能亢进和骨质流失,导致骨质疏松和骨折,长期缺乏会引起矿化缺陷、骨软化、肌肉无力,导致跌倒和骨折。维生素D能够增加成人的钙吸收,但是最近的研究发现,维生素D促进钙吸收的阈值低于它增加骨密度和降低骨折风险的水平,由此提示,维生素D可能通过其他途径对骨骼发挥作用。体外研究发现,维生素D可能直接影响成骨和破骨细胞。

现在普遍用血清25(OH)D浓度反映体内维生素D的状态。25(OH)D浓度 < 50 nmol/L(20 mg/ml)为维生素D缺乏;51~74 nmol/L(21~29 mg/ml)为维生素D不足; > 30 mg/ml则被认为是足量。最近,美国医学会和美国内分泌协会建议为了改善维生素D缺乏,血清维生素D的水平应超过50 nmol/L(20 mg/ml)。老年人血清的维生素D水平通常低于年轻人。年轻妇女血清的维生素D水平与接收日照有关,而老年妇女与膳食维生素D的摄入量有关。

维生素D的状态与骨密度和骨转化相关。补充维生素D会降低骨转化,提高骨密度。研究发现,对179名10~17岁女孩进行为期一年的双盲、安慰剂对照研究,发现补充维生素D能使骨量和骨面积增加,对月经来潮前的女孩效果更显著。维生素D补充对预防绝经后妇女的骨质疏松非常重要。老年人在每天补充维生素D 400 IU一年以后,用双能X线骨密度仪所测得的骨密度比对照组有明显改善。一些随机对照试验也发现,钙和维生素D补充能显著降低骨折发生率。

目前,越来越多的研究发现,维生素D缺乏非常普遍,尤其是在老人中或居住在北方的人,以及营养状况差、吸收功能差或有慢性肾肾疾病的患者。深色皮肤的人发生维生素D缺乏的风险更高。中国营养学会提出,维生素D的每日推荐摄入量为10 μg/d,孕妇在妊娠早期维生素D摄入量为200 IU/d(5 μg/d),妊娠中晚期维生素D的摄入量为400 IU/d(10 μg/d)。此摄入量包括日光照射、各种强化食品以及额外补充量。中老年人均应多进行户外活动,多晒太阳,以增加体内维生素D的合成。老年人必要时可服用维生素D强化食品,或在医师的指导下适量补充维生素D。含维生素D丰富的食物有鱼肝油、海鱼、动物肝脏、蛋黄、奶油和奶酪等。

三、蛋白质

蛋白质是合成骨基质的原料,蛋白质的摄入量对骨基质中 I 型胶原和许多其他非胶原蛋白质(骨钙素、骨涎蛋白和基质 Gla 蛋白)的合成都至关重要。当蛋白质摄入量从缺乏增加到适宜水平时,钙的吸收、肌肉强度和质量随之增加。蛋白质摄入不足会引起 IGF-1 的低下,蛋白质代谢异常,导致骨微结构变化,骨强度降低。因此,充足的蛋白质摄入量对于维持骨骼健康非常重要。

但是,高蛋白饮食使体内含酸性氨基酸增多,如半胱氨酸和蛋氨酸,引起酸负荷增加,刺激破骨细胞的骨吸收作用。机体从骨骼中提取钙以平衡体内的 pH,骨密度减少,同时,高蛋白质膳食促进尿液中钙的排泄。这是营养酸负荷假设,指能够促进尿液酸性排出的食物会损伤骨骼,导致骨质疏松和粉碎性骨折的风险增加。相反,那些能使尿液呈中性或碱性的食物会有利于骨骼的增长,预防骨质流失和降低骨质疏松骨折的风险。

但是,有研究发现高蛋白质摄入会导致肠道钙吸收增加。所以,高蛋白质饮食引起的尿钙排泄也可能是由肠道吸收钙增加而非骨吸收增加引起的。一项对绝经后妇女的研究发现,高蛋白饮食和潜在的肾脏酸负荷增加了钙的吸收,同时并未发现骨吸收和骨形成标志物的变化,表明高蛋白饮食是无害的。其他对绝经前妇女的研究也发现了类似的结果。

到目前为止,蛋白质摄入量对骨密度影响的研究结果并不一致,有些发现了有益的作用,有些没有发现相关,有些发现了负相关。最近的一项综述总结了 61 项研究的结果,发现总蛋白摄入量与骨密度和骨矿物含量存在正相关,1%～2% 的骨密度变化是由蛋白质摄入量引起的。一项队列研究发现,摄入充足的钙(＞1 000 mg/d)和蛋白质能预测女性从青少年到成年期的骨矿物含量的变化。最近一项针对 60 岁以上人群的队列研究发现,较高的蛋白质摄入量能使膳食钙摄入量低的妇女受益,但是,高蛋白质摄入量会导致男性股骨转子的骨丢失。因此,需要更长时间的随访以确定蛋白质摄入量对骨丢失的影响。在对绝经后妇女的大规模前瞻性研究中发现,高蛋白质摄入量与髋关节骨折发生率显著降低相关。

蛋白质的来源不同可能会影响蛋白质对骨骼的作用。动物来源的蛋白质富含酸性氨基酸,如半胱氨酸和蛋氨酸;膳食中动物来源的蛋白质高可能会增加发生骨质疏松和肌肉减少症的风险。目前,人们主要研究了绝经期妇女的膳食蛋白质来源对骨健康的影响,并报道了相反的结果。一项对 55 岁以上成年人的研究发现,动物蛋白质摄入量高与较高的骨密度相关,但植物蛋白质摄入量与骨密度呈负相关。还有研究报道,动物蛋白质摄入量增加与骨折发生风险呈增高的趋势。另一项针对老年妇女的研究发现,总蛋白质摄入量会提高患骨质疏松的风险,而植物蛋白质摄入量增加会降低骨质疏松的风险。一项队列研究发现,动物蛋白质摄入量与骨结构呈负相关关系,但是,植物蛋白质摄入量较高时起保护作用。而最近对绝经后妇女及对年轻女性的研究发现,动物来源的蛋白质对骨健康的生化指标没有影响。

当钙摄入量比较低时(＜600 mg/d),要避免高蛋白质膳食(每天蛋白质摄入量＞2.0 g/kg体重)。对于老年人,考虑到衰老引起的蛋白质合成代谢降低,目前每天膳食蛋白质推荐摄入量(0.8 g/kg体重),否则达不到对骨折的预防作用。

四、脂肪酸

n-3多不饱和脂肪酸主要来源于亚麻籽、胡桃仁、鱼油、蛋类,包括α-亚麻酸、二十碳五烯酸、二十二碳六烯酸、二十二碳五烯酸等。n-3多不饱和脂肪酸具有抗氧化功能,同时,也有上调肠道钙吸收的功能,可以减少骨组织对矿物质的再吸收,对骨代谢和骨骼增长起积极的作用。

动物试验发现,长期用鱼油喂养小鼠能维持小鼠较高的骨密度,可能是由于鱼油喂养的小鼠体内抗氧化物酶活性及OPG表达增加。还有研究发现,n-3多不饱和脂肪酸组与去卵巢组相比骨小梁数量均明显增多,排列密集、厚度粗细不一,骨小梁间距变窄,骨小梁之间的连接也增多,提示适量的n-3多不饱和脂肪酸对去卵巢大鼠的骨形态学有一定的改善作用,n-3多不饱和脂肪酸还能改善去卵巢大鼠骨骼的生物力学性能,降低其发生骨折的危险性。

最近对78名健康年轻男性的研究中发现,n-3多不饱和脂肪酸的摄入量与全身和腰椎的骨骼增长成正相关。膳食中n-3多不饱和脂肪酸的摄入量也与247名老年人的髋部骨密度、554名老年女性的腰椎和全身骨密度呈正相关。有证据表明,n-6与n-3脂肪酸的比值较低,可能会有益于骨骼健康。n-6与n-3脂肪酸的比值与85名健康儿童的骨密度呈负相关,与老年妇女的髋部骨密度呈较低相关。因此,最好同时食用亚麻籽、胡桃仁、鱼油、蛋类来摄入n-3多不饱和脂肪酸,并限制食用含n-6多不饱和脂肪酸的食物,如加工处理过的快餐,及多不饱和植物油(玉米、葵花籽、红花、豆类、棉籽)。

最近有综述总结了一些n-3脂肪酸对骨质疏松的随机对照实验,经严格筛选,10项研究被纳入分析。有4项研究发现n-3脂肪酸对骨密度或者骨转化指标有显著作用,其中3项研究合并了高钙膳食或钙补充。其他5项研究没有发现阳性结果,另外1项研究因样本量太小而观察不到效果。因此,由于随机对照实验的数量及样本量太小,还不能明确n-3脂肪酸对骨质疏松的效果。但是n-3脂肪酸对骨骼的作用很可能因为同时补充钙而增强。所以,如果同时服用钙剂,n-3多不饱和脂肪酸对骨骼的益处更强。

五、其他矿物质和微量元素

1. 磷

磷是骨骼中仅次于钙的第二大无机盐,与钙以羟磷灰石的形式存在,是构成骨骼和牙齿的重要原料之一。骨骼中包含人体99%的钙和80%的磷。

在健康人群中，摄入过量的磷会显著干扰激素对磷、钙和维生素D的调节。若钙摄入偏低，如每天低于400 mg，而磷摄入远多于钙时，磷在食糜中会与钙形成复合物，影响钙的吸收。有证据表明，钙磷比值低的膳食会提高血PTH和尿钙水平，可能会干扰骨代谢和增加骨吸收。有研究发现磷摄入量增加会提高骨折风险，磷摄入每增加100 mg，将会使骨折风险提高9%。这也证明了高磷饮食不利于骨骼健康。所以，关键的解决办法是提高膳食中钙的水平。理论上膳食中的钙磷比值在1～1.5之间较好。在生长发育期和成年期，如果摄入食物的钙磷比值合适，有利于骨骼健康。因此，对骨质疏松的患者，服用合成代谢制剂时，钙磷同补要优于单独补充碳酸钙或柠檬酸钙。

目前，中国营养学会提出，膳食磷的适宜摄入量为700 mg/d，可耐受最高摄入量是30 000 mg/d。含磷丰富的食物有瘦肉、蛋、奶、动物的肝、肾以及海带、紫菜、芝麻酱、花生、干豆类、坚果、粗粮等。粮谷中的磷为植酸磷，吸收利用率低。随着人们摄入食物成品的增加，尤其是在餐馆进餐、使用快餐或方便食品，磷的摄入量不断增加。已有研究发现，磷摄入量超过营养需要量时会有潜在的毒性作用，未来的研究要关注在食品加工过程中含磷食物成分的累积和含量。

2. 镁

镁是体内数量位居第二的阳离子，是300余种酶促反应（包括能量代谢、蛋白质和核酸）的关键辅助因子，均衡地分布在骨骼和软组织中。镁与钙、磷等形成骨矿，是促进骨生长、维护骨细胞结构与功能的重要矿物质。镁能维持甲状旁腺正常功能和维生素D代谢，使PTH、活性维生素D代谢物的靶组织保持足够灵敏度。血镁高低可直接或间接的影响钙平衡与骨代谢。镁缺乏可以抑制PTH的分泌，并使靶组织产生PTH抵抗从而导致低钙血症。

关于镁的摄入量对骨骼的影响，观察性研究和临床试验的结果并不一致。对绝经前期妇女的调查发现，摄入富含维生素C、镁和钾的蔬菜和水果，可以防止骨丢失；但是，镁单独作用不能阻止骨矿物含量和骨密度的下降。而对绝经后妇女的研究发现，镁的摄入量与前臂骨密度成正相关。几项流行病学调查也发现，镁摄入量与老年男性和女性的骨密度相关，但是，只有男性的镁摄入量与随访4年期间的骨丢失相关。目前，只有几个小的临床试验研究了镁补充对骨骼的影响。镁补充主要对膳食镁摄入不足的人有效。一项随机对照试验发现，给镁摄入量低的少女补充镁，能增加其髋部的骨密度。研究发现给年轻的成年男性口服补充适量的镁（350 mg/d），能显著降低血清中骨形成和骨吸收的生化标志物，首次证明了每天给青壮年口服补充标准量的镁能短暂性地抑制骨转换。但是，最近又有研究发现镁摄入量高与腕骨骨折的发生率相关。

在人群中，用镁来预防骨质疏松的证据尚不足。镁对骨密度的作用通常受其他对骨骼起重要作用的营养素摄入不足的影响。镁摄入水平比较低的人需要补充镁，包括膳食情况差的虚弱老年人、酗酒者，以及消化系统疾病或化疗患者。高镁食品和某些膳食习惯可增加镁的摄入量。镁含量高的食品包括全谷类、豆类、绿叶蔬菜和豆腐，肉类、水果和乳制品的镁含量居中。镁的最差来源是精加工的食物。

3. 锌

人体内含锌总量为 1.5～2.5 g，其中 30% 存在于骨骼，是骨骼中最丰富的微量元素。锌是骨代谢的一个重要因素。锌广泛参与细胞代谢，在细胞生长和分化过程中发挥关键作用。锌离子作为主要转录因子的促进者，能刺激成骨细胞增殖和分化，锌还能抑制破骨细胞的分化，影响骨形成。锌能通过增加成骨细胞生长及小鼠原成骨细胞（MC3T3-E1）中的 ALP 和胶原蛋白的合成来增加骨形成。缺锌能降低骨量，延缓骨代谢，妨碍骨骼的生长、发育及骨骼的健康。锌具有稳定肥大细胞和抑制内源性肝素释放的作用，而内源性肝素与骨质疏松病理过程有关。

有研究发现，锌、豆类中的染料木碱能够通过影响蛋白质合成和基因表达，刺激成骨细胞的骨形成，抑制破骨细胞的骨吸收，提高骨量。锌和染料木碱共同作用促进骨的合成代谢。动物实验证明，OVX 大鼠中经口摄入这些成分，能够预防骨丢失。人体实验也证明，同时补充锌和染料木碱能够预防骨丢失，防止骨质疏松。

一些疾病，特别是消化道疾病可使锌吸收障碍，许多疾病均可使锌的需要量增加；长时间使用青霉胺、抗生素等会增加锌的排出；食物精加工增加锌的丢失；微量元素不平衡可使锌的吸收率降低；膳食中锌摄入不足、吸收障碍、排出量大、需要量增加均可导致锌缺乏，而引起一系列病变。缺锌时，含锌酶的活性迅速下降，直接影响其刺激软骨生长的生物学效应。成骨细胞活性降低，骨骼发育受抑制，影响骨细胞的生长、成熟与骨的钙化，在成骨细胞居多的部位表现最明显，X 线检查显示骨龄推迟。

食物中的锌含量变化很大，红肉和贝类食物是最好的来源。植物性食物的锌含量一般都很低，谷类的胚芽部分除外。植物性食物中的植酸与锌形成复合物，使锌在胃肠道的吸收很差，是影响锌生物利用的主要因素。食物加工可以降低食物中的植酸含量，提高锌的利用率。

4. 钾

钾是细胞内最主要的阳离子，在多个生理过程中发挥关键作用。越来越多的证据表明钾摄入量充足能够延缓衰老过程中的骨质丢失。有研究发现，补充柠檬酸钾能改善老年人的骨密度，但这项研究缺少安慰剂对照。最近一项随机安慰剂对照的临床试验发现，平均年龄为 65 岁的男性和女性，每天口服 90 mmol 柠檬酸钾 6 个月后，肠道钙吸收没有显著变化，尿钙排出量下降，补充组（142 mg/d）的净钙平衡显著高于对照组（−80 mg/d），提示补钾对钙平衡起到长期的积极作用。

钾在蔬菜和水果中的含量较高。而在现代社会中，膳食中蔬菜和水果的摄入量降低，导致钾摄入下降。同时，食入已加工的成品食物，导致钠摄入量增加。土豆中的钾含量很高，但是应限制盐的摄入量。

5. 其他维生素

（1）维生素K：是2-甲基-1,4萘醌的系列衍生物，其家族中维生素K_1（叶绿醌）和维生素K_2（甲萘醌）天然存在于食物中，而维生素K_3、维生素K_4、维生素K_5为人工合成。维生素K在骨代谢中起重要作用，作为羧化酶活动的辅因子，维生素K是骨钙素的γ羧化所必需的。骨钙素是由成骨细胞合成并分泌于骨基质中的一种非胶原蛋白，其中的谷氨酸γ-羧基化后才具有生物学活性，羧基化后的骨钙素与钙离子和羟基磷灰石结合，使骨矿化，促进骨的形成。中年以后由于人体功能的衰退，肠道维生素K的合成能力急剧下降，而普通食物中又仅含有极微量的低活性维生素K，人体所需的维生素K无法通过饮食得到有效补充。因此，中老年人及绝经妇女均存在较严重的维生素K缺乏，从而诱发骨质疏松风险。

一项流行病学调查研究了膳食维生素K摄入量与骨骼的关系，发现维生素K的摄入量与发生髋部骨折的危险呈负相关，但与骨密度没有关系。韩国的一项随机对照试验发现，绝经后妇女补充维生素D和钙的同时补充维生素K，可以增加腰椎的骨密度，并降低血清中羧化不全的骨钙素浓度。另一项对440名骨量减少的绝经后妇女的研究发现，每天补充5 mg维生素K_1持续2～4年可以预防骨折的发生。还有研究表明绝经后妇女补充1 000 µg/d维生素K_1，才能使血清中的羧化不全骨钙素水平升至正常。

维生素K在食物中的分布比较有限，绿叶蔬菜占总摄入量的40%～50%，其次是某些油类。一些蔬菜，如瑞士甜菜、菠菜和羽衣甘蓝中的叶绿醌含量＞300 µg/100 g，而椰菜和卷心菜含125～200 µg/100 g。食用油中叶绿醌含量变化不一，大豆油和菜籽油是最丰富的来源，其次是橄榄油。而玉米油、葵花油不是叶绿醌的良好来源。中国居民膳食营养素参考摄入量专家工作组建议成人每日应摄入120 µg维生素K，青少年为2 µg/（kg·d）。

（2）维生素C：是一种强抗氧化剂，能促进成骨细胞生长，增加机体对钙的吸收。骨基质中含有超过90%的蛋白质，如胶原蛋白等，维生素C是胶原蛋白、羟脯氨酸、羟赖氨酸合成必不可少的辅助因子。

动物实验表明，大鼠去卵巢后骨密度显著下降，而补充维生素C能有效恢复骨密度。可能的机制是卵巢切除能诱导骨和血浆中的氧化应激，氧化应激与骨密度下降有关联，维生素C作为抗氧化剂能减少氧化应激反应。干预研究发现，绝经后妇女补充维生素C（＞400 mg/d）10年以上，其骨密度高于未补充的同龄妇女。另一项历时17年的人群调查研究发现，维生素C对髋部骨折具有保护作用。富含维生素C的蔬菜与水果的摄入量与骨密度相关。

（3）维生素E：是人体组织中最重要的脂溶性抗氧化剂。它存在于细胞中富含脂质的部分，如细胞膜和脂肪储存处。

维生素E对骨骼的影响尚不明确。维生素E可能不利于骨骼健康，促进破骨细胞的生长。日本的科学家给正常实验鼠补充α-生育醇维生素E补剂，剂量与人体补充维生素E相当，2个月之后，老鼠的骨密度降低了20%。而一项针对34名妇女的临床试验发现,补充维生素E和维生素C 6个月后,腰椎骨量的丢失减少。在一项观察性研究中,同时服用维生素C和维生素E补充剂的妇女,骨吸收低于对照组。

(4)维生素A:又称视黄醇或抗干眼病因子。维生素A的水平与骨骼健康的关系尚不明确。人群研究发现,维生素A的摄入水平高,尤其是从动物来源的食物、强化食物和补充剂摄入的,对骨骼有害,会降低骨密度,发生骨质疏松和髋部骨折的风险提高。相反,植物中的维生素A前体,如类胡萝卜素,与改善骨健康相关。类胡萝卜素是可以反映健康生活方式的指标,如蔬菜和水果的消费量。目前的膳食推荐量提出,增加蔬菜和水果的摄入量,可引起原维生素A类胡萝卜素摄入量增加,从而引起膳食维生素A的摄入量增加。但是,原维生素A类胡萝卜素转化为维生素A的活性形式受很多因素影响。人体会通过调节原维生素A类胡萝卜素的生物转化,保持维生素A平衡。未来的研究要阐明骨健康与维生素A的身体储存水平、维生素A前体和原维生素A的膳食摄入量的关系。

维生素A主要存在于肝脏、肉类、蛋类、奶制品中。虽然维生素A不是影响骨骼健康的主要原因,但是最好避免使用鳕鱼肝油及其他鱼产品补充维生素D,因为这类食物中,维生素A的含量也很高。

六、食物中的特殊成分对骨骼的影响

1. 大豆异黄酮

大豆异黄酮是存在于大豆及其制品中的一类植物雌激素。大豆中天然存在的大豆异黄酮总共有12种,可以分为3类,即黄豆苷类、染料木苷类、黄豆黄素苷类。以游离型、葡萄糖苷型、乙酰基葡萄糖苷型、丙二酰基葡萄糖苷型等4种形式存在。

近年来,大量的细胞培养、组织培养以及动物实验表明,大豆异黄酮具有弱雌激素活性、抗氧化活性、抗溶血活性和抗真菌活性,对骨代谢产生明显影响,促进骨形成,抑制骨吸收,有效地预防骨质疏松的发生。其作用机制可能是异黄酮类化合物结构上类似E_2,能模拟E_2与成骨细胞ER结合发挥弱雌激素样作用或雌激素拮抗剂样作用。体外实验表明大豆异黄酮可以抑制成骨细胞的凋亡。大豆异黄酮与维生素D共同作用,影响成骨细胞和破骨细胞代谢。

目前,流行病学的研究结果并不一致。观察性研究发现,中国2万多名绝经后妇女在4.5年内,膳食豆类摄入量较高(> 13.26 g/d)的人群与摄入量较低(< 4.98 g/d)的人群相比,骨折风险降低了36%。而对绝经后妇女进行的安慰剂对照干预研究,3项研究发现膳食中的豆类能够改善骨密度,但另外3项研究没有发现显著改变。荟萃分析综合了10项研究的结果,发现绝经后妇女摄入分离的大豆异黄酮6个月后,腰椎的骨丢失会减少;当大豆异黄酮摄入量超过90 mg/d时,效果尤为显著。这些大豆异黄酮对骨健康的结果不一致,可能受很多因素影响,如试验设计、干预期限、样本量、基线骨密

度、绝经年限、年龄、体重,以及基线豆类、钙和其他营养素的摄入量等。

2. 葛根异黄酮

葛根异黄酮是豆科植物野葛干燥根的提取物,是一种植物雌激素。大豆中的异黄酮含量较少(0.1%～0.3%),而葛根中异黄酮总量高达8%以上,包括葛根素(约占总异黄酮含量的50%)、大豆苷及大豆苷元(约占总量的20%)、金雀异黄素和芒柄花黄素等。葛根素在葛根中异黄酮类化合物中含量最高,是其特有的主要有效成分,是研究的热点。

动物实验研究发现,给予去卵巢组大鼠每天注射葛根素50 mg/kg,10周后发现实验组大鼠骨密度明显升高,血ALP显著降低,尿脱氧吡啶啉降低,表明葛根素可以减少大鼠的骨吸收,促进骨形成,增加骨密度。另一项对去卵巢组大鼠进行葛根素灌胃,3个月后测定大鼠胫骨干重、灰分重量和矿物质含量及血清钙磷浓度和ALP活性,结果表明葛根素能抑制去卵巢大鼠骨的高转换状态,增加胫骨矿物质量和无机元素含量,提示葛根素能有效改善骨代谢,对去卵巢大鼠的骨质疏松有防治作用。

临床干预研究发现,原发性骨质疏松患者每日服用葛根30 g,同时停用其他药物及物理疗法,28天为一个疗程,葛根在改善骨质疏松症患者临床症状方面有较好的疗效;同时,对骨代谢生化指标的测定发现,葛根能降低骨质疏松症患者的骨转换率,抑制骨吸收。另外一项研究中,对40名PMOP患者进行葛根素针剂静滴(0.4 g/d),发现葛根素抑制了IL4、IL6的分泌,增加IL10,说明葛根素对PMOP患者有一定程度的治疗作用。

3. 咖啡

咖啡的成分很复杂,包含1 000多种成分,其中咖啡因、二萜醇、绿原酸是最主要的功能成分。体外研究发现,咖啡因对成骨细胞有损害作用。动物实验发现,饮用咖啡对大鼠的钙代谢产生严重的负面影响,包括增加血液和尿中的钙水平,降低骨密度和骨体积,延迟骨骼修复过程,并且会降低肠道的钙吸收率。

最近,韩国的一项全国性调查发现,韩国1 761名平均年龄为36岁的绝经前期妇女,咖啡的饮用与股骨或腰椎骨密度无关。这与美国对绝经后妇女的研究结果一致。而瑞典对老年男性和女性的研究发现,与咖啡饮用量低的人群相比,老年男性每天饮用4杯及以上咖啡时,股骨近端的骨密度降低4%,女性骨密度降低2%～4%。40～76岁瑞典妇女,钙摄入量较低时(＜700 mg/d),每日饮用330 mg咖啡会增加发生骨质疏松骨折的风险。但是,有研究提议,喝一杯咖啡丢失的钙量可以通过加2勺牛奶补充回来,而且,每天喝一杯牛奶可以补偿喝咖啡引起的钙流失和骨密度减少。

4. 植物多酚

植物多酚又叫植物单宁,是一类广泛存在于植物体内复杂酚类的次生代谢物,具有多元酚结构,主要存在于植物的皮、根、叶和果实中。近年来研究发现,氧化应激能导致骨质疏松,而多酚类化合物如茶多酚、葡萄多酚和苹果多酚等均含有酚羟基结构,具有抗氧化作用。

(1) 茶多酚:茶叶中的多酚类物质简称茶多酚,又称茶单宁或茶鞣质,占茶叶干重的18%～36%。很多横断面和回顾性研究表明,喝茶能够减缓骨丢失,降低老年人发生骨质疏松骨折的风险。对美国1 134名具有饮茶习惯和122名无饮茶习惯的志愿者进行研究,发现前者骨密度较后者高约5%。但中国对2 248名28～81岁健康成年妇女的回顾性调查发现,女性饮茶者腰椎、股骨及前臂等部位骨密度较不饮茶者显著降低,且随饮茶量的增加骨密度下降。

体外研究发现,茶多酚增强成骨细胞合成,抑制破骨细胞合成。动物研究揭示,摄入茶多酚对骨骼有显著积极的影响,增加骨量和松质骨体积、数量和厚度,降低松质骨分离度,增加骨形成,抑制骨吸收,导致骨强度增强。这些骨保护作用可能是通过抗氧化或抗炎通路,进而影响下游信号转导机制完成的。这些关于绿茶多酚去卵巢大鼠影响的研究结果,已经通过一项短期的临床试验证实。171名绝经后妇女补充绿茶多酚(500 mg/d)或太极锻炼6个月,结果发现,补充绿茶组的血清骨特异性ALP(反应骨形成的指标)升高,而两组血清中的骨吸收指标没有变化。这项研究发现了绿茶多酚对骨生化指标的影响。未来仍然需要长期的临床试验测定骨密度,以明确绿茶多酚对绝经期妇女的骨保护作用。

(2)苹果多酚:是苹果中所含多元酚类物质的总称,是苹果最主要的功效成分之一。苹果多酚主要的功效成分为绿原酸、槲皮素、儿茶素、表儿茶素类、根皮苷等。近年来的研究发现,苹果多酚具有抗骨质疏松作用,能预防妇女因绝经导致的骨质疏松。用去势大鼠和炎症模型大鼠研究发现,每天摄取一定量的根皮苷(苹果多酚的一种单体成分),能提高去势大鼠的骨密度。苹果多酚中的另一种单体成分槲皮素,槲皮素质量浓度在1～50 μmol/L时,可增加人成骨细胞中ALP的活性,而且不产生明显的细胞毒性。

(3)葡萄多酚:广泛存在于葡萄皮、葡萄籽和果汁中,主要包括花色苷、黄酮醇、黄烷酮醇类、原花色素或缩合单宁类、儿茶素类和白藜芦醇。白藜芦醇是目前报道较多的抗骨质疏松活性物质,具有类雌激素样作用,能调节骨细胞代谢和骨转化,预防和治疗绝经所致骨质疏松。研究发现,白藜芦醇可剂量依赖性地增加卵巢切除小鼠模型OPN的表达,改善骨密度,增加血清成骨细胞分化标志蛋白的活性,并且可抑制成骨细胞的凋亡。对卵巢切除大鼠予白藜芦醇灌胃,12周后白藜芦醇能显著增加大鼠股骨的质量、钙含量和股骨干骺端的密度,表明白藜芦醇能有效抑制雌激素缺乏所致骨丢失。对于激素替代治疗无效或合并多种骨关节疾病、代谢性骨病和PMOP患者,未来可以研究白藜芦醇是否可作为营养补充。

综上所述,全面均衡的膳食营养对骨质疏松的预防非常重要。为此,需要获得充足钙和维生素D,摄入适量蛋白质、维生素和矿物质,清淡少盐饮食,避免摄入高磷、高钠和过多的膳食纤维,避免饮用大量咖啡。同时,也要多食用蔬菜和水果,食物多样化,注意烹调方法。

(尹婧)

参 考 文 献

［ 1 ］ Abrams SA. Calcium and vitamin D requirements for optimal bone mass during adolescence[J]. Curr Opin Clin Nutr Metab Care, 2011, 14(6): 605-609.

［ 2 ］ Ammann P, Shen V, Robin B, et al. Strontium ranelate improves bone resistance by increasing bone mass and improving architecture in intact female rats[J]. J Bone Miner Res, 2004, 19(12): 2012-2020.

［ 3 ］ Arevalo MA, Santos-Galindo M, Lagunas N, et al. Selective estrogen receptor modulators as brain therapeutic agents[J]. J Mol Endocrinol, 2011, 46(1): R1-R10.

［ 4 ］ Ballica R, Valentijn K, Khachatryan A, et al. Targeted expression of calcitonin gene-related peptide to osteoblasts increases bone density in mice[J]. J Bone Miner Res, 1999, 14(7): 1067-1074.

［ 5 ］ Bellido T, Saini V, Pajevic PD. Effects of PTH on osteocyte function[J]. Bone, 2013, 54(2): 250-257.

［ 6 ］ Binkley N, Bolognese M, Sidorowicz-Bialynicka A, et al. A phase 3 trial of the efficacy and safety of oral recombinant calcitonin: The ORACAL trial[J]. J Bone Miner Res, 2012, 27(8): 1821-1829.

［ 7 ］ Bischoff-Ferrari HA, Willett WC, Wong JB, et al. Prevention of nonvertebral fractures with oral vitamin D and dose dependency: a meta-analysis of randomized controlled trials[J]. Arch Intern Med, 2009, 169(6): 551-561.

［ 8 ］ Bonjour JP. Calcium and phosphate: a duet of ions playing for bone health[J]. J Am Coll Nutr, 2011, 30(5 Suppl 1): 438S-448S.

［ 9 ］ Booth A, Camacho P. 2013. A Closer look at calcium absorption and the benefits and risks of dietary versus supplemental calcium[J]. Postgrad Med, 2013, 125(6): 73-81.

［10］ Breart G, Cooper C, Meyer O, et al. Osteoporosis and venous ththromboembolism: a retrospective cohort study in the UK General Practice Research Database[J]. Osteoporos Int, 2010, 21(7): 1181-1187.

［11］ Buehler J, Chappuis P, Saffar JL, et al. Strontium ranelate inhibits bone resorption while maintaining bone formation in alveolar bone in monkeys (Macaca fascicularis)[J]. Bone, 2001, 29(2): 176-179.

［12］ Canalis E. Wnt signalling in osteoporosis: mechanisms and novel therapeutic approaches[J]. Nat Rev Endocrinol, 2013, 9(10): 575-583.

［13］ Choi EJ, Kim KH, Koh YJ, et al. 2014. Coffee consumption and bone mineral density in korean premenopausal women[J]. Korean J Fam Med, 2014, 35(1): 11-18.

［14］ Delannoy P, Bazot D, Marie PJ. Long-term treatment with strontium ranelate increases vertebral bone mass without deleterious effect in mice[J]. Metabolism, 2002, 51(7): 906-911.

［15］ Finkelstein J S, Hayes A, Hunzelman JL, et al. The effects of parathyroid hormone, alendronate, or both in men with osteoporosis[J]. N Engl J Med, 2003, 349(13): 1216-1226.

［16］ Fitzpatrick LA, Dabrowski CE, Cicconetti G, et al. The effects of ronacaleret, a calcium-sensing receptor antagonist, on bone mineral density and biochemical markers of bone turnover in postmenopausal women with low bone mineral density[J]. J Clin Endocrinol Metab, 2011,

96(8): 2441−2449.

[17] Furr H, Barua A, Olson J. Analytic methods[M]//. Sporn M, Robets A, Goodman D, et al. the retinoids: biology, chemistry, and medicine. 2nd ed. New York: Raven Press, 1994.

[18] Griffith JF, Engelke K, Genant HK. Looking beyond bone mineral density: imaging assessment of bone quality[J]. Ann N Y Acad Sci, 2010, 1192: 45−56.

[19] Imdad A, Bhutta ZA. Effects of calcium supplementation during pregnancy on maternal, fetal and birth outcomes[J]. Paediatr Perinat Epidemiol, 2012, 26(Suppl 1): 138−152.

[20] Ito M, Oishi R, Fukunaga M, et al. The effects of once-weekly teriparatide on hip structure and biomechanical properties assessed by CT[J]. Osteoporos Int, 2014, 25(3): 1163−1172.

[21] Koay MA, Woon PY, Zhang Y, et al. Influence of LRP5 polymorphisms on normal variation in BMD[J]. J Bone Miner Res, 2004, 19: 1619−1627.

[22] Kramer I, Halleux C, Keller H, et al. Osteocyte Wnt/β-catenin signaling is required for normal bone homeostasis[J]. Mol Cell Biol, 2010, 30(12): 3071−3085.

[23] Levis S, Lagari VS. The role of diet in osteoporosis prevention and management[J]. Curr Osteoporos Rep, 2012, 10(4): 296−302.

[24] Lewiecki EM, Bilezikian JP. Denosumab for the treatment of osteoporosis and cancer-related conditions[J]. Clin Pharmacol Ther, 2012, 91(1): 123−133.

[25] Lips P, van Schoor NM. The effect of vitamin D on bone and osteoporosis[J]. Best Pract Res Clin Endocrinol Metab, 2011, 25(4): 585−591.

[26] Marie PJ. Strontium ranelate in osteoporosis and beyond: identifying molecular targets in bone cell biology[J]. Mol Interv. 2010, 10(5): 305−312.

[27] Mobasheri A, Shakibaei M. Osteogenic effects of resveratrol in vitro: potential for the prevention and treatment of osteoporosis[J]. Ann N Y Acad Sci, 2013, 1290: 59−66.

[28] Monroe DG, McGee-Lawrence ME, Oursler MJ, et al. Update on Wnt signaling in bone cell biology and bone disease[J]. Gene, 2012, 492(1): 1−18.

[29] Moseley KF, Weaver CM, Appel L, et al. 2013. Potassium citrate supplementation results in sustained improvement in calcium balance in older men and women[J]. J Bone Miner Res, 2013, 28(3): 497−504.

[30] Musette P, Brandi ML, Cacoub P, et al. Treatment of osteoporosis: recognizing and managing cutaneous adverse reaction and drug-induced hypersensitivity[J]. Osteoporos Int, 2010, 21(5): 723−732.

[31] Neer RM, Arnaud CD, Zanchetta JR, et al. Effect of parathyroid hormone (1−34) on fractures and bone mineral density in postmenopausal women with osteoporosis[J]. N Engl J Med, 2001, 344(19): 1434−1441.

[32] Nicks KM, Fowler TW, Akel NS, et al. Bone turnover across the menopause transition: The role of gonadal inhibins[J]. Ann N Y Acad Sci, 2010, 1192: 153−160.

[33] Nieves JW. Skeletal effects of nutrients and nutraceuticals, beyond calcium and vitamin D. Osteoporos Int, 2013, 24(3): 771−786.

[34] Nordin BE. Evolution of the calcium paradigm: the relation between vitamin D, serum calcium and calcium absorption[J]. Nutrients, 2010, 2(9): 997−1004.

[35] North American Menopause Society. The 2012 hormone therapy position statement of: The North American Menopause Society[J]. Menopause, 2012, 19(3): 257−271.

［36］ Orchard TS, Pan X, Cheek F, et al. A systematic review of omega-3 fatty acids and osteoporosis[J]. Br J Nutr, 107(Suppl 2): S253−S260.

［37］ Ozcivici E, Luu YK, Adler B, et al. Mechanical signals as anabolic agents in bone[J]. Nat Rev Rheumatol, 2010, 6(1): 50−59.

［38］ Panico A, Lupoli GA, Marciello F, et al. Teriparatide *vs.* Alendronate as a treatment for osteoporosis: Changes in biochemical markers of bone turnover, BMD and quality of life[J]. Med Sci Monit, 2011, 17(8): CR442−CR448.

［39］ Pocock NA, Eisman JA, Hopper JL, et al. Genetic determinants of bone mass in adults[J]. J Clin Ivest, 1987, 80(9): 706−710.

［40］ Recker RR, Bare SP, Smith SY, et al. Cancellous and cortical bone architecture and turnover at the iliac crest of postmenopausal osteoporotic women treated with parathyroid hormone 1−84[J]. Bone, 2009, 44(1): 113−119.

［41］ Richards JB, Kavvoura FK, Rivadeneira F, et al. Collaborative meta-analysis: associations of 150 candidate genes with osteoporosis and osteoporotic fracture[J]. Ann Intern Med, 2009, 151(8): 528−537.

［42］ Rolland Y, VanKan GA, Gillette-Guyonnet S, et al. Strontium ranelate and risk of vertebral fracture in frail osteoporotic women[J]. Bone, 2011, 48(2): 332−338.

［43］ Ross AC, Manson JE, Abrams SA, et al. The 2011 report on dietary reference intakes for calcium and vitamin D from the Institute of Medicine: what clinicians need to know[J]. J Clin Endocrinol Metab, 2011, 106(1): 53−58.

［44］ Saag KG, Shane E, Boonen S, et al. Teriparatide or alendronate in glucocorticoid-induced osteoporosis[J]. N Engl J Med, 2007, 357(20): 2028−2039.

［45］ Sacco SM, Horcajada MN, Offord E. Phytonutrients for bone health during ageing[J]. Br J Clin Pharmacol, 2013, 75(3): 697−707.

［46］ Schlienger RG, Kraenzlin ME, Jick SS, et al. Use of beta-blockers and risk of fractures[J]. JAMA, 2004, 292(11): 1326−1332.

［47］ Shen CL, von Bergen V, Chyu MC, et al. Fruits and dietary phytochemicals in bone protection[J]. Nutr Res, 2012, 32(12): 897−910.

［48］ Svanström H, Pasternak B, Hviid A. Use of strontium ranelate and risk of acute coronary syndrome: cohort study[J]. Ann Rheum Dis, 2014, 73(6): 1037−1043.

［49］ Tanumihardjo SA. Vitamin A and bone health: the balancing act[J]. J Clin Densitom, 2013, 16(4): 414−419.

［50］ Tu X, Rhee Y, Condon KW, et al. Sost downregulation and local Wnt signaling are required for the osteogenic response to mechanical loading[J]. Bone, 2012, 50(1): 209−217.

［51］ Vahle JL, Sato M, Long GG, et al. Skeletal changes in rats given daily subcutaneous injections of recombinant human parathyroid hormone (1−34) for 2 years and relevance to human safety[J]. Toxicol Pathol, 2002, 30(3): 312−321.

［52］ Walsh JB, Lems WF, Karras D, et al. Effectiveness of Teriparatide in women over 75 years of age with severe osteoporosis: 36-month results from the European Forsteo Observational Study (EFOS)[J]. Calcif Tissue Int, 2012, 90(5): 373−383.

［53］ Wang X, Guo B, Li Q, et al. MiR-214 targets ATF4 to inhibit bone formation[J]. Nat Med, 2013, 19(1): 93−100.

[54] Weaver CM. 2013. Potassium and health[J]. Adv Nutr, 2013, 4(3): 368S−377S.

[55] Weinstein RS. Glucocorticoids, osteocytes, and skeletal fragility: the role of bone vascularity[J]. Bone, 2010, 46(3): 564−570.

[56] Welting TJ, Caron MM, Emans PJ, et al. Inhibition of cyclooxygenase-2 impacts chondrocyte hypertrophic differentiation during endochondral ossification[J]. Eur Cell Mater, 2011, 22: 420−436.

[57] Whitfield JF. Osteoporosis-treating parathyroid hormone peptides: What are they? What do they do? How might they do it[J]. Curr Opin Investig Drugs, 2006, 7(4): 349−359.

[58] Woo J. Relationships among diet, physical activity and other lifestyle factors and debilitating diseases in the elderly[J]. Eur J Clin Nutr, 2000, 54(Suppl 3): S143−S147.

[59] Xian L, Wu X, Pang L, et al. Matrix IGF-1 maintains bone mass by activation of mTOR in mesenchymal stem cells[J]. Nat Med, 2012, 18(7), 119: 1095−1101.

[60] Xie H, Sun M, Liao EY, et al. Estrogen receptor-alpha36 mediates a bone-sparing effect of 17beta-estrodiol in postmenopausal women[J]. J Bone Miner Res, 2011, 26(1): 156−168.

[61] Xu ZR, Wang AH, Wu XP, et al. Relationship of age-related concentrations of serum FSH and LH with bone mineral density, prevalence of osteoporosis in native Chinese women[J]. Clin Chim Acta, 2010, 400(1−2): 8−13.

[62] Yamaguchi M, Neale Weitzmann M. The intact strontium ranelate complex stimulates osteoblastogenesis and suppresses osteoclastogenesis by an tagonizing NF-κB activation[J]. Mol Cell Biochem, 2012, 359(1−2): 399−407.

[63] Yamaguchi M. Nutritional factors and bone homeostasis: synergistic effect with zinc and genistein in osteogenesis[J]. Mol Cell Biochem, 2012, 366(1−2): 201−221.

[64] Yamamoto T, Tsujimoto M, Hamaya E, et al. Assessing the effect of baseline status of serum bone turnover markers and vitamin D levels on efficacy of teriparatide 20 μg/day administered subcutaneously in Japanese patients with osteoporosis[J]. J Bone Miner Metab, 2013, 31(2): 199−205.

[65] Yang S, Nguyen ND, Center JR, et al. Association between beta-blocker use and fracture risk: The Dubbo Osteoporosis Epidemiology Study[J]. Bone, 2011, 48(3): 451−455.

[66] Zebaze RM, Ghasem-Zadeh A, Bohte A, et al. Intracortical remodelling and porosity in the distal radius and post-mortem femurs of women: a cross-sectional study[J]. Lancet, 2010, 375(9727): 1729−1736.

[67] 廖二元.内分泌学[M].北京：人民卫生出版社,2001.

[68] 宋淑军,张建中.雷奈酸锶：翻开了治疗骨质疏松的新篇章[J].中国现代医学杂志,2008, 18(18): 2670−2676.

[69] 王娟,井娟,牛银波,等.几种具有抗骨质疏松活性的植物多酚[J].中国药业,2011, 20(11): 1−4.

[70] 王玉婵,邢学农.营养与骨质疏松[J].国际病理科学与临床杂志,2013, 33(2): 170−174.

[71] 张志宏,沈舜义.骨质疏松新药雷奈酸锶研究进展[J].世界临床药物,2011, 32(11): 641−645.

[72] 中华医学会骨质疏松和骨矿盐疾病分会.原发性骨质疏松症诊治指南[J].中华骨质疏松和骨矿盐疾病杂志,2011, 4(1): 1674−2591.

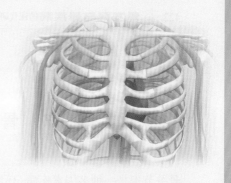

第六章

骨关节炎

　　骨关节炎是一种在多因素影响下关节软骨逐渐发生退行性改变,伴有继发性滑膜炎性增生和骨赘形成,进而引起所累关节疼痛、挛缩、畸形和活动受限的常见慢性关节疾病。骨关节炎表现为多基因遗传,在人群分布、地域分布和危险因素方面具有多种流行病学特征。骨关节炎的发病机制非常复杂,各种力学和生物因素引起的关节软骨细胞衰老、死亡、肥大分化或代谢失衡是骨关节炎发生的最直接因素。临床常用治疗早期骨关节炎的药物包括非甾体消炎药、皮质激素、滑液补充药物和软骨保护剂等。骨关节炎的外科手术治疗有助于减轻或消除疼痛,改善关节功能。骨关节炎的干细胞治疗前景广阔,将成体干细胞注射至关节腔内可以明显修复关节软骨,而且把增强干细胞分化潜能的基因或者促进软骨修复、改善骨关节炎症状的基因导入干细胞中,还可以极大提高临床的治疗效果。

第一节　骨关节炎遗传学研究

　　骨关节炎是一种多因素疾病,环境因素和遗传因素在原发性骨关节炎的发生发展中共同发挥了重要的作用。目前,对于骨关节炎的遗传学研究主要为以病例-对照研究为基础的相关性研究。通过相关性研究已发现不少骨关节炎的易感基因。但由于全球各研究中心关于骨关节炎易感基因的研究结果具有差异,目前全球一致的骨关节炎易感基因尚为罕见。

一、骨关节炎的遗传性

　　流行病学资料显示,在391例骨关节炎患者中有20%的患者家族中具有类似疾病的家庭史;在20名男性和32名女性骨关节炎先证者家庭中,其一级亲属的骨关节炎发病率是普通人群的2倍;在手指关节骨关节炎患者的姐妹中,骨关节炎的发病率是普通人群的3倍。英国学者通过双生子研究分析得出,女性骨关节炎中的遗传度为39%~65%,其中手指关节骨关节炎遗传度约为65%,髋关节骨关节炎遗传度约为60%,膝关节骨关节炎遗传度约为40%。这些数据提示骨关节炎是一种遗传性疾病,而且其遗传形式主要为多基因遗传。此外,迄今已有不少骨关节炎的易感基因被陆续报道,这些易感基因的存在进一步证实了骨关节炎的遗传性。

二、骨关节炎易感基因的研究方法

　　由于骨关节炎主要表现为多基因遗传,对骨关节炎的遗传研究主要是通过相关性研究寻找易感基因,即进行病例-对照研究。募集骨关节炎患者作为病例组研究对象,并募集无关节不适的个体作为对照组研究对象,在病例组和对照组分别对目的基因位点进行基因分型,计算病例组与对照组中目的位点的基因型及等位基因型的分布频率,并统计分析病例组与对照组之间基因型及等位基因型的分布频率是否存在显著差异。根据目的位点的选择方法,相关性研究包括基于已知基因功能而选择候选基因进行相关性研究和基于微阵列基因分型芯片技术/全基因组测序技术而进行的全基因组相关性研究。通过对家族性研究对象进行关联分析也有助于骨关节炎易感基因的定位,但定位后仍需要进行相关性分析以确认目的基因与骨关节炎的相关性。

三、骨关节炎的易感基因

1. 通过候选基因研究发现的骨关节炎易感基因

候选基因研究为挑选可能与骨关节炎相关的基因作为候选基因,在骨关节炎及对照组研究对象中对候选基因中全部或部分多态性位点进行基因分型,并进行相关性分析。候选基因的选择依据包括基因已知的分子生物学功能、基因突变(功能缺失或功能获得)患者对应的特定表型以及基因修饰动物对应的特定表型等。参与骨软骨生长代谢的基因,基因突变患者表型包括骨关节炎或基因修饰动物表型。骨关节炎的基因常被挑选为候选基因。迄今已有多个骨关节炎易感基因通过该研究方法报道。

目前得到最多证实的骨关节炎疾病易感基因是生长分化因子(growth and differentiation factor, GDF)5。基于已知 *Gdf5* 与骨骼系统疾病的发生密切相关,该基因与骨关节炎的相关性在中国和日本人群中首次被研究报道,其中相关性最显著的单核苷酸多态性(single nucleotide polymorphism, SNP)位点是位于该基因启动子区域的一个 SNP, rs143383;该 SNP 位点的 T 等位基因型为骨关节炎风险型等位基因型。体外研究及体内研究都提示该 SNP 位点的 T 等位基因型对应着显著降低的基因转录活性。Valdes 等在英国高加索人中验证了该位点与骨关节炎的相关性。Chapman 等通过对欧洲及亚洲多人群的研究结果进行荟萃分析,也证实了该位点与骨关节炎的相关性。此后,Evangelou 等进行了更大规模的荟萃分析,进一步证实了该位点与骨关节炎的相关性。

Aspn 基因是另一个在多人群中广泛研究的骨关节炎易感基因。该基因编码产物 Asporin 是富含亮氨酸的小分子蛋白多糖,此蛋白可与 TGFβ 结合,从而对 TGFβ 信号通路产生抑制作用。基于该基因产物的已知功能,Kizawa 等进行了该基因与骨关节炎的相关性研究,结果发现该基因与骨关节炎存在显著相关性,其中最显著位点为该基因中的天门冬氨酸(D)重复序列;该位点的 D14 等位基因型为骨关节炎风险型等位基因型。D14 等位基因型对应的基因产物相对于其他等位基因型,尤其是 D13 等位基因型对应的产物,表现出显著增强的 TGFβ 结合能力。该相关性在欧洲人群中未得到证实,但在中国人群和韩国人群中得到证实。

Smad3 是 TGFβ 信号通路中的重要分子,Valdes 等对该基因与骨关节炎的相关性进行了研究,发现该基因中的 SNP 位点 rs12901499 与骨关节炎具有显著相关性,该位点的 G 等位基因型为骨关节炎风险型等位基因型。然而,该基因与骨关节炎的相关性在其他人群中尚无研究。

IL1 与白细胞介素 1 受体拮抗剂(interleukin-1 receptor antagonist, IL1Ra)表达失调会导致骨关节炎相关的炎症因子表达增多,并导致软骨丢失增多。Attur 等针对 *Il1*、*Il1ra* 以及 *Il10*、*Tnf-α*、雌激素受体 α(*Esr1*)等基因进行了与骨关节炎的相关性研究,结果发现 *Il1ra* 基因中的 SNP 位点 rs9005 与骨关节炎显著相关,该位点的 A 等位基因型为骨关节炎风险型等位基因型。后续的验证研究认为该基因与骨关节炎的严重程度相关。

GPCR是理想的药物靶体,为了使研究结果与药物治疗的联系更加紧密,Mototani等对GPCR家族44个基因中167个SNP位点进行了相关性研究,结果发现内皮细胞分化溶血磷脂酸G蛋白偶联受体2(*Edg2*)基因中的SNP位点rs10980705与骨关节炎显著相关,该位点的A等位基因型为骨关节炎风险型等位基因型。A等位基因型较G等位基因型表现出显著增强的反式因子AP-1的结合能力,从而导致*Edg2*基因表达增强。*Edg2*编码的蛋白表达于关节滑膜,该受体的表达增加可能导致关节滑膜炎症细胞因子分泌的增加,从而增加骨关节炎的发病风险。但是该相关性在欧洲人群及中国人群中未能得到验证。

Mahr等对骨关节炎患者及对照组白细胞进行了基因表达芯片检测,统计分析后发现26个基因存在表达差异。进而从这26个基因中挑选了5个基因研究其与骨关节炎的相关性,结果发现Ras同源物基因家族成员b(*Rhob*)基因中的rs49846015和含硫氧还蛋白域3(*Txndc3*)基因中的rs4720262与骨关节炎显著相关。rs49846015的G等位基因型以及rs4720262的T等位基因型为骨关节炎的风险型等位基因型。但我们在中国人群及日本人群对这两个位点与骨关节炎的相关性进行验证,并未发现这两个位点与骨关节的相关性。

Saito等学者发现HIF-2α具有对COL10A1、MMP13及VEGF的诱导功能,该基因缺失的小鼠较野生型小鼠发生骨关节炎概率显著降低。基于该基因在动物模型中与骨关节炎的关系,Saito等进行了该基因与骨关节炎的相关性研究,并发现该基因中的SNP位点rs17039192与骨关节炎显著相关,该位点的C等位基因型为骨关节炎的风险型等位基因型。该基因的C等位基因型对应着显著增强的启动子活性。但在我们进行的中国、日本及澳大利亚多中心病例-对照研究中,并未发现该位点与骨关节炎之间存在着相关性。

2. 通过全基因组相关性研究发现骨关节炎易感基因

候选基因研究依赖于基因已知的功能,选择候选基因时对研究者的知识积累有较高的要求,而且研究的基因仅限于已知功能的基因,可研究的基因数目受到一定的限制。全基因组相关性研究则克服了这些问题,该研究方法启动时无须特殊知识背景,且能涵盖海量的基因。而且随着微阵列芯片技术的不断进展,全基因组基因分型芯片涵盖的位点越来越多,单个样本的研究费用却越来越低,使得该研究方法日益普遍。到目前为止,全基因组相关性研究已广泛应用在各个系统的不同疾病中,并产生了令人瞩目的研究成果。在骨关节炎的研究中,已有十余个基因及SNP位点通过全基因组相关性研究被发现与骨关节炎显著相关。

Mototani等于2005年在日本人群94名骨关节炎患者和633名对照组中进行了全基因组相关性研究(涵盖81 398个SNP位点),并在333名骨关节炎患者及375名对照组中进行了验证研究,发现了与骨关节炎显著相关的位点rs3213718($P=9.8 \times 10^{-7}$),该位点位于钙调蛋白1（*CALM1*）基因的内含子区。对*CALM1*基因内的SNP位点进行骨关节炎相关性研究后，发现位于该基因启动子区的SNP位点rs12885713也与骨关节炎显著相关（*P*=0.000 36），该位点的T等位基因型为骨关节炎的风险型等位基因型，T等位基因型对应着显著降低的基因转录活性。但该基因与骨关节炎的相关性在中国人群中未能得到验证。

2006年，Spector等在北欧人群335名膝关节骨关节炎患者和335名对照组中进行了全基因组相关性研究（涵盖14 000个基因中25 494个SNP位点），结果发现最显著相关位点为富含亮氨酸重复家庭蛋白1基因中的rs912428（*P*=0.007 8，*OR*=1.44），该位点的T等位基因型为骨关节炎风险型等位基因型。该相关性在英国人群和加拿大人群中得到了进一步验证。但在我们进行的多中心研究中，在中国、日本及希腊人群中均未发现该基因与骨关节炎的相关性。

Valdes等于2008年在英国人群357名膝关节骨关节炎患者和285名对照组中进行了全基因相关性研究，该项研究是第一项深度全基因组（覆盖10万个以上SNP位点）相关性研究。他们首先通过全基因组相关性扫描发现一个显著相关性位点rs4140564（$P < 7.3 \times 10^{-7}$，*OR*=1.55），该位点的C等位基因型为骨关节炎风险型等位基因型，该位点位于前列腺素内过氧化物酶2（prostaglandin-endoperoxide synthase 2，*PTGS2*）基因上游75 kb位置，已知*PTGS2*与成软骨细胞分化增殖相关，因此该研究提示*PTGS2*与骨关节炎疾病易感性相关，然而该基因与骨关节炎的相关性在验证研究中未得到证实。

Miyamoto等于2008年在日本人群94名膝关节骨关节炎患者和658名对照组中进行了全基因组相关性研究（涵盖99 295个SNP位点），并在646名骨关节炎患者和631名对照组中进行了验证研究，研究发现最显著相关位点rs3773472（$P=6.5 \times 10^{-7}$），对该位点附件的SNP位点进行进一步相关性分析后发现该区域最显著相关位点rs7639618（$P=7.3 \times 10^{-8}$，*OR*=1.54），该位点的G等位基因型为骨关节炎风险型等位基因型。rs7639618与骨关节炎的相关性在中国人群及英国人群中得到验证，但在其他欧洲人群中不能验证，而荟萃分析结果显示该位点与骨关节炎易感性存在显著相关。对rs7639618的功能研究显示该位点位于一个新的基因*DVWA*，且不同的等位基因型对应着不同的β-微管蛋白结合能力。

Zhai等于2009年在英国和荷兰人群的1 804名研究对象中进行了全基因组相关性研究（涵盖305 811个SNP位点），发现了手部骨关节炎显著相关位点rs716508（$P=1.81 \times 10^{-5}$），该位点的C等位基因型为骨关节炎保护型等位基因型。该位点位于共济失调蛋白2结合蛋白1（*A2BP1*）基因的内含子1，目前尚无关于该基因的验证研究。

Nakajima等于2010年在日本人群899名膝关节骨关节炎患者和3 396名对照组中进行了全基因组相关性研究（涵盖459 393个SNP位点），并在167名骨关节炎患者和347名对照组中进行了验证研究，结果发现2个骨关节炎相关位点rs7775228（$P=2.43 \times 10^{-8}$，*OR*=1.34）和rs10947262（$P=6.73 \times 10^{-8}$，*OR*=1.32），rs7775228的T等位基因型和rs10947262的C等位基因型为骨关节炎风险型等位基因型。这2个位点位于人类白细胞抗原(human leucocyte antigen, HLA)类转换序列的Ⅱ/Ⅲ区域。但这两个位点与骨关节炎的相关性在中国、澳大利亚及部分欧洲人群中未能得到验证。

Kerkhof等于2010年在荷兰人群1 341名骨关节炎患者和3 496名对照组中进行了全基因组相关性研究(涵盖500 510个SNP位点),发现位于染色体7q22区域的rs3815148与骨关节炎显著相关($P=8 \times 10^{-8}$),该位点的C等位基因型为骨关节炎风险型等位基因型。该位点与Gpcr22基因中的rs3757713表现为强连锁,而rs3757713的等位基因型与Gpcr22的表达量显著相关。在Evangelou等学者对染色体7q22区域与骨关节炎相关性的荟萃分析中发现,该区域的另一个位点rs4730250与骨关节炎显著相关。

英国学者为了进行大规模的骨关节炎全基因相关性研究,组建了arcOGEN联盟,共同致力于骨关节炎的易感基因研究计划。在该研究计划的第一阶段,在欧洲人群3 177名骨关节炎患者和4 894名对照组中进行了全基因组相关性研究(涵盖514 898个SNP位点),该研究中tribbles同源物1(Trib1)基因上游的rs4512391与全部骨关节炎相关性最为显著($P=1.8 \times 10^{-6}$,$OR=1.17$),该位点的C等位基因型为骨关节炎风险型等位基因型;分层研究后该位点与膝关节骨关节炎相关性最显著($P=1.1 \times 10^{-6}$,$OR=1.23$);人的序列相似家族154成员A(Fam154a)基因内含子的rs4977469与髋关节骨关节炎相关性最显著($P=1.2 \times 10^{-6}$,$OR=1.30$),该位点的A等位基因型为骨关节炎风险型等位基因型。而进一步经过在欧洲人群中验证后发现,与全部骨关节炎相关性最显著的位点是微管关联一氧化物酶3(Mical3)基因内含子的rs2277831($P=2.3 \times 10^{-5}$,$OR=1.07$),该位点的G等位基因型为骨关节炎风险型等位基因型;分层研究后C6orf130基因中的rs11280与膝关节骨关节炎相关性最显著($P=3.2 \times 10^{-5}$,$OR=1.10$),该位点的C等位基因型为风险型等位基因型;XI型胶原α1(COL11A1)基因内含子的rs2615977与髋关节骨关节炎相关性最显著($P=1.1 \times 10^{-5}$,$OR=1.10$),该位点的A等位基因型为骨关节炎风险型等位基因型。该研究联盟通过对全基因组相关性研究结果进行填补运算寻找显著性更强的位点,并进一步扩大验证人群的规模,发现位于细胞源性转化序列样蛋白(MCF2L)基因的rs11842874与骨关节炎显著相关($P=2.24 \times 10^{-8}$,$OR=1.22$),该位点的A等位基因型为骨关节炎风险型等位基因型。在研究计划的第2阶段,该研究联盟进行了进一步的全基因组相关性研究(合计7 140名骨关节炎患者和11 009名对照组)以及大规模验证研究(合计42 938名对照组和7 473名骨关节炎患者),并找出了5个符合全基因组相关性研究统计标准($P \leqslant 5.0 \times 10^{-8}$)的骨关节炎相关位点。相关性最为显著的位点rs6976($P=7.2 \times 10^{-11}$,$OR=1.12$)位于Glt8d1基因的3'非翻译区,rs6976的T等位基因型为骨关节炎风险型等位基因型;rs6976与Gnl3基因中的rs11177紧密连锁,rs11177的A等位基因型为骨关节炎风险型等位基因型。其他4个位点依次为Astn2基因中的rs4836732($P=6.1 \times 10^{-10}$,$OR=1.20$),rs4836732的C等位基因型为骨关节炎风险型等位基因型;Filip1基因上游的rs9350591($P=2.4 \times 10^{-9}$,

OR=1.18），rs9350591的T等位基因型为骨关节炎风险型等位基因型；$Klhdc5$基因下游的rs10492367（P=1.48×10^{-8}，OR=1.14），rs10492367的T等位基因型为骨关节炎风险型等位基因型；$Chst11$基因内含子的rs835487（P=1.64×10^{-8}，OR=1.13），rs835487的G等位基因型为骨关节炎风险型等位基因型。

2014年，Styrkarsdottir等在欧洲人群623名严重手部骨关节炎患者和69 153名对照组中进行了全基因组相关性研究，发现位于染色体15q22区域的多个多态性位点与骨关节炎显著相关（P<5×10^{-8}），该区域包含一个基因$Aldh1a2$，该区域内位点的风险型等位基因型对应着显著降低的$Aldh1a2$表达量。此外，位于染色体1p31区域的多个低频多态性位点也与严重手部骨关节炎相关，且根据测序研究后统计分析发现包含该区域风险型等位基因型的个体均来源于同一祖先。

2014年，Evans等在654名髋关节骨关节炎患者和4 697名对照组中进行了全基因组相关性研究，发现位于$Igfbp3$基因上游的多态性位点rs788748与骨关节炎显著相关（P=2×10^{-8}），该位点的A等位基因型为骨关节炎风险型等位基因型，且A等位基因型对应着显著降低的血液中IGFBP3蛋白水平。

2015年，Moon等在韩国人群中选取371名骨关节炎患者和467名对照组中进行了全基因组拷贝数多态性（CNV）的相关性研究，通过统计分析共定位出6个骨关节炎相关区域，分别位于染色体1、8、9、11、13、17。该研究尚未报道具体的骨关节炎易感基因，还有待于在相关区域进行更深入的研究以发现新的骨关节炎易感基因。

3. 通过关联分析定位的骨关节炎易感基因

Loughlin等通过对378个骨关节炎家系进行的全基因组关联分析，首先将骨关节炎的易感基因定位在染色体2q31区域附近，再对该区域内的3个基因（$TNFAIP6$、$iITGA6$和$FRZB$）进行了与骨关节炎的相关性研究，结果发现$FRZB$基因中的rs288326和rs7775的T-G单倍体型与骨关节炎易感性显著相关（P=0.004，OR=4.1）。FRZB具有抑制β-联蛋白的功能，rs288326和rs7775分别对应着$FRZB$氨基酸序列的Arg200Trp和Arg324Gly，T-G单倍体型对应的$FRZB$表现出显著降低的抑制活性。但在该基因与骨关节炎相关性的验证研究中，仅rs288326表现出较弱的骨关节炎相关性（P=0.019）。

Meulenbelt等在183个骨关节炎家系进行的全基因组关联分析，将骨关节炎的易感基因定位在染色体14q32.11区域。通过对该区域中基因的进一步相关性研究，发现$Dio2$基因中的rs12885300和rs225014的C-C单倍体型与骨关节炎显著相关（P=2.02×10^{-5}，OR=1.79），该相关性在英国、荷兰及日本人群中得到验证，但在中国人群中未得到验证。

四、骨关节炎基因研究存在的问题

全球各研究团队对骨关节炎的遗传学研究开展已有十余年，但迄今仍罕见通过全球多中心验证的骨关节炎易感基因。不同人种之间相关性研究结果存在差异最为常见。相关报道的研究样本数、研究样本的入选标准、相关性的显著性、相对危险度等因素都会对研究结果产生影响。

随着对骨关节炎遗传研究的不断深入，研究规模不断增大，且由于全基因组相关性研究的普及，海量的显著相关位点被检出，但经过 Bonferroni 校正后仍具有显著性的位点则寥寥无几。近期通过全基因组相关性研究报道的骨关节炎易感基因，其风险型等位基因型的相对危险度都较低。忽略相对危险度而依赖于增加研究样本量和增加检测位点获得显著性差异位点，很可能会造成假阳性结果，而这样的位点在进一步验证研究中则经常被否定。

样本的入选标准对相关性研究也十分重要。错误的入选标准通常会导致阴性结果。对于某一个实际的骨关节炎易感基因位点，假如相关性研究过程中出现病例与对照组研究对象的混杂，其显著性及相对危险度都会因此降低；通过增加样本量有可能得到符合研究要求的显著性，但相对危险度却无法提高。在对新的易感基因的研究中，尤其是在全基因组相关性研究中，研究对象的混杂可能会导致研究者错过一些有意义的骨关节炎易感基因；而在验证研究中，研究对象的混杂则会导致研究者拒绝一些真正的骨关节炎易感基因。

易感基因和相关位点的功能研究是确定骨关节炎易感基因的重要证据，同时也是联系相关性研究结果与临床诊疗的桥梁。到目前为止，许多骨关节炎相关性位点未见功能研究报道；一些已报道的功能研究仅为细胞水平的研究，易感基因及相关位点的实际功能还不是十分清楚。功能研究的缺失使得特定位点与骨关节炎的相关性有待于进一步明确，同时也限制了相关性研究成果在临床诊疗中的应用。

（蒋青）

第二节　骨关节炎流行病学调查

骨关节炎是一种在多因素影响下关节软骨逐渐发生退行性改变，伴有继发性滑膜炎性增生和骨赘形成，进而引起所累关节疼痛、挛缩、畸形和活动受限的常见慢性关节疾病。骨关节炎按美国风湿病协会（American Rheumatology Association, ARA）的分类可分为原发性和继发性两种，前者病因尚不明确，后者多在关节外伤、类风湿关节炎、感染等诱因的作用下发展而来。本病可累及全身所有的关节，常见于膝、髋、脊柱等负重关节。骨关节炎是最常见的关节疾病，严重影响患病中老年人群的生活质量。在美国，约14%的成年人存在不同程度的骨关节炎病变，在50岁以上的人群中约有23%因本病引起的疼痛和活动受限影响或丧失劳动能力,最终致残率高达53%,因此造成的经济损失和治疗费用高达1 250亿美元。骨关节炎的流行病学特征如下。

一、人群分布

骨关节炎的发病率分布与年龄、性别、人种、工种、受累关节的部位等因素密切相关。研究显示,40岁人群的患病率为10%~17%,50岁以后发病率逐渐升高,60岁接近50%,至75岁发病率可达80%。性别比例中女性占2.59‰,男性占1.71‰。40岁以上患者中男性发病率为41.6%,女性为50.4%,总体上女性发病率高于男性,尤其绝经后女性发病率上升明显。不同人种的骨关节炎患病率也存在差异,白种人的骨关节炎患病率高于黄种人,非洲裔美国人的髋、膝关节不同程度的骨关节炎患病率均高于其他人种。

骨关节炎的发病率及受累关节与所从事的职业和工作强度有关。清洁工人的发病率普遍高于其他工种,纺织工人手指、腕关节多见,矿工、建筑工人负重侧肩、膝、髋关节患病率较高,焊工膝和铸造工肘发病率较高,外科医师膝、髋关节发病率较高。薛庆云等人的研究结果显示城市文职人员颈椎骨关节炎的患病率(28.5%)高于农村务农人员(18.3%),而腰椎骨关节炎患病率(26.9%)低于农村务农人员(32.2%)。这一结果也提示工作性质和工作强度对骨关节炎的发病率有一定的影响。中国多中心流行病学调查结果显示颈椎、腰椎、双膝、双手原发性骨关节炎的总患病率分别为23.6%、29.4%、15.6%和7.8%,提示负重强度对骨关节炎的发病率有一定的影响。

二、地域分布

不同国家地区的骨关节炎患病水平有所不同。研究显示北京市城区老年人膝关节骨关节炎患病率高于同龄段美国白种人,髋关节骨关节炎发病率则明显低于美国白种人,这可能与不同生活区域暴露的危险因素不同有关。国内在不同地域的6个城市进行的流行病学调查结果显示颈椎、腰椎、双膝、双手原发性骨关节炎的患病率不同,哈尔滨市颈椎和腰椎骨关节炎发病率最高,广州市双膝和双手的骨关节炎发病率最高,这可能与不同地区的地理环境、温度、相对湿度、饮食、文化习惯等的差异有关,提示骨关节的病因可能是多因素综合作用的结果。

三、危险因素

骨关节炎相关的危险因素较多且互相影响,年龄、性别、遗传、骨密度、激素、种族以及营养状况等全身性因素决定了人群的易感性,职业、环境、生活习惯、关节运动异常、外伤史等外加因素会进一步促进骨性关节炎的发生发展。流行病学研究发现，肥胖与膝关节骨性关节炎的发生有相关性。肥胖者膝关节骨关节炎的发病率是正常体重者的4倍。过重的负荷可引起的机械性磨损增加，还可引起全身代谢紊乱。此外，肥胖时脂肪的分布与骨关节炎的发生有相关性，如腰部脂肪过多易患髋、膝关节骨关节炎，而髋部、大腿的脂肪却很少引起骨关节炎。

遗传因素是骨关节炎症的重要易感因素，两组独立的膝关节和髋关节骨关节炎的基因检测显示，*Asporin* 基因的突变体有过量的表达，*Asporin* 表达产物是细胞外基质的组分，其突变的频率与骨关节炎的严重程度正相关。另外，性激素骨与骨关节炎有相关性。骨关节炎好发于绝经后的妇女，提示性激素对关节软骨代谢有调节作用。性激素受体存在于关节软骨细胞、关节滑膜组织，以及骨细胞等细胞及组织中，而骨关节炎的病理变化主要发生在这些部位。雄激素和雌激素对关节软骨及骨的代谢影响机制十分复杂，既有相同之处，又有各自的特点。

外伤及过度负重是继发性骨关节炎的危险因素。一些特殊职业人员如清洁工、矿工、采棉花者、职业运动员或舞蹈演员等，主要是由于关节软骨长期受高强度的应力磨损或受伤超过了机体自身修复的能力引起关节损伤，进而影响关节周围的韧带损伤，引起关节不稳、半月板损伤或关节内骨折等，最终发展为骨关节炎。此外，关节的生物力学环境改变也可引发骨关节炎。如长期穿高跟鞋走路时增加了膝关节平时所承受的应力，并且改变了膝关节的受力点，也容易引起骨关节炎。气候因素也与骨关节炎的发生密切相关，在潮湿、寒冷、有过堂风环境中长时间不活动的人其膝、髋关节骨性关节炎发病率明显升高。

（何耀华）

第三节　骨关节炎的发病机制

骨关节炎的发生是关节软骨破坏和修复之间的相互交替以及失衡，最终关节软骨侵蚀、消失，并同时伴有关节炎症的一系列病理过程。软骨细胞是关节软骨中唯一的细胞类型，具有独特而稳定的结构和功能。各种力学和生物因素引起的关节软骨细胞衰老、死亡、肥大分化或代谢失衡是骨关节炎发生的最直接因素。滑膜炎症、软骨下骨骨重塑异常等也能够通过产生炎症因子以及基质降解酶类影响关节软骨细胞的稳态并最终导致关节软骨的降解。骨关节炎的发病机制非常复杂，来自体内和体外的研究，特别是以遗传动物为模型的研究正逐步阐明骨关节炎发生的细胞机制以及分子机制，革新了人们对骨关节炎的认识。

　　1986年，ARA将骨关节炎定义为关节软骨完整性破坏受损，关节边缘和软骨下骨发生相应的病理改变而引起的关节综合征。1994年，由美国国立卫生研究院发起的研讨会强调了骨关节炎并不是独立病种的概念，认为骨关节炎的发病机制不仅涉及关节软骨细胞自身的病理改变，而且与软骨下骨、滑膜、韧带、关节囊以及关节周围的肌肉的异常变化密切相关。这种定义的更新反映了人们逐步从组织和细胞等更微观的角度来解析和定义骨关节炎。过去20年间，细胞生物学、分子遗传学等前沿领域的研究从分子网络的角度去重新发现和理解骨关节炎的发病机制并取得了新的进展，为预防和治疗骨关节炎提供了全新的靶标。以下内容将主要从关节软骨、软骨下骨和滑膜等关节结构的病理改变出发，探讨导致骨关节炎发病的细胞生物学现象及其分子机制。

一、关节软骨与骨关节炎

1. 关节软骨的结构、功能和组成

　　关节软骨是关节表面覆盖的软骨组织及结构，表面非常光滑且具有弹性，可以最大限度地减少关节运动时的摩擦并起到缓冲作用。与其他组织不同的是，关节软骨没有血管、神经或者淋巴细管，而是由致密的细胞外基质成分及其中稀疏分布的高度特化的细胞——软骨细胞构成。软骨细胞仅占关节软骨总体积的3%，是关节软骨中唯一的细胞成分，正常状态下通过低水平的基质周转发挥维持细胞外基质的作用。关节软骨胞外基质则由组织液和软骨细胞合成的生物大分子框架结构组成。这些生物大分子的主要成分是胶原和蛋白聚糖。胶原是关节软骨内主要的纤维蛋白成分，其中Ⅱ型胶原占胶原总量的90%。其他含量较少的胶原类型如Ⅵ型、Ⅸ型、Ⅺ型和ⅩⅣ型等同样是结构和功能不可或缺的组成成分。胶原纤维排列成网架结构，维持软骨的结构和形状，是软骨张力强度的决定因素。蛋白聚糖则是一类大的蛋白多肽分子，由核心蛋白和氨基葡聚糖构成，其中聚集蛋白聚糖是关节软骨内蛋白聚糖的主要形式，与透明质酸以及联蛋白相互结合形成蛋白聚糖聚合物，为软骨提供抗压和分散负荷的能力。

　　根据关节软骨中的细胞形态、胞外基质及力学性能的不同，关节软骨从表面到软骨下骨，可以分为表层、移形层、辐射层和钙化层。辐射层和钙化层之间为潮线。

　　(1) 表层：软骨细胞呈梭形，其长轴与软骨表面平行。Ⅱ型胶原纤维含量较高，胶原纤维的排列方向也与关节面平行。表层软骨细胞特异性表达和分泌具有润滑作用的蛋白聚糖分子，如蛋白聚糖4可维持关节的灵活运动。缺失蛋白聚糖4基因的成年小鼠关节表层软骨消失，滑膜增生，呈现类似于骨关节炎的表型。此外，表层特异性表达高速泳动族蛋白B2（high-mobility group protein B2, HMGB2），缺失 Hmgb2 能够通过下调Wnt/β-联蛋白信号通路导致软骨细胞凋亡，最终发生骨关节炎。

　　(2) 移形层：此层占据40%～60%关节软骨体积。软骨细胞呈圆形或者卵圆形，

新陈代谢活跃。移形层内有两种不同的胶原纤维,一种是直径10～80 nm的大纤维,呈斜形排列;另一种是4～10 nm的小纤维,随机排列呈晶格状为大纤维提供支持作用。这两种纤维的交织结构是压力缓冲的第一道防线。移形层软骨细胞特异性表达软骨移行层蛋白(cartilage intermediate layer protein, CILP1),而与CILP1高度同源的CILP2则在关节和半月板软骨中都表达,在骨关节炎中CILP1表达上调,而CILP2表达下调,提示可能与骨关节炎发生相关。

(3)辐射层:此层占据30%的关节软骨体积,因其内部的胶原纤维垂直于关节面呈辐射状排列而命名。该层软骨细胞呈卵圆形或者短柱状,与关节面垂直。与其他层相比,此层胶原纤维束直径最粗,蛋白聚糖含量最高,含水量最少,为缓冲作用提供坚实保障。

(4)潮线:位于移形层与辐射层之间,在HE染色时呈波浪状的嗜碱性线,是由辐射层下端紊乱排列的胶原纤维与钙化层上端的羟磷灰石结晶所形成的特殊结构。潮线漂移是反映骨关节炎进展的指标之一。

(5)钙化层:位于最内侧,与软骨下骨密切连接,水分含量最少,软骨细胞数极少,呈现退变状。钙化层起着传导分散应力、抵抗剪切力的作用,并能限制组织液在骨和软骨之间自由交换。

2. 软骨细胞衰老导致骨关节炎

细胞的衰老与个体的衰老是两个不同的概念,个体的衰老并不等于所有细胞的衰老,但是细胞的衰老又与个体的衰老紧密相关。细胞衰老是个体衰老的基础,个体衰老是细胞普遍衰老的过程和结果。

细胞衰老是正常环境条件下发生的功能减退,逐渐趋向死亡的现象。衰老是生物界普遍的规律,细胞作为生物有机体的基本单位,也在不断地新生、衰老和死亡。细胞衰老是细胞在执行生命活动过程中,随着时间的推移,细胞增殖、分化能力和生理功能逐渐发生衰退的变化过程。经典的细胞衰老是指在体外培养时,细胞分裂30～40次后失去有丝分裂能力的现象,即由Hayflick在早年前提出的"Hayflick界限",也称为细胞复制衰老。

成年后个体关节软骨细胞数量稳定,几乎不增殖,因此相比经典的细胞复制衰老,软骨细胞更有可能发生由外来胁迫诱导的早熟性衰老,诱导细胞发生衰老的外界刺激包括紫外线辐射、氧化损伤、原癌基因活化和慢性炎症等。在氧化损伤所导致的细胞衰老过程中,由于染色体末端结构对于外界的改变十分敏感,当细胞在复制过程中受到损伤,则极易引起DNA结构的改变导致染色体末端端粒变短,从而促使细胞发生衰老。其中自由基,又称活性氧自由基(reactive oxygen species, ROS),是氧化能量代谢过程中的副产物,是导致DNA复制过程中氧化损伤的主要"元凶"。

那么,衰老导致软骨细胞发生了哪些改变导致骨关节炎的发生呢?

(1)软骨细胞衰老相关性分泌表型改变导致骨关节炎发生和发展。衰老被视为一种被动过程,但是随着研究的深入发现衰老细胞分泌一些因子能主动改变周围环境,这些因子被称为衰老相关分泌表型(senescence-associated secretory phenotype, SASP)。SASP包含多种因子,如生长因子、蛋白酶和炎症因子等,这些分泌因子依赖其所处的生物环境既可以诱导自身衰老又能促进细胞增殖,具有双向调节作用。软骨细胞衰老分泌表型特征是IL1β和IL6等分解代谢细胞因子以及基质金属蛋白酶类等表达和分泌增加。关节软骨原位的免疫组织化学研究发现衰老个体的关节软骨细胞表达更多的IL1β,Ⅱ型胶原的主要降解酶MMP1和MMP13随着年龄的增长而逐渐增多。分解代谢因子能够进一步促进MMP的表达,从而导致关节软骨细胞外基质成分降解,骨关节炎发生。研究表明,老年个体分离的关节软骨细胞与年轻个体来源的相比,细胞用IL1β或者纤维联蛋白碎片等分解代谢因子刺激后分泌更多的MMP13。软骨细胞衰老相关性分泌表型改变也解释了为什么50岁以后健康成年个体尿液中检出的Ⅱ型胶原降解产物也会显著升高。

(2)衰老的软骨细胞失去对生长因子的响应性,具体表现在生长因子促进细胞增殖或者合成能力下降。关节软骨细胞自身和所处环境中均表达类型丰富的合成代谢的生长因子,如IGF-1、TGFβ和BMP6等,作用于关节软骨细胞,促进软骨细胞的适当更新,并促进软骨细胞合成细胞外基质成分。衰老关节软骨细胞的显著特点之一是对生长因子响应性降低。例如,大量的研究证据表明随着年龄增长,软骨细胞对于IGF-1促进软骨细胞合成基质蛋白聚糖和胶原的能力降低乃至消失。TGFβ是另一个重要的合成代谢因子,能够拮抗IL1β的分解代谢作用,随着年龄增长这种拮抗作用逐渐消失。此外,BMP6促进蛋白聚糖合成的能力随着年龄的增长也是降低的。衰老的软骨细胞失去对生长因子响应性也表现为信号转导途径的转变。例如,IGF-1通过Akt信号通路发挥其促进软骨细胞存活和基质合成的功能,而在氧化应激诱导的衰老软骨细胞中,IGF-1对Akt的激活显著降低,对ERK的激活显著升高,导致Ⅱ型胶原以及SOX9表达下降。TGFβ的受体ALK1与ALK5在软骨细胞中执行不同的功能,ALK5通过磷酸化Smad2/3介导TGFβ信号通路的合成代谢作用,而ALK1通过磷酸化Smad1/5/8促进Ⅹ型胶原和MMP13的表达,导致软骨细胞肥大分化和胞外基质Ⅱ型胶原降解。而随着年龄的增加,软骨细胞ALK1/ALK5的表达比例显著升高,因此导致软骨细胞对TGFβ的响应性产生了截然不同的后果。

(3)氧化应激在衰老导致骨关节炎发生中发挥关键的作用。氧化应激是指机体在遭受各种有害刺激时,体内高活性分子如ROS和活性氮自由基(reactive nitrogen species, RNS)产生过多,氧化程度超出氧化物的清除,氧化系统和抗氧化系统失衡,从而导致组织损伤。ROS包括超氧阴离子(O_2^-)、羟自由基(OH^-)和过氧化氢(H_2O_2)等;RNS包括一氧化氮(NO^-)、二氧化氮(NO_2^-)和过氧化亚硝酸盐($ONOO^-$)等。细胞内的ROS主要来源于线粒体呼吸链,通过线粒体复杂的Ⅴ电子传递链以及电压依赖性离子通道释放到细胞质中。细胞内的RNS来源于一氧化氮合酶(NOS)产生的少量的NO,少量的NO发挥信使分子的功能。现已发现3种NOS亚型,神经元的nNOS、内皮细胞的eNOS和多种细胞中存在的iNOS。iNOS在前炎症细胞因子(IL1、TNF-α、IFN-γ)刺激下产生,能催化产生较高浓度的NO。主要机体存在两类抗氧化系统,一类是酶抗氧化系统,包括超氧化物歧化酶(SOD)、过氧化氢酶(CAT)、谷胱甘肽过氧化物酶(GSH-Px)等;另一类是非酶抗氧化系统,包括维生素C、维生素E、谷胱甘肽、褪黑素、α-硫辛酸、类胡萝卜素、微量元素铜、锌、硒等。

引起软骨细胞发生氧化应激的原因有多种,如外伤、过度负荷等,以及内源性氧化系统和抗氧化系统失衡。当细胞内的ROS数量超过抗氧化剂承受量时,氧化应激就会发生与复制衰老相同的是,氧化应激诱导的早熟性衰老也会导致一系列典型衰老特征,包括衰老相关β-半乳糖苷酶(SA-βgal)活性增加、端粒长度变短、*p53*、*p21cip1*、*p16ink4a*表达升高。

机体的氧化损伤主要表现在自由基直接或间接对蛋白质、脂质以及DNA的氧化损伤,可诱发蛋白质变性、脂质过氧化和基因的突变。自由基对核酸和蛋白质可产生氧化破坏作用,可以导致核酸的氧化、交联,使DNA发生断裂、突变以及热稳定性改变等,从而影响遗传信息的正常转录和翻译,使蛋白质表达量降低甚至消失,或者使蛋白质发生突变,构象和活性位点的改变导致蛋白质损伤。自由基与生物膜的主要成分多元不饱和脂肪酸中含有多个弱键和不饱和键,有很高的亲和力,因此易受其攻击而发生一系列脂质过氧化链式反应。以上变化最终导致细胞发生变性、坏死等改变,从而引起骨关节炎等多种疾病的发生。研究表明,氧化应激能够通过引起软骨细胞端粒不稳定、软骨细胞合成功能异常等,导致软骨细胞衰老和骨关节炎的发生。此外,ROS能够引起软骨细胞肥大分化,是生长板软骨细胞肥大分化必不可少的。过量的ROS能够通过p38和JNK信号通路或者PKC-β$_1$途径导致软骨细胞凋亡,最终发生骨关节炎。

3. 软骨细胞凋亡导致的骨关节炎

细胞死亡是维持组织机能和形态所必须,包括细胞主动死亡(又称程序性死亡或细胞凋亡)和细胞被动死亡(即细胞坏死)。细胞坏死是由于极端物理、化学因素或者严重的病理性刺激引起的细胞损伤和死亡,是非正常的死亡,如冻伤、创伤、药物或者细菌感染导致关节软骨细胞死亡继而发生骨关节炎。细胞凋亡是生物体发育过程中普遍存在的,是一个由基因决定的细胞主动的、有序的死亡方式,涉及一系列基因的激活、表达以及调控等的作用。

目前认为细胞凋亡信号转导通路主要包括3条途径:线粒体途径、死亡受体途径和内质网途径。当细胞受到内部凋亡刺激因子作用,如癌基因的活化、DNA损伤、细胞缺氧、细胞生长因子缺失等,可激活细胞内部线粒体凋亡途径,引起细胞凋亡。在该途径中,内源性途径活化的胱天蛋白酶(胱天蛋白酶-8和胱天蛋白酶-10)对诱导蛋白BID进行切割进行活化,活化的BID可使正常情况下以单体形式存在于胞质中的BAX发生相应变化,导致BAX寡聚化形成Bax/Bak寡聚体并整合到线粒体外膜上,使线粒体外膜通透性增加,从而使线粒体内游离的Cyt-C释放至胞质。而Cyt-C可与凋亡活化因子1(APAF-1)结合将其激活,因Apaf-1N端也具有胱天蛋白酶募集结构域,所以可募集起始胱天蛋白酶-9活化形成凋亡小体进而使执行胱天蛋白酶-3活化促使细胞凋亡。外源性途径是由死亡受体所介导的。死亡受体有很多种,目前比较清楚的是Fas、TNF-α和TNF相关诱导配体(TRAIL)。阐述最多的是Fas/FasL介导的细胞凋亡,即Fas与配体FasL结合后激活,活化的Fas可通过其死亡结构域结合并聚集衔接蛋白Fas相关死亡结构域(FADD),导致FADD构象改变,此时的FADD可通过其自身的死亡效应结构域与具备同源结构的胱天蛋白酶-8结合进而激活胱天蛋白酶-8,形成由FasL、Fas、FADD、胱天蛋白酶-8组成的蛋白复合物,该复合物具有裂解并激活效应凋亡蛋白酶胱天蛋白酶-3的能力,引发细胞凋亡过程的级联反应,最终导致细胞凋亡。第三条是内质网途径:内质网是细胞内最重要的蛋白质合成折叠场所,同时也是细胞内钙离子的主要储存库。内质网腔内还包含凋亡蛋白,如胱天蛋白酶-12、BCL-2等。当内质网腔内未折叠的或错误折叠的蛋白质分子积聚时,会发生未折迭蛋白质反应,即内质网应激,可引起内质网腔内释放Ca^{2+},升高胞质内Ca^{2+}水平,从而激活高钙蛋白酶活性,由此激活内质网膜上的胱天蛋白酶-12,同时也导致胱天蛋白酶-7转移到内质网表面。胱天蛋白酶-7激活胱天蛋白酶-12,激活的胱天蛋白酶-12可进一步剪切胱天蛋白酶-3而引发细胞凋亡。凋亡细胞形态学表现为染色质浓缩、质膜出泡和凋亡小体形成。与细胞坏死相比,细胞凋亡是可控的,研究细胞凋亡在骨关节炎发生过程中的机制具有更重要的意义。

软骨细胞作为关节软骨的唯一细胞类型,对于维持关节功能至关重要。因此,软骨细胞死亡引起的细胞数量减少与骨关节炎发病机制存在直接的因果关系。尽管各种研究得出的软骨细胞的凋亡比例略有差别(差异可能与检测方法或实验对象不同有关),但是均证实了骨关节炎关节软骨细胞的凋亡高于正常关节软骨细胞。与一般细胞凋亡相比,骨关节炎软骨细胞凋亡有其独特性,表现为软骨基质小泡与凋亡小体同样具有ALP和三磷酸核苷酸磷酸脱氢酶活性,并能使钙沉积。由于关节软骨中无血管分布,当软骨细胞发生凋亡时,凋亡小体无法被巨噬细胞吞噬而滞留在关节软骨内,影响关节软骨正常生理功能,只有当软骨基质发生降解,凋亡小体才能被释放到关节间隙中而被清除。软骨细胞凋亡与基质降解密切相关,当关节软骨细胞过度凋亡时,软骨细胞合成的基质减少,其生存环境受到进一步恶化,软骨细胞凋亡加速形成恶性循环。

所有细胞存活都需要信号分子或者细胞外基质支持,当这些信号分子或者细胞外基质缺失时,细胞就会死亡,这种细胞死亡方式是凋亡。促进软骨细胞生存的因素包括生长因子(如IGF-1、FGF、HIF-1α、DKK1、CXCL6等)、细胞外基质(如$\alpha_5\beta_1$、$\alpha_1\beta_1$以及lubrucin),以及抗氧化剂等都能促进软骨细胞存活;而IL1β、TNF-α、Fas配体、活性自由基以及VEGF等能够促进软骨细胞死亡。信号分子与细胞外基质的平衡对于软骨细胞存活非常重要。

细胞外死亡配体如Fas配体和TNF-α，通过相应的细胞表面死亡受体Fas和TNF-α受体起始外源信号通路。Fas（CD95）在正常以及骨关节炎患者软骨细胞表面表达。在体外培养的软骨细胞中，当Fas被激动性抗体激活，软骨细胞发生凋亡。然而，在体内软骨细胞存在于细胞外基质中，Fas抗体不能诱发细胞死亡。这可能是由于细胞外基质阻止抗体与软骨细胞相互作用。此外，细胞外基质中存在的促进软骨细胞生存的信号，如整合素等。然而，在骨关节炎时，细胞外基质结构变疏松，可能会导致Fas受体暴露，从而激活Fas/FasL信号通路。由于软骨中缺乏巨噬细胞，凋亡小体不能被吞噬。最终，软骨中的凋亡小体释放其包含有蛋白酶类的内容物到细胞外机制中，导致严重的细胞外基质降解。

细胞毒性自由基NO通过线粒体依赖的机制介导细胞凋亡。NO存在于正常的软骨中，但是在骨关节炎发生过程中，滑膜和软骨分泌高水平的NO。研究表明，骨关节炎软骨细胞中过量的NO和ROS是由于促炎性细胞因子如IL1β和TNF-α表达上调引起的。炎性细胞因子通过产生NO，诱导线粒体DNA损伤、减少能量制造以及降低线粒体转录等引起线粒体功能紊乱。线粒体是氧化应激损伤的主要部位，因为线粒体是细胞内ROS的主要来源。ROS在软骨细胞中不仅损害线粒体线粒体脂质、蛋白质和核酸，而且导致线粒体渗透性移位。最终，这些变化导致内源性信号引起的凋亡。

4. 软骨细胞肥大分化与骨关节炎

人体绝大部分的骨骼都是通过软骨内成骨的方式形成。在这一过程中，MSC聚集后内部细胞分化成软骨细胞，外层细胞分化为软骨膜；之后中间部分软骨细胞增殖和肥大分化，诱导紧邻软骨膜细胞分化为成骨细胞；最后成骨细胞随血管侵入肥大区，积累骨质，形成骨髓腔。随着血管侵入，软骨细胞发生凋亡以及变为成骨细胞等。在骨关节炎发生过程中，软骨细胞增殖、肥大分化，细胞外基质重塑和矿化，血管侵入以及软骨细胞凋亡等现象也相伴出现。近年来研究已经证明关节软骨细胞肥大分化引起骨关节炎发生。在正常状态下，软骨细胞进行低水平新陈代谢以维持细胞外机制，包括胶原（II、VI、IX和XI型胶原）、蛋白聚糖（聚集蛋白聚糖、核心蛋白聚糖、双链蛋白聚糖和纤调蛋白聚糖）和非胶原基质蛋白。在骨关节炎状态下，一些软骨细胞不能维持原有形态，进行肥大分化，表达肥大软骨细胞分子标志，如 *Runx2*、*Alp*、X型胶原、*Mmp*13 和 *Ihh* 等，最终发生凋亡和矿化。

多种信号通路调控关节软骨细胞的肥大分化。研究表明，TGFβ、BMP、Wnt、甲状旁腺激素相关肽（PTHrP）、IHH、FGF和HIF信号通路在调控软骨细胞肥大分化中发挥最重要的作用（见表6-3-1）。这些信号通路的异常最终都有可能导致骨关节炎的发生。

例如研究的较为充分的TGFβ信号通路。TGFβ是一种分泌型多功能蛋白质，有TGFβ₁、TGFβ₂和TGFβ₃ 3个亚型，可以影响细胞的生长、分化、凋亡及免疫调节等多种功能。TGFβ与细胞膜上的TGFβ II型受体结合，然后吸收 I 型受体在细胞膜上形成一个异源复合物，Ⅰ型受体也叫活化素受体样激酶（activin receptor-like kinases, ALKs）。活化的Ⅰ型受体与R-Smads暂时结合，磷酸化R-Smads C端的丝氨酸残基。TGFβ主要通过广泛表达的Ⅰ型受体ALK5传递信号，在内皮细胞中，TGFβ也能通过ALK1传递信号，而这一过程近年在软骨细胞中也被发现存在。ALK5能磷酸化Smad2/3，而ALK1则磷酸化Smad1/5/8。Ⅰ型受体对R-Smads的磷酸化使活化的Smads构象发生变化后从受体上解离下来，并与Smad4结合。结合后异源寡聚物转移到核内，激活特定基因的转录。Smad7能够通过抑制Smad2/Smad4复合体形成，也能与激活的Ⅰ型受体结合，从而阻止Ⅰ型受体与Smad2的结合和激活，从而最终抑制TGFβ信号通路。

表6-3-1 调控软骨细胞肥大分化的信号通路和主要功能

信号通路	亚型	主要功能
Wnt	Wnt2b	小鼠骨关节炎模型滑膜中表达上调
	Wnt3	小鼠骨关节炎模型滑膜中表达上调
	Wnt3a	激活或者抑制都导致软骨异常
	Wnt4	小鼠骨关节炎模型滑膜中表达下调
	Wnt5b	小鼠骨关节炎模型滑膜中表达上调
	Wnt9a	抑制软骨细胞肥大分化
	Wnt11	促进Runx2和Ihh表达
	Wnt16	小鼠骨关节炎模型滑膜中表达上调
TGFβ/BMP	TGFβ	抑制软骨细胞肥大分化
	BMP2	诱导软骨细胞肥大分化
	BMP4	诱导软骨细胞肥大分化
	BMP7	抑制软骨细胞肥大分化
PTHrP	PTHrP	通过抑制Runx2表达抑制软骨细胞肥大分化
Ihh	Ihh	促进软骨细胞肥大分化
FGF	FGF2	促进Run2表达，促进软骨细胞肥大分化
	FGF8	介导分解代谢
	FGF9	促进软骨细胞肥大分化
HIF	HIF-1α	抑制Runx2表达
	HIF-2α	上调X型胶原、MMP13和VEGF表达

注：引自van der Kraan PM, van den Berg WB. Chondrocyte hypertrophy and osteoarthritis: role in initiation and progression of cartilage degeneration[J]. Osteoarthritis Cartilage, 2012, 20(3): 223-232

之前的研究表明,在骨关节炎中TGFβ是一种重要的合成代谢因子。作者团队之前的研究发现在小鼠软骨中敲除*Smad3*后,小鼠关节软骨发生类似于人类骨关节炎的退行性改变,体外TGFβ₁显著地抑制软骨细胞肥大分化,证明TGFβ/Smad3信号通路能够抑制关节软骨细胞终末肥大分化,对于关节软骨稳态维持具有重要作用。之后的*Smurf2*(*Smad3*抑制基因)转基因小鼠也证明了TGFβ/Smad3信号通路对于维持关节软骨的稳态发挥重要作用。TGFβ能促进Ⅱ型胶原和蛋白聚糖合成以及抑制软骨降解酶类表达。此外,TGFβ可以拮抗IL1β引起的蛋白聚糖降解,保护IL1β对关节的损伤。

5. 软骨细胞代谢失衡与细胞外基质降解

关节软骨细胞外基质的主要成分为水、胶原纤维和蛋白多糖等。水是细胞外基质中含量最多的成分,含水量可因年龄不同及软骨细胞所在的部位不同而异。软骨中大部分水分位于基质中,可在软骨细胞和周围营养丰富的滑液之间进行交换,对软骨的新陈代新起重要作用。软骨基质中的胶原主要为Ⅱ型,此外也有少数其他胶原。浅层的胶原纤维束沿切线方向排列与软骨表面平行,称薄壳结构,此结构既耐磨又能抵抗多种应力破坏,可防止软骨发生拉裂折断。中层胶原比浅层胶原粗,纤维围绕在软骨囊周围保护软骨细胞免受挤压。深层的胶原纤维较粗。软骨的胶原纤维自深向浅呈一特殊的排列方式,成纤维的拱形结构。拱形结构能使纤维更好的承受压力,尤其有利于抵抗压缩力的破坏。软骨基质中非胶原成分主要是蛋白多糖。它是一类大分子蛋白多肽,由蛋白多糖亚单位、透明质酸和连接蛋白等组成,其主要成分是酸性糖胺多糖,主干是呈线性长链的透明质酸分子,其上结合了许多蛋白质链,蛋白质链上又结合硫酸软骨素和硫酸角质素,使其呈羽状分支样结构。这种结构可结合大量的水,使蛋白多糖发生膨胀产生膨胀压。因受到胶原纤维网的限制膨胀压不会无限增大,最终与胶原纤维的张力平衡。这种特性使软骨具有良好的抗震性能。

作为关节软骨唯一的细胞成分,软骨细胞对于细胞外基质的发育、维持和修复非常重要。软骨细胞既能合成软骨细胞外基质成分,又能合成各种蛋白酶类主要是MMP和含血小板结合蛋白基序的解聚蛋白样金属蛋白酶(ADAMTS)分解细胞外基质成分。在正常关节软骨中,软骨细胞维持分解代谢和合成代谢的平衡。在退行性关节软骨中,无论是合成代谢的减少,或者是分解代谢远远超过合成代谢,都能够导致骨关节炎发生。因此,关节软骨细胞中合成代谢与分解代谢的平衡对于维持细胞外基质非常重要。合成代谢与分解代谢的平衡受到十分复杂的因子网络的调控,现有研究发现了包括细胞因子或者生长因子、细胞介质、转录因子和蛋白酶类等在这一复杂网络中发挥作用,从而对于理解骨关节炎发病机制以及探索骨关节炎治疗方法具有重要指导意义。

调控软骨细胞分解代谢最重要的细胞因子包括IL和TGF,IL1β是研究最透彻的细胞因子。IL1β能够由关节软骨和滑膜分泌,在骨关节炎发生中显著升高。IL1β能够显著促进软骨细胞合成MMP和ADAMTS并抑制细胞外基质合成,此外,IL1β能够促进其他IL(如IL6)进一步加重分解代谢过程。TNF-α协同IL1β抑制细胞外基质合成和促进基质降解酶类表达。调控软骨细胞合成或者分解代谢平衡重要的生长因子包括TGFβ、BMP、IGF-1和FGF等。TGFβ是一种重要的合成代谢因子,能促进Ⅱ型胶原和蛋白聚糖合成以及抑制软骨降解酶类表达,此外,TGFβ可以拮抗IL1β引起的蛋白聚糖降解。BMP属于TGFβ超家族成员,关节软骨中研究最透彻的BMP是BMP2、BMP4和BMP7。在骨关节炎关节软骨细胞中IL1β和TNF-α能够上调BMP2表达,进一步激活软骨细胞外基质如Ⅱ型胶原的表达。与BMP2不同,BMP7在骨关节炎软骨细胞中表达是下调的。体外实验发现,BMP7能调节细胞外基质合成,同时能够拮抗IL1β引起的蛋白聚糖降解。其他的BMP家族成员,如BMP4也有促进软骨细胞合成代谢的作用,但是它们在骨关节炎中的作用还没有完全研究清楚。在体内BMP除了受基因表达的调节,还受到拮抗剂的调节。例如,无孢蛋白表达能够与BMP2结合从而抑制其功能。IGF-1在关节软骨稳态中发挥重要的作用。首先,体内体外实验都证明,IGF-1在正常状态和病理状态下都能促进软骨细胞增殖以及软骨细胞蛋白聚糖和胶原的合成。此外,IGF-1还能抑制由于细胞因子诱导引起的关节软骨降解,IGF-1可以参与软骨细胞响应炎症信号,一方面炎症介质如NO可以抑制IGF-1的合成代谢效应;另一方面,IGF-1通过上调IL1β诱饵受体IL1R2抑制IL1β导致的分解代谢保护关节。IGF-1的表达受到生长激素的诱导,在大鼠中生长激素缺乏引起IGF-1缺乏,最终导致骨关节炎样病变。在骨关节炎中,IGF-1 mRNA表达上调,而IGF-1蛋白水平在关节滑液中也是升高的。IGF-1水平的升高反映出机体试图通过IGF-1恢复软骨的稳态。在骨关节炎中,研究最透彻的FGF是bFGF和FGF18。在关节修复模型中,bFGF虽然能够显著促进软骨细胞增殖,但是最终导致关节软骨形成纤维状软骨,导致关节软骨功能下降。FGF18能够促进体外人类软骨细胞增殖和细胞外基质合成,在骨关节炎模型中也能够诱导软骨形成。

调控软骨细胞合成或者分解代谢平衡重要的细胞介质包括NO和前列腺素E₂(PGE₂)。NO在IL1β和TNF-α诱导下产生,能够促进MMP合成并抑制软骨细胞合成胶原和蛋白聚糖。PGE₂是骨关节炎中主要的炎性介质,PGE₂合成需要环氧合酶-2(cyclooxygenase-2, COX-2)和前列腺素E合酶。IL1β能够诱导这两种酶合成,因而促进PGE₂合成,PGE₂能够正反馈调节Ⅱ型胶原的表达。

调控软骨细胞合成或者分解代谢平衡重要的转录因子包括*Sox9*和*NF-κB*。合成代谢生长因子如IGF-1、TGFβ和BMP2都是通过或者部分通过*Sox9*发挥作用。*Sox9*作为软骨细胞特异性表达基因增强子,能够促进Ⅱ型胶原和蛋白聚糖的表达。*NF-κB*则在关节软骨细胞分解代谢中发挥关键作用,IL1β和TNF-α能够激活*NF-κB*,*NF-κB*能够抑制*Sox9*表达,因而下调细胞外基质表达。此外,NF-κB也能促进*Il1β*、*Tnf-α*和*Il6*表达,进一步加重骨关节炎发生发展。

调控软骨细胞外基质降解的主要酶包括MMP和ADAMTS。MMP是一类锌依赖的肽链内切酶，在许多组织中能够降解细胞外基质的所有成分，因而锌离子摄入异常也能够导致骨关节炎的发生。在健康关节软骨中，低水平MMP促进组织重塑和周转。在骨关节炎中，炎症因子如IL1β和TNF-α上调MMP表达，MMP13在关节软骨降解中发挥关节作用，MMP13能够高效降解Ⅱ型胶原，敲除*Mmp13*能够显著抑制骨关节炎造模手术中关节软骨的降解。ADAMTS包括ADAMTS-4和ADAMTS-5，在骨关节炎蛋白聚糖降解中发挥重要作用。在某些病理状态中，ADAMTS-4和ADAMTS-5表达上调，引起细胞外基质降解，最导致骨关节炎发生。

二、软骨下骨与骨关节炎

多年以来，骨关节炎一直被认为是关节软骨的病变。然而，研究发现其他关节组织贡献骨关节炎的病理生理，也推动了骨关节炎定义的发展。软骨下骨重塑通常与关节软骨缺陷和软骨下骨硬化有关，随着关节软骨逐渐退化，软骨下骨重塑与骨关节炎的发病机制密切相关。

软骨下骨是关节的重要组成部分，位于关节软骨下方，包括软骨下皮质终板及其下方的骨小梁结构，主要功能为吸收应力、缓冲震荡和维持关节形状。软骨下皮质终板许多细小的腔隙，包含连接关节软骨和软骨下骨小梁的通道。这些通道里含有数量众多的动脉和静脉，它们有细小的分支进入钙化软骨层。软骨下骨小梁的结构与皮质终板相比更加疏松多孔，包含血管、感觉神经和骨髓，在代谢上也比皮质终板更加活跃。软骨下骨是一个动态的结构，不停地发生骨重塑。骨重塑过程的正常运转是保持骨骼形态、结构和功能重要机制，也是软骨下骨适应关节软骨机械应力的重要机能。

越来越多的证据表明，软骨下骨在骨关节炎发生中发挥关键的作用。一个可能的原因是软骨下骨产生的细胞因子、生长因子等从成骨软骨交界处渗漏。在骨关节炎中，软骨内成骨的过程被重新启动，潮线前移，血管侵入，这一过程通常伴有骨赘形成和软骨下硬化。也有研究表明软骨下骨的变化比软骨降解发生的还要早。在成骨细胞中，受机械刺激会引起与软骨细胞类似的表现，包括表达炎症因子和降解酶类，这些因素能够直接作用于软骨，或者导致软骨下骨机械性能的改变，进一步影响表面覆盖的软骨。相反地，软骨下骨重塑也有可能是由于软骨降解导致关节适应机械性能的改变。在骨关节炎患者中，典型的影像学表现为骨端膨大畸形和骨密度增高，研究发现相对正常人关节软骨下骨骨量可增加10%～15%。在一种罕见的常染色体显性遗传病——进行性骨干发育不良（Camurati-Engelmann病），TGFβ在软骨下骨中持续激活导致软骨下骨重塑和硬化，最终也能导致骨关节炎的发生，在软骨下骨中抑制TGFβ能够减轻骨关节炎进展。

三、滑膜

骨关节炎的特征不仅包括关节软骨的降解,而且涉及多个关节组织的完整性。关节囊包绕在关节表面形成关节腔,关节腔内充满滑液,滑膜是关节囊的内层,正常人关节滑膜厚1~3 μm,分为内衬层和基底层。内衬层是由相互重叠成2~3层的滑膜衬里细胞组成,这些细胞分为A、B、C型。滑膜作为完整关节系统的一部分,对软骨的营养代谢起着极为重要的作用,其中包括① 清除作用,如吞噬并降解关节腔内的异物及细胞碎片等;② 合成作用,如合成透明质酸和蛋白聚糖4(包括Lubricin和浅表层蛋白),透明质酸是关节液和关节软骨的主要成分之一,在关节活动时保护和维持关节软骨表面的完整性,减少关节摩擦;③ 合成纤维结合素Ⅰ、Ⅱ型胶原、潜在的胶原酶蛋白酶促进因子、中性蛋白酶抑制剂、润滑素以及其他小的未确定的基质成分,参与滑膜免疫应答;④ 保持关节结构稳定;⑤ 分泌滑液营养和润滑关节软骨;⑥ 重吸收滑液,保持关节腔内环境稳定。

滑液内存在的细胞因子和生长因子是滑膜细胞以及关节软骨细胞重要的调节因子。根据其主要的组织特异性,可分为促炎性细胞因子和抗炎性细胞因子。滑液中的促炎性细胞因子包括IL1β、TNF-α、白血病抑制因子、IL6、IL8、IL17和IL18等。抗炎性细胞因子包括IL4、IL10和IL13等。滑液中的生长因子包括TGFβ、IGF-1等合成代谢因子。在正常状态下,大多数细胞因子或者生长因子在滑液中维持相对较低的浓度,维持正常的关节软骨细胞合成代谢和分解代谢的平衡。在关节损伤或者疾病状态下,这些细胞因子或者生长因子的含量显著升高,导致软骨细胞合成代谢和分解代谢的失衡,细胞外基质降解酶类合成增加,滑液中的基质降解酶类含量增加,最终导致关节软骨降解。

四、其他结构

1. 半月板和韧带

膝关节是最常见的骨关节炎发生部位。半月板是位于胫骨平台内侧和外侧关节面的两个月牙形的纤维软骨,其横断面呈三角形,外厚内薄,上面稍呈凹形,以便与股骨髁相吻合;下面平坦,与胫骨平台相接。这样的结构恰好使股骨髁在胫骨平台上形成较深的凹陷,从而使球形的股骨髁与胫骨平台的稳定性增加。从半月板的形状及部位来看,简单地说,半月板的功能即在于稳定膝关节,传布膝关节负荷力,促进关节内营养。正是由于半月板起到稳定载荷作用,才保证了膝关节长年负重运动而不致损伤。

膝关节的韧带包括内侧副韧带、外侧副韧带、前交叉韧带和后交叉韧带,两侧韧带位于关节两边。膝关节交叉韧带位于股骨内外髁之间,前后两条,互相交叉。韧带的功能为加强关节、维护关节在运动中的稳定,并限制其超越生理范围的活动。

半月板和韧带都能够在关节运动中发挥防止关节接触异常导致的损伤,而两者的病理则有可能导致关节软骨的摩擦加剧,最终导致骨关节炎的发生。在膝骨关节炎中,半月板和韧带的病理改变非常常见,半月板或者韧带的损伤都能够导致骨关节炎发生。在实验室中,常见的两种骨关节炎造模手术包括半月板失稳术和前交叉韧带切断术,前者导致的骨关节炎发展较温和,而后者则导致严重的骨关节炎表型。由此可见,无论是半月板或者韧带的病理改变都能够通过影响关节结构完整性,最终导致骨关节炎的发生。

2. 髌下脂肪垫

髌下脂肪垫是膝关节与其他关节区不同,髌下脂肪垫位于髌韧带下及两侧,由纤维骨架包绕内含的脂肪组织形成。髌下脂肪垫与关节软骨、软骨下骨和滑膜紧密相连,目前认为髌下脂肪垫的作用是促进膝关节滑液分布和吸收关节的机械力。在极端饥饿条件下,皮下的脂肪会消耗,但是髌下脂肪垫不会被消耗,证明髌下脂肪垫在膝关节中具有重要的生理功能。

髌下脂肪垫内含有大量的脂肪细胞、成纤维细胞、巨噬细胞和白细胞等,而这些免疫细胞能够产生炎性细胞因子,从而在正常生理状态下或者病理状态下发挥功能。髌下脂肪垫也含有痛觉神经纤维,因此膝骨关节炎时发生膝前区疼痛与髌下脂肪垫病理改变相关。在骨关节炎发生时,髌下脂肪垫中的免疫细胞可以渗透到滑液中,产生炎性介质加剧了骨关节炎的进展。如中性粒细胞可以产生IL1、IL8和MMP8,导致关节软骨的降解以及髌下脂肪垫中脂肪细胞的坏死。嗜酸性粒细胞和嗜碱性粒细胞能够分泌组胺,组胺能够存进滑膜成纤维细胞和关节软骨细胞,分泌基质降解酶类和炎症因子。因此,髌下脂肪垫内的免疫细胞会影响膝关节骨关节炎的炎症反应,导致骨关节炎发生和进展。

在髌下脂肪垫中,除了免疫细胞能够影响关节软骨外,脂肪细胞也能够通过分泌瘦素和脂联素影响关节软骨。瘦素能够促进IL1β分泌,增加促炎细胞因子的影响,进而诱导MMP的表达。在骨关节炎中,脂联素发挥促炎剂的作用,促进滑膜成纤维细胞分泌MMP1和IL6。此外,脂联素也能作用于关节软骨细胞,促进软骨细胞分泌IL6、MMP3和MMP9,从而导致关节软骨降解。

五、结语

从1986年ARA给出骨关节炎的定义,到现在已过去了三十余年。在此期间,对骨关节炎发病机制的认识取得了显著进步,从当初认为骨关节炎只是一种关节软骨退行性病变,到现在更倾向于骨关节炎作为一种涉及整个关节结构的病变,从细胞、组织等各个层面揭示了一系列复杂的分子变化及组织间复杂的交互作用,借助现在科技的发展,能够更好认识骨关节炎的病理改变。因此,关于骨关节炎发病机制的研究及其精准治疗的前途也是极其光明的。

（杨冠,杨晓）

第四节　骨关节炎的药物治疗

人口老龄化是当今世界人口发展的主要趋势,随着全社会人口老龄化进程的加快,各类慢性退行性疾病的患病人群也越来越多,关节炎作为一种常见的慢性退行性疾病也日益引起人们的重视。统计表明,目前全世界关节炎患者约有4亿人,发病率约占世界人口的15%,我国关节炎发病率仅次于冠心病,患病人群随年龄增加而增高,严重危害着中老年人的身心健康。

骨关节炎是一种常见的关节疾病,由于高龄、肥胖、创伤、劳损、关节畸形、关节先天性异常等诸多因素引起的关节软骨退行性病变、关节边缘和软骨下骨反应性增生,其中关节软骨的退变是骨关节炎出现的最直接原因。临床表现为缓慢发展的关节疼痛、压痛、僵硬、关节肿胀、活动受限和关节畸形等。

一般认为,骨关节炎是生物学因素和力学因素共同作用引起软骨细胞代谢失衡的结果。调查显示,我国现有骨关节炎患者约1亿人,且呈不断增加趋势,其中85%～90%采取保守治疗,有10%～15%的严重骨关节炎患者需置换人工关节才能解除病痛。由于极高的患病率和致残率,昂贵的治疗费用,疾病所致的工作能力和生活能力的丧失,骨关节炎已成为造成经济损失和影响社会发展的主要疾病之一,因此,关于骨关节炎的治疗日益引起研究人员的关注。目前,临床上常见骨关节炎的治疗方法包括药物治疗、外科治疗及干细胞治疗。下面详细阐述骨关节炎的治疗方法及最新研究进展。

组织学结构显示关节表面覆盖着一层透明软骨,其中95%以上的透明软骨成分属于软骨基质,用来分散和缓冲关节受到的压力和剪切力,软骨基质主要由蛋白多糖和胶原组成;分散在软骨基质中的软骨细胞约占5%,作为软骨中存在的唯一细胞,是软骨基质分解代谢反应的主要来源,维持着基质成分的平衡。正常生理条件下,软骨成分的降解与合成之间保持动态平衡。

骨关节炎病变主要累及关节软骨、软骨下骨及滑膜等关节周围组织,包括关节软骨的破坏、软骨下骨的改变(硬化、囊性化)、骨赘形成及滑膜慢性炎症等。从骨关节炎初期关节软骨表面的纤维样改变到后期滑膜出现反应性炎症改变,每位患者因为病程不同所使用的治疗方法也是有所差异的,药物治疗是目前比较常用的一种治疗方法。理想药物治疗的目的是促进关节软骨细胞的修复,恢复关节软骨的生物学特性。但由于关节表面透明软骨组织具有无神经、无血管的解剖结构特征以及缓冲承受人体压力的功能特征,因此关节软骨细胞自我修复和再生能力非常有限,目前还没有有效药物能够实现这一目标,临床常用治疗早期骨关节炎的药物包括非类固醇抗炎药(nonsteroid antiinflammatory drug, NSAID)、皮质激素、滑液补充药物和软骨保护剂等。

一、NSAID

NSAID是目前广泛应用的非类固醇激素类非类固醇药物,具有抗炎、止痛和解热作用,通常分为非选择性NSAID和选择性COX-2抑制剂,对骨关节炎有消除关节疼痛、僵硬,抑制炎症反应和止痛的确切疗效。这一类药物临床上主要采用口服治疗,应用时注意采用最低有效剂量、短疗程;使用非选择性NSAID的患者应同时选用质子泵抑制剂;有胃肠道危险因素的患者宜选用选择性COX-2抑制剂;研究证实选择性COX-2抑制剂比非选择性NSAID有更好的耐受性。

二、皮质类固醇类药物

皮质类固醇类药物属于外用药物,临床上主要用于关节腔内注射给药。因为大多数骨关节炎患者都是一个或几个关节受累,局部治疗可以有效避免不必要的全身作用。此类药物特别适用于伴关节渗出的局部炎症,例如曲安奈德(去炎舒松)、甲泼尼龙和泼尼松龙都具有改善骨关节炎症状的作用。Qvistgaard等研究表明,糖皮质激素关节腔内注射对急性疼痛发作,尤其是明确存在急性炎症和关节积液时有治疗效果。关节腔内注射糖皮质激素时,可以显著消除肿胀、减轻疼痛。但是长期使用可能诱发糖尿病、痛风、高血压等多种疾病,所以临床上不主张随意选用关节腔内注射糖皮质激素,更反对多次反复使用,一般每年最多不超过3～4次。

三、滑液补充药物

1. 透明质酸钠

是广泛存在于人体内的生理活性物质,由 N-乙酰葡萄糖醛酸反复交替而形成的一种高分子多糖体生物材料。透明质酸钠是关节滑液和软骨基质的主要成分,使关节滑液具有黏滞弹性,而且有营养因子的作用。在关节腔内起润滑作用,可覆盖和保护关节软骨,改善关节挛缩,抑制软骨表面变性,改善病理性关节液,增加润滑功能。透明质酸钠在关节中以3种形式存在并发挥作用:① 与糖蛋白结合并附于关节软骨与滑膜表面;② 与蛋白结合形成玻璃酸蛋白复合物游离于关节液中;③ 与蛋白多糖亚基结合构成蛋白多糖聚合体,组成软骨基质。众所周知,蛋白多糖是关节软骨基质的基本组成部分,对骨与软骨细胞有支持和保护作用,还参与软骨细胞黏附、信息传递、增殖、分化的调节等。研究表明骨关节炎患者关节液中的透明质酸钠分子量和黏弹性都明显低于正常水平,因此,采用关节腔内注射透明质酸钠治疗骨关节炎越来越被人们所接受。向关节腔内注射透明质酸钠可以有效减轻关节疼痛、滑膜炎症和软骨破坏，改善关节功能，增加关节活动度和保护软骨，阻断局部病变的恶性循环。临床研究显示透明质酸钠对轻、中度骨关节炎疗效显著，而对重度、晚期骨关节炎疗效不够明显，单用透明质酸钠修复比较缓慢，疗程较长。

2. 透明质酸钠衍生物

透明质酸钠衍生物是对天然透明质酸钠进行酯化、交联等修饰后形成的复合物，这一衍生物克服了天然透明质酸钠在体内易降解、存留时间短的缺点，作为组织工程材料、药物缓释媒介、肿瘤药物靶向载体等，受到越来越多的关注。研究证实天然透明质酸钠对强酸、强碱、热、自由基及透明质酸酶敏感，容易发生降解。对天然透明质酸钠进行化学修饰后形成的透明质酸钠衍生物克服了天然透明质酸钠的缺点，作为关节滑液补充药物得到了更广泛的应用。

四、软骨保护剂

软骨保护剂具有抗炎、止痛，保护关节软骨，延缓骨关节炎发展的作用。临床研究证实此类药物通过降低MMP、胶原酶的活性，直接补充软骨基质，减缓软骨降解，并通过反馈机制促进软骨细胞代谢活性，恢复软骨细胞基质分泌功能，一般起效较慢。此类物质包括硫酸氨基葡萄糖、硫酸软骨素、葡糖胺聚糖、戊聚糖多硫酸钠、聚氨基葡萄糖多肽复合物等，是近年来研制的缓解症状和保护软骨的制剂。

硫酸氨基葡萄糖是蛋白聚糖生物合成的生理物质，是玻璃酸钠和蛋白聚糖合成的特异性刺激物，有良好的耐受性，能刺激软骨细胞合成蛋白聚糖，补充和改善骨关节炎关节软骨细胞外基质的结构状态，提高关节软骨的修复能力，缓解骨关节炎疼痛症状，是良好的慢作用抗骨关节炎药。硫酸软骨素可以通过竞争性抑制降解酶活性减少软骨基质和关节滑液成分破坏，通过减少纤维蛋白血栓形成改善滑膜和软骨下骨的血液循环，有效减轻骨关节炎症状，改善关节功能。与氨基葡萄糖联合使用可以增加软骨基质含量、促进损伤修复，延缓骨关节炎发展并减轻症状，在骨关节炎早期开始并坚持长期治疗，可望改善骨关节炎的不良预后。

（郭风劲）

第五节 骨关节炎的外科治疗

多数对于内科保守治疗无效的骨关节炎患者，在日常活动受限时，可以进行手术治疗。手术治疗有助于进一步减轻或消除疼痛,防止或矫正畸形,避免关节破坏加重,改善关节功能。

骨关节炎的手术治疗方式多种多样,包括保留关节的关节冲洗术、关节镜手术、截骨矫形术等;不保留关节的关节融合术、关节成型术、人工关节置换术等以及新型的组织、细胞移植术等,不同的手术适合于不同病情的患者人群。临床手术中,根据患者病情可以采用关节镜下关节冲洗、骨软骨移植、软骨细胞或MSC移植等方法;对于关节畸形严重的患者可以采取截骨矫形术;关节破坏和功能障碍严重的患者可以进行关节置换术。各种手术除应严格掌握适应证外,还应根据每个患者的期望值、年龄、全身状况、经济承受力等多方面因素进行选择。

一、关节镜手术治疗

关节镜手术治疗适用于中期骨关节炎患者,临床上表现为关节时有肿胀,经常伴随疼痛,一定程度上影响生活。对于这类骨关节炎患者,关节镜手术治疗是最好的选择。在手术过程中,把一个很小的关节镜插入关节腔内,通过外置屏幕显示的图像,不仅能够发现关节内部的问题而且可以在关节镜下直接操作。关节镜治疗方法适应于病程相对较短、保守治疗没有效果或效果不明显、关节没有变形的患者,这一方法的优点是创伤比较小、恢复较快。

目前,关节镜治疗骨关节炎的方法有传统的关节冲洗术或关节清理术,近年来发展迅速的关节镜下自体软骨或软骨细胞移植术。

1. 关节冲洗术

适用于早、中期骨关节炎患者,关节冲洗术是最微创的手术,通过向关节腔中注射不同的冲洗液来改善膝关节的内环境,使其向良性循环发展。手术时间短,对关节的影响轻微,术后综合中医各种保守治疗可以加快关节功能的恢复。对关节进行连续闭合的冲洗可以更彻底清除坏死组织及炎症,防止继发感染,促进伤口愈合,并保持关节腔内一定的液体充盈,避免关节粘连。

2. 关节清理术

关节清理术的作用是清除关节内的机械性刺激物,手术包括刨削清理增生肥厚的炎性滑膜组织、修平退变剥脱的软骨创面、切除和修整破损的半月板。因为整个手术在关节镜下进行,因此具有损伤少、术后恢复快的优点。关节清理术不仅可以有效清除关节腔内引起疼痛、肿胀等症状的炎性物质;还可以清除软骨、滑膜碎屑和游离体,防止其夹入关节内加速关节面的磨损;同时关节清理术还可以治愈半月板和韧带的伴发损伤,恢复关节稳定性,去除使关节退变进一步发展的因素。虽然关节清理术不能完全去除病因及恢复正常解剖结构,但可以有效清除关节内致痛的病损组织及炎症介质、恢复关节面的平整性,改善关节内环境,阻断关节炎的恶性循环,对骨关节炎有肯定疗效,具有较大的发展前景。

3. 关节镜下软骨或软骨细胞移植术

(1)骨软骨移植:关节镜下骨软骨移植是治疗局限性软骨缺损的诸多手段之一,按供体来源可分为自体软骨移植和异体软骨移植。骨软骨移植是将健康的包含关节软骨、软骨潮标和软骨下骨的栓柱移植到损伤处大小与之相匹配的区域。这项技术的优势是采用关节透明软骨而不是纤维软骨进行修复,维持了关节的高度和形状。关节镜下骨软骨移植手术费用低廉,患者创面小,易愈合,适用于小型至中型的关节负重面软骨缺损。由于取材限制,用此技术还不能完全治疗大范围的软骨缺损。

目前,自体骨软骨移植的最佳方法是镶嵌成形术,又称马赛克成形术,即关节面的非负重区取多个小的骨软骨栓植入缺损区,可避免大块移植匹配不良的问题(见图6-5-1)。与异体骨软骨移植相比,自体骨软骨移植不存在免疫排斥和传播疾病的危险,软骨细胞活性好,骨间愈合可靠;但是组织来源有限,年龄固定,匹配困难。异体骨软骨移植优点包括移植物来源充分、供体年龄可选择、移植物可精确匹配,适用于巨大的软骨缺损;缺点是容易传播疾病、产生免疫排斥、生物修复缓慢等。

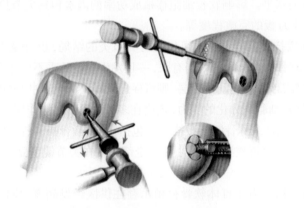

图6-5-1　关节镜下自体软骨移植术

(2)软骨细胞或MSC移植。自体细胞移植技术已经应用于临床10年左右,近年的研究和随访报道逐渐增多,成功率也逐渐提高。自体软骨细胞或MSC移植是用采集自体健康的具有生长能力的软骨细胞或者具有分化能力的MSC,经过体外培养后,植入髌股关节面缺损的部位,修复全层软骨缺损的技术。选择自体软骨细胞或MSC移植的目的是为了避免细菌或其他传染病的感染。自体软骨细胞移植的操作过程中,首先需要通过关节镜了解软骨缺损部位的大小和位置,在术前必须了解引起软骨缺损的根本原因,并通过软组织对位重建或截骨等手段进行纠正,在确定可以进行细胞移植手术以后,在股骨髁关节面上一些受力较少的部位取材,体外培养2～3周后,植入到缺损部位(见图6-5-2)。如果移植成功,9～12个月后移植部位的软骨硬度就基本可以达

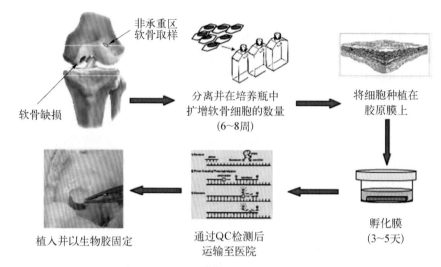

非承重区
软骨取样

软骨缺损

分离并在培养瓶中
扩增软骨细胞的数量
（6~8周）

将细胞种植在
胶原膜上

孵化膜
（3~5天）

通过QC检测后
运输至医院

植入并以生物胶固定

图6-5-2　关节镜下自体软骨细胞移植术

到正常透明软骨的水平。影响软骨细胞移植成功率的因素包括关节稳定性、对线、软骨缺损的大小及半月板的完整程度等。

（3）MSC刺激技术。软骨缺损可以是骨关节炎的结局，也可成为诱发或加重骨关节炎的原因。软骨的愈合能力相当有限，一旦发生损伤几乎不可能自我修复。如在裸露的软骨下骨表面钻孔，达到血管层，则可促进血凝块形成，同时暴露骨髓多能干细胞，后者具有向软骨细胞系分化的能力，最终在多种因素的共同作用下形成纤维软骨，这就是MSC刺激技术（或称骨髓刺激技术），包括钻孔、微骨折和打磨成形术。其特点在于仅对软骨下骨表面再塑型，创伤小并且全部可以在关节镜下完成，适用于较小的软骨缺损。

（4）软骨膜移植。由于自体软骨移植术存在供区继发病变、供区进行性结构异常、移植物吸收、有限的软骨块体积和移植软骨与受区结合能力差等缺点，研究人员采用软骨膜移植替代软骨移植。研究证实不同物种及人体不同部位的软骨膜在组织学、组织化学和纤维排列方面是相同的。软骨膜分为内外3层：最外层为纤维层，由纤维细胞组成，主要起保护作用；中间部分为增殖层，细胞呈梭形，具有分化、增殖形成新软骨的特性和潜能，可以增殖分化为软骨细胞；最内层为过渡层，包含更多的椭圆形细胞，细胞核呈圆形，更像软骨细胞的特征。随着软骨膜载体复合物移植和组织工程技术的发展，软骨膜（软骨细胞）与各种基质材料形成复合物，运用关节镜技术进行移植，可以更好、更高质量的生成软骨，组织工程技术推动软骨膜移植生成软骨取得了明显的突破。

（5）人工合成基质移植或人工合成软骨移植。将体外培养的自体或异体软骨细胞种植于人工基质上，同时携带生物活性分子及生长因子，用关节镜技术植入体内，植入的软骨细胞合成Ⅱ型胶原,进一步形成新的关节软骨,人工基质被吸收。临床常用的软骨细胞载体包括胶原、琼脂糖凝胶、碳纤维膜、聚乳酸和聚乙醇酸等。

除了将软骨细胞种植于人工基质载体上进行移植,临床上还可以采用人工合成软骨进行移植,常用的人工合成软骨材料,如聚乙醇水凝胶,在生物相容性、生物力学性能及弹性等各方面都相当于软骨,作为软骨的取代物有一定的发展前景,适用于小型至中型的关节负重面软骨缺损。

总之,关节镜下治疗骨性关节炎具有安全、有效、创伤小、手术时间短、康复快、可重复、并发症少等优点,是一种修复局限性骨软骨缺损、恢复关节面完整性的可靠方法,也是一种治疗早、中期膝关节骨关节炎较好的方法。

二、关节融合术

关节融合术是一种导致关节骨性强硬的手术,通过将病变关节融合于功能位,可以获得无痛、稳定、能负重的关节,特别对于从事体力劳动的患者,关节融合术后关节活动度丧失,行走不疼痛,患者具备一定的生活和劳动自理能力。对于年轻体力劳动的髋、膝骨关节炎患者,关节融合的远期效果比人工关节置换术可靠。腕关节或指间关节融合术,其整体功能并不比人工关节置换术差。临床认为踝关节融合术是终止病变、解除疼痛、纠正畸形并提供关节稳定的有效手段,虽然也存在一定的弊端,如术后导致的不愈合和畸形愈合、足部其他关节的早期退行性病变等,但仍被视为严重受损踝关节的标准治疗方法之一。踝关节创伤性关节炎和骨关节炎病变集中在骨与软骨上,一经关节融合,患者就可以得到一个基本无痛的负重关节,术后可以从事一般性工作和劳动。

总之,患者进行关节融合术后,并无明显疼痛和畸形,仍可步行和完成各种劳动,且手术对外观无明显影响,融合后丧失的功能可以由其他关节进行部分代偿,所以术后效果多数比较满意,容易为患者接受。

三、人工关节置换术

人工关节置换术是指采用金属、陶瓷、高分子聚乙烯等材料,根据人体关节的形态、构造及功能制成人工关节假体,通过外科手术植入人体,代替患病关节执行功能,获得一个活动度较好、稳定、无痛的关节,达到缓解关节疼痛、恢复关节功能的目的。目前,关节置换术已经成为晚期严重骨关节炎患者最常用、最有效的治疗方法,让无数患有终末期骨关节疾病的患者重新恢复正常的生活。临床常见的人工关节置换包括髋关节、膝关节、肩关节、肘关节、手关节和足关节等。其中,膝关节置换和髋关节置换(见图6-5-3和图6-5-4)是人工关节置换术中最常见的两类手术,其十年的成功率已经超过90%,更有80%以上的患者可以正常使用植入的假体长达20年以上,甚至伴随终身。

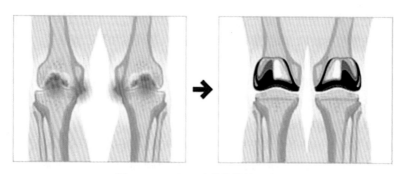

图6-5-3　人工膝关节置换示意图

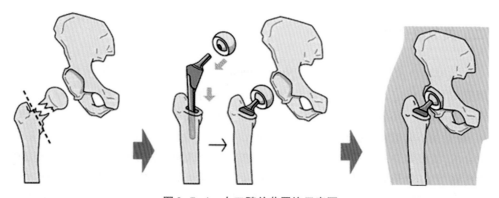

图6-5-4　人工髋关节置换示意图

此外,肩关节、肘关节、踝关节等关节置换也在不断发展,取得了良好的中、长期效果。虽然人工关节置换术应用广泛,但必须严格掌握适应证,确保患者的预后质量。随着生物材料与外科技术的进步,人工关节置换术陆续出现了腕关节、指间关节、跖趾关节等小关节置换术,为患有严重小关节疾病的患者带来了希望。

因为各种材料制成的人工关节都有一定寿命限制,而增加患者的手术次数会增加手术难度和降低成功率。因此,采用人工关节置换术的患者年龄多控制在60岁以上。置换后的人工关节使用期限为10~15年,这是一个复杂、昂贵和长期恢复的治疗方法。另外,年轻患者关节置换术的失效率要远高于老年患者。总之,人工关节置换术取得优良疗效的关键因素包括人工关节等假体的选择、关节面的切除、假体安放的位置、关节周围软组织平衡以及康复训练等。近年来,人工关节置换术后由于人工关节长期使用导致的无菌性松动已经成为困扰患者和骨科临床的一个重要难题,因此,在选择手术和分析手术适应证时应充分考虑综合因素,根据患者的实际情况制定手术方案。

（郭风劲）

第六节　骨关节炎的干细胞治疗

关节软骨缺损是一类常见疾病，常由运动损伤造成，患者多为年轻人，运动员尤为常见。缺损软骨长期磨损会导致退行性骨关节病变，随时间推移发展为全骨关节炎。关节软骨几乎不具有自我修复的能力，伴随着软骨的损伤，会引起进行性的组织缺失和功能障碍。目前，临床上除了常用的关节移植手术，还没有有效的治疗方法。在关节置换术中，由于人工材料制成假体的使用寿命有限，无法满足越来越多年轻患者的需要，因此，基于干细胞的治疗方法是骨关节炎治疗的最新挑战。

干细胞作为一种新型的治疗策略，针对这一方面的临床治疗具有卓越的潜能。对于软骨或软骨内骨缺陷的修复，干细胞能够提供足够的细胞资源，有效地减少了自体软骨移植过程中由软骨分离带来的医源性损伤。现代新型组织工程的研究方法大多采用干细胞联合各种不同的支架和促进软骨生成的信号分子，制成功能性的软骨组织来达到治疗局灶性软骨缺陷的目的。

众所周知，干细胞具有自我更新和全能/多能分化潜能两个基本特性。干细胞按其来源可分为胚胎来源的干细胞和成体来源的干细胞。胚胎干细胞和诱导性多能干细胞都具有软骨分化能力，有治疗软骨缺损的可能性，目前研究还处于初期阶段。从人体不同组织分离出来的成体干细胞是能够分化为成体特定组织类型的细胞，并且分化方向明确。不同来源的成体干细胞，例如BMMSC、脂肪来源的干细胞和滑膜来源的干细胞等都具有软骨分化潜能，在TGFβ和BMP的诱导下都能够分化形成软骨细胞。其中，BMMSC的分离方法、培养介质、播种密度及与不同生长因子联合应用均可影响MSC扩增、分化和免疫原性，捐赠者年龄和骨关节炎疾病发展阶段也会影响MSC增殖和分化。

一、MSC的生物学特性

MSC来源于中胚层具有高度自我更新能力和多向分化潜能的一类多能干细胞，最早由Maximow及Friedenstein等在骨髓中发现及分离，是骨髓中的非造血类干细胞，参与构成骨髓造血微环境，对HSC的增殖与分化具有明显的支持作用。MSC可以从骨髓、肌肉、滑膜、脂肪细胞、脐血和多种胚胎组织中分离，有分化成多种组织的能力，包括骨、软骨、肌腱、肌肉和脂肪，而且可以产生能够促进造血细胞扩增和分化的生长因子和细胞因子。然而，从不同组织提取的MSC的分化能力并不相同。有研究报道从18例老年膝骨关节炎患者骨髓、脂肪和滑液组织中分离培养MSC并观察比较各自的软骨分化潜能，结果显示髌下脂肪源性MSC增殖能力和软骨分化潜能与BMMSC相当,皮下脂肪源性MSC增殖能力强,但分化为透明软骨能力差,而滑液源性MSC增殖和分化能力较弱于BMMSC和髌下脂肪源性MSC。

MSC是一群异质性的干细胞,在体内或体外特定的诱导条件下,具有向多种细胞系转化的潜能,包括成骨细胞、脂肪细胞、软骨细胞、肌细胞等,还可以跨胚层分化为神经细胞、肝脏细胞、胰岛细胞等,连续传代培养和冷冻保存后仍具有多向分化潜能。国际细胞治疗学会定义间质干细胞具有以下3个特点:第一,MSC在标准培养程序中可进行贴壁分离培养;第二,MSC的表面标志物中,CD105、CD73、C90必须为阳性,CD45和CD34等为阴性;第三,MSC在体外必须有成骨、成脂肪、成软骨的三系分化能力。目前,常根据MSC的表型特征和细胞表面标志物,如CD34、CD45等进行分离培养。此外,MSC具有抗增殖、免疫调节作用及抗炎作用,很少引起免疫反应,在组织工程中具有广泛的应用前景。MSC的免疫调节功能主要表现在抑制T细胞和B细胞激活的细胞因子,如IL6和IL1a;来自脐带血的MSC不表达组织相容性复合体Ⅱ(histocompatibility complex Ⅱ,MHC-Ⅱ)和共刺激分子(CD40、CD80和CD86),适度表达组织相容性复合体Ⅰ(MHC-Ⅰ)、HLA-G和PGE_2等,表现出非常低的免疫源性和潜在诱导免疫耐受的微环境。

目前,BMMSC的应用最为广泛,在成人全骨髓细胞中,BMMSC的分离率为1/10万~1/5万。与其他来源MSC相比,骨髓和滑液来源的MSC形成软骨能力要远优于肌肉及脂肪组织来源的MSC,骨髓和滑液来源的MSC是软骨修复常用及有效的细胞来源,在应用自体血清细胞进行细胞培养时,滑液来源的MSC比细胞来源的MSC更容易大量制备。研究证明,高龄和疾病等因素会影响BMMSC的增殖和分化,使人体自然修复的能力下降。研究人员通过比较骨关节炎患者和正常供者的BMMSC,发现骨关节炎患者的BMMSC增殖能力降低、成软骨和成脂肪分化活性减弱;另一方面,由软骨细胞合成的聚集蛋白聚糖的能力随年龄增长而减退,其吸收入聚合体的速度也同时减慢。然而,也有研究表明骨关节炎患者与正常供者的MSC一样,可以分离出足够数量的具有成骨和软骨分化潜能的MSC。此外,在一些外伤患者中,由于微环境的变化,也会抑制MSC的增殖,从而导致退行性疾病的发生。

二、体内MSC的诱导分化治疗

MSC在治疗机体无法自然修复的组织细胞和器官损伤的多种难治性疾病、免疫排斥和自身免疫性疾病多个方面显示了优越的治疗效果。在骨组织损伤修复方面,将MSC与支架材料结合后移植于受损部位,可以修复骨骼缺损,促进骨再生和骨重建。

1. 支架载体的选择与应用

目前,修复关节软骨的方法大多采用支架技术或手术方法,常用的将MSC置入膝关节内修复软骨的方法有两种:一种是将MSC直接置入或通过基质载体、支架技术联合置入；另一种方法是将体外已分化成熟的细胞植入缺损处。种子细胞、支架材料和生长因子是组织工程修复再生的三大主导因素。一些研究已经证明，干细胞可以通过黏附于透明质酸支架和以明胶为基础的海绵支架在体内诱导分化、修复组织。透明质酸可以通过光交联水凝胶形式为MSC提供适合的3D基质环境，包括相应的机械性能、渗透力和网络空隙度，有利于MSC分化为软骨；同时，透明质酸还可以诱导BMMSC分化为软骨和骨。对于软骨修复，多种生长因子已经广泛被应用于促进软骨形成，包括亚型的TGFβ、FGF、BMP和IGF。总之，利用组织工程技术修复再生的方法都必须通过手术的方法，把附着有干细胞的支架材料放入骨缺损部位完成。

移植MSC载体的选择直接影响种子细胞的种植、迁移和增殖。理想的MSC载体支架应具备以下几个特点：① 能均匀支持并保留细胞；② 便于观察新骨的形成；③ 支持和促进血管生长；④ 可以保留分化细胞的功能；⑤ 新骨形成后能被吸收和替代，利于骨重建；⑥ 提高骨的骨传导性桥接；⑦ 组织相容性好；⑧ 易于加工制作。目前常用的软骨组织工程支架材料按来源可分为人工合成和天然材料两大类。人工合成材料虽然在塑形性、促细胞增殖和分化方面具有一定的优势。但存在降解快、易崩解、支架整体塌陷、降解产物（如羟基酸）等在组织局部积聚、造成局部pH下降、使细胞中毒乃至死亡等缺点。天然材料支架存在一定的免疫原性，与细胞复合后存在易发生收缩和碎裂、力学强度较差等不足和缺陷。各种材料各有优缺点，尚无完全理想的软骨组织工程支架材料。

2. 体内MSC诱导分化形成骨与软骨细胞

关节表面覆盖着一层透明的关节软骨，由软骨细胞和细胞外基质组成，其中软骨基质成分约占95%，主要包含水、胶原纤维、蛋白聚糖等成分，主要作用是分散和缓冲受到的剪切力和垂直压力；软骨细胞作为唯一的细胞分散在基质中，仅占整个组分的5%，维持着基质成分的平衡，不同比例的基质成分加上不同板层软骨组成关节软骨，决定关节软骨的物理性能。由于关节表面透明软骨组织具有无血管、无神经的解剖结构特征，同时具有承受和缓冲人体压力的功能特征，所以其自我修复和再生能力很差。组织工程学是研究用于修复人体各种组织或器官损伤的一门交叉学科，为软骨组织的修复提供了技术支撑，使软骨组织成为最先受惠于组织工程手段进行组织修复再生的人体组织之一。

众所周知种子细胞、支架材料、生长因子是组织工程修复再生的三大主导因素。在利用组织工程化软骨再生的过程中，决定其成败的首要因素是种子细胞。近年来，MSC作为种子细胞，在修复治疗软骨组织中显示了巨大的潜力。MSC经过诱导后可以表达正确的骨、软骨细胞表型，具有分化形成骨和软骨的能力，可以用于修复骨和软骨。研究显示MSC诱导分化新生的软骨组织在细胞外基质中可以表达特异的软骨标志物，如软骨聚集蛋白聚糖、Col Ⅱ、软骨寡聚基质蛋白（cartilage oligometric matrix protein, COMP）等。而Ⅱ型胶原是关节软骨外基质中主要的胶原成分。此外，MSC还可以分泌广谱的具有免疫调节和（或）再生活动性的生物活性分子。通过直接的细胞与细胞之间的相互作用或多种因子的分泌，修饰局部环境并激活内源性的前体细胞，从而对局部组织修复施以重要影响。因此，这些特性使得MSC成为骨关节炎细胞疗法非常有前景的候选者。除了种子细胞以外，生长因子也具有非常重要的作用。近年来，研究人员陆续报道了MSC诱导骨、软骨细胞分化常用的生长因子，包括TGFβ、BMP、FGF、颗粒蛋白前体（progranulin, PGRN）、CTGF等。

（1）TGFβs：属于TGFβ超家族的一种多功能蛋白质，可以影响多种细胞的生长、分化、细胞凋亡及免疫调节等功能。TGFβ超家族包括近30种不同的GDF，如TGFβ、活化素、抑制素、BMP、GDF和米勒管抑制物质等。多数家庭成员在调节干细胞功能方面具有重要的作用，不同家庭成员在调控胚胎干细胞和肿瘤抑制的生物学作用时表现出完全不同的作用。其中，TGFβ包括3个亚型：$TGFβ_1$、$TGFβ_2$和$TGFβ_3$。人类$TGFβ_1$、$TGFβ_2$和$TGFβ_3$的基因分别定位于染色体19q3、1q41和14q24，均含有7个外显子，核苷酸序列有高度同源性。目前，关于TGFβ调控骨与软骨细胞分化、TGFβ在骨修复与骨重建中的生物学作用已成为研究的热点。研究表明，TGFβ超家族成员参与了骨、软骨分化和发育的全过程，包括干细胞的趋化、聚集、增殖、分化和软骨细胞的肥大、终末分化，但是不同成员所执行的具体生物学功能有差异。大部分TGFβ超家族成员通过丝氨酸/苏氨酸激酶受体激活胞内SMAD蛋白传递信号，当TGFβ超家族成员的配体与细胞表面受体结合后激活细胞质中SMAD蛋白，激活后的SMAD蛋白进入细胞核，进而激活或抑制一些特定靶基因的转录，调控骨发育与骨再生。少数由酪氨酸激酶受体及GPCR或细胞因子受体介导的胞内非SMAD蛋白也参与TGFβ信号的传递，研究显示TGFβ通过激活Smad信号通路或非Smad信号通路（如ERK MAP激酶信号通路、JNK和p38 MAPK信号通路）调控细胞的各项生物学功能，不同细胞中TGFβ信号的具体调控机制具有一定的差异。曹旭等发现骨关节炎小鼠的软骨下骨机械载荷力的改变导致$TGFβ_1$被激活，使骨关节炎小鼠软骨下骨组织中$TGFβ_1$维持高浓度，高浓度的$TGFβ_1$诱导神经干细胞蛋白（nestin）阳性的MSC聚集，导致骨髓骨样细胞的形成并伴随高水平的血管再生，骨性关节炎进一步发展（**见图6-6-1**）。因此，软骨下骨中高浓度有活性的$TGFβ_1$将促进和推动骨关节炎的病理性变化，抑制这一过程可以作为治疗骨关节炎的一条有效途径。研究表明$TGFβ_2$作为Ihh的下游分子和甲状旁腺激素相关肽（PTHrP）的上游分子，与Ihh和PTHrP共同组成负反馈环，以"信号继电器"的形式调控软骨细胞的肥大与分化，Ihh/PTHrP调控软骨细胞的肥大与分化依赖于$TGFβ_2$信号。此外，$TGFβ_3$也具有诱导软骨细胞分化、促进软骨修复和软骨再生的生物学作用。

（2）BMP：属于TGFβ超家族，迄今为止已发现40余种BMP，是诱导骨、软骨分化与形成、促进骨修复最常用、最重要的调节因子。BMP信号由Ⅰ型和Ⅱ型丝氨酸/苏氨酸激酶受体介导，激活后的Ⅰ型丝氨酸/苏氨酸激酶受体进一步激活SMAD（R-SMAD）1、R-SMAD5和R-SMAD8，随之这些R-SMAD招募与SMAD4结合，结合

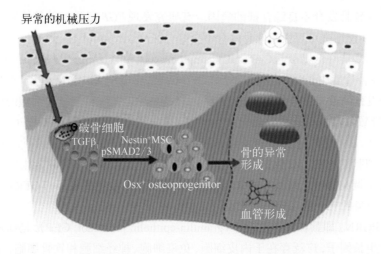

图6-6-1 软骨下骨中高活性的TGF β₁在骨关节炎发病中的作用机制

注：外界异常机械载荷力激活软骨下骨中TGFβ₁，积累的高浓度TGFβ₁增加骨髓中MSC和骨样细胞的数量，导致异常骨形成和血管生成，促进骨关节炎进一步发展。Nestin⁺MSC：神经干细胞蛋白阳性的间充质干细胞；pSMAD2/3：SMAD蛋白2/3；Osx⁺ osteoprogenitor：成骨细胞特异性转录因子Osx阳性的成骨前体细胞

后的SMAD复合物进入细胞核，调控相应靶基因的转录和表达。因此，SMAD蛋白在BMP信号传递过程中扮演重要的角色。BMP除了激活Smad信号，还会激活非Smad信号通路，例如ERK和P38的MAPK信号通路等。此外，BMP还可以通过激活TGFβ活化激酶1（TGFβ activated kinase 1, TAK1），TAK1激活p38 MAPK信号通路传递信号。研究表明应用外源性的BMP培养趾骨，可以促进骨生长板细胞增殖，而在趾骨培养液中加入BMP拮抗剂NOGGIN，则会抑制细胞增殖；在小鼠颅骨表面局部注射BMP2可以诱导骨膜内骨形成；BMP还可以通过调控Ihh/PTHrP信号通路、FGF信号通路调节软骨细胞的肥大与分化；在成骨细胞中，BMP是诱导MSC向成骨细胞分化的重要决定因素；BMP与TGFβ/活化素信号通路相互协同或者拮抗取决于不同的分化时期，共同调控着软骨和骨形成。

（3）FGF：由垂体和下丘脑分泌的多肽，能促进成纤维细胞有丝分裂、中胚层细胞的生长，在创伤愈合及肢体再生中发挥作用，在骨骼系统中可以促进生成大量的成骨细胞、抑制破骨细胞，用于治疗骨质疏松、股骨头坏死、关节炎、风湿病和因钙缺乏导致的疾病。FGF/FGFR信号是参与骨骼发育的重要信号通路，临床研究发现FGF和FGFR的错义突变可以导致多发性先天性骨骼疾病包括软骨发育不良、颅缝早闭、失调的磷酸盐代谢综合征。此外，FGF/FGFR在骨折修复和骨再生也有重要作用。研究发现由于*FGFR3*基因的不同突变会导致不同表现型的软骨疾病发生，如软骨发育不良、温和型侏儒症软骨发育不良，致死性骨发育不全。除了软骨发育不良综合征，*FGFR1/2/3*突变还会导致人类许多其他类型的骨骼发育不良，FGFR突变是人类许多颅缝早闭和软骨发育不良综合征的病因。有研究发现 *FGFR3* 是一种骨骼发育的负性调控因子,功能增强可以引起软骨发育不全综合征(软骨发育不良、致死性骨发育不全等侏儒),而功能降低则引起 CATSHL (camptodactyly, tall stature, and hearing loss)综合征,表现为骨过度生长等,进一步指出 FGF/FGFR3 通过 STAT1 和 MAPK,调控一系列参与骨骼发育的重要信号分子 BMP、Ihh、PTH、Wnt、Sox 等,抑制软骨细胞的增生与分化,从而导致侏儒或引起骨骼的过度生长等,从分子水平上阐明了 FGF/FGFR 的作用机制。此外,BMP 信号可以通过下调 *FGFR1* 的表达抑制 FGF 信号,从多个方面调控生长板软骨细胞的增殖与分化;*FGFR3* 通过抑制 BMP 信号通路抑制软骨生成。*FGFR1* 可以通过上调 MMP13、降低 *FGFR3* 表达保护膝关节软骨免受破坏,FGFR1 可以作为治疗骨关节炎的一个潜在的治疗靶点。

(4) PGRN:即颗粒素上皮前体(granulin-epithelin precursor, GEP),是新近发现的一种软骨生长因子,广泛存在于内皮细胞、免疫细胞、神经细胞和软骨细胞,是一种促进伤口愈合和组织修复的重要介质,在骨、软骨发育和炎症性关节炎中具有重要作用。PGRN 属于自分泌性生长因子,是含有 593 个氨基酸的糖蛋白,相对分子质量 80 000。PGRN 由七个半富含半胱氨酸的重复结构组成,依次构成了结构域 P-G-F-B-A-C-D-E,其中 G-E 是全长的重复结构,而 P 是半个重复结构。蛋白水解酶可以将 PGRN 降解成相对分子质量约 6 000 的小分子重复片段,称作上皮因子,这些多肽参与细胞生长和炎症作用。Liu 等报道,生长因子 PGRN 是体内自然产生的直接靶向 TNFR 的配体,通过与 TNFR 结合,拮抗 TNFR 和 TNF-α 的结合作用,通过特异性阻断和抑制 TNF/TNFR 信号通路实现 PGRN 的抗炎作用。在此基础上,Liu 等构建了源于 PGRN 的工程蛋白 ATSTTRIN——一种针对各种 TGF 相关疾病的很有发展前景的全新生物制剂。同时,Liu 等进一步运用各种小鼠模型发现 *Pgrn* 缺陷延迟骨愈合,重组 PGRN 蛋白促进骨再生(见图 6-6-2),PGRN 促进骨愈合和骨再生的生物学作用是通过与 BMP2 和 TNF-α 双信号通路组成相互作用网络实现的。一方面,PGRN 作为 BMP2 的下游分子发挥作用,BMP2 诱导的成骨分化和异位骨形成依赖于 PGRN;另一方面,PGRN 介导的骨再生作用通过 TNF-α/TNFR 信号通路完成,依赖于 TNFR2。因此,PGRN 可以作为骨关节炎一个潜在的分子靶点用于临床治疗。

(5) 结缔组织生长因子(connective tissue growth factor, CTGF):是一种富含半胱氨酸的胞外基质蛋白,研究发现 CTGF 表达于软骨和骨组织中,在软骨修复和骨再生时表达量显著增加,具有促进血管生成、软骨生成和骨重建的生物学作用。Arnott 等研究发现整合素介导的信号通路参与调控 CTGF 的表达和 CTGF 对骨骼生长的调控作用。

当骨关节炎发生时,体内 MSC 在各种生长因子作用下,一方面诱导 MSC 的归巢,另一方面诱导 MSC 分化形成软骨组织和骨组织,对损伤部位进行修复。此外,利用干细胞修复软骨组织时,体内基质环境与干细胞分化后的软骨细胞肥大化和基质钙化密切相关。例如,MSC 在体外通过动态加样和高密度给予 TGFβ,可以诱导 MSC 分化形

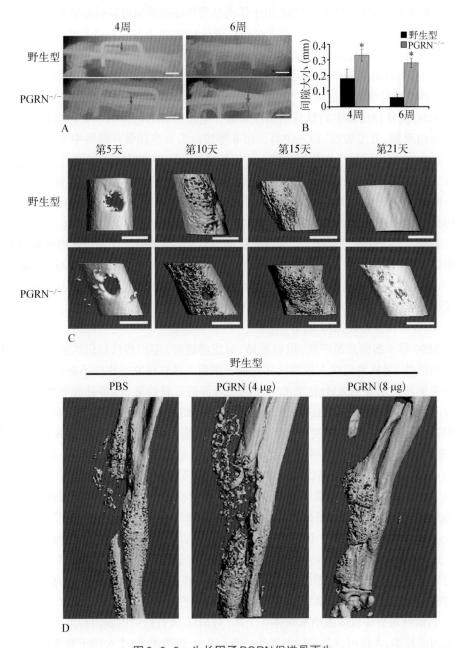

图6-6-2 生长因子PGRN促进骨再生

注：A～C. 与正常小鼠骨折和骨缺损相比，*Pgrn*⁻⁺小鼠骨折和骨缺损后骨愈合延迟，显示*Pgrn*缺陷导致骨愈合受损，延迟骨愈合过程；D. PGRN重组蛋白在小鼠桡骨骨缺损模型中明显促进骨再生。*与野生型比较，$P < 0.05$。引自 Zhao YP, Tian QY, Frenkel S, et al. The promotion of bone healing by progranulin, a downstream molecule of BMP-2, through interacting with TNF/TNFR signaling[J]. Biomaterials, 2013, 34(27): 6412-6421

成软骨样组织,移植入体内的MSC由于体内基质环境的影响可以引起基质钙化。研究表明TGFβ、BMP、PGRN等生长因子都可以诱导MSC皮下异位成骨和矿化;关节腔内透明质酸可以减少人BMMSC增生标志性物质的表达,抑制周围基质钙化程度,抑制软骨肥大化;IHH/PTHrP信号通路负反馈调节软骨肥大化、新生软骨面软骨细胞结构及软骨内骨化等骨形成过程。

MSC诱导分化新生的软骨组织在细胞外基质中表达特异的软骨标志物,如软骨寡聚蛋白聚糖、Ⅱ型胶原、COMP等。而Ⅱ型胶原为关节软骨外基质中主要的胶原成分。当MSC经过诱导后分化形成肥大的软骨细胞,可以在软骨基质中产生大量的X型胶原,并在关节软骨周围形成边缘性结构,最终分化为成骨细胞,形成"骨性衣领"结构。同时,关节中心的肥大软骨细胞开始重塑,MMP、VEGF表达升高。而周围血管翼的形成则为成骨细胞、破骨细胞生成提供了有利的微环境。

因此,干细胞除了附着于支架载体作用于关节软骨或骨缺损部位进行软骨修复与骨重建;还可以直接制备成为悬液,进行关节内注射,完成软骨修复。同时,MSC具有营养、抗炎及免疫抑制等作用,许多动物模型研究和临床研究显示,将MSC直接注射至关节腔内治疗骨关节炎可明显修复关节软骨,并延缓骨关节炎的进展。

3. 经基因修饰的MSC治疗

MSC等干细胞来源广泛、取材容易、分化潜能好,多次传代后仍然能够保持良好的生物活性,是软骨组织工程的良好的种子细胞。随着研究工作的不断深入,人们发现如果能够把增强MSC分化潜能的基因或者促进软骨修复、改善骨关节炎症状的基因导入干细胞中,然后采用这种基因修饰以后的MSC治疗各种骨关节疾病,可以极大地提高临床疗效。研究证实,MSC可以接受多种病毒载体的感染,包括腺病毒、慢病毒、逆转录病毒等,此外也可以采用纳米载体将目的基因导入干细胞中。研究人员把编码可以改变骨关节炎的病理蛋白或者促进MSC分化的各种活性因子作为目的基因导入上述各种病毒载体或者纳米载体中,而后将含有各种目的基因的病毒或者纳米载体感染MSC,收集上述经基因修饰后的MSC悬液,注射至骨关节炎关节腔内,结果显示经基因修饰的MSC注射至关节腔内,一方面可以起到抗炎和抗基质降解进程的作用;另一方面可以在关节腔内释放治疗蛋白,作用于软骨损失部位。此外,MSC仍可通过调节微环境和激活内源性祖细胞对局部组织修复产生巨大影响。研究显示,经过病毒感染和基因修饰的MSC大大推动了骨关节炎的治疗。

目前利用病毒载体或纳米载体等工具,对MSC进行修饰的基因种类很多,根据导入基因的种类,大致可以分为以下几类:转录因子、细胞因子、生长因子和蛋白酶类等。

(1) 转录因子:是一群能与基因5′端上游特定序列专一性结合,从而保证目的基因以特定的强度在特定的时间与空间表达的蛋白质分子。目前,参与软骨与骨发育、软骨与骨再生和重建的转录因子研究较多的包括RUNX2、抑制分化(inhibitor of differentiation, ID)蛋白、成视网膜细胞瘤蛋白(retinoblastoma protein, pRb)蛋白、P204、

SOX9、SOX5、X盒结合蛋白1（X-box binding protein 1, XBP1）和激活转录因子6等。

　　Runx2 又称核心结合因子a-1（core binding factor a-1, Cbfa1），属于Runx家族成员，都含有一个Runt DNA结合结构域，参与成骨分化和骨骼塑形的一种重要的转录因子。主要表达于成骨细胞中，*Runx2*$^{-/-}$ 缺陷型小鼠缺乏完整的骨化，出生后立刻死亡。*Runx2* 通过调控少数特异的骨相关基因的表达，例如OPN和骨钙素来调控骨细胞外基质的沉积。

　　ID蛋白属于碱性螺旋-环-螺旋（basic helix-loop-helix, bHLH）转录因子家族，包括ID1、ID2、ID3和ID4这4个家庭成员，直接调控转录因子功能和bHLH转录因子调控的蛋白质稳定性。近来研究已经证明了ID蛋白参与淋巴细胞、粒细胞、血管内皮细胞、肌细胞、心肌细胞和神经细胞等分化的过程。缺乏DNA结合域的ID蛋白，可以与其他转录因子相互结合，进而阻止这些转录因子与相应的DNA结合或形成有活性的异源二聚体，在骨骼肌分化过程中，ID参与抑制的bHLH转录因子包括*MyoD*、肌细胞生成蛋白、*E12*、*E47*等。研究表明，ID蛋白在成骨细胞的晚期分化过程中表达降低，与BMP2、BMP6和BMP9调控成骨细胞分化有一定相关性。ID蛋白通过与*Runx2*结合进而抑制*Runx2*在成骨细胞分化中的作用，通过减少ALP和骨钙素基因的转录与表达，导致ALP活性降低，骨钙素含量减少。

　　P204是干扰素（INF）诱导产生的蛋白质分子，属于P200家族成员。研究表明，P204通过与RUNX2和ID2的相互作用，拮抗Id2与Runx2结合对Runx2在成骨细胞分化中的抑制作用，P204、RUNX2及RUNX2结合蛋白pRb在成骨细胞分化中形成一个复合物，通过调控骨钙素基因的转录和表达介导成骨的分化。

　　XBP1是真核细胞内质网应激未折叠蛋白反应的重要信号分子，研究发现剪接型XBP1（XBP1 spliced, XBP1S）在软骨细胞肥大、矿化及骨代谢过程中具有重要生物学作用。真核细胞中XBP1存在两种形式：XBP1S和未剪接型XBP1（XBP1 unspliced, XBP1U）。研究证实在软骨形成过程中BMP2介导内质网应激（ER Stress）并活化ATF6，直接调控了XBP1S的剪接。在BMP2刺激软骨细胞分化的过程中，ATF6激活*Xbp1*基因的转录以及IRE1a的剪接导致了*Xbp1s*的差异性表达。过表达XBP1S明显促进软骨细胞的肥大与分化，并进一步证实了*Xbp1s*通过充当*Runx2*的辅因子，影响IHH/PTHrP信号调控软骨细胞的肥大，XBP1S是调控骨生长板软骨细胞肥大和分化复杂网络中的一个新型调控因子，作为BMP2的下游分子，参与促进软骨内骨生成（见图6-6-3）。

　　（2）细胞因子：是免疫原、丝裂原或其他刺激剂诱导多种细胞产生的低分子量可溶性蛋白质，具有调节固有免疫和适应性免疫、血细胞生成、细胞生长以及损伤组织修复等多种功能。细胞因子可被分为IL、INF、TGF超家族、集落刺激因子、趋化因子、生长因子等。众多细胞因子在体内通过旁分泌、自分泌或内分泌等方式发挥作用，具有多效性、重叠性、拮抗性、协同性等多种生理特性，形成了十分复杂的细胞因子调节网络，参与人体多种重要的生理功能。众所周知，TNF是一种广谱的中心致炎因子，以

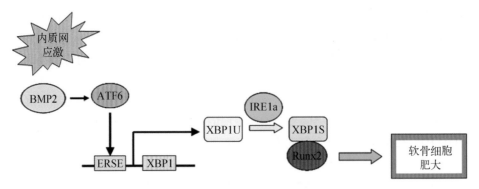

图6-6-3 转录因子XBP1S调控软骨细胞分化和肥大的机制

促进炎症反应，TNF-α过量是导致机体众多炎症反应及疼痛的分子基础，也是导致骨关节炎等各类关节炎症的主要原因。因此，研究人员近年来围绕TNF这一广谱致炎因子展开深入研究。Liu等报道了源于生长因子PGRN的工程蛋白Atsttrin可以直接与TNFR1和TNFR2结合，而竞争性抑制了TNF-α与其受体的结合，达到阻断炎症的目的。因此，工程蛋白Atsttrin作为体内特异的拮抗剂，主要抑制并治疗由各种感染或病理引的炎症反应及炎症相关疾病，如风湿、类风湿等。此外，Atsttrin还具有明显的抗炎作用，可以有效抑制肿瘤细胞的恶性增殖，与其他抗炎、抗癌产品比较，工程蛋白Atsttrin是人体内天然存在的TNF-α拮抗剂，属于非抗生素类制剂，具有很强的技术领先性；在国内外抗炎、抗癌类药物市场具备很强的市场竞争力。生长因子是一类通过与特异的、高亲和的细胞膜受体结合，调节细胞生长与其他细胞功能等多效应的多肽类物质，存在于血小板和各种成体与胚胎组织及大多数培养细胞中，对不同种类细胞具有一定的专一性。目前，参与软骨与骨发育、软骨与骨再生和重建的生长因子研究较多的包括TGFβ、BMP、FGF、PGRN等。

（3）蛋白酶类：研究发现数种金属蛋白酶在软骨细胞分化及软骨发育过程中起重要作用。含凝血酶敏感蛋白基序的解聚素样金属蛋白酶（a disintegrin and metalloprotease with thromospondin motifs, ADAMTS）家族属于含TSP结构的去整合素金属蛋白酶家族，含有分泌性锌指蛋白，具有较严谨的分子结构，至少包括1个凝血酶敏感蛋白基序重复序列。这个家族具有重要的功能，ADAMTS-1、4、5、8、9、16和18可以降解软骨多聚蛋白糖；ADAMTS-5在小鼠关节炎模型中蛋白多聚糖的丢失上起着重要的作用。ADAMTS-7和ADAMTS-12具有相同的结构域组成，构成ADAMTS家族的亚型。研究发现ADAMTS-7和ADAMTS-12直接结合并降解COMP一种软骨最主要的非胶原组成物；ADAMTS-7和ADAMTS-12对软骨细胞外基质蛋白的降解和关节炎的产生具有非常重要的作用，是软骨分化和软骨内成骨的潜在的负调控因子，ADAMTS-7通过抑制生长因子GEP抑制软骨细胞的肥大、矿化和骨生长的过程，这一抑制作用依赖于ADAMTS-7的酶活性（见**图6-6-4**）。

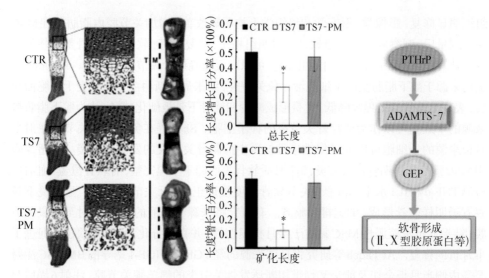

图6-6-4 金属蛋白酶ADAMTS-7调控软骨细胞肥大、矿化和骨生长依赖于其酶活性

注：ADAMTS-7（解聚素样金属蛋白酶-7）；PTHrP（甲状旁腺激素相关蛋白）；GEP（上皮素-颗粒素前体蛋白）；*表示与另外两组比较，$P < 0.05$

三、利用MSC治疗骨关节炎的动物实验和临床实验研究

维持或恢复功能齐全且具生物力学稳定性的关节软骨，是骨关节炎的治疗目标。目前，关于骨关节炎治疗的研究主要表现在动物实验和临床实验两个方面。

1. 动物模型研究

早期实验研究主要集中于修复动物模型关节软骨和软骨下骨，常用动物模型包括各类小鼠、兔和山羊等。骨关节炎动物模型的构建常用方法包括关节内手术和药物注入关节腔等方法，其中关节内手术常用的有前交叉韧带切断术、半月板切除等；采用药物注入关节腔内诱导骨关节炎模型中常用的药物有尿激酶型纤溶酶原激活物和胶原酶等。与药物注射构建的骨关节炎模型相比，外科手术构建的骨关节炎模型生化和病理改变与人体骨关节炎改变相似，因此，研究人员常用外科手术构建骨关节炎的动物模型。采用干细胞治疗骨关节炎常用的方法有直接注射法和通过基质载体/组织工程支架联合置入两种，其中MSC结合三维支架或生长因子植入到动物模型中一般通过切开关节的开放手术进行，具有明显的侵入性，易增加关节的感染危险；而将MSC直接注射至关节腔内修复关节软骨的方法相对简单，侵入性小，已广泛应用于骨关节炎治疗研究。在上述两种治疗方法中，MSC可以同时修复软骨及软骨下骨，使得修复骨与主体骨表面更好地重塑和整合。

Toghraie等报道采用切除小兔前交叉韧带构建骨关节炎模型，12周后放射学检查显示骨关节炎征象，采用膝关节腔内注射脂肪源性MSC，20周时观察发现治疗组软骨组织明显修复,影像学、形态学和组织学上均明显改善;增加关节腔内脂肪源性MSC注射剂量后,观察发现治疗组软骨与对照组相比,修复良好,软骨退变、骨赘和软骨下硬化减轻;结果显示关节腔内注射MSC可以减缓兔晚期骨关节炎的进展。Toghraie等运用来源于髌下脂肪垫的干细胞治疗兔关节炎,结果显示新西兰兔在接受干细胞治疗后,表现出软骨退变程度降低,骨赘形成减少和软骨下骨板硬化减轻,认为髌下脂肪垫来源的干细胞可以作为治疗骨关节炎的种子细胞。Shen等在兔半月板关节内注射半月板来源的干细胞可以通过促进半月板再生抑制骨关节炎的发生和发展。庄超等应用MSC治疗兔早期骨性关节炎,3个月后软骨表面趋于平坦完整,有软骨覆盖,血清中检测TNF-α和IL1水平均降低,关节软骨厚度接近正常,无关节腔积液。显微镜下观察有透明样软骨形成,细胞排列整齐。有研究将来源于滑液的MSC注射至小鼠关节腔,结果显示滑液源性MSC黏附于半月板损伤处,并直接分化为半月板细胞,促进了半月板的修复。Al Faqeh等研究将自体来源的经TGFβ$_3$和IGF-1诱导的BMMSC注射至经内侧半月板全切及前交叉韧带切断诱发骨关节炎的绵羊膝关节腔,注射6周后观察到软骨缺损区有大量透明软骨再生,且内侧半月板再生修复明显。研究证实骨关节炎获得治疗的前提是MSC能迁移至关节软骨受损部位,并起修复作用。关节腔内注射MSC可在损伤处直接起修复作用,同时MSC分泌的一些细胞因子如IGF-1、TGFβ、VEGF等能调动机体参与修复反应,加速受损组织的修复。

除了单独运用干细胞进行骨关节炎治疗,研究证实各种来源的干细胞还可以联合其他相关组织工程材料修复骨相关炎症与骨缺损部位,近年来这部分进展颇多。例如运用自体BMMSC与透明质酸联合修复兔的膝关节软骨缺损,取得了成功。应用MSC复合脱钙骨基质(DBM)修复兔膝关节全层软骨缺损,12周修复组织为透明软骨样,厚度接近正常,与周围软骨结合好,表层有梭形成纤维样细胞,有软骨陷窝,深层软骨钙化,与底层骨结合紧密,修复组织中细胞质和细胞外基质中Ⅱ型胶原的表达强阳性。将rhBMP2溶于透明质酸后,再与兔MSC制成细胞悬液,负压吸引接种于p-TCP支架制成复合支架,修复兔股骨髁关节面软骨缺损,12周后缺损处形成与周围组织整合良好的透明软骨。陈克明等报道用自体MSC复合纤维蛋白修复关节软骨缺损,12周后植入复合物的缺损区再生出典型的透明软骨样结构,软骨下骨的再生完整、血运丰富、潮线清晰,甲苯胺蓝染色和Ⅱ型胶原基因表达检测均为阳性。吴佳奇等应用多孔聚酰胺66/纳米羟基磷灰石(PA66/n-HA)复合MSC修复膝关节骨软骨损伤,4个月后缺损处修复较平整,显微镜下观察有新生软骨层和软骨下骨层,甲苯胺蓝染色有较多异染质,Ⅰ型胶原表达为弱阳性,Ⅱ型胶原表达为阳性。

2. 临床实验研究

关节软骨是由软骨细胞(占5%)和大量的细胞外基质(占95%)组成,细胞外基质中主要包含水、胶原纤维、蛋白聚糖等主要成分。不同比例的基质成分加上不同板层软骨构成关节软骨,决定关节软骨的物理性能。在病理状态下,关节内维持平衡的结构被打乱,破坏了维持关节的正常生理性能。根据常用的临床分级,可将骨关节炎分为3个等级,分别为早期骨关节炎、进展期骨关节炎和慢性期骨关节炎。

鉴于MSC修复关节软骨动物在体实验的成功,研究人员提出并采用MSC人体移植和治疗的方法研究骨关节炎。临床研究发现,骨关节炎患者的软骨缺损区常呈现大范围、无界限、多位置分布,股骨胫骨上下面相对应。与动物骨关节炎模型相比,人体骨关节炎进展缓慢,可能需要15~30年。虽然动物骨关节炎模型上的病理改变并不一定与人骨关节炎缓慢进展的损伤相一致,但临床采用直接关节腔内注射MSC治疗或者MSC联合组织工程支架、生长因子共同治疗,都是一种侵袭性相对较小的微创方法,目前进展迅速。

有研究报道了应用经皮移植来自患者髂嵴的自体MSC治疗退行性膝关节病变患者,患者接受治疗24周后,MRI检测到软骨和半月板生长,而且关节运动幅度增加。有研究者对24例膝关节骨关节炎进行病例对照研究,自体骨髓培养的MSC体外扩增后,混合胶原凝胶,移植入膝关节软骨缺损处,并且自体骨膜覆盖,42周后在移植组创面为透明质酸软骨样组织覆盖,关节镜检查和组织学评分均优于对照组。有研究报道评估4例中重度膝骨关节炎患者(分别为54、55、57和65岁)关节腔内注射自体MSC后6个月的疗效,发现3例患者行走时间增加,4例患者爬楼梯能力获得提高。Emadedin等报道对6例膝骨关节炎女性患者(平均54.5岁)关节腔内注射自体MSC,所有患者注射后6个月疼痛、膝关节功能活动、行走距离明显改善,关节软骨厚度和软骨下组织修复较注射前明显改善。

除了自体MSC,人体其他来源的干细胞也可以治疗骨关节炎。Yong-Gon Koh等报道,从骨关节炎患者髌下脂肪垫提取脂肪滑膜组织分离干细胞,而后把分离后的干细胞与富含血小板血浆混合,由髌骨上部注入膝关节腔,对患者进行治疗。结果显示直接从骨关节炎患者的髌下脂肪垫分离干细胞,通过关节内注射的方法治疗骨关节炎是安全可靠的,这一治疗方法有助于患者减轻疼痛和改善膝关节功能。此外,López-Ruiz等报道从骨关节炎患者膝关节分离的髌下脂肪垫干细胞,被源于患者自身软骨组织的自体软骨细胞刺激后,这一自体髌下脂肪垫干细胞能够进行软骨分化。作者首次发现和证实来源于骨关节炎患者膝关节的软骨细胞能够促进患者自体髌下脂肪垫干细胞的软骨细胞分化,同时促进附着于乳酸-羟基乙酸支架的髌下脂肪垫干细胞的转分化。

干细胞治疗骨关节炎等疾病前景广阔,许多实验动物模型研究和临床研究证实,将MSC直接注射至关节腔内治疗骨关节炎可以明显修复关节软骨,并延缓骨关节炎的进程。目前,经过基因修饰的干细胞注射疗法在动物模型中也取得了很好的效果,MSC通过接受多种病毒载体和感染获得某些基因的性状,这些基因能编码改变骨关节炎病理蛋白,经过基因修饰的MSC可以通过注射至关节腔内,释放治疗蛋白并作用于软骨损失部位,实现其抗炎和抗基质降解进程的作用。因此,采用基因修饰的MSC治疗晚期骨关节炎的局限性可能会被克服。虽然干细胞治疗已经在临床治疗中取得一些效果,但由于干细胞治疗带来的并发症、基因修饰干细胞的安全性、干细胞产生软骨组织的生物力学性能不太满意、新生软骨中后期是否发生退化、修复组织内细胞分子生物学特性等一系列使干细胞治疗应用于临床还需要进一步深入研究。尽管如此,临床应用各种类型干细胞治疗时代的开始,将为解决骨性关节炎软骨缺损后难以治愈带来曙光,为骨性关节炎的治疗开辟全新的途径。

（郭风劲）

------------------------------ 参 考 文 献 ------------------------------

［1］ Al Faqeh H, Nor Hamdan BM, Chen HC, et al. The potential of intra-articular injection of chondrogenic-induced bone marrow stem cells to retard the progression of osteoarthritis in a sheep model[J]. Exp Gerontol, 2012, 47(6): 458−464.

［2］ Arnott JA, Lambi AG, Mundy C, et al. The role of connective tissue growth factor (CTGF/CCN2) in skeletogenesis[J]. Crit Rev Eukaryot Gene Expr, 2011, 21(1): 43−69.

［3］ Bentovim L, Amarilio R, Zelzer E, et al. HIF1alpha is a central regulator of collagen hydroxylation and secretion under hypoxia during bone development[J]. Development, 2012, 139(23): 4473−4483.

［4］ Bernardo BC, Belluoccio D, Rowley L, et al. Cartilage intermediate layer protein 2 (CILP-2) is expressed in articular and meniscal cartilage and down-regulated in experimental osteoarthritis[J]. J Biol Chem, 2011, 286(43): 37758−37767.

［5］ Blagojevic M, Jinks C, Jeffery A, et al. Risk factors for onset of osteoarthritis of the knee in older adults: a systematic review and meta-analysis[J]. Osteoarthritis Cartilage, 2010, 18(1): 24−33.

［6］ Blewis ME, Lao BJ, Schumacher BL, et al. Interactive cytokine regulation of synoviocyte lubricant secretion[J]. Tissue Eng Part A, 2010, 16(4): 1329−1337.

［7］ Burr DB, Gallant MA. Gallant, Bone remodelling in osteoarthritis[J]. Nat Rev Rheumatol, 2012, 8(11): 665−673.

［8］ Caramés B, López-Armada MJ, Cillero-Pastor B, et al. Differential effects of tumor necrosis factor-alpha and interleukin-1 beta on cell death in human articular chondrocytes[J]. Osteoarthritis Cartilage, 2008, 16(6): 715−722.

［9］ Chapman K, Takahashi A, Meulenbelt I, et al. A meta-analysis of European and Asian cohorts reveals a global role of a functional SNP in the 5′ UTR of GDF5 with osteoarthritis susceptibility[J]. Hum Mol Genet, 2008, 17(10): 1497−1504.

［10］ Cicuttini FM, Spector TD. Genetics of osteoarthritis[J]. Ann Rheum Dis, 1996, 55(9): 665−667.

［11］ Clockaerts S, Bastiaansen-Jenniskens YM, Runhaar J, et al. The infrapatellar fat pad should be considered as an active osteoarthritic joint tissue: a narrative review. Osteoarthritis Cartilage, 2010, 18(7): 876−882.

［12］ Crane JL, Cao X. Bone marrow mesenchymal stem cells and TGF-β signaling in bone remodeling[J]. J Clin Invest, 2014, 124(2): 466−472.

［13］ Diekman BO, Guilak F. Stem cell-based therapies for osteoarthritis: challenges and opportunities[J]. Curr Opin Rheumatol, 2013, 25(1): 119−126.

［14］ Du X, Xie Y, Xian CJ, et al. Role of FGFs/FGFRs in skeletal development and bone regeneration[J]. J Cell Physiol, 2012, 227(12): 3731−3743.

［15］ Evangelou E, Chapman K, Meulenbelt I, et al. Large-scale analysis of association between GDF5 and FRZB variants and osteoarthritis of the hip, knee, and hand[J]. Arthritis Rheum, 2009, 60(6): 1710−1721.

［16］ Evangelou E, Valdes AM, Kerkhof HJ, et al. Meta-analysis of genome-wide association studies confirms a susceptibility locus for knee osteoarthritis on chromosome 7q22[J]. Ann Rheum Dis, 2011, 70(2): 349−355.

［17］ Evans DS, Cailotto F, Parimi N, et al. Genome-wide association and functional studies identify a role for IGFBP3 in hip osteoarthritis[J]. Ann Rheum Dis, 2015, 74(10): 1861−1867.

［18］ Feng JQ, Guo FJ, Jiang BC, et al. Granulin epithelin precursor: a bone morphogenic protein 2-inducible growth factor that activates Erk1/2 signaling and JunB transcription factor in chondrogenesis[J]. FASEB J, 2010, 24(6): 1879−1892.

［19］ Goldring MB, Goldring SR. Goldring, Articular cartilage and subchondral bone in the pathogenesis of osteoarthritis[J]. Ann N Y Acad Sci, 2010, 1192: 230−237.

［20］ Goldring MB, Otero M. Inflammation in osteoarthritis[J]. Curr Opin Rheumatol, 2011, 23(5): 471−478.

［21］ Goldring SR. Alterations in periarticular bone and cross talk between subchondral bone and articular cartilage in osteoarthritis[J]. Ther Adv Musculoskelet Dis, 2012, 4(4): 249−258.

［22］ Guo FJ, Xiong Z, Han X, et al. XBP1S, a BMP2-inducible transcription factor, accelerates endochondral bone growth by activating GEP growth factor[J]. J Cell Mol Med, 2014, 18(6): 1157−1171.

［23］ Guo FJ, Xiong Z, Lu X, et al. ATF6 upregulates XBP1S and inhibits ER stress-mediated apoptosis in osteoarthritis cartilage[J]. Cell Signal, 2014, 26(2): 332−342.

［24］ Hayflick L. Intracellular determinants of cell aging[J]. Mech Ageing Dev, 1984, 28(2−3): 177−185.

［25］ Henrotin Y, Pesesse L, Sanchez C. Subchondral bone and osteoarthritis: biological and cellular aspects[J]. Osteoporos Int, 2012, 23(Suppl 8): S847−S851.

［26］ Hui AY, McCarty WJ, Masuda K, et al. A systems biology approach to synovial joint lubrication in health, injury, and disease[J]. Wiley Interdiscip Rev Syst Biol Med, 2012, 4(1): 15−37.

［27］ Ioan-Facsinay A, Kloppenburg M. An emerging player in knee osteoarthritis: the infrapatellar fat pad[J]. Arthritis Res Ther, 2013, 15(6): 225.

［28］ Jin M, Du X, Chen L. Cross-talk between FGF and other cytokine signalling pathways during endochondral bone development[J]. Cell Biol Int, 2012, 36(8): 691−696.

［29］ Jo CH, Lee YG, Shin WH, et al. Intra-articular injection of mesenchymal stem cells for the treatment of osteoarthritis of the knee: a proof-of-concept clinical trial[J]. Stem Cells, 2014, 32(5): 1254−1266.

［30］ Kapoor M, Martel-Pelletier J, Lajeunesse D, et al. Role of proinflammatory cytokines in the pathophysiology of osteoarthritis[J]. Nat Rev Rheumatol, 2011, 7(1): 33−42.

[31] Kerkhof HJ, Lories RJ, Meulenbelt I, et al. A genome-wide association study identifies an osteoarthritis susceptibility locus on chromosome 7q22[J]. Arthritis Rheum, 2010, 62(2): 499−510.

[32] Kim J, Xu M, Xo R, et al. Mitochondrial DNA damage is involved in apoptosis caused by pro-inflammatory cytokines in human OA chondrocytes[J]. Osteoarthritis Cartilage, 2010, 18(3): 424−432.

[33] Kim JH, Jeon J, Shin M, et al. Regulation of the catabolic cascade in osteoarthritis by the zinc-ZIP8-MTF1 axis[J]. Cell, 2014, 156(4): 730−743.

[34] Klein-Wieringa IR, Kloppenburg M, Bastiaansen-Jenniskens YM, et al. The infrapatellar fat pad of patients with osteoarthritis has an inflammatory phenotype[J]. Ann Rheum Dis, 2011, 70(5): 851−857.

[35] Koike M, Nojiri H, Ozawa Y, et al. Mechanical overloading causes mitochondrial superoxide and SOD2 imbalance in chondrocytes resulting in cartilage degeneration[J]. Sci Rep, 2015, 5: 11722.

[36] Lai Y, Bai X, Zhao Y, et al. ADAMTS-7 forms a positive feedback loop with TNF-α in the pathogenesis of osteoarthritis[J]. Ann Rheum Dis, 2014, 73(8): 1575−1584.

[37] Lee J, Kim Y, Yi H, et al. Generation of disease-specific induced pluripotent stem cells from patients with rheumatoid arthritis and osteoarthritis[J]. Arthritis Res Ther, 2014, 16(1): R41.

[38] Li G, Yin J, Gao J, et al. Subchondral bone in osteoarthritis: insight into risk factors and microstructural changes[J]. Arthritis Res Ther, 2013, 15(6): 223.

[39] Liu Y, Zhou J, Zhao W, et al. XBP1S Associates with RUNX2 and Regulates Chondrocyte Hypertrophy[J]. J Biol Chem, 2012, 287(41): 34500−34513.

[40] López-Otín C, Blasco MA, Partridge L, et al. The hallmarks of aging[J]. Cell, 2013, 153(6): 1194−1217.

[41] López-Ruiz E, Perán M, Cobo-Molinos J, et al. Chondrocytes extract from patients with osteoarthritis induces chondrogenesis in infrapatellar fat pad-derived stem cells[J]. Osteoarthritis Cartilage, 2013, 21(1): 246−258.

[42] Lorenz J, Grässel S. Experimental osteoarthritis models in mice[J]. Methods Mol Biol, 2014, 1194: 401−419.

[43] Loughlin J, Dowling B, Chapman K, et al. Functional variants within the secreted frizzled-related protein 3 gene are associated with hip osteoarthritis in females[J]. Proc Natl Acad Sci U S A, 2004, 101(26): 9757−9762.

[44] Mahr S, Burmester GR, Hilke D, et al. Cis- and trans-acting gene regulation is associated with osteoarthritis[J]. Am J Hum Genet, 2006, 78(5): 793−803.

[45] Maumus M, Manferdini C, Toupet K, et al. Adipose mesenchymal stem cells protect chondrocytes from degeneration associated with osteoarthritis[J]. Stem Cell Res, 2013, 11(2): 834−844.

[46] Meulenbelt I, Min JL, Bos S, et al. Identification of DIO2 as a new susceptibility locus for symptomatic osteoarthritis[J]. Hum Mol Genet, 2008, 17(12): 1867−1875.

[47] Miyamoto Y, Shi D, Nakajima M, et al. Common variants in DVWA on chromosome 3p24.3 are associated with susceptibility to knee osteoarthritis[J]. Nat Genet, 2008, 40(8): 994−998.

[48] Moon S, Keam B, Hwang MY, et al. A genome-wide association study of copy-number variation identifies putative loci associated with osteoarthritis in Koreans[J]. BMC Musculoskelet

Disord, 2015, 16: 76.

[49] Mototani H, Iida A, Nakajima M, et al. A functional SNP in EDG2 increases susceptibility to knee osteoarthritis in Japanese[J]. Hum Mol Genet, 2008, 17(12): 1790−1797.

[50] Mototani H, Mabuchi A, Saito S, et al. A functional single nucleotide polymorphism in the core promoter region of CALM1 is associated with hip osteoarthritis in Japanese[J]. Hum Mol Genet, 2005, 14(8): 1009−1017.

[51] Nakajima M, Takahashi A, Kou I, et al. New sequence variants in HLA class Ⅱ/Ⅲ region associated with susceptibility to knee osteoarthritis identified by genome-wide association study[J]. PLoS One, 2010, 5(3): e9723.

[52] Jordan JM, Helmick CG, Renner JB, et al. Prevalence of hip symptoms and radiographic and symptomatic hip osteoarthritis in African Americans and Caucasians: the Johnston County Osteoarthritis Project[J]. J Rheumatol, 2009, 36(4): 809−815.

[53] Panoutsopoulou K, Southam L, Elliott KS, et all. Insights im, nto the genetic architecture of osteoarthritis from stage 1 of the arcOGEN study[J]. Ann Rheum Dis, 2011, 70(5): 864−867.

[54] Patil AS, Sable RB, Kothari RM. An update on transforming growth factor-β (TGF-β): sources, types, functions and clinical applicability for cartilage/bone healing[J]. Cell Physiol, 2011, 226(12): 3094−3103.

[55] Rath E, Richmond JC. The menisci: basic science and advances in treatment[J]. Br J Sports Med, 2000, 34(4): 252−257.

[56] Ruan MZ, Erez A, Guse K, et al. Proteoglycan 4 expression protects against the development of osteoarthritis[J]. Sci Transl Med, 2013, 5(176): 176ra34.

[57] Saito T, Fukai A, Mabuchi A, et al. Transcriptional regulation of endochondral ossification by HIF-2alpha during skeletal growth and osteoarthritis development[J]. Nat Med, 2010, 16(6): 678−686.

[58] Sarzi-Puttini P, Cimmino MA, Scarpa R, et al. Osteoarthritis: all overview of the disease and its treatment strategies[J]. Semin Arthritis Rheum, 2005, 35(1 Suppl 1): 1−10.

[59] Shen W, Chen J, Zhu T, et al. Osteoarthritis prevention through meniscal regeneration induced by intra-articular injection of meniscus stem cells[J]. Stem Cells Dev, 2013, 22(14): 2071−2082.

[60] Singh A, Goel SC, Gupta KK, et al. The role of stem cells in osteoarthritis: An experimental study in rabbits[J]. Bone Joint Res, 2014, 3(2): 32−37.

[61] Spector TD, MacGregor AJ. Risk factors for osteoarthritis: genetics[J]. Osteoarthritis Cartilage, 2004, 12(Suppl A): S39−S44.

[62] Spector TD, Reneland RH, Mah S, et al. Association between a variation in LRCH1 and knee osteoarthritis: a genome-wide single-nucleotide polymorphism association study using DNA pooling[J]. Arthritis Rheum, 2006, 54(2): 524−532.

[63] Styrkarsdottir U, Thorleifsson G, Helgadottir HT, et al. Severe osteoarthritis of the hand associates with common variants within the ALDH1A2 gene and with rare variants at 1p31[J]. Nat Genet, 2014, 46(5): 498−502.

[64] Thomas CM, Fuller CJ, Whittles CE, et al. Chondrocyte death by apoptosis is associated with the initiation and severity of articular cartilage degradation[J]. Int J Rheum Dis, 2011, 14(2): 191−198.

[65] Toghraie FS, Chenari N, Gholipour MA, et al. Treatment of osteoarthritis with infrapatellar fat

pad derived mesenchymal stem cells in Rabbit[J]. The knee, 2011, 18(2): 71-75.

[66] Valdes AM, Loughlin J, Timms KM, et al. Genome-wide association scan identifies a prostaglandin-endoperoxide synthase 2 variant involved in risk of knee osteoarthritis[J]. Am J Hum Genet, 2008, 82(6): 1231-1240.

[67] Valdes AM, Spector TD, Tamm A, et al. Genetic variation in the SMAD3 gene is associated with hip and knee osteoarthritis[J]. Arthritis Rheum, 2010, 62(8): 2347-2352.

[68] van der Kraan PM, Blaney Davidson EN, van den Berg WB. A role for age-related changes in TGFbeta signaling in aberrant chondrocyte differentiation and osteoarthritis[J]. Arthritis Res Ther, 2010, 12(1): 201.

[69] van der Kraan PM, Blaney Davidson EN, van den Berg WB. Bone morphogenetic proteins and articular cartilage: To serve and protect or a wolf in sheep clothing's? [J] Osteoarthritis Cartilage, 2010, 18(6): 735-741.

[70] van der Kraan PM. Stem cell therapy in osteoarthritis: a step too far?[J] BioDrugs, 2013, 27(3): 175-180.

[71] Waller KA, Zhang LX, Elsaid KA, et al. Role of lubricin and boundary lubrication in the prevention of chondrocyte apoptosis[J]. Proc Natl Acad Sci U S A, 2013, 110(15): 5852-5857.

[72] Wan M, Li C, Zhen G, et al. Injury-activated transforming growth factor β controls mobilization of mesenchymal stem cells for tissue remodeling[J]. Stem Cells, 2012, 30(11): 2498-2511.

[73] Weng T, Yi L, Huang J, et al. Genetic inhibition of fibroblast growth factor receptor 1 in knee cartilage attenuates the degeneration of articular cartilage in adult mice[J]. Arthritis Rheum, 2012, 64(12): 3982-3992.

[74] Yang G, Zhu L, Hou N, et al. Osteogenic fate of hypertrophic chondrocytes[J]. Cell Res, 2014, 24(10): 1266-1269.

[75] Yang L, Tsang KY, Tang HC, et al. Hypertrophic chondrocytes can become osteoblasts and osteocytes in endochondral bone formation[J]. Proc Natl Acad Sci U S A, 2014, 111(33): 12097-12102.

[76] Yong-Gon Koh, Yun-Jin Choi. Infrapatellar fat pad-derived mesenchymal stem cell therapy for knee osteoarthritis[J]. Knee, 2012, 19(6): 902-907.

[77] Zhai G, van Meurs JB, Livshits G, et al. A genome-wide association study suggests that a locus within the ataxin 2 binding protein 1 gene is associated with hand osteoarthritis: the Treat-OA consortium[J]. J Med Genet, 2009, 46(9): 614-616.

[78] Zhao YP, Tian QY, Liu CJ. Progranulin deficiency exaggerates, whereas progranulin-derived Atsttrin attenuates, severity of dermatitis in mice[J]. FEBS Lett, 2013, 587(12): 1805-1810.

[79] Zhen G, Cao X. Targeting TGFβ signaling in subchondral bone and articular cartilage homeostasis[J]. Trends Pharmacol Sci, 2014, 35(5): 227-236.

[80] Zhen G, Wen C, Jia X, et al. Inhibition of TGF-beta signaling in mesenchymal stem cells of subchondral bone attenuates osteoarthritis[J]. Nat Med, 2013, 19(6): 704-712.

[81] Zhou X, von der Mark K, Henry S, et al. Chondrocytes transdifferentiate into osteoblasts in endochondral bone during development, postnatal growth and fracture healing in mice[J]. PLoS Genet, 2014, 10(12): e1004820.

[82] 薛庆云, 王坤正, 裴福兴, 等. 中国40岁以上人群原发性骨关节炎患病状况调查[J]. 中华骨科杂志, 2015, 35(12): 1206-1212.

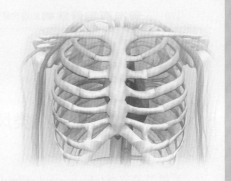

第七章

类风湿关节炎

  类风湿关节炎(RA)是一种原发性炎症性疾病,以炎性滑膜炎为主要病变,主要由免疫系统紊乱导致,以关节炎症为主要特征,可表现为手、足小关节的多关节、对称性、侵袭性关节炎症,也可累及髋、膝、脊柱等关节或伴有关节外器官受累,病变可以导致关节畸形及功能丧失。目前对该疾病在细胞和分子水平的研究获得了很大进展,本章将从RA的病因学、病理学、实验动物模型、细胞生物学、分子生物学机制、诊断和治疗等方面进行介绍和阐述。

第一节　类风湿关节炎的病因学

类风湿关节炎（rheumatoid arthritis, RA）是一种由免疫系统紊乱导致的，以关节炎症为主要特征的自身免疫疾病。该病发病率高，致残率高。据报道RA的全球发病率约1%，但不同区域之间存在差异。在北美大陆土著人群中RA的发病率比北美或欧洲的高加索人群高大约5倍，而亚洲、非洲人群的RA分布则比高加索人群更低。一些流行病学研究表明，在发展中国家RA的分布要低于发达国家，不过这些研究都是基于就医人群而非社区，因此可能导致低估。另外，发展中国家缺乏对类风湿疾病的诊疗处理，也有可能影响统计数据的获得。还有一些可能影响发展中国家如印度尼西亚、巴基斯坦等国RA分布的因素有年龄结构、低寿命、老龄女性较少等，使得易患RA的潜在人群数量下降。值得注意的是，一项研究表明，巴基斯坦人群在西方环境中（如英国）生活几年后，其RA患病风险增高了1倍，尽管仍未达到英国本土人群的水平。根据大多数研究结果显示，女性和男性相比有更高的RA发病率（2∶1～3∶1），而且在RA临床表现上的性别差异也引起研究者的兴趣。RA在男性中引起的疼痛较女性轻，并较少致残。RA的高发年龄在50岁以上，男性RA的发病率与年龄的相关曲线比较陡峭，而女性该曲线在50～75岁随年龄增长稳定增高，75岁后趋势下降。多种致病因素被认为在RA的发展和预后中起重要作用，主要有基因遗传、微生物感染、雌激素、生活习惯等因素。

一、遗传因素

基因遗传在RA的病因学中占有重要位置，研究证实，主要组织相容性复合物（major histocompatibility complex, MHC）位点对RA具有重要影响。不过目前在基因位点如何影响RA的发病及其严重程度方面尚未完全清楚。大量对北美印第安人群中RA发病率高、临床症状严重和家族聚集性明显的研究，也支持了RA具有遗传易感性。学者通过对患病个体的一级亲属和双生子的研究探索了基因遗传在RA发病中的作用大小，单卵双生子的一致率大约为15%，高于双卵双生和RA先证者的同胞4～5倍。RA的遗传度估计为65%，说明遗传因素在发病危险度中占据重要位置。

有研究发现特异性*HLA*等位基因与RA易感性之间存在重要相关性。1978年，Stastny首先通过细胞学和血清学检测手段首先证实并报道了与RA相关的*HLA*基因，*HLA*基因位于6号染色体的MHC区域内，该区域的基因能够调控免疫反应的方式及强度，据推测，MHC占RA整体基因遗传致病风险的50%，MHC的中央区含有许多与免疫系统功能相关的基因，如补体C2、C4、TNF-α和热休克蛋白70（heat shock protein 70, HSP70）等。在MHC中，*HLA*基因对RA的风险相关性最大，*HLA*基因具有多态性，能够调节RA的细胞和体液免疫过程，在其HLA-DRB1位点发现了100多个多态性变异，通过转录翻译后氨基酸置换进而影响HLA分子的性质。这些多态性导致不同HLA分子对免疫反应的不同功能，从而调节自身免疫性疾病的易感性。这些多态性HLA-DRB1位点拥有共同的特征性序列称作"共同表位序列"，共同表位与HLA分子在抗原呈递和免疫调节中的作用有关。含有共同表位序列的*HLA-DRB1*基因可能通过结合、呈递特异性致病抗原诱导免疫反应。除HLA外，TNF对RA的发病也具有重要作用，TNF-α和TNF-β编码区也位于MHC，TNF多态性有可能与MHC的RA致病作用有关。TNF的多态性可能会影响RA的发生发展和严重程度，但具体作用机制尚不明确。

二、微生物感染

除了先天遗传因素以外，环境因素对RA发病的影响十分重要，其中，微生物感染是诱发RA的一个必须重视的原因。不同感染源可能会引发RA不典型的临床症状，但由于这种发病比较少数，因此只能解释部分RA病例的致病风险，例如，伯氏疏螺旋体（*Borrelia burgdorferi*）感染（又称莱姆病）、细小病毒B-19（parvovirus B-19）感染（又称第五病）、风疹病毒感染等，相对罕见。由于RA的全球性分布，所以可能与之相关的微生物不止一种。不同感染源可能来自不同地域，莱姆病局限于伯氏疏螺旋体能够生存的生态系统内，埃博拉病毒和人类免疫缺陷病毒则来自非洲。可以认为，在基因上具有RA发病倾向的人群中，可能有不止一种病原体或感染因素等，通过诱导免疫病理反应，引起一系列炎症反应（尤其是在关节组织中）和关节结构破坏。对于微生物感染在RA的发病过程中的具体机制还有待进一步研究。

三、雌激素

口服避孕药物多含有雌激素，研究发现雌激素可能对RA发展起到保护作用。Vandenbroucke等研究发现服用雌激素人群RA的危险度显著降低。多文献回顾性研究显示，口服避孕药物对RA的发展有保护作用，但由于这些文献没有使用统一的纳入标准，因此可能存在一些干扰因素，如回忆偏倚、应答偏倚、药物服用评价不全面等。Doran等调整可能的混杂因素后发现，口服避孕药与RA危险度之间的负相关依然存在。综上所述，在RA病因学中雌激素具有降低RA患病风险的作用，但这种相关性的具体机制还需要深入研究。

四、生活习惯

吸烟是RA发病的一个重要的外部环境因素,吸烟不仅与RA的发展过程有显著相关性,而且显著增加RA的发病风险。一组关于女性RA的队列研究分析了吸烟与RA危险度之间的关系,排除混杂因素干扰后发现吸烟的持续时间与RA危险度的增加显著相关。此外,吸烟时间还与血清类风湿因子(rheumatoid factor, RF)水平呈线性相关,并且吸烟还与类风湿结节的形成和放射学异常症状相关,但吸烟对疾病过程中的相关指标,如红细胞沉降率(erythrocyte sedimentation rate, ESR)、疼痛、关节计分、总体严重性或功能的影响尚不明确。综上表明吸烟是RA的一个独立危险因素。此外,有研究对咖啡饮品和RA之间的关系进行了探讨,但结果并不一致。近期优良设计的研究表明两者之间并不存在相关性。类似地,RA与酒精类饮品之间也没有发现明确的相关性。

(赵华,李磊,刘传聚)

第二节　类风湿关节炎的实验动物模型

一、RA动物模型概述

RA动物模型是研究RA不可或缺的重要手段。为了研究RA及其并发关节破坏的发病机制,寻找保护机体防御功能同时抑制关节破坏过程的治疗方法,需要更深入地了解参与RA发生、发展过程中的细胞生物学和分子生物学机制。对RA患者来说,难以确定疾病起始的准确时间,一般只能等到病程晚期进行关节置换时研究者才能得到病灶标本,而且由于接受了各种药物治疗,获得样本时已受到太多干扰因素影响。动物实验模型能够高度模拟人类关节炎的病理过程,而且动物模型具有获取组织标本方便、实施治疗快捷等显著优点,为进一步研究和掌握关节炎的发病机制提供了理想工具,更是研发关节炎的新治疗方法、进行前期实验的必要工具。当研究一种新的关节炎治疗方法时,进行人体试验之前必须先进行动物实验,这也体现了实验动物模型的重要性。不过,目前尚无一个关节炎动物模型能完全复制人类关节炎,这也因为RA的病因复杂,多种方法都能诱导出与人类关节炎临床和组织病理特征相似或部分相似的动物模型,多种病因最终导致共同的炎症终点。

RA的病理特征为多关节慢性炎症和进行性骨、软骨的破坏。关节软骨是受累组织,在病变中受到破坏,但同时关节软骨又可以释放自身抗原从而触发外源性抗原引发免疫反应。一些外源性病原体,包括细菌和病毒持续刺激滑膜细胞也可以引起慢性滑膜炎。滑膜炎病理过程中,B细胞和T细胞被抗原激活,参与并促进炎症过程,巨噬细胞和成纤维细胞呈肿瘤样生长,排列紊乱。T细胞通过释放干扰素、IL等细胞因子增强巨噬细胞的活化,而抗体则通过与抗原形成免疫复合物进而诱导RA炎症过程。上述免疫细胞激活后,通过下游一系列信号转导通路,激活各种降解酶和破坏性细胞因子(如TNF和IL等)的释放,造成软骨破坏和侵蚀,激活破骨细胞造成骨侵蚀。在滑膜血管翳附着位置的关节软骨,由于滑膜组织炎性增生,持续释放炎性介质和各种降解酶,从而造成该部位软骨侵犯和破坏。

在RA的病理过程中,一些细胞因子如TNF和IL1发挥了重要作用,引起了滑膜炎症和组织破坏。关节软骨层可见RA的特征性病理表现,免疫复合物沉积,同时滑膜层可见滑膜组织纤维化和滑膜增生,伴有巨噬细胞、T细胞和浆细胞浸润,有明显的自身抗体形成,包括RF、抗核酸抗体。软骨表面免疫复合物中的抗原成分可能与滑膜炎症相关,有可能导致免疫复合物在损害区域的沉积滞留。但是由于细胞因子和免疫反应在不同RA患者或者RA的不同时期存在很大差异,因此不可能以一种动物模型模仿多样的病理过程,而建立多种不同病因诱导的动物模型,各有侧重地反应不同的病理特征,这将有助于对关节炎疾病的研究和理解。

当一个RA动物模型被诱导成功时,说明所用刺激因素可能就是RA的致病因素,因此,关节炎模型已经被用于研究诱发慢性关节炎的致病因素和关节炎病变发展过程中的组织炎症和破坏机制。当前比较常用的模型有胶原诱发关节炎(collagen-induced arthritis, CIA)、胶原抗体抗原诱导性关节炎、蛋白多糖关节炎、佐剂性关节炎等。在这些模型中,诱导刺激物可以是与关节组织相似的自身抗原或外源性抗原。滑膜上的细菌细胞壁是一种外源性抗原,而Ⅱ型胶原蛋白、蛋白多糖则是来自关节软骨的自身抗原。在RA中,软骨充当着自身抗原的作用,这可能是因为软骨所含的蛋白多糖和细菌的含肽多糖结构相似引起的交叉免疫反应。例如,保留滑膜的全关节置换术去除了软骨,保留了滑膜,其效果却能缓解该关节的炎症;而且软骨碎片及其降解成分能直接刺激滑膜细胞释放炎症细胞因子,这说明软骨成分在关节炎免疫反应中作为一种自体抗原,参与维持关节的炎症过程。

二、常用的RA动物模型

1. CIA模型

CIA主要是以Ⅱ型胶原蛋白作为诱导剂引起关节炎症反应。严格来讲,一些来自关节软骨的胶原类型,如Ⅸ型、Ⅺ型胶原蛋白也可以诱导引起关节炎,但效果较好、最为常用的是Ⅱ型胶原。CIA模型的诱导原理是先通过异体Ⅱ型胶原蛋白诱导出模型动物对Ⅱ型胶原的免疫反应,随后对自体Ⅱ型胶原蛋白也产生自身免疫反应。大鼠模型比较容易诱导，一般2周左右即可出现特有体征；而小鼠诱导效果不一，受其基因种系影响较大，较常用的有DBA/1、BL6等品系；小鼠关节炎的诱导过程比较慢，一般3～4周后开始有部分小鼠出现关节炎症状，全部小鼠都出现症状一般需要8～10周。胶原性关节炎模型的病理改变主要累及周围关节和少数脊椎，较少累及全身系统。在鼠类的胶原诱导关节炎模型中，主要受累关节是爪、踝、腕、膝关节。胶原性关节炎模型关节组织炎症进展迅速，几周内即可见到关节软骨明显破坏，最终导致关节僵硬伴局限性炎症。该模型特有的组织病理学表现是急性滑膜炎症、骨侵蚀和周围新骨形成，病变早期骨髓受累较轻。胶原性关节炎模型炎症的发生主要由抗Ⅱ型胶原抗体形成和相关的T细胞免疫反应介导。使用Ⅱ型胶原蛋白诱导后，集体产生相应抗体、抗体识别异体和自体胶原成分，与含有胶原的软骨部位结合，激活巨噬细胞、粒细胞和淋巴细胞，免疫细胞激活后会释放多种炎性介质，进一步加剧关节炎的病程。比较主要的炎性介质有TNF和IL等。例如，在鼠CIA模型诱导过程中，TNF-α和IL1就具有重要的作用，使用TNF-α和IL1的抑制剂或相应受体拮抗剂可以明显控制关节炎的进展和软骨破坏。与人类关节炎中女性占优势不同，胶原性关节炎模型中雄性动物对胶原性关节炎更敏感，诱导成功率更高。

2. 胶原抗体诱发关节炎模型

与CIA模型相比，胶原抗体诱发关节炎（collagen antibody-induced arthritis, CAIA）模型省略了诱导对异体胶原蛋白产生抗体的步骤，是通过尾静脉直接向小鼠体内注射多种Ⅱ型胶原蛋白抗体（如Chondrex、LLC、Seattle、WA）来引发免疫反应，因此，CAIA成模周期短，只需24～48 h就可诱导出严重风湿型关节炎。与经典的CIA模型相比，CAIA更能针对性地反映和模拟RA患者体内B细胞及其抗体在病灶组织损伤中的作用。再者，CAIA模型的建立不需要弗氏佐剂的诱导，不受MHC的限制，各种品系的小鼠均可诱导发病，而且具有发病快、发病率高、稳定性和可重复性均较好的特点，因此该模型的使用范围较广泛，适用于各种药物的干预性实验研究。

3. 蛋白多糖关节炎模型

蛋白多糖关节炎模型与胶原性关节炎模型有一定的共通点，因为Ⅱ型胶原和蛋白多糖都是关节软骨的主要成分，这一模型也是为得到抗体而给小鼠进行人工诱导免疫。但该模型一般需要在诱导的8周后再次重复强化诱导以巩固关节炎症反应，这可能是由于蛋白多糖的抗原性不如胶原强，或者是小鼠对蛋白多糖的耐受性较强。因此蛋白多糖关节炎模型的诱导机制与胶原性关节炎的诱导相似，先诱导出机体对异源性蛋白多糖的免疫抗体，再与鼠的自体软骨等部位的蛋白多糖发生交叉免疫反应。蛋白多糖关节炎模型的病理表现为多发关节炎，伴有严重软骨侵蚀和明显关节僵硬，并可累及腰椎和椎间盘，因此，蛋白多糖诱导的关节炎模型还可作为脊柱炎模型。与胶原性关节炎一样，当抗体复合物免疫和抗蛋白多糖T细胞免疫同时发挥作用时，蛋白多糖关节炎的病理表现最为严重。参与蛋白多糖关节炎病理过程的炎症细胞因子基本与胶原性关节炎中的因子相同；不同的是，IFN-γ可能在两种模型中发挥不同的作用，IFN-γ在蛋白多糖关节炎模型中参与促进炎症发生，但在CIA模型中可能具有相反的作用，其具体作用机制还有待阐明。

4. 佐剂性关节炎模型

佐剂性关节炎模型建立较早，其诱导方法是在实验动物真皮内注射含有特定细菌的弗氏佐剂。多种细菌可诱导该模型，细菌作为抗原的有效成分是细胞壁的含肽多糖。诱导后关节炎症表现一般在2周左右出现，关节炎发生率和严重程度受佐剂的成分、剂量和类型的影响。佐剂性关节炎的主要组织病理学特征表现为骨膜炎、关节周围炎和骨髓腔内大范围炎症，滑膜炎症不显著。软骨破坏可见于疾病早期，但没有明显的免疫复合物沉积于软骨。只有特定的细菌诱导无菌鼠才能较成功地地建立典型的佐剂性关节炎模型，常规饲养的大鼠由于接触过细菌已具有免疫耐受效果，故较难诱导产生佐剂性关节炎；而无菌鼠在出生后很少接触细菌，所以比较敏感。病情可自动缓解是佐剂性关节炎模型的一个特点，且缓解后由于机体产生免疫耐受，再次诱导成功的难度增加。这种耐受现象可能与T细胞的耐受性有关，针对某种特异性抗原，T细胞获得对该抗原的免疫耐受性，再次接触抗原后不再引起发病。佐剂性关节炎模型其发病机制与T细胞的免疫功能相关性高，诱导简便，鼠爪关节炎症表现便于肉眼观察评分，而且对于该模型，非甾体抗炎药（NSAID）具有明显的治疗效果，能够控制关节损害，可以为新药物的治疗效果提供判定依据，所以佐剂性关节炎模型常用于研发治疗关节炎新药的筛选实验（见图7-2-1）。

5. 链球菌细胞壁诱导性关节炎模型

该关节炎模型的诱导机制类似于佐剂诱导性关节炎模型，只是其诱导剂并非细菌本身，而是细菌产物或称细菌成分，如链球菌的细胞壁碎片。通过向实验动物体内注射难以被生物降解A组链球菌的细胞壁碎片诱导炎症发生。除链球菌以外，细菌如干酪乳酸杆菌、产气真杆菌等的细胞壁碎片也能诱导类似的关节炎模型，因为其关键共同点是将难以降解的细胞壁碎片作为持续存在的炎症刺激物。值得一提的是乳酸杆菌和真杆菌炎症模型对人类的特殊意义，因为它们是胃肠道正常菌群的一部分，在某些病理状态下可能会向组织扩散，继而诱导RA的发病。通过注射细菌壁碎片诱导后，细菌壁碎片扩散在滑膜血管和软骨下骨髓腔等部位，诱发周围关节的急性炎症反应，出现以周围关节为主的慢性侵蚀性多关节炎。在链球菌细胞壁诱导性关节炎模型早期，关节炎的主要病理学特征为显著地单核细胞性滑膜炎，伴关节软骨蛋白多糖的少量丢失，晚期的病理特征为滑膜血管翳增生以及软骨和骨侵蚀。除了细菌的细胞壁碎片之外，细菌DNA也能诱导关节炎的发生，在细菌DNA中含有的CPG基序具有致关节炎的特性。这种关节炎与细菌细胞壁诱导的关节炎相比炎症反应程度相对较轻。

6. 抗原诱导性关节炎模型

抗原诱导性关节炎模型建立的原理与CIA相近，但本模型是通过在关节局部注

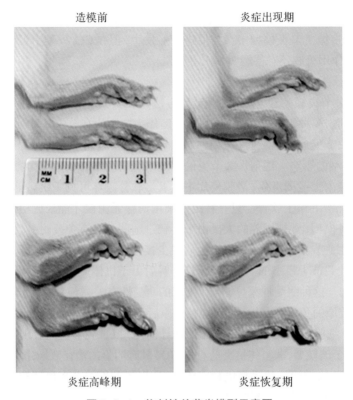

造模前　　　　　　　　　炎症出现期

炎症高峰期　　　　　　　　炎症恢复期

图7-2-1　佐剂性关节炎模型示意图

注：以Lewis鼠为例，应用热杀死分支结核杆菌（H37RA）皮下注射诱导建立佐剂性关节炎模型。炎症出现在10～12天，16～18天达到高峰，再过10～14天逐渐恢复。根据大鼠的四肢关节炎症的红、肿程度记录临床积分并分级。引自Hochberg MC, Silman A, Smolen J, et al. Rheumatoid Arthritis[M].Philadelphia: Mosby Elsevier, 2008

射包含异体抗原的诱导剂，诱发实验动物的免疫反应和关节炎表现。这种模型已在小鼠、大鼠、豚鼠中成功建立。该模型关节炎的特点是通过局部注射抗原，使得炎症局限于注射部位的关节，因此可以用同一动物的对侧关节做对照。诱导该模型的常用抗原是卵白蛋白、牛血清白蛋白和纤维蛋白。该模型诱导速度不快，在实验动物的膝关节局部注射大量抗原，一般需3周后可诱导出关节炎。病理改变开始以免疫复合物型反应为主，以后慢慢转为由T细胞介导的慢性炎症，其组织病理学表现有：早期关节滑膜增生肥厚，关节腔有炎性渗出；之后主要表现为大量炎细胞浸润的滑膜炎症，包括单核细胞、T细胞和浆细胞，关节软骨侵蚀破坏，软骨表面可以看到大量的免疫复合物形成。该模型的病理过程与人类RA的一些表现比较近似，如早期蛋白多糖的丢失，其后血管翳形成，软骨和骨侵蚀破坏。抗原诱导性关节炎模型的成功建立关键在于关节局部给予足够的抗原，这些抗原长期结合存在于关节组织中（如软骨、肌腱、韧带等），形成免疫复合物蓄积在关节内，持续刺激诱导T细胞的延迟性超敏反应，导致长期炎症的存在和发展。TNF-α在抗原诱导性关节炎模型中可能不起主导作用,因为清除TNF-α并不能显著抑制关节炎症,但清除IL1能够明显减轻软骨的破坏,提示IL1与炎症的软骨侵蚀有关。抗原诱导性关节炎模型的主要优点是,时间可控、局部诱导,可使炎症表现局限于特定关节,必要时可以用对侧关节做阴性对照。对于该模型,NSAID不敏感,但类固醇的治疗效果明显,细胞毒性药物具有抑制作用,金化合物在兔模型中有效。

(赵华,李磊,刘传聚)

第三节 类风湿关节炎的病理表现

目前研究表明RA是一种与遗传基因密切相关的自身免疫性疾病,在RA的发病过程中产生了针对自身抗原的异常抗体和T细胞介导的免疫反应,患者常可见免疫系统的异常,包括过早的胸腺萎缩、外周血和滑膜中的T细胞激活、增殖异常等。RA的病理改变反映了关节内外免疫炎症反应的起始和持续过程,炎症也可累及多个系统,如心脏、肝脏、脾脏、肾脏、神经系统、呼吸系统、眼睛、皮肤、皮下组织等。滑膜组织包括滑膜细胞、成纤维细胞和表皮细胞,在RA病程中滑膜组织的正常细胞受到病原体感染、免疫复合物沉积和免疫细胞激活时,其功能会产生改变,滑膜细胞从一种正常的关节功能的支持组织转化成具有某些免疫系统特征的淋巴样器官,如释放炎症细胞因子、分泌多种蛋白酶,进而造成软骨和骨的侵蚀破坏。正常滑膜组织附着于关节囊表面,在关节囊内侧表面,滑膜在构成关节的骨表面形成反折;正常关节面有一层厚约5 mm的关节软骨,表层的软骨没有钙化,深层是逐渐钙化的软骨,再向深层是软骨下骨。正常滑膜由1~2层衬里细胞(synovial lining cell, SLC)覆盖在结缔组织表面构成,这些结缔组织包括脂肪细胞、成纤维细胞、小动脉、小静脉,在滑膜SLC和下面的基质血管之间无基膜相隔。正常滑膜血管为薄壁血管,滑膜的功能之一就是产生滑液并且由血液中向关节内的软骨和纤维组织释放透明质酸盐(起润滑作用的蛋白多糖)及蛋白营养物。血液中的营养物质从滑膜血管中扩散出来,穿过SLC间隙进入关节腔内。SLC有巨噬细胞型(A-SLC)和成纤维细胞型(B-SLC)两种类型。A-SLC来源于骨髓,经血液迁移到关节,是巨噬细胞的一种特殊类型,A-SLC表达与巨噬细胞相同的表面标记并可通过吞噬作用和细胞内蛋白水解作用清除碎片和病原体。同髓系来源的细胞一样,A-LSC还有抗原呈递作用,这在关节内清除感染性抗原的早期免疫反应过程中有利于保护关节,但也会在炎症性关节炎如RA时加重关节损伤和破坏。B-SLC是成纤维细胞样细胞,不表达巨噬细胞标志物,能产生胶原和透明质酸盐,也能产生一定数量的炎症分子前体,如组织蛋白酶、胶原酶、基质溶解酶和一些金属蛋白酶。

一、RA早期滑膜病理改变

RA早期滑膜的病理改变为滑膜细胞增生、水肿、淋巴细胞浸润、血管增生。SLC增生主要是由于A-SLC从骨髓向关节迁移增多以及B-SLC的原位增生。早期关节炎症状比较明显的RA中，滑膜组织有较明显的血管增生、局灶性多核细胞浸润和纤维沉积。有关节炎临床表现的关节中，血管增生由滑膜内促血管生成前体分子诱导，如血管内皮生长因子、主要的纤维母细胞生长因子、IL8和巨噬细胞、巨细胞以及细胞产生的单核细胞趋化因子1（monocyte chemotactic factor 1, MCP-1）。多核细胞浸润是由于小静脉的内皮细胞与淋巴结的小静脉内皮形态相似，发炎的滑膜血管上调表达ICAM-1，可激活循环系统中的白细胞使之从血管中游走出来聚集在炎症位置。在RA中，纤维蛋白沉积是严重关节炎的特点，通过免疫方法分析可以发现在RA滑膜中存在组织因子、纤维蛋白原、XIII因子、组织转谷氨酰胺酶、纤维蛋白二聚体和纤溶酶抑制物等，说明RA炎症反应开始的同时也激活了血管外凝血系统。而早期无关节炎症状表现的患者可仅见SLC增生、伴有CD4$^+$ T细胞浸润，滑膜上皮内可见巨噬细胞浸润，可见少量B细胞，血管增生和纤维沉积罕见。

二、滑膜中淋巴细胞、巨噬细胞浸润

淋巴细胞分为T淋巴细胞和B淋巴细胞，在RA病理过程中，滑膜组织可出现弥漫的CD4$^+$ T细胞，散在有CD8$^+$ T细胞和少量B细胞浸润。RA滑膜中较多T细胞与炎症的诱发和持续有关，滑膜中T细胞表面表达自然杀伤分子，细胞内还含有穿孔素和用于杀死类细胞的分子。RA滑膜中的B细胞虽然少量浸润，但B细胞仍发挥着重要功能。在RA过程中B细胞可以激活T细胞发挥炎症反应，同时，滑膜中发生抗原特异性免疫反应时常见滑膜内的活动性B细胞生发中心。在RA的病变发生、发展过程中，滑膜中B细胞数量增加，这可能由于B细胞在淋巴结和脾脏以及B细胞发育和成熟的器官内演变为成熟外周B细胞后，通过循环系统迁移到滑膜中，从而导致滑膜中B细胞蓄积；另外，增加的部分也可能是在RA的滑膜组织内B细胞生发中心内成熟的。生发中心反应一般只有在外周淋巴组织中才会发生，滑膜组织中的B细胞生发中心是RA滑膜病理的特点，说明RA滑膜中发生了类似淋巴组织中的免疫反应。

巨噬细胞是RA中重要的细胞，大量存在于炎性滑膜、血管翳、软骨等处，巨噬细胞的激活与RA的治疗有密切的关系。巨噬细胞能够产生多种致炎因子，在急慢性RA病程中诱导炎症的发生，起到破坏、重塑关节的作用。而且，这种激活也出现在循环系统的单核细胞和单核巨噬系统的其他细胞中，包括骨髓单核细胞、成骨细胞的前体细胞等。RA滑膜中的A-SLC就是一种特殊的巨噬细胞，来自骨髓前体细胞，CD68和CD14表达阳性，并且不断地从骨髓迁移到滑膜组织。A-SLC数量增多的主要原因就是骨髓中前体细胞向炎症滑膜中迁移增多。在RA的病理过程中，滑膜组织中巨噬细胞的浸润程度与骨侵蚀的影像学评价之间有显著的相关性，巨噬细胞浸润越严重，关节的骨侵蚀破坏就越重，提示巨噬细胞的活动与骨、软骨的吸收破坏有重要关联，但滑膜组织中T细胞的浸润与RA骨破坏的相关性则较差。在临床上，RA的活动性与滑膜SLC的增生和滑膜内巨噬细胞的浸润程度也有显著的相关性。

三、RA晚期滑膜的组织病理学

当RA的病情进展到晚期或严重期时，关节的炎症反应和组织坏死程度进一步加重，滑膜组织包含有成纤维细胞、巨噬细胞和T细胞，RA病程晚期滑膜组织有血管长入，称血管翳。SLC层是血管翳的最前沿，该区域内含有多种细胞因子（如TNF-α、IL1、IL6等）和组织溶解酶（如胶原酶、基质溶解酶、金属蛋白酶等）。在RA的病理过程中血管翳是造成软骨破坏的关键因素，受限血管翳通过与软骨直接相邻，释放前述多种组织溶解酶造成软骨侵蚀破坏；有的情况下关节基于保护性反应，会在软骨和血管翳之间形成一层成纤维细胞过渡层，覆盖在软骨上将软骨与血管翳隔开，这个成纤维细胞层可能由软骨细胞保护性产生，其中含有角蛋白硫酸盐和Ⅱ型胶原，有过渡带分隔的关节软骨受到血管翳的侵蚀破坏较轻。成纤维细胞过渡层多见于RA的膝关节和髋关节，在肢体远端小关节罕见。在RA的病理过程中，滑膜血管翳中有大量的巨噬细胞浸润，巨噬细胞通过在软骨-血管翳接触面产生TNF-α、IL1、IL6，组织蛋白酶和金属蛋白酶介导了软骨的侵蚀破坏。炎症性滑膜中所含的大量A-SLC和组织巨噬细胞能在细胞因子的刺激下转变成破骨细胞。生理状态下，破骨细胞是多核的髓系来源的细胞，它的主要功能在于帮助正常骨的吸收和重建，在RA的病理状态下，来自滑膜组织中巨噬细胞的破骨细胞参与介导关节表面血管翳-骨接触面和炎性滑膜-软骨下骨接触面的骨侵蚀和骨破坏。

四、软骨和骨组织降解

软骨由软骨细胞和ECM构成，ECM由Ⅱ型胶原和软骨特异性胶原，以及一些大的蛋白多糖聚合体、小蛋白多糖分子、非胶原基质蛋白等相互连接而成。软骨的营养来自软骨下骨和滑液的弥散，因为软骨中没有血管和淋巴组织提供养分。软骨基质的重建依赖于软骨细胞，但由于缺乏循环系统支持和营养供应，在生理状态下软骨重建过程的降解和合成活性都极低。单在RA的病理状态下，由于滑膜中血管翳增生长入，并且邻近软骨，为软骨的破坏提供了病理环境，关节软骨基质的降解就始于邻近增殖的滑膜关节翳区域。在这些区域发现滑膜细胞（包括滑膜成纤维细胞和巨噬细胞）附着于关节软骨表面，附着的滑膜细胞能够释放具有消化软骨基质作用的蛋白酶降解相邻软骨。此外，由于关节滑液中也积存了巨噬细胞和炎症细胞释放的各种组织消化酶以及多种细胞因子，所以软骨表层与滑液接触的区域也出现蛋白多糖的丢失。

多种蛋白酶参与软骨基质降解的病理过程，包括多种胶原酶、MMP、蛋白多糖酶、纤维蛋白溶酶原激活因子、组织蛋白酶K等。在血管翳-软骨交界处的软骨表面，滑膜成纤维细胞能够释放组织蛋白酶K，该酶具有较强的软骨降解能力，能够在Ⅰ型和Ⅱ型胶原三螺旋结构内部多个位点进行水解。除血管翳释放的蛋白酶具有直接消化软骨的作用外，RA的病理性滑膜组织还释放细胞因子和作用于软骨细胞降解周围基质的调节因子，这些细胞因子和相关产物还同时抑制了软骨细胞的合成功能。消化降解的加速和合成功能的抑制，造成RA关节损害的特征性软骨基质成分快速丢失。软骨细胞本身在受到炎症性滑膜细胞释放的细胞因子的刺激后也发生炎症反应，通过自分泌和旁分泌方式成为致炎因子的来源，造成软骨基质的丢失。RA中的骨组织降解主要由病理性破骨细胞诱导，RA滑膜组织中大量的巨噬细胞转变成破骨细胞，主要参与滑膜血管翳-骨接触面和炎性滑膜-软骨下骨接触面的骨的病理性重吸收。RA患者的软骨与骨的病理性损害，除常见于关节病灶边缘的侵蚀，骨骼部位也可受累，如软骨下骨侵蚀、关节旁骨量减少和全身骨质疏松等。

（赵华，李磊，刘传聚）

第四节　类风湿关节炎中的细胞因子调控

一、细胞因子及受体

细胞因子是一类小分子可溶性蛋白质或糖蛋白，在机体内重要的生物活动过程中发挥局部信使的作用，包括细胞生长、发育、修复、纤维化、炎症和免疫等过程。外源性病原体入侵机体后，诱导机体免疫系统和炎症系统通过复杂的细胞因子网络产生免疫应答反应，促进病原体的清除。大多数情况下，细胞因子的产生是机体对有害刺激的反应，是有利于宿主产生防御反应所必需的，但细胞因子表达过量或失调则可介导某些病理过程，引起许多自身免疫和炎症性疾病。细胞因子主要来自白细胞，也可以由多种类型的细胞分泌。根据其氨基酸序列及三维结构的类似性，细胞因子分为不同家族（见表7-4-1），包括TNF家族、IL1、血细胞生成素家族、干扰素-α/β（IFN-α/β）、PDGF和T细胞生长因子-β（T cell growth factor-β, TCGF-β）家族等。最大的细胞因子家族可能是趋化因子家族，根据半胱氨酸残基（Cys）的序列又分为两组，半胱氨酸-任意氨基酸-半胱氨酸趋化因子家族和半胱氨酸-半胱氨酸趋化因子家族。多数细胞因子是单一多肽链蛋白质,但也有同源二聚体(IFN-γ、IL10、TCGF-β)、同源三聚体(TNF-α和TNF家族成员)或异源二聚体(IL12和IL23)。细胞因子研究之初被认为是分泌性分子,随着研究的深入,已经证实许多因子有细胞膜结合形式,包括TNF-α、IL1、IFN-γ、TCGF-α、TCGF-β、M-CSF和干细胞因子等。一些细胞因子主要以细胞表面形式存在,这些细胞表面形式具有转导信号的功能。不同的细胞因子功能差异较大,可有致炎、抗炎或趋化性等作用。

表7-4-1 细胞因子家族

家 族	细 胞 因 子
造血因子	IL2、IL3、IL4、IL5、IL6、IL7、IL9、IL11、IL12、IL15、IL16、IL17、GM-CSF、OSM、CNTE、TPO等
TNF家族	TNF-α、LT-α、LT-β、CD40L、CD27L、OX40、OPG等
IL家族	IL1α、IL1β、IL18等
PDGF	PDGF A、PDGF B、M-CSF
TCGF	TCGF-β、BMP
半胱氨酸-任意氨基酸-半胱氨酸趋化因子	IL8、NAP-2、Gro-α/β/γ、PF4、CTAP-3、IP-10
半胱氨酸-半胱氨酸趋化因子	MCP-1、MCP-2、MCP-3、RANTES、MIP-1α、MIP-2β

生物体内,多种多样的细胞因子因靶细胞不同而有多重作用。细胞因子通过与靶细胞表面的细胞因子受体结合传递信号,与特异性高亲和力细胞表面受体结合后激活相关信号通路,对细胞的功能进行调节。细胞因子受体根据其蛋白结构的不同,也被分成不同的家族,其中造血因子受体家族受体数量最大(包括IL2、3、4、5、6、7、9受体等),该类受体的结构特征是细胞外区由1个或多个含有4个保守半胱氨酸的结构区和1个含色氨酸-丝氨酸-任意氨基酸-色氨酸-丝氨酸基序的近膜结构区组成。细胞因子受体家族还有TNF受体(TNFR)家族、IFN受体家族、TCGF-β受体家族、免疫球蛋白受体家族和趋化因子受体家族等。趋化因子受体家族的特征性构象是具有7个跨膜片段结构。细胞因子受体蛋白一般由多个亚基构成,如IL6受体由2个亚基构成,而IL2受体由3个不同的亚基组成。一个亚基一般为一个多肽链,有时几个不同的受体也会含有共同的多肽链,如IL4、IL7、IL9、IL15受体含有共同的γ链;IL6、睫状神经营养因子、抑瘤素M(oncostatin-M, OSM)、白血病抑制因子、IL11和心脏营养素-1受体都含有糖蛋白130多肽链;IL3受体、IL5受体和GM-CSF含有同样的β链。

正常关节的生理状态下,滑膜组织有1~2层细胞的厚度;但在RA病理情况下,滑膜组织有明显增生肥厚,有大量细胞聚集,这主要是由血液中募集的白细胞浸润所致。在RA滑膜组织中聚集最多的细胞是巨噬细胞、T细胞和成纤维细胞,也可见浆细胞、树突状细胞和内皮细胞。滑膜衬里细胞层主要含有A-SLC,再向深层主要由B-SLC组成,滑膜较深层的血管周围有淋巴滤泡和分散的淋巴细胞浸润。这些炎症细胞的活化能够引起机体的一系列免疫炎症反应,分泌高水平的HLA2类分子、黏附分子和一系列炎症细胞因子,因此RA病理过程中多种细胞因子的主要来源是滑膜组织。RA关节滑液中也积聚了一些免疫细胞,但主要是中性粒细胞而非巨噬细胞,如T细胞和树突状细胞也可见于滑液。对于RA患者来说,滑液是最便于获得的样本,所以在RA的首次细胞因子研究是取自关节滑液样本,细胞因子IL1α和TNF-α首先被证实存在于滑液,关节滑液并非细胞因子的来源,而是作为许多分子的沉积池,这些分子是多样的,也包括透明质酸酶、蛋白多糖、降解酶和血清蛋白等,有许多炎症因子的同时也存在抑制或降解细胞因子的物质。因此,滑液中的细胞因子作用具有复杂性,细胞因子释放至滑液中的调控机制尚不明了,因此目前滑液中的细胞因子水平与疾病发生的相关性难以明确。综上所述,在RA的关节炎症中,滑膜组织的病理变化与RA的相关性更密切,滑膜是机体产生免疫应答和炎症反应的主要部位,因此对RA病程中细胞因子表达的研究主要在滑膜上进行。

二、细胞因子的免疫调控作用

在RA的病理过程中,白细胞的黏附、渗出和迁移对急性和慢性炎症反应均是必需的,除黏附以外,白细胞的渗出、迁移、发育、分化以及病灶局部血管新生、急性时相反应蛋白生成等多种免疫过程均受到多种细胞因子的调控,细胞因子以多种不同的方式调节黏附分子的表达和趋化因子的产生,进而调控炎症过程(见图7-4-1)。例如,在RA病变中,由巨噬细胞、中性粒细胞和T细胞产生的细胞因子(TNF-α、IL1α、IL1β和IFN-γ)可促进表达多种黏附分子,如内皮白细胞黏附分子-1(endothelial leucocyte adhesion molecule-1, ELAM-1)、血管细胞黏附分子-1(vascular cell adhesion molecule, VCAM-1)、ICAM(ICAM-1、ICAM-2)等。黏附分子的表达上调有助于白细胞黏附至血管内皮继而向组织中渗出,而且细胞因子可以激活巨噬细胞伸出伪足状突起,提高其迁移能力。趋化因子由活化巨噬细胞、T细胞、内皮细胞、成纤维细胞、血小板产生,主要发挥趋化中性粒细胞、淋巴细胞、单核细胞、嗜酸性粒细胞等免疫细胞的作用。胸腺中T细胞的存活和发育受到细胞因子的调控,IL2是T细胞和树突状细胞分泌的一种重要的TCGF,在胸腺组织中T细胞的增殖和活化需要IL2调节,还有一些细胞因子如IL4、IL7、IL9、IL15和IL21也参与了T细胞的诱导活化。此外,TNF-α和催乳素也能促进T细胞的增殖,而TCGF-β、IFNγ则抑制其增殖,FasL诱导T细胞死亡,有助于清除免疫应答反应后不需要的T细胞。骨髓中B细胞发育依赖于基质细胞来源的趋化因子,多种细胞因子如IL2、IL4、IL6、IL10、IL13、B细胞刺激因子、CD10L等可促进B细胞

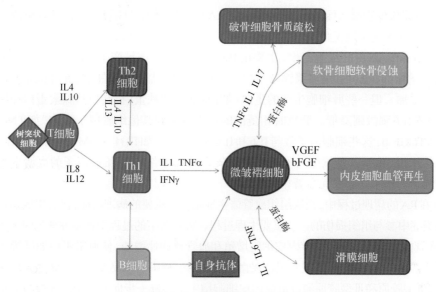

图 7-4-1 细胞因子与 RA 炎症

的增殖,而 TCGF-β 则抑制其增殖。IL4 和 IL13 能够调节小鼠和人类的 B 细胞向 IgE 和 IgG 表型转化,IL2、IL10、IL15 能促进 B 细胞表面免疫球蛋白的表达,而 TCGF-β 则抑制 IgA 以外的其他免疫球蛋白的产生。

除了淋巴细胞以外,单核-巨噬细胞的生长和分化也受到特异性生长因子和细胞因子的调节。单核细胞主要来自多能造血干细胞和髓样祖细胞,在 RA 中受到 IL3、M-CSF、GM-CSF、IL4、IL13、IFN、TCGF-β 等多种细胞因子的调节。在炎症病理中发挥重要作用的巨噬细胞则来源于单核细胞的分化,单核细胞生成后增殖能力非常有限,但分化能力依然完整,该分化过程受到细胞因子调控,M-CSF 和 GM-CSF 可以诱导单核细胞分化成巨噬细胞表型。当 IL4 参与时,GM-CSF 诱导单核细胞分化成未成熟树突状细胞表型,未成熟树突状细胞再受到信号如 TNF-α、IL1 或 CD40L 的调控变成成熟的潜能抗原呈递细胞,单核/巨噬细胞的活化过程还受到 CD40L、IL3 和 IFN-γ 等细胞因子的激活。单核细胞和巨噬细胞激活后产生大量的各种细胞因子和趋化因子,包括 TNF-α、IL1、IL6、IL8、IL12、IL18、巨噬细胞炎症蛋白-1(macrophage inflammatory protein-1, MIP-1)、MIP-α/β 等因子以放大炎症反应。

急性时相反应蛋白包括 AAT、AAG、Hp、CER、C4、C3、纤维蛋白原、C 反应蛋白(C-reactive protein, CRP)等,在机体应激状态下水平增高,涉及感染、炎症、肿瘤等病理过程,是检测机体炎症应激的重要指标。CRP 能结合多种内源性和外源性配体,参与这些致病因素的清除过程,CRP 与配体结合是其在急性时相时发挥作用的第一步,即结合识别各种病原体及机体损伤坏死的细胞膜和核组分。在结合了某种配体后的 CRP 继而激活补体系统,通过调节细胞的吞噬作用促进有害因素的清除。与 CRP 类似，血清淀粉样物质 A（serum amyloid A, SAA）也是一种急性时相蛋白，其含量浓度是反映感染性疾病早期炎症的敏感指标，有助于诊断炎症、评估其活性、监控其活动及治疗。CRP 和 SAA 由肝细胞产生，主要由 IL6 等细胞因子诱导产生。IL6 可刺激 CRP 和 SAA 大量增加，也可刺激血浆铜蓝蛋白、补体 C3/C4、结合珠蛋白、铁蛋白和纤维蛋白原少量增加。但一些肝细胞生产的蛋白（如白蛋白、转铁蛋白、转甲状腺素蛋白和甲胎蛋白）受 IL6 刺激则降低。肝急时相蛋白的产生也受到其他细胞因子影响，如 TNF-α、IL1 和 TCGF-β，这些细胞因子常与 IL6 和 IL6 家族成员（如 IL11、OSM 等）有协同作用。但总体来说，由于这些细胞因子相互间复杂的调节网络，多种细胞因子的血清水平与急时相蛋白水平之间并无显著相关性。

在 RA 的病理过程中，滑膜组织血管翳生成是一个重要的病理特征，血管生成是许多慢性炎症中参与组织损伤的一个重要生理过程。血管新生的过程受到多种细胞因子的调节，血管内皮生长因子可诱导内皮细胞增殖和血管通透性增加，使血浆蛋白如纤维蛋白原易于渗出，一些细胞因子被发现也在血管生成的过程中发挥促进作用。结缔组织中纤维素、I 型胶原和 III 型胶原通过形成内皮细胞增生支架进一步促进了新生血管的生长。

细胞因子相互之间存在复杂的相互影响的网络，一种细胞因子可诱导或抑制因子的产生，一种类型的细胞也可以通过分泌细胞因子影响另一种类型的细胞。例如，T 细胞受到 IL12 和 IL18 的刺激，向 Th1 细胞转化，Th1 细胞产生的 IFN-γ 可促进巨噬细胞产生更多的 IL12 和 IL18，形成一个正反馈调节，此过程还同时被 Th2 细胞负反馈调节；Th2 细胞产生的 IL4、IL10 和 IL13 能抑制单核细胞和巨噬细胞产生 IL12，抑制 T 细胞向 Th1 表型分化。另外，抗原呈递细胞产生的细胞因子 IL1 和 IL6，传递信号于 T 细胞，使 T 细胞产生 IL2，上调 IL2 受体和增强淋巴细胞活性，T 细胞产生的 IL2 以自分泌和（或）旁分泌的方式发挥作用，诱导 T 细胞增殖和促进细胞因子如 IFN-γ 和 GM-CSF 的产生，这些细胞因子可反馈地上调抗原呈递细胞活性，形成一个循环的调节网络。类似的，RA 滑膜中存在另一个非常重要的 TNF-α 起始的细胞因子网络，TNF-α 诱导 IL1 增加，两者继而诱导 IL6 和 GM-CSF，后者可调节许多细胞因子和炎症介质，IL10 在这一过程中作为负向调节因子。TNF-α 和 IL1 细胞因子网络在 RA 关节滑膜病理中起关键作用，这一发现为 TNF-α 封闭治疗 RA 提供了理论依据。目前抗 TNF-α 治疗已广泛应用于临床，可有效地减轻 RA 慢性炎症、改善疾病状态和保护关节功能。

三、细胞因子的信号通路

如前所述，在 RA 的病理过程中有多种细胞因子参与炎症和免疫过程的调节，这些细胞因子通过各自的受体转导信号，诱导细胞内相应的信号通路，激活靶细胞的各种病理生理活动以及细胞因子和炎症介质的表达释放，进一步调控病变组织的炎症和免疫反应。

1. TNF-α信号通路

TNF-α与靶细胞膜上存在的TNFR结合,结合后激活一系列下游信号通路,最终诱导细胞凋亡。具体来讲,TNF-α信号经由跨细胞膜的TNFR开始转导,目前发现的TNFR有TNFR1和TNFR2两种类型,两种都为跨膜蛋白,TNFR1能引起细胞凋亡,TNFR2则不能。TNF-α与TNFR1胞外区结合,使TNFR1形成三聚体,该三聚体通过其聚集的胞内区死亡结构域(death domain, DD)招募下游信号转导蛋白(TRADD、FADD、TRAF2、RIP)。下游信号转导蛋白形成复合体,激活下游的胱天蛋白酶8以及各种效应分子胱天蛋白酶,产生级联激活反应,这些级联反应诱导胞质汇总与I-κB结合状态的NF-κB解离为游离的激活状态进入细胞核内调节相关核基因的转录翻译,最终引起靶细胞凋亡。TNF-α还可诱导多种不同蛋白质的磷酸化和活化,如蛋白激酶C同工酶、蛋白激酶A、酪蛋白激酶Ⅰ类似酶和丝裂原活化蛋白激酶(MAPK)。3种类型的MAPK被激活,分别是p-38 MAPK、ERK(p42/44)、SAPK/JNK(p46/p54 MAPK)。p-38 MAPK通过影响mRNA来调节许多炎症基因的转录和翻译表达。这些基因包括*IL6*、*IL8*以及*TNF-α*本身。ERK(p42/44)通路也参与调节TNF-α的产生和炎症反应,激活转录因子Elk-1、胞质蛋白cPLA2及MAPK激活蛋白激酶(MAPKAP)。SAPK/JNK(p46/p54 MAPK)通路则活化大量的转录因子,如ATF2、Elk-1、CREB和活化子蛋白-1(AP-1)。TNFR信号也诱导磷脂酰肌醇磷酯酶C的激活和甘油二酯的生成,接着激活三磷酸蛋白激酶C和酸性髓鞘磷脂酶。TNF-α通过FAN、TNFR1相关蛋白的辅助可诱导中性髓鞘磷脂酶活化。TNF-α通过诱导神经酰胺醇的产生,激活神经酰胺醇激酶和磷脂酶,神经酰胺醇激酶可能进一步诱导激活Raf1、p42/44 MAPK(ERK)及胰岛素信号接头分子胰岛素受体色素-1(IRS-1),进而激活NF-κB诱导炎症的发生(见图7-4-2)。

2. IL的信号转导

IL也是依赖受体进行信号通路的转导,通过受体胞外部分和配体形成复合物,进而激活细胞内信号传递途径。大多数IL受体是造血生长因子受体超家族的成员,大多为跨膜蛋白的形式,可按结构不同分为不同类型。IL类型较多,其受体激活的主要形式仍是胞外区结合细胞因子形成复合物,胞内区聚集形成多聚体进而激活下游信号途径。其主要的胞内信号转导通路有Jak-STAT(signal transducer and activator for transcription)途径、Ras-MAPK途径和磷脂酰肌醇途径。Jak-STATs途径是较重要的一条通路,Jak家族的Janus激酶-1(JAK1)、JAK-2和酪氨酸激酶2(TYK2)激活细胞质转录因子STAT形成磷酸化。磷酸化的STAT通过二聚体化,进入细胞核内结合到特定的DNA原件上调控基因转录。每种因子的受体对应不同的STAT,且每种活化的STAT特异性地结合到不同的DNA元件上激活特异的基因转录,因此不同类型的IL会起到不同的生物效应。但由于信号转导网络的复杂性,有些IL激活相同的STAT但仍具有不同的生物功能,STAT除了被Jak激活以外也可以被激酶激活,而Jak和STAT家族成员也能被细胞因子激活,如IFN-γ激活JAK1、JAK2和STAT1;IL4激活STAT6;IL12激

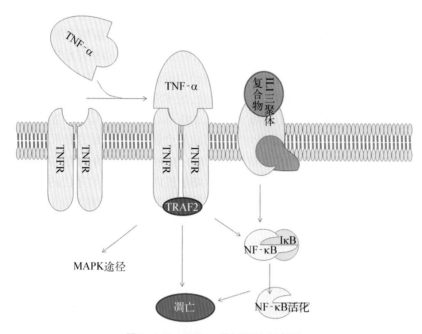

图7-4-2　TNF-α信号通路示意图

注：TNF-α与受体结合诱导信号级联反应，导致MAPK和NF-κB活化和细胞凋亡

活STAT3和STAT4；IL10激活STAT3。此外，IL6受体的激活也导致Ras和MAPK的激活，进而激活转录因子NF-κB，具体信号间的相互影响还有待阐明。磷脂酰肌醇信号通路主要是IL8、IL16等具有趋化作用因子的信号转导通路，通过蛋白激酶C发挥作用，最终产生移动信号促进趋化。

3. TGFβ信号转导

转化生长因子β受体（TβR）超家族：与TGFβ信号转导相关的受体有TβR1、TβR2和TβR3，其中1型和2型受体参与TGFβ的信号转导，而3型受体与信号转导无直接关系。TβR1和TβR2均是单次跨膜糖蛋白，胞外区的近膜侧富含半胱氨酸，胞质区则含有丝氨酸/苏氨酸激酶结构，具有丝氨酸/苏氨酸激酶活性。1型受体的胞质区近膜内侧段存在一个富含丝氨酸和甘氨酸的保守结构域（GS结构域），是TβR1活化的关键部位，TβR1激活后能活化下游SMAD蛋白。TGFβ配体首先与2型受体结合后构象发生改变，然后被1型受体识别而形成TβR2-TGFβ-TβR1复合物；2型受体可发生自身磷酸化而激活，并能以较高的亲和力与TGFβ配体结合。另一方面，活化的TβR2可发挥丝氨酸/苏氨酸磷酸转移酶的活性，磷酸化激活TβR2胞内区域的GS结构域，进而激活下游信号分子SMAD蛋白，启动胞内的信号级联反应。SMAD蛋白家族是TGFβ受体激酶的底物，存在于细胞质，可将信号由胞膜直接传至胞核，进而调节靶基因的转录。此外，TGFβ也激活信号分子如p38、ERK、JNK，激活的MAPK继而可直接磷酸化SMAD，增加了SMAD活性调节的复杂性。

4. NF-κB 的激活

在细胞信号传递过程中,许多细胞因子包括TNF-α和IL1的信号转导的共同结果是转录因子NF-κB的激活。NF-κB可能是具有致炎效应的最重要的转录因子家族,由P50、P52、P65、c-Rel和RelB 5个成员组成,分别由*NF-κB1*、*NF-κB2*、*RELA*、*REL*和*RELB*基因进行编码。它们都具有一个N端Rel同源结构域(RHD),负责其与DNA结合以及二聚化。在大多数细胞中,NF-κB与NF-κB蛋白抑制因子I-κB形成复合物,以无活性形式存在于细胞质中。当细胞受到各种胞内外如细菌脂多糖、微生物、病毒病原体、TNF-α和IL1等刺激时,I-κB激酶被激活,导致I-κB蛋白磷酸化、泛素化,I-κB蛋白被降解,NF-κB二聚体得到释放。然后NF-κB二聚体通过各种修饰作用被进一步激活,并转移到细胞核中,由于I-κB降解而使得NF-κB二聚体核移位序列暴露,该序列可与DNA结合,调节相应靶基因的转录表达。

(赵华,李磊,刘传聚)

第五节 白细胞黏附-血管新生与炎症

白细胞黏附和血管新生是RA滑膜组织炎症中的重要病理过程,涉及许多因素的共同参与,包括炎症细胞、炎症介质、细胞黏附分子(cell adhesion molecule, CAM)、蛋白水解酶等。RA中滑膜内的炎性浸润主要来源于炎症性白细胞透过血管内皮屏障,迁移侵入滑膜组织,这一过程得到CAM、细胞因子和趋化因子的协助,伴随着结构薄弱的新生血管的形成,白细胞能够持久渗出到滑膜组织以维持炎症浸润。在炎症性反应如RA滑膜炎症中,血管内皮细胞附着于动脉、静脉和毛细血管管腔,分隔血液和管外组织。内皮细胞与周围组织中的细胞和可溶性介质相互反应,是白细胞及其可溶性产物的作用靶标,血管内皮细胞参与炎症细胞黏附和迁移以及血管新生过程,同时,内皮细胞本身也能产生大量炎性介质,表达CAM,直接影响白细胞的作用和炎症反应的结果。在RA滑膜中,新生血管屏障功能薄弱,易于白细胞的渗出,从而维持局部滑膜炎症过程,导致RA进展。在RA滑膜炎症的病理状态下,能够诱导血管生成的一些生长因子、致炎细胞因子、趋化因子、CAM、ECM成分、蛋白水解酶及因子相互反应,诱导滑膜组织持续新生血管形成,导致渗入RA滑膜组织中的白细胞增加,对病灶炎症反应的维持起到重要的作用。在RA炎症过程中,内皮细胞及受累血管本身均发生各种各样的形态学改变,可见内皮细胞收缩以及白细胞和抗内皮细胞抗体介导的血管内皮损伤及再生,最终导致血管通透性增加、血管扩张、渗漏。白细胞黏附于血管壁之上,释放白细胞-衍生性反应性氧中间产物以及一些蛋白水解酶如MMP等,可引起内皮损伤,导致血管通透性增加,以利于白细胞渗出至组织间隙,抗内皮细胞抗体在一些自身免疫性疾病和炎症性疾病包括RA中发现与血管损伤有关。白细胞黏附、血管损伤、再生、渗漏等病理过程之间密切相关,白细胞黏附造成血管内皮损伤,血管损伤后毛细血管再生过程中的内皮细胞增殖过程又与血管形成有关,也与血管渗漏有关,新生血管的通透性增加是由于细胞间连接比较松散以及正在分化的内皮细胞不完全的基膜导致的。

一、由细胞黏附与炎症

在RA的炎症过程中,白细胞黏附是一个关键环节,来自循环的白细胞首先与血管内皮结合,然后穿过内皮迁移到炎症部位。内皮细胞-ECM黏附对内皮细胞的活化、增殖、迁移和血管新生也非常重要,白细胞-内皮细胞以及内皮细胞-ECM黏附是由CAM介导的。CAM主要属于3个家族:整合素、选择素和免疫球蛋白超家族。整合素介导内皮细胞-ECM大分子的黏附,免疫球蛋白超家族和选择素介导内皮细胞与细胞的黏附。E-选择素是细胞因子依赖性内皮细胞活化的标志。E-选择素在RA滑膜组织中大量表达,在滑液中也可检测,主要介导中性粒细胞黏附于内皮细胞,也能介导嗜酸性粒细胞、单核细胞和一些记忆性T细胞的黏附。P-选择素涉及中性粒细胞、单核细胞和内皮细胞的黏附。整合素可表达于内皮细胞,介导各种黏附分子的黏附,包括各型胶原、层粘连蛋白、纤维粘连蛋白、纤维蛋白原、黏蛋白、血小板反应素等。白细胞渗出到滑膜炎症组织的过程首先是内皮细胞和白细胞的选择素及其对应受体介导的相对较弱的黏附,其后白细胞表面趋化因子受体与内皮细胞的蛋白聚糖相互作用后发生白细胞活化,穿过内皮进入组织。白细胞-内皮细胞反应受到细胞因子的调节,如IL4和IFN-γ可上调内皮细胞黏附分子的表达和刺激白细胞-内皮细胞的黏附。而且内皮细胞本身也产生许多炎症介质,包括IL1、IL6、IL8、粒细胞集落刺激因子、趋化因子MCP-1等,这些内源性介质也参与白细胞黏附过程的调节(见图7-5-1)。

二、血管新生与炎症

RA炎症中的血管生成是重要的病理过程,该过程由许多细胞因子、趋化因子、黏附分子和生长因子参与调控。血管病理性新生可见于多种炎症性疾病如RA、银屑病、恶性肿瘤等,炎症多与毛细血管生成增多有关。新生血管形成首先是内皮细胞被不同的致病因素激活,内皮细胞在应激过程中分泌蛋白水解酶,降解血管的基膜和ECM,随后内皮细胞在基膜降解部位向外迁移形成初步的毛细血管萌芽,然后内皮细胞进一步增殖、迁移,形成新的基膜和毛细血管芽腔。RA的血管生成受到多种介质的调节,包括各种生长因子、细胞因子、趋化因子、CAM、ECM成分、蛋白水解酶和一些因子。RA

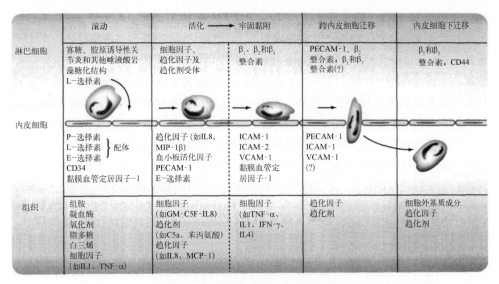

图 7-5-1　白细胞渗透入滑膜过程

注：引自粟占国, 唐福林. 凯利风湿病学[M]. 北京大学医学出版社, 2011

滑膜中有大量的巨噬细胞浸润, 这些巨噬细胞和内皮细胞能够释放许多促进血管新生的生长因子, 如 FGF、VEGF、EGF、IGF-1、TGFβ 等。此外, 炎症细胞因子如 TNF-α、IL1、IL6、IL8、IL13、IL15、IL18 和一些趋化因子也参与血管的生成。综上所述, 内皮细胞对 RA 滑膜炎症中白细胞的渗出和黏附起重要作用, 内皮细胞在新血管形成中是主动的参与者, 能够产生许多细胞因子, 包括生长因子、趋化因子、蛋白水解酶、CAM 等, 参与调节血管形成。通过阻断这些血管生成因子的分泌、运输及其与 ECM 的结合, 可抑制内皮细胞从静止状态转化到血管新生的表型, 所以对一些可溶性细胞因子、生长因子和趋化因子的抑制, 可阻止 RA 病理性血管新生。其中, TNF-α 是临床治疗实验的主要靶点, 如抑制 TNF-α 能够减少滑膜血管内皮生长因子的表达, 进而抑制血管形成。

（赵华, 李磊, 刘传聚）

第六节　颗粒蛋白前体和肿瘤坏死因子在类风湿关节炎中的作用

　　TNF 作为一种重要的免疫调控细胞因子在免疫细胞或非免疫细胞的生长、分化以及死亡等病理生理过程中的重要功能已被广泛接受。TNF 分泌失调可导致多种人类疾病, 包括重性抑郁、阿尔茨海默病、肿瘤和自身免疫性疾病（如 RA、克罗恩病和溃疡性大肠炎等)。TNF-α在自身免疫性疾病和炎症性疾病中为上游的关键调控因子,在炎症的发生中位于核心地位,以TNF-α为靶位的TNF拮抗剂类蛋白药物已经应用于临床治疗RA等自身免疫性疾病。美国FDA批准上市的5种中和TNF-α的拮抗剂的治疗原理均为选择性结合TNF,用于治疗包括RA、银屑病关节炎、斑块型银屑病、强直性脊柱炎和克罗恩病等自身免疫性疾病。TNF-α单克隆抗体英利昔单抗(商品名Remicade)和阿达木单抗(商品名Humira)及TNFR2-Fc融合蛋白依那西普(商品名Enbrel)均为广泛应用的重组蛋白药物。然而,TNF拮抗剂治疗在免疫病理方面的弊端,以及近年来对TNF功能复杂性和自身免疫性疾病模型中两类TNFR独立功能的深入了解,提示TNFR活性和信号途径在确认新药作用靶位和研发安全、高效药物中更为重要,促使自身免疫性疾病治疗转向针对TNFR的新策略。针对受体的拮抗剂已经在临床应用,FDA批准的蛋白质药物actemra是抑制IL6受体的人源化单克隆抗体,目前主要应用于轻度至重度RA的治疗,证明选择性针对细胞因子受体的治疗可以获得高效的临床效果。

生长因子颗粒蛋白前体(PGRN)能够抑制TNF-α诱导的中性粒细胞活化,抑制氧化物和蛋白酶的释放,因此PGRN是炎症细胞因子TNF-α的潜在抑制剂。*Pgrn*基因敲除小鼠清除胞内细菌感染能力下降、炎症反应增强,*Pgrn*敲除的巨噬细胞经诱导,抗炎细胞因子释放减少、炎症细胞因子释放增多,均提示PGRN的抗炎能力。PGRN在多种生理和病理条件下具有重要的功能。目前有研究鉴定了TNFR为生长因子PGRN的结合受体,证实PGRN通过结合TNFR1和TNFR2抑制TNF的活性,解释了PGRN抗TNF-α诱导的炎症反应的具体机制;证实了PGRN为一种新型的TNF-α-TNFR信号途径拮抗剂,并揭示了抑制这一炎症主要信号途径的新策略。该研究构建了来源于PGRN具有抗炎功能的重组蛋白Atsttrin,证明以PGRN为模板设计针对TNFR的炎症和自身免疫性疾病治疗药物具备可行性。Atsttrin的设计是由PGRN的结构决定的,PGRN生长因子含有7个保守的Grn(A、B、C、D、E、F、G)单元通过链接区(P1~7)连接而成。通过羧基端至氨基端和氨基端至羧基端的删除突变,进行蛋白质相互作用分析,发现删除羧基端或氨基端几个Grn的突变体即削弱了结合TNFR的功能,说明PGRN的多个Grn单元参与其与TNFR的结合;通过对每一个Grn单元或Grn间的链接区进行检测,发现单独的Grn或链接区均无法结合TNFR,提示介导PGRN结合TNFR依赖于Grn与链接区的同时存在;之后检测各个携带左侧或者右侧链接区的Grn片段与TNFR的结合,发现仅有GrnF-P3、P4-GrnA和P5-GrnC能够结合TNFR;因此将这3段结合区连接,即为FAC,检测发现FAC结合TNFR能力较PGRN更强。为了找到最小化的有效分子,对FAC中Grn进行逐步缩短,从完整的FAC、2/3FAC、1/2FAC到1/4FAC,检测发现1/4FAC失去了结合TNFR的能力。因此,1/2FAC为"最小化"的TNFR结合蛋白,命名为Atsttrin(antagonist of TNF/TNFR signaling via targeting to TNF receptors)。由于TNF-α-TNFR信号途径涉及多种疾病进程,对这一新型TNF-α-TNFRs信号途径拮抗剂的构建和研究,将推动各种TNF介导的RA等炎症性自身免疫疾病的药物革新。

在动物实验中,使用 *Tnf* 转基因小鼠炎症性关节炎模型证实了 *Pgrn* 基因敲除对 TNF 高表达诱导的炎症性关节炎具有促进作用,且关节炎严重程度呈现基因敲除量的依赖性,重组 PGRN(rhPGRN)治疗可抑制 TNF-Tg 小鼠炎症性关节炎的自动发生,该抑制作用为 rhPGRN 治疗依赖性,一旦停止给药,关节炎症状会快速回复,rhPGRN 对轻度和重度炎症性关节炎具有良好的治疗效果。小鼠 RA 模型的体内实验,尤其是组织形态学评估证实,*Pgrn* 基因缺失导致炎症反应或 TNF-α 为主的细胞因子引起的组织学损伤更为明显,而外源性 rhPGRN 可抑制细胞浸润,滑膜炎、血管翳形成和骨吸收等免疫病理损伤,防止关节软骨基质丢失,并可抑制 TNF-α 诱导的破骨细胞活化,维持骨骼的完整性。通过蛋白、小鼠和人类细胞水平实验证实 PGRN 通过结合 TNFR 抑制 TNF-α 诱导的炎症反应,提示 PGRN 可作为 TNF-α 的拮抗剂,细胞水平的结果还提示 PGRN 的主要生物学功能可能通过 TNFR2 执行。动物实验研究提示了内源性 PGRN 表达对宿主免疫具有重要的调节作用,*Pgrn* 基因的缺失导致小鼠对炎症诱导因素更加敏感;外源性 PGRN 可补偿 *Pgrn* 基因缺失引起的炎症性关节炎恶化,PGRN 对 TNF-Tg 小鼠模型炎症性关节炎的控制,说明 PGRN 的抗炎效果通过阻止 TNF-TNFR 途径实现。

尽管目前抗 TNF 药物在治疗炎症性疾病中获得了良好的效果,但是部分患者对现有药物不敏感。随着抗 TNF 药物治疗中系统性红斑狼疮、1 型糖尿病、眼色素层炎、多发性硬化症、银屑病的患病风险增加和淋巴瘤、结核杆菌及真菌恶性感染等不良反应的报道,说明以结合 TNF-α 为治疗原理的拮抗剂药物具有安全性隐患。TNF 拮抗剂治疗在免疫病理方面的弊端,以及近年来对 TNF 功能复杂性和自身免疫性疾病模型中两类 TNFR 独立功能的深入了解,提示 TNFR 活性和信号途径在确认新药作用靶位和研发安全、高效药物中更为重要,促使自身免疫性疾病治疗转向针对 TNFR 的新策略。TNFR1 几乎在机体所有细胞中均有表达,而 TNFR2 仅有限地表达在特定的免疫细胞亚群和少数其他细胞类型中,促使以 TNFR2 为特异性治疗靶位成为自身免疫性疾病治疗药物设计与开发的更加安全的治疗策略。不同于现有 TNF-α 单克隆抗体和 TNFR 融合蛋白结合 TNF-α 的原理,PGRN 通过结合 TNFR 实现其抗炎效果,尤其是 PGRN 调节 T 细胞功能的 TNFR2 依赖性,使得 PGRN 成为新型抗自身免疫性疾病药物的候选。

由于 PGRN 有一定的致癌风险,工程蛋白 Atsttrin 来源于 PGRN 并去除其致癌风险,细胞水平实验证明 Atsttrin 具有抑制 TNF-α 生物学效应的能力:Atsttrin 可剂量依赖性地抑制 TNF-α 诱导的中性粒细胞和巨噬细胞产过氧化氢和 NO 的能力;PGRN 和 Atsttrin 可有效抑制 TNF-α 诱导的细胞毒性作用;此外,Atsttrin 对 TNF-α 诱导的破骨细胞形成和骨吸收活性具有显著的阻断作用。信号途径及转录激活研究结果表明 PGRN 和 Atsttrin 抑制 TNF-TNFR 的活化及 TNF-TNFR 介导的 NF-κB、MAPK 信号途径的活化与 NF-κB 核累积,阻断 NF-κB 的转录激活功能,最终抑制 TNF-α 诱导的炎症相关基因的表达,提示 PGRN 与其工程蛋白 Atsttrin 为 TNF-TNFR 信号途径的拮抗剂。通过比较 PGRN 和 Atsttrin 的 ERK、Akt 信号途径激活能力以及 Atsttrin 对 PGRN 诱导细胞恶性增殖的影响，提示Atsttrin既具有结合TNFR、抑制TNF-α活性的能力，同时又能去除致癌潜力的工程蛋白。Atsttrin和PGRN的抗炎效果已经在多种炎症性关节炎模型的动物水平进行了评估：在胶原蛋白抗体诱导的关节炎（CAIA）和Ⅱ型胶原蛋白诱导的关节炎（CIA）小鼠模型中，Atsttrin和PGRN对炎症性关节炎的发生（诱导率）和恶化（关节炎临床计分）的控制能力得到了证实，提示Atsttrin和PGRN对急性和慢性炎症均具有抑制功能，Atsttrin在两种关节炎小鼠模型中均显示出较PGRN更强的治疗效果。Atsttrin和PGRN在CIA模型中体现出优于CAIA模型的抗炎能力，说明Atsttrin和PGRN对炎症性免疫应答的免疫细胞和免疫分子的调控是其抗炎机制的重要方一面。Atsttrin和PGRN对炎症性关节炎的抑制效果还表现在滑膜炎、血管翳和骨吸收等组织病理指标的正常、保护关节软骨完整性和对破骨细胞分化及其活性的抑制能力等。使用Atsrtrin对TNF-Tg小鼠轻度关节炎和重度关节炎的治疗检测，发现Atsttrin可有效抑制轻度或重度关节炎，并具有一定的逆转作用；而一旦停止Atsttrin注射治疗，炎症性关节炎症状将快速回复。动物水平实验证明，Atsttrin是一种良好的TNF拮抗剂类工程蛋白药物。随后，在Atsttrin抑制RA的受体依赖性分析中发现Atsttrin对野生型、*Tnfr1*和*Tnfr2*基因敲除的CIA小鼠的关节炎均具有抑制功能；Atsttrin对*Tnfr1*基因敲除的CIA小鼠的治疗效果优于*Tnfr2*基因敲除的CIA小鼠。因此，Atsttrin抑制炎症反应阻断TNFR1和TNFR2两种途径，其抗炎效果主要依赖于Atsttrin与TNFR2的结合。除关节炎外，近期研究发现Atsttrin在葡聚糖硫酸钠诱导的结肠炎模型以及噁唑酮（oxazolone, OXA）诱导的皮炎模型中，都能够发挥良好的炎症抑制作用，提示Atsttrin具有广阔的临床应用前景（见**图7-6-1**）。

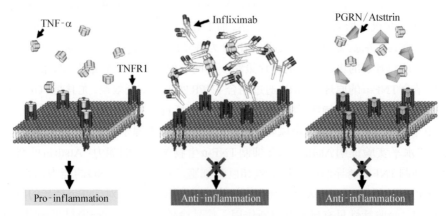

图7-6-1 PGRN/Atsttrin抗炎及TNF-α抗体治疗机制图

注：TNF-α结合TNFR1介导炎症；TNF-α拮抗剂与TNF-α结合抑制炎症反应；PGRN和Atsttrin通过与TNFR1结合，竞争性抑制TNF-α结合TNFR1，达到抑制炎症反应的目的。引自Liu CJ, Bosch X. Progranulin: a growth factor, a novel TNFR ligand and a drug target[J]. Pharmacol Ther, 2012, 133(1): 124-132

（赵华，李磊，刘传聚）

第七节　类风湿关节炎的临床表现及诊断

一、概述

　　RA可根据患者的病史、体格检查结合实验室和放射学资料进行诊断；同时需考虑到患者的年龄、性别、种族等因素，因为这些因素和疾病的危险性、严重性相关。大约75%的RA患者是妇女，RA受累关节多局限于双手、双足关节，而更近端关节如肩关节、髋关节和颈椎也可受累。男性患者大关节受累概率较大，发生侵蚀性病变的比例较高。关节外表现中，类风湿结节、肺脏和心包受累多见于男性，口、眼干燥多发生于女性。美洲原住民患RA的危险高于北欧人，且常早期发生侵蚀性病变和关节外表现。疾病相关并发症随着病程增长而增加，病程较长的患者治疗效果可能不如早期治疗的患者。尽管近60%的初诊RA患者和80%～90%的晚期RA患者RF阳性，但RA没有特异性实验室指标。RA患者常有休息和活动时关节疼痛以及关节肿胀和晨僵，继发于炎症性关节炎（如RA）的晨僵在治疗前常持续超过45 min，一天中关节功能最差的时间是早晨，晨僵可描述为关节在起床时或静止一段时间后活动困难或缓慢，随着关节活动后晨僵会逐渐改善。详细的病史检查包括询问RA关节外症状、记录关节外科手术情况及既往严重感染情况，包括结核、真菌感染和乙型、丙型肝炎。有RA家族史患者主诉关节症状时应高度怀疑RA。体格检查包括关节肿胀、压痛、活动受限的标准测定以及详细的全身医学查体。关节压痛是通过用一个标准压力触压患者关节而判定，触压所用的力量通常足以使检查者甲床变白。临床上可通过关节活动范围受限、对线不齐、半脱位、骨摩擦音、侧韧带不稳定而发现关节损伤、畸形。如果一个关节显示肿胀、压痛、触痛或被动活动疼痛可认为此关节病情为活动性。在活动性RA, ESR中位数高和关节记分中位数升高预示后期关节侵蚀性病变和需要关节手术治疗的机会大。关节的评估从检查关节肿胀、红以及畸形开始。在试图触诊或被动关节活动检查之前，通过患者主动活动每个关节观察关节疼痛和功能受限情况。

二、并发症

　　关节外表现见于40%的RA患者，常出现的全身症状有疲乏、低热、体重下降。类风湿结节、抗核抗体阳性及高滴度RF预示着关节外症状的发生。

　　（1）类风湿结节：是RA最常见到的病变，有15%～30%的确诊患者有类风湿结节。最常见的部位位于关节伸侧或受压部位皮下，尺骨近端、鹰嘴滑囊处等。结节大小、质地不等,很少引起症状。组织学上,类风湿结节中央为坏死组织,边缘为栅栏样排列的成纤维细胞。

(2)干燥性角膜结膜炎:在成人,干燥性角膜结膜炎是RA最常见的并发症。发病隐匿,呈对称性,多见于40岁以上女性。患者常诉畏光、眼部瘙痒和炽热感。初次就诊时易误诊。比较严重的并发症发生在巩膜、浅层巩膜和角膜周围。一般发生在RA病程较长、病情未控制同时伴有比较广泛的关节外系统表现者。值得注意的是,眼病变可代替关节炎的发作,即当眼部症状明显时,关节肿痛反而减轻,但RA还在活动。眼损害的另一特点是一般疗法和抗生素无效,而肾上腺皮质激素效果显著而迅速。

(3)类风湿性血管炎:多见于重症RA患者,临床表现为指(趾)坏死、皮肤溃疡、紫癜、坏疽等。如果不能正确治疗,预后常不良。

(4)心血管系统病变:RA可累及心肌冠状动脉和心包等,临床表现为动脉硬化、心包炎、心肌炎、心内膜炎、传导阻滞、冠状动脉炎等。RA患者死亡风险的增加主要在于心肌梗死、充血性心力衰竭和脑卒中发生率的增加。

(5)肺部并发症:临床上常见,但常常不能正确诊断。临床可见的是类风湿性胸膜炎、胸腔积液、肺内类风湿结节、RA相关间质性肺炎、闭塞性细支气管炎等。RA的肺损害,除合并有感染情况外,激素治疗效果显著而迅速,多在1周内即可见效。

(6)肾脏损害:RA对肾脏的损害较少见,常因长期用药间接受损,临床表现为持续性蛋白尿。肾脏损害最常见的类型为系膜性肾小球肾炎,膜性肾小球肾炎、膜增生性肾小球肾炎、血管炎和坏死性肾小球肾炎相对少见。

(7)神经系统病变:主要表现为多发性周围神经病、颈脊髓神经病变,嵌压性周围神经病、自主神经的血管舒缩障碍,以及硬膜外结节导致的脊髓压迫等。

(8)Felty综合征:包括慢性RA、脾大、白细胞计数减少,是RA少见的关节外表现。患者多为女性。主要并发症为感染,与中心粒细胞减少有关。目前发病机制未明。

(9)肌肉病变:可有肌炎、肌肉无力和肌萎缩;此外,亦有因血管炎、淀粉样变导致胃肠道及内脏器官受损等。

三、实验室和影像学表现

1. 实验室检查指标

实验室检查包括RF、抗角蛋白抗体、抗核周因子抗体、抗RA-33抗体、抗Sa抗体、抗环瓜氨酸肽抗体、血常规检查、ESR和CRP等。

RF是抗人或动物IgG Fc片段上抗原决定簇的特异性抗体,常见的有IgG、IgA、IgM和IgE型。IgM型主要见于RA、干燥综合征和一些传染病。多数活动期RA患者有轻至中度正细胞低色素性贫血,白细胞数大多正常,有时可见嗜酸性粒细胞和血小板计数增多;血清免疫球蛋白IgG、IgM、IgA可升高;血清补体水平多数正常或轻度升高；60%～80%的患者有RF水平升高。虽然RF特异性低，RF阳性不能确诊RA，但它增加了诊断RA的可靠性，是美国类风湿学会RA诊断分类标准中的一个重要指标。而且有多个研究表明RF阳性患者较RF阴性患者预后差，并发症更多、更严重。

抗瓜氨酸化蛋白抗体指的是一类针对含有瓜氨酸化表位的自身抗体的统称，包括抗核周因子、抗角蛋白抗体以及抗丝蛋白抗体、抗环瓜氨酸多肽（anti-cyclic peptide containing citrulline，抗CCP）抗体。这些抗体均可用于RA诊断。其中抗CCA抗体对RA的诊断敏感度为41%～80%，特异度高达90%～98%。抗瓜氨酸化蛋白抗体对RA的诊断敏感度和特异度均高于RF，因此近几年来已成为RA实验室检查的最常用指标。

2. 影像学检查

（1）X线片检查：是最普及的方法，优点是廉价快速，但不宜检查出早期病变。X线片检查可见在RA早期受累关节周围软组织肿胀，关节附近轻度骨质疏松，继之下肢出现关节间隙、关节破坏、关节脱位或融合。根据关节破坏程度可将X线片改变分为4期（见表7-7-1）。

表7-7-1　类风湿性关节炎（RA）的X线片进展分期

分　期	表　现
Ⅰ期（早期）	① X线片检查无破坏性改变 ② 可见骨质疏松
Ⅱ期（中期）	① 骨质疏松，可有轻度软骨破坏，有或没有轻度的软骨下骨质破坏 ② 可见关节活动受限，但无关节畸形 ③ 邻近肌肉萎缩 ④ 有关节外组织病变，如类风湿结节和腱鞘炎
Ⅲ期（严重期）	① 骨质疏松合并软骨或骨质破坏 ② 关节畸形，如半脱位、尺侧偏斜；无纤维性或骨性强直 ③ 广泛的肌萎缩 ④ 有关节外软组织病损，如类风湿结节或腱鞘炎
Ⅳ期（末期）	① 纤维性强直或骨性强直 ② Ⅲ期内的各条标准

（2）CT扫描检查：目前比较普及，优点是图像相对清晰，但主要用于发现骨质病变，对软组织及滑膜效果不佳。

（3）MRI检查：是目前最有效的影像学检查方法，对早期病变敏感，尤其是观察关节腔内的变化非常有效。近年来，MRI成像技术被越来越多地应用到RA的诊断中，MRI能直接清晰地显示关节内各种正常结构及其病理改变，对各种软组织的分辨率较高，并可通过不同成像方法与参数帮助区分鉴别。MRI能发现更多、更小的边缘部和软骨下骨质侵蚀灶，但MRI目前尚无法提示X线片所发现的骨质疏松。

（4）超声检查：高频超声能清晰显示关节腔、关节滑膜、滑囊、关节腔积液、关节软骨厚度及形态等，彩色多普勒血流显像和彩色多普勒能量图能直观地检测关节组织内血流的分布，反映滑膜增生的情况，并具有很高的敏感性。超声检查还可以动态判断关节积液量的多少和距体表的距离，用以指导关节穿刺和治疗。

四、诊断要点

1. 诊断标准

RA的诊断主要依靠临床表现、实验室检查和影像学检查。典型病例按1987年美国风湿病学会（American College of Rheumatology, ACR）的分类标准（**见表7-7-2**）诊断并不困难，但对于不典型和早期RA易出现误诊或漏诊。对这些患者，除RF和抗CCP抗体等检查外，还可考虑MRI和超声检查，以利于早期诊断。对可疑RA的患者要定期复查和随访。

2010年，ACR和欧洲抗风湿病联盟（European League Against Rheumatism, EULAR）正式公布了新的RA分类标准和评分系统，首先至少1个关节有滑膜炎症状。该标准对关节受累情况、血清学指标、急性期反应物和滑膜炎持续时间4个部分进行评分，总得分6分以上可诊断RA（**见表7-7-3**）。

表7-7-2　1987年美国风湿协会（ACR）的类风湿性关节炎（RA）分类标准

标　　准	定　　义
① 晨僵	晨起时关节内及周围僵硬感，至少持续1 h
② 3个或更多关节区域的关节炎	临床医师观察到至少3个关节同时有关节肿胀或积液（不是单一的关节骨性增生），可能的14个关节受累部位为左右侧近端指间关节、掌指关节、腕、肘、膝、踝和跖趾关节
③ 手部关节的关节炎	腕、掌指关节或近端指间关节至少1处肿胀
④ 对称性关节炎	身体双侧相同关节区域（如第②项标准所定义）同时受累（近端指间关节、掌指关节或跖趾关节区域受累可以不绝对对称）
⑤ 类风湿结节	由医师观察到的身体突出部位、伸侧、关节周围的皮下结节
⑥ 血清RF	RF测定表明血清RF量的异常，而任何方法的测定结果在正常对照者阳性率＜5%
⑦ X线影像	手及腕部正位像呈典型的RA放射学改变，必须包括受累关节侵蚀性破坏或受累关节局部毫无争议的脱钙或受累关节周围非常明显的脱钙（单一的骨关节炎改变不符合标准）

注：表中7项标准满足4项或4项以上并排除关节炎即可诊断RA，标准①～④持续时间至少6周。引自Arnett FC, Edworthy SM, Bloch DA, et al. The American Rheumatism Association 1987 revised criteria for the classification of rheumatoid arthritis[J]. Arthritis Rheum, 1988, 31(3): 315-324

表7-7-3　2010年美国风湿病协会（ACR）和欧洲抗风湿病联盟（EULAR）对RA的分类标准

（1）至少有1个关节有明确的滑膜炎（肿胀）症状
（2）滑膜炎不能被疾病解释

RA评分系统（A～D分数之和≥6分，可以诊断为RA）	评　分
A：受累及的关节	
1个大关节	0
2～10个大关节	1
1～3个小关节（伴有或不伴有大关节受累及）	2
4～10个小关节（伴有或不伴有大关节受累及）	3
≥10个关节（至少有一个小关节受累及）	5
B：血清学（确诊至少需要一条）	
RF和抗CCP抗体均阴性	0
RF或抗CCP抗体至少一项低滴度阳性	2
RF或抗CCP抗体至少一项高滴度阳性	3
RA评分系统（A～D分数之和≥6分，可以诊断为RA）	**评　分**
C：急性期反应物（确诊至少需要一条）	
CRP或ESR均正常	0
CRP或ESR异常	1
D：滑膜炎症状持续时间	
＜6周	0
≥6周	1

2. 病情判断

判断RA活动性的指标包括疲劳的程度、晨僵持续的时间、关节疼痛和肿胀的数目和程度以及炎性指标（如ESR、CRP）等。临床上，可采用DAS28等标准判断病情活动程度。此外，RA患者就诊时应对影响其预后的因素进行分析，这些因素包括病程、躯体功能障碍（如HAQ评分）、关节外表现、血清中自身抗体和HLA-DR1/DR4是否阳性，以及早期出现X线提示的骨破坏等。

3. 缓解标准

判断RA的缓解标准有多种，ACR提出的RA临床缓解的标准，符合以下6项中5项或5项以上并至少连续2个月者考虑为临床缓解：① 晨僵时间低于15 min；② 无疲劳感；③ 无关节疼痛；④ 无关节压痛或活动时无关节痛；⑤ 无关节或腱鞘肿胀；⑥ 女性ESR＜30 mm/h，男性ESR＜20mm/h（魏氏法）。但是，如果有活动性血管炎、心包炎、胸膜炎、肌炎和近期因RA所致的体质量下降或发热，则不能认为临床缓解。

4. 鉴别诊断

在RA的诊断中,应注意与骨关节炎、痛风性关节炎、血清阴性脊柱关节病、干燥综合征及硬皮病等结缔组织病所致的关节炎鉴别。

(1)骨关节炎:退行性骨关节病。多见于中老年人,以膝、髋等负重关节多累及;临床表现为发展缓慢的关节疼痛,负重活动时明显;继发滑膜炎可有关节肿胀和积液;无发热等全身表现;无类风湿结节,晨僵时间短或无晨僵。此外,骨关节炎患者的ESR多为轻度增快,而RF阴性。X线片显示关节囊性变、软骨下硬化、骨赘形成关节间隙狭窄等。

(2)痛风性关节炎:该病多见于中老年男性,常在饮酒、进食高嘌呤或高蛋白食物后发病,有反复发作史。好发部位为第一跖趾关节或跗关节,也可侵犯膝、踝、肘、腕及手部关节。急性发作期血尿酸水平大多增高,血清自身抗体阴性。慢性重症者可在关节周围和耳廓等部位出现痛风石。

(3)银屑病关节炎:该病表现多样,关节损伤程度较RA轻,病程中出现特征性银屑病皮疹或指甲病变,可有关节畸形,但对称性指间关节炎较少,RF阴性。

(4)强直性脊柱炎:本病多见于男性,发病年龄多为15～30岁,主要侵犯骶髂关节及脊柱,易导致关节骨性僵直、骨性韧带钙化。HLA-B27阳性而RF阴性。骶髂关节炎和脊柱的X线片竹节样改变对诊断有重要意义。

(5)反应性关节炎:多为急性起病,以结膜炎、尿道炎和关节炎三联征为特征。起病前数天或数周多有泌尿系统、呼吸道以及肠道等关节外感染的表现。表现为非对称性下肢为主的关节炎。

(6)系统性红斑狼疮:多见于年轻女性,有面部红斑,多脏器损害;血清抗核抗体(ANA)、抗ds-DNA抗体、抗Sm抗体阳性;全身关节均可累及,但大多为一过性。

(赵华,李磊,刘传聚)

第八节　类风湿关节炎的治疗

RA治疗的目的在于解除关节疼痛,防止关节破坏,保留和改善关节功能,应强调早期治疗、联合用药和个体化治疗的原则。治疗方法包括一般治疗、药物治疗和外科手术和治疗等。

一、一般治疗

一般治疗强调患者教育及整体和规范治疗的理念。适当的休息、理疗、体疗、外用药、正确的关节活动和肌肉锻炼等对于缓解症状、改善关节功能具有重要作用。

1. 心理治疗

RA对人体的健康危害很大,导致部分患者终身残疾,因此患者存在一种恐慌心理,有悲观和消沉状态,不能充分调动患者内在的积极因素,无法树立信心密切配合治疗。心理治疗是医师实事求是、客观、科学地向患者分析病情、治疗方法以及预后的可能性,为患者制定周密的综合治疗计划,只有取得患者对医师的信任,才具有进一步治疗的基础。

2. 营养

RA患者对饮食虽无特殊要求,但因长期患病,慢性消耗易出现瘦弱及蛋白质、维生素不足现象,由于长期服用NSAID,致使胃肠功能低下,消化吸收障碍。因此,平衡营养是疾病康复的基础,是综合治疗不可忽视的方面。

3. 锻炼

RA患者在病情允许的情况下,应积极加强整体和关节局部的功能锻炼,以增强体质,保护或恢复关节功能。早期的关节功能锻炼对保持关节功能、防止关节变形有积极作用。锻炼应在医师指导下进行,无论病情轻重,均应采取动、静结合的方式,以主动锻炼为主。锻炼应循序渐进,不可急于求成,也不可因一时未见成效而放弃。

4. 理疗

理疗包括局部热疗、热水浴、温泉浴、蒸汽疗法及石蜡疗法等,均可使患者疼痛减轻、晨僵消失。急性渗出性病变可用冷敷来减轻疼痛。红外线、超短波或短波透热疗法等也可增加局部血循环,促使炎症及肿胀消退、疼痛减轻,并增强药物对局部的作用。

二、药物治疗

RA的药物治疗可分为NSAID、改变病情抗风湿药物(disease-modifying anti-rheumatic drug, DMARD)、激素类药物、生物制剂等。抗风湿药物可缓和、延后或阻止病情的恶化,阻止骨关节由炎症引起的损伤。抗炎镇痛类药物能够减轻患者的疼痛、改善症状,但不能阻止关节的损伤或减慢病情的恶化。以前的治疗策略是先使用抗炎药控制症状,临床检查和影像学检查发现关节损伤迹象后使用抗风湿药物。目前由于应用超声波和MRI等检查发现关节会在RA早期便受到损害,因此早期联合使用抗风湿药物有助于阻止进一步的关节损害。

1. NSAID

NSAID属于一线抗风湿药,是治疗RA的常用药物(见表7-8-1)。此类药物主要通过抑制炎症介质的释放而发挥抗炎、止痛、退热、消肿作用。NSAID能缓解症状,但并不能阻止疾病的进展,因此应与慢作用抗风湿药联合应用。这类药物主要通过抑制环氧合酶活性、减少前列腺素合成而具有抗炎、止痛、退热及减轻关节肿胀的作用，是临床最常用的RA治疗药物。NSAID对缓解患者的关节肿痛，改善全身症状有重要作用。

表7-8-1　治疗RA的主要NSAID

分　类		半衰期（h）	最大剂量（mg/d）	剂量（mg/次）	用法（次/d）
丙酸类	布洛芬（ibuprofen）	1.8	2 400	400～800	3
	洛索洛芬（loxoprofen）	1.2	180	60	3
	精氨洛芬（ibuprofen arginine）	1.5～2	1.2	0.2	3
	酮洛芬（ketoprofen）	3	200	50	3
	萘普生（neproxen）	13	1 500	250～500	2
苯乙酸类	双氯芬酸（diclofenac）	2	150	25～50	3
	吲哚乙酸类（indometacin）	4.5	150	25～50	3
	舒林酸（sulindac）	18	400	200	2
	阿西美辛（acemetacin）	3	180	30～60	3
吡喃羧酸类	依托度酸（etodolac）	7.3	1 200	200～400	3
非酸性类	萘丁美酮（nabumetone）	24	2 000	1 000	1
昔康类	吡罗昔康（piroxicam）	50	20	20	1
	氯诺昔康（lornoxicam）	4	16	8	2
	美洛昔康（meloxicam）	20	15	7.5～15	1
磺酰苯胺类	尼美舒利（nimesulide）	2～5	400	100～200	2

续 表

分 类		半衰期(h)	最大剂量（mg/d）	剂量（mg/次）	用法（次/d）
昔布类	塞来昔布（celecoxib）	11	400	100～200	2
	依托考昔（etoricoxib）	22	120	120	1

注：引自2010中华医学会风湿病学分会《类风湿关节炎诊断及治疗指南》

（1）不良反应：恶心、呕吐、腹痛，严重者有消化道溃疡、出血、穿孔等；水肿、血尿、蛋白尿；还可引起外周血细胞计数减少、凝血障碍、肝功损害等。

（2）根据现有的循证医学证据和专家共识，NSAID使用中应注意以下几点：① 注重NSAID的种类、剂量和剂型的个体化；② 尽可能用最低有效量、短疗程；③ 一般先选用一种NSAID。应用数日至1周无明显疗效时应加到足量。如仍然无效则再换用另一种制剂，避免同时服用2种或2种以上NSAID；④ 对有消化性溃疡病史者，宜用选择性环氧合酶-2抑制剂或NSAID加质子泵抑制剂；⑤ 老年人可选半衰期短或较小剂量的NSAID；⑥ 心血管高危人群应谨慎选用NSAID，如需使用，可选非选择性环氧化酶抑制剂类NSAID；⑦ 注意定期监测血常规和肝肾功能；⑧ NSAID的外用制剂（如双氯芬酸二乙胺乳胶剂、辣椒碱膏、酮洛芬凝胶、吡罗昔康贴剂等）以及植物药膏等对缓解关节肿痛有一定作用，不良反应少，提倡临床使用。

2. DMARD

该类药物较NSAID发挥作用慢，一般需1～6个月，故又称慢作用抗风湿药。这些药物不具有明显的止痛和抗炎作用，但可延缓或控制病情的进展。常用于治疗RA的DMARD如表7-8-2所示。

表7-8-2 治疗RA的主要DMARD

药物	起效时间（月）	常用剂量	给药途径	毒 性 反 应
甲氨蝶呤	1～2	7.5～20 mg/周	口服、肌内注射、静脉注射	胃肠道症状、口腔炎、皮疹、脱发、骨髓抑制、肝脏毒性，偶有肺间质病变
柳氮磺吡啶	1～2	500～1 000 mg，3次/d	口服	皮疹、胃肠道反应，偶有骨髓抑制；对磺胺过敏者不宜服
来氟米特	1～2	10～20 mg，1次/d	口服	腹泻、瘙痒、转氨酶升高、脱发、皮疹

续　表

药物	起效时间（月）	常用剂量	给药途径	毒 性 反 应
氯喹	2～4	250 mg,1次/d	口服	头晕、头痛、皮疹、视网膜毒性,偶有心肌损害;禁用于窦房结功能不全、传导阻滞者
羟氯喹	2～4	200 mg,2次/d	口服	偶有皮疹、腹泻,视网膜毒性
金诺芬	4～6	3 mg,2次/d	口服	口腔炎、皮疹、腹泻、骨髓抑制,偶有蛋白尿
硫唑嘌呤	2～3	50～150 mg	口服	胃肠道症状、肝功能异常、骨髓抑制
青霉胺	3～6	250～750 mg	口服	皮疹、口腔炎、味觉障碍、蛋白尿
环孢素	2～4	1～3 mg/(kg·d)	口服	胃肠道反应、高血压、肝肾功能损害、齿龈增生及多毛等
环磷酰胺	1～2	1～2 mg/(kg·d) 400 mg/2～4周	静脉注射	恶心、呕吐、骨髓抑制、肝功能损害、脱发、性腺抑制等

注:参考2010中华医学会风湿病学分会《类风湿关节炎诊断及治疗指南》

临床上,对于RA患者应强调早期应用DMARD。病情较重、有多关节受累、伴有关节外表现或早期出现关节破坏等预后不良因素者应考虑2种或2种以上DMARD的联合应用。主要联合用药方法包括MTX、LEF、HCQ及SASP中任意2种或3种联合,亦可考虑环孢素A、青霉胺等与上述药物联合使用;但应根据患者的病情及个体情况选择不同的联合用药方法。

3. 生物制剂

可治疗RA的生物制剂主要包括TNF-α拮抗剂、IL1和IL6拮抗剂、抗CD20单抗以及T细胞共刺激信号抑制剂等(见表7-8-3)。

表7-8-3　治疗RA的常用生物制剂

药物	常用剂量	给药途径	毒 性 反 应
依那西普（etanercept）	25 mg/次×2次/周或50 mg/次×1次/周	皮下注射	注射部位反应或输液反应,可能有增加感染和肿瘤的风险,偶有药物诱导的狼疮样综合征以及脱髓鞘病变等
英夫利西单抗（infliximab）	每次3 mg/kg,第0、2、6周各1次,之后每4～8周1次	皮下注射	

续　表

药物	常用剂量	给药途径	毒 性 反 应
阿达木单抗（adalimumab）	40 mg/次,每2周1次	皮下注射	
IL6拮抗剂（tocilizumab）	4～10 mg/kg,每4周1次	静脉滴注	感染、胃肠道症状、皮疹和头痛等
IL1拮抗剂:阿那白滞素（anakinra）	100 mg/d	皮下注射	剂量相关的注射部位反应及可能增加感染概率等
抗CD20单抗:利妥昔单抗(rituxiamb)	第1个疗程500～1 000 mg,2周后重复1次	静脉滴注	输液反应,静脉给予糖皮质激素可将输液反应的发生率和严重度降低
CTLA4-Ig:阿巴西普（abatacept）	500 mg(体重＜60 kg)、750 mg（体重60～100 kg）、1 000 mg（体重＞100 kg）,于第0、2、4周给药,每4周1次	静脉滴注	头痛、恶心,可能增加感染和肿瘤的发生率

注: 参考2010中华医学会风湿病学分会《类风湿关节炎诊断及治疗指南》

4. 糖皮质激素

糖皮质激素(简称激素)能迅速改善关节肿痛和全身症状。在重症RA伴有心、肺或神经系统等受累的患者,可给予短效激素,其剂量依病情严重程度而定。针对关节病变,如需使用,通常为小剂量激素(泼尼松≤7.5 mg/d)仅适用于少数RA患者。激素可用于以下几种情况: ① 伴有血管炎等关节外表现的重症RA; ② 不能耐受NSAID的RA患者作为"桥梁"治疗; ③ 其他治疗方法效果不佳的RA患者; ④ 伴局部激素治疗指征(如关节腔内注射)。激素治疗RA的原则是小剂量、短疗程;使用激素必须同时应用DMARD;在激素治疗过程中,应补充钙剂和维生素D。

关节腔注射激素有利于减轻关节炎症状,但过频的关节腔穿刺可能增加感染风险,并可发生类固醇晶体性关节炎。

5. 植物药制剂

(1)雷公藤:对缓解关节肿痛有效,是否减缓关节破坏尚缺乏研究。一般给予雷公藤多苷30～60 mg/d,分3次饭后服用。主要不良反应是性腺抑制,导致男性不育和女性闭经,一般不用于生育期患者。不良反应包括皮疹、色素沉着、指甲变软、脱发、头痛、食欲缺乏、恶心、呕吐、腹痛、腹泻、骨髓抑制、肝酶升高和血肌酐升高等。

(2)白芍总苷:常用剂量为600 mg,2～3次/d。对减轻关节肿痛有效。不良反应较少,主要有腹痛、腹泻、食欲缺乏等。

(3)青藤碱:饭前口服,20～60 mg/次,3次/d,可减轻关节肿痛。主要不良反应有皮肤瘙痒、皮疹和白细胞计数减少等。

三、外科治疗

内科治疗无效及严重关节功能障碍的RA患者,外科手术是有效的治疗手段,可以减轻疼痛、肿胀等症状,延缓疾病的发展,尽可能保护关节的功能,矫治畸形。常用的手术方式主要有滑膜切除术、人工关节置换术、关节融合术以及软组织修复术。

1. 滑膜切除术

滑膜切除术可以阻止或减慢RA的关节破坏,因此最佳时机是RA病程早期,病变局限于滑膜区域,关节面透明软骨及半月板纤维软骨尚未受到破坏。内科治疗无效或效果不明显者,均可行滑膜切除术。

目前,主要采用关节镜下滑膜切除术。早期关节镜手术可以达到活检诊断,鉴别关节紊乱的原因。早期的滑膜切除疗效肯定,能阻止局部炎症的发展,有效地缓解疼痛,改善关节功能,预防肌腱的自发性断裂和神经受压,延缓疾病的进程和关节破坏的时间,减轻全身器官受累程度,但远期效果尚有争议。膝关节滑膜切除术后存在复发可能。术后正规的内科治疗可有助于减少滑膜复发,维持手术疗效。

2. 人工关节置换术

人工关节置换技术的发展使一些晚期关节严重破坏的RA患者有了希望。对于关节畸形明显影响功能,经内科治疗无效,X线片显示关节间隙消失或明显狭窄者,可考虑人工关节置换术。部分长期卧床患者,通过手术可改善患者的日常生活能力,部分或完全恢复生活自理能力。它作为一种成熟的治疗方法现已在国内外广泛应用。髋关节置换效果很好,RA患者的髋关节置换远期疗效似与骨性关节炎相差不多,一般10年优良率可达90%左右。膝关节置换的效果和髋关节置换相似。踝关节置换术开展得不广泛,假体松动发展较快,尽管术后患者一般对疼痛缓解和功能改善表示满意,但此术的应用仍应慎重。掌指和跖趾关节置换目前仍以硅酮假体应用较多,疗效也较为确切。肘、腕及肩关节为非负重关节,大多数患者通过滑膜切除术或矫形手术,以及各关节之间的运动代偿,不一定必须采用关节置换术。近年来,随着关节表面置换术及新假体的出现,肘关节置换手术数量及术后疗效已明显提高。手术并不能阻止病情发展,因此手术前后均应有规范的药物治疗以减缓病情发展,避免复发。

3. 关节融合术

由于关节融合后便丧失了活动屈伸功能,一定程度上影响了生活质量,因此随着人工关节置换术的成功应用,近年来,关节融合术已很少使用。关节融合术适用于晚期关节炎患者、关节破坏严重、关节不稳者以及关节置换术失败的挽救手术。踝关节和指间关节、腕关节等小关节融合术后影响较小,可适当放宽手术指证。

4. 软组织手术

对于RA患者，关节囊和周围的肌肉、肌腱的萎缩也是造成关节畸形的原因。因此，可通过腱鞘切除术、肌腱修补术、肌腱移位术、肌腱松解术、韧带松解延长术等改善关节功能，达到矫正对线不良、恢复功能、延缓肌腱退变减轻症状等目的。继发腕管综合征可采用腕横韧带切开松解减压术。肩、髋关节等处的滑囊炎、腘窝囊肿、类风湿结节如有疼痛、肿胀等症状，经保守治疗无效，影响生活时可考虑手术切除。

四、治疗

除前述治疗方法外，对于一些应用DMARD效果欠佳的严重RA患者，临床上已经有人尝试用含有葡萄球蛋白A的设备进行血浆置换或免疫吸附等治疗。此方法价格昂贵，且有一定不良反应，应严格掌握适应证。

五、预后

对具有多关节受累、关节外表现重、血清中有高滴度RF和抗CCP抗体，以及影像学检查提示早期骨侵蚀及关节间隙狭窄均提示患者预后较差，应给予积极治疗。对RA患者病情进行准确的评估，制订规范化、个体化的治疗方案，是对临床医师的一个挑战，尤其应该强调早期诊断、早期规范治疗。

（赵华，李磊，刘传聚）

------------------------------ 参 考 文 献 ------------------------------

[1] Aletaha D, Neogi T, Silman AJ, et al. 2010 Rheumatoid arthritis classification criteria: an American College of Rheumatology/European League Against Rheumatism collaborative initiative[J]. Arthritis Rheum, 2010, 62(9): 2569-2581.

[2] Anaya JM, Correa PA, Mantilla RD, et al. Rheumatoid arthritis in African Colombians from Quibdo[J]. Semin Arthritis Rheum, 2001, 31(3): 191-198.

[3] Brennan P, Bankhead C, Silman A, et al. Oral contraceptives and rheumatoid arthritis: results from a primary care-based incident case-control study[J]. Semin Arthritis Rheum, 1997, 26(6): 817-823.

[4] Brennan P, Silman A, Black C, et al. Validity and reliability of three methods used in the diagnosis of Raynaud's phenomenon. The UK Scleroderma Study Group[J]. Br J Rheumatol, 1993, 32(5): 357-361.

[5] Chen G, Goeddel DV. TNF-R1 signaling: a beautiful pathway[J]. Science, 2002, 296(5573):

1634-1635.

[6] Cornélis F, Fauré S, Martinez M, et al. New susceptibility locus for rheumatoid arthritis suggested by a genome-wide linkage study[J]. Proc Natl Acad Sci U S A, 1998, 95(18): 10746-10750.

[7] Corr M, Firestein GS. Innate immunity as a hired gun: but is it rheumatoid arthritis? [J] J Exp Med, 2002, 195(8): F33-F35.

[8] Dai SM, Han XH, Zhao DB, et al. Prevalence of rheumatic symptoms, rheumatoid arthritis, ankylosing spondylitis, and gout in Shanghai, China: a COPCORD study[J]. J Rheumatol, 2003, 30(10): 2245-2251.

[9] Deighton CM, Walker DJ, Griffiths ID, et al. The contribution of HLA to rheumatoid arthritis[J]. Clin Genet, 1989, 36(3): 178-182.

[10] Deighton CM, Walker DJ. The familial nature of rheumatoid arthritis[J]. Ann Rheum Dis, 1991, 50(1): 62-65.

[11] Del Puente A, Knowler WC, Pettitt DJ, et al. High incidence and prevalence of rheumatoid arthritis in Pima Indians[J]. Am J Epidemiol, 1989, 129(6): 1170-1118.

[12] Doran MF, Crowson CS, O'Fallon WM, et al. The effect of oral contraceptives and estrogen replacement therapy on the risk of rheumatoid arthritis: a population based study[J]. J Rheumatol, 2004, 31(2): 207-213.

[13] Gregersen PK. T-cell receptor-major histocompatibility complex genetic interactions in rheumatoid arthritis[J]. Rheum Dis Clin North Am, 1992, 18(4): 793-807.

[14] Hameed K, Gibson T. A comparison of the prevalence of rheumatoid arthritis and other rheumatic diseases amongst Pakistanis living in England and Pakistan[J]. Br J Rheumatol, 1997, 36(7): 781-785.

[15] Hameed K, Gibson T, Kadir M, et al. The prevalence of rheumatoid arthritis in affluent and poor urban communities of Pakistan. Br J Rheumatol, 1995, 34(3): 252-256.

[16] Hasstedt SJ, Clegg DO, Ingles L, et al. HLA-linked rheumatoid arthritis[J]. Am J Hum Genet, 1994, 55(4): 738-746.

[17] Heyninck K, Beyaert R. Crosstalk between NF-kappaB-activating and apoptosis-inducing proteins of the TNF-receptor complex[J]. Mol Cell Biol Res Commun, 2001, 4(5): 259-265.

[18] Hirano T. Revival of the autoantibody model in rheumatoid arthritis[J]. Nat Immunol, 2002, 3(4): 342-344.

[19] Hirsch R, Lin JP, Scott WW Jr, et al. Rheumatoid arthritis in the Pima Indians: the intersection of epidemiologic, demographic, and genealogic data[J]. Arthritis Rheum, 1998, 41(8): 1464-1469.

[20] Jacobsson LT, Hanson RL, Knowler WC, et al. Decreasing incidence and prevalence of rheumatoid arthritis in Pima Indians over a twenty-five-year period[J]. Arthritis Rheum, 1994, 37(8): 1158-1165.

[21] Jawaheer D, Seldin MF, Amos CI, et al. A genomewide screen in multiplex rheumatoid arthritis families suggests genetic overlap with other autoimmune diseases[J]. Am J Hum Genet, 2001, 68(4): 927-936.

[22] Jian J, Zhao S, Tian Q, et al. Progranulin directly binds to the CRD2 and CRD3 of TNFR extracellular domains[J]. FEBS Lett, 2013, 587(21): 3428-3436.

［23］ Karlson EW, Lee IM, Cook NR, et al. A retrospective cohort study of cigarette smoking and risk of rheumatoid arthritis in female health professionals[J]. Arthritis Rheum, 1999, 42(5): 910−917.

［24］ Koetz K, Bryl E, Spickschen K, et al. T cell homeostasis in patients with rheumatoid arthritis[J]. Proc Natl Acad Sci U S A, 2000, 97(16): 9203−9208.

［25］ Lawrence RC, Hochberg MC, Kelsey JL, et al. Estimates of the prevalence of selected arthritic and musculoskeletal diseases in the United States[J]. J Rheumatol, 1989, 16(4): 427−441.

［26］ Liu C, Li XX, Gao W, et al. Progranulin-derived Atsttrin directly binds to TNFRSF25 (DR3) and inhibits TNF-like ligand 1A(TL1A) activity [J]. PLoS One, 2014, 9(3): e92743.

［27］ MacGregor AJ, Snieder H, Rigby AS, et al. Characterizing the quantitative genetic contribution to rheumatoid arthritis using data from twins[J]. Arthritis Rheum, 2000, 43(1): 30−37.

［28］ Magalhães R, Stiehl P, Morawietz L, et al. Morphological and molecular pathology of the B cell response in synovitis of rheumatoid arthritis[J]. Virchows Arch, 2002, 441(5): 415−427.

［29］ Matsumoto I, Maccioni M, Lee DM, et al. How antibodies to a ubiquitous cytoplasmic enzyme may provoke joint-specific autoimmune disease[J]. Nat Immunol, 2002, 3(4): 360−365.

［30］ Matsumoto I, Staub A, Benoist C, et al. Arthritis provoked by linked T and B cell recognition of a glycolytic enzyme[J]. Science, 1999, 286(5445): 1732−1735.

［31］ Montermini L, Rodius F, Pianese L, et al. The Friedreich ataxia critical region spans a 150-kb interval on chromosome 9q13[J]. Am J Hum Genet, 1995, 57(5): 1061−1067.

［32］ Müller G, Ayoub M, Storz P, et al. PKC zeta is a molecular switch in signal transduction of TNF-alpha, bifunctionally regulated by ceramide and arachidonic acid[J]. EMBO J, 1995, 14(9): 1961−1969.

［33］ Namekawa T, Snyder MR, Yen JH, et al. Killer cell activating receptors function as costimulatory molecules on CD4$^+$CD28null T cells clonally expanded in rheumatoid arthritis[J]. J Immunol, 2000, 165(2): 1138−1145.

［34］ Namekawa T, Wagner UG, Goronzy JJ, et al. Functional subsets of CD4 T cells in rheumatoid synovitis[J]. Arthritis Rheum, 1998, 41(12): 2108−2116.

［35］ Nepom GT. Major histocompatibility complex-directed susceptibility to rheumatoid arthritis[J]. Adv Immunol, 1998, 68: 315−332.

［36］ Oen K, Postl B, Chalmers IM, et al. Rheumatic diseases in an Inuit population[J]. Arthritis Rheum, 1986, 29(1): 65−74.

［37］ Pinals RS, Masi AT, Larsen RA. Preliminary criteria for clinical remission in rheumatoid arthritis[J]. Arthritis Rheum, 1981, 24(10): 1308−1315.

［38］ Rothschild BM, Woods RJ, Rothschild C, et al. Geographic distribution of rheumatoid arthritis in ancient North America: implications for pathogenesis[J]. Semin Arthritis Rheum, 1992, 22(3): 181−187.

［39］ Schaller M, Burton DR, Ditzel HJ. Autoantibodies to GPI in rheumatoid arthritis: linkage between an animal model and human disease[J]. Nat Immunol, 2001, 2(8): 746−753.

［40］ Silman AJ. The genetic epidemiology of rheumatoid arthritis[J]. Clin Exp Rheumatol, 1992, 10(3): 309−312.

［41］ Spindler A, Bellomio V, Berman A, et al. Prevalence of rheumatoid arthritis in Tucuman, Argentina[J]. J Rheumatol, 2002, 29(6): 1166−1170.

［42］ Stastny P. Association of the B-cell alloantigen DRw4 with rheumatoid arthritis[J]. N Engl J Med, 1978, 298(16): 869−871.

［43］ Uddin SM, Mundra JJ, Jian J, et al. Progranulin inhibition of TNFα[J]. Immunol Cell Biol, 2014, 92(4): 299−300.

［44］ Vandenbroucke JP, Witteman JC, Valkenburg HA, et al. Noncontraceptive hormones and rheumatoid arthritis in perimenopausal and postmenopausal women[J]. JAMA, 1986, 255(10): 1299−1303.

［45］ Weyand CM. New insights into the pathogenesis of rheumatoid arthritis[J]. Rheumatology (Oxford), 2000, 39 (Suppl 1): 3−8.

［46］ Wolfe F. The effect of smoking on clinical, laboratory, and radiographic status in rheumatoid arthritis[J]. J Rheumatol, 2000, 27(3): 630−637.

［47］ Zhao YP, Tian QY, Liu CJ, et al. The growth factor progranulin binds to TNF receptors and is therapeutic against inflammatory arthritis in mice[J]. Science, 2011, 332(6028): 478−484.

［48］ Zhao YP, Tian QY, Liu CJ. Progranulin deficiency exaggerates, whereas progranulin-derived Atsttrin attenuates, severity of dermatitis in mice[J]. FEBS Lett, 2013, 587(12): 1805−1810.

［49］ 王吉波, 吕振华. 类风湿关节炎 [M]. 北京: 人民卫生出版社, 2008.

［50］ 中华医学会风湿病学分会. 类风湿关节炎诊断及治疗指南 [J]. 中华风湿病学杂志, 2010, 14(4): 6.

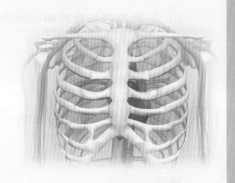

第八章

骨肿瘤和肿瘤骨转移

　　从骨肿瘤的来源分,骨肿瘤包括原发性骨肿瘤和继发性骨肿瘤。骨及其附属组织发生癌变形成的肿瘤称为原发性骨肿瘤,从体内其他组织或器官的恶性肿瘤经血液循环、淋巴系统转移至骨骼称为继发性骨肿瘤,也称骨转移癌。原发性骨肿瘤又有良性和恶性之分,良性骨肿瘤容易根治,恶性骨肿瘤发展迅速、预后不佳、病死率高。骨肿瘤的发病因素很复杂,内因主要是遗传因素,外因包括生活环境和生活习惯等。常见的骨转移肿瘤有乳腺癌、前列腺癌、肺癌、肾癌以及甲状腺癌。由于骨是一个相对封闭而又充满营养供给的环境,因此被认为是肿瘤细胞倾向性在骨环境中定植和生长的原因。最近的研究认为,癌细胞在未转移前已经通过分泌一些细胞因子至骨环境中形成了转移前的微环境,即形成适合肿瘤细胞迁移和定植的环境,然后利用正常骨代谢过程促进癌细胞快速增殖,导致进一步的骨损伤或肿瘤的发展和转移。

第一节　骨肿瘤概述

一、概念

骨肿瘤是指原发于骨骼或其附属组织（血管、神经、脂肪、骨髓等）的肿瘤及继发性骨肿瘤。原发性骨肿瘤又分为骨的瘤样病变、良性骨肿瘤、恶性骨肿瘤3类。良性骨肿瘤以骨巨细胞瘤、骨软骨瘤、软骨瘤较为多见；恶性骨肿瘤以骨肉瘤、软骨肉瘤、纤维肉瘤为多见。继发性骨肿瘤是指由其他系统的恶性肿瘤发生远处转移至骨骼的骨肿瘤，常见的有肺癌、前列腺癌、乳癌、肝癌、甲状腺癌、子宫颈癌、胃癌、结肠癌、肾癌和鼻咽癌等。

二、病因

现代医学对原发性骨肿瘤发生的病因尚未明确，大致可概括为机体与周围环境多种因素的作用，如基因遗传学说，化学、物理、病毒、外伤学说等。在某种生理情况下，比如在佩吉特病、先天性骨梗死、骨纤维结构发育不良患者中，骨肿瘤的发病率增高。内生软骨瘤病（Ollier disease）患者中10%～20%的会发生恶性软骨肿瘤；50%的马富奇综合征（Maffucci syndrome）患者发生恶性软骨肿瘤。另外两种皮肤疾病先天性血管萎缩皮肤异色病（Rothmund-Thomson syndrome）和面部红斑侏儒综合征（Bloom syndrome）患者中骨肉瘤的发病率也增高。某些易患恶性肿瘤的家族，骨肉瘤的发病率也增高，比如利-弗劳梅尼综合征，*p53*基因发生突变导致容易发生多种肿瘤，家族性视网膜细胞瘤（retinoblastoma, *Rb*）基因突变会造成骨肉瘤的发病率增高。此外，周围环境中的因素如离子辐射也使骨肿瘤的发病率增高，外伤以及病毒细菌感染也可以诱发骨肿瘤。

关于肿瘤骨转移的原因，19世纪英国Paget提出的"土壤和种子"学说已得到广泛认可，认为肿瘤细胞通过血液等途径播散并种植在靶器官，其适宜的微环境是肿瘤发生转移的必要条件。目前许多研究证据表明，肿瘤转移取决于微环境提供的适宜"土壤"和肿瘤细胞对微环境的适应能力。骨内微环境包括细胞外基质（ECM）和细胞，如成骨细胞、破骨细胞、基质细胞、内皮细胞、造血细胞等，这些细胞可以产生多种因子，促进肿瘤细胞生长和骨转移进程，而乳腺癌细胞也释放多种因子并与微环境内细胞相互作用，进而改造骨内微环境，导致对骨结构的破坏。目前，肿瘤细胞对骨内微环境的改造已有一些认识，肿瘤细胞能够打破骨环境中原有的生理平衡，比如癌细胞分泌破骨细胞活化因子导致破骨细胞大量活化；另一方面可以直接刺激破骨细胞活化，活化的破骨细胞导致大量的骨吸收，从而造成溶骨性损伤，而此时原本保存在骨基质中的一些生长因子如TGFβ、IGF-1、BMP等,由于骨质破坏而大量释放。这些生长因子反过来又能刺激肿瘤细胞的生长和迁移,导致其进一步恶化,这就是所谓的"恶性循环"。

三、流行病学及分类

原发骨肿瘤发病率低。据统计,原发性骨肿瘤在人群中发病率约为0.01%。骨肿瘤中良性占50%,恶性占40%,肿瘤样病变约占10%。骨肿瘤多发生于男性,尤其是多发性骨髓瘤、脊索瘤等,男女之比约为1.5:1。从发病的年龄上看,有两个高峰阶段,第一个高峰是在10～20岁,第二个高峰是壮年以后,后者主要是转移性骨肿瘤。1/2的原发性恶性肿瘤患者发生在10～20岁,尤其是骨肉瘤患者,2/3发生在青少年。一般来讲年龄越小,恶性程度越高。骨肿瘤总体发病率虽不高,但常造成患者肢体残疾甚至危及生命,因此在骨科临床上占有极其重要的地位。

据文献报告,在美国每年新诊断的癌症患者超过百万,其中约50%的患者最终发生骨转移,发生骨转移的部位以中轴骨及下肢为多,尤其髋关节区域,原发癌易发生骨转移的肿瘤有前列腺癌(80%)、乳腺癌(70%)、肺癌(32.5%)、肾癌(24%)、结肠直肠癌(13%)、胃癌(10.9%)、卵巢癌(9%)、胰腺癌(7.3%),发生于脊柱的骨转移癌最多,其次为骨盆和下肢长骨,膝、肘关节以远较少见。

四、临床特征及诊断

1. 临床特征

(1)疼痛:为骨肿瘤的主要表现,但程度不同。有的只有轻微的酸痛或不适;有的是在发现肿瘤以后才回忆起过去一些轻微疼痛;有些误认为是风湿样痛,与治疗关系不大,休息时也疼;有的疼痛剧烈,呈持续性钝痛或刺痛,需服止痛剂。良性肿瘤疼痛轻,发展慢;恶性肿瘤疼痛重,且为进行性,影响饮食及睡眠。

(2)肿块:早期肿瘤位于骨内,随肿瘤生长,骨质扩张膨胀日益明显。肿瘤突破骨质后形成软组织肿块。肿块常与疼痛同时出现,有时肿块为首先表现。肿瘤起源于骨,故不能移动。良性骨肿瘤生长缓慢,体积不大,表面及周围皮肤正常;恶性骨肿瘤生长迅速,表面皮肤发红、热感,皮下静脉充盈。

(3)功能障碍:骨肿瘤所致功能障碍,多是疼痛和肿块影响所致,但是差异很大。恶性骨肿瘤生长迅速,功能障碍明显;良性骨肿瘤,一般无功能障碍,但当其恶变或病理性骨折时,功能障碍显著。临床上表现较突出的是接近关节部位的骨肿瘤,常因关节功能障碍就诊。

(4)压迫神经:颜面肿瘤向颅神经压迫;第一肋骨附近的肿瘤压迫臂丛神经;脊柱肿瘤可因压迫脊髓而造成肢体瘫痪。

（5）病理性骨折：骨内肿瘤生长致使轻微外力或一般日常活动就可以引起骨折，不少患者往往因为发生了骨折才发现骨肿瘤的存在。

2. 临床诊断

（1）诊断要点：多数骨肿瘤的诊断较为复杂，有时存在一定的困难。在诊断过程中，应注意区分几个问题：① 骨肿瘤与非骨肿瘤病变；② 良性骨肿瘤与恶性骨肿瘤；③ 原发性骨肿瘤与转移性骨肿瘤。一般来说，良性骨肿瘤生长缓慢，疼痛轻微或不痛，除位置表浅者外，早期不易察觉，当肿瘤长大或压迫周围组织时，疼痛加重或发生病理性骨折时始被发现。恶性肿瘤呈浸润性生长，发展迅速，骨皮质破坏后，可蔓延至周围软组织。患部常呈梭形肿胀，肿块边界不清，质地较硬，局部血管扩张，皮肤温度升高，早期出现疼痛并呈进行性加重。后期出现贫血及恶病质，并可发生多处转移病灶，其中以肺部转移最多见。

（2）诊断依据：组织学特征和影像学特征是诊断的可靠依据。良性骨肿瘤的病理学检查显示肿瘤细胞分化成熟，与正常细胞近似；恶性肿瘤细胞分化差、异形明显、大小不等、排列紊乱、核大深染和有核分裂等情况。骨肿瘤的影像学特征如下。① 骨质破坏的形态和边缘：良性骨肿瘤形态规则，与周围正常骨组织界限清楚，以硬化边为界，骨皮质因膨胀而变薄，但仍保持完整，无骨膜反应；恶性肿瘤的影像不规则，边缘模糊不清，溶骨现象较明显，骨质破坏、变薄、断裂、缺失，原发性恶性肿瘤常出现骨膜反应，其形状可呈阳光放射状、葱皮样及Codman三角。② 骨膜反应：良性骨肿瘤一般无骨膜反应或只有轻微的骨膜反应，而恶性骨肿瘤可形成各种形态的广泛的骨膜反应。连续的骨膜反应见于生长缓慢的肿瘤、炎症或外伤；不连续及复合性骨膜反应见于生长活跃的肿瘤。③ 骨基质改变：骨间质内的多潜能细胞可产生各种基质，各种基质的典型X线片表现如骨样组织的骨化、软骨样组织的钙化等为肿瘤的定性提供了重要信息。

五、原发性骨肿瘤的分类

原发性骨肿瘤的分类如表8-1-1所示。

表8-1-1　原发性骨肿瘤的分类

肿瘤分类	肿瘤性质	肿　瘤　名　称
（1）软骨源性肿瘤	良性	骨软骨瘤、软骨瘤、内生软骨瘤病、骨膜软骨瘤、骨软骨黏液瘤、甲下外生骨疣、奇异性骨旁骨软骨瘤样增生、滑膜软骨瘤病
	中间型	局部侵袭性：软骨黏液样纤维瘤、非典型软骨样肿瘤/软骨肉瘤（Ⅰ级）
		偶见转移型：软骨母细胞瘤
	恶性	软骨肉瘤（Ⅱ、Ⅲ级）、去分化软骨肉瘤、间叶性软骨肉瘤、透明细胞软骨肉瘤

续　表

肿瘤分类	肿瘤性质	肿　瘤　名　称
（2）骨源性肿瘤	良性	骨瘤、骨样骨瘤
	中间型	局部侵袭性：骨母细胞瘤
	恶性	低级别中心型骨肉瘤、普通型骨肉瘤、成软骨型骨肉瘤、成纤维型骨肉瘤、成骨型骨肉瘤、毛细血管扩张型骨肉瘤、小细胞骨肉瘤、继发性骨肉瘤、骨旁骨肉瘤、骨膜骨肉瘤、高级别表面骨肉瘤
（3）纤维源性肿瘤	中间型	局部侵袭性：（骨的）促结缔组织增生性纤维瘤
	恶性	（骨的）纤维肉瘤
（4）纤维组织细胞性肿瘤	—	良性纤维组织细胞瘤/非骨化性纤维瘤
（5）造血系统肿瘤	恶性	浆细胞骨髓瘤、（骨的）孤立性浆细胞瘤、（骨的）原发性非霍奇金淋巴瘤
（6）富于巨细胞的破骨细胞肿瘤	良性	小骨的巨细胞病变
	中间型	局部侵袭性，偶见转移型：（骨的）巨细胞肿瘤
	恶性	恶性骨巨细胞瘤
（7）脊索样肿瘤	良性	良性脊索样细胞瘤
	恶性	脊索瘤
（8）血管性肿瘤	良性	血管瘤
	中间型	局部侵袭性，偶见转移型：上皮样血管瘤
	恶性	上皮样血管内皮瘤、血管肉瘤
（9）肌源性肿瘤	良性	（骨的）平滑肌瘤
	恶性	（骨的）平滑肌肉瘤
（10）脂肪源性肿瘤		（骨的）脂肪瘤、（骨的）脂肪肉瘤
（11）未明确肿瘤性质的肿瘤	良性	单纯性骨囊肿、纤维结构不良（纤维异常增殖症）、骨性纤维结构不良、软骨间叶性错构瘤、Rosai-Dorfman病
	中间型	动脉瘤样骨囊肿、朗格汉斯细胞组织细胞增多症单骨型、多骨型、Erdheim-Chester病
（12）杂类肿瘤	—	尤因肉瘤、釉质瘤、（骨的）未分化高级别多形性肉瘤

六、骨肿瘤的治疗

目前治疗骨肿瘤仍是以手术为主的综合性治疗，包括化学药物治疗、放射治疗、介入治疗、免疫治疗等手段。对良性骨肿瘤及瘤样病变，以手术为主，注意保存患肢功能；对恶性骨肿瘤，则以挽救生命为主，争取保存功能。以骨肉瘤为例，以往四肢的恶性骨肿瘤多行截肢手术，但5年生存率仅为20%～30%。自20世纪70年代以来，随着辅助化疗和新辅助化疗方案的开展，5年生存率提高到70%，而且大多数病例可以采用保肢手术，明显提高了患者的生活质量。

（罗剑，李珍惜，肖建如）

第二节　软骨性肿瘤和成骨性肿瘤

一、软骨性肿瘤

1. 良性肿瘤

（1）骨软骨瘤：顾名思义是由两种组织构成的肿瘤，通常包含骨突和软骨帽，别称还有骨疣、外生性骨疣、外生性骨赘等。骨软骨瘤是最常见的良性骨肿瘤，占所有良性骨肿瘤的33%～45%。实际发病率更高，骨软骨瘤大多无症状不需处理，大量无症状患者未纳入统计。男性发病率明显高于女性，约占60%（大约是女性发病率的1.5倍），发病人群多为10～20岁的青少年。

骨软骨瘤最好发的部位为股骨下端（27%）和胫骨上端（16%），其他部位如肱骨近端（13%）和骨盆（6%）也较常见。一般来说下肢多于上肢，有其自己的生长板，多在骨骼成熟后停止生长。

骨软骨瘤一般认为是靠近骨膜的软骨岛因外力作用脱出，或骺板软骨发育不全膨出，软骨生发中心不断生长形成的。因此，骨软骨瘤病变常位于干骺端。生长发育过程由于受附着肌肉牵拉，病变组织可表现为逐渐远离骺板生长。骨软骨瘤的增长依靠软骨帽下软骨成骨作用。患儿发育成熟后，瘤体即停止生长。软骨帽在骨软骨瘤的发生中扮演重要的角色，一般正常的软骨帽厚度＜3 mm，且表面光滑；处于生长期的儿童软骨帽稍厚；成年骨软骨瘤患者如发现软骨帽厚度＞1 cm，且表面高低不平欠光滑，甚至出现"囊性变"，需特别注意是否发生恶变。

骨软骨瘤发病的分子机制仍未明确。多篇文献报道此类患者发病与 *EXT1/EXT2* 双等位基因失活相关。*EXT* 基因下游产物 Exostosin-1 和 Exostosin-2 作为糖基转化酶参与硫酸乙酰肝素(HS)的合成,骨软骨瘤的软骨帽是HS缺失变异和野生型的混合物,HS多聚糖是调节软骨下成骨的关键因素,通过在软骨细胞周围形成渗透梯度控制信号的转导。HS的缺失可能造成了软骨细胞增殖和分化异常。同时HS参与Hedgehog信号通路,该信号通路阻断造成了骨小梁形成缺陷。总之,*EXT*双等位基因的变异可能造成了软骨形成异常,进一步募集周围正常细胞转变成骨软骨瘤组织。Nakase等指出BMP2信号通路参与骨软骨瘤的软骨帽形成。

大部分的骨软骨瘤无临床症状,多为偶然发现。症状与病灶所处位置、大小相关,最常见的表现为长期存在的硬质包块。常见并发症包括骨折、囊性变、关节炎以及对周围肌腱、神经、血管侵扰致相应的症状。疼痛进行性加剧和包块持续性增大提示肿瘤恶性变。

无症状的骨软骨瘤无须治疗。手术治疗重点要切除软骨帽,切除不完整常导致复发。多次复发往往增大恶变风险。单发骨软骨瘤约1%发生恶变,而多发性骨软骨瘤恶变风险增至5%。

(2)软骨瘤:是一种良性软骨瘤,由软骨小叶组成。该肿瘤细胞与正常细胞相似,并产生软骨基质。这种肿瘤的典型特征是肿瘤内部有血管分布,从而与正常的透明软骨区分。根据分布位置,软骨瘤可以分为内生软骨瘤病或外生性软骨瘤。内生软骨瘤病的肿瘤从骨表面内生长并扩展;外生性软骨瘤从骨表面向外生长,很罕见。

(3)内生软骨瘤病:是一种源于软骨的良性骨肿瘤,确切病因尚不清楚。内生软骨瘤病常常影响骨头内侧的软骨,常发生于手和脚的长骨,也涉及其他骨如股骨、肱骨、胫骨。虽然它可能在任何年龄人群发病,但常见于成年患者,男性与女性的发病率基本相等。内生软骨瘤病由成熟软骨细胞和软骨基质组成,分叶状结构,小叶周围软骨基质有骨化倾向。典型的肿瘤细胞成分少,并含有丰富的透明软骨基质。

(4)骨膜软骨瘤:是一种良性罕见的由软骨组成的骨表面病变。它在外观和位置上与骨膜骨肉瘤相似,所以需要彻底检查。骨膜软骨肉瘤的确切病因还不明确,目前正在研究遗传或环境因素是否与之有关。骨膜软骨瘤占整个骨肿瘤发病率的2%,主要发生在20多岁的男性。这些病变好发于长管状骨,最常见的是肱骨;其次是股骨和胫骨近端的干骺端,手和脚的短管状骨也是常见的位置;骨盆和肋骨部位少有发生。

(5)骨软骨黏液瘤:是一种局部的非闭合的良性骨肿瘤,包含周围软组织和黏液基质,由透明纤维组织、软骨和骨构成的骨溶性病变。这种肿瘤在不同细胞类型及组织中有显著的差异。

(6)甲下外生骨疣:是一种良性骨软骨肿瘤,位于远端指骨,大部分(80%)位于大脚趾的背内侧,也见于其他脚趾。早期临床表现是一个粉白色的指甲下的结节,位于趾甲板的独立缘,随着它的生长,会发生溃烂和甲下过度角化。一些研究认为甲下外生骨疣是组织对慢性刺激做出的反应,所表现的软骨化的骨化形式。

(7)奇异性骨旁骨软骨瘤样增生:是一种罕见的软骨病变,通常表现为骨表面肿胀,从皮质骨向外生长形成,多发于手、足部位的管状骨,手部的发病率是足部的4倍,在其他部位也有报道,通常发于20～30岁,没有性别差异。典型的临床表现为无痛性肿大,可生长数月至数年。患者偶尔可能会因占位效应或机械故障产生疼痛或皮肤红斑。临床检查通常显示一个小的、牢固的直径为0.4～3 cm肿块。奇异性骨旁骨软骨瘤样增生有一个非典型组织学表现,显微镜下表现为大量无序的软骨细胞与奇异成纤维细胞,杂乱无章的骨骼和梭形纤维细胞位于骨小梁间隙。骨小梁和典型的成骨细胞大小不等,不均匀钙化,并且通常覆盖有软骨内骨化的不规则的软骨帽。这些病变区域的软骨包含非正常、奇异的、增大的,甚至有时是双核的软骨细胞。这些细胞不按正常组织排列从而失去自己的腔隙分区。梭形细胞疏松地排列在骨小梁之间的纤维组织。梭形细胞中经常看到有丝分裂,但看不到典型的有丝分裂和细胞学异型性。

(8)滑膜软骨瘤病:是一种罕见的良性单关节滑膜软骨化再生障碍,导致透明软骨结节在关节、腱鞘、滑囊等处形成。放射学表现通常具有特征性混乱;CT和MRI扫描可显示松散的骨骼存在于关节间隙。这种病变多发于大型滑膜关节,尤其是膝关节、髋关节、肘关节和踝关节,但不常见于颞下颌关节。其特点是滑膜结缔组织内软骨结节增生,进一步可能会脱落、钙化和关节变得松散。

2. 中间型(局部侵袭性)肿瘤

软骨黏液样纤维瘤是一种罕见的良性软骨瘤,其特点是软骨分化不完整。它是最不常见的软骨源良性肿瘤,占所有骨肿瘤的比例小于0.5%。发病年龄通常在20～30岁,好发于股骨远端和胫骨近端的干骺端区域。软骨黏液纤维瘤偶尔出现在皮层内或骨膜下。

软骨黏液样纤维瘤中软骨、黏液和纤维这3种成分以不同的比例存在,且分布于小叶的不同区域。黏液和软骨样组织主要位于小叶内,因此小叶内细胞稀疏,基质丰富,为低细胞区;小叶周边细胞密度高,为富于细胞区,也是肿瘤的增生带,可出现核分裂。小叶之间细胞成分较多,主要有纤维细胞样细胞、良性多核巨细胞和软骨样细胞。软骨黏液样纤维瘤发生于幼稚的黏液样间胚叶细胞,早期主要为黏液样成分,由于细胞分布疏密不一,可形成模糊的假分叶结构。典型者肿瘤呈分界清楚或融合的小叶状,小叶中央主要为松散的黏液样间质和星形细胞,伴随病变逐渐成熟,间质向软骨转化,小叶逐步胶原化,形成纤维软骨区或纤维结节。但仅19%的病例有大片成熟透明软骨形成。

3. 中间型(偶见转移型)肿瘤

软骨母细胞瘤是一种罕见的良性骨肿瘤,占原发性骨肿瘤的1%,通常发病于青少年和青年人。肿瘤多出现在胫骨、股骨和肱骨,最常发生于长骨的骨骺,偶尔延伸到干骺端,还可能出现在跗骨或髂骨。病灶产生于未成熟的软骨细胞,或者是破骨样巨细胞和钙化的小区域。X线片检查软骨母细胞瘤表现出圆形透亮的溶骨性病变,一般发生于二次骨化中心。目前软骨母细胞瘤的发病机制尚不明确。只有一个分析指标与肿瘤分化有关。对成软骨母细胞瘤的细胞外基质组分和基因表达方式分析表明，Ⅱ型胶原蛋白是所有软骨基质的主要成分，但不在软骨母细胞瘤细胞中表达，也不沉积到肿瘤的细胞外基质中。相反，它有着特有的生化成分：类骨质和纤维状的基质。在大多数的软骨母细胞瘤中有多种蛋白多糖的表达。

组织学上，发现该肿瘤的特征是在单个肿瘤的边缘会形成线状的钙化沉积，从而形成了铁丝网形状特点。免疫组织化学染色显示肿瘤细胞对S-100蛋白和波形蛋白有相互作用，尽管其他抗原的表达已有报道，但最常见到的是细胞角质素的表达。

Sjögren等发现基因经常在2q35、3q21-23和18q21位点发生突变，并检测只在活跃的软骨母细胞瘤的8q21染色体带发生重排，复发性骨盆软骨母细胞瘤与p53突变有关。还有其他研究表明5、8、11号染色体的异常也与该肿瘤有关。最常见的治疗手段是手术刮除病变区域，或自体或异体的骨移植。

4. 恶性肿瘤

主要为软骨肉瘤（Ⅱ、Ⅲ级），是第二常见的原发性恶性骨肿瘤，占所有骨肿瘤的25%。软骨肉瘤主要发病于成年和老年。约62%的患者发病年龄在40~60岁。超过2/3的肿瘤发病部位是在躯干，包括骨盆、肋骨和肩胛骨。由于其对化疗和放疗不敏感，软骨肉瘤主要依靠手术治疗。软骨肉瘤的病理分级是根据细胞构成、核异型性和多形性来区分。Ⅰ级软骨肉瘤是比较低级的细胞，具有丰富的透明软骨基质，而且很少发生转移。与此相反，Ⅲ级软骨肉瘤是较高级的细胞，具有复杂的基质并且能进行有丝分裂，70%的患者会发生肿瘤转移。并且有报道低等级的软骨肉瘤会有向高等级软骨肉瘤发展的趋势。

对于软骨肉瘤有两种分类方式，一种是根据位置，即肿瘤的中央、外周和骨膜。另一种是基于组织学和目前最常见的类型，主要分为去分化软骨肉瘤、间叶性软骨肉瘤、透明细胞软骨肉瘤。

（1）去分化软骨肉瘤：是指在组织学上称为恶性纤维组织细胞瘤、纤维肉瘤、骨肉瘤和血管肉瘤的肿瘤，常见于复发和转移病例以及不同恶性级别共存的原发肿瘤中。近2/3的临床病例的发病区域均位于四肢骨的长骨，主要是股骨，而剩下的1/3主要是中轴骨。去分化软骨肉瘤有两种不同的肿瘤组织，一种为分化良好的软骨肿瘤，其组织病理有变化，可在同一病例中存在从软骨瘤到Ⅲ级软骨肉瘤的组织学表现，大部分病例表现为Ⅰ级或Ⅱ级中心性软骨肉瘤；另一种为恶性度高的肿瘤组织，为恶性纤维组织细胞瘤、骨肉瘤和纤维肉瘤，其特征为恶性度高。从一种肿瘤组织转变成另外一种肿瘤组织的过程是非连续的。

去分化软骨肉瘤应与Ⅲ级中心性软骨肉瘤区分，中心性软骨肉瘤小叶周围有未分化细胞，这些细胞与软骨细胞之间有渐进转化。去分化软骨肉瘤也要与间充质软骨肉瘤区分，后者有小的未分化细胞，散在分化的软骨岛。该肿瘤的X线片表现为皮质骨增厚、膨胀、界限明显，肿瘤内有典型的钙化。进展期病变表现为进行性溶骨病变，少数为进行性成骨病变,皮质骨破坏,原有钙化消失,侵犯软组织。有时仅见新的进展性肿瘤,其影像学表现类似于成人期的各种恶性度高的溶骨性肿瘤,可从早期的X线片和(或)对整个肿瘤进行组织学检查,才能发现原有的恶性度低的软骨肿瘤的痕迹。

(2)间叶性软骨肉瘤:是一种罕见的软骨肉瘤变异,占所有软骨肉瘤的3%~9%,好发于头部和颈部,偶见于跟骨、锁骨等部位。约1/3间叶性软骨肉瘤发生于骨外软组织,好发于脑膜、脊膜及下肢,也可见于眼眶、后腹膜及内脏器官等少见部位,临床症状多为疼痛、肿胀、触及包块等非特异的表现,通常好发于年轻人群。镜下由未分化的小细胞和不同分化程度的透明软骨构成,具有双向分化的特点。该病发病率低,诊断较困难。间叶性软骨肉瘤X线片通常表现为侵袭性的骨质破坏和不确定的骨膜反应,肿瘤往往很大,延伸至骨外,约67%可见到特征性的细密斑点状软骨样钙化。间叶性软骨肉瘤的组织学表现为典型的双向分化特征,弥漫分布的未分化小细胞与成熟程度不同的软骨成分以不同比例混杂构成。

(3)透明细胞软骨肉瘤:是软骨肉瘤中罕见的组织学类型。与普通软骨肉瘤相比,透明细胞软骨肉瘤有不同的临床、影像学和病理学特征,生物学行为属低度恶性。该瘤多见于成年男性,高峰年龄30~50岁,平均发病年龄明显高于软骨母细胞瘤。与普通软骨肉瘤好发于躯干骨(如盆骨、肋骨、胸骨、颌骨)和四肢长骨干骺端不同,透明细胞软骨肉瘤大多发生于长骨骨端,很少位于长骨骨干、干骺端和中轴骨,随着病变进展肿瘤可从骨端向干骺端延伸。由于肿瘤恶性程度低、发展缓慢、病程长,X线片表现为长骨骨端边界比较清楚的纯溶骨性骨质破坏。早期病灶比较小,周围可有硬化带,病变中央偶有点状钙化和骨化,提示软骨性肿块;后期可膨胀及髓内浸润并破坏局部骨皮质,但骨膜反应和软组织浸润少见。

二、成骨性肿瘤

1. 良性肿瘤

(1)骨瘤:为良性骨肿瘤,由表面的密质骨发展而来的,当向骨髓腔内发展时,就转变为内生骨疣。95%以上发生在颅骨和鼻副窦内。发生在颅骨外板者,局部有坚硬无痛之肿块隆起;发生在颅骨内板或鼻副窦者,可能有相应的压迫症状,如眩晕、头痛等,骨瘤很少恶变。骨瘤的男女发病率相等,好发于青少年;而内生骨疣在男性中较多。虽然骨瘤是常见的骨肿瘤,但其实际发病率很难确定。多数骨瘤发生于遗传性的加德纳综合征患者,即一种包括不同的家族性腺瘤息肉综合征,伴有骨和皮肤畸形、间质瘤和硬纤维瘤的疾病。散发病例的病因尚不清楚。多数内生骨疣发生于Buschke-Ollendorff综合征患者中。

骨瘤主要影响骨形成中膜性骨化,好发于颅骨和颌骨,很少在头部以外区域出现。髓腔内的病变通常起源于长骨的干骺端、髋骨等。通常无症状,发生在颅骨外板者,局部有坚硬无痛之肿块隆起；发生在颅骨内板或鼻副窦者，可能有相应的压迫症状，如眩晕、头痛等。骨瘤是骨化的且有局限性的细胞，内生骨疣通常是小的、骨化的针状细胞。骨瘤细胞呈典型的界限明显的肿瘤细胞样，附着于骨面上，主要集中在密质骨的骨岛上。大部分骨瘤细胞直径＜2 cm。骨瘤主要由板层骨构成，可分为紧凑型、疏松型和混合型，在松质骨内包含有活性形式和非活性的成骨细胞、血管和基质纤维。

（2）骨样骨瘤：是一类生长缓慢的良性成骨性肿瘤。多发于儿童和青少年，男女发病率为2∶1，病变可发生在骨骼的任何部位，最常见的发病部位为下肢长骨，其次是上肢骨，少见于中轴骨等部位。主要临床表现为骨骼钝痛和功能障碍。影像学表现为致密的皮质骨病变区域被硬化的骨质所包围，硬化的皮质骨可能非常明显，以至于掩盖病变区域。当X线片检查结果显示出致密硬化的皮质骨，应考虑骨样骨瘤。CT扫描更适用于骨样骨瘤的诊断。瘤巢多表现为直径＜2 cm的圆形或椭圆形瘤巢，瘤巢中心有不同程度的钙化。显微镜下观察病变的中心区域包含有活性的成骨细胞，以及成骨细胞所形成的类骨质，包含血管的结缔组织。破骨细胞也可观察到其侵蚀骨的能力，但没有典型的多核破骨细胞。免疫表型发现在骨样骨瘤中Runx2和Osx表达量有明显升高。

2. 中间型（局部侵袭性）肿瘤

骨母细胞瘤：是一种特殊类型的临床较为少见的原发性骨肿瘤，大约占全身骨骼肿瘤发生率的1%，多发生于中轴骨骼。其特点为骨母细胞产生大量的矿化不良的骨样组织和编织骨成分，一般为良性或局部侵袭性，又称良性成骨细胞瘤、巨大骨样骨瘤、良性骨母细胞瘤等。侵袭性骨母细胞瘤是骨母细胞瘤与骨肉瘤的界线病变，有复发和转移现象，并不完全为恶性，而是中间型，主要由上皮样骨母细胞组成，目前不认为是骨肉瘤的前期病变。镜下见肿瘤组织由大量增殖的骨母细胞、分化成熟的骨小梁、排列规则的骨样组织和富含血管的间质构成。瘤组织围绕骨小梁排列，在横切面上呈菊花样，瘤细胞无明显异型性，核分裂少见。

3. 恶性肿瘤

1）低级别中心型骨肉瘤

低级别中心型骨肉瘤又称高分化髓内骨肉瘤、低级别髓内骨肉瘤、低级别骨内型骨肉瘤，是近年来认识到的骨肉瘤中的一种新的亚型，以诊前病程长、术后预后佳为主要特点。低级别中心型骨肉瘤是少见的发生于骨髓腔的原发性骨肿瘤，发病率不到原发性骨肿瘤的1%，仅占全部骨肉瘤的1%～2%。男女发病率相等，发病高峰年龄为10～30岁。较普通型骨肉瘤患者发病年龄晚。约80%的病变累及长骨，特别是股骨远端和胫骨近端；最好发于股骨（约占50%），其次为胫骨，极少侵及扁平骨。低级别中央型骨肉瘤常生长缓慢，分界清楚，内为坚硬、沙砾样组织，髓内皮质常有破坏，肿瘤多穿破皮质进入邻近软组织。

镜下缺乏普通型骨肉瘤的组织学特点，大部分病例组织学表现具有良性病变特征，纤维性间质中有少量到中等量细胞和数量不等的骨样基质。梭形细胞呈束状、交织状排列，浸润至周围的宿主骨小梁和骨髓，并产生大量胶原，类似于促纤维增生性纤维瘤的表现。肿瘤细胞有一定程度的不典型性，常有核增大和染色质增多，核分裂象总能找到。另一特点是可见多种形式的成骨现象，有时呈现不规则的吻合、分支和弯曲等，类似纤维性结构不良时出现的编织骨，有些肿瘤则形成中等量或多量的层状骨，类似骨旁骨肉瘤。可见散在小灶性不典型软骨。

常用MDM2和CDK4做免疫学检验，在低级别骨肉瘤中这两种蛋白都有表达，这一特性和该肿瘤的染色体低突变率以及*TP53*基因的低突变率可作为与高级别骨肉瘤的区分依据。

2）普通型骨肉瘤

普通型骨肉瘤是原发性髓内生长的高度恶性的成骨性肿瘤，肿瘤最初发生是由于骨环境的改变，如辐射、梗死等病变的发生。根据存在于细胞外基质的类骨质、软骨或骨胶原纤维的相对含量分为成软骨型骨肉瘤、成纤维型骨肉瘤和成骨型骨肉瘤。

骨肉瘤是最常见的原发型恶性骨肿瘤，多数患者发病年龄为10～14岁，另一个高发人群是老年人（30%患者年龄＞40岁）；男性患病率高于女性。

骨肉瘤病因尚不明确，但是有些研究表明它可能与某些遗传疾病有关（如利-弗劳梅尼综合征、遗传性视网膜母细胞瘤和Rothmund-Thomson综合征）。骨肉瘤与畸形性骨炎（佩吉特病）之间转化的原因还不明确，Ottaviani等研究表明*SOSTM1*基因在骨肉瘤细胞中的突变可能与之相关。患者接受辐射治疗的风险是跟辐射时间和电化疗药物的剂量相关联的。

骨肉瘤可发生于任何部位，但常见于长骨末端尤其是股骨远端（30%），其次是胫骨近端（15%）和肱骨近端（15%），即大多数含有增殖的生长板。在长骨，肿瘤通常位于干骺端之后（90%），很少在骨干（9%），罕见于骨骺。老年人往往发生于下巴、骨盆和脊柱。

骨肉瘤转移可以发生在任何有佩吉特病的部位，常见于骨盆、肱骨、颅骨和股骨。附肢骨的病变通常发生于干骺端和骨干。与佩吉特病的骨架分布相比，佩吉特型骨肉瘤高发于肱骨，低发于脊柱。多发性骨肉瘤比例占20%，通常位于佩吉特病变的区域，目前还不清楚这种情况是转移性病变或是独立病变。其他的继发性骨肉瘤主要位于长骨末端。

骨肉瘤表现出明显的扩大性包块，疼痛感发生起始在诊断前几周，痛感是深层次并且持续的。皮肤会出现发热、红斑、水肿，体积较大的肿瘤会影响关节活动，降低骨骼肌能力，引起关节积液。

典型的骨肉瘤的X线片表现为骨组织同时具有新骨生成和骨破坏的特点。肿瘤多位于长管状骨的干骺端，边缘不清，骨小梁破坏，肿瘤组织密度增高，穿破骨皮质后，肿瘤将骨膜顶起，产生该病具有特征性的X线征象—科德曼三角（Codman三角）。这种现象在部分骨髓炎和尤因肉瘤患者中可见到，在骨肉瘤中则是非常典型的。晚期可看到肿瘤浸润软组织的阴影,可在部分病例中见到病理性骨折。

　　普通型骨肉瘤常表现出位于干骺端髓内的一个大的(直径＞5～10 cm)棕褐色的沙砾状团块。矿化程度较深的肿瘤呈灰白色、较硬,而非矿化的软骨成分是透亮的灰色。肿瘤组织的出血和囊性变区很常见。继发型骨肉瘤与普通型骨肉瘤相似。

　　普通型骨肉瘤具有多种形态学特征,肿瘤的生长具有侵袭的特性,在骨髓腔内发展,并侵蚀周围的骨小梁,填充并扩展整个腔隙。肿瘤细胞通常出现严重的间变和多形性,例如上皮样、梭形或圆形。细胞质中是最常见的嗜酸性粒细胞。当肿瘤细胞被基质包围时,细胞往往变小和正常化。

　　典型的骨肉瘤细胞是肿瘤细胞与骨紧密的结合,未矿化时骨是嗜酸性的,矿化后骨是嗜碱性的,并且形成的黏合线也是形状奇异的。类骨质中的胶原蛋白表现为纤维状,细胞之间有挤压。

　　无论是原发性骨肉瘤或继发性骨肉瘤,都缺乏特异性的免疫诊断。常用的表达抗原包括骨钙素、骨粘连蛋白、S100蛋白、肌动蛋白、SMANSE和CD99。尤其应注意的是,由于它是一个缺陷的诊断,这些肿瘤也表达角蛋白和EMA,但是在骨肉瘤中也可以表达角蛋白和EMA,但骨肉瘤不表达凝血因子Ⅷ、CD31和CD45。

　　骨肉瘤细胞具有间充质细胞的特征,具有丰富广泛的粗面内质网;细胞核可能是异常的,并且高尔基体比较明显;细胞基质中含有胶原纤维,可形成明显的钙羟基磷灰石沉积。这些特征可以与尤因肉瘤、原始神经外胚层肿瘤、转移癌、黑色素瘤和淋巴瘤区分。

　　(1)细胞遗传学研究和基因组分析:普通型骨肉瘤具有高度复杂的非整倍体核型与多个位点的染色体结构畸变,这种异常高的染色体不稳定性被认为是导致胞内和瘤体内细胞遗传学异质性的原因。采用高精度阵列基因拷贝数图谱对肿瘤基因组分析能够提供普通型骨肉瘤基因组的详细结果。结果显示,在1p36、1Q21-22、6P12-21、8q21-24、12q11-14、17p11-L3和19q12-13染色体位置基因的拷贝数增加,但在3q13、8p21、9p13和13q14位点出现缺失。这些基因位点的改变在转移骨肉瘤比原发性肿瘤多见,其中有些已被证实与骨肉瘤的形成有关,如异柠檬酸脱氢酶1和2的突变可能有助于软骨母细胞骨肉瘤和软骨肉瘤的区分。

　　(2)LOH中3q13位点的缺失:LOH中3q13位点的缺失包括*LSAMP*基因,*LSAMP*缺失与疾病的发展和患者的生存率相关。

　　(3)6p12-21表达上调:染色体的6p12-21位点的扩增出现在40%～50%的骨肉瘤中。在这一扩增区域中包含*Runx2*基因,它能促进成骨细胞分化。也有报道升高Runx2表达用于普通型骨肉瘤和化疗效果较差患者的治疗中。*VEGF-A*基因也位于6p12-21片段中,并且在骨肉瘤中也存在高表达,可能与促进血管生成有关。其他的高表达基因包括*E2F3*和*CDC5*。

　　(4)*8q*基因的高表达:染色体8q21-24区段也存在高表达,在45%～55%的骨肉瘤患者中,原癌基因*Myc*有高表达。

（5）染色体碎裂：在一些癌症中，染色体断裂然后又拼接在一起，从而导致几十到上百个起自发性基因组重排发生，这与缓慢积累点突变和更加微小的染色体重排模型不一致。这一过程被人称为染色体碎裂，在所有癌症及其不同亚型之间，它的发生率不低于2%～3%，而在骨癌中发生概率则为25%。

（6）遗传特征：患有遗传性视网膜母细胞瘤的患者有较高的患骨肉瘤的风险。在视网膜母细胞瘤染色体13q14上的 *Rb1* 基因是散在骨肉瘤（35%的肿瘤）中最常见的失活基因之一，突变主要位于编码区和启动子区。

（7）其他细胞周期相关基因的失调：*CDK4*（位于12q13-14）这一个细胞周期蛋白依赖性激酶基因的高表达在10%的肿瘤中检测出来，同样，在骨肉瘤中细胞周期蛋白E的高表达也有报道。9p21和 *CDKN2A* 基因的缺失在15%的骨肉瘤中发现。*CDKN2A* 的缺失可以降低细胞存活率并与MSC发展成骨肉瘤这一过程有关。

（8）在佩吉特型骨肉瘤中的基因变化：潜在的佩吉特病的易突变位点已经有些研究，TNFRSF11A（18q22.1）编码的核转录因子受体激活剂（RANK），是RANKL的受体，在破骨细胞形成中至关重要。TNFRSF11A的突变在佩吉特病患者中较少。RANK通路下游的分子是SQSTM1（5p35）编码的P62蛋白，一种泛素结合蛋白。在家族性和散发的佩吉特病中有报道 *SQSTM1* 基因在生殖细胞和体细胞中发生突变，而且体细胞中 *SQSTM1* 突变已在佩吉特骨肉瘤中有报道，该突变影响泛素的结合域，从而使P62蛋白难以降解，导致了对RANKL信号的超敏感。

3）毛细血管扩张型骨肉瘤

毛细血管扩张型骨肉瘤是高度恶性的成骨性肿瘤，其特点是组织间隙中充满了血液。它是骨肉瘤中一种少见的亚型，占整个骨肉瘤的4%。发病年龄多为20～30岁，男性患者占多数。原发毛细血管扩张型骨肉瘤大多数位于股骨、胫骨和肱骨等长管状骨，少数位于肩胛骨、骨盆和胸骨、脊柱或颅骨，极少数可位于骨外如肠系膜，也有其他骨肉瘤去分化。临床表现类似普通型骨肉瘤。在25%的病例中出现病理性骨折。大量的骨质破坏可能是发生病理性骨折的原因。X线显示肿瘤具有广泛的骨质破坏能力，并向软组织延伸。大部分病灶位于干骺端，且通常伸入骨骺内部。该肿瘤常扩展到骨皮质或破坏皮质。MRI高信号强度显示多个囊性病灶，有骨骼外扩展的肿瘤，类似动脉瘤样骨囊肿，但囊壁、间叶分隔、结节和固体成分都是异常的。镜下检查显示充满血块的出血多囊性病变，肉质或硬化区域较少见。

4）小细胞骨肉瘤

小细胞骨肉瘤是一种罕见的高度恶性的骨肉瘤。其发病率低，占所有骨肉瘤的1%～4%。发病年龄5～83岁，男女发病率近乎相等。超过半数的小细胞骨肉瘤位于长骨的干骺端。临床及影像学和显微镜下特征均与普通型骨肉瘤相似。因此本病的术前诊断较困难。影像学主要表现为软组织肿块、骨质破坏、新骨形成、骨膜反应。光镜下小细胞性骨肉瘤由相对较小（6.7～15 μm）的圆形或梭形细胞组成，瘤细胞间含有不等量的骨样组织,可呈灶性、纤细、花边条带状。预后较普通骨肉瘤差。肿瘤可破坏骨皮质,突破髓腔形成肿块侵入周围组织,多数肿块内部伴有钙化。半数以上患者出现骨膜反应及软组织包块。

5）继发性骨肉瘤

继发性骨肉瘤是指在原先某种骨疾患基础上所发生的骨肉瘤,如在骨母细胞瘤、骨纤维结构不良、内生性软骨瘤、骨软骨瘤等良性骨肿瘤或瘤样病变的基础上发生;此外佩吉特病、先天性成骨不全、慢性骨髓炎及各类骨疾患在放疗后的基础上也可发生,继发性骨肉瘤远比原发性骨肉瘤少见,病理性改变与原发性骨肉瘤相同,同样也可在骨巨细胞瘤及脊索瘤基础上发生骨肉瘤。

6）骨旁骨肉瘤

骨旁骨肉瘤是一种少见的特殊类型的骨肉瘤,占所有骨肉瘤的4%。70%的骨旁骨肉瘤发生在股骨下端的骨皮质,属于低度恶性的骨肉瘤。骨旁骨肉瘤主要发病于青少年,女性患者略多于男性。

X线片表现为骨表面有蘑菇状的肿块,组织学为层状排列、形状不规则的骨小梁和高度纤维化的梭形细胞间质;由于骨小梁分化较好和成纤维细胞样瘤细胞异型性不明显,并可含有软骨成分,易将其误诊为骨化性纤维瘤或骨软骨瘤等良性病变。骨旁骨肉瘤尽管属于低度恶性,但若误诊常会引起局部复发。多次复发后,瘤细胞密度及异型性加大,可增加去分化率。

7）骨膜骨肉瘤

骨膜骨肉瘤是起源于骨外膜的中低度恶性成软骨细胞型骨肉瘤,为骨肉瘤的一个亚型。好发于长骨骨干或干骺端与骨干交界处,以胫骨近段最为常见,也可累及股骨、肱骨、尺骨等。大体观察肿瘤呈蓝灰色,与骨表面接触广泛,其内可见垂直于骨皮质的放射状钙化或骨化。镜下见肿瘤由大量分叶状软骨组织构成,内含相对成熟的骨组织,以软骨成分为主。

病理检查见软骨小叶中有骨小梁形成或见纤细的带状或花边状骨样组织,对骨膜骨肉瘤具有重要的诊断价值。骨膜骨肉瘤通常只侵犯骨皮质表层,表现为骨皮质表面粗糙、不规整凹陷或局限性破坏。

8）高级别表面骨肉瘤

高级别表面骨肉瘤是表面骨肉瘤中最为少见的亚型,仅占表面骨肉瘤的4%。好发年龄10～30岁,男性高于女性。股骨为常见发病部位。临床表现为在骨皮质表面形成兼有溶骨和成骨表现的肿块,肿块与皮质骨接触广泛,多数病例可见垂直于受累骨长轴的病灶内线性钙化。肉眼可见多位软骨样新生物,界限清楚,呈蓝灰色。肿瘤绝大部分由低中度异型的成软骨细胞组成。

（肖剑如,李劲松,马国力,罗剑）

第三节 骨 肉 瘤

骨肉瘤是原发于骨的最常见的恶性肿瘤,其组织学主要表现为增生性的梭形细胞,以生成类骨质或不成熟骨为特征。骨肉瘤好发于青少年,在青少年恶性肿瘤中居第二位,仅次于白血病;但与其他肿瘤相比,骨肉瘤的发病率较低,约占所有恶性肿瘤的1%。骨肉瘤在各年龄段患者均有发现,但其发病高峰主要集中于两个年龄段,主要高发年龄为15~19岁,次高发年龄段在75~79岁。男性发病率比女性略高(1.2~1.5∶1)。尽管骨肉瘤可以发生于全身任何骨骼,但更容易发生于生长较快的部位,特别是长骨的干骺端(股骨远端>胫骨近端>股骨近端)。在青少年骨肉瘤中,这几个部位的原发肿瘤几乎占了全部;而在老年病例中,发病部位则更为多样化,比如在中轴骨和颅骨中也有发现。

约20%的患者在确诊时发现有明确的远处转移,最常见的是肺转移;而几乎所有患者在确诊时都可能已存在微小转移灶。对骨肉瘤的治疗方法包括手术切除原发灶以及用化疗清除微小转移灶。得益于新辅助化疗方法的应用,骨肉瘤的5年生存率,25岁以下未发生转移的年轻患者约有70%,60岁以上未发生转移的患者也有约45%。但一旦发生转移,患者5年生存率则低于30%。因此,对骨肉瘤转移机制的研究,将是今后要努力的重点。

一、骨肉瘤的病因和发病机制

和其他许多肿瘤一样,骨肉瘤的具体病因及发病机制至今尚不清楚。已知骨肉瘤好发于青春期快速生长阶段,且好发部位位于骨骼生长最快处,约有56%的肿瘤发生在膝关节附近,提示其发生与骨的快速生长有相关性。其次,骨肉瘤在女性中的峰值年龄比男性略早,这可能是因为青春期女性发育要比男性早的缘故。佩吉特病患者由于骨的过度破坏和生长,患骨肉瘤的概率也比正常人高。

根据肿瘤原发灶的位置和对肿瘤标本进行的分子标志物分析,最初人们认为骨肉瘤起源于成骨细胞或成骨前体细胞。然而近期越来越多的研究结果提示:骨肉瘤起源于MSC,正是MSC发生了恶性转化才使骨肉瘤具有了某些成骨细胞的表型,在骨肉瘤病灶区可以见到大量增殖的恶性MSC和肿瘤细胞产生的类骨质。MSC是一种具有多向分化潜能的细胞,可以分化为骨、软骨、脂肪、神经以及肌细胞。在MSC成骨分化过程中,自前成骨细胞到成熟骨细胞,分化和增殖之间的平衡有着严格的调控。一旦这个平衡被打破造成增殖不受控制,或者分化早期受到阻断,就有可能导致骨肉瘤发生。根据细胞表型,骨肉瘤可以分为几个亚型:成骨型占70%,而软骨型和纤维型各占10%。

1. 环境因素

物理、化学及生物性因素都可能是骨肉瘤发生的诱发因素,其中紫外线及辐射的作用已经被证实。最早把放射与骨肉瘤联系到一起的是对镭夜光表工人的观测,这些工人的主要工作就是在表盘上刷荧光粉,由于长期接触射线,他们发生骨肉瘤的概率明显比正常人群高。但对于青少年,由于接触射线诱发的骨肉瘤只占了所有病例的2%左右,接触射线到发生骨肉瘤之间间隔10～20年。在对儿童实体瘤进行放射治疗后,有5.4%的患者可继发肿瘤,其中约25%为肉瘤。其次,一些化学物质,如烷化剂、铬盐、氧化铍、硅酸锌铍、石棉、苯胺染料等也可以引起骨肉瘤的发生。

2. 遗传因素

尽管大多数骨肉瘤病例都是散发的,然而基因和遗传因素也在某些患者中起主导作用。已知的能诱发骨肉瘤的遗传相关疾病有遗传性 *Rb*、利-弗劳梅尼综合征、Rothmund-Thomson综合征以及Werner综合征。这类疾病的共同特点是参与细胞周期调控或DNA代谢的基因发生突变,这也许可以为研究骨肉瘤的发生机制提供线索。

视网膜母细胞瘤是一种发生于视网膜的恶性肿瘤,其特征为 *Rb* 基因突变。该肿瘤在出生时即可发生,且几乎只限于幼年发病。约有40%的患者有遗传性 *Rb* 基因失活,而该基因是调控细胞周期的重要基因之一。有遗传性 *Rb* 基因失活的患者极易发生继发性肿瘤,其中60%为肉瘤,而这些肉瘤中约有一半为骨肉瘤。相反,散发的视网膜母细胞瘤患者发生骨肉瘤的可能性则低得多。

利-弗劳梅尼综合征是一种家族性的肿瘤综合征群,患病成员可以发生广谱的肿瘤,包括乳腺、软组织、肾上腺、脑、血液以及骨的恶性肿瘤。许多患者发现有生殖细胞 *P53* 基因失活突变,该基因参与调控细胞周期以及维持基因组的完整性。尽管直接由于利-弗劳梅尼综合征征引起的骨肉瘤病例数不多,但在骨肉瘤患者中,*P53* 基因突变却非常常见,提示该基因在骨肉瘤发生中起重要作用。

人RECQ解旋酶家族包括5个成员:WRN、BLM、RECQL4、RECQL1以及RECQL5。Rothmund-Thomson综合征患者中约有2/3表现为 *RECQL4* 基因失活,研究表明该基因的突变与这些患者骨肉瘤的高发密切相关。在一项包含33例Rothmund-Thomson综合征患者的研究中,无 *RECQL4* 失活的10例患者无一例发生骨肉瘤,而另外23例有该基因突变的患者中,骨肉瘤发病率为每年5例左右。Werner综合征表现为 *WRN* 基因失活,Bloom综合征为 *BLM* 基因失活,这两种遗传疾病患者也都有好发骨肉瘤的倾向。

佩吉特病尽管好发于较年长的成年人,但其与骨肉瘤的发生也存在密切关联。佩吉特病的特点为破骨细胞过度活跃引起的骨溶解加速,继之伴有不规则的新骨形成。约有2%的佩吉特病患者最终会发展为骨肉瘤,遗传和环境因素在这个过程中都有可能发挥作用。*SQSTM1* 基因突变在家族性及非家族性佩吉特病患者中都有发现,约30%的患者中存在该基因的失活。虽然佩吉特病患者破骨细胞活性增加,但在骨肉瘤患者中并没发现 *RANKL* 基因突变。

3. 细胞和分子异常

在一些肉瘤中，如滑膜肉瘤、肺泡横纹肌肉瘤以及尤因肉瘤，都存在特定位点的染色体移位现象，但在骨肉瘤中并没发现特征性的移位及基因突变可以用于早期诊断及肿瘤标志物检测。大多数骨肉瘤表现为多种类型的染色体结构异常，而且在各种骨肉瘤细胞中差别巨大。这些细胞中有非特异性的抑癌基因失活（如 *P53*、*Rb* 等）以及癌基因激活（如 *Myc* 和 *Her-2* 等）。

（1）细胞遗传异常：骨肉瘤中已经发现有多种细胞遗传的异常。早期研究发现骨肉瘤中存在多种克隆性染色体异常、数目异常（+1、−9、−10、−13、−17）、6q 部分或完全缺失、染色体区域重排［1p11-13（15%）、1q10-12（19%）、1q21-22（14%）、11p15（17%）、12p13（15%）、17p12-13（14%）、19q13（17%）、22q11-13（15%）］。近期的一些研究对其染色体改变进行分析，发现最常见的染色体扩增区在 6p12-p21（28%）、17p11.2（32%）以及 12q13-q14（8%），染色体缺失主要为 2q、3p、9、10p、12q、13q、14q、15q、16、17p 以及 18q，还发现 Xp、Xq、5q、6p、8q、17p 及 20q 也存在扩增现象。这些研究提示骨肉瘤细胞基因组成极其复杂且不稳定。

（2）抑癌基因通路：主要包括 Rb 通路、P53 通路。生殖细胞 *Rb* 基因突变患者发生骨肉瘤的概率会升高。Rb 蛋白是细胞从 G_1 期到 S 期的转化中一个主要的调控因子，可以通过抑制肿瘤增殖来发挥抗肿瘤作用。该通路的其他成员包括 CDK4/6、Cyclin D1 以及 P16。CDK4/6 通过和 Cyclin D1 形成复合物对 Rb 蛋白进行磷酸化降解，而 P16 则对 CDK4/6 复合物有抑制作用。因此，Rb 和 P16 均有肿瘤抑制作用，其基因突变会导致限制点功能缺失。而 Cyclin D1 或 CDK4/6 的过表达则会导致 Rb 通路激活，并最终促使肿瘤生成。Rb 通路这些基因的异常在骨肉瘤病例中均有发现。然而，目前尚不清楚 *Rb* 基因的缺失或抑制是否与骨肉瘤的恶性程度相关，以及是否会影响患者的预后。

P53 基因位于染色体 17p13.1，是人类各种肿瘤中最常见的突变位点。如上文所述，利-弗劳梅尼综合征患者有 *P53* 基因突变，因而其患骨肉瘤的风险也很高。P53 蛋白在细胞对外界应激的反应中起主导性作用，其许多下游靶基因参与调控细胞周期以及凋亡。在参与细胞周期调控中，P53 和 Rb 通路间也有交叉作用。P53 通路激活时可上调其下游靶基因 *P21* 的表达。P21 是一种依赖 cyclin 激酶的抑制剂，抑制周期蛋白 D-CDK4/6 复合物或者周期蛋白 ECDK2 的激活，从而减少 Rb 蛋白的磷酸化降解，使细胞停滞在 G_1 期。另外，P53 在细胞 DNA 损伤及凋亡诱导中起主要作用，其功能缺失可诱发肿瘤发生。目前尚不清楚 *P53* 基因突变或功能缺失对骨肉瘤生物行为的具体作用，但有研究表明 *P53* 缺失的 Saso-2 细胞中，用腺病毒转入 *P53* 后会增加肿瘤细胞对化疗的敏感性。而另一些研究发现 P53 和骨肉瘤病理分级有关，如在低分化的骨肉瘤中 P53 表达也较高。

（3）癌基因激活：尽管许多癌基因都在骨肉瘤中发现有激活，但对特定基因激活的确切作用并不清楚。这些基因主要有 *c-Myc*、*c-Fos*、*Her-2*、*MET*、*SAS* 以及 *GLI*。c-Myc 和 c-Fos 在骨肉瘤标本中都发现有高表达，其中 c-Fos 是转录因子活化蛋白 1

(activator protein 1, AP-1)复合物的一个主要成分,有研究表明过表达c-Fos的小鼠更易发生骨肉瘤。c-Myc和c-Fos都高表达的骨肉瘤患者,生存时间比仅其中一个高表达的要短。*Her-2*是一种原癌基因,其编码产物为人类表皮生长因子受体2(human epidermal growth factor receptor 2, HER2)。在许多骨肉瘤中都发现Her-2有高表达,然而Her-2的高表达与骨肉瘤临床预后之间的关系却并不确切。

(4)端粒维持:端粒是人类细胞中染色体末端的重复DNA序列,随着细胞分裂而逐渐变短,到一定程度无法维持染色体稳定则会最终导致细胞死亡。肿瘤细胞可以通过延长端粒长度来逃避该死亡机制。端粒长度维持机制有两种:一种是通过端粒酶,这种酶可以在端粒末端加上重复序列避免其变短;另一种机制并不依赖端粒酶,通过同源重组方式维持端粒长度,称为端粒延长替代机制(alternative lengthening of telomeres, ALT)。在其他大多数肿瘤主要通过端粒酶机制逃避死亡,但超过50%的骨肉瘤中发现ALT是主要机制。近期有一些研究试图分析骨肉瘤中端粒维持与患者临床预后之间的关系,希望以端粒维持状态作为骨肉瘤预后的标志物。

(5)miRNA:是一种19～25个核苷酸长度的非编码RNA,通过和目标mRNA结合来沉默目的基因。近来一些研究发现,miRNA在骨肉瘤的发生发展中起重要作用。miR-34是P53蛋白的直接作用靶点,其功能也与P53相似,可以诱导细胞凋亡、使细胞周期停滞。在一些骨肉瘤细胞系中也发现miR-34高表达,导致肿瘤周期受阻、凋亡增加。原发性骨肉瘤中发现*miR-34*基因的启动子被沉默,其基因本身也有不同程度的缺失。对miR-140的研究发现其与骨肉瘤的化疗敏感性相关。外源性转入miR-140可以促进骨肉瘤细胞对甲氨蝶呤的化疗敏感,且过表达miR-140可以抑制骨肉瘤细胞的增殖,因此miR-140可能成为骨肉瘤化疗耐药的一个治疗靶点。miR-143在骨肉瘤细胞系及临床标本中都发现有表达下调。miR-143的一个作用靶点为Bcl-2,后者为一个重要的抗凋亡因子,miR-143通过沉默Bcl-2促进骨肉瘤细胞凋亡。而且miR-143表达的下调还与骨肉瘤肺转移率相关,可能机制为miR-43的抑制导致MMP13表达升高。另外,有研究证实miR-21在多种肿瘤中都有高表达,其作用是促进细胞增殖、迁移以及侵袭。在骨肉瘤中同样发现miR-21有高表达,对miR-21的抑制可以显著降低骨肉瘤细胞的增殖、迁移和侵袭能力。对骨肉瘤标本的研究发现RECK(reversion-inducing cysteine-rich protein with kazal motifs)可能是miR-21的一个直接作用靶点,RECK可能通过抑制MMP来降低骨肉瘤的转移和侵袭能力。

4. 微环境的影响

多数骨肿瘤好发于骨髓腔以及骨邻近组织,使得骨髓腔内微环境与骨肿瘤之间的关系也极为密切。骨髓腔内的微环境异常复杂,MSC、HSC、成骨细胞、破骨细胞、脂肪细胞、中性粒细胞、红细胞、T细胞、血小板和血管内皮细胞等诸多细胞类型悉数包含其中,更含有由这些细胞所分泌的多种细胞因子和信号分子,肿瘤细胞置身其中,每时每刻都在与微环境中的细胞发生着相互作用,其生物学行为更是受到微环境的复杂调控。

有研究发现,骨肉瘤和软骨肉瘤患者的外周血中含有MSC样细胞,和正常健康成人相比,其外周血中CD105$^+$、CD34$^-$和CD45$^-$细胞增加了9倍,与肿瘤生长有关的细胞因子如HGF和VEGF的含量也显著高于常人,说明在这些肿瘤的生长过程中,可能存在对骨髓微环境内MSC的募集和动员。

骨肉瘤除了可能起源于MSC之外,其生长和转移也受到骨髓微环境内MSC的调控。上海交通大学医学院附属第九人民医院骨科近年来对MSC在骨肉瘤生长和转移中的作用进行了系列研究,结果发现在荷瘤裸鼠动物模型中,尾静脉注射的绿色荧光蛋白标记的MSC,一段时间之后可趋化并整合到胫骨骨肉瘤原发灶中。进一步的研究发现,MSC和肿瘤细胞混合注射较单纯注射骨肉瘤细胞所产生的肿瘤体积明显增大,且肺转移率亦明显提高。体外细胞学和分子生物学研究发现,骨肉瘤细胞与MSC之间存在复杂的相互作用:骨肉瘤细胞通过分泌IL6促进MSC的增殖,并抑制其成骨分化;而维持原始未分化状态的MSC能够分泌更多的IL6,再促进骨肉瘤细胞的增殖和转移。以此为依据,在骨肉瘤动物模型中,应用IL6下游信号转导及转录激活因子3(signal transduction and activator of transcription 3, STAT3)抑制剂AG490,可阻断骨髓微环境对肿瘤细胞的激活,抑制肿瘤的生长和肺转移。同时骨肉瘤还会不断改造其周围微环境,作者团队研究发现骨肉瘤细胞系可以分泌TGFβ来抑制BMMSC的分化,促使微环境中多种促肿瘤细胞因子释放增加。可以预计,聚焦骨髓微环境对骨肉瘤生长的影响,对于其中分子机制进行深层次挖掘,将为骨肉瘤的治疗和药物筛选提供更多的关键靶点。

5. 骨肉瘤转移

骨肉瘤是一种极易发生转移的肿瘤,肺转移也是其致死的主要原因。虽然与其他大多数肿瘤一样,骨肉瘤发生转移的具体机制并不完全了解,但已发现与骨肉瘤转移相关的一些信号分子。

(1)埃兹蛋白(Ezrin,又名细胞绒毛蛋白):埃兹蛋白是一种细胞骨架与细胞膜的连接蛋白,为埃兹蛋白/根蛋白/膜突蛋白(Ezrin/Radixin/Moesin, ERM)家族的成员。埃兹蛋白在多种肿瘤中都有发现高表达,其中一些还与肿瘤的不良预后有关。现在认为埃兹蛋白在细胞间的信号转导中起重要作用,而这些跨细胞的信号与肿瘤细胞的迁徙和转移有关。在一项对19个骨肉瘤患者的研究发现,埃兹蛋白免疫组化高表达的患者发生转移及复发的概率比低表达的患者要高出80%。

(2)膜联蛋白2(Annexin 2):是膜联蛋白家族的一员,具有Ca^{2+}依赖性结合磷脂、细胞骨架蛋白的重要特性。既往研究发现骨肉瘤转移灶中膜联蛋白2的表达较原发部位要低,膜联蛋白2在一系列人骨肉瘤转移灶及转移细胞系中都发现有低表达,但这些研究没有完全阐明膜联蛋白2在骨肉瘤转移中的作用究竟是抑制还是促进。膜联蛋白2的高表达并不能改变成骨细胞的运动、黏附或者增殖能力,但可以促进其分化。因此,可能细胞中通过抑制膜联蛋白2的表达而导致成骨分化过程受阻,进而增加骨肉瘤的恶性程度,而不是促进其增殖。

（3）基质细胞衍生因子1/趋化因子受体4（stromal cell-derived factor 1/chemokine receptor 4, SDF-1/CXCR4）：SDF-1在细胞骨架重排、内皮细胞黏附以及定向迁移中起重要作用。SDF-1在血管内皮细胞表面表达,并在多种组织如骨髓、肺、肝脏等处表达分泌。SDF-1通过与CXCR4相互作用来实现趋化效应。CXCR4/SDF-1轴在许多肿瘤的进展中都起关键性作用。SDF-1可以促进骨肉瘤细胞的迁移、黏附以及增殖,而在小鼠的实验模型中应用CXCR4的抑制剂T134后,骨肉瘤的肺转移率极大降低。作者团队之前的研究也发现,给小鼠尾静脉注射MSC后,干细胞可以通过CXCR4/SDF-1轴迁移到骨肉瘤原发灶部位,并促进原发部位骨肉瘤细胞的肺转移。

（4）Fas通路：Fas是TNF家族中的一个成员,其本质为一类跨膜蛋白,通过与其受体结合诱导靶细胞的凋亡。在许多肿瘤中都发现该通路的抑制可以使细胞获得转移能力,其中也包括骨肉瘤。小鼠模型中证实低表达Fas的骨肉瘤细胞易于发生肺转移,在使Fas高表达后则可以显著降低肺转移率。Fas的高表达还可以增强骨肉瘤的细胞凋亡。因此,骨肉瘤细胞可能通过Fas的表达抑制避免在宿主肺内被清除,从而导致肺转移发生,这也提示Fas通路可能成为骨肉瘤治疗的靶点之一。

二、骨肉癌的诊断

1. 临床表现

最早出现的临床症状是疼痛,多为隐痛,活动后可加重,夜间痛明显。若有溶骨性改变,患者可因病理性骨折来就诊。患部出现肿块,增长速度较快,常以月计,肿块增大常可以引起邻近关节活动受限,反应性积液。肿瘤体积常因肿瘤部位深浅以及侵犯软组织而大小不一,当瘤体较大时可出现表面血管怒张。患者自出现症状到就诊时间多在2~4个月内,就诊时患者全身状况通常较好,当疾病发展到后期可出现发热、体重下降、贫血等全身症状。伴肺转移者初期肺部可无症状,晚期可有咯血、呼吸困难等。

2. 辅助检查

X线片检查是骨肉瘤诊断的重要手段,骨肉瘤可表现为成骨性、溶骨性或混合性,单纯成骨或溶骨者不多见（见图8-3-1）。病变可突破骨质在周围软组织中形成肿块影。骨膜反应可呈Codman三角或日光放射样表现。对骨肉瘤而言,MRI检查是显示肿瘤在髓内及周围软组织中范围的最佳手段。CT扫描通常对骨肉瘤定性帮助不大,但可以检测出肺部转移情况,且有助于切除肿瘤后保肢手术的规划。对于骨肉瘤转移灶检查而言,全身骨扫描可以发现骨肉瘤的原发部位以及骨骼外的转移部位。骨肉瘤没有特征性肿瘤标志物,但在许多患者中都发现有血清乳酸脱氢酶以及ALP升高,且两者均与不良预后有一定相关性。

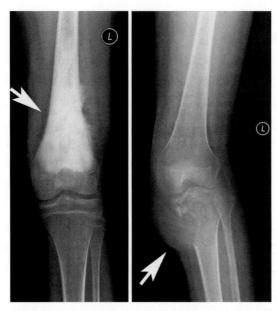

图8-3-1　骨肉瘤典型X线片表现,可表现为成骨性(左)以及溶骨性(右)改变

3. 病理分型及分级

1)病理分型

按发生部位分为中心型和表面型两大类。

(1)中心型(髓性)骨肉瘤:发生于骨内,除分化好低度恶性类型外,均为高度恶性骨肿瘤。① 普通型骨肉瘤:是最多见的一种类型,发生于骨内,随后破坏骨皮质以致侵犯周围组织。发病年龄多为10~20岁。影像学可为硬化型或溶骨型,但更多为混合型。病理形态复杂多样,可进一步分为骨母细胞型、软骨母细胞型、成纤维细胞型或纤维组织型等亚型,但治疗及预后上无重要区别。② 骨内分化好低度恶性骨肉瘤:少见,约占骨肉瘤总数1%,为一组骨内分化好的骨肉瘤,主要由纤维及骨组织组成,伴有轻度细胞异型性及少量核分裂象,预后较好。X线片表现可与骨纤维异常增殖症相似,易被误诊为良性疾病,但其边界不清,骨皮质有破坏现象。③ 圆形细胞骨肉瘤:少见,约占骨肉瘤总数1%,具有尤因肉瘤和骨肉瘤特征的一种类型,主要由小圆细胞构成,但可直接形成类骨质或骨质。因其对放疗和化疗反应与普通骨肉瘤不同而独立分型,具有较高的放化疗抵抗,预后差。④ 血管扩张型骨肉瘤:肿瘤组织内有多量相互连接的血腔,这些血腔大小不等,常伴纤维组织分隔及多核巨细胞,常被误诊为动脉瘤样骨囊肿,但有明显间变瘤细胞实体区,也是一种少见的骨肉瘤,约占1%,预后极差。

(2)表面型骨肉瘤:发生于骨表面的骨肉瘤,除了极少数分化差、高度恶性的以外,一般预后较好。① 骨旁(皮质旁)骨肉瘤:约占骨肉瘤的4%,发生于骨的外表面,呈高度分化组织结构的一种类型,是预后最好的一种类型。临床上肿瘤生长较慢,瘤体位于骨旁,呈分叶状或结节状,以一宽阔基底附着在骨皮质上,肿瘤附着部以外瘤组织常保留有骨膜,不与骨皮质直接相连,晚期可穿破骨皮质侵犯骨髓腔。肿瘤主要由大量骨小梁构成,骨小梁多比较成熟,具有层次结构,小梁间为纤维组织分隔,成纤维细胞具有轻度异型性,少见核分裂象,偶见局部软骨区,具有高分化软骨肉瘤样改变。② 高度恶性骨旁(表面型)骨肉瘤:其发生部位与骨旁骨肉瘤相同,但组织分化差,异型性明显。其预后相当于普通型中心性骨肉瘤,是表面型骨肉瘤中较少见一类。③ 骨膜骨肉瘤:可发生于任何年龄,半数发生于20~30岁。X线片见瘤体位于骨皮质表面,延伸至周围软组织,但不侵犯骨髓腔。病理见肿瘤主要位于骨外,基底附于骨皮质上,仅轻度浸润骨皮质,不侵入骨髓腔,肿瘤由大量分叶状软骨性组织组成,呈低度或中度恶性软骨肉瘤样改变,软骨内可出现钙化或软骨内化骨。此外,在软骨小叶之间还可见异型梭形细胞,这些梭形细胞直接形成肿瘤性类骨质或骨质。其恶性度介乎于骨旁骨肉瘤和高度恶性骨旁骨肉瘤之间。

2)病理分级

基于细胞和组织分化程度,可将骨肉瘤分为以下三级。Ⅰ级:瘤细胞分化程度较高,略呈异型性改变,瘤巨细胞较少,富含骨样组织,核分裂象少见,每个高倍视野仅见0~1个。Ⅱ级:瘤细胞分化较差,具有一定的异型性,瘤巨细胞较多,骨样组织中等量,核分裂象亦较多,每个高倍视野有2~3个。Ⅲ级:瘤细胞分化差,具有明显的异型性,瘤巨细胞多见,骨样组织较少,核分裂象多见,每个高倍视野有3个以上。

三、骨肉瘤的治疗

在20世纪70年代以前,骨肉瘤患者在原发灶行积极的外科手术切除后,整体2年生存率只有10%~20%。单纯接受手术切除和(或)放疗的患者中80%~90%会发生转移,因此几乎所有患者在确诊骨肉瘤当时就可能已经存在微转移灶。在随后的30~40年间,随着新辅助化疗的应用,无明显临床转移的骨肉瘤患者生存率升至65%~75%。如同保肢手术技术以及影像诊断技术的进步一样,化疗方法的发展对骨肉瘤预后的提高有着至关重要的作用。

1. 化疗

对骨肉瘤患者的系统治疗开始于联合应用高剂量的甲氨蝶呤、阿霉素、顺铂、异环磷酰胺以及依托泊苷。联合应用这些化疗药物治疗骨肉瘤已经被认为是化疗发展中的里程碑。新辅助化疗(术前化疗)的最初应用是由于保肢治疗过程的需要。因为当时保肢治疗所需的定制假体的制作需要数周到数月才能完成,所以新辅助化疗用于填补活检到手术切除之间的等待时间。然而人们却发现应用新辅助化疗之后,一些临床试验证实患者生存率以及保肢的成功率都有明显提高。大量临床证据表明化疗后肿瘤组织坏死率若大于90%则其预后情况较好。美国斯隆-凯特林纪念癌症中心的研究表明,对于化疗后肿瘤坏死度较低的患者,可使用强化或者根据个体情况改变术后化疗方案以提高治疗效果,但随后大样本病例的长期随访研究却未能支持这个结论。强化化疗确实有助于提高肿瘤对化疗的敏感性,但这些患者的长期效果似乎并无太大提高。欧洲及美国一些机构也正在对该问题开展一系列大规模的临床试验研究。

骨肉瘤治疗中各种化疗药物其特定的作用也成为许多研究的热点。例如,高剂量的甲氨蝶呤的作用也存在一些争议,有些研究认为它在化疗中作用并不重要,而另外一些研究认为很重要。欧洲骨肉瘤协作组(European Osteosarcoma Intergroup, EOI)的标准化疗方案就是联合应用顺铂及阿霉素两种药物,其理由是他们的研究并未发现加用其他药物能提高总体生存率。另外,尽管骨肉瘤化疗中也经常用到博来霉素、环磷酰胺和放线菌素D,但随后的一些研究认为联合应用这些药物并无明显效果,因而在骨肉瘤治疗中也都被逐步剔除掉。而异环磷酰胺,无论是单独使用还是与依托泊苷联用,研究表明其对骨肉瘤转移灶有一定作用,但对骨肉瘤原发灶的治疗效果却存在相当的争议。美国的一项随机对照临床试验(INT-0133)对骨肉瘤进行标准化疗(顺铂、阿霉素以及甲氨蝶呤)之外还使用异环磷酰胺/依托泊苷和胞壁酰三肽磷酯酰乙醇胺(muramyl-tripeptide-ethanolamine, MTP-PE),结果表明异环磷酰胺对治疗结果无明显改善,相反应用MTP-PE后整体生存率有较为显著的提高(70% *vs* 78%)。

(1)术前化疗效果:可根据临床反应、影像学改变和组织学检查进行评估。① 临床反应:疼痛症状减轻是骨肉瘤对化疗反应的最明显的表现,其次是肿块变小,肢体发热、水肿情况减轻。② 影像学改变:化疗效果良好的病例,X线片及CT检查可见软组织包块缩小或完全消失,病理性骨折可见骨折处新骨生成并钙化成熟,血管造影可见肿瘤血供减少甚至消失,MRI及ECT检查见肿瘤范围缩小,边界变清。③ 组织学检查:将术前活检标本与术后切除样本做组织学比对分析,分析其发生坏死情况。根据这些检查结果对其预后可以做一定程度的评估。

(2)化疗的不良反应:化疗药物的应用常会导致各种不良反应,主要包括以下几种。① 胃肠道反应:常发生在用药后的1~2 d,可持续3~4 d。因常给予泼尼松及其他对症药物,反应多不严重,表现为恶心、呕吐、食欲减退,个别人表现为上腹痛,可经对症处理好转。② 骨髓抑制:用药后多有白细胞计数下降,少数病例白细胞计数可降至2×10^9/L以下,白细胞计数减少多出现在给药后1~2周内。可用升白细胞药物使细胞数升高。若白细胞计数减少到3×10^9/L以下,需注意预防感染。③ 肝功能受损:大剂量化疗治疗后,约有1/3的患者可出现转氨酶升高,持续时间可在1周至数月不等,但大多可于3周内自行恢复。④ 心肌受损:阿霉素对心肌细胞有损害,可以出现心悸、期前收缩、T波低平、倒置等症状。⑤ 感染:因免疫系统受到一定程度抑制,以及白细胞计数下降等因素,可出现疖肿、败血症等,需及时发现治疗。⑥ 溃疡:表现为口腔、阴道等处黏膜溃疡。

2. 化疗耐药及其机制

肿瘤发生化疗耐药可以是原发的,也可以是获得性的。通常肿瘤对初次化疗无反应,其机制为原发性耐药。而在初次化疗之后发生复发,则为获得性耐药,其机制为基因突变发生导致对化疗药物的抵抗。化疗药物灭活、药物作用靶点突变、药物摄取减少、清除加快以及DNA损伤修复增强都可以促进肿瘤的原发性以及获得性耐药。

骨肉瘤是一种相对化疗抵抗的恶性肿瘤,最初应用单一化疗药物结果不甚理想,随后联合化疗药物的应用获得了较好的治疗效果。尽管联合化疗使生存率有了显著提高,但化疗后复发率仍然相对较高。骨肉瘤何时会发生化疗抵抗仍然是一个未解之谜。一种观点认为化疗可以改变骨肉瘤细胞,使其获得对该药物的抗性。而另一种观点则认为,对化疗药物有耐药作用的骨肉瘤细胞从一开始就存在,化疗药物的应用使得敏感细胞被杀死,而耐药细胞得以生长(见图8-3-2)。骨肉瘤细胞对不同化疗药物的耐药机制也不尽相同。

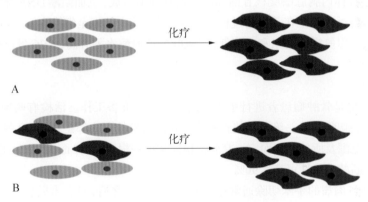

图8-3-2　骨肉瘤发生化疗耐药机制

注:一种观点认为化疗可以改变骨肉瘤细胞,使其获得对该药物的抗性(A);另一种观点则认为,对化疗药物有耐药作用的骨肉瘤细胞从一开始就存在,化疗药物的应用使得敏感细胞被杀死,而耐药细胞得以生长(B)

(1)顺铂:骨肉瘤对顺铂的耐药可能有几个方面的原因,如减少细胞内药物的聚集、对顺铂的灭活、增强DNA损伤修复能力以及信号通路的激活紊乱。很可能同时存在几种机制共同促使骨肉瘤细胞发生顺铂耐药。目前还没有发现细胞中存在转运顺铂内流的载体物质,另外,研究证实顺铂并非通过简单扩散进入胞内,顺铂如何进入胞内的具体机制尚不清楚。多重耐药相关蛋白2(multidrug resistance associated protein, MRP2)在骨肉瘤的顺铂耐药中起重要作用,MRP2可以把胞内的顺铂泵出胞外,高表达的MRP2也可以在体外显著增强骨肉瘤对顺铂的耐药性。顺铂耐药的骨肉瘤中发现有DNA错配修复的关键蛋白的突变或表达抑制,且骨肉瘤中原本存在P53的突变,二者共同促使这些有耐药作用的细胞中存在大量DNA缺陷而不发生凋亡。信号通路的激活紊乱在骨肉瘤发生顺铂耐药中可能起主要作用,许多模型中都发现Her2/neu的过度激活能促使骨肉瘤发生顺铂耐药。Her2-neu、Ras-MAPK以及PI3K-Akt激活下游信号通路,抑制促凋亡通路激活,最终导致耐药发生。

(2)阿霉素:阿霉素可以插入细胞DNA碱基对,并且稳定拓扑异构酶Ⅱ从而防止DNA双股螺旋再结合在一起,阻碍DNA的转录和复制过程。阿霉素耐药也有几个不同的因素引起,包括加速从胞内泵出、拓扑异构酶Ⅱ的异常以及增强DNA修复过程。虽然阿霉素耐药是多种因素的共同结果,但膜转运机制在其中可能起主要作用。ATP结合盒蛋白(ATP-binding cassette protein, ABC蛋白)是一大类膜转运蛋白,其功能是保护细胞免受毒性伤害,其中和骨肉瘤最密切的是P糖蛋白(P-glycoprotein, p-GP;又名MRP1)。骨肉瘤细胞系中发现有p-GP的高表达,并与骨肉瘤的阿霉素抵抗有关。体外研究证实干扰素可以下调骨肉瘤细胞系中p-GP的表达,以及用干扰RNA技术抑制p-GP基因表达,均可以促进骨肉瘤对阿霉素的敏感性。

(3)甲氨蝶呤:是叶酸的结构类似物,其主要的作用机制是抑制二氢叶酸还原酶(DHFR),干扰体内胸腺嘧啶核苷酸和嘌呤核苷酸的合成,从而阻断DNA合成。甲氨蝶呤产生耐药可以发生在其代谢过程的各步骤中:减少转运至细胞内,二氢叶酸还原酶突变导致与甲氨蝶呤的亲和力降低,二氢叶酸还原酶水平升高,ABC蛋白排出药物活性增加。

3. 手术

通常活检是骨肿瘤患者进行手术前的一项必要准备工作。活检有两种形式:穿刺活检和完整切除活检。绝大多数骨肿瘤患者行活检的方式都是穿刺,穿刺部位需要根据肿瘤的范围及所处位置而定。穿刺活检通常用一根直径0.7 mm的细针进行,对骨肿瘤总体诊断的准确性可高达90%。

原发性骨肉瘤的手术切除通常在完成新辅助化疗之后,且在术后也要进行化疗。骨肉瘤手术治疗的根本原则是完整切除肿瘤组织。在20世纪70年代前,骨肉瘤手术还是以截肢为主的根治性手术,但现在超过85%的患者采用保肢性的扩大切除术。虽然缺乏随机对照试验的证据,但一些回顾性研究表明截肢患者的生存率并不优于保肢患者。目前骨肉瘤患者保肢手术后原发部位肿瘤复发率为5%～10%,和截肢手术相比无明显差异;而且截肢手术并不能保证原发部位肿瘤灶被完全清除。如果这些病变组织未能被发现,那么复发率将会高达20%。保肢治疗的骨肉瘤患者术后并发症会比截肢的要高,但随着技术的进步,这些并发症的发生率也在逐步下降。发生病理性骨折以及在术前化疗期间发生骨折的患者可能不适合进行保肢手术。如果手术无法切除到足够的安全边界,则只能行截肢手术。

手术切缘阴性以及肿瘤对化疗的敏感性和术后复发情况直接相关。手术切缘阴性的患者,如果术前化疗肿瘤坏死率低于90%,其复发概率高达30%。保肢手术的重建方法包括自体骨移植(带或不带血管蒂)、大段异体骨移植以及金属假体的植入。这三种方法有着各自的优点和不足,手术方法的选择需要考虑肿瘤发生的位置、患者年龄、化疗的种类等因素。

不带血管蒂的自体骨移植通常取自髂骨等部位,对小的骨缺损有很好的效果,但取材部位的并发症及取材有限也使其应用受到限制。带血管蒂的自体骨移植(如带血管蒂的腓骨)的效果也非常不错,因为移植骨可以和周围骨质整合到一起,并通过功能锻炼而得以重塑力线,但可能发生供区部位的并发症。

异体骨移植没有取材部位并发症的问题,但其主要缺点在于和宿主骨的融合,易发生骨不连或者骨折。异体骨移植用于重建长骨干的另一个优点在于可以避免损伤骨骺,有利于保留干骺端及关节面。骨关节的异体移植可以用于关节附近的肿瘤,如肱骨近端、股骨远端以及胫骨近端肿瘤。骨肉瘤化疗后行骨关节的异体移植,60%～70%的患者可以取得比较满意的疗效。异体骨移植中发生感染的比例为10%～15%,且另有10%～25%的可能会发生骨不连,而接受化疗的患者中更容易发生这些并发症。如果发生感染则需要取出移植的异体骨,骨不连发生时则需要进行翻修手术并行自体骨移植。由于异体骨被宿主骨爬行替代过程中会有力学性能的降低,约有20%的患者会发生骨折。一旦发生骨折,可能需要移除并更换植入异体骨或内植物。

金属假体可以让术后肢体功能得以重建但最大的问题在于可能会发生松动,感染也是一个主要风险,据文献报道发生率为0～35%。假体的使用时限受许多因素的影响,非负重关节处如肱骨近端假体寿命相对要更长。假体失败的结果是灾难性的,可能会导致截肢。对于青少年骨肉瘤患者的保肢治疗,可延长假体的应用使得5年内发生翻修的比例低于15%。当患者骨骼完全发育成熟后,这类假体需要更换为普通类型。

异体骨-假体是保肢手术的另一个选择,其优点是把传统的关节置换与异体骨移植结合起来,可以保留患者的骨量储备。由于新型假体及异体骨移植技术的进步,关节融合术现已极少应用,但它仍然是保肢治疗的一个备选方案。该技术的优点在于,一旦融合完全,患肢使用寿命会较长,甚至可以从事较重的体力劳动。

4. 对复发及转移的治疗

相比原发部位骨肉瘤患者60%～70%的5年生存率,临床发生转移的骨肉瘤患者预后要差很多。大约有20%的患者在就诊时即发生可检测的远处转移,其总体5年生存率不到30%。目前除一些临床试验外,对发生转移的骨肉瘤患者尚无标准的治疗方法。骨肉瘤转移灶与原发部位的治疗应当并重,其方法通常是手术切除所有已知的转移灶。这些接受完全切除转移灶手术的患者,5年生存率超过40%。对于复发,首选治疗方法也是手术切除。复发性骨肉瘤预后较差,复发后长期生存率一般低于20%。由于骨肉瘤是一种致命性疾病,必须尽量切除所有转移病灶。二次切除术后约有1/3的患者存活可以超过5年或者更久。只要复发病灶可以手术切除且患者可耐受再次开胸手术,多发转移的患者仍然有可能被治愈。

综上所述,肿瘤研究的主要目标是确定影响预后的因素以及找到治疗靶点。近年来对骨肉瘤基础生物学的研究成为热点,并使人们对骨肉瘤的发病机制更为了解。本章主要介绍了与骨肉瘤发生有关的环境和遗传因素，以及细胞内相关的信号通路、基因组完整性、癌基因等的影响。目前对骨肉瘤的治疗主要是新辅助化疗的应用和保肢手术，而其效果取决于骨肉瘤对化疗的敏感性。对于发生转移及复发的患者，尽可能的手术切除仍然是第一选择。由于转移是骨肉瘤患者死亡的主要原因，因此对其转移机制的研究，将有望为骨肉瘤的治疗提供新的靶点。

（涂兵，汤亭亭）

第四节 骨巨细胞瘤

一、骨巨细胞瘤概述

骨巨细胞瘤是一种良性、侵袭性的原发性骨肿瘤，约占全身原发性骨肿瘤的6%。在我国，骨巨细胞瘤的病发率较高，可达20%左右，其中女性患者的发病率略高于男性。绝大多数骨巨细胞瘤患者的发病年龄在20～40岁之间。该肿瘤好发于长骨的干骺端，常见于股骨下端、胫骨上端以及桡骨远端，呈溶骨性破坏。肉眼观，瘤组织呈灰红色，质软而脆，常伴有出血、坏死、囊性变而呈多彩性，瘤体周围常有菲薄的骨壳。X线片表现为肥皂泡样阴影。根据影像学特征可将骨巨细胞瘤分为三类（Ⅰ级：静息型；Ⅱ级：活跃型；Ⅲ级：侵袭型）。骨巨细胞瘤病灶内切除（刮除）后，20%～50%复发，5%～10%发生恶性变，转变为纤维肉瘤或骨肉瘤；并有少量的病例报道骨巨细胞瘤会发生肺转移（发生率1%～4%）。骨巨细胞瘤在全身不同部位的发病率如图8-4-1所示。

二、骨巨细胞瘤的发病机制

目前认为骨巨细胞瘤的发病机制，主要是骨巨细胞瘤中的癌性基质细胞分泌募集单核细胞的细胞因子，趋化单核细胞到达肿瘤部位，进一步在癌性基质细胞表达的RANKL作用下，融合形成多核的巨细胞，多核巨细胞在多种细胞因子的作用下，引起蚀骨反应，最终导致溶骨性破坏。然而引起骨巨细胞瘤发病的起始因素目前尚不明确。现有的研究证实，骨巨细胞瘤由3种细胞成分共同组成，每一种细胞成分都具有独自的特征和功能，下面对这三种细胞成分进行逐一阐述。

1. 多核巨细胞

骨巨细胞瘤的多核巨大细胞与体内的破骨细胞有很多相似之处，同时也是骨巨

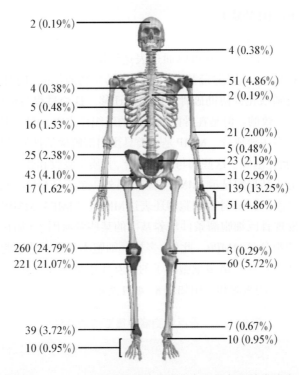

图8-4-1　1 049例骨巨细胞瘤在全身不同部位的发病率

细胞瘤的主要病理特征之一，所以骨巨细胞瘤又被称为破骨细胞样肿瘤。多核巨细胞表达许多破骨细胞的标志性基因，如抗酒石酸酸性磷酸酶（TRAP）、组织蛋白酶K、碳酸酐酶Ⅱ，以及许多调控破骨细胞活性的基因，如RANK、降钙素受体、整合素αvβ₃。此外，多核巨细胞还具有与破骨细胞相同的骨吸收能力。因此，Knowles等将其从肿瘤组织中分离出来用作破骨细胞模型进行体外研究。与破骨细胞唯一不同的是，多核巨细胞可以融合许多单核细胞，使细胞体型变得巨大，细胞核数目甚至可以达到数百个以上。

破骨细胞的形成需要RANKL的诱导，当RANKL和RANK结合以后，激活T细胞活化转录因子（NFATc1）入核，促进破骨细胞分化基因的表达，比如组织蛋白酶K、TRAP、降钙素原受体和β₃整联蛋白等。而在骨巨细胞瘤患者血清中，RANKL的浓度明显高于正常人。此外，在多核巨细胞中高表达的转录因子CCAAT/增强子结合蛋白β（C/EBPβ）也可能参与了多核巨细胞的形成。有研究结果显示，多核巨细胞中表达的C/EBPβ可以促进巨细胞本身表达RANKL。其次，甲状旁腺激素相关蛋白（parathyroid hormone-related protein, PTHrP）也可能促进RANKL表达，因为在正常的破骨细胞中PTHrP无法被检测到；然而，骨巨细胞瘤多核巨核细胞却表达PTHrP。还有数据显示，多核巨细胞的细胞周期是停滞不前的，其周期蛋白D1大量累计，并伴随着介导G₂期向

M期转换的周期蛋白B1的缺失。

溶骨性破坏是骨巨细胞瘤的主要影像学表现。体外研究结果表明，多核巨细胞可以独立完成对骨片的吸收。它可以通过表达组织蛋白酶K溶解骨组织，表达小泡状的H$^+$-ATP酶（V-ATPase）降解羟基磷灰石形成的矿物质结晶，同时表达TRAP酶对骨基质蛋白进行去磷酸化并协助破骨样细胞的迁移。这个过程与传统的破骨细胞进行骨溶解和吸收是一致的。但是在骨巨细胞瘤的组织样本中，可检测到大量MMP，其中MMP2和MMP9占主要成分。MMP是一类具蛋白溶解酶活性的锌依赖性内肽酶家族，可溶解许多细胞外基质。这些酶与骨伤愈合、骨质重吸收和肿瘤浸润等过程有关。基因芯片和PCR分析结果均显示，MMP家族的另外一个成员MMP13在骨巨细胞瘤中也有较高水平的表达；另外，骨巨细胞瘤还表达MMP1、MMP3、MMP14以及多种组蛋白酶。Werner还发现骨巨细胞瘤条件培养基中的某些刺激因子（如IL1β和TNF-α）可以刺激癌性基质细胞分泌MMP9。此外，多核巨细胞本身也表达细胞外MMP诱导因子，能够刺激MMP的产生。诸多细胞因子的相互作用最终导致多核巨细胞的形成及溶骨性破坏，细胞因子的来源和作用如表8-4-1所示。

表8-4-1 骨巨细胞瘤中重要的功能分子

功　能	细胞来源	基　因	在骨巨细胞瘤中的作用
招募单核细胞	S	SDF-1	与CXCR4（M）结合诱导单核细胞趋化反应
	S	MCP-1	与CCR1（M）结合诱导单核细胞趋化反应
	S	VEGF	促进血管新生；与FIT-1（M）结合诱导单核细胞趋化反应
促进单核细胞增殖	S	MCS-F	与CSF1R（M）结合促进单核细胞的生长和RANKL的分泌
	S/G	IL34	与CSF1R（M）结合促进单核细胞的增殖
促进多核巨细胞融合	S	RANKL	与RANK（M）结合诱导多核巨细胞形成
	S	OPG	RANKL的竞争性结合受体，抑制多核巨细胞的形成
	M/G	NFATc1	调控破骨细胞分化成熟的关键转录因子
	M/G	DC-STAMP	调控细胞融合的细胞膜蛋白
	S/G	C/EBPβ	促进RANKL表达，诱导多核巨细胞的形成
	S	CaSR	钙离子受体，可以促进RANKL表达
	S	PTHrP	与PTHR1（S）结合促进RANKL的表达

续 表

功　能	细胞来源	基　因	在骨巨细胞瘤中的作用
骨吸收	G	组织蛋白酶K	消化骨基质
	G	V-ATPase	为组织蛋白酶K提供酸性反应环境
	G	TRAP	促进多核巨细胞的降解骨基质
	G	αvβ3整联蛋白	调节巨细胞骨架和附着骨
	G	MMP9	刺激多核巨细胞进行骨吸收
	S	MMP13	刺激多核巨细胞进行骨吸收
	S	MMP2	促进内皮细胞的浸润
	S	TGFβ₁	与TGFBR2(G)结合促进多核巨细胞的趋化作用

注: 按照其功能和细胞来源进行分类: 癌性基质细胞(S)、单核细胞(M)、多核巨细胞(G)。引自 Cowan RW, Singh G. Giant cell tumor of bone: a basic science perspective [J]. Bone, 2013, 52 (1): 238-246

2. 单核细胞

骨巨细胞瘤的单核细胞是被癌性基质细胞分泌的趋化因子,包括SDF-1和单核细胞趋化蛋白-1(monocyte chemoattractant protein-1, MCP-1),招募到肿瘤部位,进而在破骨细胞分化因子的刺激下融合形成多核巨细胞。这些单核细胞与破骨细胞前体细胞一样表达细胞表面分子CD68、HLA-DR、CD14、CD33、CD45和CD51。单核细胞的前体细胞占所有骨巨细胞瘤单核细胞的1/3,常被认为来源于血液。由于在骨巨细胞瘤组织中含有非常丰富的血管,而且VEGF在肿瘤组织中高表达。VEGF能够促进血管内皮细胞的大量生成,从而形成丰富的血管,这就为招募单核细胞提供了良好的基础,同时为肿瘤生长提供了足够的营养成分。其次,VEGF本身也是参与招募单核细胞的细胞因子之一。免疫荧光染色结果显示,在骨巨细胞瘤中VEGFR1(Flt-1)与CD68共定位,表明单核细胞膜上具有VEGFR,提示VEGF也参与了单核细胞的趋化反应。

癌性基质细胞在完成对单核细胞的招募之后,可进一步分泌M-CSF促进单核细胞的增殖。而且单核细胞分泌的IL34也能促进自身的增殖或分化。同时,M-CSF还可以促进单核细胞表达RANK。RANK是RANKL的受体,当RANK与RANKL结合会介导单核细胞的融合形成多核巨细胞。RANKL属于TNF超家族的膜结合蛋白,在骨巨细胞瘤中由癌性基质细胞产生。与正常组织相比,骨巨细胞瘤中的RANKL含量非常丰富。虽然骨巨细胞瘤中的癌性基质细胞也有表达RANKL的可溶竞争性受体——护骨因子(OPG),但是它的表达水平远不及RANKL,所以不能完全弥补RANKL引起的破骨细胞过度分化。

　　单核细胞有许多亚群,具体是哪一亚群融合形成多核巨细胞目前还不十分明确。最近的文献报道,CD33阳性的单核细胞是形成多核巨细胞的重要组分之一。但CD14阳性的单核细胞,可以在体外形成破骨细胞;并且能和多核的CD33阳性的巨细胞融合形成双阳性的多核巨细胞。但是研究发现,当多核巨细胞形成后,并没有表达造血细胞的标志基因,如*CD14*和*HLA-DR*。因此,融合形成多核巨细胞的单核细胞来源还有待进一步证实。

3. 癌性基质细胞

　　大量研究结果显示,癌性基质细胞才是骨巨细胞瘤真正的肿瘤细胞成分。首先癌性基质细胞系可以在体外快速、无限的增殖,并且能够在小鼠体内形成肿瘤,符合肿瘤细胞的基本特征。另外,在骨巨细胞瘤的癌性基质细胞中有一类Stro-1阳性表达的细胞群体,这类细胞具有干细胞样的特性;换而言之,癌性基质细胞群体中存在骨巨细胞瘤的肿瘤干细胞。有临床数据显示,骨巨细胞瘤之所以有近50%的复发率很可能是因为癌性基质细胞的残留;而且癌性基质细胞还表达间充质成骨前体细胞的标志基因,如骨涎蛋白、骨粘连蛋白、Runx2以及骨钙素。骨巨细胞瘤的癌性基质细胞群和很多肿瘤细胞群一样本身就是一个异质群体,可能由多种分化阶段的细胞组成。体外培养结果显示,采用诱导成骨细胞分化的条件培养基培养癌性基质细胞,可以使其分化成成熟的成骨细胞,如果延长培养时间还可以形成矿化结节。而且骨巨细胞瘤的癌性基质细胞还可以在小鼠皮下形成成骨性肿瘤。另外,在有些骨巨细胞瘤的组织中可观察到小面积的类骨质。已有的文献报道,癌性基质细胞还能够像MSC一样分化成为脂肪细胞和软骨细胞。

　　其次核型分析显示,大部分骨巨细胞瘤都发生了非整倍染色体畸变,包括插入突变、缺失突变、异位突变,还有结构和数量上的染色体重排。当然,也有个别病例发生了整倍突变,然而这种整倍突变大部分发生在复发病例中,提示骨巨细胞瘤的复发来源于单个癌性基质细胞或者少量的细胞群。另外,在骨巨细胞瘤中常发生染色体端粒联合,即2个不同的染色体臂在其端粒末端融合在一起,而且发生这种融合的病例高达70%以上。在体外单独培养的癌性基质细胞同样可以检测到这种染色体异常。由于多核巨细胞并不会发生有丝分裂,而且这种基因突变只发生在CD68阴性表达的细胞中,可以排除单核细胞。因此,骨巨细胞瘤发生的遗传学改变理论上都来源于癌性基质细胞。据文献报道,某些染色体臂比较容易发生染色体端粒融合,包括11p、15p、9q和20q,但其是否能预测肿瘤的某些病理特征依然未知,具体意义也尚不清楚。但是,有数据显示端粒酶在肿瘤的表达存在差异,提示染色体端粒的不稳定性可能是骨巨细胞瘤发生发展的重要原因。尽管如此,这些遗传学改变并没有和临床分期、分级有机地联系起来,说明骨巨细胞瘤来源于一个统一的遗传因素的可能性不大。事实上,这些不稳定性提示,各种遗传畸变可能会导致肿瘤的生长出现不同的分期和分级。

　　鉴于以上的研究发现,肿瘤抑制蛋白P53的表达水平和其他调控细胞周期基因的表达水平对骨巨细胞瘤的发生、发展也起着至关重要的作用。有学者报道骨巨细胞瘤中的*P53*大部分都会发生突变,但是也有实验证明这种突变不会发生在原发的肿瘤中,并且*P53*的突变和肿瘤的复发、恶变、转移都成正相关。在骨巨细胞瘤中检测到*P53*抑制剂——MDM2高表达,它能够通过泛素化降解*P53*,从而抑制其活性。此外,骨巨细胞瘤中泛素羧基末端水解酶L1基因往往是非活化的,这将导致*P53*的不稳定和促进MDM2的积累。以上实验结果表明,在骨巨细胞瘤中*P53*的抑癌功能是不足的。有趣的是,有一例报道证明,*P53*缺失的小鼠可以自发产生骨巨细胞瘤。另外,有实验结果显示,在癌性基质细胞中过表达MDM2的另外一种剪切形式可以促进肿瘤的生长,这种生长是非*P53*依赖的。所以,进一步研究*P53*以及其相关蛋白在骨巨细胞瘤的作用对于研发新型骨巨细胞瘤的治疗方案具有广阔的前景。

综上所述,不难发现骨巨细胞瘤的3种细胞成分是相互作用、相互依赖的(**见图8-4-2**)。单一的细胞成分分离培养或者体内荷瘤,往往会失去骨巨细胞瘤原有的病理学特征,所以进一步研究细胞间的相互作用以及细胞复合成分的荷瘤是将来的重点。

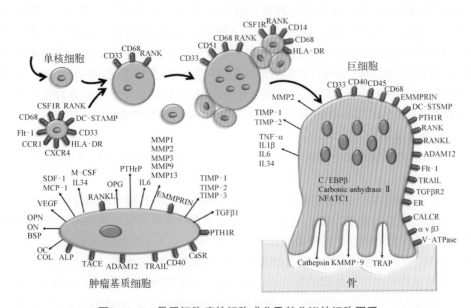

图8-4-2 骨巨细胞瘤的细胞成分及其分泌的细胞因子

注:引自Cowan RW, Singh G. Giant cell tumor of bone: a basic science perspective[J]. Bone, 2013, 52 (1): 238-246

三、骨巨细胞瘤治疗进展

1. 临床病理分级

临床上主要根据Enneking和Campanacci对骨巨细胞瘤进行分期和分级。Enneking的外科分期将骨巨细胞瘤分成三期:Ⅰ期为生物学静止期,有潜在的损害;Ⅱ期为活跃期,表现为骨内低度的增生活性;Ⅲ期为侵袭期,表现为局部侵袭并伴有软组织膨胀。这3种分期分别代表了临床上骨巨细胞瘤的潜伏、活跃以及侵袭形式。Campanacci等提出的骨巨细胞瘤分级方式是将其分成三级:Ⅰ级为静止型,无明显临床症状,病灶边界清晰,四周有硬化带环绕,基本未累及骨皮质;Ⅱ级为活跃型,临床症状明显,肿瘤有明显的边界,皮质骨变薄或膨胀,无骨硬化;Ⅲ级为侵袭型,肿瘤边界不清,有穿破皮质骨或侵袭周围软组织,多伴有病理性骨折。

2. 手术治疗

手术切除骨巨细胞瘤的基本原则是彻底祛除病灶减少复发的可能以及尽可能保障肢体功能的完整性。目前主要的手术方法包括病灶刮除骨水泥填充术、病灶刮除植骨术、肿瘤切除灭活再植骨术、肿瘤切除人工假体置换术、肿瘤切除关节融合术等。具体手术方案可根据发病部位进行适当调整,如果病发于整个瘤体切除后肢体功能影响轻微的部位,如骨骼翼或者腓骨上端等部位的骨巨细胞瘤,无论其临床外科分期如何,一般都采取整个瘤体切除的方式。如果是发生于脊柱或者重要关节处的骨巨细胞瘤,则要根据患者的具体情况(年龄、肿瘤分期分级、肿瘤分布环境等)调整手术策略,病灶内刮除和功能重建是比较常用的方式。文献报道在刮除部位进行水泥填充、碳酸灼烧、酒精灭活等方法都具有降低肿瘤复发率的作用。有学者对677例骨巨细胞瘤患者的术后随访结果发现,单纯行肿瘤病灶刮除植骨术的患者术后复发率高达45%,而配合使用一些佐剂如液氮、苯酚、过氧化氢和骨水泥,可以使复发率下降至17%。然而,更为有效、稳定的手术方案仍然需要多中心的临床随访观察及前瞻性的试验研究。

3. 药物治疗

多数的骨巨细胞瘤患者临床表现出疼痛、肿胀、关节积液等症状,发生在脊柱的骨巨细胞瘤甚至会导致截瘫,严重影响了患者的生活质量。由于其病理的复杂性和未知性,使得骨巨细胞瘤成为目前临床上难以攻克的疾病之一。除手术治疗以外,药物辅助治疗也是非常的重要手段。至今为止,临床上并没有针对骨巨细胞瘤的化疗药物,只有针对减少骨吸收症状的双膦酸盐和抑制RANKL信号通路的迪诺单抗。体内外实验均表明,唑来膦酸具有诱导破骨细胞凋亡和抑制骨吸收的作用。临床数据显示,唑来膦酸能够降低骨巨细胞瘤的复发率。最近的临床Ⅱ期试验结果显示,迪诺单抗在治疗骨巨细胞瘤上是安全、有效的;它能够抑制破骨细胞的活性,并能够促进肿瘤部位的骨形成。然而,这两种药物都是针对破骨细胞起作用的;而对骨巨细胞瘤的癌性基质细胞并没有明显的抑制作用。所以,有学者推测骨巨细胞瘤患者停用以上药物后,极易导致复发。因此,全面、有效的骨巨细胞瘤治疗方法急待被发掘和研究。

四、骨巨细胞瘤动物模型研究

到目前为止,尚缺少成熟的骨巨细胞瘤动物模型。文献报道,直接将癌性基质细胞注射在免疫缺陷的小鼠皮下可以形成成骨性的肿瘤，却不能产生多核巨细胞。另外，将癌性基质细胞转染GFP后注射到小鼠胫骨内，虽然可以使其长期存活，但也不会形成溶骨性破坏和多核巨细胞。以上两种动物模型的不足之处是仅有癌性基质细胞存活成瘤，并没有完全复制出骨巨细胞瘤的临床特征。因此，单一的癌性基质细胞成分荷瘤不能完全模拟骨巨细胞瘤的性征。为此，还有研究者直接将骨巨细胞瘤肿瘤组织种植在鸡胚绒毛囊膜上，肿瘤组织块可存活10天左右，并能在囊膜上看到明显的新生血管，但是病理检测结果显示，骨巨细胞瘤组织并没有招募到鸡的单核细胞。然而，将骨巨细胞瘤组织块接种到nude小鼠皮下，肿瘤组织块并不能存活或形成肿瘤。因此，推测骨巨细胞瘤需要在骨组织的特殊环境才有可能荷瘤成功。另有文献报道在成骨细胞前体细胞特异性敲除*P53*的转基因小鼠中，有一只小鼠出现骨巨细胞瘤；但这类转基因小鼠多数发生骨肉瘤，所以建立完全模拟临床的或小鼠自发的骨巨细胞瘤动物模型还需要进一步的研究。

（肖建如，徐乐勤，罗剑）

第五节　骨髓瘤和其他结缔组织肿瘤

一、骨髓瘤

骨髓瘤又称为浆细胞瘤，起源于骨髓中的浆细胞，是一种较为常见的恶性肿瘤。骨髓瘤分为单发性和多发性，其中多发性骨髓瘤较为常见。孤立性骨髓瘤，又称孤立性浆细胞瘤，多发于脊柱，特别是腰椎。骨髓瘤约占原发脊柱肿瘤中的10%。骨髓瘤发病率较高，目前多种新药出现，使其治疗效果明显提高。

1. 多发性骨髓瘤

（1）发病机制：目前来说多发性骨髓瘤的发病机制仍不明确，但是通常来说，最初依据其分泌免疫球蛋白的特点，认为其来源于浆细胞，随着免疫组织化学的发展，多发性骨髓瘤确认起源为早期前B细胞的恶变。但随着研究的不断深入，发现多发性骨髓瘤细胞除了表达浆细胞和B细胞抗原外，也表达其他血液系统细胞、髓系、红系、巨核细胞和T细胞的抗原。所以，目前认为多发性骨髓瘤可能来源于造血前体细胞的恶变。

染色体的移位在多发性骨髓瘤中非常多见，这些染色体变异主要与癌基因相关。既往的研究指出，染色体断裂的位点90%以上都位于癌基因*c-Myc*，该基因的过度激活表达可以促进细胞永生化，从而导致肿瘤的发生。同时，*K-Ras*和*N-Ras*也被认为是该肿瘤中非常重要的癌基因。上述癌基因均于EGFR通路活化后被激活，正常情况下很快被降解,但发生突变后不能被降解而导致细胞无限分化。最新的大规模基因研究又提出一些候选基因,包括 *SP140*、*LTB*、*ROBO1* 和发生错意突变的 *EGR1*。

另一项研究提出,干细胞的标志物巢蛋白也可能是多发性骨髓瘤发生种的重要蛋白。这个蛋白可以在多发性骨髓瘤发病的整个过程中被检测到,同时该蛋白的表达量和预后可能相关。

(2)流行病学:多发性骨髓瘤是一种以肿瘤性浆细胞为特征的肿瘤,在血液和尿液检查中,可以发现大量肿瘤性浆细胞分泌的单克隆蛋白(M蛋白)。多发性骨髓瘤占所有恶性肿瘤的1%,而在血液系统的恶性肿瘤中占13%。在西方国家,每年的调整发病率约为5.6/10万人。在2005—2009年的资料中,平均首诊年龄为69岁,其中没有20岁以下的患者确诊;20～34岁者占0.5%;35～44岁者占3.2%;45～54岁者占11.8%;55～64岁者占22.3%;65～74岁者占26.9%;75～84岁者占25.6%;>85岁者占9.6%。由于新药和新技术被应用于治疗,如自体干细胞移植,免疫调节剂沙利度胺、来那度胺和蛋白酶体抑制剂硼替佐米,多发性骨髓瘤的治疗效果已经显著提高。5年相对生存率已经从28.8%上升至34.7%,而10年相对生存率也由11.1%上升至17.4%。在不同年龄组中,<50者的10年生存率已经达到41.3%,50～59岁者的10年生存率已提高到28.6%,但对于老年患者提升则不明显。

(3)诊断:多发性骨髓瘤的诊断主要基于在骨髓中发现10%以上克隆性浆细胞,以及在血液和尿液中发现超过限定量的M蛋白。影像学诊断中,MRI对于溶骨性病变有较高的诊断价值,MRI可以评价肿瘤对神经组织(主要为脊髓)的压迫,以评价是否采取手术治疗、接触神经压迫;而PET-CT也是很有价值的影像学诊断方法。实验室检查则包括常规血细胞计数、血清和蛋白电泳与免疫固定,以及肌酐、钙、量化M蛋白和24 h尿本周蛋白的测定。此外,建议对于那些非分泌型骨髓瘤、少分泌型骨髓瘤、只分泌轻链的骨髓瘤患者,游离轻链的检测作为常规的检查手段。多发性骨髓瘤的临床症状繁多,主要包括以下几个部分:① 瘤体局部浸润、破坏骨骼造成的骨痛(**见图8-5-1**)、病理性骨折、压迫脊髓引起双下肢的神经功能障碍;贫血和出血;侵袭内脏淋巴器官造成肝脾轻度肿大,以及淋巴结肿大;侵袭中枢神经系统,造成精神症状、失明等。② M蛋白所致症状,包括免疫系统障碍造成激发感染、高蛋白血症造成的肾功能损害、高黏滞综合征和淀粉样变。③ 浆细胞瘤性白血病造成的肝脾肿大。对于该病的治疗,目前认为应从发现症状开始,因为多项报道指出及早治疗没有症状的患者并没有让患者受益。骨髓活检,包括环钻活检加吸原位细胞遗传学分析或

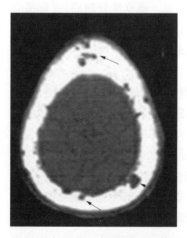

图8-5-1　多发性骨髓瘤颅骨破坏(箭头所指为骨质破坏)

荧光杂交,应在整个病程中始终执行。综上所述,多发性骨髓瘤的临床特征可以概括为CRAB:进行性高钙血症(increased calcium)、肾功能障碍(renal insufficiency)、贫血(anemia)和多发性骨破坏(multiple bone lesions)。

(4) 预后:目前主要有以下几项检查,可以推测患者预后。① β2 微球蛋白,这种蛋白被认为和肾功能,肿瘤大小和白蛋白水平,有着密切的关系,被认为是目前观察预后的重要指标。② 病变浆细胞染色体异常,t(4;14),t(14;16),t(14;20),1号染色体异常以及17p缺失被认为是预后不良的重要特征,但是如果只是单纯的13q缺失,则不被认为是不良预后的提示。③ 其他,包括不正常的k/λ FLC比值也是不良预后的特征,PET-CT也是观察预后的重要方法等。

(5) 治疗:目前来说,多发性骨髓瘤的治疗主要分为传统的放化疗、局部的手术治疗以及基于新药(沙利度胺、来那度胺和剂硼替佐米)的治疗。

对于65岁以下无并发症的患者,应该采取积极的治疗方式。推荐为高剂量的化疗以及之后采用自体干细胞移植同时采用美法仑200 mg/m^2。在患者接受自体干细胞移植前,新药诱导非常重要,有助于减少瘤荷,提高移植的效果。目前对于进行单次自体干细胞移植,还是进行两次自体干细胞移植,仍存在争议。但是无论上述两种方法,第二次的自体干细胞移植应该应用于第一次自体干细胞移植后没有达到非常好的完全缓解的患者。

而对于老年患者和有显著并发症的患者,通常认为不适合使用自体干细胞移植的方法治疗,目前推荐用美法仑-泼尼松(MP)方案来治疗。虽然一些研究指出,使用新药治疗可以取得更好的临床效果,但是实际效果并不如预期的那样明显。

手术治疗在多发性骨髓瘤中也是一种可以考虑的治疗方法。多发性骨髓瘤一般情况下不能通过手术治疗来根治,但是当瘤体浸润造成重要的神经功能障碍或者病理性骨折风险时,应考虑运用手术来解除压迫缓解神经症状,或降低病理性骨折的风险。

2. 孤立性浆细胞瘤

(1) 流行病学:孤立性浆细胞瘤主要是指单克隆肿瘤性浆细胞积聚于局部,但没有系统性浆细胞增生的一类疾病,其主要分为骨孤立性浆细胞瘤和髓外浆细胞瘤。骨孤立性浆细胞瘤主要发病于中轴骨,如颅骨和脊柱;而髓外浆细胞瘤则发生在头颈部的软组织,最常见于鼻腔和鼻咽。目前统计表明,孤立性浆细胞瘤发病率为所有骨髓瘤的5%～10%。该病首次诊断的平均年龄约为55岁,疾病的发病率随着年龄的增大而增大,但是增长没有多发性骨髓瘤那么明显。男性与女性的发病率大约为2:1,而黑种人的发病率比白种人约高30%。

(2) 诊断:对于孤立性浆细胞瘤来说,与多发性骨髓瘤相比,最明显的临床特征为缺乏CRAB。骨孤立性浆细胞瘤的诊断主要为骨病变部位病理诊断发现大量肿瘤性单克隆浆细胞,但是骨髓活检则没有发现病变的浆细胞。而髓外浆细胞瘤也是局部组织发现大量肿瘤性单克隆浆细胞。这种病变同时满足没有其他系统性的浆细胞浸润反

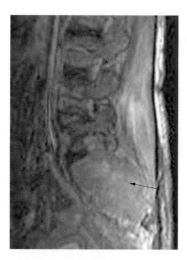

图8-5-2 腰骶椎孤立性浆细胞瘤（箭头所指为瘤体）

应，没有进行性的高钙血症，血清中的M蛋白含量较低。影像学上，CT扫描显示为局部的溶骨性破坏；MRI则表现为TI加权等信号和T2加权高信号的病变（见图8-5-2）。PET-CT则对孤立性浆细胞瘤和多发性骨髓瘤的鉴别具有较高的价值。

（3）预后：对于孤立性浆细胞瘤，主要有3种加重的模式：① 进展为多发性骨髓瘤；② 局部复发；③ 远处骨骼再发，但没有进展为多发性骨髓瘤。骨孤立性浆细胞瘤的预后较差，10年内有65%～84%、15年内有65%～100%进展为多发性骨髓瘤。尽管已经有根治性治疗，其平均进展为多发性骨髓瘤的时间仍为2～3年。髓外浆细胞瘤患者的10年生存率大约为70%，较骨孤立性浆细胞瘤有明显的改善。而对于进展为多发性骨髓瘤的患者，髓外浆细胞瘤患者的5年生存率为100%，而骨孤立性浆细胞瘤只有33%。一项721例髓外浆细胞瘤患者的回顾性文献指出，大约65%的患者没有复发或进展为多发性骨髓瘤，22%局部复发，15%进展为多发性骨髓瘤。

（4）治疗：目前来说，孤立性浆细胞瘤的主要治疗手段是放疗和局部手术治疗。孤立性浆细胞瘤是一种对放疗高度敏感的肿瘤，放疗对于该病的局部控制率高达80%，不仅可以单纯使用控制局部病灶，也可以用于手术后对残余病灶的清除。目前的报道显示，40 Gy以上的照射量能使94%以上的患者得到局部控制，而40 Gy以下的照射量只能使64%的患者得到局部控制。如果局部组织情况允许，目前的推荐量为45～50 Gy，疗程为4.5～5周。

对于手术来说，其主要用于急进性患者，降低神经症状；对于瘤荷过大的患者，应降低瘤荷。手术后加常规放疗应该是一个较为理想的治疗方案。但是目前仍没有证据支持这一个观点。主要原因可能是由于骨孤立性浆细胞瘤多发于脊柱，脊柱的解剖复杂，无法在手术中得到一个良好的肿瘤切除环境，可能导致肿瘤的残留量较大或局部播散。

在孤立性浆细胞瘤中，化疗是辅助治疗。目前为止，还没有任何证据证明新辅助化疗是有益的。而放疗后的辅助化疗——美法仑-泼尼松（MP）方案则对延缓向多发性骨髓瘤的进展有一定的效果，但是尚不能降低总的进展率。

二、其他结缔组织肿瘤

1. 纤维瘤

纤维瘤是一类常见的结缔组织良性肿瘤，根据年龄的患者发病部位不同，主要包括幼年性纤维瘤病、颈纤维瘤病、婴幼儿纤维瘤病、婴幼儿肌纤维瘤病、脂肪纤维瘤病等，发病原因至今不明。治疗上主要采用局部的手术根治，手术时应切除周围受累组织，以降低复发率；只有极少数的病例因为肿瘤广泛侵犯，需采用大范围切除来根治。该病具有一定的复发率，年轻患者瘤体较大时复发率较高。

2. 恶性纤维组织细胞瘤

恶性纤维组织肉瘤是指一组中度进展性的，能够侵入软组织、骨骼以及后腹膜结构的肉瘤。从1961年该肿瘤被命名后，其范围不停地被扩大，并在20世纪80年代末，成为软组织肉瘤诊断中最常出现的肿瘤。但随着免疫组织化学的发展，20世纪90年代中，对肿瘤进行了重新定义，发现以前被诊断为恶性纤维组织肉瘤的肿瘤，其实组织来源相当广泛，但是其仍排在卡波西肉瘤和皮肤纤维肉瘤之后，为第三大软组织肉瘤。

恶性纤维组织肉瘤在临床上常表现为一个相对无痛并迅速扩大的结节，但并不易被发现。有时，肿瘤可以发展为皮下结节，但是表皮却没有相关变化。最常见于头颈部，其次为躯干、四肢和后腹膜组织。与放射相关的肿瘤，常较小，位于头颈部和腮腺。在免疫组织化学上，该肿瘤主要的特征为S-100、D74、PC-1、CD10和CD99均为阳性。

手术治疗仍是恶性纤维组织肉瘤最主要的治疗方法，尽量广泛切除是保证预后最重要的方法。但是，该肿瘤好发于头颈部，解剖结构复杂，广泛切除难度大，大量的文献表明，该肿瘤手术切除后的复发率高达19%～66%。同时肿瘤的大小也对术后复发起着关键的因素，直径 > 3 cm的肿瘤术后复发率高达66%，而直径 ≤ 3 cm的肿瘤术后复发率只有27%。目前手术方法的改进主要是使用显微手术技术保护周围组织，尽量切除瘤体，以及术前辅助放疗缩小肿瘤、明确肿瘤边界。对于已有远处转移的患者可进行化疗，但是目前没有证据显示传统化疗能够使患者受益。目前来说，多种赖氨酸激酶抑制剂可能对该肿瘤有一定的疗效，舒尼替尼已经完成了II期临床研究。

3. 脂肪瘤

脂肪瘤是常见的良性肿瘤，好发于40～50岁成年人。肿瘤多呈分叶状，位于皮下，可以推动，肿瘤大小不一，生长缓慢；肿瘤如位于深部组织，可以发展为巨型肿瘤。脂肪瘤可以发生于身体的任何部位，但多发于肩、背和腹部。血管脂肪瘤为脂肪瘤中的特殊类型，多发于下肢，在年轻人中常见。多发性脂肪瘤的患者多有家族史。如患者无明显不适症状，可不处理；但有恶变倾向时，要及时处理。头颈部脂肪瘤有压迫周围重要器官的可能，如发现症状应及时切除。脂肪瘤的治疗以手术切除为主，较小的肿瘤可不处理，肿瘤切除后复发率较低，恶变率也较低。

4. 脂肪肉瘤

脂肪肉瘤是最常见的软组织肿瘤之一，主要发生于成年人中，好发于大腿和后腹膜区域。其主要分为5个亚型，发病率从高到低分别为：分化良好、去分化、黏液样、圆形细胞和多形性。分化良好的脂肪肉瘤是低级别的恶性肿瘤，而去分化型则级别较高。患者一般在肿块局部浸润造成压迫疼痛后才会就医。该肿瘤在MRI上的信号与正常脂肪组织相近,但是边界不清,局部浸润性生长,诊断仍依靠最后的病理结果。

脂肪肉瘤主要通过手术进行治疗。手术治疗彻底清除病灶,切缘要求离开肿瘤浸润范围1 cm以上才符合根治性手术的标准。该肿瘤主要的治疗风险是局部转移,对于低级别的分化良好型肿瘤根治性手术后的复发率仍有5%～30%;而对于高等级的去分化型肿瘤,局部复发率可以高达80%。肿瘤本身对于放疗和化疗均不是非常敏感。由于该肿瘤主要是局部复发,远处转移并不多见,因此局部放疗仍有一定的价值。研究表明,对于浅部的直径＞5 cm的肿瘤和深部的直径≤5 cm的肿瘤,局部放疗有助于降低复发率,但是对于总体的5年生存率没有明显的帮助。对于低等级的肿瘤,由于复发率低,转移率低,化疗仍不被推荐使用;对于高等级的肿瘤,特别是已经发生转移和局部复发,可根据实际情况采用化疗,但目前仍缺少用于评估的资料。

5. 促结缔组织增生性小圆细胞肿瘤

促结缔组织增生性小圆细胞瘤(desmoplastic small round cell tumor, DSRCT)是一种非常罕见的肿瘤,其特征与尤因肉瘤/神经外胚层肿瘤(PNET)相似,但是DSRCT对于化疗不敏感。该肿瘤在1989年才被首次描述,主要发生于青春期少年和青年中。在病理学上,其主要特征为高度恶性的小圆细胞肿瘤,通常生存期＜2年。肿瘤细胞具有典型的去分化性、表达上皮(角蛋白和EMA)、间充质(如波形蛋白)、肌源性(如结蛋白)和神经标志物(如CD56)。与PNET的主要区别是:在DSRCT中,CD99通常是阳性的。所有的DSRCT都t(11;22)(p13;p12)移位,从而使WT1蛋白过表达,形成肿瘤。

DSRCT主要侵袭腹腔和盆腔的腹膜组织,但同时也能在内脏器官中被发现,如卵巢、肝脏、肾脏、胰腺、骨骼、心脏,甚至是后颅窝。由于其这种特性,目前推测其源于间充质细胞的可能性最大。该肿瘤临床症状不典型,主要包括腹部包块、腹水、发热、体重减轻等,罕见肝肿大。DSRCT通常沿着腹膜浸润,通过血行转移,通常转移至肝、肺和骨髓。影像学上,CT扫描可见腹部多发性的软组织肿瘤,低密度说明可能有出血坏死;MRI表现为T_1加权等信号或低信号,T_2加权高信号;PET-CT则有助于确定其病变范围和分期。但是该肿瘤仅靠临床和影像学难以诊断,最终需要活检和病理切片结果确诊。

DSRCT的治疗目前来说相当困难,该肿瘤倾向于腹腔内播散和早期远处转移。对于只在腹腔内播散的患者,可以进行根治性手术切除;而已经出现了远处转移和腹腔外播散的患者,手术则无太大意义。目前来说,能够手术治疗的患者中位生存时间为34个月;而仅能活检的患者,则中位生存期仅为14个月。从目前的资料来看,手术效果还是积极的,在手术治疗中尽量进行根治性切除,无法切除者也应尽量减轻瘤荷,为后续治疗创造基础。DSRCT对化疗的反应相当差,目前常规的化疗均无效;而局部放疗目前仍未作为常规的治疗手段。有研究指出,减瘤手术联合化疗后进行局部放疗,可以稍许延长患者的生存期,但也大量增加了患者的并发症。文献中显示最好的疗效是使用上述三种方法进行联合治疗,可以使3年生存率提高到55%。

(肖建如,祝倾,罗剑)

第六节　骨肿瘤的治疗和预防

随着医疗科学技术的飞速发展,骨肿瘤的治疗方法和治疗理念较以往取得了长足进步,临床更加重视应用流行病学和循证医学来规范、指导治疗。恶性骨肿瘤的预后与治疗、干预时机的早晚密切相关,在临床工作中应注意早发现、早诊断、早治疗。目前针对骨肿瘤的治疗方法多种多样,主要有手术、放疗与内放疗、化疗、双膦酸盐类药物、内分泌、分子生物学、中医药、免疫、镇痛药物的辅助治疗等。针对恶性骨肿瘤患者,临床制定治疗计划时需依据病情严重程度、一般状况、预期生存期、生活质量等,实行灵活的个体化治疗原则,结合各治疗方法的优缺点,合理选择综合治疗策略,尽最大可能缓解患者疼痛,提高生存质量,甚至延长生存期。

一、骨肿瘤的治疗

(一) 手术及相关外科治疗

1. 传统手术治疗

1980年Enneking等为了统一骨肿瘤治疗的评价标准,准确评估预后提出了四肢骨与软组织肿瘤的外科分期。该分期系统将良性的骨与软组织肿瘤分为3期,即潜在的或不活动的SⅠ期、活动性发展的SⅡ期和侵袭性生长的SⅢ期。恶性肿瘤亦分为3期:局限的低度恶性肿瘤属于Ⅰ期,根据瘤体在间室内外分为ⅠA(间室内)和ⅠB(间室外),无远隔转移;Ⅱ期属局限的高度恶性肿瘤,根据瘤体在间室内外分为ⅡA(间室内)和ⅡB(间室外),无远隔转移;Ⅲ期为有远隔转移的恶性肿瘤。

SⅠ期的良性肿瘤很少或几乎无症状,通常无须手术治疗,临床密切观察、定期随访即可。若出现症状或可能发生,甚至已发生病理性骨折时有手术指征。手术多采用病灶囊内刮除的方法,配合局部使用氯化锌、苯酚、骨水泥、液态氮和温生理盐水破坏残存的肿瘤细胞。病灶刮除后的骨缺损可使用自体骨、同种异体骨、异种骨、人工骨等进行植骨修复,同时给予坚强可靠的内固定。SⅡ期肿瘤行囊内刮除后有复发可能,应行外科边缘病灶切除术,如行边缘切除有困难或危险,或手术后可能导致严重的功能丧失、残疾的,可采用扩大刮除术,从而避免病灶大块切除而仍能达到治疗所要求的外科边界。具有侵袭性的S Ⅲ期肿瘤如部分骨巨细胞瘤、骨母细胞瘤、成软骨细胞瘤、硬纤维瘤等,病程进展快、临床症状重,手术后有极强的复发倾向,甚至不彻底的手术切除能促使其转变为恶性肿瘤,因此彻底、完整地手术切除是治疗的关键。S Ⅲ期侵袭性良性肿瘤以及Ⅰ、Ⅱ期恶性骨肿瘤应选择广泛性手术切除,切除范围应包括瘤体、包膜、反应区及其周围的部分正常组织,截骨平面应在肿瘤边缘以外5 cm,软组织切除范围为反应区外1~5 cm。术中可采取瘤骨骨壳灭活再植、同种异体骨半关节移植、生物材料、组织工程材料重建来修复骨缺损,使用肿瘤型人工关节假体置换、异体骨和人工假体复合移植、瘤段截除远侧肢体再植进行功能重建。对于肿瘤侵袭广泛、局部反复复发或已发生恶变、远处转移,并对其他辅助治疗无效的病例,应考虑选择根治性切除手术如截肢术,以解除患者的痛苦。选择截肢部位时需考虑患者的年龄、性别、职业、生活习惯、环境、肿瘤的性质和侵袭范围、软组织条件、化疗情况等。一般原则是在达到根治目的的前提下,尽可能保留残肢长度,使其功能得到最大限度发挥。近年通过大量病例对照研究,发现截肢和保肢的3~5年生存率相差不大,加之保肢术和辅助治疗的进步,骨肿瘤治疗越来越倾向于保肢,只有在失去保肢条件时,才考虑截肢。

Enneking外科分期系统反映了四肢骨与软组织肿瘤的生物学行为及侵袭程度,对四肢骨与软组织肿瘤的外科治疗产生了深远影响。但由于脊柱解剖结构和功能的特殊性,Enneking分期系统难以完全适用于脊柱肿瘤的评估和治疗。目前临床最常用的脊柱肿瘤分期及评分系统主要有Tokuhashi评分系统、Tomita分型及评分系统以及WBB分期。

1990年,日本学者Tokuhashi等提出了用于评估脊柱转移性肿瘤患者预后的术前评分系统。该评分系统包括KPS功能状态量表的评分、椎体外骨转移瘤数量、脊柱受累数量、主要脏器的转移情况、原发肿瘤的病理类型、脊髓损伤情况6大参数,每项为0~2分,总分12分。评分9~12分,预计生存期大于12个月,患者适合行外科手术切除肿瘤;6~8分者,生存期常少于6个月,应根据患者的个体情况决定治疗方案;而评分0~5分者,预计生存期少于3个月,仅适宜行对症治疗。2005年,Tokuhashi在之前的基础上提出了改良的脊柱转移性肿瘤评分系统(见表8-6-1),针对肿瘤原发部位及病理类型的不同细化了评分,该项为0~5分,其余5项仍按0~2分赋分,总分15分,得分越低,病情越严重。12~15分,预计生存期大于12个月,适宜行外科手术切除肿瘤;9~11分者,生存期通常少于6个月,根据患者的个体情况决定治疗方案;0~8分者,生存期常少于3个月,仅适宜行对症治疗。1994年,日本学者Tomita依据脊柱肿瘤的生长方式进行了分型:1型局限在椎体内或椎板内;2型病灶扩展到椎弓根;3型病灶扩展到椎体外;4型病灶扩展到脊膜外;5型椎旁区域受侵袭;6、7型肿瘤病灶侵袭多个椎节。Tomita分型越高,病情越严重。2001年,Tomita提出参照原发肿瘤的生长速度(4分)、是否发生内脏转移(4分)以及骨转移的方式(2分)3项的得分指导脊柱肿瘤的治疗(见表8-6-2),得分越高,病情越严重。2~3分者可行肿瘤广泛切除或边缘

表8-6-1　Tokuhashi脊柱转移瘤预后评分法(改良版)

预　后　情　况	评　分
(1) 全身情况(根据Karnofsky功能评分确定) 　　差(10%～40%) 　　中等(50%～70%) 　　良好(80%～100%)	0分 1分 2分
(2) 脊椎外骨转移灶数目 　　≥3个 　　1～2个 　　0个	0分 1分 2分
(3) 受累脊椎数目 　　≥3个 　　2个 　　1个	0分 1分 2分
(4) 主要脏器转移灶 　　不能切除 　　可以切除 　　无转移灶	0分 1分 2分
(5) 原发肿瘤部位 　　肺、胃肠道、食道、膀胱和胰腺 　　肝、胆囊、原发灶不明 　　淋巴、结肠、卵巢和尿道 　　肾脏、子宫 　　直肠 　　甲状腺、乳腺、前列腺	0分 1分 2分 3分 4分 5分
(6) 瘫痪情况(根据Frankel神经功能分级确定) 　　完全瘫(Frankel's A、B) 　　不全瘫(Frankel's C、D) 　　无瘫痪(Frankel's E)	0分 1分 2分

总分
(1) 骨转移灶数量以全身同位素骨扫描为准,内脏转移情况由头部CT、胸腹部CT或B超确定
(2) 在Tokuhashi改良评分系统中,总分0～8分、9～11分、12～15分,预示着患者的预期生存
　　时间分别为≤6月、6～12月、≥12月

注：引自Tokuhashi Y, Matsuzaki H, Oda H, et al. A revised scoring system for preoperative evaluation of metastatic spine tumor prognosis[J]. Spine, 2005, 30(19): 2186-2191

表8-6-2　Tomita评分系统

病理因素	性　　质　　及　　得　　分		
生长行为	生长缓慢(1分)	中等(2分)	生长迅速(4分)
脏器转移情况	有转移(0分)	可治疗(2分)	不可治疗(4分)
骨转移情况	单发或孤立(1分)	多发(2分)	

注：引自Tomita K, Kawahara N, Kobayashi T, et al. Surgical strategy for spinal metastases[J]. Spine, 2001, 26(3): 298-306

切除；4~5分者肿瘤边缘切除或囊内切除；6~7分者推荐行姑息性外科治疗；8~10分者仅采取对症治疗。1996年，意大利学者Boriani等针对有恶变倾向的良性肿瘤和恶性脊柱肿瘤提出了WBB（Weinstein-Boriani-Biagini）分期（**见图8-6-1**），用以指导脊柱肿瘤手术方案的合理选择，避免无原则的手术扩大化，并对手术疗效进行评估与对比研究。WBB分期是指在脊椎的横断面上将椎体均分为12个呈放射状的区域（按时针方式标注上1~12），其中椎体附件为1~3和10~12区，椎体为4~9区。从椎旁到蛛网膜下腔分为A~E 5个层次，A层为椎体外椎旁区域，B层为椎体骨结构浅层，C层为骨结构深层，D层为硬膜外间隙，E层为硬膜内部分。对起源于椎体累及4~9区的

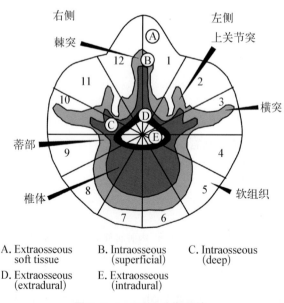

A. Extraosseous soft tissue　　B. Intraosseous (superficial)　　C. Intraosseous (deep)

D. Extraosseous (extradural)　　E. Extraosseous (intradural)

图8-6-1　WBB分期系统

注：A层为椎体外椎旁区域；B层为椎体骨结构浅层；C层为骨结构深层；D层为硬膜外间隙；E层为硬膜内部分。引自Boriani S, Chevalley F, Weinstein JN, et al. Chordoma of the spine above the sacrum. Treatment and outcome in 21 cases[J]. Spine (Phila Pa 1976), 1996, 21(13): 1569-1577

肿瘤行椎体切除,肿瘤切除后均行脊柱稳定性重建,行椎间植骨、前路或后路内固定;对起源于椎体一侧累及小关节突的肿瘤实施矢状、扇形半脊椎切除;对起源于椎板、小关节突和椎弓根的肿瘤实施椎体附件的切除。

目前骨的瘤样病变及良性骨肿瘤的治疗,仍以传统的手术切除为主。而在恶性骨肿瘤的综合治疗中,手术切除也依然是最为关键和重要的环节。临床制订手术方案时,应参照科学规范的评分和分期系统,综合考虑患者的一般情况、前期治疗情况、功能状态,以及肿瘤恶性程度、转移程度等,针对具体的病例制定出个性化的治疗方案。

2. 经皮穿刺椎体成形术

经皮穿刺椎体成形术(percutaneous vertebroplasty, PVP)是一种新的微创治疗技术,在大型数字减影血管造影机、CT机或C型臂X线机等透视引导下,穿刺针经皮穿刺后,通过椎弓根到达病椎,建立工作通道,向病变椎体内注入骨水泥-聚甲基丙烯酸甲酯等灌注剂,起到固定、增加强度、撑开部分压缩椎体的作用;可迅速缓解疼痛,增加脊柱稳定性,减少病理性骨折发生,并抑制肿瘤生长,同时骨水泥凝固时释放的热量能杀灭部分肿瘤细胞。对于脊柱恶性溶骨性肿瘤患者,PVP与传统的保守治疗方法相比,在缓解疼痛、改善生活质量方面具有显著优势。同时作为一项微创外科技术,PVP手术时间短、损伤小,绝大多数肿瘤患者均可耐受。PVP主要并发症为骨水泥向四周漏出引起脊髓神经受压、热损伤、严重的过敏反应,以及骨水泥向周围静脉尤其是椎外静脉丛的溢漏、肺栓塞等。一般认为椎体边缘骨质不连续,特别是椎体后缘骨质缺损为PVP治疗禁忌证,但通过严格掌握骨水泥注射速度和剂量,部分椎体边缘骨质缺损者也可列入治疗范围。

3. 消融治疗

随着微创外科理念和技术的不断发展,消融技术在骨肿瘤治疗中越来越受重视,它具有操作简单方便、创伤小、疗效确切、适应证广、并发症少等诸多优点。目前临床上常用的消融技术包括射频消融、微波消融、高强度聚焦超声、冷冻消融等。

(1)射频消融术:在影像仪器的引导下,通过消融电极将频率为460～500 kHz的射频电流输送到肿瘤中心,使中心温度达到90～100 ℃,肿瘤组织由于缺水,继而发生凝固性坏死,从而杀灭肿瘤细胞。临床上应用于:① 良性骨肿瘤,如骨样骨瘤、非骨化性纤维瘤、椎体血管瘤、软骨母细胞瘤等;② 原发性、转移性恶性骨肿瘤,可结合放、化疗及经皮椎体成形术;③ 对放、化疗不敏感的骨肿瘤;④ 恶性肿瘤晚期,无法行手术切除治疗时的姑息治疗。

射频消融术禁忌证:① 肿瘤破坏椎体后侧皮质超过椎管外缘1/3;② 包裹重要脏器、血管和神经的肿瘤;③ 患者有出血倾向或凝血机制障碍;④ 穿刺部位附近有潜在的或活动性感染灶;⑤ 患者有严重神经系统疾病;⑥ 患者全身情况差难以耐受手术及麻醉。

(2)微波消融术:指通过电磁辐射,电荷发生振荡与水分子相互作用,使水分子作高速旋转运动,从而产生热量使肿瘤内蛋白质变性,细胞发生凝固性坏死。微波消融还能提高肿瘤对化疗、放疗的敏感性,并刺激机体产生抗肿瘤免疫反应。目前临床上主要应用于能充分显露的软组织肉瘤、非负重区骨肉瘤、四肢骨肿瘤、骨盆及肩胛骨肿瘤和转移性骨肿瘤等。相关研究已表明,射频消融或微波消融联合经动脉导管化疗针对肝癌的疗效明显优于单一的消融治疗。

(3)高强度聚焦超声:在计算机控制下,利用低能量的超声束在体外聚焦,沿肿瘤块三维立体结构。临床适应证主要有:① Enneking 分期 Ⅱ A 期肿瘤;② 未侵犯重要血管、神经束且化疗反应良好的 Ⅱ B 期肿瘤;③ 可结合化疗治疗原发性骨肉瘤;④ 晚期恶性骨肿瘤的止痛治疗。

高强度聚焦超声在治疗中可能会导致周围重要组织和神经损伤、皮肤灼伤、病理性骨折、关节韧带松弛或断裂、继发感染等,在选择该治疗方法时应充分考虑到肿瘤的发生部位、毗邻的解剖结构等情况。目前高强度聚焦超声的术中实时监控方法仍需改进,对各类骨肿瘤的疗效和相关并发症也需循证医学进一步论证。

(4)冷冻消融:利用低温导致组织发生不可逆的损伤和细胞死亡来杀灭肿瘤细胞。1964年Marcover等首次成功应用液氮冷冻手术治疗骨肿瘤,其后历经Macover直接倾倒技术、压力式液氮喷雾技术及最新的氩氦刀技术,疗效不断改善,并有效降低了手术并发症的发生率。

冷冻消融适用于良性侵袭性骨肿瘤和恶性骨肿瘤的治疗以及肿瘤晚期的姑息性治疗。若患者有出血倾向或凝血机制障碍,或肿瘤侵犯入椎管内,或肿瘤累及重要的神经、血管、关节时应禁用冷冻消融术。

(二)放疗和内放疗

1. 放疗

放疗是利用放射性同位素产生的α、β、γ射线和各类X射线治疗机、加速器产生的X射线、电子线、质子束及其他粒子束等治疗肿瘤的一种方法。放疗适用于成骨性或混合性病灶,能有效缓解局部疼痛,控制病灶的进一步发展。对于单纯的溶骨性转移病灶,如肺癌、多发性骨髓瘤和肾癌等,放疗效果不佳。放疗的止痛机制可能是射线对骨组织的细胞毒作用影响了神经末梢的去极化过程,干扰疼痛信号的传递,抑制缓解肽、前列腺素等疼痛介质分泌;射线可直接杀灭肿瘤细胞,控制肿瘤生长,使病灶缩小,减轻骨膜和骨髓腔压力,缓解疼痛。射线还可使胶原蛋白合成增加,血管纤维基质产生,成骨细胞活性增加,促进新骨形成,利于维持骨结构。

目前对放疗的最佳剂量和方案尚无一致看法,放疗方案的选择主要根据患者的全身情况、肿瘤类型及生长状况、是否有远处转移、预计生存期等来决定。常用的方案有:常规分割(2 Gy/次,每周5次,总剂量DT30～50 Gy)、低分割(4～5 Gy/次,每周2～3次,总剂量DT25～30 Gy)和超分割(1.2 Gy/次,2次/d,间隔时间＞6 h,DT增加

10%～20%）等。对于预计生存期长的患者应进行积极治疗，给予常规分割；对于病情相对较重、行动不便、无望长期生存的患者，应采取止痛见效快的低分割照射；对于快速生长的肿瘤使用超分割效果较好。放疗对原发肿瘤病灶未得到良好控制的患者疗效差，因此在行放疗同时应积极进行原发灶治疗，以提高疗效。

随着影像学技术的发展，目前对肿瘤的放疗已能够实施精确定位。三维适行放疗（3D-CRT）和调强适行放疗（IMRT）通过CT、MRI获得肿瘤精确定位，减少对肿瘤周围正常组织照射，提高放疗的局部控制率。在此基础上，应用^{18}氟-脱氧葡萄糖-PET（FDG-PET）改进靶区确定，可对放疗抗拒区（如缺氧区、细胞增殖速率高的区域）增加照射剂量，进一步提高放疗的局部控制率。赛博刀（CyberKnife，射波刀）是一种新型影像引导下的肿瘤精确放射治疗技术，由于其临床治疗总精度可达亚毫米级别，并具有实时影像引导及无框架定位等优势，被认为是目前世界上最精确的立体定向放射外科/治疗（SRS/SRT）技术之一。现今已在颅内肿瘤、脊柱肿瘤的临床治疗中积累了丰富经验。

放疗的主要不良反应是骨髓抑制，表现为白细胞计数下降和免疫功能减弱；同时放疗存在剂量限制性，并对多发的骨转移灶作用有限。对于单纯性溶骨性肿瘤病灶来说，放疗会进一步破坏骨重建能力，易诱发椎体压缩塌陷，增加脊髓、神经的损伤率。临床中应首先行外科手术治疗或PVP，保证脊柱稳定性，避免病理性骨折致脊髓受压损伤的风险，再实施放疗。放疗和PVP技术的联合应用虽不能延长患者的生存期，但能明显缓解骨转移癌的疼痛，改善生活质量。

2. 内放疗

内放疗是近年来兴起的新技术，与传统放疗相比，内放疗能直接作用于瘤体中，有效持续地照射肿瘤细胞，放射剂量均匀，不受活动影响，极少损伤正常组织。临床中应用的内放疗技术主要有放射性核素治疗、放射性粒子植入、后装机内照射技术。

（1）放射性核素治疗：将某种亲骨性强、发射β射线且半衰期适宜的放射性核素通过静脉注射引入体内，使肿瘤病灶部位出现选择性的放射性核素浓聚，利用不断发射的β射线照射肿瘤，达到止痛和杀死肿瘤细胞的目的。放射性核素治疗具有靶向性好、不良反应少、易耐受、有效缓解癌性骨痛等优点，主要适用于前列腺癌、乳腺癌及其他成骨性骨转移瘤的治疗，对放疗后复发的患者也具有良好疗效。目前临床上常用的放射性核素主要有^{89}锶（^{89}Sr）、^{153}钐-乙二胺四甲基膦酸（^{153}Sm-EDTMP）、^{32}P-二膦酸盐、^{186}Re-羟乙基二膦酸乙烷（^{186}Re-2HEDP）、^{188}Re、^{117}Lu-EDTMP等。

放射性核素治疗的主要不良反应是骨髓毒性，在选择治疗剂量时应充分考虑患者的个体差异、转移灶的数量、骨吸收状况、骨髓储备能力以及肝肾功能等因素，限定红骨髓的最大允许吸收量，针对不同患者给予不同剂量，避免对骨髓造成不必要的损伤。

（2）肿瘤内放射性粒子植入：近年来，肿瘤内放射性粒子植入在治疗前列腺癌、胰腺癌、肺癌以及头颈部肿瘤等方面已得到广泛应用，并取得了良好的疗效。在骨肿瘤治疗方面,该技术的应用尚处于起步阶段,目前最为常用的内放射粒子为碘-125粒子(^{125}I)。与传统放疗相比,^{125}I粒子能直接作用于局部,并能有效持续照射肿瘤长达200天(3个半衰期),且照射距离短,副损伤小,对周围人群无损害;由于^{125}I粒子不参与代谢,对环境无污染。

(3)后装机内照射技术:后装机内照射技术通常指近距离、高剂量率的放疗,放射源距离照射部位在5 cm以内,通过特制的放射限束管插植在管内、腔内、组织间,直接到达肿瘤核心部位,在局部形成高放射剂量,最大限度地杀灭肿瘤细胞;同时,照射部位的周边剂量能够迅速跌落,有效地保护了正常组织及邻近重要器官。

不同的内照射治疗方法各有优缺点,应针对患者实际的个体状况以及现有的医疗条件选择适合有效的方法。更可以应用联合治疗,减少各自的不良反应以达到最佳治疗效果。

(三)化疗

1982年,Rosen提出了新辅助化疗概念:术前即开始应用化疗,并根据肿瘤原发灶对化疗药物反应程度指导术后化疗方案的修正。新辅助化疗的意义在于可早期进行全身治疗,消灭潜在的微小转移灶,缩小肿瘤水肿带,受压变形的软组织回缩,使得肿瘤与周围正常软组织之间的界限变得清晰,提高保肢率,降低复发率。随着新辅助化疗的逐渐完善,原发性恶性骨肿瘤的临床治疗在近年取得了长足进步,软组织肉瘤的保肢手术彻底取代了常规截肢术,并且大幅度提高了患者的5年生存率,达80%左右。

转移性骨肿瘤患者多处于癌症晚期,较难耐受高强度的全身化疗,单独使用传统化疗对骨痛的缓解及骨转移灶治疗效果不佳。有资料显示,联合化疗在化疗缓解率和生存期方面优于单药化疗,且适用于一般状态较差的患者。化疗药物的选择主要依据原发灶的细胞学性质而定,如非小细胞肺癌常选择铂类为基础的联合方案,乳腺癌常选择FAC(5-氟尿嘧啶+阿霉素+CTX)或紫杉类+蒽环类药物的联合方案,骨肉瘤的化疗药物以多柔比星、甲氨蝶呤、顺铂和异环磷酰胺等为主。而对于发生远处转移的晚期软组织肉瘤患者,以阿霉素和异环磷酰胺为基础的化疗是标准的一线方案,达卡巴嗪是标准二线或二线以上方案。不同组织亚型的软组织肉瘤化疗的效果差异很大,如尤因肉瘤等小圆细胞恶性肿瘤的辅助化疗能显著提高患者的长期生存率。

近年来随着DSA技术的发展,骨肿瘤的介入化疗已成为一种有效的治疗方案,能有效地杀灭癌细胞、控制远方转移,并提高患者的生存率,为保肢手术创造条件。动脉介入化疗多针对供血血管增粗、分支增多且粗细不均的富血管肿瘤病变,从而使局部药物浓聚,毒副作用降低;同时应尽量对肿瘤组织重要的供血血管行栓塞治疗。介入化疗方案多采用三联药物,常用的有5-氟尿嘧啶、顺铂、多柔比星、阿霉素、丝裂霉素及长春新碱等。目前国内外公认的动脉内插管化疗治疗有效的评价标准为:① 原增粗的肿瘤供血血管管径变细；②新生肿瘤血管减少，肿瘤染色变淡或消失；③肿块压迫移位的周围血管恢复正常走行。

循证医学已证实恰当的放疗、化疗联合治疗的疗效优于单一的放疗或化疗。化疗和放疗有同步、序贯和交替联合三种方式，同步联合治疗在后程使用加速调强适形放疗能获得更佳疗效。

综上所述，恶性骨肿瘤无论原发肿瘤是否切除或者是否复发、发生转移等，均可以联合应用对原发肿瘤有效的化疗药物，以延缓转移灶病情的进展，消灭亚临床病灶及微小转移灶，降低转移率，减轻患者痛苦。

(四)双膦酸盐类药物治疗

双膦酸盐是内生性膦酸盐的同分异构体，是一类人工合成的化合物，其被破骨细胞选择性吸收后可诱导其凋亡，抑制骨吸收，早在20世纪60年代就有报道。目前广泛应用于佩吉特病、骨质疏松症、多发性骨髓瘤以及肿瘤引起的各种骨相关疾病。至今双膦酸盐类药物已发展到第三代：第一代的R2侧链为直链烃，如依替膦酸盐、氯膦酸盐；第二代的R2侧链引入氨基(除替鲁膦酸盐)，如帕米膦酸盐、阿仑膦酸盐、伊班膦酸盐；第三代的R2侧链具有杂环，如利塞膦酸盐、唑来膦酸、米诺膦酸盐、因卡膦酸盐等。

双膦酸盐类药物能从分子和细胞水平影响破骨细胞介导的骨质吸收，阻止巨噬细胞向破骨细胞分化，抑制破骨细胞成熟，阻碍破骨细胞在骨质吸收部位的聚集，并干扰破骨细胞功能，甚至诱导凋亡来抑制骨吸收和新骨形成；同时双膦酸盐能抑制肿瘤细胞的黏附、入侵、增殖，促进肿瘤细胞凋亡、抗血管生成、抑制肿瘤因子释放，能活化γδT细胞并促进增殖；此外，双膦酸盐还能降低晚期转移性恶性骨肿瘤患者骨溶解过度所造成的高钙血症，缓解骨溶解带来的剧烈疼痛，有效降低转移性恶性骨肿瘤相关事件的发生风险。双膦酸盐类药物对恶性患者的总生存率没有影响，对证实有明确的骨转移破坏的患者应用双膦酸盐类药物能减少骨骼并发症发生，如病理性骨折、脊髓压迫、高钙血症等。美国临床肿瘤协会建议对经影像学检查证实有明确骨破坏的患者应用双膦酸盐类药物；对仅有骨扫描异常、无影像学确诊的骨破坏，或无局部疼痛的患者，以及出现骨外其他器官转移而无骨转移的患者，不应使用双膦酸盐类药物。目前双膦酸盐类药物已被美国临床肿瘤协会推荐为骨转移瘤的一线治疗药物。

双膦酸盐给药有两种方式，一种是低剂量连续给药，第二种是采用间歇性周期给药，目前均倾向于后一种给药方法。双膦酸盐类药物不良反应少，毒性很低，目前报道的不良反应主要包括上消化道不良反应、肾毒性、眼部不良反应(葡萄膜炎和巩膜炎是最严重的眼部不良反应)、急性期反应(以发热为特征，有时伴疲劳肌肉关节痛、骨痛等)、低钙血症和继发性甲状旁腺功能亢进、骨骼肌疼痛、其他罕见的不良反应(肝脏毒性、皮肤过敏反应等)。

（五）内分泌治疗

内分泌治疗因其不良反应轻微、适于长期应用已成为复发性转移性乳腺癌、前列腺癌治疗的重要手段。临床上若乳腺癌患者年龄＞35岁、雌激素受体和（或）孕激素受体阳性、绝经后、术后无病生存期＞2年、曾获益于既往的内分泌治疗，均应考虑行内分泌治疗。乳腺癌的内分泌治疗主要包括药物治疗和卵巢去势治疗。内分泌药物治疗一般可与化疗有计划地序贯使用，对接受治疗的患者应逐月复查病情，可用药直至病情进展为止。传统的一、二、三线药物分别是雌激素受体拮抗剂他莫昔芬（tamoxifen）、孕激素和芳香化酶抑制剂（AIs）。近年来芳香化酶抑制剂已代替他莫昔芬成为绝经后转移性乳腺癌的一线治疗药物。常用的芳香化酶抑制剂药物有阿那曲唑（anastrozole）、来曲唑（letrozole）和依西美坦（exemestane）。氟维司群是一种新的雌激素受体拮抗剂，与他莫昔芬不同的是它不具有雌激素作用，而是以雌激素受体为靶点，下调其作用，阻断受体并促进受体降解，从而阻断刺激肿瘤生长的信号转导。氟维司群是唯一可以广泛应用的抗雌激素药物，具有至少与阿那曲唑相当的疗效，且不良反应较少。

卵巢去势术包括卵巢切除术、放射去势术和药物去势术。以诺雷德（Zoladex）为代表的药物性卵巢去势克服了手术和放疗去势的缺点，更能为广大年轻患者所接受。卵巢分泌的雌激素、孕激素受脑垂体分泌的促性腺激素调控，黄体生成素释放激素类似物（LHRH-a）作用机制是与垂体促性腺激素释放激素的受体结合，使促性腺激素分泌受抑制，达到选择性药物垂体切除、全面抑制卵巢功能的目的。该类药物有戈舍瑞林、亮丙瑞林等，主要用于绝经高危患者及复发转移患者。使用黄体生成素释放激素（gonadotropin-releasing hormone, GnRH 或 LHRH）后停经的患者则按绝经后的乳腺癌骨转移治疗，首选芳香化酶抑制剂。

激素剥夺治疗是治疗前列腺癌的标准手段，其主要机制是通过雄激素的阻断使激素依赖型前列腺癌细胞凋亡。自从1941年Huggins和Hodges开创双侧睾丸切除治疗前列腺癌以来，该方法被誉为前列腺癌内分泌治疗的金标准。前列腺癌内分泌治疗的药物主要有LHRH-a、甾体类及非甾体类抗雄激素。治疗方案有完全雄激素阻断疗法和间歇性雄激素阻断疗法，后者较前者费用低、效果好。但间歇性雄激素阻断疗法难以把握治疗间隔时间。Leclercq等建议下列情况可恢复治疗：① PSA 恢复＞20 ng/ml；② 局部治疗失败；③ 有新的转移灶出现。内分泌治疗易使前列腺癌发展至雄激素非依赖型，从而丧失疗效，并且LHRH会降低血清睾酮水平，易引起潮热、性功能减退等并发症。

（六）分子靶向治疗

分子靶向治疗是在细胞分子水平上，针对已经明确的致癌位点来设计相应的治疗药物,药物进入人体后会特异性地与这些致癌位点相结合,通过阻断肿瘤细胞或相关细胞的信号转导,来控制细胞内基因表达水平,从而杀死肿瘤细胞,抑制骨转移的发生、发展。靶向治疗给目前临床中部分常规化疗方案无效的恶性肿瘤患者的治疗提供了全新选择。根据药物作用的靶点和性质,可将分子靶向治疗药物分为以下几类。

1. 酪氨酸激酶抑制剂

具有靶向性的EGFR酪氨酸激酶抑制剂,如吉非替尼(gefitinib, iressa,易瑞沙)、埃罗替尼(erlotinib, tarceva,特罗凯),于2002年9月被美国FDA批准作为标准方案治疗无效的晚期NSCLC的二线或三线治疗方案。

BCR-ABL酪氨酸激酶抑制剂可用于治疗慢性粒细胞白血病(CML)和急性粒细胞白血病(ALL)。2001年美国FDA批准了第一个治疗CML的BRC-ABL酪氨酸激酶抑制剂伊马替尼;2006年6月28日美国FDA批准了第二代BCR-ABL酪氨酸激酶抑制剂达沙替尼;2008年10月29日尼洛替尼上市。由于*BCR-ABL*基因不断发生的突变导致耐药性出现,新的药物不断被研发出来,新开发的BCR-ABL抑制剂越来越有效,且联合用药可明显增强治疗效果。

2. 针对某些特定细胞标志物的单克隆抗体

如西妥昔单抗(cetuximab, erbitux);抗HER-2的单抗,如赫赛汀(trastuzumab, herceptin);西妥昔单抗能阻断EGFR信号通路,使5-氟尿嘧啶和CPT-11治疗失败的结肠癌患者能重新获得对化疗的敏感性。赫赛汀与阿霉素、紫杉醇均有协同抗癌作用,而赫赛汀与紫杉醇的协同作用更为明显。抗CD20抗体利妥昔单抗(mabthera, rituximab)已被批准用于低度恶性B细胞淋巴瘤的治疗,并正在探索与化疗联合用于恶性淋巴瘤治疗;狄诺塞麦(Xgeva, PROLIA)是一种人RANKL单克隆抗体(IgG2),为多发性骨髓瘤、溶骨性骨疾病以及乳腺癌骨转移、前列腺癌骨转移患者提供了快速持续的骨转换抑制,并能有效杀灭骨巨细胞瘤中破骨细胞样巨细胞和单核细胞。

3. 抑制肿瘤血管生成的靶向药物

目前临床使用的贝伐单抗(bevacizumab)是一种重组的人类单克隆IgG1抗体,通过抑制人类VEGF的生物学活性而起作用。内皮抑素(endostatin)是一种内源性抗血管生成因子,2005年9月在国内上市,临床主要用于晚期非小细胞肺癌的治疗。

4. 泛素-蛋白酶体抑制剂

硼替佐米(bortezomib,万珂):2003年5月13日,硼替佐米成为第一个通过美国FDA的批准,被用于治疗血液癌症多发性骨髓瘤的蛋白酶体抑制剂。因其良好的临床效果,硼替佐米很快成为治疗多发性骨髓瘤的一线临床药物,并且在治疗复发的难治性多发性骨髓瘤和套细胞淋巴瘤方面也有很好的疗效。硼替佐米也可以与其他化疗药物联合使用,克服患者的抗药性和药物过敏等症状。

5. 胰岛素样生长因子Ⅰ型受体(IGF-1R)激酶抑制剂

如NVP-AEW-541,这类药物可通过干扰或阻断IGF-1R与配体结合,导致肿瘤细胞生长抑制,同时抑制对赫赛汀耐药的 HER2 高表达乳腺癌细胞的 HER2 表达,恢复癌细胞对赫赛汀的敏感性,是极具应用前景的乳腺癌治疗靶点。

6. 其他

其他分子靶向药物如组蛋白去乙酰化酶抑制剂等。组蛋白去乙酰化酶主要通过去除组蛋白的乙酰基及其他转录调控参与肿瘤的发生和发展,与恶性肿瘤关系密切。目前已经有 HDAC 抑制剂伏立诺他(vorinostat)和罗米地辛(depsipeptide)被美国 FDA批准以皮肤 T 淋巴细胞瘤为适应证而上市应用,在实体瘤治疗中的应用也处于临床试验阶段。

在靶向治疗中,阻断单一的环节或单一的靶点有时可能无法阻止蛋白网络的其他信号转导途径。如何有效地、合理地联合应用多种靶向治疗药物,同时阻断多个信号转导途径以最大限度地增加抗肿瘤的疗效是目前亟待解决的问题,更是研究的热点问题。靶向药物的联合应用包括:① 同类靶向药物的联合;② 同一靶点但针对不同位点的联合;③ 不同靶点的药物联合;④ 靶向药物同内分泌治疗以及化疗的联合应用。

(七) 其他辅助治疗

1. 中医药治疗

中医药与手术、放疗、化疗等治疗方法最大的不同是强调整体调节,充分调动机体的防御及免疫监视机制,发挥多层次、多环节、多靶点的综合调节作用。目前中医药已广泛应用于各类骨转移性肿瘤及其各个阶段治疗,包括辨证施治、专方专药、单方、验方等。中医药不良反应少,无骨髓毒性,在用药上可保持一定连续性,能抑制肿瘤血管生成,限制肿瘤增殖并阻断其入血扩散的途径,消除术后残留癌细胞生存及转移环境,灭活残存癌细胞,防止肿瘤复发和转移。适当应用中药辅助治疗可提高机体免疫力、减少西药用量及减轻放、化疗的不良反应,取得很好的疗效。

2. 免疫治疗

肿瘤的免疫治疗是通过激发和增强机体的免疫功能,达到控制和杀灭肿瘤细胞的目的。免疫治疗只能清除少量播散的肿瘤细胞,对于晚期的实体肿瘤疗效有限。故常将其作为一种辅助疗法,与手术、化疗、放疗等常规方法联合应用。

目前临床常用的免疫治疗药物有恩格菲、胸腺肽等。恩格菲主要的有效成分是 N型金葡菌肠毒素,它能直接灭活肿瘤细胞,并能刺激 T 细胞增殖分化,产生扩大的生物学效应,导致肿瘤细胞的溶解破坏;同时还能升高外周血白细胞,提高机体免疫机能,修复损伤的组织细胞。临床上常用的胸腺肽是从小牛胸腺发现并提纯的、有非特异性免疫效应的小分子多肽。胸腺肽能促使外周血中经有丝分裂原激活后的 T 淋巴细胞成熟,并增加 T 细胞在各种抗原或致有丝分裂原激活后分泌各种淋巴因子,如 α、γ 干扰素,以及 IL2、IL3,增加 T 细胞上淋巴因子受体的水平;同时能通过对 T4 辅助细胞的激活作用来增强淋巴细胞反应。随着对肿瘤免疫认识的不断深入,发现肿瘤细胞的免疫原性低,不能使机体免疫系统产生强应达。因此,如何提高肿瘤细胞的免疫原性,将是肿瘤免疫治疗的一个新课题。

3. 麻醉镇痛药物治疗

WHO于1986年第一次颁布了癌症疼痛治疗的指导原则,现已被认为是控制晚期癌症疼痛的"金标准"。其镇痛三阶梯治疗方案为:第1步:轻度疼痛,非阿片类止痛药(吲哚美辛等)±辅助药物(抗抑郁病药等);第2步:中度疼痛,阿片类弱镇痛药(可待因等)±非阿片类止痛药±辅助药物;第3步:严重疼痛,阿片类强镇痛药(哌替啶等)±非阿片类止痛药±辅助药物。对于转移性骨肿瘤患者,多为持续性的中、重度疼痛,常需使用阿片类镇痛药,该类药物具有镇痛快,可以迅速缓解疼痛,并且其肝、肾毒性不大,对有肝、肾损伤的患者也可使用,但对肝、肾功能不良患者其初始剂量需控制为常规剂量的50%～70%,且给药间隔延长为6～8 h。阿片类镇痛药应严格按照WHO的阶梯治疗方案规则给药,常规给药剂量根据患者病情而定,给药间隔为4 h。如疼痛突然加剧,应给予与常规每次剂量相同的"补救"剂量。

转移性恶性骨肿瘤发生后常出现难以耐受的癌性骨痛以及高钙血症、病理性骨折等并发症,严重影响着患者的生存质量,因此其治疗也越来越受到人们关注。临床工作中应做到熟知各类治疗方法的优劣,并坚持肿瘤综合治疗原则,不断总结回顾经验、教训,积极探索新的治疗方向,尽最大可能缓解患者疼痛,提高生存质量,甚至延长生存期。

二、骨肿瘤的预防

骨肿瘤常伴发患者机体损伤、肢体致残和劳动能力不同程度的丧失,严重影响生活质量,甚至威胁生命,且恶性骨肿瘤多数预后不佳,治疗费用高昂,给患者及家庭带来了痛苦和沉重负担。早在20世纪80年代初,世界卫生组织WHO即提出了癌症三级预防的概念,将预防医学、临床医学和康复医学融为一体来防治恶性肿瘤。由于原发性骨肿瘤大多病因不明,因此不易采取相应的预防措施;而转移性恶性骨肿瘤则能通过对原发肿瘤进行有效预防,来降低发病率和病死率,减轻患者痛苦,改善生活质量,延长生存期。

恶性骨肿瘤的一级预防即病因学预防,指养成健康的生活习惯,减少接触环境中的有害因素,消除或降低致癌危险因素。具体措施:① 加强防癌教育,养成健康的生活习惯,如戒烟酒,调整膳食结构,营养搭配合理,不吃高脂肪、高糖、高热量食物,不吃发霉变质食品,少吃腌制食物;② 避免暴晒,减少紫外线对皮肤的损伤;③ 工作注意劳逸结合,坚持锻炼身体,保持乐观的情绪和良好的精神状态;④ 临床上有一些药物如抗癌药本身、性激素类药物(含避孕药)、免疫抑制剂、某些麻醉药物等,均可能成为恶性肿瘤的促发因素,因此提倡合理使用医药用品,切勿滥用药物及放射性检查;⑤ 加强劳动保护,消除职业致癌因素,防范电离辐射和放射污染,避免接触化学致癌物,避免机体和染色剂接触;⑥ 加强环境保护,加强食品安全卫生监督管理,加强对农药污染的控制和监测;⑦ 注意防范易致癌的生物因素病毒、细菌等;⑧ 人体的遗传因素、免疫因素、内分泌因素以及社会心理因素与恶性骨肿瘤的发生也有密切关系。

恶性骨肿瘤的二级预防即临床前预防,指早期发现、早期诊断、早期治疗,主要目的是防止疾病进一步发展,针对癌症症状出现前的潜在性或隐匿性疾病尽早采取治疗措施,阻止或延缓病情的迁延发展,提高治愈率。具体措施为:① 针对高发区及特定高风险人群定期筛检癌前病变或早期病变;② 对常见恶性肿瘤进行大规模人群筛查,如乳腺癌、宫颈癌、结肠癌、胃癌、前列腺癌等;③ 普及恶性肿瘤早期征兆的医学知识,加强自我防护意识,定期健康体检。

恶性骨肿瘤的三级预防指临床预防或治疗后的康复预防,其目标为防范肿瘤再次复发或发生转移。通过积极治疗缓解恶性骨肿瘤导致的严重骨痛、恶性高钙血症等,解除或缓解患者痛苦,降低肿瘤致残率,防止出现病理性骨折和脊髓压迫,促进功能恢复,改善患者生活质量,延长生存期。具体措施:① 采取综合治疗策略,提高恶性骨肿瘤治疗的有效率,尽可能地保留机体功能;② 注意治疗前后机体功能差异以及各类不良反应的发生,采取有效辅助治疗手段;③ 定期随访,及早发现肿瘤转移、复发,及时治疗;④ 不断完善康复治疗,帮助患者最大限度地保留躯体、社会、心理和职业能力,改善患者生活质量;⑤ 了解患者心理状况,给予真诚的关心和爱护,使患者能尽快恢复身心健康,更好地回归社会。

(肖建如,万维,罗剑)

第七节　肿瘤骨转移的基本过程

恶性肿瘤远处转移途径主要包括淋巴道转移、血运转移及种植性转移,其中前两者为恶性肿瘤移转至骨的主要途径。骨骼作为恶性肿瘤转移的主要器官,甚至是唯一器官,与晚期癌症患者生存质量密切相关。肿瘤转移提示患者预后不良,患者平均生存期少于6个月。转移性骨肿瘤治愈率很低,以原位导管内型乳腺癌为例,早期发现并诊断治疗的病例98%可最终治愈,但一旦发生骨转移,治疗就非常困难。趋骨性癌作为具有骨骼系统转移特异性的肿瘤性疾病,是引起患者癌症相关性疼痛、病理性骨折、高钙血症及其他骨骼系统并发症的主要原因。恶性肿瘤骨转移主要涉及肿瘤细胞的3个微环境:原发肿瘤、循环系统以及骨髓微环境。微环境与肿瘤细胞相互影响,一方面使得微环境为适应癌细胞生长迁徙而发生适应性改变;另一方面使得癌细胞侵袭性增加,生长速度加快,浸润能力和远处转移能力增加,恶性程度增强。

一、原发肿瘤改变

肿瘤转移的前提是癌细胞在原发部位存活，并表现出无限增殖生长的能力。其中最重要的环节为新生血管生成，即从已有血管中形成新生毛细血管。研究表明，在肿瘤早期，绝大多数肿瘤细胞并不能促进血管生成，这一阶段称为血管前期。接着，其中一些细胞表型改变，表现为促血管生成表型，并通过与多种细胞成分和细胞因子的相互作用，促进原发部位形成新生毛细血管，进而推动肿瘤生长，此过程称为血管生成性转换。该过程在肿瘤浸润生长中非常重要，因为若无新生血管生成，实体瘤生长直径不会超过0.4 mm。新血管生成不仅满足了肿瘤细胞代谢的需要，借以输入氧气和营养物质，输出代谢废物，还提供了肿瘤浸润转移的天然途径，为癌细胞趋骨性转移创造条件。

原发肿瘤内上皮细胞的能动性和侵袭性极其有限。因此，为获得更强的能动性和侵袭性，在细胞周围微环境作用下，一部分肿瘤细胞发生了上皮-间质转化（epithelial-mesenchymal transition, EMT），借以消除上皮细胞特性，获得侵袭性强的间质细胞表型。间质表型的癌细胞自我更新速率加快，细胞能动性和侵袭性增加，同时为上皮细胞提供机械支持。此外，细胞抗凋亡能力增加，产生更多的细胞外基质。EMT过程具体表现为细胞形态变为类似成纤维细胞的长梭形，细胞黏附性降低、极性丢失、移动能力增强。癌细胞表面N-钙黏素（N-cadherin, NCADH）增多，E-钙黏素（E-cadherin, ECADH）减少。TGFβ作为主要的EMT诱导因子之一，促进EMT转录因子表达增多，其中包括Twist、Snail和Slug，三者协同作为ECADH基因转录的负性调节物。研究人员对发生EMT的乳腺上皮细胞进行传代培养，发现移除刺激因子后，EMT仍可稳定遗传。此外，若将唑来膦酸作用于三阴性乳腺癌细胞，发现药物可通过抑制NF-κB通道逆转EMT进展，进而降低癌细胞的自我更新能力，说明这个使癌细胞获得侵袭性表型的过程是可逆的。其他诱导EMT过程的微环境因子包括细胞外基质成分和细胞因子，如FGF、EGF、HGF、IGF和Wnt、Hedgehog及Notch通路蛋白等。

二、局部浸润

1. 局部侵袭

恶性肿瘤骨转移是一个复杂多步骤过程，常被喻为转移级联反应。这一过程的首要环节是癌细胞从原发肿瘤脱离，侵入循环系统，并在外周血中形成循环肿瘤细胞池。循环肿瘤细胞（circulating tumor cells, CTC）是指自发性或医源性侵入并存活于循环系统的肿瘤细胞。CTC寿命很短，在循环系统内很快就被免疫系统清除，或细胞自身发生凋亡，最终仅0.01%能够形成远隔转移灶。在原发肿瘤内部，癌症相关成纤维细胞（cancer-associated fibroblast, CAF）和癌症相关巨噬细胞（tumor-associated macrophge, TAM），两者与癌细胞共同上调血管内皮生长因子（VEGF）、CXCL、MMP、IL6、TNF和TGFβ表达，募集白细胞和内皮细胞迁入肿瘤微环境,重塑肿瘤细胞外基质(ECM)。癌细胞的骨架流动性和趋化性运动能力增加,细胞表面活性增高,易从瘤体脱离进入循环,从而进行定向移动。ECM改变促进肿瘤血管化,内皮细胞之间通透性增加,表面表达细胞黏附分子,CTC迅速内渗。最后CTC外渗出循环系统,在周围组织定植生长,形成分子生物学或免疫组织化学方法可检测的微转移灶,经一定时间发展为影像学可见的转移灶。

在乳腺癌侵袭早期,基膜可出现节段样缺失,这与蛋白水解酶的作用密切相关,主要是MMP。MMP是一类活性依赖钙离子和锌离子的蛋白水解酶,可裂解ECM,在癌细胞与母体瘤分离并开始内渗的过程中发挥重要作用。基膜的主要成分是Ⅳ型胶原,MMP2和MMP9降解基膜的Ⅳ型胶原,协助癌细胞浸润突破基膜。此外,MMP13还可通过刺激破骨细胞发生协助乳腺癌细胞远隔转移。

不同于CTC,播散肿瘤细胞(disseminated tumor cells, DTC)是转移瘤的前体细胞。这些细胞已在远端器官播散和定居,成为微小残留病灶。微小残留病灶常用来解释为何患者在成功的外科肿瘤切除术及术后辅助治疗后仍会存在复发的风险。DTC代表肿瘤细胞一种独特的亚群,即那些能够成功播散到循环系统并存活,完成定向游走,最终侵入骨髓建立转移灶的细胞。前列腺癌和乳腺癌患者的疾病发生早期阶段,骨髓活检证实存在DTC。然而,并不是所有DTC都能最终形成影像学可见的骨转移灶。Braun等对4 730例乳腺癌患者进行骨髓活检和随访分析,发现仅小部分DTC迁移定居在骨髓中,最后形成骨转移。

因此,真正进行转移的肿瘤细胞是实体瘤内小部分具有特殊分子生物学表型的细胞。这些细胞具有与成体干细胞相似的表型标志,可自我更新,向任意谱系分化,具备再增殖形成肿瘤的无限潜能。但这些细胞又有自己的特点:细胞周期较长,增殖活性有时会突然增加。由于这些特点,人们称之为癌症干细胞。如同生理条件下的干细胞,癌症干细胞主要以静息状态存在,在应激、免疫力降低、负荷增加或分子信号的刺激下,癌细胞增殖加快,静止的微转移灶活化进展为临床可见的转移灶,表现为增殖活力爆发。乳腺癌的癌症干细胞高表达CD44,低表达或不表达CD24($CD44^{+}/CD24^{-/low}$),常伴有远隔器官转移增加,尤以骨骼转移为明显。ALDH1是一种新乳腺干细胞标志物,提示乳腺癌患者预后不良。2007年Ginestier等进行小鼠体内实验,发现ALDH1阳性细胞易形成远隔转移。癌症干细胞可从原发肿瘤扩散至远隔病灶,是肿瘤复发的重要原因。然而,目前治疗手段主要针对增殖性癌细胞,对静息状态的细胞疗效不佳,从而使得大部分癌症干细胞能耐受治疗作用,这解释了为何患者体内肿瘤可在一定程度上耐受治疗反应。

目前有研究发现,具有形成远处转移能力的CTC中含有丰富的癌症干细胞。这些细胞在骨髓中的DTC浓度很高,在侵袭性、抗凋亡能力、肿瘤发生潜能和避免细胞休眠等方面具有明显优势,更易形成恶性肿瘤骨转移。因此,了解真正的转移发生细胞有利于临床医师对靶细胞采取针对性治疗策略,从而有效改善患者预后。

2. 转移前微环境

在远隔转移之前,原发肿瘤通过内分泌样活动在转移器官营造转移前微环境。转移前微环境概念的关键在于这一微环境在肿瘤细胞到达靶器官之前形成,即转移器官在转移之前提前建立的适宜肿瘤侵入、定植和增殖的微环境。转移前微环境的发生涉及许多信号通路,主要包括SDF-1/CXCR4、RANK-RANKL、Hedgehog以及Integrin信号通路。SDF-1/CXCR4通路不仅可以调节癌细胞趋骨性游动,还可介导肿瘤侵袭,细胞骨架重排。阻断SDF-1/CXCR4通路可抑制前列腺癌骨转移过程。体内实验证明RANKL可作为破骨细胞和$RANK^+$前列腺癌细胞的活化因子,促进肿瘤细胞的趋骨性移动。Hh通路可上调*Gli1*和*Ptch1*基因表达,促进早期成骨细胞分化,改变骨质,建立转移前微环境。Kaplan等建立黑色素瘤和肺癌动物模型,发现在癌细胞转移之前,VEGFR-1(即Flt-1)阳性的造血祖细胞提前游走至靶器官形成细胞簇,并分泌VLA-4(即整合素$\alpha_4\beta_1$)与纤维粘连蛋白结合,形成有利转移的器官微环境。骨髓来源的VEGFR-1不仅在肿瘤细胞定植、黏附和生长过程中起关键作用,还可诱导EMT,调节肿瘤侵袭力。纤维粘连蛋白则上调MMP9表达,利于癌细胞播散。令人感兴趣的是,VEGFR阳性细胞与纤维粘连蛋白和基质的结合可促进其他黏附分子的相互作用,如SDF-1/CXCR4。骨组织转移前微环境表达SDF-1,介导CXCR4阳性的趋骨性癌细胞(如乳腺癌、前列腺癌)播散和黏附。

转移前微环境形成也需要肿瘤相关巨噬细胞的作用。肿瘤相关巨噬细胞分为两型:M1,即经典激活的巨噬细胞;M2,即选择激活的巨噬细胞。恶性肿瘤中的巨噬细胞以M2样表型为主,可通过血管形成和免疫抑制促进癌症转移。

三、内渗、趋骨性移动和外渗

在原发肿瘤、循环系统以及骨髓这三个微环境中,循环系统作为肿瘤细胞顺利到达骨髓微环境的前提条件,是恶性肿瘤骨转移的中心环节。

1. 内渗

内渗即肿瘤细胞侵入血液或淋巴系统的过程。如前所述,肿瘤细胞经过一系列变化,其细胞间的黏附性降低,能动性增加,细胞外基质相应降解,血管内皮细胞间隙加大,肿瘤细胞迅速穿过内皮进入循环。

2. 趋骨性迁徙及外渗

乳腺癌患者中,尽管30%的病例骨髓中存在微转移灶,但5年后仅有15%的病例会进展为具有临床意义的转移。前面也提到,进入循环的CTC在很短时间内会发生自身凋亡或被免疫清除,最终仅0.01%形成远隔转移灶。这都说明了癌细胞能否在循环系统中存活是恶性肿瘤骨转移是否成功建立的关键。

(1)循环系统存活。循环系统中的肿瘤细胞主要因免疫反应和自身凋亡为机体所清除。CTC与血小板相互聚集形成集聚体，释放溶血磷脂酸。癌细胞表面的溶血磷脂酸受体与溶血磷脂酸结合，促进细胞增殖和溶骨性细胞因子的释放。此外，集聚体还可增加肿瘤细胞对机械应力的抵抗力，使其耐受免疫细胞（如NK细胞）杀伤。血小板分泌纤维蛋白沉积在CTC表面，协助肿瘤细胞逃避免疫监视，并增强毛细血管内皮细胞对肿瘤细胞的捕获作用，促进细胞外渗。原发肿瘤的上皮组织激活蛋白激酶信号通路表达，诱导已脱离原发组织的肿瘤细胞的程序化细胞死亡，称"失巢凋亡"。因此，最终能引起远隔转移的细胞是在循环系统中能耐受凋亡的细胞。临床研究发现，侵袭性强的乳腺癌或肺癌细胞脱离ECM后缺少有效的凋亡反应，常导致转移发生。凋亡过程涉及抑制凋亡蛋白和促凋亡蛋白的平衡关系，这主要由细胞色素C诱导的线粒体因子和FADD诱导的死亡受体因子共同调节。其中，线粒体凋亡途径是肿瘤细胞的主要凋亡途径。Bax在此过程中处于中心地位，Bim、Bid、Puma因其可活化 Bax 基因而促进凋亡发生。反之，Bcl-2、Bcl-XL和Mcl-1会下调促凋亡线粒体因子Bax、Apaf-1和蛋白酶活性，或诱导这些因子失活突变，抑制细胞程序性死亡。Mcl-2表达增加或降解抑制与癌细胞侵袭性表型转变紧密相连，并且仅Mcl-2降解就足以诱导肿瘤细胞凋亡发生。此外，CTC还可过表达FLIP，与FADD特异性结合，抑制下游蛋白酶-8活性而抵御凋亡，提示FLIP在抗转移治疗中可作为潜在靶点而杀伤肿瘤细胞。

然而在某些特殊条件下，若抗凋亡途径受阻，CTC还可进行自噬以适应不良环境要求。由于解剖学和生理学因素，血液在实体瘤输送养分是不均衡的。正是由于这种不均衡性导致某些部位营养缺乏，可诱发细胞死亡。但肿瘤细胞通过抑制mTOR或其他氨基酸信号通路激活自噬活动，一方面可以清除受损老化的大分子或细胞器，逃避凋亡；另一方面癌细胞可从内吞小泡中汲取养分，维持癌细胞生存。Roca等对前列腺癌PC-3细胞进行研究，发现CCL-2可有效抑制癌细胞自噬活性。在无血清的PC-3细胞中加入CCL-2，细胞生存周期明显延长，但有自噬现象的出现。这说明自噬活动可提供必要养分用以维持细胞生物力学特性，并且能在营养缺乏的情况下维持细胞生存。然而，Levine认为自噬活动在肿瘤细胞进展中起负性调节作用。他发现癌基因 PI3K 和 Akt 抑制自噬，而肿瘤抑制基因如 p53、PTEN、TSC1 和 TSC2 可正性调节自噬过程，说明了癌症进展需要抑制细胞自噬活力。这些研究结果皆说明自噬在CTC生存过程中起到双向调节的作用。但是究竟是什么分子在自噬调节过程中起到决定调节方向的作用，仍有待进一步的研究。

（2）定向游动和骨髓播散：循环系统内存活的癌细胞脱离脉管系统侵入骨髓微环境，该过程是一个有组织、非随机和器官特异性的过程，是不同步骤次序发生的结果。其中，骨微环境的配体与癌细胞表面受体的特异性结合是肿瘤细胞趋骨性播散的主要决定因子。CTC高表达CXCR4和CXCR7，可与骨髓中表达的相应配体CXCL12/SDF1特异性结合。这种高度的亲和作用不仅决定了骨转移癌细胞的特异性转移，而且调节肌动蛋白聚合，促进伪足形成，加强癌细胞趋化运动和侵袭性。CXCL12还可促进内皮细胞的趋化性移动。

　　整合素是癌细胞定植过程中的关键分子，通常表达在转移癌细胞表面，与骨相关细胞表达的细胞外基质蛋白结合。整合素 $\alpha_v\beta_3$ 与 OPN、骨唾液酸蛋白（BSP）和 CD44 结合，$\alpha_5\beta_3$ 与玻连蛋白、BSP、OPN、纤维粘连蛋白和血小板反应蛋白结合，$\alpha_v\beta_5$ 与成骨细胞、癌细胞和白细胞分泌的 SPARC 结合，共同促进 ECM 降解和肿瘤细胞侵袭定植。BSP 由软骨细胞、破骨细胞和成骨细胞分泌，表达在骨转移灶表面，与 $\alpha_v\beta_3$ 识别结合促进肿瘤进展和转移。BSP 可通过激活黏着斑激酶信号通路，上调肿瘤细胞表达的 MMP，促进其侵袭能力。OPN 是骨细胞外基质的主要成分，由癌细胞、上皮细胞和成骨细胞合成，其过表达活化 MMP 和尿激酶型纤溶酶原激活物（µPA），促进 ECM 降解和肿瘤浸润转移。Sloan 等发现，$\alpha_v\beta_3$/OPN 诱导黑素瘤细胞播散，能引起肺癌的复发性骨转移。BSP 表达在骨转移灶表面，与 $\alpha_v\beta_3$ 协同促进肿瘤进展和转移。临床研究也证实，较之其他内脏转移器官，骨转移灶内的 BSP 增高明显。动物实验中使用 MMP2 组织抑制剂可减轻早期转移性前列腺癌的建立。整合素 $\alpha_2\beta_1$ 结合 Ⅰ 型胶原，激活 RhoC 鸟苷三磷酸途径以介导前列腺癌骨转移。癌细胞表达 $\alpha_4\beta_1$，识别结合骨髓血管和基质细胞表面的纤维蛋白原、ICAM 和 VCAM。这些整合素除了为癌细胞趋骨性播散提供方向标志外，可参与到灶性黏附复合体的形成中，活化灶性黏附激酶上游信号通路，促进癌细胞生存和转移。此外，原癌基因 c-Src 的表达产物作为一种非受体酪氨酸激酶，可与整合素相结合，促进肿瘤细胞生长、骨架改变及趋骨性移动过程。人乳腺癌细胞 MDA-MB-231 细胞高表达 c-Src 蛋白，且细胞内 c-Src 酪氨酸磷酸化水平较高。研究人员发现，抑制肿瘤细胞内 c-Src 表达可明显降低癌细胞活性，并减弱其趋骨性移动过程。

　　在癌细胞黏附的初始阶段，凝集素等蛋白黏附分子是吸引癌细胞特异性转移分子。在此阶段发挥作用的钙黏素（cadherin, CADH）分为促进转移和抑制转移两类。CADH11 和 NCADH 可促进癌细胞的播散，而 ECADH 对肿瘤侵袭和转移有抑制作用。研究发现侵袭性强的 MDA-MB-231 细胞中检测不到 ECADH 表达，而侵袭性相对较弱的 MCF-7 乳腺癌细胞中 ECADH 含量明显增加。用 ECADH 转染癌细胞，其引起的溶骨性病灶减轻，提示 ECADH 介导的细胞之间黏附增加减缓了肿瘤细胞的转移。CTC 表面 PSGL1 和 CD44 与内皮细胞选择素结合，介导肿瘤细胞起始黏附以及之后的跨内皮转运。血小板和白细胞分泌的血小板选择素及白细胞选择素与特异性配体结合，参与趋骨性癌细胞和骨微环境的识别，这种相互作用决定其能否定向骨转移。此外，糖结合蛋白半乳凝素 3 在 CTC 和内皮细胞识别黏附过程中也有一定作用。

　　Notch-Jagged 受体配体结合也参与到癌细胞对骨的特异性移动过程中。趋骨性癌细胞常过表达配体 Jagged，其受体 Notch 则表达于骨髓中的始祖细胞和成熟细胞表面。Notch 和 Jagged 相互作用，可促进细胞信号转导，加强细胞之间黏附。Sethi 等发现，Notch-Jagged 反应能够活化破骨细胞和成骨细胞，有助于癌细胞侵入矿化骨组织，促进其骨内生长。此外，成骨细胞表达Annexin Ⅱ蛋白，与癌细胞表面Annexin Ⅱ受体结合，调节肿瘤细胞和成骨细胞之间的黏附，促进肿瘤细胞生存。

骨髓表达的分泌蛋白和脂质可诱导转移癌细胞的趋骨性移动。临床上发现，前列腺癌细胞更倾向于转移至骨髓中含脂丰富的区域。脂肪组织可在雌激素刺激下，促进原发肿瘤和转移灶生长。花生四烯酸（浓度≤5 mmol/L）能够促进前列腺癌细胞侵袭，omega-3和COX-2抑制剂则抑制细胞侵袭。此外，糖蛋白骨粘连蛋白（SPARC）作为趋化分子，也可以协助吸引前列腺癌和乳腺癌细胞游动至骨髓。

（3）骨结构特异性：转移性肿瘤细胞脱离后，穿过基膜侵入血液或淋巴系统，在循环系统中逃避免疫杀伤和凋亡，随循环播散至骨，形成骨转移灶。其中，骨结构的特异性也参与CTC的定向骨转移。骨结构特异性包括物理性因素和非物理性因素。物理性因素主要指骨的解剖学特异性。恶性肿瘤骨转移好发于长骨干骺端和椎体，这些部位的特点是由疏松的松质骨组成。松质骨内包含丰富的骨髓、血管和神经。骨髓中富含吸引癌细胞播散和促进其增殖的生长因子。松质骨中的血管不同于一般的毛细血管，具有特殊的窦状隙结构，其直径更为宽大，血流速度更加缓慢，便于肿瘤细胞与血管内皮细胞密切作用。窦状隙血管内皮细胞的间隙很大，利于肿瘤细胞来回游走。非物理性因素则是指骨基质的化学构成，包括无机成分（占60%）和有机成分（占40%）。无机成分即钙盐或磷盐（统称骨盐），主要以羟磷灰石形式存在。有机成分主要为Ⅰ型胶原，而其他非胶原蛋白含量少但种类繁多，包括粘连蛋白、蛋白多糖和生长因子等。这些有机成分皆可参与造血干细胞、肿瘤细胞的识别作用。当骨在不断重建过程中被溶解吸收时，骨基质原本储存的生长因子如IGF、TGFβ、FGF、PDGF和BMP释放，在重建骨基质的同时，协助肿瘤细胞生长定植。

四、继发性生长

根据恶性肿瘤骨转移造成的骨缺损影像学差异，可将其分为三类：溶骨性骨转移、成骨性骨转移和混合性骨转移。具体来说，溶骨性骨转移表现为X线片上皮质骨中的空洞；成骨性表现为新骨过度沉积，平片上病灶密度增大，颜色更白，即骨硬化表现；混合性病灶中可见溶骨性和成骨性病变，但以其中一种为主，影像学上常表现为硬化骨环绕在骨缺损周围。

前列腺癌经常引起成骨性成骨细胞反应，乳腺癌和多发性骨髓瘤则主要引起溶骨性破骨细胞反应。然而，溶骨性病灶中常伴有成骨性病变出现，可能是机体在溶骨性病灶出现后尝试修复骨缺损，启动骨重建机制，病灶内新骨沉积。成骨性前列腺癌骨转移病灶内也有活跃的破骨细胞反应。以上提示骨转移灶建立有可能是先发生破骨细胞的溶骨性反应，然后激活新骨并形成骨硬化，而最后的实际分型则是骨溶解和骨硬化哪个占优的具体表现。

1. 溶骨性骨转移

骨组织具有极强的硬度和韧性,肿瘤细胞很难贴附到骨表面并生长。对于转移性癌细胞而言,创造一个适宜细胞贴附生长的微环境具有十分重要的意义。转移灶的溶骨性病变不是肿瘤细胞引起的骨质溶解,而是破骨细胞活动的结果。肿瘤细胞激活破骨细胞是其造成不良预后的第一步。只有破骨细胞激活,骨基质溶解吸收并创造一个适合肿瘤细胞贴附的微环境,才能满足肿瘤细胞生长的基本条件。破骨细胞为骨内的造血系多核细胞起源,由单核巨噬细胞样破骨细胞前体聚合形成,具有吸收矿化骨基质的功能。甲状旁腺激素相关肽(PTHrP)是诱导破骨细胞发生的最主要调节因子。90%的乳腺癌骨转移常伴有高表达的PTHrP,其他内脏转移器官和原发肿瘤仅有17%和60%。PTHrP并不直接作用于破骨细胞,而是通过成骨细胞作用间接促进破骨细胞成熟。肿瘤细胞分泌PTHrP,与成骨细胞和基质细胞表面的PTHR1结合,活化基质细胞和成骨细胞产生RANKL。RANKL再与表达在破骨细胞前体表面的RANK结合,诱导其聚合并分化为功能性破骨细胞。同时,成熟的破骨细胞抑制OPG合成。功能性破骨细胞黏附于骨基质,在其表面建立一个吸收微环境。这个微环境好比细胞外溶酶体,其中富含酸性物质和蛋白溶解酶(如蛋白酶K),经过一系列步骤溶解骨质,释放其中原储存的IGF-1和TGFβ。IGF-1反过来作用于乳腺癌细胞,激活PI-3激酶、Akt和NF-κB途径促进肿瘤细胞生长和趋骨性转移,其中NF-κB途径能够活化目的基因转录,促进细胞增殖,抑制凋亡发生,使细胞趋化性能力增加,从而促进肿瘤转移;TGFβ则促进其分泌更多的PTHrP,活化更多的破骨细胞,再次溶解骨基质。这一循环往复的过程使得溶骨性病变越来越重,故称"邪恶的循环"(vicious cycle)(见图8-7-1)。

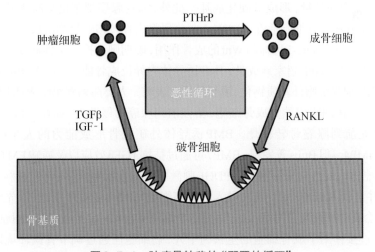

图8-7-1　肿瘤骨转移的"邪恶的循环"

注:肿瘤细胞分泌PTHrP,活化成骨细胞和基质细胞分泌核因子κB受体活化因子配体(RANKL)。RANKL与破骨前体细胞表面RANK受体结合,诱导破骨细胞成熟并溶解骨质,从而释放出原储存的TGFβ和IGF-1等,反过来作用于肿瘤细胞分泌更多PTHrP,加重溶骨性病变

肿瘤细胞还可直接作用于破骨细胞，激活 Jagged1/Notch 信号转导，刺激破骨细胞成熟以及随后的 TGFβ 释放。骨基质溶解后释放高浓度的离子钙，活化乳腺癌细胞表面的钙敏感受体，促使其分泌 PTHrP，增加骨基质对肿瘤细胞的溶骨性反应。肿瘤细胞还可以促进成骨细胞分泌更多的破骨细胞刺激因子，如 IL1、IL6、IL11、TNF-α、CCL-2 和 MIP1α 等，借以诱导破骨细胞发生，加重溶骨性病变。IL8 可活化非 RANKL 依赖的破骨细胞发生途径，IL11 可调节成骨细胞还可产生巨噬细胞集落刺激因子（C-MSF）和 OPG。前者与破骨细胞上的 c-Fms 受体结合，协同 RANKL 活化破骨细胞；后者作为 RANKL 的诱饵受体，抑制破骨细胞在体内外的分化和吸收。因此，RANKL 和 OPG 比值可调节破骨细胞的发生及其活性。

晚期多发性骨髓瘤患者中常可见与乳腺癌表现相似的溶骨性病变。瘤细胞可分泌正性调节因子如巨噬细胞炎症蛋白-1α、RANKL、IL3 和 IL6，活化破骨细胞成熟；分泌负性调节因子如 DKK1、IL3 等，抑制成骨细胞分化。其他恶性肿瘤如非小细胞肺癌、恶性黑色素瘤、非霍奇金淋巴瘤、甲状腺癌和急性淋巴细胞白血病也可见转移灶溶骨性病变。

2. 成骨性骨转移

前列腺癌经常转移至骨，主要引起成骨性反应。前列腺癌细胞引起的新骨形成主要表现为不成熟的编织骨，而不是具有一定机械强度和柔韧性的板层骨。这种骨硬化病变是一系列具有直接或间接成骨活性的调控因子作用的结果。转移癌细胞过度分泌可诱导成骨前体细胞聚集、增殖和分化的生长因子。Wnt 信号通路是成骨细胞正常分化的主要调控通路。前列腺癌细胞分泌内皮素-1，与成骨细胞表面的内皮素 A 受体结合，下调 Wnt 通路抑制剂 DDK1 的表达，活化 Wnt 信号通路，促进成骨细胞成熟，分泌骨基质，增加骨量，形成骨硬化病灶。此外，前列腺癌细胞也会减少其本身分泌 DDK1，协同增强成骨细胞活性。DDK-1 在前列腺癌骨转移的早期阶段和晚期阶段皆有重要作用：早期 DDK-1 可抑制 Wnt 的成骨作用，晚期则调控溶骨性病变向成骨性病变转化。BMP 是 TGFβ 超家族成员，具有诱导体内异位成骨能力，促进 MSC 定向分化为成骨细胞，加强细胞外基质钙化，诱导骨硬化表现。人类前列腺组织表达 BMP，通常可诱导成骨前体细胞成熟为成骨细胞，增强前列腺癌的侵袭力，如在小鼠体内 BMP6 能促进建立前列腺癌骨转移灶。BMP 诱导体外矿化骨形成能力的大小：BMP6 ＞ BMP7 ＞ BMP4。但 Buijs 等发现，BMP7 可通过拮抗 TGFβ 效应以及逆转 EMT 过程，减轻前列腺癌体内发生和转移潜能。PDGF 刺激成骨细胞发生，增强前列腺癌骨转移灶的形成，并且将人 PDGF cDNA 转导入乳腺癌细胞 MDA-MB-231 中，在原先溶骨性表现基础上会有骨硬化现象出现，以上研究结果都说明 PDGF 有很强的促成骨活性。

除了直接作用于成骨细胞的生长因子外，癌细胞还通过调节骨微环境以控制成骨细胞活性。前列腺癌特异性抗原（prostate specific antigen, PSA）是前列腺癌侵袭性的标志物，可分离 IGF 结合蛋白拮抗 IGF-1，减少 IGF-1 对成骨细胞的刺激作用。此外，PSA 还可裂解 PTHrP 而减少破骨细胞发生，从而使成骨反应占优。VEGF 是成骨细胞活性的重要调控因子。BMP7活化VEGF启动子,BMP抑制剂Noggin减少VEGF表达及其启动子活性,因此,BMP可通过VEGF途径促进骨硬化表现。

如前文所述,恶性肿瘤骨转移灶表型是成骨细胞和破骨细胞不平衡表达的结果。前列腺癌骨转移灶是成骨细胞反应速度占优,但破骨细胞反应在骨硬化灶起始过程中起重要作用。前列腺癌细胞首先分泌RANKL、PTHrP和IL6等激活破骨细胞,RANKL/OPG比值增加,溶骨性反应增强。机体在溶骨性刺激下启动骨重建反应以修复骨缺损,活化成骨细胞,硬化性表型形成。研究发现,25%的乳腺癌患者体内有成骨性反应发生。因此,我们认为,骨形成和骨吸收的不平衡性决定了不同的转移灶表型。也正是由于这种不平衡性,形成了临床上恶性肿瘤骨转移灶的多种多样的临床表现,为治疗转移性疾病提供了许多新的治疗角度。

(乔涵,汤亭亭)

第八节 肿瘤骨转移研究的基本 方法和最新进展

古希腊哲学家苏格拉底说过:我只知道一件事,那就是我什么都不知道。随着对恶性肿瘤骨转移机制研究的愈加深入,我们发现有更多未知的复杂网络有待探索。目前,肿瘤研究的主要瓶颈在于缺乏能够有效模拟人类疾病的模型系统和研究方法。本节拟就目前应用较为广泛的体内外模型系统和分子影像技术进行介绍,以期为研究恶性肿瘤骨转移提供可靠的手段。

一、体内动物模型

理想的骨转移动物模型应尽可能模拟恶性肿瘤骨转移的自然发生过程,包括癌细胞脱离基质、内渗、循环系统播散、外渗和骨内增殖过程,全面模拟人类疾病的多阶段临床进展。然而能完成自然肿瘤发生并骨转移全过程的动物模型并不常见,比较常用的是能代表疾病进展某一特定阶段的动物模型,如左心室注射肿瘤细胞能模拟肿瘤循环播散、外渗和骨微环境定植造成骨质破坏的过程;而骨内注射肿瘤细胞则主要模拟癌细胞和骨微环境之间的相互作用。

目前,已有多种实验动物被广泛应用到肿瘤骨转移的研究中,如啮齿动物、犬类或猫类。科学研究中,啮齿类实验动物来源广泛,具有经济性和操作方便性,同时能较好地模拟人类疾病,因此人们习惯用啮齿类实验动物建立模型。本节也将主要介绍啮齿类实验动物模型。根据不同的肿瘤形成机制,将恶性肿瘤骨转移动物模型主要分为五类:自发肿瘤动物模型、射线或化学药物诱导动物模型、转基因动物模型、实验性转移动物模型和人化动物模型。

(一)自发肿瘤动物模型

啮齿类实验动物自发乳腺肿瘤的概率较高,如Fischer 344和健康清洁级雄性挪威(Brown Norway)大鼠。然而,这些自发乳腺肿瘤骨转移率很低,或者仅造成轻微的局部组织侵袭。此外,动物癌症发生过程中会丢失雌激素反应性,因此不适合用于模拟人类雌激素阳性乳腺癌。小鼠乳腺瘤病毒是导致小鼠乳腺癌变的重要因子,但其在人类乳腺组织引起癌变的作用仍不十分清楚。

与乳腺肿瘤相比,啮齿动物很少自发前列腺癌。然而,随着月龄增长(>20个月),大鼠前列腺癌患病率增高,且初始的雄激素依赖型肿瘤逐渐进展为非依赖型。研究发现,Wistar大鼠体内雄激素水平较高,易于其发展为雄激素依赖性腺癌。同样,80%的ACI/Seg大鼠发生镜下前列腺癌,16%的36个月龄大鼠发生肉眼可见的前列腺癌。与乳腺癌一样,这些动物模型的自发肿瘤也不易骨转移,这要求我们采用人工干预的手段,开发新的动物模型,从而更好地进行恶性肿瘤骨转移研究。

(二)射线或化学药物诱导动物模型

人们首先尝试用化学药物或者放射线的方法诱导实验动物发生肿瘤。放射线诱导的实验动物好发纤维腺瘤,疾病潜伏期较长,反应深度不易控制。故在实际操作中,化学药物应用更为广泛,如多环芳烃DMBA或烷化剂EMU和MNU用于诱导乳腺癌;雄激素/雌二醇或MNU联合诱导前列腺癌。

化学药物诱导的乳腺癌动物模型中,幼稚癌组织出现时间早(20周内),常侵袭周围组织。动物体内会出现一定程度的高血钙,但骨等肿瘤远隔器官转移不常见。药物会造成90%的大鼠12个月内发生前列腺癌,淋巴结和肺等远隔转移不常见。

(三)转基因动物模型

在转基因动物模型中,人们常使用乳腺特异性的启动子,以此在实验动物体内过表达癌基因转录蛋白的发生。如小鼠乳腺瘤病毒逆转录启动子和其他增强原件可驱动癌基因PyMT、Her2/neu、Ras和Myc表达,从而再现肿瘤发生过程。PyMT基因表达蛋白具有一定的人源相似性,可作为酪氨酸激酶结合位点以及活性细胞膜受体,活化细胞内外信号通路,促进小鼠乳腺癌形成,模拟人乳腺癌疾病过程。转基因动物模型的优点是可以在免疫功能健全的动物体内形成肿瘤,从而研究免疫系统对肿瘤细胞和微环境的影响。因此,人们常使用转基因动物模型研究肿瘤细胞和免疫系统之间的作用等转移过程。另外,尽管转基因动物发生恶性肿瘤自发骨转移的概率很低,有研究人员使用巨噬细胞刺激蛋白（macrophage stimulating protein, MSP）能使得 PyMT 介导的乳腺癌细胞骨转移率提高 20%，揭示 MSP 通路在小鼠乳腺癌骨转移中的重要作用。这些模型有助于探索免疫监视下的肿瘤细胞与骨微环境之间的影响，从而更全面揭示人体内肿瘤细胞克服免疫杀伤建立转移灶的过程。

（四）实验性转移动物模型

以上 3 种模型的肿瘤骨转移率都很低。为了克服这种缺陷，人们开发了实验性转移动物模型。实验性转移的特点在于动物是通过实验的手段将肿瘤细胞或组织移植在宿主体内。实验性转移动物模型与以上 3 种动物模型的不同之处在于两点：第一，前者是较为直接地人为建立转移灶；第二，前者概念中的"实验性"强调了实验操作的侵入性。这种侵入性方法只能代表肿瘤转移过程中的某一步骤，不能代表转移的全过程。一个最明显的不同就是自发肿瘤模型、药物诱导模型和转基因动物模型的肿瘤细胞在癌症发生过程会经历恶性转变，从而脱离原发肿瘤侵入循环系统。而实验性转移动物模型则不然：癌细胞可以直接进入循环播散全身（心内注射模型和动脉内注射模型），或者直接在靶器官形成转移灶（骨内注射）。更重要的是，此模型需在免疫缺陷宿主体内才能模拟人体肿瘤转移特点；免疫系统在一定程度上能够杀伤肿瘤细胞，抑制肿瘤形成和转移。因此，在实验性转移动物模型中，通过人为干预建立免疫功能缺陷动物品系，以避开免疫系统对肿瘤发生发展的影响，更好研究人类肿瘤进展特定阶段的动物表现。

实验性转移动物模型又可以分为原位转移模型和异位转移模型。以乳腺癌为例，前者是将人乳腺癌细胞接种于乳腺脂肪垫从而形成原位原发肿瘤。原发肿瘤经过一系列侵袭性改变侵入骨微环境，形成骨转移灶。

1. 原位转移动物模型

原位将肿瘤组织和细胞注射到小鼠乳腺脂肪垫从而建立原位实验性转移动物模型。该模型用来测试特定肿瘤细胞的成瘤能力、侵袭性以及对治疗的反应性，肿瘤细胞会经历恶性转变过程，脱离原发肿瘤后成为 CTC，最后形成转移灶。该模型的优点在于可以很好地模拟人乳腺癌发生发展的过程，缺点在于此模型骨转移发生率较低。但是，研究人员对 Balb/cfC3H 小鼠体内骨转移癌细胞 4T1.2 细胞系进行分选得到其亚系 4T1 癌细胞，发现脂肪垫注射该细胞后的动物模型更易发生乳腺癌骨转移。因为是从体内分选得到，4T1.2 细胞可接种在免疫功能健全的实验动物体内，借以研究免疫系统对肿瘤发生和转移过程的影响。

2. 异位转移动物模型

异位转移动物模型包括动脉内注射、心内注射以及骨内注射（主要是胫骨内注射）模型。

（1）动脉内注射：本模型是将肿瘤细胞直接注射入大鼠股动脉中，原则上小鼠也适用。这种模型产生的溶骨性病变具有较强的骨转移特异性。相比胫骨内注射模型，动脉内注射模型不易因人为操作而造成外源性损伤。与心内注射模型相比，血管内注射量最大为200 µl，而心内注射量最大仅有100 µl。此外，该模型的优点在于：① 肿瘤内脏转移较少见；② 实验动物无明显异常的临床表现，骨密度正常，一般不会出现恶病质；③ 实验人员操作熟练后，建模成功率较高；④ 使用大型啮齿动物（大鼠）替代小鼠，便于解剖和插管等试验操作，且有利于一些试验参数测定，如骨代谢指标等。该模型缺点类似其他肿瘤转移模型，即需要免疫缺陷动物。免疫缺陷动物较为昂贵，且饲养条件要求严格。同时，若实验人员操作不熟练或在小鼠体内建模，动脉内注射耗时较多。注射细胞数量常有限制，因为注射细胞过多会导致细胞栓塞，造成实验动物死亡。

（2）心内注射：心内注射模型是肿瘤侵袭性模型。直接注入左心室的肿瘤细胞随心脏搏动播散至全身，在特定趋化因子作用下趋骨性游动从而播散至骨组织。Paget的"种子和土壤"学说为该模型建立骨转移灶提供了理论基础。肿瘤细胞在循环系统内全身播散，但只有在适宜生长的微环境内才能形成转移灶。因此，该模型利于研究骨微环境对肿瘤细胞播散的影响，同时也可研究少量侵袭性肿瘤细胞在骨内的早期生长增殖过程。通过影像学方法检测骨转移灶变化情况，可发现MDA-MB-231乳腺癌细胞引起的溶骨性病变一般在注射后3～4周出现。该模型的缺点在于其对实验操作技术要求较高，且耗时较多。实验人员若操作不熟练，动物死亡率较高。

（3）骨内注射：该模型常用胫骨内注射，即将已知数量的肿瘤细胞直接注射入胫骨骨组织中，同时用对侧胫骨作对照。该模型强调骨微环境和肿瘤细胞之间的相互影响，性质类似于原发肿瘤的形成，只不过绕过转移阶段直接在靶器官建立转移灶。因此，该模型更具时间和经济效益，且有助于避开原发肿瘤影响而直接观察骨微环境与肿瘤细胞之间的相互作用。其缺点是侵入性操作造成的骨皮质损伤和注射会激活骨修复机制，改变骨微环境，影响人们对肿瘤细胞和微环境之间相互作用的正确判断，故不适用于研究早期转移过程。此外，由于肿瘤细胞直接注射入骨髓腔，此模型不能表现肿瘤侵袭性。

（五）人化动物模型

在免疫缺陷小鼠体内移植人类胚胎骨，以此作为人肿瘤细胞定向转移的特异性器官，称"人化动物模型"。该模型的优点是人类组织作为肿瘤细胞实验动物体内转移的靶器官，而不是动物本身组织。这种模型强调人肿瘤细胞在实验动物体内仍具有对人骨组织的趋向性，更好地反映人类骨微环境对转移癌细胞的影响。原发肿瘤周围基质也可以部分"人化"，从而使得癌细胞接受原发肿瘤和转移部位的双重信号控制。此外，如果能够利用造血细胞系重建实验动物体内的人类骨髓微环境，可以尝试在实验动物体内引入部分人体免疫机制，从而使得该模型更适宜人类恶性肿瘤骨转移研究。

表8-8-1对以上各种模型的骨转移情况等进行了直接比较。总体来说，如果细胞株能够在骨微环境内生长，就可以在这些动物模型中应用。在血管内和心内注射模

表8-8-1 不同动物模型的比较

动物模型	方法	骨转移概率	优点	缺点
自发肿瘤动物模型	肿瘤自然发生	很低	不用人工干预构建动物模型，操作简便	(1)来源少 (2)实验动物会丢失雌激素反应性 (3)较少自发前列腺癌
射线或化学药物诱导动物模型	(1)放射线照射实验动物 (2)多环芳烃DMBA或烷化剂EMU和MNU用于诱导乳腺癌；雄激素二醇或MNU联合诱导前列腺癌	较低	操作条件容易达到	(1)放射线诱导动物模型：反应深度不易控制；长时间接触射线危害实验人员健康；易诱发纤维腺瘤,疾病潜伏期较长 (2)化学药物诱导动物模型：反应深度不易控制；长时间接触化学药物损害实验人员健康；远隔器官转移不常见
转基因动物模型	使用癌症启动子，在实验动物体内过表达基因转录蛋白	很低（使用MSP可提高骨转移发生率）	可在免疫健全动物体内建模，用以研究肿瘤细胞和免疫系统之间作用	(1)建模复杂 (2)启动子控制的转录蛋白较多，表达特异性不高
实验性转移动物模型	(1)原位实验性转移动物模型：肿瘤组织和细胞原位注射到小鼠乳腺脂肪垫 (2)原位实验性转移动物模型。①肿瘤细胞直接注射	(1)原位实验转移动物模型转移率低 (2)异位实验转移动物模型转移率高	(1)研究某一阶段变化,特异性强 (2)原位模型：乳腺癌细胞亚系4T1细胞可在免疫健全动物体内建模 (3)异位模型：①动脉内注射：肿瘤内脏转移较少见；实验动物无明显异常的临床表现,骨密度正	(1)需在免疫缺陷动物体内建模 (2)对实验操作技术要求较高,耗时 (3)胫骨内注射模型会激活骨修复,改变骨微环境,影响真实观察结果

续 表

动物模型	方 法	骨转移概率	优 点	缺 点
	入动物股动脉；② 心内注射模型：肿瘤细胞注入左心室；③ 胫骨内注射模型：肿瘤细胞直接注射入胫骨平台干骺端		常，一般不会出现恶性病质；实验人员操作熟练后，建模成功率较高；使用大型啮齿动物（大鼠）替代小鼠，且有利于了解剖和插管等试验操作，且有利于一些试验参数测定；② 心内注射模型：模型建利于研究骨微环境对肿瘤细胞播散的影响，同时也可研究少量侵袭性肿瘤细胞在骨内的早期生长增殖过程；③ 胫骨内注射模型：避开原发肿瘤影响而直接观察骨微环境与肿瘤细胞之间的相互作用，省钱节时	
人化动物模型	在免疫缺陷小鼠体内移植人类胚胎骨	较高	人类组织作为肿瘤细胞转移的靶器官，特异性高，反映人类骨微环境对转移癌细胞的影响	（1）需在免疫缺陷动物体内（2）对实验技术要求高，耗时（3）需另外取人类骨，受多方面制约

型,MDA-MB-231细胞已广泛使用。而乳腺癌细胞MDA-MB-231、MCF-3和前列腺癌细胞PC-3已证明可在胫骨内和乳腺脂肪垫中成功生长。但是,成功建立动物模型之后,仍需要进一步监测肿瘤细胞在动物体内的活动情况。此时,除组织学分析外,包括分子影像技术在内的各种非侵入性检查手段,正以其独特的优越性在恶性肿瘤骨转移研究中得到广泛的应用。

二、分子成像技术

除常规X线片外,临床上主要使用TC^{99m}亚甲基二磷酸盐(TC^{99m}-MDP)骨闪烁显像术联合MRI、CT或正电发射断层显像(positron emission tomorgraphy, PET)/单光子发射计算机断层显像(single-photon emission computerized tomography, SPECT)对肿瘤骨转移进行监测和分期。而针对实验动物的各种成像技术,包括X线成像、micro-CT、micro-PET、SPECT、MRI、活体光学成像技术等,则能在器官、组织、细胞甚至分子水平上观察动物体内的肿瘤转移过程,正得到人们的广泛重视。这些成像模式不仅能直接或间接观察肿瘤组织的大小、定位或其周围基质特点,还能探究血管生成、信号通路和药物动力学等变化,有力促进了人们对恶性肿瘤骨转移机制的了解。其中的分子成像技术,包括PET、SPECT和活体光学成像技术,可以图像形式显示或示踪体内特定对象在细胞或分子水平上的活动过程,在揭示疾病分子机制、早期诊断治疗及疗效评价过程中有重要价值。

1. 核素骨扫描

核素骨扫描即向血管内注射具有骨趋向性的放射活性物质(如TC^{99m}-MDP),利用单光子相机观察骨转移灶的损害情况。研究发现,TC^{99m}-MDP可根据不同的血液灌注情况,成比例黏附羟磷灰石(骨基质主要成分之一),以此作为骨转换率和血流灌注的观测指标。骨闪烁显像术与放射线成像术相比敏感性很高,前者最小可观察到5%的骨量丢失,而后者只能观察到40%～50%的变化。核素骨扫描技术的缺点:① 特异性较差,假阳性可见于炎症、创伤、佩吉特病或退行性病变;② 空间分辨率较低;③ 针对侵袭性强或不易诱导骨修复反应的肿瘤细胞(如多发性骨髓瘤),该成像技术的敏感性较差。因此,核素骨扫描技术常用于监测脊椎骨病灶变化,或与SPECT联合以增强其敏感性。

2. PET和SPECT

肿瘤细胞和骨微环境之间的相互作用是一个多步骤复杂过程,不仅涉及形态学上骨转移灶变化,还包括细胞或分子水平上肿瘤细胞活动过程。PET和SPECT技术敏感性较高,能够更深入地观察肿瘤细胞在骨微环境内的生长增殖过程。SPECT的技术原理是将能辐射γ射线的放射性核素作为示踪剂注射入动物体内,通过特殊检测系统对该放射性核素衰变过程中放射的高能量γ光子进行计数,并将其转换为代表γ光子束在特定方向上"投影"的信号,即可反映该放射性核素在靶组织内的分布图像。PET

成像原理类似SPECT，但引入体内并聚集的核素半衰期较短，且能发射正电子，如^{11}C，^8F，^{15}O和^{13}N等。这些放射性核素在衰变过程中会产生两个能量相等但方向近似相反的γ光子，通过检测这些光子束的"投影"信号就可重建该放射性核素在靶组织的分布图像。SPECT具有功能和解剖成像功能，能反映癌细胞的代谢情况和靶器官的三维结构。PET和SPECT成像可利用多种放射性示踪剂，分别监测肿瘤生长增殖过程中某些重要阶段的特点，如缺氧、细胞增殖、凋亡和受体表达等过程。具体而言，PET适宜使用动力学反应较快的示踪分子，而SPECT更适合动力学反应较慢的示踪分子。此外，PET和SPECT能够反映机体全身药物代谢动力学过程，而SPECT可以使用不同放射性核素以监测多细胞功能。临床上使用2-氟-2-脱氧-D-葡萄糖（2-fluoro-2-deoxy-D-glucose, FDG）对恶性肿瘤代谢情况和恶性程度进行观测评级。相对于溶骨性恶性肿瘤，FDG-PET对成骨细胞反应敏感性较低，因此更适合监测溶骨性恶性肿瘤细胞的代谢生长过程。在恶性肿瘤骨转移实验动物体内，FDG-PET在骨质变化之前就可以观察到肿瘤细胞转移发生。对于前列腺癌骨转移模型，研究人员常使用^{11}C-acetate，^{11}C-choline和^{18}F-choline作为FDG的替代试剂。对于混合性骨转移模型，FDG-PET常作为骨核素扫描技术的辅助成像模式，补充监测TC^{99m}-MDP遗漏成像的骨病灶。

PET的缺点主要是空间分辨率较低，缺乏较清楚的解剖结构显示。另外，PET和SPECT成像需要特殊仪器和操作熟练的技术人员，价格昂贵。同时，放射线会杀伤一部分肿瘤细胞，影响对实验结果的真实判断。

3. 活体光学成像技术

活体光学成像技术包括荧光成像和生物发光成像。其中，荧光成像技术可在临床上起到一定的辅助治疗作用，如引导外科手术进行。活体光学成像技术能够对肿瘤生长、转移过程及其治疗反应进行半定量监测，已成为医学、生物学和药物研发领域中发展迅速的前沿技术。

（1）荧光成像技术：是用荧光蛋白基因标记细胞，细胞合成并表达荧光蛋白，但不影响细胞生物学活性，之后用激发光使荧光蛋白活化，放射出长波长光被相应成像系统检测。荧光成像技术包括荧光反射成像和能提供三维图像的荧光分子断层成像。荧光成像技术可用于全身成像和双光子成像观察。双光子成像可从分子或细胞水平监视肿瘤发生转移过程，缺点是自发荧光常会干扰成像观察。荧光成像技术的优点在于能直接追踪细胞或分子在动物体内的生物学过程，连续性和整体性更强。同时，荧光蛋白不需底物即可自发荧光，且无细胞毒作用。荧光成像技术的缺点在于：① 自发荧光会干扰对真实观察结果的判定；② 判断荧光蛋白深度位置的能力有限；③ 空间分辨率较低；④ 该技术仅适用于小动物模型，在大动物身上应用有限。此外，绿色荧光蛋白（GFP）虽然可标记包括癌细胞和各种宿主微环境内细胞的许多细胞种类，但自发荧光会干扰GFP成像过程，且其靶器官组织能吸收部分成像信号。因此，目前广泛使用的是红色荧光蛋白（red fluorescence protein, RFP）或近红外线荧光探针。上海交通大学附属第九人民医院骨科的研究人员利用可稳定表达RFP的人乳腺癌MDA-MB-231细胞系,对小鼠行胫骨内注射以建立乳腺癌骨转移模型,并利用活体成像技术对动物体内肿瘤生长转移过程进行连续性动态监测(见图8-8-1)。研究结果发现胫骨内注射癌细胞2 h后,注射部位就可以观察到荧光信号存在。1~2周后的荧光信号主要集中在肺,而骨组织信号强度较弱,提示原本注射的癌细胞侵入血液循环,在肺内停留。但肺脏并不是MDA-MB-231细胞适宜的"土壤",故癌细胞继续播散至骨微环境。3~4周后,小鼠腿部荧光信号强而稳定,第7周达高峰,提示肿瘤细胞最终在胫骨定植,成功形成骨转移灶。另外,荧光探针自发荧光能力较弱,其信号强度不随组织厚度增加而衰减。在骨转移研究中,人们开发了骨特异性的探针,如荧光标记骨特异性双膦酸盐或四环素衍生物;这些新型探针随着骨重建过程而整合至骨基质内,能有效反映骨转移灶病损严重程度。其他在恶性肿瘤骨转移过程中广泛应用的探针包括观察新生血管生成的探针和用于监测溶骨性病变过程中蛋白酶K活性变化的探针等。这些探针通过测定肿瘤转移灶形成过程中一些关键步骤的活性,有助于探究这些关键步骤在骨转移灶建立过程中发挥的具体作用。

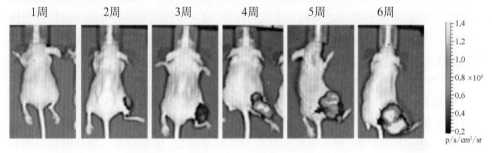

图8-8-1　利用红色荧光蛋白(RFP)标记的人乳腺癌MDA-MB-231细胞系
注:在小鼠胫骨内注射建立乳腺癌骨转移模型,并利用活体成像技术进行连续性动态监测,发现在胫骨局部乳腺癌细胞荧光信号呈时间依赖性增强

　　(2)生物发光成像技术:是将荧光素酶基因转染至靶细胞或靶器官,成像观察时加入外源性荧光素底物,在荧光素酶的催化下发生氧化反应,转变为可见光释放,再利用相关成像系统检测。这项技术应用方便,敏感度较高且较为廉价,常用于监测癌细胞活性及其体内播散过程。目前广泛应用的为Photinis pyralis、Pyrophorus plagiopthalamus、Gaussia和Renilla荧光素酶,其中可裂解催化基质荧光素的Firefly荧光素酶(FFLuc)应用最为广泛。生物发光成像的技术优点包括:① 敏感度较高;② 低背景信号;③ 高信噪比;④ 数据采集时间较短。但生物发光成像呈现二维图像,缺乏相关深度信息和信号定位,并且其空间分辨率也较差。此时,信号深度的改变常会误认为是细胞活力变化。与荧光成像一样,生物发光成像仅适于小动物。动物肤色会显著影响成像观察,如在毛发较厚或深色皮肤的动物体内,生物发光信号强度显著减弱。

以上各种分子成像技术为观察肿瘤细胞和骨微环境之间相互作用提供了直接便捷的研究途径。然而，各成像模式都具有自己独特的优缺点，这需要我们针对不同的实验目的，综合考虑各成像模式的特点，选择最佳成像系统以更好地观察实验动物恶性肿瘤的骨转移过程。

三、体外细胞三维培养

肿瘤微环境极其复杂，因此构建出能尽可能类似肿瘤体内环境的体外模型具有十分重要的意义。从 Paget 的"种子和土壤"学说开始，研究人员通过大量研究，逐渐认识到微环境对肿瘤细胞形态、表型、结构和功能的重要作用。但在传统二维细胞培养中，肿瘤细胞恶性程度下降，其细胞形态和结构皆会发生变化，不能准确代表体内情况。动物模型尽管能够准确反应肿瘤细胞的体内生长、增殖以及转移过程，但由于实验动物本身的限制，不能准确反映人类肿瘤表型、药物治疗反应等特点，难以进行大规模细胞水平及分子水平上的研究。为此，人们试图通过类似组织工程的方法，构建一种全新的三维细胞培养体系以更好地模拟肿瘤细胞在体内的生长过程。三维细胞培养技术能够满足细胞与细胞、细胞与基质之间相互作用的需要，可为体外培养的肿瘤细胞提供近似体内的生长环境，重现肿瘤细胞局部侵袭和转移的关键步骤，综合了二维培养和动物体内实验的优点，已成为研究肿瘤耐药性、侵袭性及其微环境的重要平台和有力工具。

1. 二维和三维培养技术的比较

传统的二维单层细胞培养体系易于实现，细胞活性较高，是用来研究癌症生物学过程的主要方法。平面培养体系不存在物质运输不均衡的问题，因为生长因子等能均匀在单层细胞表面扩散，而三维模型随着组织厚度增加，体系内有一部分细胞会面临化学物质较难渗透的困难。尽管二维模型内细胞生长好于立体培养体系，但平面培养体系内细胞黏附性和基质可塑性会发生相应改变，上皮细胞极性丢失，细胞不易黏附于人工基质，且形态变化明显。ECM 作为调节肿瘤微环境的重要成分，通过一系列可溶性化学因子和信号通路，影响肿瘤细胞的生长、分化和凋亡。单层细胞培养系统无法重建细胞周围基质，较难模拟体内细胞与周围微环境的相互作用，难以反映肿瘤转移的建立过程，影响肿瘤细胞的增殖速率和抗凋亡活性。

单层细胞培养体系不能准确反应药物的治疗反应。肿瘤组织内包括多种细胞，如增殖迅速和增殖停滞的细胞，甚至包括已经坏死或凋亡的细胞。平面培养模型的细胞易表现出永生性，多处于快速增殖期，细胞可经多次传代而不凋亡。细胞增殖迅速且生存能力强，与机体内环境肿瘤组织有很大差异。这一特性的结果是肿瘤细胞一直处于快速分裂阶段，使得针对快速分裂细胞的药物能够显著影响癌细胞增殖，从而无法准确反映整个瘤体的治疗反应。此外，平面培养的癌细胞丧失活化某些生存相关信号通路的能力（如 hedgehog 通道），不能模拟对于该通路药物的治疗反应。

　　不同于二维平面培养,三维支架的结构相对确定,因而能够直接将结构和功能相联系。该体系内细胞形态和信号通路转导过程更接近生理状态,能够利用显微镜进行实时连续性监测(优于动物体内观察)。此外,其体系内丰富的细胞-细胞和细胞-基质的相互作用更能准确反映肿瘤微环境的变化过程和细胞形态变化。良好的细胞形态和周围微环境对于细胞行为和基因表达很重要,如肿瘤细胞在体内增殖并自发聚集形成立体结构时,肿瘤恶性程度的演进常伴有 Ras 基因的突变。同时,三维体系内细胞周围基质成分(如胶原)可模拟细胞周围疏松或致密结缔组织(根据胶原含量不同而有差异),为研究癌细胞侵袭和转移创造条件。

　　三维模型影响癌细胞对治疗药物的反应敏感性。研究人员利用MDA-MB-231细胞微球体构建三维模型,发现细胞对顺铂的IC_{50}高于单层细胞培养体系,提示三维模型中癌细胞的耐药性增加。这一点很容易理解,因为三维培养的肿瘤组织是由多层次的细胞构成,药物渗透量随着深度的增加而不断衰减,导致瘤体内部的癌细胞逃避了药物的杀伤而存活,表现为耐药性增加。

　　三维培养体系的缺点在于体系内脉管组织稀疏,小分子运输和宿主免疫反应缺失,一般只能进行短期培养。三维系统主要模拟球形肿瘤,但瘤体在体内的形态是多样的,如菜花型、溃疡型等。此外,三维支架制备过程复杂,通常只能模拟静态环境,而体内的微环境是处在不断演进中。并且,不同亚体系模拟体内环境的能力不同:胶原支架内无致密组织,癌细胞扩散较体内更为容易;细胞源性支架的胶原量较低,其内空隙较大,厚度也比组织支架薄。这些要求我们应针对不同的实验目的合理选择相应的支架系统,同时不断研发新的系统以满足不断发展的科研需求。表8-8-2列出了在肿瘤细胞研究方面,二维和三维培养方法的各自优缺点。

表8-8-2　肿瘤细胞二维和三维培养方法的比较

生物学特性	二维培养方法	三维培养方法
细胞形态学	上皮细胞极性和形态改变,细胞黏附性降低,细胞呈梭形,紧密连接缺乏	细胞呈小圆形,细胞黏附性增加,紧密连接广泛存在
细胞增殖	永生性,多次传代而不凋亡	肿瘤组织存在多种增殖类型细胞,包括增殖活跃、停滞甚至死亡细胞
培养技术	较容易	技术要求高,有所需特殊仪器
体系可控性	较难控制	支架大小、成分及细胞特性可控
物质扩散速率	较快,物质能迅速在细胞之间及表面流动,分布较均匀	较慢,物质不易渗透至肿瘤组织内部,存在衰减,分别不均匀
基因学	良好的细胞形态和周围微环境对于细胞基因表达很重要	
耐药性	三维支架使药物敏感性降低,即耐药性增加	

用于肿瘤细胞培养的体外三维支架为充分模拟人体微环境,应具有以下特点:
① 无毒性,良好的生物兼容性,不会引起炎症或免疫反应;② 适当的生物降解速率,与
组织再生速率相适;③ 易加工成型,且能维持一定硬度和机械强度,保持外观结构稳
定性;④ 有一定孔隙率和比表面积;⑤ 表面活性良好,能维持黏附肿瘤细胞的形态和
表型,促进组织再生。目前,用于肿瘤细胞三维培养的支架种类繁多,主要包括肿瘤细
胞微球体、ECM衍生材料和高分子聚合材料三大类。限于篇幅,本节对此不一一赘述,
只对常用的三维支架材料的各自特点进行了小结(见表8-8-3)。

表8-8-3　常用的肿瘤细胞三维培养支架材料及其特点

支架类型	代表性材料	特　　点
细胞支架	肿瘤细胞微球体	(1) 生物兼容性好 (2) 机械强度可控 (3) 微球体内癌细胞可分泌ECM (4) 支架构建复杂程度不高 (5) 用于抗肿瘤药物筛选和研究细胞黏附性和相互作用
ECM衍生支架	胶原凝胶/人工基膜	(1) 含量丰富、生物兼容性良好、分离纯化简单和免疫背景明确,可促进细胞增长和黏附,并且不会引起炎症或细胞毒性反应 (2) 生物兼容性好 (3) 机械强度可控 (4) 胶原富含ECM,与细胞分泌ECM难区别 (5) 用于抗肿瘤药物筛选和细胞侵袭能力检测
	多肽类支架	(1) 生物兼容性好 (2) 机械强度可控 (3) 支架直径很小,与体内环境相似 (4) 在体液或生理盐水中会自发聚集,制备简便
高分子聚合材料	PLGA	(1) 生物兼容性一般 (2) 机械强度好 (3) 支架材料水溶性不好,细胞贴附受限 (4) 常与其他材料复合应用 (5) 应用广泛 (6) 支架制备过程复杂
	壳聚糖	(1) 支架表面特性随脱乙酰程度而改变 (2) 脱乙酰程度高的支架上细胞黏附性佳

2. 三维培养模型在肿瘤骨转移中的应用

由上可知,三维细胞培养技术能在体外较好地模拟体内微环境,搭建起动物体
内实验和体外培养的桥梁。因此,研究人员设想利用此平台,更好地再现恶性肿瘤骨

转移过程。然而在此研究中,最重要的是能够利用组织工程方法设计三维支架体系,然后依托实验动物作为生物发生器。涉及此过程的三维支架应至少具备以下特点:① 满足MSC生长增殖所必需的通道及孔隙;② 材料本身具有骨诱导活性;③ 培养体系含有能促进MSC分化的骨诱导蛋白(如BMP)。

研究人员利用具有骨诱导活性的羟基磷灰石支架负载BMP2,并植入动物体内。支架血管化明显后(约6周),经股动脉注射入荧光素标记的乳腺癌PyMT-Luc细胞,结果表明BMP2诱导生成的骨样组织能显著促进乳腺癌细胞的生长增殖。此外,使用丝制支架负载BMP2和MSC,分别在体外培养1天、4周和7周后植入动物体内,同时原位乳腺脂肪垫注射乳腺癌SUN1315细胞,发现癌细胞均会特异性游动至骨模拟性支架内,且SUN1315细胞在体外培养1天的支架体系内形成肿瘤,提示癌细胞生长转移过程需要低分化的骨内干细胞微环境。

平面培养体系中,前列腺癌LNCaP细胞保持良好的雄激素反应性,能单独分泌前列腺癌特异抗原(prostate specific antigen, PSA)。然而,在三维体系内,肿瘤细胞自发聚集形成的微球体结构使得癌细胞丧失雄激素反应性以及PSA分泌能力。只有在前列腺癌LNCaP细胞与前列腺基质细胞共培养情况下,肿瘤细胞才能维持其正常的雄激素反应性以及PSA分泌能力,提示应注意到三维培养体系内前列腺癌基质成分在肿瘤生长增殖及转移过程中的重要作用。为此,研究人员利用丝制支架复合BMP2构建前列腺癌细胞培养体系,发现BMP2能显著加强前列腺癌PC3细胞转移能力,提示在体外研究中可以利用BMP2重建恶性肿瘤骨转移过程中的多个阶段,并将其可作为潜在靶点用于抗肿瘤骨转移治疗。除了将骨模拟性支架植入动物体内以形成生物发生器外,研究人员还利用人类胚胎骨组织直接构建骨组织三维支架,并植入免疫缺陷实验动物皮下,以作为人类趋骨性前列腺癌细胞定向转移的靶器官。此模型与上文提及的"人化动物模型"类似,强调人类肿瘤细胞对人类骨组织的趋向性,能更好地反映人类骨微环境对转移癌细胞的影响,预示组织工程化骨组织会是复合材料三维支架的良好替代,可为骨转移研究提供一个由人类肿瘤细胞到人类骨组织的新的研究方向。

科学技术的发展使得目前的支架材料能不断趋近于体内微环境,但各支架系统都具有自己独特的优缺点,因此选择何种培养体系还需考虑实验目的和相应的技术水平。随着三维培养技术的不断发展,科研人员不断加深对支架材料及其与生物体之间相互作用的认识,有望研发出简便可行且能尽可能模拟肿瘤内环境的支架平台,为肿瘤及其转移的研究提供有力的工具。

（乔涵,汤亭亭）

第九节　肿瘤溶骨性骨转移及其机制

一、概述

Stephen Paget 于 1889 年提出了"种子和土壤"学说，即肿瘤细胞的自身特性与组织微环境的特异性二者相互影响，最终决定了肿瘤细胞选择在适宜的环境中生长。尤其是肿瘤细胞的生长、繁殖及血液的供给决定了肿瘤细胞能否成功转移，其他因子在组织特异性转移上也起到了重要的作用。肿瘤细胞归巢到特定的器官是由于靶向器官产生的趋化因子或黏附分子与肿瘤细胞产生的受体相结合。这就很好地解释了有些肿瘤细胞好发骨转移的原因。例如，在乳腺癌和前列腺癌中至少80%的患者发生了骨转移；甲状腺癌、肾癌、支气管癌患者中也有30%～40%出现了骨转移；然而胃肠癌患者却很少发生骨转移（＜10%）。

1. 溶骨性转移

在骨转移癌症患者中，溶骨性转移是一种最常见的转移类型。大部分乳腺癌、肺癌、甲状腺癌、肾癌以溶骨性转移为主；少部分肿瘤骨转移表现为成骨性和溶骨性同时存在的混合型转移；即使在以成骨性转移为主的前列腺癌骨转移病灶中，也往往合并存在严重的骨溶解。虽然多发性骨髓瘤的扩散很少用"转移"来描述，但几乎百分之百的骨髓瘤患者发生了骨转移，其骨转移灶为单纯的溶骨性表现。

肿瘤溶骨性转移常导致严重的骨疼痛、病理性骨折、高钙血症、脊髓压迫以及其他神经受压等并发症。在乳腺癌中，最初诊断为局部扩散性乳腺癌的患者5年生存率为83%；然而，对于发生远端转移的患者，其5年生存率只有26%。在乳腺癌Ⅳ期转移的患者中，80%出现溶骨性转移。肿瘤骨转移是多因素、多步骤的复杂过程，其转移机制相当复杂。随着生命医学的发展，肿瘤溶骨性骨转移机制研究已经由肿瘤细胞、成骨细胞、破骨细胞等之间的相互作用深入到包括HSC、免疫细胞、交感神经系统等因素的新阶段。

2. 溶骨性转移恶性循环

肿瘤细胞和骨微环境中的细胞因子或趋化因子之间存在着复杂的相互作用，并形成一个恶性循环，导致溶骨性转移。微环境中的因子可特异性地吸引肿瘤细胞定位到骨，肿瘤产生的因子也可刺激破骨细胞和成骨细胞的应答。同时，储存在骨基质中的一些因子也会进一步促进这个恶性循环。骨微环境存在大量的细胞外基质和特殊的细胞类型，并受到自身和系统的调控。这些特殊的微环境为肿瘤提供了一个肥沃的土壤。肿瘤细胞可以分泌大量的蛋白与骨髓中的细胞相互作用，从而诱导破骨细胞和成骨细胞的分化和激活。在骨吸收的过程中，储存在骨基质中的生长因子及钙离子被释放出来。这些因子可以反过来刺激肿瘤细胞的生长，并促进肿瘤细胞分泌溶骨性或成骨性因子。这个恶性循环可以很好地维持肿瘤细胞在骨中生长。

二、分子机制

溶骨性损伤的发生发展取决于细胞和基质细胞间复杂的细胞和分子相互作用，破骨细胞和成骨细胞是参与此过程的两个主要的骨细胞。其中成骨细胞负责形成新的骨基质，破骨细胞负责吸收骨基质。在不存在肿瘤细胞的情况下，两种细胞类型相互合作维持骨环境的自我平衡。然而，肿瘤细胞可以破坏这种骨内自我平衡。一方面，在溶骨性转移中，破骨细胞在肿瘤与骨界面募集并激活，导致异常的骨吸收。RANKL水平的增高可以促进破骨细胞的分化，OPG为RANKL的诱饵受体，可以竞争性地与RANK结合，抑制破骨细胞的活性；另一方面，肿瘤细胞可通过分泌多种细胞因子，如PTHrP、MIP-1α、IL6、IL8和GM-CSF增强破骨细胞的分化。肿瘤细胞分泌的MMP在溶骨性损伤中也起着重要的作用，如MMP7可以切割并激活RANKL，MMP1可以减少OPG的水平。同时，肿瘤细胞和骨髓基质中的其他细胞之间也存在细胞和分子的相互交流，以及低氧环境和交感神经系统共同为肿瘤的生长和转移创造有利的条件。

（一）破骨细胞和成骨细胞相关细胞因子

1. RANK-RANKL

破骨细胞为极化的多核骨髓家族细胞，可以通过αvβ₃整合素吸附到骨的表面，形成肌动蛋白环，分泌酸、胶原酶和蛋白酶，从而使骨基质去矿物质化，降解基质细胞蛋白，如Ⅰ型胶原蛋白，最终形成骨吸收。M-CSF和RANKL为重要的促进破骨细胞形成的生长因子，它们主要由成骨细胞分泌。M-CSF和IL34结合到骨髓细胞上的FMS受体（也称作CSF1R），从而促进破骨细胞的生成。

事实上，破骨细胞和成骨细胞是相互依赖的，通过旁分泌的RANKL及其诱饵受体OPG相互作用来调节。RANKL为促进破骨细胞分化的细胞因子，可以结合其存在于破骨细胞表面的受体RANK，通过NF-κB、NFATc1和Jun N-末端激酶信号通路刺激破骨细胞的成熟。OPG为RNAKL内源性的诱饵受体，可以抑制破骨细胞的形成。敲除 *Rank* 或 *Rankl*，或者过表达OPG均可引起骨硬化症。研究显示，破骨细胞能引起骨损伤，使骨基质中的生长因子得到释放，从而促进肿瘤的发展进程。因此，RANK-RANKL信号通路在肿瘤溶骨性转移发展过程中起着重要的调控作用。

2. EGF

大量研究表明，EGF信号通路的活化破坏了成骨细胞和破骨细胞之间的平衡。通过转基因动物模型证实，EGF信号通路在骨形成中有着重要作用。在新生EGFR-null

小鼠和4周AREG-null小鼠中,骨小梁数量/面积相对于野生小鼠明显减少。其具体机制为:*Egfr*缺陷小鼠中破骨细胞的招募存在障碍,导致小鼠在胚胎发育过程中原发性软骨内骨化延迟。而在*Egf*转基因小鼠中,骨外膜和骨内膜均可发现异常聚集的成骨细胞。

由于EGFR只表达于成骨细胞,在破骨细胞不表达,因此目前的研究认为EGF信号通路对破骨细胞的作用主要通过影响成骨细胞或间充质样细胞,从而间接影响破骨细胞的功能。其可能的机制为EGF信号通路的活化上调RANKL、MCS-F、MCP-1,同时下调OPG从而促进破骨细胞分化。而EGF家族往往在癌细胞表面大量表达,因此,肿瘤细胞可以通过旁分泌的方式激活EGF信号通路,从而促进肿瘤细胞的溶骨性转移。在临床前的实验结果证实,抑制EGF信号通路可减少癌症的骨转移。例如,曲妥单抗(trastuzumab)能显著抑制ERBB2过表达的乳腺癌细胞系BT474的骨转移,其可能的作用机制是降低乳腺癌细胞中MARK信号通路的活性。络氨酸激酶抑制剂(PKI166)可阻止EGFR的磷酸化,能有效地抑制肾癌细胞骨转移及骨破坏。另有文献报道,西妥昔单抗(cetuximab)和吉非替尼均具有抑制乳腺癌MDA-MB-231骨转移的作用,当两者联用时效果更好。在临床研究中也同样表明抑制EGF信号通路可有效抑制癌症骨转移。在针对乳腺癌的Ⅱ期临床试验中发现,EGFR抑制剂吉非替尼可有效缓解骨痛。这种抑制作用的可能机制为:① 直接抑制细胞的增殖;② 通过抑制肿瘤细胞与骨基质细胞之间的相互作用。

(二)肿瘤细胞分泌的细胞因子

肿瘤细胞产生趋化因子受体、细胞黏附分子和细胞表面受体促进肿瘤细胞吸附到骨基质并在骨中生长。肿瘤细胞可以分泌一些细胞因子直接或间接地增强破骨细胞的骨吸收能力,这些因子包括PTHrP、IL1、IL6、前列腺素E_2、TNF、CSF-1等(见表8-9-1和图8-9-1)。

1. PTHrP

临床数据表明,PTHrP阳性的乳腺癌患者更容易发生骨转移。乳腺癌骨转移灶的PTHrP表达(92%)比原位肿瘤(50%)或非骨转移(17%)的患者高。这些临床发现也在小鼠动物模型中得到了证实,用抗体中和PTHrP之后可以明显降低乳腺癌相关的骨转移。肿瘤诱导的PTHrP能够特异性地调控骨转移,其表达水平与骨转移密切相关。在无高钙血症小鼠中,或无法检测到血液循环中PTHrP的水平,用抗体中和PTHrP可以抑制肿瘤引起的骨丢失和肿瘤在骨的生长。在发生转移的乳腺癌患者中,骨转移的肿瘤PTHrP表达水平比原位肿瘤高。在骨微环境中,TGFβ也可以通过诱导肿瘤细胞产生PTHrP而增强骨吸收。

2. IL6

IL6在肾癌、膀胱癌、前列腺癌、宫颈癌、成胶质细胞瘤和乳腺癌细胞均有表达。免

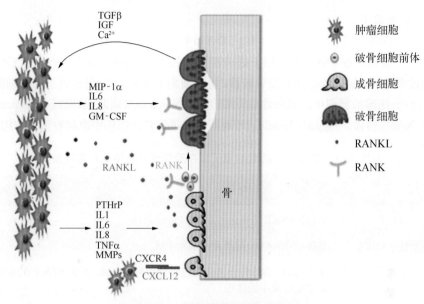

图 8-9-1　溶骨性转移恶性循环

注：溶骨性转移通过肿瘤细胞和破骨细胞及成骨细胞之间的相互作用来调节。破骨细胞在肿瘤与骨界面募集并激活，导致异常的骨吸收。肿瘤细胞可分泌多种细胞因子促进溶骨性损伤，如 PTHrP 和 IL-6 等细胞因子促进成骨细胞分泌 RANKL，进而促进破骨细胞的分化；MMP 中的 MMP-7 可以切割并激活 RANKL，MMP-1 可以减少 OPG 的水平；肿瘤细胞分泌的 MIP-1α、IL-6、IL-8、GM-CSF 及 CXCR4-CXCL12 信号通路也可增强破骨细胞的分化。此外，骨溶解导致骨基质中一些促肿瘤生长因子，如 TGF-β、BMP 和 IGF-1 等的释放，进一步促进溶骨性转移的"恶性循环"。

疫组织化学检测结果证实了 IL6 在肠细胞质、前列腺癌和乳腺癌中表达。IL6 可以增强 PTHrP 在刺激破骨细胞形成中的作用。

3. MMP

MMP 通常和肿瘤转移相关，MMP 可以通过激活 RANKl 的表达从而促进肿瘤细胞发生骨入侵和骨转移。如直接地，在前列腺癌中 MMP7 可以切割 RANKL；间接地，MMP1 和整合素样金属蛋白酶与凝血酶 1 型抗体（a disintegrin and metalloproteinasewith thrombospondin motifs-1, ADAMTS1）可以将 EGF 的配体水解切割，通过减少成骨细胞诱导的 OPG 从而促进破骨细胞的形成。另外，MMP13 可以激活 MMP9 和 TGFβ 在乳腺癌和骨的界面增强 RANKL 的表达。

4. CXCR4

康等发现 CXCR4 在高转移性的人乳腺癌细胞系中过量表达。CXCR4 与其他骨转移相关基因相互作用，如 *IL11*、结缔组织生长因子（connective tissue growth factor, CTGF）、*MMP1* 等，增强了乳腺癌细胞的骨转移能力。IL11 和 MMP1 可以通过提高成骨细胞产生 RANKL 从而促进骨吸收，CTGF 可以促进成骨细胞的增殖和血管生成。当两种细胞因子同时表达时，可以促进溶骨性转移，但单独表达时不能有效促进骨转移。

5. 其他因子

乳腺癌细胞不仅可以通过产生IL1、TNF-α和前列腺素增强RANKL的表达,刺激破骨细胞;也可以在CSF-1的作用下进一步促进其生存。Jagged1表达在乳腺癌细胞中,通过激活Notch信号通路调控骨转移,使骨细胞中IL6增加,更有利于肿瘤细胞的增长。γ-分泌酶抑制剂可以阻断骨基质细胞中的Notch信号通路,从而减少Jagged1诱导的乳腺癌骨转移。Jagged1-Notch信号通路在促进溶骨性损伤中也起着重要作用。

表8-9-1 肿瘤分泌的细胞因子及在溶骨性转移中的作用机制

肿瘤分泌的细胞因子	在溶骨性转移中的发病机制
PTHrP	上调RANKL的表达和降低OPG的表达
可溶性RANKL	直接结合RANK刺激破骨细胞生成
IL6	通过gp130信号转导通路促进破骨细胞的生成;增强PTHrP在刺激破骨细胞形成中的作用
IL1	促进破骨细胞生成(RANKL依赖和非依赖途径);促进破骨细胞的活化和存活
TNF-α	促进破骨细胞生成和活化(通过gp130信号转导通路和RANKL引起的信号途径)
IL8	通过直接刺激破骨细胞前体细胞上的CXCR1受体而促进破骨细胞生成
IL11	通过gp130信号转导通路促进破骨细胞生成
M-CSF	上调基质细胞RANKL的表达;趋化性吸引破骨细胞到骨吸收位点,促进破骨细胞的存活和抑制凋亡
TGFβ	抑制破骨细胞的生成,也可直接刺激破骨细胞的形成(在缺少RANKL情况下)
前列腺素	促进RANKL表达,增强可溶性RANKL的作用
VEGF	促进血管生成和破骨细胞生成
MMP	协助破骨细胞调节的骨吸收

引自Virk MS, Lieberman JR. Tumor metastasis to bone[J]. Arthritis Res Ther, 2007, 9(Suppl 1): S5.

（三）骨髓基质中的其他细胞影响

1. MSC

MSC主要存在于骨髓中,与HSC一样,是骨髓中的主要干细胞,虽然仅占骨髓细胞的0.001%～0.01%,但在生理及病理进程中起着重要作用。在特定条件下,MSC可以分化成各种间质细胞,如成骨细胞、软骨细胞、脂肪细胞、成纤维细胞和肌肉细胞。相对于HSC, MSC的功能还不是很清楚,这也造成MSC在癌症发展过程中的作用研究更加困难。

MCS与肿瘤细胞之间可双向作用:原发性或者转移肿瘤吸引MSC至肿瘤部位可分化成肿瘤相关的成纤维细胞,从而构成新的微环境,并影响肿瘤细胞的生存和血管新生,而且还具有免疫调节作用;相反,骨髓中的MSC吸引肿瘤细胞至骨髓而促进肿瘤转移,并且作为肿瘤骨转移灶微环境的构成部分参与肿瘤的存活、生长、药物抵抗及骨溶解。

(1)BMMSC对肿瘤细胞的吸引作用:BMMSC通过分泌SDF-1、MCP-1等趋化因子吸引血液循环中的肿瘤细胞(如B淋巴细胞、乳腺癌细胞、骨髓瘤细胞)进入骨髓。当肿瘤细胞进骨髓后,肿瘤细胞通过黏附依赖及黏附非依赖的机制与MSC及MSC分化而来的细胞相互作用,从而促进肿瘤骨转移。

(2)BMMSC分泌IL6促进肿瘤骨转移后的骨溶解:肿瘤细胞与MSC相互作用后分泌大量细胞因子和生长因子,其中IL6在肿瘤骨转移导致的骨溶解过程中发挥核心作用。IL6是一种强有力的破骨细胞活化因子,促进骨转移灶中大量的破骨细胞活化而导致骨溶解。骨溶解导致骨基质中一些促肿瘤生长因子,如TGFβ、BMP和IGF-1等释放,进一步促进溶骨性转移的"恶性循环"。

(3)IL6对肿瘤细胞的影响:尽管许多肿瘤细胞不表达IL6,但表达异二聚体的IL6受体(gp80、gp130),IL6活化ERK 1/2和STAT3,从而促进细胞增殖和存活。IL6也上调抗凋亡蛋白Bcl-2、Bclxl、存活蛋白(survivin)以及多药耐药蛋白的表达。因此,骨髓微环境中MSC产生的IL6不仅促进肿瘤的生长,而且还为肿瘤细胞提供避难所(逃避化疗)。

2. 骨髓来源的免疫抑制性细胞

骨髓来源的免疫抑制性细胞(myeloid-derived suppressor cells, MDSC)是由不成熟骨髓细胞(immature myeloid cells, IMC)构成的异质性细胞群。在正常条件下,IMC分化为成熟的巨噬细胞、树突状细胞和粒细胞。在癌症等病理条件下,IMC的分化受到抑制导致免疫抑制的MDSC在体内聚集。MDSC在癌症的发展中发挥重要作用,可通过多种途径抑制机体的固有免疫、获得性免疫系统而促进肿瘤的生长和转移。

MDSC自身也可作为破骨细胞前体而促进肿瘤的溶骨性骨转移。从乳腺癌骨转移荷瘤小鼠骨转移灶中分离出来的MDSC在体内和体外均可分化为具有破骨功能的破骨细胞,而且有意思的是只有肿瘤骨转移灶来源的MDSC才可被诱导为具有功能的成熟破骨细胞,其他部位,比如肺、脾、血液、淋巴结来源的MDSC不能分化为破骨细胞。这些现象表明,骨微环境中的MDSC为破骨细胞形成所必需的。研究发现乳腺癌荷瘤小鼠的MDSC上调肿瘤细胞的PTHrP和Gli2 mRNA表达从而促进肿瘤溶骨性转移;多发性MDSC也可作为破骨细胞前体。因此,MDSC作为破骨细胞前体促进肿瘤溶骨性转移可能在肿瘤的转移中具有普遍性。在此过程中，MDSC分泌产生的NO发挥重要作用。

3. 树突状细胞

树突状细胞来源于髓系，作为固有免疫与获得性免疫之间的信使，主要将抗原呈递给T细胞。树突状细胞主要分为两大类，髓样树突状细胞（myeloid dendritic cells, mDC）和类浆树突状细胞（plasmacytoid dendritic cells, pDC）。pDC类似于浆细胞，并表达大量α干扰素，可参与骨溶解。多种癌症中有大量的pDC浸润，活化的pDC导致循环系统中的IL15、CCL5、CCL2等细胞因子的表达上升。这些升高的细胞因子刺激骨中破骨细胞的活化，从而促进肿瘤的溶骨性转移。在动物试验中，去除肿瘤中的pDC降低骨转移的数目。

4. 骨髓基质中的其他细胞因子

在骨吸收过程中，除了骨髓中相互接触的细胞外，在骨基质中也有因子的交换释放出来，最明显的是TGFβ，影响肿瘤的定位和生长。来源于骨基质中的TGFβ可以通过调控转移前的细胞因子和溶骨性损伤，从而在大多骨转移的肿瘤及其在骨扩散中有重要的作用。

实验数据显示，通过在核内富集磷酸化的SMAD2可以激活TGFβ信号。通过在乳腺癌细胞系MDA-MB-231中稳定表达失活TGFβ受体2（dominant-negative TGFβreceptor 2, DNTβR Ⅱ）阻断TGFβ信号，从而抑制TGFβ诱导的肿瘤表达PTHrP，抑制小鼠模型中的骨转移。在类似的动物模型中干扰SMAD4也可以抑制骨转移的发展和形成。TGFβ也可以与骨微环境中的其他因素相互作用促进肿瘤的生长，如低氧。体内和体外实验证明，在乳腺癌细胞中HIF1α和TGFβ信号通路相互作用可以增强VEGF和CXCR4的表达。在小鼠动物模型中，采用mRNA沉默肿瘤细胞的HIF1α或TGFβ任何一个信号通路可以抑制肿瘤的骨转移，缺失其中任何一个也没有产生其他额外的影响。相比较下，采用药物处理将两种信号通路联合抑制比单独抑制单一的信号通路更能减少破骨细胞引起的骨吸收和肿瘤的生长。这些数据显示，缺氧和TGFβ信号通路可以平行地作用于骨转移和调控一系列的肿瘤基因。在骨基质微环境中的所有生长因子，TGFβ信号通路主要通过上述机制促进许多不同肿瘤的骨转移。大量的临床证据表明阻断TGFβ信号通路可以治疗骨转移相关疾病，并且在骨转移中TGFβ的主要来源为骨基质的释放，导致破骨细胞引起的骨吸收。

（四）低氧环境影响

低氧的微环境促进肿瘤的生长和转移，而低氧（PO_2为1%）是骨组织的特征之一。因此，骨组织被认为是肿瘤细胞归巢的理想部位。在组织的低氧环境中，其主要调节因子为HIF-1α。在低氧条件下，HIF-1α在胞质中聚集，然后转位到细胞核与HIF-1β形成异二聚体从而转录调节下游基因的表达，其中包括 *VEGF*、*IGF-2*、*CXCR4* 等在内与骨转移密切相关的基因。HIF-1通过抑制成骨细胞分化、促进破骨细胞分化的方式促进溶骨性转移。Papachristou等通过活体及体外实验证明低氧促进乳腺癌骨转移；并且采用基因或者药物抑制HIF-1α的表达均显著抑制肿瘤导致的溶骨程度。肿瘤表达的HIF-1α可以抑制成骨细胞的分化从而促进破骨细胞的分化，也进一步说明了HIF-1α可以促进肿瘤细胞溶骨性损伤，促进肿瘤细胞在骨中生长。

（五）交感神经系统影响

大量研究表明骨重建不仅依赖旁分泌/自分泌和激素，也依赖交感神经系统，在骨髓和皮质骨中存在交感神经元，并且交感神经元对间充质细胞及造血细胞系有重要作用。交感神经释放的去甲肾上腺素作用于脑干和下丘脑中心，从而刺激破骨细胞的形成和促进骨吸收，此外交感神经还抑制成骨细胞的增殖。

严重精神压力和重度抑郁是导致交感神经持续兴奋的主要原因，现有的研究表明交感神经系统的激活促进乳腺癌骨转移。其主要机制为交感神经元刺激成骨细胞的β2AR后促进成骨细胞RANKL的表达，而高表达的RANKL以非依赖于SDF1-CXCR4的途径促进MDA-MB-231细胞的迁移，而且使用交感神经系统抑制药物普萘洛尔可有效防止乳腺癌骨转移。据Kondo等的研究发现，交感神经信号也可直接作用于破骨细胞表面的β2AR，通过调节破骨细胞内活性氧的生成而调节破骨细胞的生成。

三、靶向治疗策略

肿瘤转移到骨可以改变正常骨的生理学，增强破骨细胞的活性使骨转移的生长和进程加剧，引起非耦合的骨改造。临床数据表明，调控骨吸收也可以防止骨转移的发展。在小鼠中，由于维生素D缺乏，雌激素和雄激素的化学去势，或调控粒细胞集落刺激因子（granulocyte colony stimulating factor, G-CSF）、粒细胞—巨噬细胞集落刺激因子（GM-CSF）和甲状旁腺激素（PTH）的高表达使得破骨细胞活性的增强可以加重溶骨性肿瘤的负担。此外，$Cxcr4^{-/-}$小鼠增强了破骨细胞的活性，促进了肿瘤细胞在骨中生长。相反的，通过在肿瘤接种之前，采用药物抑制破骨细胞，如双膦酸盐、OPG、RANKL拮抗剂和β2整合素拮抗剂，可以减轻实体瘤发生骨转移和肿瘤在骨中生长。同样，破骨细胞基因缺陷小鼠表现为$Src^{-/-}$、$Cd47^{-/-}$、$OPN^{-/-}$和$Itgb3^{-/-}$敲除，减轻了骨肿瘤的生长。因此，破骨细胞的改变对于肿瘤细胞的植入和生长至关重要。

针对骨转移患者的治疗，首先需要减轻骨肿瘤的生长，阻止肿瘤进一步恶化和转移，并抑制肿瘤相关的骨病理学改变，如病理结构、剧烈的疼痛和血钙过多。溶骨性损伤的治疗需在抑制骨吸收的同时，减轻肿瘤在骨中的生长，促进成骨细胞的活性，并能潜在地增强骨质。骨转移的治疗药物及其分子机制如表8-9-2所示。

表 8-9-2　骨转移的治疗药物及其分子机制

治 疗 方 法	分 子 机 制
双膦酸盐类	抑制骨吸收,阻断肿瘤细胞的有丝分裂,促肿瘤细胞凋亡,减轻骨疼痛
骨保护素(OPG)	阻止 RANKL 结合其受体从而抑制破骨细胞
RANK-Fc	阻止 RANKL 结合其受体从而抑制破骨细胞
PTHrP 抗体	中和 PTHrP
NF-κB 受体的拮抗剂	阻断 NF-κB 的激活
维生素 D 类似物	减少 PTHrP 产生
MMP 抑制剂	抑制 MMP 调节的肿瘤生长、转移和血管生成

注: 引自 Mundy GR. Metastasis to bone: causes, consequences and therapeutic opportunities[J]. Nat Rev Cancer, 2002, 2(8): 584−593; Virk MS, Lieberman JR. Tumor metastasis to bone[J]. Arthritis Res Ther, 2007, 9(Suppl 1): S5

1. 双膦酸盐

双膦酸盐为一类焦膦酸盐类似物,可以高度结合在骨的表面,抑制破骨细胞的吸收,通常被用来治疗骨损失的患者,如骨质疏松症和佩吉特病及一些溶骨性癌症。常用的双膦酸盐有: 帕米膦酸钠(pamidronate/aredia)、阿仑膦酸钠(alendronate / fosamax)、唑来膦酸(zoledronate/zometa)和氯膦酸钠(clodronate /bonefos)。双膦酸盐可以抑制甲羟戊酸途径中特异的酶,从而抑制破骨细胞中胆固醇的合成,导致损害了GTP 结合蛋白的异戊烯化,随后改变了细胞骨架的功能,促进了破骨细胞的凋亡。通过双膦酸盐的治疗可以减少骨吸收,并减轻骨肿瘤,提高患者的生存时间。

2. PTHrP 抗体

在小鼠中,采用抗体中和 PTHrP 可以减少骨损伤区域,导致肿瘤细胞表达突变的 TGFβ 受体,从而减轻骨肿瘤。许多数据显示,骨质溶解可以促进转移性肿瘤的生长和入侵,这对于临床发展抑制骨吸收过程药物具有合理的意义。

3. OPG 和 RANK-Fc

一些新的骨吸收抑制剂可以直接抑制破骨细胞的活性,有可能比双膦酸盐更有效地治疗骨质溶解。如 OPG 作为 RANK 天然的诱饵受体,可以强烈抑制骨吸收; RANK-Fc 为化学分子的嵌合体,与 OPG 的作用方式完全一致。这些药剂能够明显减少破骨细胞引起的骨吸收,并且与双膦酸盐一样可以减轻肿瘤在骨中的负担。

（罗剑,岳智颖,蔡小攀,肖建如）

第十节　肿瘤成骨性骨转移及其机制

一、肿瘤成骨性骨转移概述

骨骼是实体肿瘤转移的靶器官之一。据统计,发生在骨骼上的肿瘤转移率约为20%。常见的偏好骨为转移器官的肿瘤有乳腺癌、前列腺癌、肺癌、肾癌以及甲状腺癌,尤其是乳腺癌和前列腺癌,最终转移到骨的发生率达到70%以上。肿瘤细胞转移到骨并与之形成复杂的环境,促成了多细胞间的相互作用。这些细胞主要包括肿瘤细胞、破骨细胞、成骨细胞以及骨髓中的HSC等。在这样一个相对封闭而又充满丰富营养供给的环境里,根据肿瘤骨转移对骨骼产生的影响,将骨转移分为三类:溶骨性骨转移、成骨性骨转移以及混合性骨转移。其中,乳腺癌是发生溶骨性骨转移的代表肿瘤,前列腺癌则是发生成骨性骨转移的代表。下面集中阐述成骨性骨转移及其发生机制。

成骨性骨转移,顾名思义,即肿瘤细胞转移到骨后导致骨生成增加。代表性肿瘤即前列腺癌,骨转移率达到68%。在临床上,通过X射线显影,成骨性骨转移表现为转移灶的区域骨密度明显提高。根据临床观察,成骨性骨转移灶多发生在中轴骨,尤为常见的是椎体和骨盆,这种特征提示了转移区域可能存在选择性。

成骨性骨转移在组织结构上的特征表现为骨髓中的肿瘤细胞周围环绕大量的成骨细胞,在成骨细胞作用下生成由宽阔骨小梁组成的编织骨(见图8-10-1)。不过,由于这种编织骨的微结构组织无序,破坏了原本骨本身的平衡,因此导致了骨折风险系数显著提高。

二、肿瘤成骨性骨转移的机制

肿瘤由原发灶部位转移到骨,并且产生成骨性破坏,这个过程非常复杂。简单地概括起来至少包含以下步骤。首先,肿瘤在原发灶部位由于基因突变、细胞特性改变等逐渐恶化,具备迁移侵袭的能力;其次,原发灶肿瘤浸润进入循环系统,通过骨倾向性相关的分子机制实现在骨的定位、增殖,建立转移灶;然后,由于肿瘤本身的特性,表达和分泌很多与骨微环境的细胞相互影响的受体、细胞因子、趋化因子等,经过成骨细胞、破骨细胞相互作用的博弈,最终导致骨过多形成,正常的骨质平衡被破坏,从而产生成骨性骨损伤。具体地,成骨性骨转移包含以下过程。

1. 肿瘤成骨性骨转移骨倾向性的生理基础

早在1889年,Stephen Paget提出了肿瘤转移的"种子和土壤"理论。该理论认为

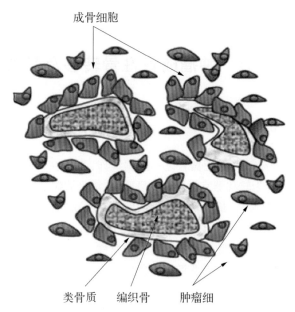

图8-10-1　成骨性骨转移在组织结构上的特征

肿瘤转移不是随机的，不同的肿瘤有最适合其生长的转移器官。结合现有的研究发现，肿瘤骨转移也存在相应的生理基础。无论溶骨性骨转移还是成骨性骨转移，原位癌所在部位具有一定的决定作用。以常见的骨转移肿瘤为例，它们通常转移到中轴骨，原因之一是在原发瘤部位几乎都有血流通过血管流达中轴骨。具体地说，经过原位癌的静脉血回流静脉腔的同时，还能够到达周围脊柱静脉。因此，这即从生理结构上部分解释了乳腺癌、前列腺癌以及肺癌、甲状腺癌、肾癌等倾向中轴骨转移的原因，也成为骨转移发生的生理基础之一。

2. 肿瘤成骨性骨转移骨倾向性的分子机制

前列腺癌是发生成骨性骨转移的典型肿瘤，因此很多揭示成骨性转移机制的工作都围绕前列腺癌展开。随着研究的深入，有关骨转移的分子机制也逐渐得到揭示。CXCR4作为GPCR，在前列腺癌中呈现高表达。研究者发现，使用CXCR4的抗体或者拮抗剂能够显著抑制CXCR4表达的前列腺癌的骨转移，从而证明CXCR4调节前列腺癌骨转移。事实上，CXCR4促进肿瘤转移到骨得益于骨骼环境中存在其配体CXCL12，亦即SDF-1。在CXCL12的趋化作用下，肿瘤细胞选择性向骨转移。这同时也解释了为何CXCR4表达高的肿瘤也有向肺、肝等丰富分泌CXCL12的器官转移的现象。在调节骨倾向性的分子中，整合素类也发挥作用。如整合素 $\alpha_2\beta_1$，作为Ⅰ型胶原的受体，通过增强前列腺癌细胞和骨基质蛋白的结合，从而促进肿瘤细胞对骨的黏附，提高了骨转移的效率。除了上述上调蛋白，一些肿瘤抑制因子的下调也很重要。如BMP7，对于维持前列腺细胞的上皮特性非常重要。在前列腺癌中，BMP7的丢失显著增强了肿瘤细胞的恶性程度。因此,成骨性骨转移的骨倾向性由这些相关基因共同作用调节。

3. 骨转移肿瘤细胞的骨拟态性

研究者发现,发生骨转移的肿瘤细胞会逐渐表现出部分与骨细胞相似的特点,这一现象被称之为骨拟态。骨拟态能够促进肿瘤细胞向骨的运动、黏附、增殖和存活。有意思的是,研究发现肿瘤细胞骨拟态的特征更多地相似于成骨细胞,如调节成骨细胞分化以及诱导骨蛋白表达的重要转录因子Runx2、Msx2等被显著地上调表达。肿瘤细胞发生骨拟态后显著表达一系列的骨蛋白,包括OPN、骨钙蛋白、骨粘连蛋白以及骨唾液蛋白Ⅱ等。结合这些特征,可以猜想在一定的环境下,细胞特性发生改变,而具备发生这种改变的很有可能是肿瘤干细胞,因此这也许是肿瘤干细胞理论的另一个证据。

4. 成骨性骨转移中的重要分子

毫无疑问,成骨性骨转移肿瘤的典型代表是前列腺癌。肿瘤细胞转移到骨后与骨微环境中的各细胞相互作用,破坏正常的骨形成。尽管定义上表明成骨性骨转移导致骨生成增加,但这不单单局限于成骨细胞自身,实际上也是骨吸收和骨生成共同作用的结果。进一步,有研究表明破骨细胞在这个过程中也发挥重要作用。比如,氨基末端肽在成骨性骨转移前列腺癌中是作为不良的预后指标,而其正是骨吸收的重要的标志。可见,在成骨性骨转移中,成骨细胞和破骨细胞之间也许存在更深层的联系机制。

在成骨性骨转移过程中,肿瘤细胞表达出大量细胞因子以及调节蛋白。比较重要的有 PDGF、IGF、肾上腺髓质肽等参与了骨转移的调节。ET-1是肿瘤细胞分泌的又一个重要分子。研究发现,在成骨性骨转移中ET-1促进新骨的形成。究其原因,在成骨细胞上表达ET-1受体,即内皮素A受体(endothelin A receptor, ET_AR)。结合基因芯片分析,ET-1能够在成骨细胞中上调一系列基因,这些基因包括分泌蛋白 *IL6*、*WNT5a*、*TIMP-3*、*CYR61*、*CTGF*、*RANKL*;信号分子SGK;转录因子TSC-22、C/EBPδ、TGIF和 Twist 等。这些基因中有些已经被报道了参与成骨细胞调节,如IL6、Wnt5a、TIMP-3、Cyr61、CTGF、RANKL、TGIF。值得注意的是,Wnt信号通路已报道是对正常成骨细胞分化和功能非常重要的调节因子。然而无独有偶,ET-1在成骨细胞中显著下调了 Dkk1,后者是Wnt信号通路的负调控者。研究发现Dkk1能够显著抑制由ET-1刺激引起的成骨细胞增殖及分化,因此ET-1显然是成骨转移的重要调控者,一方面上调促进成骨的相关基因,另一方面下调成骨形成的负调控基因。

调节成骨性骨转移中成骨细胞功能的另一个重要因子是PTHrP。PTHrP在溶骨性骨转移中与TGFβ一起形成了调节溶骨性骨损伤的"恶性循环"。研究表明,在前列腺癌中往往伴随着PTHrP的丰富表达,这在成骨性骨转移过程中显得有些矛盾;进一步的研究发现这与PTHrP蛋白合成分泌后的不同剪切有关。当PTHrP剪切形式为氨基酸1~16位氨基酸残基时能够刺激成骨细胞分化,生成新骨。将序列细分发现 PTHrP的1~20位氨基酸残基以及1~23位氨基酸残基都能具备促进成骨细胞分化的作用,而当是1~34位时则主要表现为促进溶骨性作用。通过序列分析对比,PTHrP氨基酸8～11的残基分别是LHDK，而ET-1的6～9位氨基酸残基是LMDK，二者具有极高的序列相似性，提示这段序列可能与ET$_A$R结合并激活其信号通路。事实上，PTHrP介导的促成骨细胞功能特异的被ET$_A$R的抗体或者拮抗剂所抑制，表明PTHrP这段剪切多肽作为ETAR的激动剂而发挥功能。不仅如此，进一步生化分析显示PTHrP的这段序列和ET-1在激动ET$_A$R的效率上几乎相当。前列腺特异抗原（PSA）是一个丝氨酸蛋白酶，它在PTHrP剪切中发挥作用。PSA在PTHrP的23位氨基酸残基切割，导致PTHrP不能激活其在破骨细胞上的经典受体PTHrP受体，同时产生能够激动ET$_A$R的多肽片段。因此，PSA和PTHrP也是前列腺癌成骨性骨破坏的重要分子。

5. 骨吸收在成骨性骨转移中的作用

在成骨性骨转移肿瘤中，骨吸收也发挥着重要作用。明显的证据是在成骨性转移中，抵抗溶骨性骨吸收的双膦酸盐药物能够显著减少相应的骨并发症。有研究显示，在前列腺癌引起的成骨性骨转移中，抑制成骨性反应的ET$_A$R抑制剂atrasentan和抑制溶骨性反应的双膦酸盐唑来膦酸单独治疗虽然能够显著减少成骨反应，但两者之间并无明显差异，但是如果联合使用则更加有效。因此，在一些肿瘤成骨性转移中，成骨性反应和溶骨性反应可能存在协同调节的作用。

三、肿瘤成骨性骨转移微环境

综上所述，肿瘤成骨性骨转移实际上是在骨微环境下肿瘤细胞和骨细胞等相互作用的结果。如**图8-10-2**所示，肿瘤细胞一方面分泌诸如ET-1、PDGF、BMP等调节成

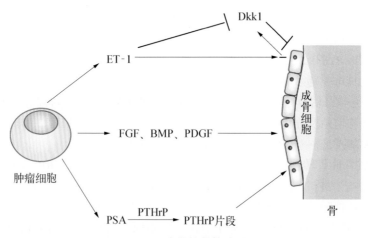

图8-10-2　成骨性骨转移微环境

注：引自Clezardin P, Teti A. Bone metastasis: pathogenesis and therapeutic implications[J]. Clin Exp Metastasis, 2007, 24(8): 599-608；Clines GA, Guise TA. Molecular mechanisms and treatment of bone metastasis[J]. Expert Rev Mol Med, 2008, 10: e7.

骨细胞活性，另一方面利用环境中的PSA修饰一些细胞因子如PTHrP，使其改变特性，成为能够促进成骨活性的小分子；此外，某些调节骨质平衡的负调节因子如Dkk1，在微环境信号通路下被抑制，进一步使骨质平衡破坏，从而增强了成骨性反应。尤为需要指出的是骨吸收在成骨性转移中也扮演着重要的角色，具体机制有待进一步研究。

　　肿瘤转移到骨后发生成骨性反应。肿瘤细胞围绕在成骨细胞周围，成骨细胞行使功能产生新骨，但新生骨微结构并不完整。肿瘤细胞分泌产生诸多信号分子，如ET-1、FGF、BMP、PDGF等，它们直接能够调节成骨细胞的活性，促进成骨细胞分化。ET-1同时能够抑制成骨细胞Dkk1的表达，进一步协同扩大Wnt信号通路对成骨细胞功能的调节。PSA作为水解酶，能够切割PTHrP产生激动ET_AR的肽片段，从而促进成骨细胞分化。

（罗剑，孙朋，唐小龙，肖建如）

第十一节　骨内微环境对肿瘤转移的影响

　　众所周知，CTC能否成功地定植到靶器官并不仅由细胞本身的生物学特性决定，靶器官微环境也在其中发挥一定作用。针对这个论断，Stephen Paget在1889年提出了"种子和土壤"假说。他将循环系统中肿瘤细胞定植在靶器官微环境中的过程比喻为"种子"在适宜的"土壤"中生长的过程。"种子"向各个方向播散，仅在遇到适宜的"土壤"时才能完成生长，即建立恶性肿瘤转移。癌细胞和骨髓微环境之间存在相互作用，肿瘤转移取决于癌细胞对骨微环境的适应力以及该环境所能提供的生长支持。骨微环境不仅包括其自身解剖学特性，还包括骨基质以及各种细胞，如骨系细胞、基质细胞、内皮细胞及造血细胞等。因此，作为趋骨性"种子"定植的"土壤"，深入了解这一微型生态环境有助于加深人们对肿瘤骨转移机制的理解，有可能为骨转移的预防和治疗提供新的作用靶点。

一、骨重建过程和微环境内各种细胞的作用

1. 邪恶的循环

　　正常人骨组织处在不断进行的骨重建平衡中。首先，破骨细胞吸收骨质，随后成骨细胞修复骨缺损，在原位形成新生骨。此时，由成骨细胞和破骨细胞形成的暂时功能性解剖结构称为基本多细胞单位（basic multicellular unit, BMU）。癌细胞的侵袭可打破原来的生理性骨重建平衡，其分泌因子PTHrP刺激成骨细胞产生M-CSF以及

RANKL,分别与破骨前体细胞上的受体c-Fms和RANK结合,活化破骨细胞成熟并黏附于骨基质,分泌酸性物质和蛋白溶解酶(如蛋白溶酶K)溶解骨质。MSC在成骨诱导因子(如BMP)的作用下增殖分化为成骨前体细胞,分泌类骨质沉积形成新生骨。新生骨形成后,成骨细胞发生凋亡,或者以骨细胞形态埋于骨基质中。癌细胞破坏了成骨细胞和破骨细胞之间的平衡,加快了骨形成或骨溶解过程,与骨微环境之间构成"邪恶的循环"。成骨性病灶"邪恶的循环"中关键分子是BMP,前列腺癌细胞侵入骨组织促使基质分泌释放BMP。BMP作为成骨诱导因子促进新骨形成,而骨形成病灶增多的结果便是BMP分泌也增加,反过来促进前列腺癌骨转移。如此循环使得转移灶愈加明显,最后造成骨痛、骨折甚至死亡。溶骨性病灶"邪恶的循环"中关键分子是TGFβ(见图8-11-1)。乳腺癌细胞通过释放PTHrP等,促进成骨细胞分泌RANKL,引起破骨细胞活化、骨质溶解,释放原本储存在骨基质中的TGFβ。TGFβ反过来促肿瘤细胞分泌更多的PTHrP,再通过成骨细胞活化更多的破骨细胞,再次溶解骨基质。"邪恶的循环"理论加深了人们对肿瘤细胞和骨微环境之间关系的理解,提示打破该循环有助于遏制转移发展,从而在根本上改善患者的病情。

2. 骨系细胞的影响

骨形成和骨吸收过程是恶性肿瘤骨转移灶建立的基本过程,其中参与的骨细胞成

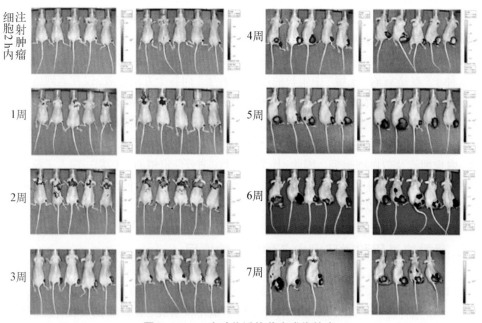

图8-11-1 小动物活体荧光成像技术

注:实验动物胫骨内注射乳腺癌MDA-MB-231细胞2 h后,注射部位可以观察到荧光信号;1~2周后的荧光信号主要集中在肺,而骨组织信号强度较弱;3~4周后,小鼠腿部荧光信号强而稳定,于第7周达高峰,提示MDA-MB-231细胞最终在胫骨定植,成功形成乳腺癌骨转移

分主要为成骨细胞、破骨细胞以及骨细胞。BMMSC在成骨诱导因子刺激下，增殖分化为成骨前体细胞以产生ALP，最后成为成熟的成骨细胞。作为骨形成细胞，成熟的成骨细胞分泌类骨质，构成骨的基质成分。类骨质随后矿化，形成坚硬的骨组织。骨基质形成后，成骨细胞要么凋亡，要么成为骨细胞沉积在骨基质。骨细胞是成熟骨组织中含量最多的细胞成分，作为力学感受器，对负荷变化做出反应从而调节骨重建。MSC定向分化为成骨细胞需要至少三个主要的刺激因子：BMP、Hh和Wnt信号通路。这些信号分子与其他细胞因子构成了一个复杂网络，共同调节成骨细胞的成熟过程。Runt相关转化因子2（Runx2）、核结合因子A1（CBFA1）和Osx是成骨细胞分化的重要转录因子。Runx转录活化后，激活OPN表达，促进成骨细胞活化和肿瘤转移。小鼠Cbfa1基因敲除后，不能产生有功能的成骨细胞，新骨形成受限。

破骨细胞来自骨髓内单核巨噬细胞系，活化后可降解骨基质。M-CSF和RANKL是其重要的活化因子。M-CSF主要在破骨细胞活化起始阶段发挥作用，而RANKL在破骨细胞成熟活化过程中密切参与。除T细胞和B细胞可分泌一定量的RANKL之外，M-CSF和RANKL主要由BMMSC和成骨细胞分泌，分别与破骨细胞表面的相应受体c-Fms和RANK结合。M-CSF促进单核巨噬细胞系细胞增殖和RANK表达，可为RANKL作用创造前提条件；RANKL则活化破骨前体细胞，使其前体细胞聚合成为有功能的多核细胞。更重要的是，RANKL分泌细胞也会分泌OPG，阻断RANKL通路从而抑制破骨细胞发生。因此，RANKL/OPG值决定破骨细胞活化程度。RANKL表达水平还受到骨微环境中许多细胞因子的调控，如IL1、IL6、IL8、IL11以及TNF-α等，这些因子也可直接作用于破骨细胞发挥作用。

3. 骨髓内细胞的影响

新生血管生成对于转移灶的建立是一个非常重要的阶段。趋骨性癌细胞定植在骨微环境后，会招募内皮细胞和造血细胞定向游走以改变微环境，促进新血管生成。酪氨酸激酶抑制剂舒尼替尼作用于骨髓基质和内皮细胞，导致转移瘤体无新生血管生成，基质凋亡，临床上表现为癌细胞转移受阻，溶骨性病变减轻。骨髓内造血细胞释放促血管生成因子，或者调节骨微环境，为新生血管长入创造条件。造血始祖细胞表达CD34和CD133，可作为内皮细胞和造血细胞的始祖细胞，以干细胞形态持续存在于成人骨髓和外周血中，在肿瘤血管化过程中发挥作用。

BMMSC可分化为成骨细胞、软骨细胞以及脂肪细胞。其中脂肪细胞能释放TNF、瘦素和IL6等，抑制成骨细胞活化，刺激骨吸收过程。脂肪干细胞具有促进前列腺癌骨转移的能力。这一点与上文提到的前列腺癌细胞易转移至脂肪含量丰富区域的理论不谋而合。此外，BMMSC具有类似肿瘤发生干细胞的能力，能降低癌细胞表面黏附蛋白表达，保护转移灶内癌细胞，促进肿瘤生长和转移。骨髓内成纤维细胞在原发肿瘤内和转移灶内皆对肿瘤具有一定的调节作用，可增强其侵袭力和能动力。如成纤维细胞分泌非活性MMP2，被乳腺癌细胞分泌的细胞因子活化，增强肿瘤细胞侵袭性和能动性。此外，成纤维细胞还可释放RANKL，促进破骨细胞发生和骨质溶解过程。T淋巴细胞可影响肿瘤生长和骨重建过程，CD4$^+$Th细胞释放的RANKL、TNF和TGFβ，皆可活化破骨细胞，并通过恶性循环过程促进肿瘤生长。

癌症患者转移灶内较原发部位更易形成血栓，常导致严重并发症发生，如弥散性血管内凝血、血栓静脉炎或重要脏器栓塞。血小板可协助癌细胞逃避免疫杀伤，或促进其与内皮细胞的黏附，从而利于转移灶建立。肿瘤细胞介导血小板分泌溶血磷脂酸，促进溶骨性细胞因子IL6和IL8释放，加重溶骨性病变。抑制血小板特异性整合素αⅡbβ$_3$，血小板活性降低，肿瘤转移灶也相应减轻。但是，作为血小板始祖细胞，巨核细胞却可以抑制恶性肿瘤骨转移的发生。巨核细胞释放OPG，可减轻破骨细胞介导的溶骨性病变；还可调节成骨细胞增殖信号α$_3$β$_1$、α$_5$β$_1$和Ⅱb整合素，抑制成骨细胞增殖，影响骨硬化病变发生和骨重建过程。

二、骨内基质成分的影响

骨基质组织中储存多种生长因子和蛋白成分。成骨性骨转移癌和溶骨性骨转移癌皆会使这些成分从骨基质释放，与骨微环境和肿瘤细胞相互作用，共同促进转移到骨髓的肿瘤细胞生长。

1. TGFβ

成骨细胞分泌的TGFβ在骨基质中含量最多，是影响骨转移过程的重要细胞因子之一。骨质溶解时，原储存在骨基质中的TGFβ释放，与肿瘤细胞表面TGFβⅡ受体结合，促进肿瘤分泌PTHrP。PTHrP刺激成骨细胞或基质细胞表达RANKL，与破骨细胞前体表面的RANK结合，活化转录因子，诱导其聚合并分化为成熟的破骨细胞，同时抑制OPG合成。OPG作为RANKL的诱饵受体，与RANK结合竞争性拮抗RANKL的作用，抑制破骨前体细胞的活化。以上过程形成恶性循环，肿瘤细胞激活更多的破骨细胞，再次溶解骨基质。

TGFβ募集白细胞和内皮细胞迁入肿瘤微环境，重塑细胞外基质，改善骨微环境以适应肿瘤细胞定植。TGFβ还能推动肿瘤细胞的EMT过程，增强肿瘤细胞的能动性和侵袭性。TGFβ作为促血管生成因子，参与转移灶新生血管生成，促进肿瘤转移。TGFβ刺激肿瘤细胞、成骨细胞和基质细胞分泌COX-2。COX-2具有诱导IL11和IL8表达的能力，分别以RANKL依赖和非RANKL依赖的方式活化破骨细胞。有研究发现，使用TGFβ配体拮抗TGFβ$_1$和TGFβ$_3$作用，MDA-MB-231乳腺癌细胞增殖减缓，溶骨性病损减轻。在 *Tgfβ*$^{+/-}$ 和 *Tgfβ*$^{-/-}$ 转基因小鼠骨内，TGFβ$_1$表达缺陷可导致乳腺癌细胞生长的减缓，但在 *Tgfβ* 缺陷小鼠内，乳腺癌细胞分泌的3种TGFβ亚型表达均上调。因此，无论是宿主体内本身的还是肿瘤来源的TGFβ都在乳腺癌骨转移建立中起重要作用。

TGFβ与骨微环境其他因素共同促进肿瘤生长。骨髓氧分压很低,而恶性肿瘤想要在骨髓定植就必须适应这种环境。此时,转录因子HIF-1α是恶性肿瘤适应缺氧过程的重要调控因子,其表达能够抑制成骨细胞分化,促进破骨细胞成熟,促进乳腺癌浸润转移。在这里,TGFβ和HIF-1α信号通路表现为协同作用,共同诱导VEGF和CXCR4表达。动物模型中使用mRNA敲除技术抑制TGFβ或HIF-1α两条通路之一,发现肿瘤骨转移灶明显减轻,但二者同时抑制无叠加负性作用。相反,使用能同时抑制肿瘤和骨微环境的药物,其抑制作用却明显大于单独抑制效应。说明TGFβ和HIF-1α可能共同调控同一套基因表达,抑制二者之一并不能完全消除该基因作用。

2. BMP

BMP是TGF超家族的成员(除BMP1外),是一类能刺激骨形成的生长因子总称,定向诱导MSC分化为脂肪细胞、软骨细胞或成骨细胞。*NDRG2*基因诱导的BMP4表达能够抑制MMP活性,从而降低乳腺癌细胞转移能力。BMP7逆转EMT过程,在TGFβ协助下降低乳腺癌细胞侵袭性标志蛋白(如波形蛋白)表达,下调癌细胞的间质细胞特性,最终有效地减缓恶性肿瘤细胞侵入性表型的获得。同时,BMP7持续过表达,促进新骨形成,可间接抑制乳腺癌原位溶骨性病变进展和骨髓内肿瘤细胞的生长。MCF-2细胞中过表达的BMP2在体内外皆促进癌细胞侵袭性增加。TGFβ₃和BMP2在体内增强MDA-MB-231细胞侵袭能力,促进肿瘤骨转移。阻断BMP和RANKL通路,前列腺癌骨转移灶内溶骨性和成骨性病灶都会明显减轻。

3. IGF-1

"邪恶的循环"过程中,骨基质中原储存的IGF-1被释放出来,与肿瘤细胞表面的IGF-1受体(IGF1R)结合形成IGF1R同型二聚体,活化PI-3激酶、蛋白激酶B(Akt)、胰岛素受体(IRS-1)和NF-κB通道,促进肿瘤细胞生长和趋骨性转移。IGF-1还是调节成骨细胞分化和破骨细胞发生的重要因子。IGF-1上调成骨细胞分泌的RANKL,与破骨前体细胞表面受体结合,活化NF-κB通道和抑制OPG分泌,激活破骨细胞。此外,乳腺癌细胞中IGF1R受体过度表达能够促进细胞有丝分裂,从而加快骨转移灶的形成和原发肿瘤的恶性发展。*IGF1R*缺陷会导致癌细胞G₀/G₁阻滞、凋亡蛋白酶-3活化,癌细胞有丝分裂速度减缓,凋亡细胞增多,骨转移病情改善。NF-κB通道能够刺激靶基因转录,促进细胞增殖,抑制凋亡发生,使细胞趋化性能力增加,从而加快肿瘤转移。前列腺癌细胞分泌uPA,其与成骨细胞表面受体uPA受体结合,水解IGF结合蛋白(IGF binding protein, IGFBP)以增加游离的IGF含量。同样,PSA裂解IGFBP-3,与uPA共同促进IGF-1与IGF1R特异性结合,刺激成骨细胞增殖。PSA还可裂解PTHrP而减少骨吸收,从而促进成骨反应。

4. MMP

肿瘤细胞、成骨细胞、破骨细胞和内皮细胞皆会产生MMP。MMP家族有超过20种成员,几乎能裂解ECM的每一种成分。MMP主要参与破骨细胞骨吸收完成后的基质重建过程，而不直接参与破骨细胞骨吸收。这是因为破骨细胞吸收过程中形成的微环境内酸性太强，故蛋白酶K主要承担骨吸收的功能。蛋白酶K对Ⅰ型胶原具有高度亲和性，其底物之一SPARC裂解之后会产生生物活性分子，如VEGF，PDGF和FGF2，这一过程往往会导致炎性介质IL6和IL8的表达上调。因此，蛋白酶K不仅在破骨细胞骨溶解过程中有作用，还是新生血管生成和炎症反应中的重要因子。Lynch等认为，MMP是"邪恶的循环"过程中的主调控器。因为其一方面能够裂解细胞外基质而促进肿瘤转移，另一方面调控非基质分子的生物活性和生物利用度，从而影响"邪恶的循环"过程。MMP能够活化骨基质中的一些主要生长因子，如TGFβ、IGF-1和VEGF。MMP2、MMP3和MMP9活化无活性的TGFβ参与肿瘤转移；MMP1、MMP2和MMP3水解IGF结合蛋白，释放游离IGF，使其与破骨细胞和成骨细胞表面受体结合，促进成骨细胞M-CSF和RANKL释放以及破骨细胞c-Fms和RANK表达；MMP9活化细胞外基质中的VEGF。VEGF能够诱导破骨细胞定向迁徙到骨化中心形成新生血管。研究认为，破骨细胞刺激体内新生血管生成正是通过释放MMP9活化VEGF完成的。

5. 钙、磷

骨溶解过程中，骨基质储存的Ca^{2+}从骨组织中释放，与肿瘤细胞表面的钙敏感受体结合，有效抑制细胞凋亡和促进细胞增殖。此外，还能协同TGFβ刺激癌细胞分泌PTHrP，激活破骨反应从而释放更多Ca^{2+}。离子钙是乳腺癌细胞很强的趋化因子，支持肿瘤细胞生长和转移灶建立。磷酸盐（PO_4）是骨盐的重要成分之一，调控核苷酸代谢或蛋白磷酸化等生物体内重要生化过程，协同IGF-1共同刺激肿瘤生长、分化和转移。此外，还与肿瘤细胞表面受体结合而转入细胞，为癌细胞提供生长支持。

6. 蛋白成分

骨基质内OPN、整合素、骨粘连蛋白、CADH、BSP、层粘连蛋白和胶原等成分，也参与癌细胞定向转移的过程。如前所述，整合素广泛参与到癌细胞的播散转移过程。整合素$\alpha_v\beta_3$与OPN、BSP或CD44结合，$\alpha_5\beta_3$与玻连蛋白、OPN、BSP、纤维粘连蛋白和血小板反应蛋白结合，促进肿瘤细胞侵袭、ECM降解和癌细胞定植。OPN是骨细胞外基质的主要成分，由癌细胞、上皮细胞和成骨细胞合成，其过表达能够活化MMP和uPA，促进ECM降解和肿瘤浸润转移。乳腺癌细胞分泌OPN促进BMMSC表达CCL5，而BMMSC向肿瘤相关成纤维细胞转化，促进肿瘤生长和转移。BSP由软骨细胞、破骨细胞和成骨细胞分泌，表达在骨转移灶表面，与$\alpha_v\beta_3$识别结合促进肿瘤进展和转移。BSP可通过激活黏着斑激酶信号通路，上调肿瘤细胞表达的MMP，促进其侵袭能力。骨粘连蛋白调节ECM代谢水平，控制细胞形态和细胞因子活性，介导细胞与外界反应。此外，骨粘连蛋白与内皮细胞结合能够使血管通透性增加，利于癌细胞游走。骨粘连蛋白刺激肿瘤细胞MMP活性增加，MMP抑制剂水平降低，说明骨粘连蛋白可加强肿瘤转移能力。目前研究发现，骨粘连蛋白可增强癌细胞对玻连蛋白的趋向性，但是单纯骨粘连蛋白作用不能引起这种定向运动，推测可能是间接机制起作用。

　　骨基质中其他蛋白成分，如蛋白聚糖1、DSPP和DMP1均与乳腺癌或前列腺癌骨转移成正相关。相反，核心蛋白聚糖抑制乳腺癌细胞的骨转移。

三、肿瘤细胞在骨内的休眠

　　在部分血液系统恶性肿瘤、乳腺癌和前列腺癌患者中，开始接受治疗和最终转移发生之间的一段相对静止的时期称"肿瘤细胞潜伏"阶段。潜伏的概念提示疾病的复发风险，而消除骨微环境内休眠肿瘤细胞是患者获得长期临床缓解和克服肿瘤治疗耐性的关键。肿瘤细胞类似HSC，可表现为相似的趋骨性移动和骨髓黏附性。因此，有学者推测诱导HSC休眠的因子可能在诱导肿瘤细胞休眠过程中发挥相近作用。GAS6受体是公认的HSC休眠诱导因子。前列腺癌细胞与成骨细胞表面Annexin II结合，诱导其表达GAS6受体，能够阻滞前列腺癌细胞周期，提示成骨细胞可以促进肿瘤细胞骨内休眠。

　　前面已经提到，DTC是骨髓内具有侵袭性的肿瘤形成细胞，但骨髓内的肿瘤细胞并不是都以活性形式迅速开始建立转移灶。根治性前列腺切除术患者中，72%患者骨髓内存在DTC，提示患者极高的复发风险和较差的临床预后。实际上，大部分DTC在骨髓中以静息状态存在，并以此耐受抗癌治疗。在应激、负荷增加、免疫力下降或分子信号刺激下，肿瘤细胞活化，建立转移灶。恶性黑色素瘤模型提示，当p38介导的应激反应速度超过丝裂原ERK激酶活化速度时，细胞进入增殖阻滞阶段。其中，*KISS1*、*CSRP3*、*Kai1*、*MMK6*、*MMK7*和*RKIP*等转移抑制基因可以阻滞ERK活性和（或）激活p38通路从而抑制肿瘤细胞增殖，并且应激过程中受损组织释放的许多细胞因子可诱导上皮肿瘤细胞增殖。DTC建立转移灶经历两个阶段，最初是潜伏或休眠过程，随后是侵袭性阶段，而这一阶段常提示患者疾病的晚期。美国国立卫生研究院（National Institutes of Health, NIH）在2006年对微环境中维持和活化肿瘤休眠进行研究，并将肿瘤休眠分为两种类型：增殖性休眠和瘤体休眠。增殖性休眠指的是那些代谢活跃但细胞周期停滞的细胞休眠，其诱发和消除机制目前尚不完全清楚。骨微环境内TGFβ可抑制*Pten*缺陷小鼠体内细胞周期蛋白D表达；而小鼠*Smad4*通道敲除后，TGFβ作用减弱，细胞增殖活性增强。Lim等将乳腺癌细胞和BMMSC共培养，发现两种细胞之间存在缝隙连接，而细胞质分子通过此结构在BMMSC和癌细胞之间进行交换。其中，BMMSC中形成的miRNAs通过缝隙连接进入乳腺癌细胞内，诱导癌细胞的G_0/G_1期阻滞。

　　瘤体休眠指的是多细胞转移灶持续存在，但并不继续生长。与增殖性休眠不同的是，这一概念强调整个转移灶的休眠过程，而前者更强调单个细胞活动。因此，这两种休眠方式又被称为肿瘤细胞休眠和肿瘤休眠。在休眠的瘤体内，DTC增殖速率和死亡速率基本相近。只有当后者大于前者时，休眠瘤体才能发展为临床明显的转移灶。研究人员发现,休眠激活的瘤体内新生血管数量明显增多,推测血管生成转换机制在瘤体休眠激活过程中有重要作用。另外,宿主免疫系统在肿瘤休眠激活过程中的作用也正逐渐为人们所重视。Koebel等将免疫系统调控肿瘤增殖过程(即"编辑")分为三阶段:消除、平衡和脱逸。其中,"消除"是免疫监视的结果;而休眠的过程则指代"平衡"。消除过程涉及固有免疫和适应性免疫,然而平衡仅有适应性免疫参与。肿瘤平衡和脱逸的区别则在于前者表示肿瘤细胞持续存在但不增殖,而后者则代表肿瘤的侵袭性生长。前者细胞具有一定的免疫原性,然而逃逸的肿瘤细胞免疫性明显降低。

此外,骨髓细胞表面VLA4与骨基质内VCAM1结合,以此维持细胞静息状态而逃避凋亡杀伤。基质细胞则表达纤维连接蛋白,在乳腺癌细胞骨内休眠中有重要作用。乳腺癌DTC/CTC表达酪氨酸激酶受体HER2与转移复发相关。因此,HER2介导的信号通路在DTC激活过程中可能发挥一定作用,可为耐性潜伏性恶性肿瘤治疗提供新的干预策略。

四、骨模拟性

肿瘤细胞表达骨或骨相关基因,进而表现出骨细胞样特性,以此促进肿瘤细胞在骨微环境中的归巢、黏附、生存和增殖,这种现象称为骨模拟性。在趋骨性恶性肿瘤中,Runx2是前列腺癌和乳腺癌骨转移中骨模拟性的重要调控通路,其表达上调会促进骨模拟相关蛋白表达。实验中将能够高表达骨模拟相关蛋白的肿瘤细胞注入小鼠体内,发现动物会形成远隔骨转移。此外,阻断肿瘤细胞中*Runx2*基因表达,乳腺癌骨转移形成减少。

肿瘤细胞的骨模拟性可表现为类似破骨细胞的活性。参与骨模拟性的化学因子包括OPN、骨钙蛋白、骨粘连蛋白、BSP、RANKL和PTHrP。这些骨模拟相关蛋白不仅能够协助癌细胞的趋骨性游动,参与破骨细胞增殖分化,有些也在"邪恶的循环"过程中起到重要作用。如肿瘤细胞协助成骨细胞和基质细胞分泌PTHrP,共同刺激破骨细胞发生。Rachkovsky等发现,有些癌细胞能够与巨噬细胞相融合,或者诱导破骨前体细胞聚合成成熟的多核巨细胞,最后形成具有肿瘤细胞核的成熟破骨细胞。

肿瘤细胞还能表现出一定的成骨细胞骨模拟性。前列腺癌骨转移细胞的成骨细胞特性表现为病灶处形成不成熟的、稀疏的编织骨。这种成骨反应主要是成骨细胞活动的结果,但不能排除一些具有成骨细胞模拟性癌细胞的作用。转移灶内肿瘤细胞可以转分化为具有成骨细胞分化潜能的间充质细胞,诱导其他成骨细胞分化增殖,或者本身分化为成骨细胞,分泌骨基质。具有成骨细胞表型的肿瘤细胞在骨微环境中的存活生长依赖于成骨细胞,二者协同构成了一个相互依赖的网络,共同促进恶性肿瘤的浸润转移。

综上所述,骨微环境和肿瘤细胞相互影响,一方面促进微环境发生变化以更适应肿瘤侵袭转移,另一方面肿瘤细胞本身影响骨微环境,从而形成临床表现多样的转移性肿瘤,提示抑制二者之一有可能提高恶性肿瘤骨转移治愈率。随着肿瘤骨转移研究方法不断发展,人们对骨微环境与肿瘤转移之间的关系认识更加深入,将为恶性肿瘤骨转移的预防和治疗奠定基础。

(乔涵,汤亭亭)

第十二节　微环境对肿瘤干细胞在骨转移中的影响

　　肿瘤转移是一个复杂的过程,包括肿瘤细胞获得侵袭迁移能力、浸润血管、在血液循环中存活、穿出血管以及在转移部位的定植、休眠、生长等一系列步骤。然而,并非所有的肿瘤细胞都具有转移能力。早在1994年,Lapidot等研究发现只有小部分人类白血病细胞可以在重症免疫缺陷小鼠(severe combined immune deficient mice, SCID)体内成瘤,并将该部分肿瘤细胞定义为肿瘤干细胞;随后的研究发现在前列腺癌、肠癌、黑色素瘤、肺癌、肝癌、乳腺癌、胰腺癌等癌症中也存在肿瘤干细胞。另一方面,肿瘤转移并非独立、静态的过程,其发生、发展与机体微环境的影响密不可分。大量研究表明肿瘤微环境对肿瘤干细胞具有重要影响,在肿瘤转移过程发挥重要作用。本节将介绍在癌症的转移过程及微环境对肿瘤干细胞在骨转中的影响。

一、肿瘤的转移生长

1. 肿瘤细胞获得侵袭性

　　上皮-间质转化(epithelial-mesenchymal transition, EMT)是肿瘤扩散的第一步,即肿瘤细胞失去上皮样细胞特征,获得间质细胞特性(干细胞特性和迁移能力)。而在肿瘤细胞转移过程的后期,肿瘤细胞在转移位点又重新获得上皮样细胞表型,转移的肿瘤细胞在转移位点的定植生长需要经过一个EMT的逆转化过程,即间质-上皮转化(mesenchymal-epithelial transition, MET)。近年来,一些研究表明,机体中的血小板、BMMSC等可通过TGFβ信号通路诱导肿瘤细胞表型发生EMT转换。

2. 肿瘤细胞进入血管

　　当肿瘤细胞发生EMT获得侵袭能力后,要渗入循环系统才能引起转移发生,这也是肿瘤转移的一个主要限速过程。研究发现肿瘤细胞可以帮助乳腺癌细胞进入血液循环,但是对于肿瘤细胞进入血液的动力学及其机制仍有待深入研究。

3. 肿瘤细胞在血液中生存

肿瘤细胞转移是一个极其低效的过程,进入血液循环的肿瘤细胞大部分发生凋亡,仅有0.01%的肿瘤细胞在循环系统存活并形成转移灶。因此,肿瘤细胞在血液循环中的存活是肿瘤细胞转移成功的重要环节。目前的研究表明多种机制参与抑制脱落肿瘤细胞的凋亡。在血液循环系统中,血小板和肿瘤细胞形成聚集物,增加了纤维素沉积并干扰了免疫细胞的识别,从而阻碍了自然杀伤细胞对肿瘤细胞的杀伤作用。因此,肿瘤细胞-血小板簇形成了一个免疫逃避复合体,使得肿瘤细胞在血液中得以生存,并导致癌症病情的恶化。最近的研究也发现,血小板通过激活ATP依赖的$P2Y_2$受体,打开血管屏障,促使肿瘤细胞外渗入转移部位。在腺癌、多形性胶质母细胞瘤和胰腺癌等多种癌症的临床研究中发现,患者体内血小板增多往往预示着多种癌症的不良预后。

4. 肿瘤细胞穿出血管到达转移位点

肿瘤细胞的外渗和在转移位点的播种是肿瘤转移生长的基础。研究发现,肿瘤细胞可以通过多种途径促进其上述过程。例如,上调转移位点成纤维细胞的纤维粘连蛋白的表达,进而为随后到来的肿瘤细胞提供停泊位点。另外有研究显示,VCAM-1阳性的乳腺癌细胞与表达VLA-4(即整联蛋白$\alpha_4\beta_1$)的巨噬细胞发生相互作用,防止肿瘤细胞凋亡,促进肿瘤肺转移的发生。因此,靶向基质细胞和肿瘤细胞之间的黏附信号轴,阻断其信号的传递可能有助于防止肿瘤细胞多器官转移定植。

5. 肿瘤细胞在转移器官中的定植

(1)器官倾向性转移定植假说:器官倾向性,也被经典地称为"种子和土壤"假说,最早于1889年由Stephen Paget提出,即转移瘤的分布不是随机的,而是有着明显的器官倾向性。后来人们对该假说进行了发展,提出早在转移扩散前,原发位点肿瘤分泌一些细胞因子,利于前转移灶的形成。

对于器官倾向性产生的解释还有另外一种假说,即原位肿瘤微环境与转移灶微环境有着一定的共性。例如,最近研究发现乳腺癌干细胞在转移位点诱导了成纤维细胞分泌骨膜蛋白,重新创造了与原发肿瘤类似的微环境。然而,是否其他肿瘤类型也是通过这种"微环境模拟"的方式产生器官倾向性,仍然有待进一步研究。

(2)前转移灶的形成:原发肿瘤灶通过分泌一些因子,帮助前转移灶的形成。另外一些研究发现,原发肿瘤位点的缺氧环境影响前转移灶的形成。如人乳腺癌和头颈肿瘤,原发肿瘤部位的缺氧环境诱导了赖氨酸氧化酶的高表达,从而利于转移前微环境的建立和转移生长。

6. 肿瘤细胞休眠

即使肿瘤细胞成功地在转移器官"播种",但也不能保证其一定能在此处生存、生长。转移器官的微环境可以显著抑制转移瘤细胞的存活和生长,例如中性粒细胞和骨髓来源的$Gr1^+$细胞分泌的凝血酶敏感蛋白,都能抑制转移位点的肿瘤细胞生长。因此,肿瘤细胞要经过一段时间的休眠期才能形成转移灶,包括肿瘤块休眠(增殖与凋亡平衡)、细胞休眠(细胞停滞在G_0期)和免疫休眠(免疫效应引起的平衡状态)等过程。

(1)肿瘤块休眠期:肿瘤块休眠,也被称为血管性休眠,由于血管缺乏营养物质和氧供应有限,导致肿瘤细胞增殖和凋亡相平衡的一种状态。多种细胞参与了转移器官血管的重建,包括肝脏祖细胞、表达VEGFR的内皮祖细胞和可以分化成内皮样细胞的树突状细胞。

(2)细胞休眠:主要是指由于转移器官微环境引起的细胞G_0~G_1期停滞的时期。该时期可以通过纤维粘连蛋白与整合素相互作用、激活EGFR信号通路、巨噬细胞从抗肿瘤到从肿瘤的极性转换所克服。

(3)免疫休眠:肿瘤细胞可以被免疫系统识别和清除的观点,最早是由Burnet和Thomas在19世纪50年代提出。起初,这个观点由于缺少充足的实验证据支持饱受质疑。然而,现在已知免疫系统通过重塑和选择免疫原性更低的肿瘤细胞,来识别和清除筛选肿瘤细胞。这个过程也即肿瘤的免疫编辑,与达尔文选择学说相类似,有些肿瘤细胞易于被免疫系统清除,但是那些具有免疫规避能力的肿瘤细胞可以生存繁殖。

7. 肿瘤复苏与转移生长

肿瘤细胞通常具有基因组不稳定性,在强大的免疫压力下,易于发生突变,从而获得免疫逃避表型并进行生长。目前研究表明,其主要是由于肿瘤细胞缺乏MHC Ⅰ类或潜在膜蛋白家族的分子,导致抗原递呈、加工过程缺陷,从而有效地逃避适应性免疫的监视;这些肿瘤细胞也可以通过分泌过多的抗炎细胞因子,如TGFβ和VEGF,或者募集免疫抑制类细胞,如Treg细胞和MDSC细胞,可以建立肿瘤微环境的免疫抑制状态,从而促使肿瘤细胞扩散生长。

除了逃避免疫监视,肿瘤细胞也易于逃出由血管或细胞周期介导的休眠机制,产生致命性的转移生长。一些因素利于上述过程的发生,如在胰腺癌中促肿瘤类型的巨噬细胞,往往与肝转移的建立和生长有关;肿瘤相关的淋巴单核细胞与削弱肿瘤细胞免疫原性和增强肿瘤生长有关。更为有趣的是,凝集系统,特别是组织因子(一种聚沉蛋白)不仅在血液循环中发挥作用,而且还可以干扰自然杀伤细胞对转移灶肿瘤细胞的杀伤作用,促进肿瘤转移生长;进一步研究发现,实际上组织因子还诱导了血小板凝集成块,导致骨髓来源的巨噬细胞募集并支持黑色素瘤在肺的转移生长。

二、肿瘤干细胞与骨转移

越来越多的证据表明原位肿瘤细胞具有异质性,其中一个亚群,即肿瘤起始细胞或肿瘤干细胞,具有自我更新和分化成其他肿瘤细胞成分的能力。此外,大量临床研究证明肿瘤干细胞负责肿瘤的转移。在骨转移癌中,虽然尚没有直接的证据证明肿瘤干细胞与肿瘤的骨转移直接相关,但是目前一些研究表明,具有干细胞特性的肿瘤细胞存在可大大提高转移的发生率,肿瘤干细胞对转移的促进作用与肿瘤的微环境密切相关。因此,下面将着重介绍在肿瘤骨转移过程中,微环境对肿瘤干细胞的影响。

(一)肿瘤干细胞

1. 肿瘤干细胞学说

肿瘤干细胞学说认为,在肿瘤组织中存在一小部分具有干细胞特性的肿瘤细胞群,这些细胞群具有自我更新、多向分化和无限增殖能力,可产生不同表型的肿瘤细胞,并赋予肿瘤异质、增殖和浸润等特性,即肿瘤干细胞。肿瘤干细胞学说最早在1994年由Lapidot等提出;1997年,Bonnet等从急性髓性白血病(acute myeloid leukemia,AML)患者的样本中分离出一种表面标志物为CD34[+]/CD38[+]的细胞,把这些细胞移植到非肥胖型糖尿病/重症免疫缺陷小鼠(NOD/SCID)体内会引起AML,而其他的从AML患者样本提取的细胞则不能引起AML。这表明,这些表面标志物为CD34[+]/CD38[+]的细胞有着其他肿瘤细胞所不具备的致癌能力,而且其表面标志物与正常HSC相类似,故推测其为肿瘤干细胞。之后,研究人员又分别在乳腺癌、中枢神经系统癌症、结肠癌、胃癌、肝癌、胰腺癌、前列腺癌、肝癌、卵巢癌、尤因肉瘤以及黑色素瘤等实体瘤中发现肿瘤干细胞的存在。虽然目前对肿瘤干细胞还存在诸多争议,但肿瘤干细胞的存在已然被证实,而且其驱动肿瘤生长的作用也是被实验所证明的。

2. 肿瘤干细胞的来源

按照肿瘤干细胞学说,肿瘤由肿瘤干细胞引发,那么肿瘤干细胞又来源于哪些细胞呢? 目前对肿瘤干细胞的起源研究还不是很透彻,争议也极多。总体来说,主要存在三种假说,即肿瘤干细胞来源于正常成体干细胞、肿瘤干细胞来源于祖细胞、肿瘤干细胞来源于终末分化细胞。第1种假说认为,正常成体干细胞累积突变导致其正常的更新分化调控机制被破坏,从而转化为恶性增殖的肿瘤干细胞。第2种假说认为祖细胞在分化时发生突变、获得自我更新能力并终止原来预定的分化方向,转化为肿瘤干细胞。第三种假说认为成熟的终末分化细胞突变后获得自我更新和多向分化能力,转化为肿瘤干细胞。目前,这3种假说都有相应的实验证据支持,其中支持第一种假说的证据较多,但也不能排除其他假说,所以对肿瘤干细胞的来源还需要进行更深入的研究。

3. 肿瘤干细胞的特征

肿瘤干细胞之所以区别于其他肿瘤细胞,是因为其有着与其他肿瘤细胞所不同的生物学特性: ① 肿瘤干细胞具有强致瘤性和促肿瘤异质性; ② 肿瘤干细胞具有多重耐药性并对放射线具有抗性; ③ 肿瘤干细胞具有正常干细胞的一般特性,也具有与正常干细胞相似的归巢和迁移特性; ④ 肿瘤干细胞表达的分子标志物与正常细胞、干细胞和肿瘤细胞均相关; ⑤ 肿瘤干细胞的信号通路与干细胞相关。肿瘤干细胞与正常干细胞极为相似,两者都可以自我更新,也可以分化成其他细胞,也拥有许多共同的信号通路和表面标志，但是两者还是具有显著差异的，如正常干细胞的分化程序是受到严密调控的，而肿瘤干细胞可以分化为完全成熟细胞的能力，分化过程易于累积突变；而且两者的自我更新能力也不一样，正常干细胞的自我更新处于稳态平衡之中，而肿瘤干细胞的更新增殖则在肿瘤发生、发展过程中不断变化。

4. 肿瘤干细胞的表面标志物及鉴定

要对肿瘤干细胞进行研究，首先需要把肿瘤干细胞分离鉴定出来。目前最常用的方法是筛选肿瘤干细胞特异性表面抗原标志物，并根据这些标志物把肿瘤干细胞分离出来。其一般程序为：原代培养肿瘤细胞；根据细胞表面抗原标志物利用免疫磁珠或流式细胞术把肿瘤干细胞分离出来；鉴定分离细胞的自我更新能力、增殖能力和分化能力；将细胞进行异种移植鉴定其成瘤能力。肿瘤干细胞与正常干细胞除了特性相似之外，其表面标志物也有许多是相同的。此外，肿瘤干细胞还有一些特异性表面标志物，多数和肿瘤细胞的致癌、转移及复发相关标志物类似。在不同肿瘤组织中，肿瘤干细胞的细胞表面标志物也并不相同，目前还没有公认的肿瘤干细胞的标志物，这给肿瘤干细胞的分离和鉴定带来了困难，而且即使在同一组织中的肿瘤干细胞也不是均一的，存在不同的肿瘤干细胞亚群，不同亚群的表面标志物也是不尽相同的，这使得肿瘤干细胞的鉴定更为困难。因此，通过表面标志物分离出肿瘤干细胞样细胞后，还必须进一步鉴定其肿瘤干细胞特性才行。表8-12-1是相关肿瘤的肿瘤干细胞的代表性标志物。

表8-12-1　正常干细胞和肿瘤干细胞的表面标志物

细胞类型	表 面 标 志 物
造血干细胞	$CD34^+CD38^-$、$CD133^+$
神经干细胞	$CD133^+$、Lewis X
间充质干细胞	$CD34^+Sca1^+Lin^-$、$CD44^+CD29^+Sca1^+$、$CD33^-CD34^-CD45^-CD73^-$
成肌细胞	CD56、MyoD、Pax7
乳腺癌干细胞	$CD44^+CD24^-$、$Cd1d^+$、$ESA^+B38.1^+$、$CXCR4^+$、Lin^-
脑肿瘤干细胞	$CD133^+$、$CD133^-$
结肠癌干细胞	$CD133^+$、$CD166^+$、$CD44^+$
前列腺癌干细胞	$CD133^+$、CXCR4
卵巢癌干细胞	$CD24^+$、$CD133^+$
急性髓性白血病干细胞	$CD34^+CD38^-$、$Thy-1^-$、$c-Kit^-$、$CD133^+$
前体B急性淋巴细胞白血病干细胞	$CD34^+CD38^+CD19^+$、$CD34^+CD38^-CD19^+$

续 表

细胞类型	表 面 标 志 物
头颈部肿瘤干细胞	CD44$^+$
肺癌干细胞	CD133$^+$、CD44$^+$、CD34$^+$
恶性黑色素瘤干细胞	CD20$^+$、CD34$^+$、CD44$^+$
胰腺癌干细胞	ESA$^+$、CD44$^+$、CD24$^+$

注：引自 Ma I, Allan AL. The role of human aldehyde dehydrogenase in normal and cancer stem cells[J]. Stem Cell Rev, 2011, 7(2): 292-306

5. 肿瘤干细胞的信号通路

肿瘤干细胞与正常干细胞除了生物学特性相似之外，两者还共有一些重要的信号通路。调控肿瘤干细胞自我更新和分化的信号通路有 Wnt、Hedgehog、Notch、BMP、Bmi 和 PI3F/Akt 等。

（1）Wnt/β-联蛋白信号通路：WNT 是一类分泌蛋白，可以通过自分泌或旁分泌到胞外，与细胞膜上相应受体结合后可激活多条信号通路。在肿瘤干细胞领域，Wnt 信号通路研究较多的是其经典信号通路，即 Wnt/β-联蛋白信号通路。Wnt/β-联蛋白信号通路在调控干细胞中发挥着重要的作用，在肿瘤干细胞的自我更新、分化、增殖迁移、极性和凋亡均起到调控作用。Wnt/β-联蛋白信号通路失调与多种肿瘤的发生、发展有着密切联系，许多肿瘤干细胞均存在 Wnt/β-联蛋白信号通路的异常激活。

（2）Hedgehog 信号通路：是调节昆虫胚胎发育的经典通路之一，控制着细胞的命运。Hedgehog 信号通路的调控失调可引起多种肿瘤的发生和发展。在对胶质母细胞瘤、乳腺癌、胰腺癌、多发性骨髓瘤和慢性髓样白血病等肿瘤干细胞的研究证明，Hedgehog 信号通路对这些肿瘤干细胞均有调控作用，倘若抑制这些肿瘤干细胞中的 Hedgehog 信号通路活性可以降低其致瘤能力。

（3）Notch 信号通路：是一条非常保守的信号通路，在维持干细胞的生长并启动胚胎或胎儿出生后细胞的分化进程具有重要作用。Notch 信号通路通过调控细胞的分化、增殖和凋亡进程从而影响组织和器官的生长和功能。因此，Notch 信号通路在肿瘤的发生和发展中也起到重要作用。胚胎干细胞或成体干细胞中 Notch 信号通路异常会引起肿瘤，因推测该通路对肿瘤干细胞也起到重要的调节作用。对神经胶质瘤的研究发现，神经胶质瘤干细胞中 *Notch1* 基因高表达。对乳腺癌的研究发现，Notch 信号通路的激活可促进乳腺癌干细胞形成的基因表达。其他研究也证明了 Notch 信号通路参与肿瘤干细胞的功能维持。

除了上述3条通路之外，其他信号通路也在肿瘤干细胞的调控中发挥重要作用。BMP 信号通路具有骨诱导活性和促细胞分化的能力，抑制 BMP 信号通路可抑制分化，促进增殖和肿瘤形成。BMP1信号通路参与干细胞的增殖、分化和衰老,并在多种肿瘤细胞中有高表达,在维持肿瘤干细胞的自我更新中起到重要的调控作用。PI3K/Akt信号通路控制细胞的基本进程,如细胞周期和寿命等。PI3K/Akt信号通路异常激活会导致细胞异常存活和增殖,在肿瘤细胞恶性增殖、血管新生及转移等均发挥重要作用,也参与肿瘤干细胞对放、化疗的抗性作用。

(二) EMT与肿瘤干细胞

越来越多的研究表明,肿瘤细胞要转移到新的器官必须克服许多可能导致细胞死亡的阻碍,如失去黏附、营养不足和低氧等。在肿瘤转移进程中大多数癌细胞会凋亡,只有一小部分肿瘤细胞会存活下来并在新的位置形成微转移灶,然而这些微转移灶又只有一小部分会发展为巨大转移灶。

现有证据表明,从原位肿瘤扩散出来的转移到其他位置的细胞中绝大部分缺乏自我更新能力,也无法在新的微环境中形成巨大转移灶。肿瘤干细胞及其分化子细胞都具有增殖能力,但是只有肿瘤干细胞具有自我更新能力并可以形成临床相关的巨大转移灶。大量的证据表明在肿瘤发展进程中,原位肿瘤中的部分细胞会发生EMT过程,EMT使得极性的上皮细胞获得许多间质细胞的表型,这会提高癌细胞的迁移能力和侵袭性,并提高细胞对凋亡的抗性,也极大地增加了癌细胞的细胞外基质分泌物,从而利于转移的发生。迄今为止,上皮细胞的可塑性在肿瘤细胞迁移到骨/骨髓微环境中的重要性还不是很清楚。最近一些研究表明,EMT可以诱导癌细胞产生干细胞特性,并指出是肿瘤干细胞产生的来源之一,从而促进了肿瘤转移的发生。研究表明,许多参与EMT进程的转录因子参与了肿瘤干细胞干性的调节。诱导EMT信号通路包括TGFβ、Wnt、Notch、Hh等,这些信号通路和其他肿瘤微环境成分通过激活多个EMT转录因子(如Twist 1、Twist 2、Snai1、Slug、Zeb1和Zeb2等)把已分化的上皮样癌细胞转变为间质样癌细胞。

(三) 肿瘤干细胞扩散

目前,一些研究报道指出,肿瘤干细胞参与了肿瘤细胞从原发位点到远端组织的扩散过程。研究发现,原发位点的乳腺癌干细胞与患者的转移复发有关。更重要的是,带有ALDH1分子标志物的乳腺癌干细胞往往预示着患者的不良预后,并且在进行小鼠体内荷瘤实验时,发现只有该类乳腺癌细胞才能形成转移灶。

紧接着,一个严峻的问题是在传播的肿瘤细胞(disseminated tumor cell, DTC)和循环的肿瘤细胞(circulating tumor cell, CTC)中是否存在这些着肿瘤干细胞? 首先,骨髓中的DTC与转移复发显著相关;其次,在原发乳腺癌切除后患者的骨髓中,具有干细胞特性的DTC/CTC,即非增殖性、有化疗抵抗性,可以在患者体内存活多年,从而引起乳腺癌的复发;再次,DTC/CTC中的某些具有乳腺癌干细胞表型,如CD44$^+$CD24$^{-/low}$、细胞角蛋白19$^+$MUCl$^-$和EpCAM$^+$；最后，从癌症患者体内分离的DTC，需要加入2种干细胞因子，EGF和VEGFR 2，才能在体外生长。然而，尚未有更充分、直接的证据能表明骨髓或血样中的DTC和CTC的干细胞特性。因此还需要更多的研究，包括体外扩增、细胞追踪、荷瘤模型等来证明这些具有干细胞性质的DTC/CTC是否是转移的起始细胞。

因此，笔者推测肿瘤干细胞可能存在于DTC/CTC中，其发生血管渗入、在血液中生存及外渗入转移部位等过程，有着同上面所提到的相类似的机制，但尚需进一步的研究来证实。

(四) 肿瘤干细胞与骨转移

发生骨转移的肿瘤大多为上皮细胞肿瘤，特别是乳腺癌和前列腺癌患者，在肺癌、甲状腺癌、膀胱癌和肾癌患者中也有发生。

1. 前骨转移灶

前转移灶的建立，即在转移发生前，原发肿瘤可以与即将转移定植的器官相互产生联系、作用，从而为后续的转移做好准备。例如，黑色素瘤和肺癌的临床模型，VEGFR1阳性的骨髓来源的造血细胞先于肿瘤细胞到达将要发生转移的位点，在此形成细胞簇并增加纤维粘连蛋白的产量。肺转模型中，肺部炎性趋化因子的产生进一步支持了前转移灶这一观点。然而，其他研究也发现骨髓来源的内皮细胞前体对于肿瘤生长没有作用。

在骨微环境中，大多数研究发现前转移灶是以内分泌样方式形成的。原发肿瘤产生可循环的细胞因子，对骨髓微环境中的细胞进行预处理，改变骨髓微环境，使其利于肿瘤转移的定位和定植。例如，乳腺癌产生的类肝素酶增加骨吸收；肿瘤细胞或衰老的成纤维细胞分泌的OPN促使骨髓细胞募集或肿瘤形成；破骨细胞产生的MMP增加前列腺癌骨转移的发生。多种肿瘤可以产生PTHrP，促进骨吸收并增加骨髓局部因子的产生，如趋化因子CCL2。

2. 骨髓干细胞微环境与肿瘤干细胞定植

(1) 骨髓干细胞微环境：存在于骨髓微环境中，其部分功能是促进HSC的自我更新，维持干细胞状态，保持较低的代谢状态和避免其凋亡、耗尽；主要由成骨性和内皮性两种细胞系组成。研究表明骨内或成骨性的微环境具有维持HSC长期生存的能力，然而内皮或血管性的微环境调节HSC对生理损伤的响应，包括感染和出血；成骨性的微环境还参与HSC的靶向回巢。

(2) 骨髓HSC微环境与肿瘤细胞骨定植：在正常生理状态下，HSC表达趋化因子受体CXCR4，而骨髓通过高表达其配体CXCL12，吸引HSC向骨髓微环境定向迁移。与HSC靶向骨髓的机制类似，研究发现肿瘤干细胞高表达CXCR4，受到骨髓中CXCL12的吸引从而实现实体瘤的骨髓转移。这些研究表明DTC侵占原有HSC的骨髓微环境,并对现有的治疗措施产生抵抗性。

另外,钙磷脂结合蛋白Ⅱ(annexin Ⅱ)介导前列腺癌细胞黏附到成骨性微环境,同时,该蛋白与CXCL12协同介导HSC的回巢过程。其他分子对于调解骨髓干细胞微环境也有重要的作用,例如,$\alpha_4\beta_1$整联蛋白通过与成纤维细胞的血管内皮细胞黏附分子1黏着,可以介导HSC的骨髓回巢,同时发现上调$\alpha_4\beta_1$的表达水平增加了肿瘤骨转移的发生。Shiozawa等发现发生骨转移的前列腺癌细胞也是定植于骨髓HSC的微环境,并与HSC相竞争,一旦癌细胞定植存活,HSC的数量将减少。相似的,白血病干细胞靶向骨髓成骨性微环境,对化疗产生抵抗性。因此,越来越多的研究表明,骨髓HSC微环境是维持癌细胞干性的核心区域。

(3)HSC微环境与肿瘤干细胞骨定植有关吗?关于这个问题,目前还鲜有研究报道。但是,针对这一领域的深入研究,将为肿瘤骨转移提供新的治疗方法。

如果肿瘤干细胞靶向并进入HSC微环境,那么这些细胞很可能受到微环境的影响,成为休眠态,从而获得对化疗和放疗的抵抗性。因此,阻断肿瘤干细胞和HSC微环境的联系将成为消除肿瘤干细胞潜在的有效治疗靶标。现有的研究发现,HSC微环境中的肿瘤细胞,可以被HSC动员剂恢复其活跃状态。如果肿瘤干细胞通过锚定到HSC微环境而维持它们的干细胞特性,那么肿瘤干细胞可以被转换到前体样状态,从HSC微环境中释放出去,进而可以用现有的一些手段进行治疗。事实上,已经证实用一种HSC动员剂——AMD3100(CXCR4的拮抗剂)对骨转移灶中的急性白血病和骨髓瘤细胞进行预处理,使它们对化疗产生敏感性。通过干扰急性白血病癌细胞与骨髓细胞的相互作用,即阻断VLA-4信号通路,同样可以使白血病癌细胞恢复化疗敏感性。进一步研究发现,通过与VLA-4阻断剂联用,增强了G-CSF和AMD3100动员的HSC作用,从而增加了治疗的敏感性。因此,HSC动员剂与黏合分子阻断剂联合使用,可能驱动休眠的肿瘤细胞进入血液循环,从而为消除骨髓中肿瘤干细胞提供潜在的治疗策略。

(罗剑,孙哲,黄锦平,肖建如)

第十三节　肿瘤骨转移治疗

恶性肿瘤骨转移研究中,目前已经发现了许多在其中发挥重要作用的关键分子和通路,阻断这些关键分子和通路的表达可能在一定程度上抑制恶性肿瘤骨转移过程。骨吸收抑制剂、COX-2抑制剂、CXCL-12抑制剂、整合素$\alpha_v\beta_3$抑制剂、c-Src酪氨酸激酶拮抗剂或Runx2抑制剂等都已证明对实验动物体内恶性肿瘤骨转移过程有一定阻断作用,其中双膦酸盐等骨吸收抑制剂,因其可抑制溶骨性病变进展从而打破"邪恶的循环"过程,已成为临床上肿瘤骨转移患者有力的预防和辅助治疗工具。

骨吸收抑制剂包括双膦酸盐、蛋白酶K抑制剂和RANKL-RANK通路阻断剂。双膦酸盐是非水解膦酸盐类似物,在溶骨性病灶内优先与骨组织结合,诱导破骨细胞凋亡,抑制骨吸收病变进展,从而降低血钙,防止或延缓骨骼系统并发症发生。临床上,乳腺癌或前列腺癌患者给予双膦酸盐(如唑来膦酸等)治疗,发现患者骨骼系统并发症发生率明显降低。然而,最近有许多病例报告指出,长期大剂量使用双膦酸盐类药物会影响骨的重建过程,并延缓骨内的显微损伤修复,易导致下颌骨坏死和非典型骨折发生,且肾毒性和骨坏死发生率也增加。

组织蛋白酶K由转移性癌细胞分泌,参与破骨细胞介导的骨质吸收过程。蛋白酶K抑制剂并不针对破骨细胞本身,而是拮抗破骨细胞介导的骨质吸收过程,从而延缓或抑制溶骨性病变进展。动物模型已证实蛋白酶K抑制剂能够减少乳腺癌骨转移灶的肿瘤负荷以及减轻实验动物的骨破坏程度。

上文已详细论述RANKL-RANK通路在溶骨性病变过程中的重要作用。狄诺塞麦(denosumab)作为一种新型人单克隆抗体,能竞争性拮抗RANKL作用,抑制其与RANK结合,以此降低破骨细胞发生、活化和生存能力,已证明能明显抑制多发性骨髓瘤和乳腺癌患者的骨转移灶发展。

TGFβ、COX-2或CXCL-12抑制剂等能特异性拮抗肿瘤骨转移发生过程中某一特定阶段,其作为药物的应用前景目前也受到研究人员越来越多的重视。放射性核素和局部放射治疗、骨水泥成形术和内分泌治疗等方法为提高患者生活质量,改善临床预后提供了新的解决思路。恶性肿瘤骨转移的诸多疗法为临床医师防治骨转移发生发展提供了许多借鉴,并且多种方法联用疗效明显强于单一药物治疗。目前临床上治疗恶性肿瘤骨转移尚无统一金标准,故具体治疗策略尚需进一步的临床试验来证明。

恶性肿瘤骨转移严重威胁人类生命,而对其机制的充分了解是攻克这一难题的必要条件。本章介绍了肿瘤骨转移基本过程、骨微环境对肿瘤细胞影响以及目前最新的研究和治疗方法出发,从器官、细胞和分子水平阐述了恶性肿瘤特异性转移至骨的基本过程以及针对该趋骨性转移的新型研究工具和防治平台。近年来,人们对恶性肿瘤骨转移过程的认识已经由细胞和骨微环境的单一作用发展为二者相互影响的动态过程。尽管如此,该特异性转移过程仍有许多领域有待更加深入的研究,需要科学家和医生在基础研究和临床应用两方面继续投身于这一造福人类健康的伟大事业中。

(乔涵,汤亭亭)

------------------------------ 参 考 文 献 ------------------------------

［ 1 ］ Abdelwahab IF, Klein MJ. Surface chondromyxoid fibroma of the distal ulna: unusual tumor, site, and age[J]. Skeletal Radiol, 2014, 43(2): 243-246.

［ 2 ］ Abraham BK, Fritz P, McClellan M, et al. Prevalence of D44$^+$/CD24$^-$/low cells in breast cancer may not be associated with clinical outcome but may favor distant metastasis[J]. Clin Cancer Res, 2005, 11(3): 1154-1159.

［ 3 ］ Ahn JB, Ha TK, Kwon SJ. Bone metastasis in gastric cancer patients[J]. J Gastric Cancer, 2011, 11(1): 38-45.

［ 4 ］ Banys M, Müller V, Melcher C, et al. 2013. Circulating tumor cells in breast cancer[J]. Clin Chim Acta, 2013, 423: 39-45

［ 5 ］ Baron R, Ferrari S, Russell RG. Denosumab and bisphosphonates: different mechanisms of action and effects[J]. Bone, 2011, 48(4): 677-692.

［ 6 ］ Blouin S, Baslé MF, Chappard D. Rat models of bone metastases[J]. Clin Exp Metastasis, 2005, 22(8): 605-614.

［ 7 ］ Braun S, Vogl FD, Naume B, et al. 2005. A pooled analysis of bone marrow micrometastasis in breast cancer[J]. N Engl J Med, 2005, 353(8): 793-802.

［ 8 ］ Buijs JT, Henriquez NV, van Overveld PG, et al. 2007. Bone morphogenetic protein-7 in the devlopment and treatment of bone metastases from breast cancer[J]. Cancer Res, 67: 8742-8751.

［ 9 ］ Buijs JT, van der Pluijm G. Osteotropic cancers: From primary tumor to bone[J]. Cancer Lett, 2009, 273(2): 177-193.

［10］ Burdett E, Kasper FK, Mikos AG, et al. Engineering tumors: a tissue engineering perspective in cancer biology[J]. Tissue Eng Part B Rev, 2010, 16(3): 351-359.

［11］ Čabiňaková M, Tesařová P. Disseminated and circulating tumour cells and their role in breast cancer[J]. Folia Biologica (Praha), 2012, 58(3): 87-97.

［12］ Campanacci M, Baldini N, Boriani S, et al. Giant-cell tumor of bone [J]. J Bone Joint Surg Am, 1987, 69 (1): 106-114.

［13］ Campbell JP, Karolak MR, Ma Y, et al. Stimulation of host bone marrow stromal cells by sympathetic nerves promotes breast cancer bone metastasis in mice[J]. PLoS Biol, 2012, 10(7): e1001363.

［14］ Casimiro S, Guise TA, Chirgwin J. The critical role of the bone microenvironment in cancer metastases[J]. Mol Cell Endocrinol, 2009, 310(1-2): 71-81.

［15］ Chapman MA, Lawrence MS, Keats JJ, et al. Initial genome sequencing and analysis of multiple myeloma[J]. Nature, 2011, 471(7339): 467-472.

［16］ Chen PC, Cheng HC, Yang SF, et al. The CCN family proteins: modulators of bone development and novel targets in bone-associated tumors[J]. Biomed Res Int, 2014, 2014: 437096.

［17］ Chen YC, Sosnoski DM, Mastro AM. Breast cancer metastasis to the bone: mechanisms of bone loss[J]. Breast Cancer Res, 2010, 12(6): 215.

［18］ Chien SY, Wu YC, Chung JG, et al. Quercetin-induced apoptosis acts through mitochondrial-

and caspase-3-dependent pathways in human breast cancer MDA-MB-231 cells[J]. Hum Exp Toxicol, 2009, 28(8): 493−503.

[19] Clezardin P, Teti A. Bone metastasis: pathogenesis and therapeutic implications[J]. Clin Exp Metastasis, 2007, 24(8): 599−608.

[20] Courcoutsakis NA, Tatsi C, Patronas NJ, et al. The complex of myxomas, spotty skin pigmentation and endocrine overactivity (Carney complex): imaging findings with clinical and pathological correlation[J]. Insights Imaging, 2013, 4(1): 119−133.

[21] Dai J, Hall CL, Escara-Wilke J, et al. Prostate cancer induces bone metastasis through Wnt-induced bone morphogenetic protein-dependent and independent mechanisms[J]. Cancer Res, 2008, 68(14): 5785−5794.

[22] Dores GM, Landgren O, McGlynn KA, et al. Plasmacytoma of bone, extramedullary plasmacytoma, and multiple myeloma: incidence and survival in the United States, 1992−2004[J]. Br J Haematol, 2009, 144(1): 86−94.

[23] Doyle LA. Sarcoma classification: An update based on the 2013 World Health Organization Classification of Tumors of Soft Tissue and Bone[J]. Cancer, 2014, 120(12): 1763−1744.

[24] Enneking WF, Spanier SS, Goodman MA. A system for the surgical staging of musculoskeletal sarcoma [J]. Clin Orthop Relat Res, 1980, (153): 106−120.

[25] Esposito M, Kang Y. Targeting tumor-stromal interactions in bone metastasis[J]. Pharmacol Ther, 2014, 141(2): 222−233.

[26] Futakuchi M, Singh RK. Animal model for mammary tumor growth in the bone microenvironment[J]. Breast Cancer, 2013, 20(3): 195−203.

[27] Gao ZH, Yin JQ, Liu DW, et al. Preoperative easily misdiagnosed telangiectatic osteosarcoma: clinical-radiologic-pathologic correlations[J]. Cancer Imaging, 2013, 13(4): 520−526.

[28] Ginestier C, Hur MH, Charafe-Jauffret E, et al. ALDH1 is a marker of normal and malignant human mammary stem cells and a predictor of poor clinical outcome[J]. Cell Stem Cell, 2007, 1(5): 555−567.

[29] Gorlick R, Khanna C. Osteosarcoma[J]. J Bone Miner Res, 2010, 25(4): 683−691.

[30] Gorunova L, Vult von Steyern F, Storlazzi CT, et al. Cytogenetic analysis of 101 giant cell tumors of bone: nonrandom patterns of telomeric associations and other structural aberrations [J]. Genes Chromosomes Cancer, 2009, 48 (7): 583−602.

[31] Grimer R, Judson I, Peake D, et al. Guidelines for the management of soft tissue sarcomas[J]. Sarcoma, 2010, 2010: 506182.

[32] Halpern J, Lynch CC, Fleming J, et al. 2006. The application of a murine bone bioreactor as a model of tumor: bone interaction[J]. Clin Exp Metastasis, 2006, 23(7−8): 345−356.

[33] Hanahan D, Folkman J. Patterns and emerging mechanisms of the angiogenic switch during tumorigenesis[J]. Cell, 1996, 86(3): 353−364.

[34] Hensel JA, Flaig TW, Theodorescu D. Clinical opportunities and challenges in targeting tumour dormancy[J]. Nat Rev Clin Oncol, 2013, 10(1): 41−51.

[35] Holzapfel BM, Thibaudeau L, Hesami P, et al. Humanised xenograft models of bone metastasis revisited: novel insights into species-specific mechanisms of cancer cell osteotropism[J]. Cancer Metastasis Rev, 2013, 32(1−2): 129−145.

[36] Huber MA, Kraut N, Beug H. Molecular requirements for epithelial-mesenchymal transition

during tumor progression[J]. Curr Opin Cell Biol, 2005, 17(5): 548−558.

[37] Ibrahim T, Flamini E, Mercatali L, et al. Pathogenesis of osteoblastic bone metastases from prostate cancer[J]. Cancer, 2010, 116(6): 1406−1418.

[38] Ibrahim T, Mercatali L, Amadori D. Bone and cancer: the oncology[J]. Clin Cases Miner Bone Metab, 2013, 10(2): 121−123.

[39] Jawad MU, Cheung MC, Clarke J, et al. Osteosarcoma: improvement in survival limited to high-grade patients only[J]. J Cancer Res Clin Oncol, 2011, 137(4): 597−607.

[40] Jung Y, Shiozawa Y, Wang J, et al. Annexin-2 is a regulator of stromal cell-derived factor-1/ CXCL12 function in the hematopoietic stem cell endosteal niche[J]. Exp Hematol, 2011, 39(2): 151−166.

[41] Kaijzel EL, Snoeks TJ, Buijs JT, et al. Multimodal imaging and treatment of bone metastasis[J]. Clin Exp Metastasis, 2009, 26(4): 371−379.

[42] Kaplan RN, Psaila B, Lyden D. Bone marrow cells in the 'pre-metastatic niche': within bone and beyond[J]. Cancer Metastasis Rev, 2006, 25(4): 521−529.

[43] Kato S, Murakami H, Takeuchi A, et al. Fifteen-year survivor of renal cell carcinoma after metastasectomies for multiple bone metastases[J]. Orthopedics, 2013, 36(11): e1454−e1457.

[44] Kim HJ, Chalmers PN, Morris CD. Pediatric osteogenic sarcoma[J]. Curr Opin Pediatr, 2010, 22(1): 61−66.

[45] Kim JB. Three-dimensional tissue culture models in cancer biology[J]. Semin Cancer Biol, 2005, 15(5): 365−377.

[46] Kimlin LC, Casagrande G, Virador VM, et al. In vitro three-dimensional (3D) models in cancer research: an update[J]. Mol Carcinog, 2013, 52(3): 167−182.

[47] Knösel T, Werner M, Jung A, et al. Dedifferentiated chondrosarcoma mimicking a giant cell tumor. Is this low grade dedifferentiated chondrosarcoma?[J] Pathol Res Pract, 2014, 210(3): 194−197.

[48] Knowles HJ, Athanasou NA. Acute hypoxia and osteoclast activity: a balance between enhanced resorption and increased apoptosis [J]. J Pathol, 2009, 218(2): 256−264.

[49] Kobayashi E, Hornicek FJ, Duan Z. MicroRNA involvement in osteosarcoma[J]. Sarcoma, 2012, 2012: 359739.

[50] Koebel CM, Vermi W, Swann JB, et al. Adaptive immunity maintains occult cancer in an equilibrium state[J]. Nature, 2007, 450(7171): 903−907.

[51] Kondo H, Takeuchi S, Togari A. Beta-adrenergic signaling stimulates osteoclastogenesis via reactive oxygen species[J]. Am J Physiol Endocrinol Metab, 2013, 304(5): E507−E515.

[52] Kwon H, Kim HJ, Rice WL, et al. 2010. Development of an in vitro model to study the impact of BMP-2 on metastasis to bone[J]. J Tissue Eng Regen Med, 2010, 4(8): 590−599.

[53] Kyle RA, Rajkumar SV. Criteria for diagnosis, staging, risk stratification and response assessment of multiple myeloma[J]. Leukemia, 2014, 28(4): 980.

[54] Lan J, Liu X, Rong W, et al. Stro-1(+) stromal cells have stem-like features in giant cell tumor of bone [J]. J Surg Oncol, 2012, 106(7): 826−836.

[55] Lapidot T, Sirard C, Vormoor J, et al. A cell initiating human acute myeloid leukaemia after transplantation into SCID mice[J]. Nature, 1994, 367(6464): 645−648.

[56] Lau CP, Huang L, Wong KC, et al. Comparison of the anti-tumor effects of denosumab and

zoledronic acid on the neoplasticstromal cells of giant cell tumor of bone [J]. Connect Tissue Res, 2013, 54(6): 439-449.

［57］ Levine B. Cell biology: autophagy and cancer[J]. Nature, 2007, 446(7137): 745-747.

［58］ Lim PK, Bliss SA, Patel SA, et al. Gap junction-mediated import of microRNA from bone marrow stromal cells can elicit cell cycle quiescence in breast cancer cells[J]. Cancer Res, 2011, 71(5): 1550-1560.

［59］ Lu X, Wang Q, Hu G, et al. ADAMTS1 and MMP1 proteolytically engage EGF-like ligands in an osteolytic signaling cascade for bone metastasis[J]. Genes Dev, 2009, 23(16): 1882-1894.

［60］ Lynch CC. Matrix metalloproteinases as master regulators of the vicious cycle of bone metastasis[J]. Bone, 2011, 48(1): 44-53.

［61］ Malanchi I, Santamaria-Martínez A, Susanto E, et al. Interactions between cancer stem cells and their niche govern metastatic colonization[J]. Nature, 2011, 481(7379): 85-89.

［62］ Moreau JE, Anderson K, Mauney JR, et al. Tissue-engineered bone serves as a target for metastasis of human breast cancer in a mouse model[J]. Cancer Res, 2007, 67(21): 10304-10308.

［63］ Moriceau G, Ory B, Gobin B, et al. Therapeutic approach of primary bone tumours by bisphosphonates[J]. Curr Pharm Des, 2010, 16(27): 2981-2987.

［64］ Nakase T, Myoui A, Shimada K, et al. Involvement of BMP-2 signaling in a cartilage cap in osteochondroma[J]. J Orthop Res, 2001, 19(6): 1085-1088.

［65］ Nemeth JA, Harb JF, Barroso U Jr, et al. Severe combined immunodeficient-hu model of human prostate cancer metastasis to human bone[J]. Cancer Res, 1999, 59(8): 1987-1993.

［66］ Nishimori H, Ehata S, Suzuki HI, et al. Prostate cancer cells and bone stromal cells mutually interact with each other through bone morphogenetic protein-mediated signals[J]. J Biol Chem, 2012, 287(24): 20037-20046.

［67］ Nishimura K, Semba S, Aoyagi K, et al. Mesenchymal stem cells provide an advantageous tumor microenvironment for the restoration of cancer stem cells[J]. Pathobiology, 2012, 79(6): 290-306.

［68］ Ottaviani G, Jaffe N. The epidemiology of osteosarcoma[J]. Cancer Treat Res, 2009, 152: 3-13.

［69］ Paget S. The distribution of secondary growths in cancer of the breast[J]. Cancer Metastasis Rev, 1989, 8(2): 98-101.

［70］ Papachristou DJ, Basdra EK, Papavassiliou AG. Bone metastases: molecular mechanisms and novel therapeutic interventions[J]. Med Res Rev, 2012, 32(3): 611-636.

［71］ Patel LR, Camacho DF, Shiozawa Y, et al. Mechanisms of cancer cell metastasis to the bone: a multistep process[J]. Future Oncol, 2011, 7(11): 1285-1297.

［72］ Quail DF, Joyce JA. Microenvironmental regulation of tumor progression and metastasis[J]. Nat Med, 2013, 19(11): 1423-1437.

［73］ Rachkovsky M, Sodi S, Chakraborty A, et al. Melanoma x macrophage hybrids with enhanced metastatic potential[J]. Clin Exp Metastasis, 1998, 16(4): 299-312.

［74］ Radaelli E, Rustighi A, Scanziani E. Giant cell tumor of bonelike lesion in a Trp53 mutant mouse [J]. Toxicol Pathol, 2012, 40 (4): 675-681.

［75］ Roca H, Varsos Z, Pienta KJ. CCL2 protects prostate cancer PC3 cells from autophagic death via PI3K/AKT-dependent survivin up-regulation[J]. J Biol Chem, 2008, 283(36): 25057−25073.

[76] Sawant A, Ponnazhagan S. Myeloid-derived suppressor cells as osteoclast progenitors: a novel target for controlling osteolytic bone metastasis[J]. Cancer Res, 2013, 73(15): 4606−4610.

[77] Sawyer JR, Goosen LS, Binz RL, et al. Evidence for telomeric fusions as a mechanism for recurring structural aberrations of chromosome 11 in giant cell tumor of bone [J]. Cancer Genet Cytogenet, 2005, 159 (1): 32−36.

[78] Schuettpelz LG, Link DC. Link, Niche competition and cancer metastasis to bone[J]. J Clin Invest, 2011, 121(4): 1253−1255.

[79] Selvarajah GT, Kirpensteijn J. Prognostic and predictive biomarkers of canine osteosarcoma[J]. Vet J, 2010, 185(1): 28−35.

[80] Semenza GL. Cancer-stromal cell interactions mediated by hypoxia-inducible factors promote angiogenesis, lymphangiogenesis, and metastasis[J]. Oncogene, 2013, 32(35): 4057−4063.

[81] Sethi N, Dai X, Winter CG, et al. Tumor-derived JAGGED1 promotes osteolytic bone metastasis of breast cancer by engaging notch signaling in bone cells[J]. Cancer Cell, 2011, 19(2): 192−205.

[82] Shiozawa Y, Pedersen EA, Havens AM, et al. Human prostate cancer metastases target the hematopoietic stem cell niche to establish footholds in mouse bone marrow[J]. J Clin Invest, 2011, 121(4): 1298−1312.

[83] Shiozawa Y, Pienta KJ, Taichman RS. Hematopoietic stem cell niche is a potential therapeutic target for bone metastatic tumors[J]. Clin Cancer Res, 2011, 17(17): 5553−5558.

[84] Sjögren H, Orndal C, Tingby O, et al. Cytogenetic and spectral karyotype analyses of benign and malignant cartilage tumours[J]. Int J Oncol, 2004, 24(6): 1385−1391.

[85] Sloan EK, Pouliot N, Stanley KL, et al. Tumor-specific expression of alphavbeta3 integrin promotes spontaneous metastasis of breast cancer to bone[J]. Breast Cancer Res, 2006, 8(2): R20.

[86] Smida J, Baumhoer D, Rosemann M, et al. Genomic alterations and allelic imbalances are strong prognostic predictors in osteosarcoma[J]. Clin Cancer Res, 2010, 16(16): 4256−4267.

[87] Suva LJ, Washam C, Nicholas RW, et al. Bone metastasis: mechanisms and therapeutic opportunities. Nature reviews[J]. Nat Rev Endocrinol, 2011, 7(4): 208−218.

[88] Theriault RL, Theriault RL. Biology of bone metastases[J]. Cancer Control, 2012, 19(2): 92−101.

[89] Thiery JP, Sleeman JP. Complex networks orchestrate epithelial-mesenchymal transitions[J]. Nat Rev Mol Cell Biol, 2006, 7(2): 131−142.

[90] Thomas J R, et al. 2003. Animal Models of Bone Metastasis[J]. Cancer, 97: 748−757.

[91] Thudi NK, Martin CK, Murahari S, et al. Dickkopf-1 (DKK-1) stimulated prostate cancer growth and metastasis and inhibited bone formation in osteoblastic bone metastases[J]. Prostate, 2011, 71(6): 615−625.

[92] Tu B, Du L, Fan QM, et al. STAT3 activation by IL-6 from mesenchymal stem cells promotes the proliferation and metastasis of osteosarcoma[J]. Cancer Lett, 2012, 325(1): 80−88.

[93] Tu B, Peng ZX, Fan QM, et al. Osteosarcoma cells promote the production of pro-tumor cytokines in mesenchymal stem cells by inhibiting their osteogenic differentiation through the

TGF-beta/Smad2/3 pathway[J]. Exp Cell Res, 2014, 320(1): 164-173.

[94] Vasiliadis HS, Arnaoutoglou C, Plakoutsis S, et al. Low-grade central osteosarcoma of distal femur, resembling fibrous dysplasia[J]. World J Orthop, 2013, 4(4): 327-332.

[95] Wampler SM, Llanes M. Common scrotal and testicular problems[J]. Prim Care 2010, 37(3): 613-626, x.

[96] Weilbaecher KN, Guise TA, McCauley LK. Cancer to bone: a fatal attraction[J]. Nat Rev Cancer, 2011, 11(6): 411-425.

[97] Werner M. Giant cell tumour of bone: morphological, biological and histogenetical aspects [J]. Int Orthop, 2006, 30 (6): 484-489.

[98] Yamada KM, Cukierman E. Modeling tissue morphogenesis and cancer in 3D[J]. Cell, 2007, 130(4): 601-610.

[99] Yang J, Tian W, Zhu X, et al. Chondroblastoma in the long bone diaphysis: a report of two cases with literature review[J]. Chin J Cancer, 2012, 31(5): 257-264.

[100] Zamagni E, Patriarca F, Nanni C, et al. Prognostic relevance of 18-F FDG PET/CT in newly diagnosed multiple myeloma patients treated with up-front autologous transplantation[J]. Blood, 2011, 118(23): 5989-5995.

[101] Zhau HE, Goodwin TJ, Chang SM, et al. 1997. Establishment of a three-dimensional human prostate organoid coculture under microgravity-simulated conditions: evaluation of androgeninduced growth and PSA expression[J]. In Vitro Cell Dev Biol Anim, 33(5): 375-380.

[102] Zhou M, Yang H, Chen K, et al. Surgical treatment of giant cell tumors of the sacrum and spine combined with pre-operative transarterial embolization[J]. Oncol Lett, 2013, 6(1): 185-190.

[103] Zhou Z, Chen ZW, Yang XH, et al. Establishment of a biomarker model for predicting bone metastasis in resected stage Ⅲ non-small cell lung cancer[J]. J Exp Clin Cancer Res, 2012. 31: 34.

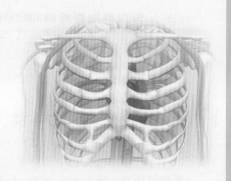

第九章

其他骨骼疾病

血管钙化是一种发生在血管的、主动地受到高度调控的类似于生理性成骨的病理生理过程，其本质是一种异位骨化过程。血管细胞外基质出现羟磷灰石结晶沉积是血管钙化的主要特征。本章对血管中膜钙化、血管内膜钙化、血管钙化的常用动物模型、血管钙化与其他疾病的关系，以及血管钙化与骨代谢等方面进行介绍和阐述。成骨不全症是一种遗传性结缔组织疾病，其特点是骨脆性增加、轻微外伤甚至日常活动即可导致骨折，其发病率为（6~7）/10万，估计每1万个新生儿中有1例患者。本章还将通过阐述成骨不全症的病因学及病理生理，探讨其临床症状、临床分型和影像学特点，并介绍实验室检查和临床治疗方法。对于脊柱相关疾病，包括脊柱畸形、脊柱退行性疾病、脊柱免疫性及感染性疾病、脊柱创伤及肿瘤等，也详细介绍和阐述了病因、临床特点、诊断和治疗方法。

第一节　血管钙化

血管钙化是一种发生于血管，主动地受到高度调控的类似于生理性成骨的病理生理过程，其本质是一种异位骨化过程。血管细胞外基质出现羟磷灰石结晶沉积是血管钙化的主要特征。血管钙化的主要特征包括骨形成相关基因和蛋白的表达、细胞ALP活性升高、基质小泡的分泌、细胞表型向成骨/成软骨方向转化等。血管钙化的主要诱导因素包括钙磷代谢失常、氧化应激、细胞凋亡、调控血管细胞表型转化的细胞因子失衡等。

45岁以上人群中有1/3存在血管钙化。吸烟、肥胖、绝经、高血脂、缺乏运动等是血管钙化发生的危险因素。与未发生血管钙化者相比，发生血管钙化者心血管疾病的发病风险升高3～4倍。同时，血管钙化是动脉粥样硬化、糖尿病、慢性肾脏病（chronic kidney disease, CKD）、高血脂、骨质疏松等疾病的重要并发症，严重影响以上疾病患者的预后。根据发生部位的不同，血管钙化可以分为血管中膜钙化和血管内膜钙化两类。血管中膜钙化又称Monckerberg's硬化，常见于慢性肾病、糖尿病和衰老人群中。血管内膜钙化指发生于动脉粥样硬化斑块内的钙化。发生血管钙化的血管顺应性变差，动脉粥样硬化斑块易发生破裂，与冠心病、心肌梗死、动脉粥样硬化、CKD和糖尿病的预后密切相关。

目前血管钙化的诊断主要依靠影像学手段，如X线片、超声和CT等。目前血管钙化发生后没有有效的治疗方法，多采用预防或者维持的方法，主要的预防方法有控制血钙、血磷水平，以及控制甲状旁腺功能等。临床主要通过磷结合剂（如：思维拉姆）、维生素D及其类似物、双膦酸盐等对肾衰竭和透析患者血管钙化进行治疗。

一、血管中膜钙化

（一）主要病理特征

血管中膜钙化是指发生在大动脉和中动脉血管中膜层［其中血管平滑肌细胞（vascular smooth muscle cell, VSMC）占多数］的钙化，一般没有炎症细胞的浸润或者脂质的沉积，最显著的特点是位于血管中膜层呈线性或者点状分布的羟磷灰石结晶沉积。早期血管中膜钙化多呈点状分布，一般位于血管中膜的弹力板间。随着血管钙化的加重可呈条状、片状或弥散状分布，严重的血管中膜钙化可见类似骨组织骨小梁等结构。钙化的血管顺应性降低，弹性下降、变脆，引起血压升高、左心室肥大、冠状动脉血流不足等。血管中膜钙化发生部位可见血管弹力板的损坏和ECM成分的降解和重构、成骨促进因子表达增多、VSMC收缩表型标志物表达减少、基质小泡的释放、细胞凋亡增加、ROS产生增加以及慢性炎症状态。

(二) 病理生理机制

血管中膜钙化主要作用于血管中膜层的VSMC。因此，VSMC在血管中膜钙化的形成和发展中具有重要作用。目前研究表明，VSMC由收缩表型向成骨/软骨表型的转化、成骨抑制因子减少、促成骨因子增多、细胞凋亡与自噬、基质小泡形成和ECM重塑等均参与调控血管中膜钙化的发生和发展。

1. VSMC由收缩表型向成骨/软骨表型的转化

血管中膜钙化早期，血管中膜层出现成骨/软骨样细胞是一个关键事件。现有研究表明，VSMC是成骨/软骨细胞的重要来源。此外，血管周细胞、外膜成纤维细胞，以及血管壁和血液中的MSC均可分化为成骨/软骨细胞。在发育成熟且具有正常功能的血管中，VSMC维持收缩表型，大量表达α-肌动蛋白、SM-22α以及钙调理蛋白等维持VSMC收缩功能的蛋白，具体表现为具备强大的收缩功能以维持动脉，特别是大动脉的弹性，不具有或具有很低的增殖迁移能力。但在高磷、高钙、炎症因子、氧化应激等因素刺激下，VSMC表现出很强的重塑性，可以去分化并再分化为成骨/成软骨样细胞，高表达与成骨相关的蛋白和转录因子，维持血管收缩功能的蛋白明显减少。高磷、高钙、炎症因子、成骨/软骨相关蛋白等均可影响VSMC由收缩表型向成骨/软骨表型的转化过程，促进血管钙化的发生和发展。在此过程中，慢性炎症过程、氧化应激和ECM成分的改变等因素起关键的介导和调控作用。

2. 成骨抑制因子减少

在正常的骨代谢中，促成骨因子和成骨抑制因子保持平衡，共同维持骨代谢的稳态。血管钙化是一种类似生理性成骨的异位骨化过程。在这一过程中，同样存在促成骨因子和成骨抑制因子的平衡。当成骨抑制因子减少时平衡被打破，血管钙化发生并加重。典型的成骨抑制因子包括基质Gla蛋白（matrix Gla protein, MGP）、胎球蛋白A（fetuin-A）、焦磷酸盐、骨保护素（OPG）、OPN和软骨寡聚基质蛋白（cartilage oligomeric matrix protein, COMP）等。

MGP是一种相对分子质量约12 000，包含5个γ-羧基谷氨酸残基的蛋白，其活化过程依赖维生素K羧化其谷氨酸残基实现，在血管中主要由VSMC分泌。MGP是第一种被证实的内源性钙化抑制因子，发生血管钙化的血管中MGP的表达量明显下降，*Mgp*敲除小鼠可发生广泛性的软组织和血管钙化。MGP拮抗血管钙化是通过拮抗成骨促进因子BMP2和结合微钙化灶和羟磷灰石纳米结晶实现的。

胎球蛋白A是一种由肝脏合成分泌的血清蛋白。在血管钙化过程中，胎球蛋白A可自血中向血管钙化部位聚集并结合羟磷灰石纳米结晶，增加其溶解度，阻止这些微钙化晶体发生聚合，并最终形成不溶性的羟磷灰石结晶来抑制血管钙化的发生。

Reynolds等人的研究显示,在离体实验中胎球蛋白A可以抑制VSMC基质小泡的分泌。此外,胎球蛋白A敲除小鼠表现出严重的包括血管钙化在内的异位钙化。以上证据显示胎球蛋白A是一种重要的血管钙化抑制因子。临床研究表明血中胎球蛋白A浓度过低与血管钙化密切相关。

焦磷酸盐是血管钙化重要的抑制因子,在血管主要由VSMC分泌,可以直接作用于羟磷灰石结晶,阻止其形成。焦磷酸盐通过ALP的水解作用失效,因此ALP可以调控焦磷酸盐的表达。CKD患者血中焦磷酸盐水平过低,是其易发血管钙化的诱导因素之一。

OPG是TNF受体超家族的成员,在肺、骨、甲状腺等表达丰富,在动脉中同样表达。Opg敲除小鼠表现为严重的骨质疏松和血管中膜钙化;在尼古丁和维生素D联用诱导血管钙化急性模型中,给予OPG可以显著改善模型动物血管钙化的发生发展;OPG失活加重老年$ApoE^{-/-}$小鼠动脉粥样硬化斑块和钙化发生;OPG可下调ALP活性等研究提示OPG是一种内源性的血管钙化抑制因子。临床研究表明,血中的OPG水平可以反映血管钙化的进展情况,其浓度随血管钙化程度的加重而升高。

OPN是一种含有精氨酸-甘氨酸-天门冬氨酸序列的分泌性糖蛋白。在正常的骨组织中,OPN通过与破骨细胞表面整合素$\alpha_5\beta_3$受体结合促进破骨细胞功能,通过其精氨酸-甘氨酸-天门冬氨酸序列直接与羟磷灰石结晶结合抑制羟磷灰石结晶生长,从而实现抑制成骨的作用。OPN在正常的血管中几乎不表达,但在发生钙化的动脉瓣和动脉粥样硬化斑块钙化处高表达。OPN可以抑制成骨促进因子BMP2,抑制血管钙化。体外培养Opn敲除小鼠的VSMC对血管钙化诱导因素更为易感。以上因素说明OPN是一种内源性的血管钙化抑制因子。

COMP是一种相对分子质量为524 000的五聚体结构的大分子糖蛋白,与软骨细胞的分化成熟关系密切。COMP是血管ECM的正常组成部分,主要由VSMC分泌。研究表明:COMP是一种内源性的血管钙化抑制因子。COMP通过维持VSMC收缩表型与BMP2结合实现抑制血管钙化的作用,其降解或缺失促进血管中膜钙化的发生。

MGP、COMP等抑制因子的减少或缺失促进了血管中膜钙化的发生和发展;而OPN等钙化抑制因子则在血管钙化区域高表达,抑制甚至一定程度上翻转羟磷灰石结晶的形成和生长,这些成骨抑制因子的减少促进血管钙化的发生和发展。

3. 促成骨因子增多

在正常的骨代谢中,促成骨因子包括BMP家族、骨唾液酸蛋白(bone siailprotein, BSP)等。在正常血管中,以上促成骨因子不表达。但血管发生钙化后,这些因子表达量显著上调并进一步促进血管钙化的发生发展。

BMP家族是TGFβ超家族的成员,具有促进成骨、调节细胞增殖和分化等重要功能。BMP2可以上调VSMC中Runx2和Msh同源盒基因(Msh homeobox, Msx)表达,诱导VSMC由收缩表型向成骨/软骨样表型转化,上调ALP的表达水平,促进血管钙化的发生和发展。此外，BMP2可以通过诱导VSMC凋亡促进血管钙化的发生和发展。BMP2的上述作用主要通过BMP信号通路和Wnt通路介导。此外，研究发现在VSMC中，BMP4可以被RANKL激活，促进血管钙化的发生。而BMP7可以抑制BMP2和BMP4的促血管钙化作用。Noggin、键蛋白是广谱的BMP家族拮抗剂，可以抑制上述BMP家族成员的作用，而MGP可以抑制BMP2对血管钙化的促进作用。

Runx2包含Runx结构域，属Cbfα家族成员，是一种重要的调节成骨细胞成熟分化的转录因子。*Runx2*基因敲除纯合子小鼠因成骨细胞分化障碍而在出生后无法存活，杂合子小鼠存在严重的骨发育异常。在发生钙化的血管中可以检测到Runx2的表达。目前认为Runx2在VSMC的表达是VSMC由收缩表型向成骨/软骨表型转化的重要标志，是诱导VSMC表型转化的重要转录因子。研究发现，高磷、高钙、炎症因子、氧化应激等均可以显著上调Runx2在VSMC的表达，Runx2可进一步诱导BMP2和ALP等成骨标志分子的表达，促进血管钙化的发生发展。

Msx2同样是调节成骨细胞功能的重要转录因子。*Msx2*基因敲除小鼠由于甲状旁腺激素受体和转录因子Runx2表达不足，存在严重的成骨不全。Msx2在高磷、高钙等血管钙化诱导因素刺激VSMC时表达上调，促进血管钙化的发生和发展。此外，Msx2可与BMP2协同激活Wnt通路促进血管钙化。

BSP是一种重要的成骨诱导因子，参与诱导羟磷灰石结晶的产生。研究表明，在心脏瓣膜钙化部位和动脉粥样硬化斑块钙化部位BSP高表达，抑制VSMC的BSP表达可以抑制血管钙化的发生和发展。

在高磷、高钙、炎症因子、氧化应激等血管钙化诱导因素的作用下，BMP等成骨促成骨因子高表达于血管钙化部位，并激活TGFβ、Wnt等下游信号通路，在诱导血管钙化的过程中发挥重要作用。

4. ECM 的降解和重构

血管的ECM不仅支持保护血管壁细胞，也会与血管壁细胞相互作用，影响血管壁细胞的增殖、迁移、黏附等功能，构成血管壁细胞生活的微环境，是血管保持其结构完整和发挥正常功能的重要组成部分。大动脉中的ECM包含胶原、弹性蛋白、层粘连蛋白、蛋白聚糖以及MGP、OPG、COMP等与成骨/软骨密切相关的蛋白。目前的研究表明：高磷、高钙、炎症因子等刺激因素均可改变血管ECM的组成和结构，从而导致血管钙化的发生发展。

Ⅰ和Ⅱ型胶原主要表达于骨和软骨组织中，它们可与ALP共同作用促进羟磷灰石结晶的形成，维持成骨细胞的增殖分化，促进成骨。正常的血管ECM胶原成分以Ⅰ、Ⅲ、Ⅳ型胶原为主，主要由VSMC分泌。但钙化的血管组织中，Ⅰ型和Ⅱ型胶原大量表达，促进VSMC由收缩表型向成骨/软骨表型转化以及与钙化基质小泡结合，造成羟磷灰石结晶的沉积，促进血管钙化的发生和发展。

在大动脉等弹性动脉的ECM丰富表达的弹性蛋白主要由VSMC分泌，是构成大动脉弹力膜和弹性纤维的重要组成部分。现有研究表明：发生钙化的血管羟磷灰石结晶主要沿弹力板沉积并伴有弹性蛋白的降解。在钙化诱导因素的作用下，弹力酶和MMP2、MMP9活性升高，促进弹性蛋白交联构成的弹性纤维交联程度减弱、结构松散以及弹性蛋白的降解。松散的弹性纤维结构为羟磷灰石结晶提供了良好的支架结构和沉积位点。同时，弹性蛋白降解产生的降解片段可以与VSMC相互作用，促进Runx2和ALP的表达上调，是促进血管钙化的重要因素。

同时，在发生钙化的血管中，饰胶蛋白聚糖（decorin, DCN）、纤维粘连蛋白以及MGP的表达上调，而COMP发生降解，以上正常基质成分的改变进一步促进的血管钙化的发生和发展。

在原有ECM成分发生变化的同时，原本不表达于血管ECM的BMP2、BSP、OPN等重要的成骨诱导因子由钙化的VSMC大量表达，诱导血管钙化的发生。

血管ECM的降解主要受到基质水解酶的作用，基质水解酶主要分为丝氨酸蛋白酶、半胱氨酸蛋白酶和金属蛋白酶。其中金属蛋白酶分为MMP、解聚蛋白样金属蛋白酶和含Ⅰ型血小板结合蛋白基序的解聚蛋白样金属蛋白酶3类。目前的实验研究主要集中于金属蛋白酶，发现MMP2和MMP9通过降解弹性蛋白、诱导TGFβ等细胞因子表达参与VSMC的钙化。同时，ADAMTS-7可以降解血管正常的细胞外基质COMP，诱导血管钙化的发生发展。

5. 基质小泡形成

基质小泡是一种由骨细胞或软骨细胞在细胞内形成并分泌到细胞外的一种亚细胞结构。基质小泡的膜上具有丰富的磷脂成分以及钙磷脂结合蛋白、磷酸氨基乙醇/磷酸胆碱磷酸酶等与钙磷转运、羟磷灰石结晶形成密切相关的蛋白，并具有ALP活性，可结合ECM中的钙，促进羟磷灰石结晶的产生，在骨、软骨和牙齿的形成中具有重要作用。目前研究表明，钙化的VSMC和动脉粥样硬化斑块内的巨噬细胞均可以分泌基质小泡，基质小泡与钙化早期表现为钙化灶和羟磷灰石结晶纳米颗粒存在共定位。

在血管中膜钙化过程中，VSMC在钙化诱导因素的作用下合成和释放基质小泡，并在细胞外释放羟磷灰石结晶认为是血管钙化的初始环节。

6. 细胞凋亡与自噬

在强烈的高磷、高钙、氧化应激等多种钙化诱导因素的刺激下，VSMC可发生凋亡。对发生钙化的血管染色发现钙化区域TUNEL阳性细胞和胱天蛋白酶-3阳性细胞显著增多，提示细胞凋亡与血管钙化存在相关性。细胞凋亡小体具有与基质小泡类似的功能，可以促进羟磷灰石结晶纳米颗粒的沉积和微钙化灶的形成，促进血管钙化的发生和发展。

近期研究表明，高磷等诱导VSMC钙化可致细胞内质网应激和线粒体活性氧产生增加，激活细胞凋亡信号，促进血管钙化的发生。细胞自噬是一种内源性的血管钙化抵抗机制，通过减少VSMC基质小泡释放和自噬增加抑制血管钙化的发生和发展。

（三）影响因素

血管中膜钙化是一种复杂的多因素单独作用，又相互影响的病理生理过程。机体内很多病理生理因素参与了血管中膜钙化的调节，下面予以简要介绍。

1. 高磷和高钙

血清中的高磷和高钙是重要的血管钙化诱导因素，与慢性肾衰竭（chronic renal failure, CRF）患者的血管钙化发生有密切关系。高磷可以诱导VSMC向成骨/软骨表型转化，增加BMP2、Runx2、Msx2等成骨促进因子的表达。细胞膜上的磷酸盐转运蛋白-1（phosphate transporter traffic facilitator 1, Pit-1）是一种重要的无机磷转运蛋白，高磷状态下Pit-1表达增加，细胞外的磷摄入进细胞，细胞内过多的磷会通过基质小泡排出，并最终以羟磷灰石结晶的形式沉积在ECM，在促进血管钙化的发生和发展中具有重要作用。此外，高磷可以激活Erk通路，引起磷酸盐转运蛋白Gibbon ape白血病病毒受体-1/2的上调，促进无机磷的转运和血管钙化。同时，磷可以通过促进VSMC发生凋亡，促进血管钙化的发生和发展。

高钙状态下钙离子通过细胞膜上的钙离子通道进入细胞，引起细胞内钙浓度升高，细胞内过多的钙会在基质小泡与磷形成羟磷灰石结晶并释放到细胞外。高钙可以激活Pit-1，并下调钙敏感受体（calcium-sensing receptor, CaSR）的表达，进而抑制CaSR/ERK/PLC通路对VSMC钙化的保护作用，促进血管钙化的发生。此外，高钙可以下调IGF-1R的表达，进而促进血管钙化的发生。

2. 钙磷调节激素

钙磷调节激素PTH、FGF23、Klotho以及维生素D等对血液中钙磷水平调节具有重要作用，参与血管钙化的发生和发展。

PTH主要由甲状旁腺分泌，是调节体内钙磷代谢最主要的激素之一。目前研究表明甲状旁腺功能和血液中PTH水平与血管钙化，特别是CKD患者的血管钙化关系密切。研究发现PTH可以通过抑制经典Wnt通路抑制VSMC向成骨/软骨细胞表型转化，抑制促成骨因子Runx2、Msx2等的表达和ALP活性，抑制血管钙化。临床上给予低PTH的CRF患者补充PTH可以缓解患者血管钙化的发生和发展。但同时临床研究发现肾衰竭患者继发性甲状旁腺功能亢进症（secondary hyperparathyroid, SHPT）等原因导致的血中高PTH是引起CRF患者血管钙化发生的重要因素。血管内皮细胞等产生的PTH相关蛋白肽（PTHrP）具有与PTH类似的功能和结构，同样可以抑制血管钙化的发生和发展。

FGF23由骨细胞和成骨细胞分泌，作用于肾脏、甲状旁腺等的FGFR，发挥调节钙磷代谢的作用。CRF患者血中FGF23水平显著升高，血管钙化加重。Klotho作为FGF23的共同受体，主要表达于肾脏远曲小管，在VSMC也有表达，分为膜结合型和游离型两种。Klotho与FGFR共同发挥调节作用，促进肾小管分泌磷和对钙的重吸收，参与血管钙化的发生和发展。研究表明 *Klotho* 敲除小鼠血管钙化加重；*Klotho* 敲除小鼠 VSMC 促成骨因子 Runx2 等表达增加，ALP 活性增加，而 VSMC 标志物 SM-22α 表达下降；Klotho 降低 VSMC 的活性氧产生并抑制细胞凋亡，提示 Klotho 对血管钙化具有重要作用。此外，Klotho 可以通过细胞膜表面受体与胰岛素和 IGF-1 结合，增强细胞对胰岛素和 IGF-1 的抵抗，在糖尿病发生和发展过程中起促进血管钙化的作用。

维生素 D 可在 PTH 作用下在肾脏等处合成具有活性形式的骨化三醇［化学式为 $1,25(OH)_2D_3$］，并增强肾脏和小肠对钙磷的重吸收，动员骨组织的钙释放入血，升高血钙水平，而 FGF23 可以负反馈的抑制这一过程。维生素 D 与血钙浓度调节密切相关，与血管钙化具有高度正相关性。同时，维生素 D 可以作用于 VSMC 上的维生素 D 受体参与血管钙化的发生发展。临床研究显示 CKD 患者血中低水平的维生素 D 与冠状动脉钙化的发生具有相关性。此外，体内中毒剂量的维生素 D 促进血管钙化的发生和发展。目前，多种急/慢性动物血管钙化模型均有使用中毒剂量的维生素 D 参与诱导血管钙化的发生。

3. 炎症和炎症因子

慢性炎症过程是血管钙化发生发展过程中的重要影响因素，CKD 患者存在比较明显的慢性炎症过程、动脉粥样硬化斑块内巨噬细胞释放大量的炎症因子，对血管中膜钙化和血管内膜钙化均有明显促进。CRP 是反映体内慢性炎症状态的重要指标之一。研究表明 CKD 患者血中 CRP 水平升高与心血管事件发生具有重要关系。

在高脂饮食喂养的 *Ldlr*$^{-/-}$ 小鼠和糖尿病模型小鼠中观察到血中炎症因子 TNF-α 水平明显升高并激活 BMP2-Msx2-Wnt/β-联蛋白这条促进成骨细胞分化成熟的重要信号通路，引起血管钙化的发生和发展。同时，使用 TNF-α 刺激 VSMC 可以促进成骨促进因子 BMP2、Runx2 和 Msx2 等，促进 NADPH 介导的活性氧产生，增强 ALP 活性并通过抑制抗凋亡的生长停滞特异性基因 6（growth arrest-specific gene 6, Gas6）抑制细胞凋亡，促进血管钙化的发生和发展。而 IL6 可以与内皮细胞表达的黏附分子相互作用，促进血管钙化的发展。

4. 氧化应激

目前研究证实氧化应激是血管钙化的重要诱导因素。在体外给予 VSMC H_2O_2 处理促进 VSMC 由伸缩表型向成骨/软骨表型转化，α-肌动蛋白和 SM22α 等 VSMC 标志物明显抑制，而 BMP2、Runx2 和 ALP 的表达上调，促进血管钙化的发生和发展。在独立诱导血管钙化的发生外，ROS 可以协同高磷等钙化诱导因子共同促进血管钙化的发生。研究表明：高磷诱导下 VSMC 线粒体活性氧升高，促进 p65 核转位，激活 NF-κB 通路，促进血管钙化的发生和发展。

5. 脂肪因子

脂肪因子是由脂肪组织分泌的一类细胞因子，包括瘦素和脂联素等，在糖脂代谢和心血管系统具有重要作用。

临床研究显示血中瘦素水平与冠状动脉血管钙化具有正相关性。直接使用瘦素刺激钙化的血管细胞(calcified vascular cell, CVC)可以促进其自发钙化,CVC细胞ALP水平升高并向成骨/软骨表型转化。给予 $ApoE^{-/-}$ 小鼠腹腔注射瘦素8周后发现与对照组相比,动脉粥样硬化斑块大小没有明显变化,但斑块内钙化面积显著增加,成骨诱导因子ALP、骨钙素和OPN表达明显增加,ERK信号激活,显示瘦素通过促进VSMC表型转化等途径促进血管钙化的发生和发展。

脂联素是一种重要的抑制血管钙化的脂肪因子。研究显示,生理浓度的脂联素可以抑制炎症因子TNF-α通过凋亡途径诱导血管钙化的发生,抑制促进血管钙化的重要转录因子Runx2的表达上调,抑制VSMC的表型转化。正常饮食的脂联素敲除小鼠至30周时可见主动脉钙化形成和血管壁ALP活性上升,提示脂联素是重要的内源性血管钙化抑制因子。

此外,目前研究证实网膜素-1和apelin同样是重要的血管钙化抑制因子。网膜素-1可以通过PI3K-Akt信号通路抑制RANKL的表达,而apelin则通过ERK通路抑制VSMC向成骨/软骨表型的分化,抑制血管钙化的发生和发展。

6. 衰老

2005年发表在心血管领域权威杂志 *Circulation* 的一项大规模多种族人群筛查表明,45岁以上健康人群中大约1/3的人存在血管钙化。早老症(Hutchinson-Gilford progeria syndrome, HGPS)是一种罕见的疾病,具体表现为加速衰老、发育迟缓和骨质疏松等,在心血管系统出现严重的动脉粥样硬化等疾病,进而可引起心力衰竭和心肌梗死等严重心血管问题。目前研究认为编码核纤层蛋白的 *LNMA* 基因突变导致核纤层蛋白A的前体(prelamin A)在细胞内堆积是引起早老症的重要原因。Prelamin A在VSMC内的堆积可促进VSMC的衰老,是VSMC衰老的标志物。衰老的VSMC BMP2表达增加并表现出类似VSMC成骨/软骨表型的特征,BMP2、Runx2等促成骨因子表达升高,ALP活性升高,导致血管钙化发生。

同时,临床研究显示在老年人群中,血磷水平与血管钙化的发生具有相关性。高磷降低Sirt1的表达,促进VSMC的衰老。作为重要的血管钙化促进因子,高磷可以加速VSMC的衰老,从而进一步加重血管钙化的发生和发展。

7. 活性多肽和氨基酸

在体环境下,多种活性多肽如中介素、Ghrelin、C型心钠肽(C-type natriureticpeptide, CNP)和血管紧张素Ⅱ(angiotensinⅡ, AngⅡ)等参与血管钙化的调控。

中介素是一种与降钙素基因相关肽和肾上腺髓质激素相关的血管活性肽。目前研究表明中介素可以抑制VSMC成骨促进因子BMP2和Runx2以及ALP活性升高,并通过促进MGP羧基化增加MGP活性形式抑制血管钙化的发生和发展。

CNP是属于钠尿肽家族,具有利尿、促进钠排出、抑制VSMC增殖等作用。CNP和肾上腺髓质激素均可以抑制β-磷酸甘油(β-gycerophosphate, β-GP)诱导的细胞钙摄入增加、ALP活性增加，从而抑制牛主动脉VSMC钙化。其中，CNP通过cGMP/PKG通路而肾上腺髓质激素通过cAMP/PKA介导其抑制血管钙化的作用。食欲刺激素通过激活其受体生长激素促分泌素受体（growth hormone secretagog receptor, GHSR）激活ERK通路抑制β-GP诱导的VSMC向成骨/软骨表型分化，抑制血管钙化的发生和发展。皮质抑素对血管新生和促进VSMC迁移增殖具有重要作用。与生长素类似，皮质抑素可以通过GHSR1a受体发挥其抑制血管钙化的功能。

与以上抑制血管钙化的活性多肽不同，AngⅡ、内皮素和IGF-1可以促进血管钙化的发生发展。AngⅡ促进VSMC向成骨/软骨表型转化、降低MGP表达、促进VSMC炎症因子释放并可通过AngⅡ转化酶（angiotensin II-converting enzyme, ACE）和血管紧张素Ⅱ1型受体（AngⅡ type 1 receptor, AT1）的激活促进血管钙化。除AngⅡ外，肾素-血管紧张素-醛固酮系统（renin-angiotensin-aldosterone system, RAAS）中的醛固酮可以激活肾上腺皮质激素受体，促进ALP活性升高和血管钙化。内皮素同样可以显著促进血管钙化的发生和发展，血中内皮素水平与CKD患者冠状动脉钙化的发病率具有相关性。IGF-1促进VSMC向成骨/软骨表型的转化和ALP活性的升高，发挥促进血管钙化的作用。

此外，多种氨基酸也参与血管钙化的调控。同型半胱氨酸显著促进血管钙化，特别是血管内膜钙化的发生和发展，而牛磺酸则对血管钙化具有抑制作用。

8. 气体信号分子

气体信号分子，如一氧化氮和硫化氢，对心血管系统具有重要的调控作用，参与动脉粥样硬化、冠心病、血管钙化等多种心血管疾病的发生和发展。

NO可以抑制TGFβ信号通路下游Smad2/3的磷酸化抑制VSMC向成骨/软骨表型的分化。同时，抑制内皮型一氧化氮合酶（endothelial nitric oxide synthase, eNOS）的表达可以促进高磷等诱导的血管钙化。NO可以抑制TGFβ信号通路的激活，从而抑制血管钙化。体外给予H_2S供体NaHS孵育VSMC可以降低VSMC的ALP活性，钙化血管的H_2S内源性合成酶胱硫醚-γ-裂解酶减少。以上研究提示气体信号分子NO和H_2S对血管钙化具有保护作用。

9. miRNA

miRNA是一种内源性表达的由15～22个核苷酸组成的非编码小RNA，可以通过调控靶基因mRNA的降解或翻译过程调控靶基因的表达。目前研究表明多种miRNA，如miR-29a/b、miR-30b/c、miR-125b、miR-133a、miR204、miR-221和miR-222、miR-233等均参与血管中膜钙化和血管内膜钙化的调节。miRNA通过直接作用于其靶基因*Runx2*、*Adamts7*以及α-肌动蛋白等调控钙化诱导因子BMP2等的表达和ALP活性、VSMC向成骨/软骨表型转化、促进VSMC迁移等方式参与血管钙化的调节。miRNA作为一种内源性小分子，在调控血管钙化的发生和发展过程中具有重要作用，是潜在的治疗血管钙化的药物靶点和生物标志物，有望对预测血管钙化的早期发现与诊断具有重要意义。

除以上影响因素外,性激素、血糖和糖基化蛋白水平、血脂水平等因素均参与血管钙化的调节,对血管钙化的发生和发展具有重要作用。这些影响因素将在血管钙化与骨质疏松、血管钙化与糖尿病、血管钙化与心血管疾病等内容中予以介绍。

(四) 信号通路

在血管中膜钙化的发生和发展中,多种信号通路参与了血管钙化的调节,其中以TGFβ信号通路、Wnt通路、Notch通路、MAPK/ERK通路等最为重要。

1. TGFβ信号通路与血管钙化

TGFβ信号通路包含TGFβ的3种亚型(TGFβ$_{1\sim3}$)和BMP信号通路,均属于TGFβ超家族。这两条信号通路对血管钙化的调控具有重要作用。

TGFβ$_{1\sim3}$和BMP均依靠细胞膜上受体激活下游信号,它们均可与细胞膜上的Ⅱ型TGFβ受体结合,从而磷酸化并激活Ⅰ型TGFβ受体。目前Ⅰ型TGFβ受体共有7类,即ALK1-7,其中TGFβ$_{1\sim3}$通路一般激活ALK4/5,而BMP信号通路激活ALK1/2/3/6,其中ALK3和ALK6即BMPⅠA型和BMPⅠB型受体。磷酸化的Ⅰ型TGFβ受体会磷酸化并激活细胞内的下游信号分子Smad2/3(TGFβ$_{1\sim3}$)和Smad1/5/8(BMP),并与细胞质中的co-Samd(Smad4)结合形成复合物,复合物入核后与细胞核内的靶基因启动子区域结合并调控靶基因的表达,或与转录因子以及蛋白结合调控其活性,从而完成整个信号通路的转导。在这条信号通路中,抑制性的Smad,包括Smad6和Smad7,可以抑制Ⅰ型TGFβ对Smad2/3或Smad1/5/8的磷酸化过程,从而终止信号通路的转导,其中Smad6只抑制Smad1/5/8的磷酸化而Smad7可以抑制Smad2/3和Smad1/5/8的磷酸化过程。

在骨代谢过程中,TGFβ可以促进成骨细胞的增殖分化和成熟。但TGFβ信号通路对血管钙化的作用如何,目前尚需要深入探讨。

TGFβ$_{1\sim3}$在VSMC上均有表达,TGFβ刺激大鼠VSMC可以保持VSMC的收缩表型,表现为TGFβ激活血清应答因子(serum response factor, SRF)的转录和激活,促进其与CArG反应元件结合并形成复合物,结合VSMC收缩表型标志物α-肌动蛋白、SM-22α和钙调理蛋白等的启动子区域并显著上调这些蛋白的表达。但同时也有研究显示,使用TGFβ刺激VSMC可以增加血管钙化的发生。

BMP在维持骨代谢的稳态中具有重要作用,目前研究显示BMP主要通过影响VSMC由收缩表型向成骨/软骨表型的转化调节血管钙化的发生和发展,其中BMP2、BMP4、BMP7与血管钙化关系密切。

Runx2和Msx这两种重要的转录因子是BMP的靶基因,在钙化诱导因素的刺激下VSMC的BMP2表达增多,促进Runx2和Msx的表达上调;激活的Msx1和Msx2可以与SRF、心肌素等形成复合物促进VSMC收缩表型标志物的表达减少,并在Runx2、

Msx2等的作用下向成骨/软骨表型分化。除调控VSMC的表型转化外,BMP2可以通过BMP2-Msx2-经典Wnt通路激活Wnt通路,这条通路在炎症因子,如TNF-α诱导血管钙化过程中发挥重要作用。此外,BMP2可以上调VSMC的活性氧水平,进一步促进血管钙化的发生和发展。BMP4与BMP2类似,在促进血管内膜钙化过程中发挥重要作用。BMP7与BMP2和BMP4相反,可以上调胞质内Smad6和Smad7的表达,从而抑制血管钙化的发生和发展。

2. Notch信号通路

Notch由5种Notch配体和4种Notch跨膜受体以及CSL DNA结合蛋白(CSL为CBF-1、Suppressor of hairless、Lag的合称)组成,其中5种表达于细胞表面的单次跨膜糖蛋白配体为Delta-like 1, 3, 4和Jagged1, 2, 4种Notch受体为Notch 1~4。相邻细胞间的Notch受体和配体可以相互作用并激活受体,从而使受体N-端经过金属蛋白酶3次剪切并从胞膜上脱离形成Notch的活性形式NICD, NICD进入细胞核并与CSL DNA结合蛋白结合形成复合物,从而激活*HES*、*HEY*、*HERP*等靶基因,发挥其生物学功能。

Notch信号通路非常保守,在细胞的增殖分化等过程中具有重要作用。在血管钙化过程中,Notch通路参与VSMC的表型转化、炎症等过程。

研究表明*Notch3*敲除小鼠VSMC的分化成熟不足,从而引起动脉中膜层缺陷,导致小鼠小动脉形成障碍,但缺乏VSMC的静脉等血管不受影响,提示Notch3可以调控VSMC的分化过程。给予VSMC剪应力刺激可诱导VSMC的Notch1和Notch3下调,而VSMC收缩表型标志物α-肌动蛋白、SM-22α和钙调理蛋白的表达上调。在血管内膜钙化过程中,Notch1和Notch的配体Jagged1高表达以及动脉粥样硬化斑块与促成骨因子Msx2和Runx2存在共定位,具体机制是Notch1的胞内剪切体可以促进ALP活性升高、Notch1通过与Msx2启动子区域的RBP-Jκ结合区域结合,直接调节促成骨转录因子Msx2的表达,促进血管内膜钙化的发生和发展。同时,在VSMC中过表达Notch1和Notch3的胞内剪切体可以通过RBP-Jκ结合区域的结合促进Msx2的表达,下调VSMC收缩表型的标志物表达水平,促进VSMC向成骨/软骨表型的转化。但同时也有报道提示,VSMC中NICD与RBP-Jκ结合区域的结合可以促进平滑肌细胞肌球蛋白重链的表达,与α-肌动蛋白的启动子区域结合促进α-肌动蛋白的表达,维持VSMC的收缩表型。以上证据说明Notch在血管钙化的调节中具有重要作用,但具体功能尚需进一步研究。

除调节VSMC的表型转化外,Notch通路可通过调节炎症因子的表达水平调节血管钙化的发生和发展。Notch的配体Delta-like 4可以诱导炎症因子IL1β的表达,促进斑块内巨噬细胞的激活,促进血管内膜钙化的发生和发展。

3. Wnt信号通路

Wnt通路是一条十分保守的信号通路,对细胞的增殖、迁移和分化具有重要作用。WNT是一种由WNT基因编码的分泌型糖蛋白,包含WNT1、WNT2、WNT3a、WNT4、

WNT5a、WNT5b、WNT7a、WNT8、WNT8b和WNT11共10种亚型,可以通过自分泌或旁分泌的形式结合细胞膜上的卷曲蛋白(Frizzled, Frz)或LRP5/6,并启动下游Wnt信号。

Wnt在胞内的信号分为经典Wnt通路和非经典Wnt通路两类,经典Wnt通路即Wnt/β-联蛋白通路,非经典Wnt通路包括Wnt/PCP通路和Wnt/Ca^{2+}通路。

经典Wnt通路在Wnt与细胞膜表面受体结合后,Frz作用于胞质内的蓬乱蛋白(Dishevelled, Dsh),切断β-联蛋白的磷酸化过程,促使β-联蛋白在胞质内积累,从而进入细胞核与T细胞因子(T cell factor /lymphoid enhancer factor, TCF/LEF)相互作用,促进Wnt靶基因的转录,而TCF/LEF若与Groucho结合则可抑制靶基因的转录。其中,分泌型Frz相关蛋白(secreted Frizzled-Related Proteins, sFRPs)和Dickkopf1(DKK1)可以抑制Wnt与Frz形成复合体抑制Wnt/β-联蛋白通路的激活。

Wnt/PCP通路通过激活Rac、Rho等小G蛋白激活C-Jun/JNK通路,参与细胞骨架的调节。

Wnt/Ca^{2+}通路主要通过Wnt5a和Wnt11激活胞内PLC和PKC通路,引起胞内钙浓度升高,调节细胞的运动和黏着性。

其中,Wnt/β-联蛋白通路可以调节VSMC的表型转化,与血管钙化关系密切。β-联蛋白基因敲除小鼠可见成骨诱导因子的分泌减少,*Dkk1*基因敲除小鼠表现为成骨亢进,说明Wnt/β-联蛋白通路与骨代谢具有密切关系。目前研究表明Wnt/β-联蛋白通路的靶基因包括*Runx2*和*Rankl*等与骨代谢和血管钙化密切相关的细胞因子。Wnt/β-联蛋白通路Msx2可以通过上调Wnt3a和Wnt7a并下调Wnt/β-联蛋白通路抑制因子DKK1,激活Wnt信号,促进VSMC向成骨/软骨表型的转化。同时,炎症因子TNF-α可以激活BMP2-Msx2-Wnt/β-联蛋白通路促进血管钙化的发生和发展。

4. Gas6/Axl信号通路

Gas6是一种维生素K依赖的蛋白质,可以作用于受体酪氨酸激酶家族的TAM受体(Tyro3、Axl、Mer)。Gas6与细胞膜表面的受体Axl结合并进一步激活胞内的PI3K/Akt信号通路发挥抗细胞凋亡的作用,从而抑制高磷、炎症因子TNF-α等诱导的VSMC凋亡,发挥抑制血管钙化的作用。

(五) 诊断和治疗方案

临床诊断血管钙化主要依靠影像学手段。由于血管钙化部位沉积的大量羟磷灰石结晶,钙化部位密度比非钙化部位大和血管顺应性变差,故可利用以上两种特性通过X射线、CT、超声和脉搏波速率(pulse wave velocity, PWV)检测血管钙化的发生。

1. X射线检测

X射线通过血管钙化部位在X线片上显示为高密度影对血管钙化进行诊断,可以有效诊断大中动脉以及桡动脉等小动脉较严重的血管钙化,例如使用胸部正位片观察主动脉弓、胸主动脉和冠状动脉钙化,腹部平片观察腹主动脉钙化,骨盆平片观察双侧髂动脉和股动脉钙化,双臂和手平片观察桡动脉和指动脉等小动脉钙化。X线片显示血管钙化多成点状、条状或弥漫状,严重的血管钙化可见铁轨状高密度影。X射线检测可以对影像进行半定量,确定钙化的面积和程度并判断血管钙化的位置(中膜或外膜)。目前,临床上广泛使用X线片对CKD患者的血管钙化进行评估,进行血管钙化的半定量评分和心血管危险分层。X射线检测血管钙化方法简便、价格便宜,但该检测方法不能对血管钙化早期病变进行检测,并且需要一定的经验进行判断。

2. CT检测

CT检测血管钙化是目前最为准确的血管钙化检测手段,是临床血管钙化检测的金标准。目前使用较多的是多层螺旋CT(multi-slice spiral CT, MSCT)和电子束CT(electron beam CT, EBCT),其中MSCT的空间分辨率比EBCT更高,具有更好的图像清晰度。使用CT检测血管钙化可以检测较早期的血管钙化病灶,同时对血管钙化进行比较准确的定量检测。目前,临床多采用Agatston钙化积分法,使用血管钙化灶密度与钙化面积的乘积得到数值对血管钙化进行评估。CT同样可以依据血管钙化的点状、条形或弥漫状高密度影进行半定量评估。CT检测可以区分血管中膜钙化和血管内膜钙化,对血管钙化的诊断具有较高的精确性,CT检测的不足是检测费用较高、不够普及和接受放射剂量较X线片高等。

3. 血管超声检测

血管超声检测主要用于浅表血管和血管内膜钙化的检测,比较有代表性的血管超声检测是颈总动脉的血管钙化检测。血管超声检测不需要暴露在放射线下,操作简单、花费较少,因而得到比较广泛的使用。但血管超声检测受制于检测的准确性和稳定性,不能够进行定量和早期血管钙化的检测,不能区分血管中膜和血管内膜钙化,同时对操作人员的要求较高,因而主要进行定性诊断。

4. PWV检测

PWV检测血管钙化是一种通过血管钙化后血管顺应性下降、血管僵硬变脆的原理进行血管钙化检测的方法。PWV检测法可以简单并比较准确地检测大中弹性动脉,如颈动脉和小弹性动脉如桡动脉等血管的僵硬度情况。PWV检测法安全、简便且花费较少,但PWV检测法只能间接地推测血管钙化的情况,对血管钙化的发生部位、面积大小和发生位置(血管中膜或内膜)等均不能准确判断。

血管钙化由于是羟磷灰石结晶沉积在血管壁,故完全消除血管钙化存在较大困难。临床上多采取预防和维持的治疗方法,针对血管钙化的发生机制采用降低血钙和血磷浓度,抑制慢性炎症状态等避免或者延缓血管钙化的发生和发展。针对血管中膜钙化的发生和发展,目前多采用饮食控磷以及磷结合剂、双膦酸盐、维生素D和类似物以及拟钙剂等药物进行治疗。

钙磷是血管钙化的重要诱导因素,血管钙化患者,特别是CKD合并血管钙化患者需要通过饮食控制钙磷摄入以预防或延缓血管钙化的发生和发展。根据CKD患者分期和透析情况制定合理的钙磷摄入规划并长期监测、灵活掌握，确保血磷水平正常和稳定。

磷结合剂包括含钙磷结合剂和不含钙磷结合剂两类。其中含钙磷结合剂以磷酸钙和醋酸钙为代表，可以很好地结合磷，减少饮食中磷的摄入，但由于还有钙离子，易导致血钙水平升高，促进血管钙化的发展。2013年一项综合11项临床试验高磷患者的大规模综述研究显示，与使用含钙磷结合剂的CKD患者相比，使用不含钙磷结合剂的患者病死率降低22%，说明不含钙磷结合剂具有很好的应用前景。不含钙磷结合剂包括思维拉姆（sevelamer）和碳酸镧等。思维拉姆是一种不含任何金属离子的阴离子交换树脂磷结合剂，不被人体吸收，随三餐服用。思维拉姆通过离子交换的方式结合肠道中的磷，减少体内磷的摄入，并可随粪便排出体外，可以较好地控制血磷水平，且不会引起血钙水平升高。同时研究发现，思维拉姆可以降低血浆中低密度脂蛋白（low density lipoprotein, LDL）并升高高密度脂蛋白（high density lipoprotein, HDL）水平，改善CKD患者的脂代谢紊乱。目前上市的思维拉姆分盐酸思维拉姆和碳酸思维拉姆两种，其中碳酸思维拉姆避免了盐酸思维拉姆代谢性酸中毒的风险并具有更小的胃肠道不良反应。与思维拉姆类似，碳酸镧同样是不含钙的磷结合剂，通过在肠道内结合饮食中的磷发挥降低血磷水平的作用。但与思维拉姆相比，碳酸镧的溶解性较差，故服药量较大，同时胃肠道不良反应较思维拉姆重。除以上两种不含钙的磷结合剂外，还有考来替兰（colestilan）和比沙洛姆（bixalomer）两种磷结合剂销售。此外，2013年末美国FDA审核上市了一种新药乳化铁氢氧化合物velphoro，该种药因含有铁更适用于缺铁的CKD患者，并且每日服药量更少，增加了患者的依从性。但以上不含钙磷的结合剂费用均较高，对CKD患者的负担较大。

双膦酸盐即焦磷酸，是一种已知的血管钙化抑制因子。临床研究显示，CRF患者使用双膦酸盐治疗后可见血管钙化程度减轻甚至逆转，具有抗血管钙化的明显作用。

维生素D及其类似物主要用于抑制PTH的合成与分泌，对CKD伴发SHPT的患者具有显著作用。但维生素D及其类似物在降低血中PTH水平的同时可增加钙磷重吸收和升高血钙、血磷的潜在不良反应。目前上市的维生素D类似物包括帕立骨化醇（pailcalcitol）和度骨化醇（doxercalciferol）等。

拟钙剂是基于CaSR设计的CaSR激动剂，可以抑制血中PTH的水平，降低钙的重吸收，并不促进小肠钙磷的摄入，对CKD伴发SHPT的患者具有良好的作用。

二、血管内膜钙化

（一）主要病理特征

血管内膜钙化特指发生于血管动脉粥样硬化斑块内的钙化，与动脉粥样硬化斑块共定位，类似于软骨内骨化过程。血管内膜钙化可见斑块内促成骨因子BMP2、Runx2等表达上调，VSMC标志物α-肌动蛋白、SM22α等表达减少，细胞凋亡增加，基质小泡释放，活性氧产生增多，巨噬细胞等炎症细胞浸润，大量炎症因子表达，破骨样细胞聚集以及胆固醇等脂质沉积。血管内膜钙化在动脉粥样硬化斑块形成早期即可出现，出现促成骨因子以及微钙化颗粒（羟磷灰石结晶），斑块内软骨移行区（cartilaginous metaplasia）的出现是斑块早期钙化的标志。严重的血管内膜钙化可见斑块内严重的羟磷灰石结晶沉积，甚至可见骨小梁等骨组织结构。目前研究表明血管内膜钙化早期即可对斑块稳定性产生影响，微小钙化是预测动脉粥样硬化斑块破裂的预测因子。在斑块中，破骨细胞的分化伴随破骨外基质的重塑是血管内膜钙化的早期表现。微小钙化于斑块肩部以及纤维帽部位的沉积可显著改变斑块局部的应力，增加斑块破裂的风险。目前，微小钙化主要通过^{18}F标记的探针或者小动物CT等方式进行观察。血管内膜钙化可引起血管的顺应性变差，造成血流不畅、供血不足。发生在冠状动脉的血管内膜钙化可引起心肌缺血和心肌梗死。血管内膜钙化是预测动脉粥样硬化斑块破裂、冠心病以及心肌梗死发生的独立危险因子。

（二）病理生理机制

与血管中膜钙化VSMC起主要作用不完全相同，在血管内膜钙化中VSMC、巨噬细胞和血管内皮细胞均参与钙化的调控。因而，除参与血管中膜钙化的影响因素和病理生理机制外，包括VSMC由收缩表型向成骨/软骨表型的转化、巨噬细胞极化、破骨样细胞分化、基质小泡释放和ECM重塑等因素均可调控血管内膜钙化发生发展。血管内膜钙化机制尚未明了，目前包括以下几个方面。

1. VSMC由收缩表型向成骨/软骨表型的转化

血管内膜钙化的发生和发展过程中，VSMC向成骨/软骨表型的转化同样具有重要作用。由于血管内膜受损，血管中膜层的VSMC由收缩表型向分泌表型的VSMC分化，并向动脉粥样硬化斑块内迁移。收缩表型的VSMC具有较强的迁移、增殖能力和旺盛的分泌能力。在斑块内炎症因子、氧化脂蛋白和活性氧等因素的强烈作用下，VSMC可由收缩表型进一步再分化为成骨/软骨表型或软骨样细胞。斑块内的成骨/软骨表型VSMC大量分泌成骨促进因子BMP2、Runx2、Msx2以及软骨合成必需的细胞因子Sox9，ALP活性升高，促进基质小泡释放，几乎不表达VSMC收缩表型标志物α-肌动蛋白和SM-22α等，促进血管内膜钙化的发生和发展。CKD合并动脉粥样硬化的患者由于钙磷代谢紊乱、血钙和血磷水平升高，可强烈刺激VSMC向成骨/软骨表型转化，加重血管内膜钙化。

2. 破骨样细胞分化

使用电镜观察人和$ApoE^{-/-}$小鼠的动脉粥样硬化斑块均可发现TRAP阳性的破骨样细胞。目前研究表明，血管壁来源的VSMC和骨髓来源的单核巨噬细胞均可分化为多核的软骨样细胞。破骨样细胞表达TRAP、CD68、组织蛋白酶K以及RANK等破骨细胞标志物。

在斑块中破骨样细胞周围的ECM类似软骨组织,富含胶原和蛋白聚糖,称为软骨移行区。斑块内的破骨样细胞可用TRAP染色鉴定,软骨移行区和破骨样细胞可使用Movat五色套染鉴定。斑块中软骨移行区和破骨样细胞的出现是发生斑块钙化的早期标志。在斑块中破骨样细胞可释放大量活性氧和炎症因子,促进内膜钙化的发生和发展。

3. 基质小泡分泌

在斑块中,以往研究认为只有VSMC可以分泌大量含有羟磷灰石结晶的基质小泡。但是目前研究表明,除VSMC外,斑块内的软骨样细胞和巨噬细胞均可释放促钙化的基质小泡,促进血管内膜钙化的发生和发展。

4. ECM重塑

斑块中软骨移行区的出现是斑块钙化的早期标志。软骨移行区富含大量蛋白多糖等ECM成分,类似于软骨组织ECM。另外,ECM成分和DCN加重高磷或β-GP诱导的VSMC钙化,人动脉粥样硬化斑块内DCN与钙化部位存在共定位,提示DCN参与血管内膜钙化的发生和发展。

5. 巨噬细胞的作用

在血管内膜钙化的发生和发展过程中,自血液中迁移至斑块内的单核-巨噬细胞发挥重要作用。血中的单核细胞经血管内皮迁移至斑块内,分化为巨噬细胞。斑块内的巨噬细胞分泌大量IL6、MCP-1等炎症因子和活性氧,促进VSMC向成骨/软骨表型转化,诱导VSMC的凋亡,促进血管内膜钙化的发生。同时,巨噬细胞在斑块内大量吞噬氧化低密度脂蛋白(oxidized low density lipoprotein, oxLDL)等脂质形成泡沫细胞,促进斑块内的脂质蓄积和活性氧产生,并诱导VSMC的泡沫化和凋亡,诱导血管内膜钙化。此外,斑块内的巨噬细胞可在RANKL作用下进一步分化为破骨样细胞,促进血管内膜钙化的发生和发展。与VSMC类似,巨噬细胞可以释放促钙化的基质小泡,促进羟磷灰石结晶的产生。

(三) 影响因素和信号通路

血管内膜钙化发生于斑块内,多种细胞(如VSMC、巨噬细胞和血管内皮细胞)和氧化应激,以及脂蛋白、脂质,炎症等影响因素参与了血管内膜钙化的调节。下面就血管内膜钙化的影响因素和调控血管内膜钙化的信号通路进行简要介绍。

1. 氧化应激

在动脉粥样硬化斑块内,巨噬细胞、泡沫细胞以及软骨样细胞均可产生大量的活性氧,活性氧作用于软骨样细胞,引起软骨样细胞促成骨转录因子Runx2和Msx2等的表达、基质小泡的释放以及细胞凋亡,促进血管内膜钙化的发生和发展。此外,进入斑块的LDL在巨噬细胞的介导下生成oxLDL,进一步促进血管的内膜钙化。

2. 脂质和脂蛋白

脂质特别是胆固醇对血管内膜钙化具有重要作用。在动脉粥样硬化斑块,可见胆固醇结晶和钙化区域存在共定位;斑块内泡沫化的VSMC高表达ALP和骨钙素等成骨诱导因子,提示胆固醇有可能参与血管钙化的调控。

研究表明,脂蛋白特别是修饰的LDL参与了血管钙化的发生和发展。乙酰化低密度脂蛋白(acetylated low density lipoprotein, acLDL)、oxLDL和oxHDL可以通过激活ERK通路促进VSMC向成骨/软骨细胞转化,促进成骨促进因子BMP2、Runx2、Msx2的表达,促进血管钙化的发生和发展。此外,oxLDL可以诱导巨噬细胞和VSMC的凋亡,进一步诱导血管内膜钙化。HDL对心血管系统具重要保护作用,对CVC细胞的实验结果表明,HDL可以抑制STAT3的磷酸化过程,抑制CVC细胞ALP活性的升高和CVC细胞的自发钙化过程,并抑制oxLDL、炎症因子IL6等促进VSMC向成骨/软骨表型的转化,抑制血管钙化的发生和发展。

3. 炎症

在动脉粥样硬化斑块内,巨噬细胞可释放IL6、TNF-α、MCP-1等多种炎症因子,直接诱导VSMC的钙化并促进VSMC向成骨/软骨细胞的表型转化,诱导BMP2的表达增加和ALP活性升高。炎症因子可通过刺激哺乳动物mTOR通路激活等方式诱导泡沫细胞形成,进一步加重血管内膜钙化。同时,动脉粥样硬化患者血中CRP水平升高,促进MGP的表达下调,进一步诱导血管内膜钙化。

4. 血管重塑

动脉粥样硬化的发生和发展过程中,伴随斑块的形成血管不断向血管腔内重塑,导致血管腔狭窄。在血管分支处等动脉粥样硬化斑块好发部位,血流紊乱,形成湍流,而斑块又加重了湍流,引起对血管壁剪切力的震荡,促进斑块内炎症因子的分泌,氧化应激和内皮细胞凋亡加重了血管内膜的钙化。此外,活性氧、oxLDL和炎症因子TNF-α等可诱导血管内皮细胞活化,促进ICAM-1和血管细胞黏附分子-1(vascular cell adhesion molecule-1, VCAM-1)等的表达,促进外周血单核细胞向斑块黏附迁移,促进斑块和血管内膜钙化的发生和发展。

5. RNKL-RANKL-OPG信号通路

RANK-RANKL-OPG信号通路是体内调节破骨细胞分化、维持骨代谢稳态的重要信号通路,在血管内膜钙化中具有重要作用。

RANK属于TNFR超家族,是RANKL的唯一受体,属Ⅰ型跨膜蛋白。RANKL与RANK结合可以激活下游MAPK、NF-κB、Src激酶和PI3K/Akt等信号通路,实现促进破骨细胞分化成熟和维持破骨细胞功能的调控作用。

RANKL属于TNF配体家族,是一种Ⅱ型跨膜蛋白,其启动子区域包含促成骨转录因子Runx2的反应元件,表达于成骨细胞。*Rankl*敲除小鼠由于破骨细胞分化障碍引起成骨过度。在体外给予骨髓来源的单核细胞RANKL和M-CSF可诱导破骨样细胞,分化成熟的破骨样细胞表达TRAP、降钙素和整合素β_3等标志物,对血管内膜钙化的研究具有重要作用。血中RANKL的浓度随年龄逐渐升高,它也是心血管事件发生的预测因子。目前已知维生素D、PTH、炎症因子IL1和IL6、TGFβ、NO和前列腺素E2(prostaglandin E2, PGE$_2$)均可上调成骨细胞RANKL的表达

OPG是RANKL的竞争性配体,与RANKL竞争性地结合RANK,阻碍RANKL与RANK的结合,抑制破骨细胞的分化成熟。此外,OPG与邻近的成骨细胞相互作用,促进成骨细胞的功能,增加成骨量。

在动脉粥样硬化斑块中,成骨/软骨表型的VSMC和血管内皮细胞表达RANKL和OPG,自外周血迁移而来的单核-巨噬细胞表达RANK。目前研究表明,血管内皮细胞表达的OPG可以降低内皮细胞ICAM-1的表达,抑制外周血单核细胞向斑块迁移黏附。高钙、TGFβ和炎症因子TNF-α可以诱导VSMC RANKL的表达并抑制OPG的表达,诱导VSMC向成骨/软骨表型分化,分泌BMP2、Runx2、Msx2等促成骨因子。促成骨转录因子Runx2可以直接结合RANKL启动子区,促进RANKL的表达,促进单核-巨噬细胞向斑块内迁移并向破骨样细胞分化,促进血管内膜钙化的发生和发展。

同时,OPG的另一个配体肿瘤坏死因子相关凋亡诱导配体(TNF-related apoptosis-inducing ligand, TRAIL)可以抑制VSMC RANKL的表达和BMP2等成骨诱导因子的表达,以及血管内膜钙化的发生。

(四)诊断和治疗方案

血管内膜钙化的诊断与血管中膜钙化相同,均使用X线片、CT和血管超声的方法进行检测,在此不再赘述。其中MSCT是检测血管内膜钙化的金标准。

目前,血管内膜钙化作为动脉粥样硬化的重要并发症,难以通过治疗根除,故临床主要通过预防和对症治疗延缓血管钙化的发生和发展。血管内膜钙化对高血脂,特别是LDL和VLDL水平高的人群易感。目前,临床主要采用他汀类(胆固醇合成酶抑制剂)药物严格控制血脂水平。研究发现,使用阿托伐他汀降低血脂水平的人群血管内膜钙化显著下降;使用阿托伐他汀和双膦酸盐类药物合用可以显著改善胸主动脉和腹主动脉的粥样硬化斑块和斑块内钙化的发展,对治疗血管内膜钙化具有积极作用。针对动脉粥样硬化合并高血压人群,临床使用血管紧张素转化酶抑制剂(angiotensin converting enzyme inhibitors, ACEI)和Ang II受体拮抗剂药物控制血压。对动脉粥样硬化合并CKD患者,则应严格执行改善全球肾脏病患者预后组织(Kidney Disease: Improving Global Outcomes, KDIGO)制定的指南,严格控制血钙和血磷水平,制定晚间透析方案,并对动脉粥样硬化诱导因素高血压、高血脂等进行治疗,控制血管内膜钙化的发生和发展。

三、血管钙化的常用动物模型

目前用于在体血管钙化研究的实验动物主要有小鼠、大鼠和兔等，其中最为常用的是大鼠和小鼠的在体血管钙化模型。目前应用于大鼠和小鼠的血管钙化模型主要有以下几种：药物诱导模型、5/6肾切除模型和血管内膜钙化模型，下面逐一对以上几类血管钙化动物模型进行简要介绍。

1. 药物诱导模型

药物诱导模型主要用于血管中膜钙化的研究，通过饮食给予、灌胃以及血管外涂抹等方式进行药物处理，诱导血管钙化的发生。这类方法具有操作简便、模型成功率高、诱导血管钙化所需时间短等优势，主要的药物诱导模型包括腺嘌呤诱导模型、维生素D诱导模型、尼古丁诱导模型和华法林诱导模型等。

（1）腺嘌呤诱导模型：是目前使用比较广泛的一种血管中膜钙化动物模型。该模型的主要造模方法是使用8～12周龄的Wistar或SD大鼠，喂养含0.75%腺嘌呤的饮食4周，表现为大鼠CRF，全身的大中动脉和软组织发生钙化，甲状旁腺功能紊乱等，表现与CRF病人的血管钙化比较类似。腺嘌呤诱导模型的主要原理是高嘌呤饮食导致体内大量产生嘌呤代谢终产物尿酸，血液内过高的尿酸沉积在肾小球和肾小管内，形成结晶，直接引起肾小球和肾小管的堵塞；同时过高尿酸的刺激是肾小球和肾小管出现纤维化，严重影响肾小球和肾小管的功能，造成肾单位的绝对数量减少和功能降低，造成肾衰竭，引起钙磷代谢紊乱和严重的炎症反应，促进血管钙化等异位钙化的发生。该模型最大的优点是实验动物不用进行手术，只需饮食喂养，4周左右就可以看到明显的血管钙化形成，速度较快。但本模型使用的高浓度腺嘌呤会造成实验动物比较严重的不良反应，如体重明显下降、炎症反应严重以及除血管外软组织的广泛钙化。

（2）腺嘌呤诱导模型：是一种饮食长期诱导模型，能够较好地模拟CRF血管钙化的发病过程。除腺嘌呤诱导模型外，还有氯化钙诱导模型和华法林诱导模型等在1周内即可成功诱导血管钙化的急性钙化诱导模型。

（3）氯化钙诱导模型：是另一种常用的药物诱导模型。造模方法是开腹游离腹主动脉后，使用蘸有0.2 mol/L的氯化钙溶液的纱布条包裹腹主动脉15 min，1～4周后可以观察到明显的血管钙化。在钙化区域可观察到ECM的破坏、炎症反应、血管细胞凋亡等反应。氯化钙诱导模型的优势在于模型操作简单、造模时间短、成功率高，不足是需要对实验动物进行手术。本模型在使用0.4 mol/L氯化钙时可以造成比较严重的弹性纤维断裂和炎症反应，可作为腹主动脉瘤的动物模型。

（4）维生素D_3诱导模型：持续给予8周龄大鼠高剂量的维生素D_3皮下注射，持续1周可以即可发生明显的血管钙化。但该模型在诱导血管钙化的同时会发生广泛的软组织钙化，且与血管钙化发生的病理生理过程差距较大。

（5）尼古丁诱导模型：一般由尼古丁（灌胃）与维生素D_3（肌肉注射）联合使用，

4周后可见明显的血管钙化发生。本模型不需要进行手术,操作简单,但同样存在除血管外其他组织发生钙化的情况。

（6）华法林诱导模型:华法林作为一种维生素K抑制剂,通过抑制维生素K依赖的MGP γ-羧化过程,抑制抗血管钙化因子MGP的生物合成,并发挥其促血管钙化作用。华法林诱导血管钙化一般与维生素D_3合用,可在短时间内(3天)发生严重的血管钙化,但该模型不良反应较大,实验动物死亡率较高。

2. 5/6肾切除模型

5/6肾切除模型是一种经典的模拟CRF过程的血管中膜钙化动物模型,目前应用广泛。5/6肾切除模型诱导血管钙化的原理是切除或损伤大部分肾脏组织,造成肾单位的绝对数量不足,引起肾衰竭,导致机体钙磷代谢异常,诱导血管钙化发生。经典的大鼠5/6肾切除模型是选取8周龄SD大鼠,先切除大鼠一侧肾脏,1周后切除另一侧肾脏的2/3,喂养高磷饮食8周。由于小鼠个体较小,5/6肾切除较难操作,故采用电烙法去除大部分肾脏组织。在经典5/6肾切除模型基础上,为进一步提高诱导血管钙化的成功率,可以在进行5/6肾切除后肌注维生素D_3 8周。其中,高磷饮食一般含磷1.0%～1.2%,而维生素D剂量为0.04～0.08 μg/kg,每周3次,一般采用肌肉注射或灌胃。

5/6肾切除模型可以较好地模拟肾衰竭患者发生血管钙化的病理生理过程,不会引起严重的其他组织器官的钙化,对实验动物没有严重的不良反应,造模成功率很高,可以进行长期的干预实验。

5/6肾切除模型最大的不足是需要间隔1周进行2次手术,造模时间较长。

3. 血管内膜钙化模型

血管内膜钙化的动物模型与诱导动脉粥样硬化斑块动物模型类似,一般采用$ApoE^{-/-}$小鼠或$Ldlr^{-/-}$小鼠给予高脂饮食喂养,诱导动脉粥样硬化斑块钙化。

正常饮食的$ApoE^{-/-}$小鼠至老年可以发生自发的动脉粥样硬化斑块和斑块内钙化,使用高脂饮食喂养$ApoE^{-/-}$小鼠可以加速这一过程。目前经典的方法是使用8周龄的$ApoE^{-/-}$小鼠喂养高脂饮食,持续时间12周以上,造成动脉粥样硬化和斑块内钙化的形成。而$Ldlr^{-/-}$小鼠在正常饮食下一般不发生自发的斑块内钙化,需要高脂饮食的诱导,模型同$ApoE^{-/-}$小鼠。

四、血管钙化与其他疾病的关系

1. 血管钙化与CKD

血管钙化是CKD患者最主要的心血管并发症之一。血管钙化严重威胁CKD患者,特别是CRF和终末期肾病(end stage renal disease, ESRD)患者的预后,是预测CKD患者预后的独立危险因素。CKD患者血管钙化的主要类型为血管中膜钙化,与CKD

患者肾功能不全引起的钙磷代谢失常、慢性炎症状态和氧化应激等有密切关系。

目前,根据KDIGO 2013年发布的CKD指南,依据肾小球滤过率(glomerular filtration rate, GFR)、病因(肾小球肾炎、糖尿病肾病等)和白蛋白尿分期对CKD患者情况进行评估,其中GFR共分为5期,如表9-1-1所示。而白蛋白尿分期主要通过尿白蛋白/肌酐比值或尿白蛋白排泄率进行评估,共分为3期,如表9-1-2所示。

表9-1-1 2013年KDIGO发布的CKD患者肾小球滤过率分期

GFR分期	症 状 描 述	GFR[ml/(min·1.73m²)]
G1期	肾功能损伤,GFR功能正常或亢进	≥90
G2期	肾功能损伤,GFR功能轻度下降	60～89
G3a期	肾功能轻度到中度严重损伤,GFR功能中度下降	46～59
G3b期	功能中度到重度严重损伤,GFR功能中度下降	30～45
G4期	肾功能严重损伤,GFR功能重度下降	15～29
G5期	肾衰竭	<15

表9-1-2 2013年KDIGO发布的CKD患者白蛋白尿分期

白蛋白尿分期	症 状 描 述	尿白蛋白/肌酐比值
A1期	正常或轻度升高	<30 mg/g 或<3 mg/mmol
A2期	显著(中度)升高	30～300 mg/g 或3～30 mg/mmol
A3期	严重升高	>300 mg/g 或>30 mg/mmol

目前,KDIGO综合GFR、白蛋白尿和病因3种因素对CKD患者进行综合评价,确定CKD患者目前情况和所需要的治疗方案和频次,典型的CKD评分如:肾小球肾炎、G3a、A2。研究发现70%以上的CKD患者发生血管钙化。

CKD患者由于肾功能不全会引起肾脏钙磷重吸收功能障碍,正常情况下肾脏排除体内过多的钙和磷,但CKD患者这一机制受损,引起血钙、血磷水平过高和调控钙磷代谢的激素分泌紊乱;若同时诱发SHPT,则可进一步促进骨组织的钙磷入血,进一步上调血钙和血磷水平并引起骨质疏松,加重血管钙化。同时,肾功能不全引起患者水电解质代谢紊乱,造成代谢性酸中毒和体内代谢废物的积聚,导致机体处于慢性炎症状态,加重血管钙化。以上一系列临床表现称为慢性肾衰竭-骨代谢疾病综合征(chronic kidney disease-mineral and bone disorder, CKD-MBD),临床主要通过钙磷代谢紊乱（血钙、血磷、PTH、维生素D）、骨组织异常（骨密度、骨活检）和影像学异常（检测血管和其他异位钙化）进行诊断。

血管钙化作为CKD患者重要的并发症，KDIGO指南要求CKD患者定期检测血磷、血钙、PTH、维生素D、ALP以及CRP水平并进行X线片或CT检查，评估血管钙化的发生和发展。

作为血管钙化重要的诱导因素，根据KDIGO指南要求，CKD-MBD患者需要严格控制血磷和血钙水平，CKD 3～5期患者应尽量将血磷维持在正常范围2.5～4.5 mg/dl（0.81～1.45 mmol/L）以内，使用磷结合剂的控磷目标为3.5～5.5 mg/dl（1.13～1.78 mmol/L）。血钙同样控制在正常范围8.5～10 mg/dl（2.10～2.50 mmol/L或2.63 mmol/L）为好。在饮食控钙磷无效时，需服用磷结合剂和拟钙剂进行治疗。若血磷水平过高或血管钙化严重，可使用双膦酸盐进行治疗。

同时，CKD患者体内免疫系统一般存在异常，且由于体内代谢终产物不能顺利排除，致使机体一般为慢性炎症状态。临床通过定期检测CKD患者的CRP水平判断患者血管钙化等并发症的进展。临床研究显示，血中CRP水平是预测CKD患者心血管事件的独立危险因子，并与心脏瓣膜钙化有相关性。临床通过充分透析降血中低磷、钙、炎症因子和代谢终产物的浓度，预防和延缓血管钙化的发生和发展。

CKD伴发心血管疾病和糖尿病的患者较多。血管钙化是心血管疾病和糖尿病的重要并发症之一，这两种疾病引发血管钙化的因素与CKD诱发血管钙化的因素有许多相同之处，故CKD与心血管疾病和（或）糖尿病伴发会导致血管钙化的发生和发展更为严重。临床需要在治疗CKD的同时针对心血管疾病进行脂质代谢紊乱的纠正和降血压，针对糖尿病使用降糖药或胰岛素治疗。

ESRD患者通常出现血管钙化和骨质疏松的情况，这与SHPT具有重要关系。SHPT是CKD患者重要的并发症之一，可促进血管钙化的发生和发展。目前，临床多采用维生素D模拟物和拟钙剂来纠正过高的PTH和血钙水平。在药物不能控制的情况下，采用次全切除、甲状旁腺全切或状旁腺全切加前臂自体移植的方法进行手术治疗。

2. 血管钙化与糖尿病

临床研究表明，糖尿病患者，特别是Ⅱ型糖尿病患者的血管钙化发生率显著高于非糖尿病患者，血管钙化的发生与糖尿病患者的预后密切相关。糖尿病患者发生血管钙化的血管顺应性变差，血液输送能力下降，致使糖尿病患者小血管和下肢循环障碍、营养不良，是造成糖尿病并发症视网膜血管坏死乃至失明、糖尿病肾病、糖尿病足和下肢坏死的重要原因。同时，糖尿病肾病的发生致使体内钙磷调节异常，促进血管钙化的发生和发展，引起其他糖尿病并发症，加大糖尿病患者的治疗难度。

糖尿病患者血管钙化的发生与高血糖、胰岛素抵抗、糖基化产物、氧化应激和慢性炎症等密切相关。高糖是血管钙化重要的诱导因子，使用高浓度葡萄糖培养VSMC可见其向成骨/软骨表型转化，成骨诱导因子BMP2、Runx2的表达显著增加，ALP活性升高。高糖环境下血管内皮细胞BMP2激活,促进血管钙化。

晚期糖基化终末产物(advanced glycation end product, AGE)可以改变血管ECM的重构,糖基化的Ⅰ型胶原和弹性蛋白使血管ECM结构松散,弹性纤维的交联减弱,为羟磷灰石结晶的沉积提供了良好的位点。同时,AGE与其受体(receptor for advanced glycation end products, RAGE)共同作用,激活细胞内NADPH氧化酶(NADPH oxidase, NOX),启动下游MAPK和ERK等信号通路,促进活性氧产生、TNF-α和IL6等炎症因子的表达,参与血管钙化的调控。研究表明,在糖尿病模型中抑制AGE-RAGE信号通路可以抑制血管中膜钙化。

糖尿病患者血液中的CRP和IL6水平明显升高,提示糖尿病患者处于慢性炎症状态。同时,糖尿病患者体内高血糖、慢性炎症的环境使机体活性氧产生增加,促进VSMC凋亡和基质小泡的产生,活性氧和慢性炎症单独或联合作用促进血管钙化的发生和发展。

糖尿病肾病是糖尿病的一种重要并发症。糖尿病肾病患者,特别是需要进行透析的患者,存在严重的血管钙化。糖尿病肾病在糖尿病基础上引起的钙磷代谢紊乱可进一步加重血管钙化。糖尿病肾病患者需要严格执行KDIGO治疗CKD-MBD的指南,阻止或延缓血管钙化的加重。

噻唑烷二酮类(thiazolidinediones, TZDs)降糖药属于PPAR-γ激动剂,代表药物为罗格列酮(rosiglitazone)和匹格列酮(pioglitazone)。噻唑烷二酮类药物在调节血糖浓度的同时,可通过Wnt通路等抑制血管钙化,对抑制糖尿病患者血管钙化的发生具有积极意义。

3. 血管钙化与心血管疾病

血管钙化是多种心血管疾病如动脉粥样硬化、冠心病和高血压等的重要诱导因素和并发症。血管中膜钙化引起血管顺应性变差,供血能力下降,引起严重的心血管事件。发生在弹性动脉的血管钙化导致心脏后负荷增加,引起心脏左心室肥大,严重的可导致心力衰竭。同时,由于血管僵硬引起血压升高,导致高血压的发生和发展。血管钙化诱导因子对血管ECM的降解和重构导致血管的基本结构被破坏,弹性下降,诱导主动脉瘤或主动脉夹层的产生。

目前研究表明,血管内膜钙化是斑块不稳定的预测因子,发生钙化的斑块易发生脱落和破裂,诱发脑卒中等严重疾病。冠状动脉血管钙化可导致心肌缺血,引起冠心病的发生和发展,并可导致心肌梗死等严重问题,是冠心病的独立危险因子。其中,斑块中钙化发生的位置对斑块稳定性的影响至关重要。临床研究显示,易损斑块中钙化的发生重于稳定斑块。发生于坏死核心附近的斑块内钙化对动脉粥样硬化斑块的局部应力影响较小,而发生于斑块肩部或者纤维帽的钙化则对斑块的局部应力影响较大,易引发斑块破裂。人和*ApoE*−/−小鼠研究显示:动脉粥样硬化斑块钙化好发于斑块肩部。介入治疗中,血管内膜钙化会引起血管顺应性差,使支架植入困难,难以精准到位或易发生脱落。此外,严重的血管内膜钙化进行介入治疗时,球囊扩张成功率低;若高压扩张易造成内膜撕裂,引起急性血管闭塞等严重问题,因而在介入操作前需要考虑使用血管旋磨术提高手术成功率。

目前研究发现,他汀类降脂药在降低LDL的同时对血管钙化有抑制作用。研究显示,他汀类药物可通过抑制VSMC向成骨/软骨表型转化、降低ALP活性和LDL水平等方式抑制血管钙化。另外奥美沙坦(olmesartan)可以抑制AGE-RAGE信号通路,有利于高血脂并发糖尿病人群的血管钙化防控。此外,ACEI和ARB类降压药通过降血压、延缓动脉瘤的发展和促进左心室重塑同样对血管钙化的发生和发展具有抑制作用。另外需要注意的是,抗凝血药物华法林是维生素K的抑制剂,可以拮抗MGP的γ-羧化过程,有促进血管钙化的风险,在临床用药时需要注意。

五、血管钙化与骨代谢

血管钙化是一种类似于生理性成骨的异位骨化过程,与骨组织的成骨、破骨稳态调节具有诸多相似之处。血管钙化部位促成骨因子BMP2、Runx2、Msx2等增加,ALP活性升高,钙化严重时可见骨小梁等骨组织结构,血管中膜钙化类似于膜内成骨过程,均提示血管钙化与骨组织的成骨过程类似。但在CKD患者,特别是SHPT患者、老年人或绝经期妇女,均可发现骨质疏松和血管钙化同时出现,说明血管钙化与正常骨代谢过程不完全相同。下面就血管钙化与骨代谢的异同和联系进行简要讨论。

目前,多项涉及老年人或绝经期妇女骨质疏松与血管钙化的临床研究提示血管钙化与骨质疏松或骨密度的减少呈正相关,提示在老年人群或绝经期妇女骨质疏松与血管钙化具有相关性。同时,在CKD等疾病也具有类似的血管钙化与骨质疏松共同发生的现象,参与血管钙化和骨组织稳态调节的RANK-RANKL-OPG信号通路、促成骨因子BMP2、成骨抑制因子(MGP、OPN、胎球蛋白A)、钙磷调节因子klotho和性激素等。

RANK-RANKL-OPG通路对血管内膜钙化和骨代谢稳态具有重要意义。研究结果显示,TGFβ、雌激素可以促进成骨细胞或成骨/软骨表型VSMC OPG的表达,促进成骨细胞的分化并抑制破骨细胞或斑块内破骨样细胞的分化成熟,从而抑制血管内膜钙化和骨质疏松的形成。但随着年龄增长与女性绝经后雌激素水平大幅下降,这种保护作用消失,从而在炎症因子、氧化应激等因素诱导下RANKL表达增加,OPG水平降低,诱发血管内膜钙化和骨质疏松。此外,OPG可抑制促破骨细胞分化的配体TRAIL,当OPG表达减少、TRAIL介导的破骨细胞分化增强,引起骨质疏松和血管内膜钙化。

BMP2是重要的成骨促进因子。在骨代谢中,BMP2通过与BMPRⅠ、Ⅱ结合促进细胞内下游信号激活促进成骨细胞的分化成熟,发挥促进成骨的作用。在血管,BMP2主要由VSMC分泌,在高磷、高钙、慢性炎症、氧化应激等刺激因素作用下大量表达,发挥其促血管钙化的作用。研究表明,BMP2可通过Wnt通路促进成骨细胞分化成熟,而

Wnt通路重要分子*Lrp5*敲除或功能障碍均可引起明显的骨质疏松,提示BMP2下游信号的转导障碍引起的成骨细胞分化成熟不足和功能障碍造成成骨相对不足可能是导致骨质疏松的原因。

MGP、OPN和胎球蛋白A均是重要的血管钙化抑制因子。*Mgp*敲除小鼠在发生广泛的血管钙化等异位钙化的同时发生严重的软骨发育不全,而调节破骨细胞分化成熟的重要信号通路RANK-RANKL激活时VSMC的MGP合成减少,血管钙化发生时MGP表达减少,以上研究提示MGP表达减少在骨质疏松和血管钙化发生和发展中具有共同机制。OPN是在骨代谢中通过增加破骨促进骨的重吸收。在血管钙化部位可见OPN高表达,但在正常血管组织中不见OPN表达,*Opn*敲除小鼠的VSMC对血管钙化诱导因素易感而破骨细胞功能则发生异常,引起骨重吸收功能下降,因而推测OPN在血管钙化部位的表达可能是一种抑制血管钙化的代偿性机制。胎球蛋白A在慢性炎症状态下,血中水平随CRP水平升高而下降,促进血管钙化的发生和发展。而慢性炎症状态下RANK-RANKL通路激活,破骨增加。胎球蛋白A敲除小鼠可见血管钙化等异位钙化明显增多而骨组织中破骨细胞增多,骨量减少,提示胎球蛋白A共同参与了血管钙化和骨质疏松的发生和发展。

Klotho在机体钙磷调节中与FGF23一起发挥重要作用。与正常小鼠相比,*Klotho*敲除小鼠寿命显著缩短、出现广泛的动脉血管钙化和动脉粥样硬化。在骨组织中,表现骨组织成骨、破骨细胞分化成熟均严重不足,凋亡增加,ALP活性降低,成骨形成减少,出现骨质疏松的表现。*Klotho*敲除小鼠同时出现血管钙化和骨质疏松的现象提示Klotho在血管钙化和骨代谢过程具有重要作用。

性激素,尤其是雌激素对心血管系统等具有重要的保护作用。妇女绝经后雌激素水平显著降低,骨质疏松和血管钙化的发病率明显上升。临床研究显示,妇女绝经后,外源给予雌激素补充维持雌激素水平的妇女冠状动脉血管钙化的发生率显著下降。将小鼠卵巢摘除人为降低小鼠雌激素水平促进骨质疏松和血管钙化的发病。雌激素促进破骨细胞的凋亡和诱导成骨细胞OPG的表达抑制破骨作用,雌激素与雌激素受体结合启动下游信号抑制RANKL促进血管钙化和骨质疏松的作用,提示雌激素对抑制骨质疏松和血管钙化具有重要作用。

血管钙化与骨质疏松的共同发病机制具有进行针对性的新药研发潜力,目前OPG是潜在的药物靶点。

六、展望

血管钙化是CKD、动脉粥样硬化、糖尿病等疾病的重要并发症,血管钙化的发生和发展与患者的预后密切相关。进一步探讨血管钙化的发病机制、寻找有效可靠的早期发现和诊断血管钙化的指标或生物标志物以及开发有效治疗血管钙化的新型药物具有重要意义。

　　VSMC的表型转化、炎症、氧化应激、细胞凋亡与自噬等均参与血管钙化的调控。ECM作为细胞表面或间隙的大分子网架结构，对细胞的功能具有重要影响。血管ECM成分的改变、降解或增加对血管钙化具有重要的调节作用。进一步使用高通量筛选或系统生物学手段观察钙化的血管ECM成分在时间和空间上的改变并探讨其机制具有重要意义。除VSMC外，血管壁干细胞、血管管周细胞等均可分化为与VSMC成骨/软骨表型类似的细胞，参与血管钙化的发生和发展。目前研究还发现巨噬细胞也可分泌基质小泡并参与血管内膜钙化，探索以上细胞参与血管钙化的机制可能为预防和治疗血管钙化提供新的思路。同时，目前血管钙化的细胞水平研究主要使用二维培养体系，并且没有ECM成分，这与体内细胞正常生存的三维空间有很大差别。因此，利用三维培养体系模拟细胞的在体环境并以此进行血管钙化的机制实验具有重要意义。

　　目前，血管钙化的诊断和治疗手段比较单一，诊断仅依靠影像学手段。目前临床血清中的胎球蛋白A和CRP等的水平被用于预测和评估CKD患者的血管钙化发生情况。因此，开发特异性强并具有明确临床意义的血中小分子血管钙化生物标志物具有重要意义。miRNA作为一种内源性的小分子，循环中的miRNA是潜在的预测多种疾病的生物标志物。MiR-21等多种miRNA参与血管钙化的发生和发展，有望成为潜在的血管钙化生物标志物。不含钙的磷结合剂可以延缓CKD患者血管钙化的发展，发展新型不含钙的磷结合剂并进一步降低价格可显著改善CKD患者的预后。

　　血管钙化是一种与主动的、可调控的、与骨形成类似的病理生理过程。在老年人群，特别是绝经期妇女和CKD患者中骨质疏松和血管钙化可同时发生。目前骨质疏松与血管钙化的共同机制研究较少，探究血管−骨调节轴的病理生理机制可为研发治疗骨质疏松和血管钙化的新型药物提供新的思路。

（孔炜）

第二节　成骨不全症

　　成骨不全症（osteogenesis imperfecta, OI），也叫脆骨症、特发性骨质脆弱、间充质组织发育不全等，是一种遗传性结缔组织疾病，特点是骨脆性增加、轻微外伤甚至日常活动即可导致骨折。OI发病率为（6～7）/10万，估计每1万名新生儿中有1例患有OI。OI多为常染色显性遗传，15%～20%呈阴性遗传，发病与性别无关，男女发病率相似；有家族遗传倾向，可母婴同患，也可发生于孪生儿。

　　OI临床症状差异很大，其发病年龄和严重程度差别很大，重症者可为死胎或出生

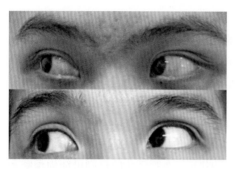

图9-2-1　Ⅰ型OI患者的蓝色巩膜(上)与正常人白色巩膜(下)对比

即死亡,轻者可在中年才出现症状,因而临床诊断困难很大。临床上主要表现为反复骨折及矮小畸形,其他临床症状包括牙齿形成缺陷、听力下降或失聪、大头畸形、巩膜蓝色、脊柱侧弯、桶状胸、关节过度松弛等。蓝巩膜是本病最直观的特征,在患者中稳定出现,可达90%以上。其原因是巩膜中缺乏成熟的胶原纤维,导致巩膜透明度增加,其下方脉络膜色素层外露所致,而巩膜厚度、结构正常。巩膜蓝色程度与病情轻重存在相关性,蓝色深者,骨折出现较早、较频繁(见图9-2-1)。遗传性病例多伴蓝巩膜改变,而非遗传性病例不一定有蓝巩膜改变。听力障碍多在成年后出现,亦可出现在儿童。X线片常可见骨质疏松、多发骨折和多骨畸形。脆骨症患者长期频繁骨折导致骨畸形、身材矮小、行动障碍,基本丧失劳动能力,成为残障群体。

既往认为OI由Ⅰ型胶原缺陷造成,是一种常染色体遗传缺陷。但家系分析发现少数OI为常染色体隐性遗传。此外,有10%的临床OI病例中不存在Ⅰ型胶原异常。近年来的研究表明,除外Ⅰ型胶原编码基因突变,P3H1复合体组分的突变也可以导致OI。这一复合体调节内质网中的Ⅰ型胶原合成,突变后导致OI。大约5%的OI患者既不是Ⅰ型胶原缺陷引起,也不是P3H1复合体引起,其病因尚不明确。

OI的治疗研究近年来进展迅速。OI最基本的治疗手段是康复锻炼,通过合理的理疗和运动锻炼来增加肌肉力量和提高心肺功能。在此基础上辅以支具、轮椅等设备,实现患者站立行走、日常活动等要求。药物治疗的主要目的是促进生长和减少骨折。双膦酸盐治疗OI的效果近年来获得了广泛关注,而生长激素治疗使得患者获得更好发育的方法目前尚有争议。一般骨折治疗的目的是促进骨折愈合、避免畸形,而OI的外科干预主要是矫正畸形、重建功能,而不能以一般的愈合为目的。由于OI患者骨折愈合较快,但愈合后的骨多有畸形或形成巨大的畸形骨痂,实际负重功能大大减弱。

我国人口基数大,OI总患病人群达10万以上,由于其致残率高,对患者、家庭及社会都带来了极大的负担。国内OI相关研究尚处于起步阶段,包括上海长征医院脊柱外科、上海市第六人民医院骨质疏松与骨病专科、南方医院创伤骨科、济南大学和郑州大学等均在从事OI的基础与临床研究,涉及OI儿童患者下肢畸形外科矫正和OI的发病机制。

一、病因学和病理生理

85%～90%的OI临床患者体内存在Ⅰ型胶原异常。Ⅰ型胶原是骨、皮肤、韧带的主要结构成分,在骨骼主要构成骨组织ECM。隐性遗传的Ⅶ和Ⅷ型OI是胶原蛋白翻译后修饰的异常，在内质网中负责胶原蛋白羟基化的蛋白复合体组分出现问题导致。这一原因导致的 OI 占临床患者的 5%～7%。V 型、VI 型 OI 及少量无法分类的 OI 患者没有 I 型胶原的变异，其中 V 型患者约占总患者数量的 5%。

1979 年，Silence 等根据临床表现将 OI 分为 4 型，后来证实这 4 型均为 I 型胶原蛋白突变导致。I 型胶原由 2 条 α1 肽链和 1 条 α2 肽链组成，为三聚体结构。典型的生物力学和分子学研究表明，临床轻型 OI——Silence I 型是由于 I 型胶原数量不足造成的；而中度或重度的 OI 则为 I 型胶原的肽链氨基酸序列异常导致功能异常。异常的胶原蛋白导致骨网织纤维无法进一步成熟为胶原纤维，最终形成的骨小梁结构紊乱无法形成致密板层骨。同时，还伴有成骨细胞生成减少或活力降低、骨膜成骨缓慢、软骨内成骨无法钙化等现象。无本病父母生下患病儿童是由于镶嵌现象导致。I 型胶原编码基因的突变是 I～IV 型 OI 的病因，90% 以上的 OI 病例均为此基因变异。OI 家系均为同一个基因变异。目前已有超过 850 种基因突变类型被发现，多为 I 型胶原编码基因（COL1A1、COL1A2）上的点突变。基因突变的类型和方式与临床表现和病情无明确关系。但在 I 型 OI 中，突变多发生在 COL1A1，形成一个终止密码子；如突变发生在 COL1A2，则临床表型多为重症（II、III、IV 型）。

对于家族中最早发现的患者（先证者）可体外培养皮肤成纤维细胞，采用凝胶电泳检查其合成分泌的胶原是否存在异常。I 型 OI 患者可合成正常结构的 I 型胶原，但合成量减少，表现为 COL3 与 COL1 的比值上升。有临床症状的 II、III 型、IV 型 OI 会同时合成结构正常和结构异常的两种 I 型胶原。大多数情况下，结构缺陷表现为甘氨酸被替换导致无法形成正常的螺旋结构（正常情况下甘氨酸每隔两个位点出现一次），约占 80%；另一种则为外显子拼接，导致外显子部分框内缺失，约占 20%。结构异常导致螺旋体折叠的时间延长，相应单链暴露给修饰酶的时间延长，导致过度修饰。这种过度修饰可以通过慢电泳迁移证实。生化检查准确率并不理想，α1 链的氨基酸异常检出率约 30%，α2 链检出率约 50%。

直接进行基因测序较生化检查敏感，但不能反映蛋白功能的变化。胶原基因测序可以对 DNA 外显子进行检查，也可以检查转录的 cDNA。两种方法在有大规模删除、重排或小比例的剪接时，都有一定漏诊率，但总体漏诊率较低。

对目前发现的 800 多个突变进行基因型-表型建模，发现 I 型胶原的两条链呈现不同的模式，提示两条链在保持 ECM 正常性质中有不同的功能。α1 链上发生的替代突变，1/3 是致死的。这类突变多为 α1 链的甘氨酸替换，发生在 681～823 和 910～964 的部位。这两个区域编码胶原单体与 ECM 蛋白，如整联蛋白、MMP、纤维连接蛋白和软骨低聚物基质蛋白等的结合区域，提示致死型 OI 可能与基质蛋白的相互作用有关。Bodian 等设计了一种 I 型胶原螺旋区域的甘氨酸替换计算机模型，用于预测 II 型准确率可达 90%。α2 链上的替代突变，仅有 1/5 致死，这些突变集中出现在 8 个区域，与蛋白多糖结合区域的编码区重合。

Ⅰ型胶原编码基因突变导致胶原蛋白数量或功能异常,解释了绝大多数OI的病因。但临床一直无法解释为何10%～15%的OI患者皮肤成纤维细胞培养、胶原分析正常,Ⅰ型胶原基因分析也正常。

Morello等报道在Ⅱ型和Ⅶ型OI患者中存在软骨相关蛋白(cartilage-associated protein, CRTAP)的变异,呈现隐性遗传模式。CRTAP与LEPRE1编码的脯氨酸3-羟化酶(prolyl 3-hydroxylase, P3H1)、亲环蛋白B形成复合体,在Ⅰ型胶原α1链、Ⅱ型胶原α2链未折叠时与981位置的羟基化相关。Ⅰ型胶原3羟基化缺陷会导致严重或致死型OI。Bodian等发现,传统被临床诊断为Ⅱ型的OI患者中有5%是CRTAP和LEPRE1的变异。这类变异的携带者为严重或致死型OI,但其临床表型与Ⅱ型并不完全相同,呈现典型的隐性遗传模式,被划分为新的Ⅷ型。Willaert和Baldridge等均报道了临床表型类似传统Sillence Ⅱ、Ⅲ型的病例中,有部分其实为CRTAP、P3H1的变异。Ⅶ、Ⅷ型OI患者的皮肤成纤维细胞体外培养后,发现Ⅰ型胶原蛋白螺旋区域也出现过度修饰现象,提示P3H1复合体异常也会导致螺旋折叠变慢。这些发现最终确立了新的8型Sillence分型。

二、临床症状

OI的8个亚型临床症状、发病时间差异很大,使得不同年龄段患者的诊断、鉴别标准也有所不同。多数突变都是自发性,阳性家族史也并不常见。出生前,Ⅱ、Ⅲ、Ⅶ、Ⅷ型等重度OI与致死性发育不良综合征、弯肢发育不良综合征、Ⅰ型软骨发育不良综合征难以鉴别。新生儿时期,Ⅲ型或Ⅷ型OI与婴儿低磷酸酯酶症的症状有所重叠,但后者影像学可发现膝关节、肘关节有骨刺形成,且血磷酸酯酶水平低。儿童时期相对较轻的OI需要与青少年骨质疏松或特发性骨质疏松相鉴别,还应排除虐待儿童的可能。OI最主要的鉴别特点是全身性结缔组织缺陷,可以表现为脸中部扁平、三角形脸、蓝色巩膜、黄色或乳白色泛荧光的牙齿、大头畸形、桶状胸或漏斗胸、关节松弛、椎体压缩或者生长迟缓等。P3H1复合体导致的隐性OI症状上与Ⅱ型或Ⅲ型OI重叠,但巩膜呈正常的白色,而非蓝色。当临床症状难以确诊OI时,可以考虑型Ⅰ型胶原检查,或Ⅰ型胶原、*CRTAP*、*LEPRE1*的基因测序。

三、临床分型

Sillence 1979年提出的OI分型基于临床症状和影像学表现将OI分为4型。尽管之后临床和实验室诊断方法都不断在发展,这一分型仍然适用,其修订版为临床广泛应用。传统Sillence分型包括的OI均为常染色体显性遗传。新的OI分型已扩展到8个(见表9-2-1),但需要注意的是新增的4型(Ⅴ～Ⅷ)与前4型(Ⅰ～Ⅳ)划分标准并不相同；Ⅴ型和Ⅵ型是根据组织学表现、结合临床/影像划分,病因不明;Ⅶ型和Ⅷ型为常染色体隐性遗传,巩膜白色;Ⅶ型最早根据组织学和临床症状划分,而后被发现为 *CRTAP* 基因突变导致;Ⅷ型是由于 *P3H1* 缺陷导致的生化和分子学改变。

表9-2-1 新Sillence分型

分型	遗传方式	表 型	病 因
Ⅰ	常染色体显性	轻微	α1等位基因沉默部分甘氨酸替代
Ⅱ	常染色体显性	致死	Ⅰ型胶原结构缺陷
Ⅲ	常染色体显性	逐步进展	Ⅰ型胶原结构缺陷
Ⅳ	常染色体显性	中度	Ⅰ型胶原结构缺陷
Ⅴ	常染色体显性	胼胝体增生明显,组织学特征性改变	未知
Ⅵ	未知	矿物质缺陷;"鱼鳞样"骨板	未知
Ⅶ	常染色体隐性	重型或致死	CRTAP变异
Ⅷ	常染色体隐性	重型或致死	LEPRE1变异

1. Ⅰ型

Ⅰ型是OI中最轻的一型。患者胎儿期无骨折,出生后才出现骨折,一般多在可以走路后出现,部分患者可到中年才出现骨折,极易被误诊为早期骨质疏松。青春期阶段骨折发生次数显著减少,可能与生长激素增加有关。Ⅰ型OI患者出现蓝色巩膜的比例很高,皮肤极易出现瘀伤,可能有关节松弛或听力丧失(儿童期晚期即可出现,但多数在20多岁出现),生长障碍和长骨变形多不明显。根据是否有牙齿形成障碍,Ⅰ型又可分为A、B两个亚型。

2. Ⅱ型

Ⅱ型OI多在围生期死亡,个别病例可以活到出生后数月,也有个案生存到1岁以上。这类患者多未发育成熟就出生,双腿通常呈"蛙形"——髋关节外展合并膝关节屈曲,影像学可见长骨骨量极度减少。由于多次宫内骨折、异常修复,长骨外观像一个扭曲的圆柱体、丧失骨骼正常的形态;头骨严重矿化不足、前后囟门很大;巩膜呈蓝色。Ⅱ型OI婴儿的骨骼由编织骨组成、没有哈佛斯管和板层骨结构,患者多因肺功能不足或肺炎死亡。

3. Ⅲ型

Ⅲ型OI的临床特点是症状进行性加重。多数Ⅲ型患者有严重骨发育不良,生存期可超过儿童期。Ⅲ型患者出生时的临床表现与最轻型的Ⅱ型类似。患者骨骼极其脆弱,一生中可以发生十几次甚至上百次骨折。正常的肌张力就可以导致其长骨变形甚至出现骨折。患者有显著的生长缺陷,身高、外形会像未发育的儿童。几乎所有的Ⅲ型患者都会出现侧弯。影像学上除骨质疏松外,可见干骺端模糊、呈火焰样,以及生长板的"爆米花样"改变。部分患者经过积极的康复护理和骨科治疗,可以在设备帮助下行走,但大部分需要轮椅。多数患者中年时期会发展出呼吸功能不全和肺心病,少数患者在婴儿或儿童时期就会死于呼吸系统疾患。

4. Ⅳ型

Ⅳ型临床症状中度,出生后即可做出诊断,最晚到学龄即可诊断。此类患者蓝色巩膜不一定出现,可发生长骨弯曲,一年内可有数次骨折,但骨折发生次数在青春期后会减少。所有Ⅳ型患者身材矮小,一般相当于青春期儿童;使用生长激素可显著增加身高。影像学可见骨质疏松和改建造成的畸形。患者多有扁平颅。多数患者会发生椎体压缩骨折和侧弯;坚持不懈的康复锻炼和骨科治疗可使患者获得独立行走的能力。

5. Ⅴ~Ⅷ型

Ⅴ~Ⅷ型OI近年才被确认,尽管仍采用Sillence分型的方法计数,但其分类标准与Sillence分型并不相同。Ⅶ型和Ⅷ型OI为隐性遗传,临床症状与Sillence Ⅱ型或Ⅲ型相同,这两型与内质网中胶原构建复合体的缺陷有关。

Ⅴ型OI具有3个特点。第一,影像学可见长骨生长板附近有一个致密带;第二,骨折或外科手术后会形成异常肥大的骨痂;第三,尺桡骨之间会形成一层钙化膜,限制上肢旋转。患者牙齿正常、巩膜白色;病理检查可见骨板呈网状。

Ⅵ型OI只能通过骨活检来鉴别诊断,其骨板呈鱼鳞状。此类患者临床表现为中度到重度,牙齿和巩膜正常;实验室检查ALP活性略高。

Ⅶ型OI为常染色体隐性遗传,是软骨相关蛋白CRTAP缺陷引起。有记载的家系来自美国魁北克北部印第安人部落,该部落与世隔绝、内部通婚。患者均有肢体近端短缩和中度的骨异常,基因改变为CRTAP的亚等位基因突变。CRTAP如发生无效突变,将导致致死性OI,同时表现为白色巩膜、近端肢体短缩,可有小颅骨。

Ⅷ型OI是 *P3H1* 基因的常染色体隐性遗传缺陷。P3H1和CRTAP在内质网内组成复合体。Ⅶ和Ⅷ型OI临床症状上有很大的重叠。*LEPRE1* 是P3H1的编码基因,其无效突变会导致临床表型与Ⅱ、Ⅲ型OI非常相似,但又完全不同的特点,包括巩膜白色、生长极度滞后和矿化不足。比如,15岁的患者只有3岁儿童的身高,而3岁患者仅有3个月婴儿的身长。西非人及黑种人中常见一种 *LEPRE1* 突变,其纯合子会导致致死性的临床表型。

四、影像学特点

经典的4型OI患者影像学上普遍表现为骨量减少、长骨皮质薄呈竹叶样改变。临床症状中、重度的患者,长骨变弯、畸形(如改建不足造成圆柱形外观,干骺端模糊、火焰样或爆米花样改变)。即使下肢不负重,上肢长骨症状仍较下肢轻。脊柱压缩性骨折常见,多出现在椎体中央,即使最温和的Ⅰ型OI也会出现,常最先出现在T_{12}～L_1,与脊柱应力分布一致。中度至重度OI患者的脊柱压缩骨折多发生于椎体中央或前方,也可以贯穿整个椎体。L_1～L_4是否发生骨折与DEXA检查的Z值相关,但与侧弯不相关。脊柱侧位平片很难评价椎体的压缩。椎体压缩机椎旁韧带松弛是OI患者发生侧弯的主要原因。OI患者颅骨常见缝间骨(沃姆氏骨,Wormian bones)。Ⅲ或Ⅳ型OI患者可有扁平颅,需定期CT扫描检查以排除颅底凹陷和神经组织受压。

Ⅶ和Ⅷ型OI的影像学表现仅有个别婴儿和儿童的病例。两型均有非常严重的骨质疏松,长骨塑形不良导致呈现圆柱形的外观。Ⅷ型OI的骨组织呈囊状、不规则。Ⅷ型存活的儿童患者中干骺端火焰样改变。这些儿童掌骨短而指骨长,手呈现一种异常的修长外形。

DEXA测量L_1～L_4的骨密度对OI患者有价值,可用于诊断轻型OI或中重型OI的长期随访。Z值与OI的严重程度十分相关。Ⅰ型患者一般为-1度或-2度,Ⅳ型在-2度和-4度之间,Ⅲ型在-3度和-6度之间。Ⅷ型儿童患者一般在-6度和-7度之间。采用Z值评价OI患者需要牢记,Z值是针对ECM结构和晶体结构正常的骨组织,评价其矿物质含量。而在OI患者,很多突变导致蛋白结构、ECM的异常,在此之上合并有矿物质减少。DEXA检查并不能评价骨的质量,骨质量的评价应该从骨的大体形态、组织学形态和机械强度等方面评价。

五、实验室检查

骨或矿物质代谢的血清学检查多正常。Ⅵ型OI患者的ALP活性可轻度升高,骨折后ALP活性会进一步升高,Ⅶ和Ⅷ型OI中ALP活性也会升高,但生长轴激素水平正常。骨组织形态学检查可见OI患者骨塑形、骨小梁产生和增粗过程均有异常;皮质骨宽度和松质骨量均减少;骨小梁数量和宽度也降低;骨改建活跃,骨表面可见成骨和破骨细胞。偏光镜下可见OI患者的板层骨薄而欠光滑。骨矿化沉积速率正常,磷酸钙结晶异常可能是骨强度不足的原因。

多数OI患者可根据临床症状诊断与代谢性骨质疏松鉴别。但在下列情况可能诊断困难:出生前超声检查提示OI可能,出生时即有骨折,无法排除特发性或青少年型骨质疏松。

皮肤活检是既往的OI诊断标准,培养成纤维细胞采用聚丙烯酰胺凝胶电泳来观察合成胶原的种类。90%的OI可疑病例电泳分析为阳性。致死性病例中,95%的病例可以发现*COL1A1*或*COL1A2*基因变异(基因测序),而剩余3%～5%多有*CRTAP/LEPRE1*的变异。基因测序比皮肤成纤维细胞培养更加敏感,也更容易筛选出家庭其他成员的变异。基因测序可能无法检出大片的外显子删除,而这种情况胶原电泳可以发现。14～20周的绒毛膜活检联合基因检测有一定的意义,但这一操作存在风险。孕前第3个月和第4个月的骨骼检查可用于胎儿染色体发育异常的筛查,也可发现II型OI。

目前的研究结果表明,基因测序可能是更好的确诊方法,具体的检测方法应当依据临床表型。如果*COL1*基因检查无异常而临床症状明确,应该进行*CRTAP*和*LEPRE1*基因的检查。一般不建议采用皮肤活检做初诊检查,很少有病例需要同时做DNA分析和皮肤活检。

六、治疗

OI目前尚无针对性的治疗方法,如有可能,一个多学科组成的团队治疗是最理想的。治疗团队应包括内分泌科医师观察、干预钙代谢和维持骨量;骨外科医师处理骨折、适时进行支具或手术矫形;理疗科医师负责术后康复、行走训练、肌肉锻炼等;口腔科医师处理牙齿发育不良、矫正畸形等;耳鼻喉科和呼吸科医师监测听力、肺功能等次要症状。

康复治疗是OI的重要治疗手段。早期、持续的康复治疗时,OI患者获得最佳运动功能的基础。重症在婴儿时期就应开始理疗,以增加肌肉强度和心肺功能,治疗得当甚至有可能在器具辅助下站立行走。多次手术治疗间期应采用等张、有氧的训练方法,确保肢体能够达到3级肌力,推荐进行游泳锻炼。

OI药物治疗目前最有前景的是双膦酸盐,尽管已在临床应用,但仍有很多问题亟待解决;补充钙质、维生素D等也被用于支持治疗。

骨科治疗应当由对OI有经验的医师来进行。骨折的治疗应以维护功能为目的,而非一般的愈合为目的。外科干预的目的是矫正畸形以获得/维持站立行走功能,并改善力线、避免反复骨折。经典的截骨手术需要髓内钉固定,目前常用的内固定包括可伸缩的生长棒(如Bailey-Dubow棒和Fassier-Duval棒)和固定长度的Rush棒。选择内固定时应选择尽可能小的直径,以避免骨皮质萎缩。如果预计儿童治疗后身高会显著增长,应选择生长棒以减少手术更换固定棒的次数。

OI的次要特征,如肺功能异常、听力丧失、颅底凹陷,最好由多学科共同制定一个完整的治疗方案。

III型OI新生儿的治疗是临床医师应特别注意的问题。此类患儿临床症状重但可存活,早期、正确的治疗是提高生存期和生存率的关键。对于此型患者,需要辅助呼吸治疗、新生儿骨折治疗、应用镇痛药物等综合治疗,最大可能提升患儿存活率和今后的运动功能。

1. 药物治疗

生长激素、钙、维生素D、PTHrP都被用于治疗OI。IV型OI中半数及大多数 I 型

OI患者注射外源性生长激素,可以纠正生长迟滞、矮小的问题;部分患者甚至可以获得正常身高。重组生长激素可增加DEXA骨密度值、BV/TVA和骨形成速率,对于纠正生长发育和能否减少骨折尚缺乏进一步的研究证据。美国目前也没有批准使用生长激素治疗OI。OI患儿补充钙剂是否有用尚无报道。有报道称56%的Ⅰ型患儿、40%的Ⅲ型和50%的Ⅳ型患儿血清维生素D水平低于20 ng/ml。但是,纠正维生素D水平是否有利于减少骨折尚无定论。重组人甲状旁腺素相关肽(特立帕肽,teriparatide,1～34 hPTH)目前尚不允许用于儿童患者,但对于成人OI的疗效研究已经开始进行。

目前临床上多采用双膦酸盐治疗OI。双膦酸盐治疗是基于对儿童性骨质疏松症防治的研究发展而来。临床使用的包括注射剂型帕米膦酸、奈立膦酸和唑来膦酸等,以及口服给药的阿仑膦酸钠、奥潘膦酸、利塞膦酸等。此类药物具有特异性骨亲和力,吸收后沉积于骨,抑制破骨细胞活性,对提高骨强度有所帮助。静脉用的唑来膦酸,对于成人骨质疏松可保持12个月作用,被认为有很好的耐受性,但对于OI的治疗效果如何,其长效作用是否有不良反应、怎样的剂量合适都尚不确定。目前关于双膦酸盐的疗效、用法仍有很多争议,甚至有研究认为双膦酸盐会导致OI患者骨折延迟愈合。帕米膦酸钠的半衰期和代谢循环周期在儿童患者中可达停止治疗后8年,存在影响骨骼和生育能力的风险。延长治疗周期或提高治疗剂量也会导致骨重建障碍和骨微小损伤累积。常规剂量下也有截骨术后愈合延迟的可能。目前采用的疗法是2～3年的疗程。

多数报道中患者接受双膦酸盐治疗后,椎体骨小梁数量改善最为明显,椎体面积增大而压缩性骨折减少。总体而言,目前研究仅发现双膦酸盐具有减少骨折次数或者说减少骨折风险的趋势,但并未体现出具有统计学意义的优势。骨密度增加是否具有临床价值,即能否改善患者骨骼功能还难以评价,对于长骨的治疗效果更难以确定。研究表明,接受双膦酸盐治疗后长骨呈现骨强度、骨负荷增加而骨质量下降的矛盾结果;而用药后的功能改善,如行走、肌肉强度、骨痛减少等,仅相当于安慰剂。

疗程是一个争议较多的问题。双膦酸盐治疗停止后,骨转化被抑制的程度能保持在怎样的水平、有多久时效都缺乏研究结论。目前仅能通过骨活检和骨折预防的时期来判断。一般治疗后3～4年,骨密度的增加会达到平台期。对双膦酸盐治疗前和治疗后第3年、第5年行四环素标记的骨组织形态学活检发现,皮质宽度、骨容量较基线分别可增加87%和38%,到达这一水平后再无变化。但是,由于双膦酸盐抑制骨转化,在治疗后2.7年检查时平均骨形成速率较治疗开始时下降了70%,并有进一步下降的趋势。这一结果说明,双膦酸盐治疗的有效性多在治疗后的2～4年。另有报道显示,儿童患者接受3年的帕米膦酸治疗后,15岁以下患者干骺端Z值为2,而15岁以上患者仅为-1.5;而治疗停止后1.9年,所有患者干骺端Z值均下降,平均减少-2.4。因此,也有学者建议儿童患者接受间歇的双膦酸盐治疗直到生长发育结束。

双膦酸盐在儿童患者的疗效争议最大。因为多数研究都将脊柱骨密度作为重要观察指标,但是OI儿童患者治疗的首要目的仍应是减少骨折。临床研究中循证级别高的大规模随机对照研究数量很少，且这些为数不多的高水平研究结果不一致。有一项研究报道双膦酸盐治疗可以降低骨折风险和骨折率，而其他包括骨折率的研究均发现骨折率无明显降低。与安慰剂的对照研究显示，不同报道结果相互矛盾，其中观察发现骨折数量降低和无改善的结果均有报道。有3项小的随机对照试验认为双膦酸盐可以提高骨密度，降低30%～60%的骨折风险。这些相互矛盾的结果难以判断双膦酸盐对儿童患者的治疗是否有实际临床价值。

有报道显示，2～23个月的婴儿接受帕米膦酸治疗3年后，腰椎骨密度上升、骨容量增加、运动能力提高、骨皮质宽度和骨容量增加，但骨转化率下降且骨折数量未报道。对于3～6岁患儿，Astrom等曾报道帕米膦酸可以增加椎体骨密度、椎体高度，降低骨转化率，提高运动能力，且不影响骨折愈合；但这篇报道中未包括骨折率。Letocha等报道了18例4～13岁的患儿，帕米膦酸可以增加腰椎骨密度，减少椎体压缩和上肢骨折率，但是下肢骨折率、运动能力和疼痛都并未改善。

由于目前对双膦酸盐治疗OI的效果、作用时间尚缺乏定论，也难以建立一个明确的用药指征；特别对于婴幼儿患者，用药指征很难把握。奈立膦酸（2 mg/kg，3个月1次）一般在Ⅲ型婴儿出生后即开始或者在6个月时开始，但是这种用法并未考虑患儿的临床一般情况和基因型。有报道帕米膦酸每月注射治疗用于3～23个月大的Ⅰ～Ⅳ型OI患者。有研究者认为对于反复骨折、有症状的椎体压缩以及骨密度降低的婴幼儿患者，可谨慎地使用双膦酸盐。也有学者推荐在出生时即有多发骨折、长骨畸形和影像学去矿化的新生儿中采用双膦酸盐治疗。对于稍微大一点的儿童，推荐在3次及以上骨折，或者1岁时已经发生2次骨折（包括椎体压缩骨折），以及骨密度Z值低于−2.0的婴幼儿患者中使用双膦酸盐；而对于接近青春发育期的儿童则无须治疗，因为青春期骨折风险会显著降低。但也有个别患者会在10岁后频繁骨折，不得不接受治疗直到青春发育期。

采用何种双膦酸盐治疗也是经常讨论的问题。口服双膦酸盐用法简单，长疗程患者容易配合，是较为理想的剂型。有研究表明，无论口服用药还是静脉用药，对儿童特别是中度症状患者疗效相当。有研究报道，采用5～10 mg/d的阿伦膦酸钠治疗12例儿童，疗程为（19+11.3）个月，骨折率降低显著。但是，对于利塞膦酸钠的报道结果相悖。Ⅰ型OI中，15～30 mg/周的利塞膦酸钠仅增加了脊柱骨密度，而桡骨、骨盆和身体其他部位的骨密度无改善；骨折率未下降且骨组织形态学活检观察也无改善。利塞膦酸钠治疗临床症状中、重度的儿童患者，骨折率也无明显改善。

此外，约10%的患者双膦酸盐治疗无效，此类患者的治疗方法还有待进一步明确。

2. 外科治疗

（1）支具：是OI综合治疗中的重要方法，效果肯定。支具无法永久改善骨畸形。在Ⅲ型OI或膝关节不稳的儿童中采用膝支具只能帮助站立，而无法帮助行走。严重足外翻合并疼痛或鞋子一边磨损严重的儿童，可以采用鞋内支具。但为了改善足部形状,支具施以很大压力会导致患者不适,这方面尚无临床研究明确。

胸腰椎侧弯的支具很难阻止侧弯进展,因为支具直接作用于肋骨,而通过肋骨最终传递到脊柱的作用力有限。由于肋骨骨质同样脆弱,部分患者佩戴支具还会导致胸廓变形,无法达到矫正脊柱侧弯的目的。但是,对于35度以下的Ⅰ型OI患者,支具可以减缓侧弯进展。

(2)四肢长骨生长棒:髓内生长棒能够避免骨骼弯曲,并且在整个生长期保持这一效果。Fassier-Duval棒需要锚定在长骨两侧,并在生长期不断延长,一般可以作用4年。应用生长棒的指征包括反复骨折避免畸形。显著畸形会增加骨折可能,妨碍骨折愈合。一般4~5岁以上儿童采用生长棒治疗最好:四肢各阶段最好同时治疗。但是,尽管骨畸形可以被纠正,肌肉和韧带的缺陷仍然会影响运动功能。Ⅲ型患者的骨骼过于脆弱,无法容纳生长棒,因而不建议采用这种方法治疗。手术最好由有经验的医师完成并定期随访,避免骨质脆弱、骨折出现生长棒移位、断裂等并发症。

(3)侧弯手术的适应证和方法:OI患者常见侧弯,维持脊柱正常形态的韧带和椎间盘主要组分是胶原,胶原成分的改变会降低其强度,加剧脊柱异常。儿童期早期就可出现侧弯,并在青春期显著加重。侧弯超过50度后,继续发展的可能性很大。手术不仅可纠正畸形,对于保持正常肺功能和整体情况也有重要意义。手术最好在青春期后进行,否则可能严重牺牲患者的生长潜能。手术融合范围应尽可能地小,尽量保留胸腰椎上、下段的运动度。近年来对侧弯的治疗进展使得恢复正常曲度成为可能。OI患者术后多数不需支具固定。

(4)骨折的处理和预后:只要治疗能够重建力线、保持稳定,OI患者的骨折都可能正常愈合。但是,如果骨发生弯曲,局部应力会增加,骨痂的质量也会下降。OI特有的两种骨折,即尺骨鹰嘴尖骨折和髌骨骨折,由于骨折不愈合的可能性非常高,需要手术治疗。对于OI患者来说,一生始终伴随着骨折,急诊治疗的价值非常有限,短期的夹板固定和专病门诊治疗是最好的选择。

3. 干细胞治疗

干细胞治疗OI目前仍然处在实验室和临床个案阶段。但干细胞治疗是目前唯一有可能彻底治愈OI的方法。自1999年起,Horwitz等先后采用配型骨髓治疗9例0~4岁OI儿童。尽管移植率仅为2%~3%,但患儿的骨折频率降低,生长发育速度显著加快,甚至可与同龄健康儿童一致。2004年Le Blank等报道采用流产胎儿的肝组织培养MSC,宫内注射治疗1例宫内多发骨折的致死性OI胎儿,移植后胎儿存活且生长发育达正常婴儿低限。由于目前无论药物还是手术都无法根治OI,这两项试验的结果极大地鼓舞了相关干细胞研究者,但要真正实现干细胞治疗的临床应用,还有诸多问题需要解决。

除上述临床病例外,多数干细胞移植试验都是在OI的小鼠模型(oim或brtl小鼠)中完成。1995年Pereira等首先报道了采用BMMSC治疗oim小鼠的方法。2000年

Musgrave等比较了BMMSC、肌源性干细胞等5种细胞转染BMP2基因后治疗oim小鼠的疗效,发现BMMSC效果最好,为外源性骨髓干细胞移植治疗OI奠定了试验基础。华盛顿大学以Deyle为首的小组长期致力于OI患者自体细胞的基因纠正,目前已基于OI患者皮肤细胞获得了基因纠正的诱导多能干细胞并观察到了体外成骨分化现象。宾夕法尼亚州立大学医学院学者Niyibizi领导的团队对人胎血来源的MSC移植新生oim小鼠进行了大量观察,对MSC在oim小鼠体内的归巢特性和提高归巢率方法进行了大量研究。英国帝国学院的Guillot等对oim胎鼠宫内注射BMMSC,发现这一方法可以纠正出生后的OI表型。这些研究结果为OI的治疗带来了新的希望,但这一方法真正运用到临床尚需解决细胞来源、细胞归巢、移植细胞更新和分化能力、细胞移植最佳时间和方法等一系列问题。

(张颖,袁文)

第三节　脊柱相关疾病

脊柱发育过程及成年期,先天发育异常以及发育成熟后成年期退行性病变、感染、肿瘤等的影响,均可导致脊柱疾患,甚至累及周围的神经组织造成神经功能障碍。本节依据脊柱疾病的发病原因,将常见脊柱相关疾病分为以下几类:脊柱畸形、脊柱退行性疾病、脊柱免疫性及感染性疾病、脊柱创伤及肿瘤。

一、脊柱畸形

(一)先天性畸形

1. 颅底凹陷症

颅底凹陷症(Chiari畸形),由于枕骨基底部向上凹入颅腔,致齿状突高耸,甚至突入枕骨大孔,枕骨大孔前后径缩短,和颅后凹容量下降;因而引起小脑、延髓受压,及后组颅神经被牵拉,或伴发其他骨骼畸形引起寰枢椎脱位而出现症状。

1)病因

(1)原发性:为一种先天性发育异常的后果,较多见。因其与遗传因素有关,故常伴发其他畸形,如扁平颅底;先天性寰椎枕骨融合;Klippel-Feil综合征(颈椎融合症),为2个以上的颈椎未分节(先天性融合),常伴斜颈畸形;Arnold-Chiari畸形,即小脑扁桃体下疝畸形。

(2)继发性:较少见,可见于佝偻病、骨质软化症、成骨不全、甲状旁腺功能亢进症、类风湿性关节炎及畸形性骨炎(佩吉特病)等。在疾病进展期中,松软的骨质受重力影响而发生此畸形,畸形性骨炎伴颅底凹陷者常呈进行性加重。

2)临床特点:视畸形的程度不同差异较大,大多数病例在成年后始出现临床症状,病情缓慢发展。合并寰枢椎不稳定者,轻微外伤可导致症状急剧加重。

(1)外观:颈项短而粗,后发际降低。约1/2病例伴有斜颈,并会发生面颊不对称及蹼状颈等畸形,合并寰枢椎不稳定者则出现枕颈区疼痛及颈椎活动受限等症状。

(2)后组颅神经症状:舌咽神经受累,舌后1/3味觉及咽部感觉障碍,咽喉肌运动不良;迷走神经受累不能上提软腭,吞咽困难,进流质饮食时呛咳,声嘶,鼻音重;副神经受累胸锁乳突肌和斜方肌瘫痪;舌下神经受累,舌肌萎缩,舌运动障碍。

(3)小脑症状:步态不稳、共济失调、眼球震颤、辨距不良等。

(4)脊髓受压:表现为四肢上级神经元性瘫痪,甚至括约肌功能障碍和呼吸困难。

(5)椎动脉供血不足:突发眩晕、视力障碍、恶心呕吐等。

(6)颅内压增高:头痛、喷射状呕吐、乳突水肿等。且多在晚期出现。

3)诊断:除临床特点外,X线检查是本病诊断的主要依据之一,表现为枕骨斜坡上升,齿状突升高,寰椎与枕骨融合且几乎消失,最常用的测量方法为chamberlain线(可暂定名为腭孔线)。测量在端正的颅骨侧位片上,从硬腭后极背侧唇到枕骨大孔后缘的上唇,作一连线。正常者此线经过齿状突尖端之上,枕骨大孔前缘之下。由于在颅底凹陷者难以在平片上识别枕骨大孔后缘,因此常常需作侧位的矢状面中线断层摄影供测量。一般认为,齿状突尖端超过此线3 mm为颅底凹陷。

4)治疗

轻型者主要采用非手术疗法,出现神经系统受压症状为手术治疗的指征,手术方法的选择则取决于引起症状的主要病变。对枕颈区畸形行手术治疗的目的是神经系统减压、重建寰枢关节稳定性,以及建立正常脑脊液循环通道。因此,骨科医师常需与神经外科医师共商治疗方案。

2. 寰椎沟环畸形

沟环畸形在寰椎上并非罕见,占正常人的2%～3%。但由于此种畸形引起椎动脉第三段(Ⅴ～Ⅲ)受压,同时出现椎动脉供血不全症状者并不多见,在此种畸形者中占比不足1/10,目前病因不明。

1)临床特点

(1)眩晕:最为多发,可达90%以上。多见于旋颈动作时,过屈或过伸均易诱发,尤其是突然转颈时。

(2)猝倒:与Ⅴ～Ⅱ段椎动脉供血不全所引起的机制相似,主要由于基底动脉缺血所致。其发生率较前者低,占50%～60%。

(3)上颈痛:较为多见,尤多见于发病早期,占90%以上。疼痛好发于枕颈交界处,且向后枕部放射,多与第1颈脊神经的分布区相一致。

（4）眼部症状：较多见，约占80%，主因交感神经末梢受激惹所致。主要表现为眼部痛感、视力模糊及疲劳感等。

（5）耳部症状：与前者同一原因，表现为耳鸣、听力下降及耳痛等，发生率约占60%。

（6）其他症状：包括头痛、恶心、厌食及其他颈椎痛症状等，均可发生。

2）诊断

（1）临床症状特点如前所述，具有其中2～3项即有临床意义。

（2）X线片检查可从侧位片上清晰显示沟环的形态。

（3）旋颈试验：与钩椎关节痛椎动脉受压不同的是病变部位在枕颈处，如旋颈时用手指压于患侧寰椎横突处并同时仰颈，则可诱发眩晕症状。如非十分必要，一般无须此项检查。

（4）CT及MRI检查均有助于诊断。

3）治疗

（1）非手术治疗方法：以枕颈部制动注意工作或休息体位及对症处理为主，必要时可辅以理疗和轻重量（不超过2 kg）牵引疗法。

（2）手术适应证：症状已明显影响工作及基本生活，经非手术疗法久治无效者；诊断明确并除外椎动脉其他段供血不全者尤应注意椎动脉第1和第2段；影像学检查显示寰椎后弓椎动脉沟处有骨性沟环存在者；全身情况可承担手术无手术禁忌证者。

3. 齿状突发育畸形

齿状突发育畸形可分为齿突发育不良、齿状突分离（齿突骨）和齿状突缺如三种，其中齿状突缺如较少见。

1）病因

齿状突发育畸形的病因尚不十分清楚。齿状突发育过程中，由于某种先天性因素的影响，或后天性外伤或感染可影响齿状突尖端的血供，引起齿状突发育不良。

2）临床特点

齿状突畸形可分为以下5型。

（1）Ⅰ型：游离齿状突骨，齿状突与枢椎不融合。

（2）Ⅱ型：齿状突腰部缺如，齿状突尖端游离小骨，与基底部分离。

（3）Ⅲ型：齿状突基底部不发育，仅残存齿状突尖部。

（4）Ⅳ型：齿状突尖部缺如。

（5）Ⅴ型：整个齿状突缺如。

各型齿状突畸形的临床特点大致相同，多数病例早期多无症状，随着年龄的增长，颈椎活动增加或轻微外伤引起寰枢关节脱位或半脱位，出现脊髓受压的临床症状。有的患者出现椎动脉供血不足的临床特点；少数患者出现呼吸困难、大小便功能障碍。

3）治疗

（1）对先天性齿状突畸形无神经症状者原则上应采取积极的治疗措施。对老年人或年龄较小的儿童,应减少颈部活动,防止外伤,局部用颈托固定以维持或减缓其发展。同时,严密观察病情变化,一旦出现神经压迫症状,即应采取积极的手术治疗,稳定寰枢椎。

(2) 对齿状突畸形造成寰椎明显不稳合并脊髓压迫者应给予手术治疗。手术方法:单纯枕颈融合术;寰枢椎融合术;减压及枕颈融合术,曾有人设计寰椎后弓切除和枕颈融合术获得良好效果。

(3) 对先天性齿状突畸形合并颅底凹陷、寰椎枕骨化或枕骨大孔狭窄者,由于多种畸形并存,对脊髓压迫有多种因素,其中枕骨大孔后缘为重要致压物。单纯采用枕颈融合术不能达到治疗目的,可采取枕骨大孔扩大和寰椎后弓切除减压加植骨融合术,此手术可以直接切除致压物并稳定寰枢椎。

4. 颈椎先天融合畸形

Klippel 和 Feil 于 1912 年所报道的先天性颈椎融合(故又名 Klippel-Feil 综合征),系由短颈、后发线低和颈椎活动受限等三大临床特点所组成。

1) 病因

像其他先天性畸形一样,病因至今并不明了,与胚胎期的各种因素有关,尤其是病毒类感染,是形成各种畸形的主要原因之一。遗传因素尚难以证实,在临床上罕有家族性发病趋势者。

2) 临床特点

(1) 短颈:患者的颈部长度明显短于正常人,尤其表现为身材短小或体型稍胖。

(2) 颈部活动受限:其活动受限范围与颈椎椎节融合的长度成正比。一般病例仅有轻度受限,尤以屈伸动作一般影响不大,而侧弯及旋转影响稍多。

(3) 后发线较低:主要由短颈引起,需注意观察,否则不易发现。以上典型症状又称为"三联征",仅有半数人出现。

(4) 伴发畸形:这类患者常伴有其他先天发育性畸形,其中以高肩胛症多见,约占1/3;其次为面颌部及上肢畸形,约占1/4;亦可伴有四肢骨骼发育不全及斜颈等畸形。

(5) 其他病变:由于短颈畸形,可能继发颈胸段脊柱的后凸和(或)侧凸,并因此而影响胸部发育。对此类病例尚应注意有无伴发内脏畸形,尤应注意泌尿系统(肾脏异常者可达1/3)及心血管系统等。此外,本病易诱发急性颈椎间盘突出症或颈椎病。

3) 影像特点

X线检查均可发现颈椎先天发育性融合畸形的部位与形态,其中以双椎体融合者多见,而3节以上者甚少。

4) 治疗

单纯颈椎畸形一般无须特殊治疗,畸形严重影响美观者,可酌情行整形或矫形手术。合并急性颈椎间盘突出症者可试行正规非手术疗法,无效时及早行髓核摘除术。

合并脊髓受压症状者多需行手术疗法,以椎管狭窄为主者多行颈后路椎管扩大减压术;椎管前方有致压物者则需行前路切骨减压术,并酌情对施术椎节行植骨融合或人工关节植入术。

5. 颈肋畸形

在临床上较为常见的胸腔出口狭窄综合征(thoracic outlet syndrome)中,约半数系因第7颈椎肋骨畸形或因横突过长所致。在临床上不仅具有相应的特点,且对其治疗亦有异与其他原因者。

1)病因

有2%的正常人中第7颈椎上有颈肋残存,导致胸腔出口狭窄,此种先天性畸形并不在出生后早期发病,一般多于20岁前后发病,尤其是女性,由于人体的生长与发育,致使双侧肩胛带逐渐下垂,加之劳动负荷的递增,使前斜角的张应力增加,胸腔出口处内压升高,最后引起臂丛神经及锁骨下动脉受压而出现一系列临床症状。

2)临床特点

(1)一般特点:以20~30岁为多发年龄;女性多于男性,两者之比约为4∶1;右侧多于左侧,两者之比约为3∶1(右侧多见主要是由于一般人均为右利,劳动强度较大);以体力劳动较多者容易发病。

(2)起病症状:尺侧及小指麻木感最为多见,约占40%,主要因为臂丛下干受刺激引起尺神经症状之故;持物易落及手无力感也较多见,约占30%,由于臂丛中构成正中神经的纤维受累所引起;小鱼际肌萎缩亦因尺神经受波及所致,约占10%;其他包括手部发胀、拙笨感、桡动脉搏动减弱及患肢酸胀感等,占20%。

3)临床体征

(1)患侧锁骨上窝(亦可双侧性)消失,甚至略向上方隆起,呈饱满状。

(2)锁骨上窝加压试验阳性,即术者以手部大鱼际肌压迫患侧锁骨上窝,由于正好将臂丛神经干挤压于颈肋和前斜角肌之间而出现疼痛及手臂麻木感,此即属阳性,尤以深吸气时明显。

(3)肌肉萎缩主要表现在手部的小鱼际肌、骨间肌及前臂的尺侧肌群。

(4)手部缺血症状,严重者可出现手指发绀,甚至手指尖端坏疽样改变。

(5)Adson征阳性者具有诊断意义。患者端坐于凳上,做深呼吸,并使其维持在深吸气状态,嘱患者仰首,向对侧转头;检查者一手托住患者下颌(颏部),另手摸着桡动脉;之后,让患者用力回旋下颌,并与检查者的手对抗。此时如诱发或加重神经症状,或桡动脉搏动减弱、消失,则为阳性。

4)治疗

视病情不同而选择相应的治疗措施。无症状者原则上无须特别处理;症状较轻者以预防病变发展及增强肩部肌力为主,主要措施有锻炼和减轻负荷;非手术治疗无效者可行胸腔出口扩大减压术。

6. 先天性斜颈

所谓先天性斜颈,系指出生后即发现颈部向一侧倾斜的畸形,其中因肌肉病变所致者为肌源性斜颈;因骨骼发育畸形所引起者为骨源性斜颈。后者十分罕见。

1) 病因

先天性斜颈的真正原因至今仍不明了,临床观察发现其中70%~80%的病例见于左侧,10%~20%的患儿伴有先天性髋关节脱位。在病理解剖方面,仅能证实形成胸锁乳突肌挛缩的组织主要是已经变性的纤维组织。其中病情严重者显示肌纤维完全破坏消失,细胞核大部溶解,部分残留的核呈不规则浓缩状。中间可能出现再生的横纹肌及新生的毛细血管,亦可发现成纤维细胞。这种现象出现的解释如下。

(1)宫内胎位学说:早于Hippocrates时代即已提出畸形多系胎儿在子宫内姿势不正引起的压力改变所致。近年来的研究亦表明此种由于压应力改变所产生的胸锁乳突肌发育压抑是斜颈畸形的主要原因之一。

(2)血运受阻学说:无论是供应胸锁乳突肌的动脉支或静脉支,当其闭塞时,即可引起该组肌肉的纤维化,并可从实验性研究中得到证实。

(3)遗传学说:临床调查发现约有1/5的患儿有家族史,且多伴有其他部分之畸形,表明先天性斜颈与遗传因素亦有一定关系。

(4)产伤学说:由于先天性斜颈多发于难产分娩的病例,尤其臀位产者约占3/4;但反对者认为在组织病理学检查时,从未在纤维化的胸锁乳突肌中发现任何含铁血黄素的痕迹,推测其并非因产伤所致。

综上,以上各种见解目前尚难完全统一,有关本病的真正病因尚待进一步的研究。

2) 临床特点

(1)颈部肿块是母亲或助产士最早发现的症状,一般于出生后即可触及,位于胸锁乳突肌内,呈梭形,质地较硬,无压痛,于生后第3周时最为明显,3个月后即逐渐消失,一般不超过半年。

(2)斜颈于出生后即可为细心的母亲发现,患儿头斜向肿块侧(患侧)。半个月后更为明显,并随着患儿的发育斜颈畸形日益加重(见图9-3-1)。

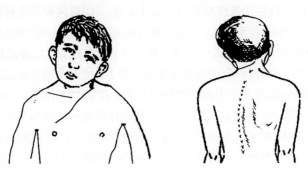

图9-3-1 先天性斜颈外观示意图

（3）面部不对称一般发生于2岁以后，即显示面部五官呈不对称状，主要表现如下。① 患侧眼睛下降：由于胸锁乳突肌的挛缩致使患者眼睛位置由原来的水平状，向下方位移，而健侧眼睛则上升；② 下颌转向健侧：亦因胸锁乳突肌收缩之故，致使患侧乳突前移而出现整个下颌（颏部）向对侧旋转变位；③ 双侧颜面变形：由于头部旋转，以至双侧面孔大小不一；④ 眼外角线至口角线变异：测量双眼外角至同侧口角线距离，显示患侧变短，且随年龄增加而日益明显。

（4）其他。① 伴发畸形：包括髋关节有无脱位，颈椎椎骨有无畸形等；② 视力障碍：因斜颈引起双眼不在同一水平位上，易产生视力疲劳而影响视力；③ 颈椎侧凸：此主要由于头颈旋向健侧，并引起向健侧的代偿性侧凸。

3）治疗

对先天肌源性斜颈的治疗主要分为以下两大类。

（1）非手术疗法主要适用于出生至半周岁的婴儿，对2岁以内的轻型亦可酌情选用，具体方法如下。① 手法按摩：增进局部血供而促使肿块软化与吸收；② 徒手牵引：于婴儿出生后半个月左右开始，母亲可利用喂奶前的时间，将患儿平卧于膝上，并用一手拇指轻轻按摩患部，数秒钟后再用另一手将婴儿头颈向患侧旋动，以达到对挛缩的胸锁乳突肌的牵引作用；③ 其他：包括局部热敷，睡眠时使婴儿头颈尽量向患侧旋转，给予挛缩的胸锁乳突肌以牵拉力等。

（2）手术疗法。① 一般手术适应证：以半周岁至12周岁之患儿为宜；② 相对手术适应证：指12岁以上患儿，因其继发性面部畸形已经形成，斜颈纠正后面部外观可能更为难看，尽管随着人体发育可有所改善，但不如年幼者疗效明显，需由家长酌情考虑；③ 不宜手术的病例：对因其他原因所引起之斜颈，如椎骨畸形、结合、外伤等应以治疗原发病为主。对成年人斜颈除非有其他特殊措施，一般不应随意采用手术治疗。

7. 脊柱半椎体畸形

此为椎体畸形中最为常见者，易单发，亦可多发。胸椎多见，腰段亦可遇到，颈椎较少见。

1）临床特点

（1）Nasca曾将脊柱半椎体畸形分为以下6型。① 单纯剩余半椎体：即相邻的两椎节之间残存一圆形或卵圆形骨块，易与相邻的椎体相融合；② 单纯楔形半椎体：指在正位片上椎体呈楔形状外观者；③ 多发性半椎体：指数节连发者；④ 多发性半椎体合并一侧融合多见于胸椎；⑤ 平衡性半椎体：即2节或多节畸形左右对称，以致畸形相互抵消，除躯干短缩外并不引起明显侧弯外观；⑥ 后侧半椎体：指椎体后方成骨中心发育，而中央成骨中心不发育，以致从侧面观椎体形成楔状畸形外观。

（2）视畸形缺损的部位不同可引起以下脊柱畸形。① 脊柱侧凸：因单发或多发半椎体畸形所致；② 脊柱后凸畸形：见于后侧半椎体畸形者；③ 脊柱侧凸及旋转畸形：严重侧弯者如果躯体上部重力不平衡，则于发育过程中可逐渐形成伴有明显旋转的侧凸畸形,并伴有胸廓变形等体征,或是半椎体畸形伴有后侧半椎体畸形时亦易发生;④ 身高生长受限,以多发者影响为大。

2)治疗

视畸形的特点与其所引起的脊柱发育异常的程度不同可采用相应的治疗措施。

(1)严重脊柱侧凸(伴或不伴旋转)畸形者应按脊柱侧凸行手术治疗。

(2)严重驼背畸形已定型且影响基本生活者可行截骨术治疗。

(3)青少年病例:为避免或减缓脊柱畸形的发生与发展,可对脊柱的凸侧一至数节先行植骨融合术,以终止该节段的生长。但为避免矫枉过正,开始时不宜融合过多,且需密切观察。

(4)轻度畸形者可辅以支架,并加强背部肌肉锻炼。

(5)注意预防及治疗各种并发症,尤其脊柱畸形严重者多伴有心肺功能不全,应综合治疗。

8. 脊柱裂

一般将脊椎裂分为显性脊椎裂与隐性脊椎裂两种。

1)显性脊椎裂

一种严重的先天性疾患,因伴发脊髓组织受累程度不同而临床症状差异悬殊,90%以上发生于腰骶处。

(1)脊膜膨出型:以腰部和腰骶部为多见。其病理改变主要是脊膜通过缺损的椎板向外膨出达到皮下,形成背部正中囊肿样肿块,其内容物除少数神经根组织外,主要为脑脊液充盈,因此透光试验阳性,压之有波动感,重压时出现根性症状。增加腹压或幼儿涕泣时,此囊性物张力增加。其皮肤表面色泽多正常,少数变薄、脆硬,并与硬脊膜粘连(见图9-3-2)。

(2)脊膜脊髓膨出型:较前者少见。膨出的内容物除脊膜外,脊髓本身亦突至囊内,见于胸腰段以上,椎管后方骨缺损范围较大。膨出囊基底较宽,透光试验多为阴性,手压之可出现脊髓症状,多伴有下肢神经障碍症状(见图9-3-3)。脊髓膨出或脊髓脊膜膨出时MRI表现为脊柱中线宽大的骨质缺损,脊髓低位;约位于第2腰椎平面

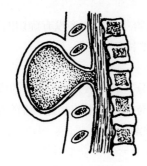

图9-3-2　脊膜膨出型脊椎裂(侧面观)

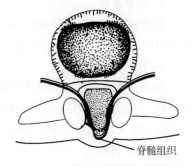

脊髓组织

图9-3-3　脊膜脊髓膨出型脊椎裂

以下脊髓变形,部分脊膜、脑脊液通过骨缺损突向背侧;横断面可见背侧神经根从神经基板腹侧发出,位于腹侧根两侧,蛛网膜下腔位于其腹侧。

(3)伴有脂肪组织的脊膜(或脊膜脊髓)膨出型:在前两型的基础上囊内伴有数量不等的脂肪组织,较少见。

(4)脊膜脊髓囊肿膨出型:脊髓中央管伴有积水的脊膜脊髓膨出。此型病情严重,且临床症状较多,患者因并发症而难以正常发育,易早逝。

(5)脊髓外翻型:脊髓中央管完全裂开,呈外翻状暴露于体表,伴有大量脑脊液外溢,表面可形成肉芽面。此为最严重的类型,多伴有下肢或全身其他畸形,且多有双下肢瘫痪等,症状复发,病死率高。

(6)前型:脊膜向前膨出达体腔者,临床罕见。

2)隐形脊椎裂

较前者多见,因不伴由硬膜囊异常,临床上少有主诉。一般分为以下5型。

(1)单侧型:椎板一侧与棘突融合,另侧由于椎板发育不良而未与棘突融合,形成正中旁的纵形裂隙。

(2)浮棘型:椎板两侧椎板均发育不全、互不融合,其间形成一条较宽的缝隙,因棘突呈游离漂浮状态,故称之为"浮棘"。

(3)吻棘型:一椎节(多为第1骶椎)双侧椎板发育不良,棘突亦缺如;而上一椎节的棘突较常,以致当腰部后伸时,上一椎节棘突嵌至下椎节后方裂隙中,似接吻状,故称"吻棘",又称"嵌棘"。

(4)完全脊椎裂型:指双侧椎板发育不全伴有棘突缺如者,形成一长型裂隙。此型在临床X线片检查时常可发现,其中90%的病例并无症状。

(5)混合型:指除椎裂外尚伴有其他畸形者,其中以椎弓不连及移行脊椎等多见。

3)治疗

(1)单纯脊膜膨出或神经症状轻微的类型应尽早施术。

(2)隐形脊柱裂多在体检中发现,99%以上病例无须治疗,但应进行医学知识普及教育,以消除患者的紧张情绪和不良心理状态。

9. 骶管囊肿

骶管囊肿属于硬脊膜囊肿,起源于脊髓被膜,在人群中的发病率没有确切的统计,自从MRI检查在临床上广泛应用以来,骶管囊肿的发现率愈来愈高。

1)病因

椎管内脊膜囊肿多数被认为是先天性的,也有部分是后天获得的,各型的成因有所不同。不论何种原因,囊肿的形成总是由于其初期与蛛网膜下腔相通,脑脊液随着动脉搏动进入,最终由于流出不畅或因液体静水压而逐渐扩大。

2)临床特点

不含有脊神经根纤维的硬膜外脊膜囊肿患者多数无症状;25%含有脊神经根纤

维的硬膜外脊膜囊肿患者有症状。骶管囊肿临床特点以慢性下腰部、骶尾部、会阴部疼痛不适为主,还可伴有大腿背侧疼痛、坐骨神经痛,甚至神经源性跛行。

3)治疗

骶管囊肿常见,大多数无症状,对无症状者一般不需要处理,可先行观察。对于有症状者应在除外椎间盘突出、椎管狭窄或骶管内肿瘤的前提下积极手术治疗。

10. 脊髓栓系综合征

脊髓栓系综合征(tethered cord syndrome, TCS),又名圆锥牵拉症,多系先天性因素致使在发育过程中脊髓下方的圆锥未能上升至应有位置,并产生一系列症状。本病虽以先天性因素为主,但亦可见于某些后天性伤患。本病少见,易引起误诊。

1)病因

(1)先天性因素。① 终丝发育变异:在胚胎发育过程中,如圆锥尾部细胞退化过程不完善,所形成的终丝可能较为粗大,以致牵拉圆锥的力量增强而使其上升力度减弱,如此圆锥则难以达到正常位置,此种因素较为多见。② 脊髓发育畸形:除脊髓本身发育畸形直接影响圆锥部在椎管内的正常位置外,其外方的脊脑膜膨出、蛛网膜下腔粘连及其他因素均可导致圆锥的发育变异而造成对圆锥尾部的牵拉。

(2)继发性因素:亦非少见,主要有以下几种原因。① 椎管内肿瘤指位于终丝处的肿瘤,可因直接压迫终丝使其张应力增加,并引起对圆锥尾端的牵拉作用而出现症状。② 蛛网膜下腔粘连:主要因为粘连性束带对终丝及圆锥下端直接牵拉所致。③ 其他:包括对脊膜膨出症手术时操作不当、腰骶部炎性病变及上皮样囊肿等均可引起圆锥受牵拉。

2)临床特点

(1)发病年龄:视圆锥受牵拉程度不同其发病年龄亦早晚不一。严重牵拉者,在婴儿期,甚至胎儿期即可呈现脊髓神经受损症状。

(2)疼痛:为早发症状,疼痛部位以肛门直肠区多见,亦可分布于臀部、腰背部及双侧(或单侧)下肢,疼痛范围较广泛。

(3)运动障碍:由于圆锥局部或其发出的脊神经根受累,因此,临床上既可出现上神经元受损所引起的下肢肌肉痉挛、肌张力增高、腱反射亢进及痉挛性步态等,亦可表现为下神经元受累的肌张力低下、肌肉松弛、腱反射减弱或消失等,可单侧或双侧。

(4)尿路症状:与前者的原理相似,可呈现上神经元受波及的尿急、尿频及压力性尿失禁,也可出现下神经元受损的排便失禁及滴流性尿失禁等。

(5)感觉障碍:以马鞍区最为多见,轻者表现为麻木感,重者则感觉减退;下肢感觉障碍症状多较轻微。

(6)其他:还应注意有无伴发的畸形,尤以下腰段脊柱异常多见,包括脊裂、椎体畸形(半椎体、蝶形椎体等)、脊柱侧弯及移行脊椎等。

3）诊断

除临床特点外，MRI检查对本病的确诊具有重要作用，除可发现椎管内各种形态改变外，还可清晰地显示出圆锥末端所在平面及终丝的解剖状态，对本病的确诊具有重要意义。

4）治疗

非手术治疗主要用于症状较轻、诊断不清及全身情况不佳、无法进行手术者。主要措施是根据患者的主诉采取相应的疗法，包括对症处理等。凡已显示圆锥神经受损症状者，包括早期阶段，即应争取及早手术。

（二）后天获得性畸形

1. 青少年特发性脊柱侧凸

特发性脊柱侧凸相对较常见，10～16岁年龄组的青少年发病率为2%～4%，多数侧弯的度数较小。在20°左右的脊柱侧凸患者中，男女比例基本相等；而在大于20°的脊柱侧凸人群中女性：男性超过5：1，提示女性脊柱侧凸可能更易进展，因此，女性比男性更需要治疗。绝大多数青少年型特发性脊柱侧凸患者可以正常生活，特发性脊柱侧凸侧弯的进展常伴有肺功能下降和后背痛。如果胸弯角度＞100°，用力肺活量通常下降到预期值的70%～80%。肺功能下降通常继发于限制性肺疾患，如果严重脊柱侧凸损害肺功能，那么患者早期有可能死于肺源性心脏病。一些学者统计，严重脊柱侧凸患者的病死率是一般人群的2倍，吸烟患者的死亡危险性增高。中度脊柱侧凸（40°～50°）者间歇性后背痛的发生率与一般人群大致相同，重度腰椎侧凸者的发生率高，而且顶椎明显偏移时的发生率更高。

正是由于脊柱侧凸可以引起上述并发症，所以应早期积极治疗以阻止侧凸进展。早在20世纪20～30年代，对诊断为脊柱侧凸的年轻患者就会立即行支具治疗，因当时许多医师认为处于生长期的脊柱侧凸不可避免地进展，而且支具可以制止其发展，甚至可以改善侧弯大小。其后，骨科医师们对侧凸的进展及非手术治疗的理解逐渐加深。

目前，仍有部分学者认为发育成熟的患者脊柱侧凸不再进展。Weinstein和Ascani分析了特发性脊柱侧凸在成人后进展的危险因素。他们分别证实，胸椎侧凸弯度＜40°的已接近成熟的患者在成人后很少进展，而胸椎侧凸弯度≥40°（尤其＞50°）者在成熟后仍然进展。一般情况下，成人脊柱侧凸进展很难被发现，通常以每年1°或2°的速度进展。

总之，多数学者认为不是所有的脊柱侧凸都会进展，也不是所有的脊柱侧凸都需治疗；患者已发育成熟时，其脊柱侧凸不一定停止进展。

2. 成人退变性侧凸

成人退变性脊柱侧凸是指成年以后新出现的侧凸，这类侧凸曾被称为"老年性腰椎脊柱侧凸",其病因尚不清楚,诊断这种侧凸的唯一依据是既往X线片无侧凸,侧凸是新出现的,而不是原有侧凸进展。Vanderpool发现,36%的骨质疏松患者有侧凸,平均年龄为71岁。研究证实,腰背痛常是侧凸开始的信号,并常继发于骨质疏松所致的压缩性骨折,侧凸常为轻度,从7°~53°不等,脊柱所有节段的发病机会相等。

(1)非手术治疗:包括非甾体消炎药、体育锻炼和有氧运动。支具治疗尚无长期随访资料。对女性患者,有必要治疗骨质疏松和预防进一步骨丢失。

(2)手术治疗:主要应用于神经根性症状和椎管狭窄,以及腰背痛。目前,对于哪些患者可以单纯行椎管减压,哪些患者既需减压又需融合尚有争议。一般认为,单纯椎管减压而不做融合仅适于单一神经根减压且能保留小关节的患者。如果需较大范围的减压或小关节不能保留,手术方法应包括原位植骨融合或同时行矫形内固定及植骨融合。以上手术仅适用于腰前凸存在的情况下,而这种情况并不常见。如果出现后凸,则必须重建生理前凸;融合在后凸位的患者非常痛苦,疼痛将进行性加剧。

(3)术前评估:退行性脊柱侧凸的术前检查同特发性脊柱侧凸。与青少年脊柱侧凸不同,在选择成人脊柱侧凸的融合范围时,应从多方面考虑。稳定区和骶骨正中线两个概念应用较少,但当融合范围包括第2~4腰椎时,则要考虑到上述两个因素,主要应考虑腰椎退行性变的程度和侧凸下端椎的位置。

(4)继发于腰椎管狭窄减压术后的退变性脊柱侧凸:原有退变性脊柱侧凸的患者在椎管减压后,侧凸会加重。对术前脊柱曲度正常者来说,减压术后发生侧凸的概率目前尚不清楚。

二、脊柱退行性疾病

(一)颈椎病

因颈椎间盘退行性变及其继发性改变,刺激或压迫相邻脊髓、神经、血管和食管等组织,并引起相应的症状或体征者,称为颈椎病。

病因:由于颈椎位于脊柱上端,灵活性最大,活动频率最高,随着各种负荷、劳损,甚至外伤而逐渐出现退行性病变,其中尤以颈椎间盘,不仅退变过程开始较早,且是诱发或促进颈椎其他部位组织退行性变的重要因素。

致病因素:① 颈椎退行性变是发病的主要原因。在颈椎椎节诸结构中,椎间盘退变尤为重要,常被视为"罪魁祸首",并从椎间盘退变开始演变出一系列病理解剖及病理生理改变。颈椎退变的因素包括椎间盘变性、韧带—椎间盘间隙的出现与血肿形成、椎体边缘骨刺形成及颈椎其他部位的退变。② 发育性颈椎椎管狭窄:颈椎病与颈椎椎管狭窄症,两者实质上是一对孪生兄弟;伴有临床症状的颈椎椎管狭窄为独立性疾患,而后者为前一者的发病基础。③ 慢性劳损:指超过正常生理活动范围最大限度或局部所能耐受值的各种超限活动,是构成颈椎骨关节退变最为主要的因素,并对颈椎病的发生、发展、治疗及预后等有直接关系,如不良的睡眠体位、不当的工作姿态、不适当的体育锻炼。④ 头颈部外伤:全身各种外伤对颈椎局部当然有所影响,但与颈椎病的发生和发展更有直接关系的是头颈部外伤。临床研究表明,颈椎病患者中约有半数病例与外伤有直接关系。⑤ 咽喉部炎症:当咽喉及颈部有急性或慢性感染时,甚易诱发颈椎病的症状出现,或使病情加重。其对上颈椎影响更多,尤以儿童中绝大多数自发性第1~2颈椎脱位者,均与咽喉部及颈部的炎症有关。⑥ 颈椎的先天性畸形。

根据患者的症状或症候群特点,临床上可将颈椎病分为以下6型,即颈型、根型、脊髓型、椎动脉型(包括创伤后颈脑综合征)、食管压迫型及混合型,具体如下所述。

1. 颈型颈椎病

本型实际上是各型颈椎病的早期阶段,大多处于颈椎椎节退行性变开始,通过窦-椎神经反射而引起颈部症状。但如处理不当,易发展成更为严重的类型。

1)临床特点

(1)发病年龄:以青壮年者为多,但椎管矢径较宽者可在45岁以后首次发病。

(2)发病时间:除晨起时多见(与枕头较高或睡眠姿势不当有关)外,亦常见于长时间低头工作或学习后,表明与椎间盘间隙内压力升高直接相关。

(3)常见症状以颈部酸、痛、胀及不适感为主,患者常主诉为头颈不知放在何种位置为好。约半数患者颈部活动受限或被迫体位,个别病例上肢可有短暂的感觉异常。

(4)检查所见颈部多取"军人立正体位"(即颈部呈伸直状,生理曲度减弱或消失),患节棘突和棘突间可有压痛,一般较轻。

2)诊断

(1)临床特点:主诉颈、肩及枕部疼痛等感觉异常,并伴有相应的压痛点及颈部呈僵直状。

(2)影像学改变:X线片上显示颈椎曲度改变,颈椎侧位动力性片上可显示椎体间关节不稳、松动及梯形变(较MRI诊断结果早);MRI检查显示椎间盘变性或后凸征。

(3)除外其他疾患:主要包括颈部扭伤、肩关节周围炎、风湿性肌纤维织炎、神经衰弱及其他非因颈椎间盘退变所致的颈肩部疼痛。

3)治疗

以非手术治疗为主,各种具有疗效的自我疗法,包括自我牵引、理疗、按摩、外敷、颈围外用等,应避免与消除各种诱发因素,尤其是睡眠及工作体位。对个别症状持续、非手术疗法久治无效且已影响生活质量者,可酌情行椎节融合术。

2. 神经根型颈椎病

本型较为多见,因单侧或双侧脊神经受刺激或受压所致,表现为与脊神经根分布区相一致的感觉、运动及反射障碍,预后大多较好。

1)临床特点

(1)颈部症状:主要原因是髓核突出所致,由于局部窦—椎神经直接遭受刺激而多伴有明显的颈部痛、椎旁肌肉压痛、颈部立正式体位及颈椎棘突或棘突间直接压痛，或叩痛多为阳性，尤以急性期明显。

（2）根性痛：最为多见，范围与受累椎节的脊神经分布区相一致（见图9-3-4）。与根性痛相伴随的是该神经分布区的其他感觉障碍，其中以手指麻木、指尖过敏及皮肤感觉减退等为多见。

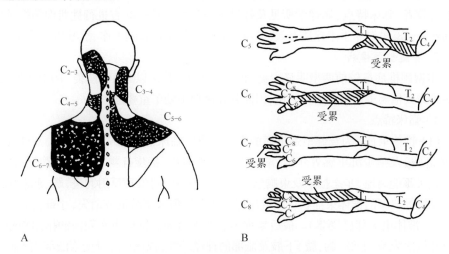

图9-3-4 不同受累椎节疼痛示意图

注：A.颈肩部；B.上肢部

（3）根性肌力障碍：以前根先受压者为明显，早期肌张力增高，但很快即减弱并出现肌肉萎缩，受累范围仅局限于该脊神经所支配的肌组。

（4）腱反射改变：即该脊神经根所参与的反射弧出现异常，早期活跃，中、后期则减退或消失。

（5）特殊试验：凡增加脊神经根张力的牵拉性试验大多阳性，如压颈试验和神经根牵拉试验。

2）诊断

（1）具有较典型的根性症状，包括麻木及疼痛等，其范围与颈脊神经所支配的区域相一致。

（2）压颈试验与上肢牵拉试验多为阳性，痛点封闭无效，但诊断明确者无须做此试验。

（3）影像学检查：X线片可显示颈椎曲度改变、椎节不稳及骨刺形成等异常所见，MRI检查可清晰显示局部的病理解剖状态，包括髓核的突出和脱出，脊神经受累的部位和程度等。

（4）一致性：临床特点与影像学上的异常所见在节段上一致。

（5）除外诊断：包括颈椎结核、肿瘤、胸腔出口综合征、腕管症候群等以上肢疼痛为主的疾患。

3) 治疗

各种有针对性的非手术疗法均有明显疗效,尤以头颈持续(或间断)牵引、颈围制动及纠正不良体位更为重要。手法按摩亦有一定疗效,但应轻柔,切忌操作粗暴而引起意外,推拿不宜选用。凡具有以下情况者可考虑手术:① 经正规非手术疗法3个月以上无效者,临床特点、影像学所见及神经学定位相一致;② 有进行性肌肉萎缩及疼痛剧烈者;③ 虽对非手术疗法有效,但由于症状反复发作影响工作、学习和生活者。

3. 脊髓型颈椎病

本型颈椎病虽较前两型明显少见,但症状严重,且多以"隐性侵袭"的形式发展,易误诊为其他疾患而延误治疗时机,因此其在诸型中处于重要地位。

1) 临床特点

(1) 锥体束征:为脊髓型颈椎病的主要特点。临床上多先从下肢无力、双腿发紧(如缚绑腿)及抬步沉重感等开始,渐而出现足踏棉花、抬步打飘、跛行、易跪倒(或跌倒)、足尖不能离地、步态拙笨及束胸感等症状。检查时可发现反射亢进、踝、膝阵挛及肌肉萎缩等典型的锥体束症状。腹壁反射及提睾反射大多减退或消失,手部持物易坠落(提示锥体束深部已受累)。最后呈现为痉挛性瘫痪。锥体束在髓内的排列顺序从内及外依次为颈、上肢、胸、腰、下肢及骶部的神经纤维,视该束纤维受累的部位不同可分为以下三种类型。① 中央型(又称上肢型):是由于锥体束深部先被累及,因该神经纤维束靠近中央管处,故称为中央型;症状先从上肢开始,之后累及下肢。其病理改变主要是由于沟动脉受压或遭受刺激所致。如一侧受压,表现为一侧症状;双侧受压,则出现双侧症状。② 周围型(又称下肢型)指压力先作用于锥体束表面而下肢先出现症状,当压力持续增加波及深部纤维时,则症状延及上肢,程度仍以下肢为重。其发生机制主要是椎管前方骨赘或脱出的髓核对硬脊膜直接压迫的结果。③ 前中央血管型(又称四肢型):即上、下肢同时发病者,主要是由于脊髓前中央动脉受累引起,通过该血管的支配区造成脊髓前部缺血而产生症状。该型特点是患病快,经治疗痊愈亦快;非手术疗法有效。

(2) 肢体麻木:主要由于脊髓丘脑束同时受累所致。该束纤维排列顺序与前者相似,自内向外依次为颈、上肢、胸、腰、下肢和骶部的神经纤维。因此,其出现症状的部位及分型与前者一致。在脊髓丘脑束内的痛、温觉纤维与触觉纤维分布不同,因而受压迫的程度亦有所差异,即痛、温障碍明显,而触觉可能完全正常。此种分离性感觉障碍易与脊髓空洞症相混淆,临床上应注意鉴别。

(3) 反射障碍。① 生理反射异常:视病变波及脊髓的节段不同,各生理反射出现相应的改变,多为亢进或活跃,腹壁反射、提睾反射和肛门反射可减弱或消失。② 出现病理反射:以 Hoffman 征出现的阳性率为最高;病程后期,踝阵挛、髌阵挛及 Babinski 征等均可出现。

（4）自主神经症状：临床上并非少见，可涉及全身各系统，其中以胃肠、心血管及泌尿系统为多见。

（5）排便排尿功能障碍：多在后期出现，起初以尿急、排空不良、尿频及便秘为多见，渐而引起尿潴留或大小便失禁。

（6）屈颈试验：此类型患者最怕屈颈动作。如突然将头颈前屈，由于椎管内有效间隙突然减少，致使脊髓处于容易遭受激惹的敏感状态，患有脊髓型颈椎病患者，双下肢或四肢可有"触电"样感觉。

2）诊断

（1）临床上具有脊髓受压表现，分为中央型、周围型及中央血管型，此三型又可分为重、中、轻三度。

（2）影像学检查：可显示椎管矢状径狭窄、椎节不稳（梯形变）、骨质增生（骨刺形成）、硬膜囊受压征及脊髓信号异常等各种影像学所见。

（3）除外其他疾患：包括肌萎缩性脊髓侧索硬化症、脊髓空洞症、颅底凹陷症、多发性神经炎、脊髓肿瘤、继发性粘连性脊蛛网膜炎、共济失调症及多发性硬化症等。

3）治疗

（1）非手术疗法：本型的基本疗法，尤以早期的中央型（上肢型）及前中央血管型（四肢型）约半数病例可以获得较明显的疗效。但在进行中应密切观察病情，切忌任何粗暴的操作及手法，一旦病情加剧，应及时手术，以防引起脊髓变性。

（2）手术疗法：以下病例应积极手术治疗。① 急性进行性颈脊髓受压症状明显、经临床检查或其他特种检查（MRI、CT扫描等）证实者，应尽快手术；② 病程较长、症状持续加重而又诊断明确者；③ 脊髓受压症状虽为中度或轻度，但经非手术治疗1～2个疗程以上无改善而又影响工作者。

4. 椎动脉型颈椎病

椎动脉型颈椎病较前者略为多见，因其中大多由于椎节不稳所致，非手术疗法容易治愈或好转，故住院和手术者较少。本型主要引起头痛症状，故又称为上行性颈椎病，易与多种引起头痛的疾患混淆，椎动脉影像学检查前常难以确诊。

1）临床特点

主要为椎-基动脉供血不全症状，其次为椎动脉周壁上交感神经节后纤维受刺激后所引起的交感神经症状，颈部症状则较轻。

（1）颈椎病的一般症状，如颈痛、后枕痛、颈部活动受限等。

（2）椎-基动脉供血不全症状。椎动脉分为4段，其中任何一段病变引起缺血时，均可出现相类同之症状，本组病变主要位于Ⅴ～Ⅱ段，主要表现以下特点。① 偏头痛：为多发症状，80%以上的患者有此症状，常因头颈部突然旋转而诱发，以颞部为剧，多呈跳痛或刺痛状。一般均为单（患）侧，有定位意义；如双侧椎动脉受累时，则表现为双侧症状。② 迷路症状：亦较多发，主要为耳鸣、听力减退及耳聋等症状，发生率约为80%，主要由于内耳动脉供血不足所致。③ 前庭症状：主要表现为眩晕，约占70%，其发生、发展及加剧与颈部旋转动作有直接关系。④ 记忆力减退：约60%的病例出现此种现象，往往在手术刚结束（椎动脉减压手术）患者即主诉"头脑清楚了"；甚至发病多年不能下棋的患者，术后当日即可与患友对弈获胜。⑤ 视力障碍：约40%的病例出现视力减退、视力模糊、复视、幻视及短暂的失明等，主要是由于大脑枕叶视觉中枢、第3、4、6颅神经核（位于脑干内）及内侧束缺血所致。⑥ 精神症状：以神经衰弱为主要表现，约占40%。其中精神神经抑郁较多，欣快者较少；多伴有近事健忘、失眠及多梦现象。⑦ 发音障碍：较少见，约占20%。主要表现为发音不清、嘶哑及口唇麻木感等，严重者可出现发音困难甚至影响吞咽，主要是由于延髓缺血及颅神经受累所致。此症状更多见于高位侧索硬化症患者，应注意鉴别。⑧ 猝倒：系椎动脉痉挛引起锥体交叉处突然缺血所致，多系突然发作，并有一定规律性。即当患者在某一体位头颈转动时突感头昏、头痛，患者立即抱头，双下肢似失控状发软无力，随即跌（坐）倒在地。发作前多无任何征兆，在发作过程中因无意识障碍，跌倒后即可自行爬起，发生率约20%。

（3）自主神经症状：由于椎动脉周围附有大量交感神经的节后纤维，因此当椎动脉受累时必然波及此处的交感神经而引起自主神经系统的平衡失调。临床上以胃肠、心血管及呼吸症状为多。

2）诊断

（1）有上述椎-基底动脉缺血征（以眩晕为主）和（或）曾有猝倒病史者。

（2）旋颈诱发试验阳性。

（3）X线片显示椎体间关节失稳或钩椎关节骨质增生。

（4）一般均有较明显的交感神经症状。

（5）除外眼源性和耳源性眩晕。

（6）除外椎动脉第1段（进入第6颈椎横突孔以前的椎动脉）受压所引起的基底动脉供血不全。

（7）除外神经官能症与颅内肿瘤等。

（8）本病确诊，尤其是手术前定位应根据磁共振血管成像、数字减影血管造影或椎动脉造影。

3）治疗

（1）非手术治疗：为基本疗法，90%以上病例均可获得疗效，尤其是因颈椎不稳所致者，大多可痊愈而不留后遗症。

（2）手术疗法：具有以下3种情况者方考虑施术。① 有明显的颈性眩晕或猝倒发作，至少2次以上者；② 经非手术疗法治疗无效，且又影响正常生活及工作者；③ 经血管数字减影、椎动脉造影或磁共振血管成像证实者。

5. 食管压迫型颈椎病

食管型颈椎病又称吞噬困难型颈椎病，在临床上相对少见，正是因为其少见而易被误诊或漏诊。

1）临床特点

（1）吞咽障碍：早期主要为吞服硬质食物时有困难感及饮食后胸骨后异常感（烧灼、刺痛等），渐而影响软食与流质饮食。

（2）其他颈椎病症状：单纯此型者少见，约80%病例尚伴有脊髓、脊神经根或椎动脉受压症状。

2）诊断

（1）吞咽困难：早期惧怕吞咽较干燥的食物。颈前屈时症状较轻，仰伸时加重。

（2）影像学检查：包括X线片及钡餐检查等，均可显示椎节前方有骨赘形成，并压迫食管引起痉挛与狭窄征，必要时可行MRI等检查。

（3）除外其他疾患：包括食管癌、贲门痉挛、胃十二指肠溃疡、癔症和食管憩室等，必要时可采用MRI或纤维食管镜检查。纤维食管镜检查过程中，应注意在骨刺情况下有发生食管穿孔的危险，食管镜插入过程中颈部不宜过伸，以防引起脊髓过伸性损伤。

3）治疗

（1）以保守疗法为主，包括颈部制动、控制饮食（软食或流质）、避免各种刺激性较大的食物及各种对症疗法。有低热、怀疑食管周围炎者可给予广谱抗生素。

（2）伴有其他类型颈椎病需手术治疗者可在术中将椎间隙前方骨赘一并切除。

（3）单纯型经保守疗法无效者可考虑行手术切除。

6. 混合型颈椎病

指前面所述5种类型中有2型以上存在于同一患者身上者，称为混合型颈椎病。临床上较为多见，尤其病程较久的老年患者，通常为多型并发，因此在诊断上，尤其是治疗上应主次分明，优先处理引起患者病痛及功能障碍的主要病变。

（二）颈椎管狭窄症

先天发育性颈椎椎管狭窄症是由于胎生性椎管发育不全以致颈椎椎管矢状径狭窄，导致脊髓及脊神经根受刺激或压迫，并出现一系列临床症状。

因后天伤病所造成的颈椎椎管狭窄属于后天获得性（继发性），此种继发性椎管狭窄症的其病因、临床症状及诊断等各不相同，均较复杂。

1. 病因

（1）先天发育性因素：主要是软骨发育不全（achondroplasia），临床上较为多见，是构成此病的主要因素。

（2）后天一般附加性因素：指无明显器质性改变者。主要是椎节松动和不稳，并由此引起的椎体间关节、后方两侧小关节及钩椎关节的位移。此外，后方黄韧带亦可因椎节松动而出现内陷，以致增加椎管内压力，并构成先天性椎管狭窄症发病的诱发性和动力性因素。

（3）后天继发性因素：实质上是在前者基础上出现器质性病变者，其病理改变主要是骨质增生、黄韧带变厚、髓核突出或脱出，或髓核脱出＋钙化等均属此范围。其与前者不同是，此种因素与发育椎管狭窄共同构成发病的直接因素，并具有持续性。

2. 临床特点

临床上本病常与颈椎病混淆，事实上两者容易并存，因为颈椎病的发病机制绝大多数是建立在椎管狭窄这一病理解剖基础上的；而椎间盘突出、脱出及骨赘形成又是椎管狭窄症的诱发因素。因此，对于临床医师来说，关键是要分清何者为先，何者为后，这对治疗方法的选择和预后至关重要。

（1）感觉障碍：绝大多数，甚至超过95%以上的病例均具有此组症状。主要表现为四肢麻木、皮肤过敏或感觉分离等现象，主要是由于脊髓丘脑束及其他感觉神经纤维束受累所致。① 发生较早：大多数患者发病早期即出现感觉障碍；② 上肢先发：90%以上的病例感觉障碍先从上肢开始，以手臂部尤为多发，亦可能先从肩部开始；③ 麻、痛为主：患者多主诉在本病初发时有手指（多在指尖）或手臂部疼痛及麻木感，尤以刺痛为多见；④ 症状持续：当感觉障碍出现后一般持续时间较长，可有阵发性加剧，多与各种诱发因素有关，经非手术治疗后可出现缓解期。

（2）运动障碍：多在前者症状出现后数周或数月出现，其中大多是在检查时发现。主要表现为锥体束征，患者多从步态沉重、下肢无力、抬步困难、易跪倒及束带感等症状开始，并随着病程的发展症状日益加重，以致完全瘫痪。

（3）肌肉萎缩：单纯发育性颈椎椎管狭窄患者的肌肉萎缩症状一般较单纯脊髓型颈椎病者出现晚。

（4）反射障碍。① 深反射多呈亢进状，包括上肢的二头肌反射、三头肌反射及桡反射；下肢主要是膝反射和踝反射，多呈对称性活跃或亢进。② 浅反射亦多呈现减弱或消失，临床上主要是腹壁反射、提睾反射及肛门反射等。③ 病理反射多出现阳性，以霍夫曼征、掌颏反射及巴宾斯基征为多发。

（5）其他。① 大小便障碍多在中后期出现，以尿频、尿急及便秘为多见；后期则可引起尿潴留，甚至大小便失禁，但后者在临床上甚为少见。② 自主神经症状：以胃肠及心血管症状居多，约占全部病例的30%，一般术前不易被发现和确诊，大多数在术后治愈或明显好转后获得证实。

3. 诊断

（1）临床症状：早期以感觉障碍为主，中期以后则出现运动障碍症状，并随着病情的进展而占主导地位。

（2）影像学检查。① X线片检查：常规X线片，主要是侧位片上可清晰显示颈椎椎管矢状径，凡在标准投照摄出的平片上矢状径＜12 mm者即具有诊断价值，12～14 mm者有诊断参考意义，而矢状径≤10 mm者完全可以确诊。此外依据椎体与椎管的比值，即比值＜1:0.75属异常，比值＞1:0.6具有诊断意义，比值≥1:0.5可以确诊。② CT

（或CT扫描脊髓造影）和MRI检查：可清晰地显示椎管矢状径的大小、形态及其与脊髓受压的关系。CT主要显示骨组织，而MRI则对软组织影像较为清晰，因此两者结合起来最为理想。这不仅有利于诊断，更有利于对椎管内组织状态的判定，以决定治疗方案及术式的选择。

（3）除外诊断：可根据临床检查和影像学结果除外颈椎其他相似病变。

4. 治疗

本病早期以非手术疗法为主，但经正规的非手术疗法久治无效或无法根治而影响工作和生活质量时，则需行手术治疗。由于本病的病理解剖基础是器质性（骨性）椎管狭窄，因此保守疗法常难以解决根本问题。对半数以上重型病例，仍应选择手术疗法。手术原则上从后路减压及椎管扩大成形术。

（三）颈椎后纵韧带骨化症

颈椎后纵韧带骨化症又称颈椎后纵韧带钙化症，是指因颈椎的后纵韧带发生骨化（或钙化），从而压迫脊髓和神经根，产生手足及躯干的感觉异常、运动麻痹、膀胱直肠功能障碍等神经症状的疾患。

1. 病因

本病的病因至今仍未明了，尽管日本厚生省组织人力多年研讨，至今仍停留在推测及学说阶段，目前主要有以下几个观点：① 椎间盘变性学说；② 全身骨质肥厚相关学说；③ 糖代谢紊乱学说；④ 创伤学说；⑤ 其他学说，主要是钙代谢异常学说和遗传学说。

2. 临床特点

（1）一般概况：颈椎后纵韧带骨化症的发生和发展一般均较缓慢，因此患者早期可不出现任何临床症状。但当骨化块增厚、增宽到一定程度引起颈椎椎管狭窄时，或是病变进程较快及遇到外伤时，或后纵韧带骨化虽不严重但伴有发育性椎管狭窄症时，则可造成对脊髓或脊髓血管的压迫，因而患者多在中年以后出现症状。

（2）颈部症状：病变早期颈部可无痛，逐渐可出现轻度酸痛及不适；颈椎活动大多正常或轻度受限，以头颈后伸受限为明显；当被动活动超出正常活动范围时可引起颈痛或酸胀感。

（3）神经症状：主要是脊髓压迫症状，特点是不同程度的痉挛四肢瘫痪，呈间歇性、慢性和进行性，一般先从下肢开始渐而出现上肢症状；少数病例亦可先出现上肢症状或四肢同时发病。① 上肢症状：主要是一侧或双侧手部或臂部肌力减弱，并又出现麻木、无力及手部活动灵活性减退；握力大多减退，肌肉呈中度或轻度萎缩，尤以大小鱼际为明显，检查可发现有痛觉障碍；Hoffmann征多为阳性。② 下肢症状：主要表现为双下肢无力、抬举困难、拖地而行或步态颤抖不稳，有踩棉花感。内收肌痉挛明显者行路呈剪式步态，同时可有双下肢麻木、无为及痉挛，严重者不能自行起坐及翻身，完全瘫于床上。患者下肢肌张力增高,腱反射亢进或活跃,髌阵挛阳性,病理反射多为阳性,可有深感觉及浅感觉减退。③ 其他症状:主要是尿道括约肌功能障碍,胸腹部可有束带感,易于查出痛觉障碍平面,腹壁反射及提睾反射减弱或消失。

3. 诊断

根据上述临床神经学检查、X线片检查及其他影像学所见,包括一般的X线片和断层摄影、CT扫描和MRI检查等,诊断不难。

(1)X线片和断层摄影:颈椎的侧位片上能见到颈椎体后方有异常阴影。白色棍棒状的大片骨化阴影为连续骨化型;大片散在的骨化影为混合型;诊断容易,但是细小的骨化影如分节型、局限型等,单凭X线片就会造成误诊。此时,通常需要做颈椎的侧方断层摄影,在断层片上可拍摄到比椎体更浓密的白色棒状凸出物、黏附在椎体后方。

(2)CT扫描:能够获得颈椎横断面状态的CT扫描对于诊断本症极其有用。骨化物的形态不一,有广基型,也有小而尖的。另外,从CT指数也可看出骨化的成熟程度,这对治疗方法的选择,尤其是手术操作程序的进行至关重要。

(3)MRI检查:对于椎间盘病变和脊髓病变尤为重要,但对于本病来说其特异性并不太高,因为骨化阴影在MRI上表现为低信号,很难与四周的硬膜外组织、正常的后纵韧带等相区别,但可以看到因为骨化部压迫而变细的脊髓形态。

4. 治疗

颈椎后纵韧带骨化症的治疗远较颈椎病的难度大,且持续时间长,手术风险大,预后多欠理想。对于颈项部疼痛和颈部活动受限等局限性症状,以及具有轻度神经症状者,例如双手手指麻木等病例应选择保守治疗。手术治疗的基本原则是解除骨化的后纵韧带对脊髓和神经根的压迫,但在具体要求与操作上一定要细心、耐心和精心,否则易造成手术疗法的失败。目前临床上常用的手术方式为椎管扩大成形术。

(四)胸椎管狭窄症

胸椎管狭窄症是胸椎管横断面减小而产生的胸段脊髓压迫综合征,多见于中年男性,在脊椎椎管狭窄症中胸椎管狭窄症远较腰椎和颈椎少见。

1. 病因

该病为退变性疾病,病因主要是发育性胸椎管狭窄和后天退行性变所致的综合性因素,积累性劳损、代谢异常、炎症、家族性因素等也被认为是本病的发病原因之一。

2. 临床特点

胸椎管狭窄症患者因病变节段高低、压迫来自前方或(和)后方、单侧或(和)双侧、是否合并颈、腰椎病变等不同情况而表现的临床症状和体征差异较大。

(1)症状。① 胸椎管狭窄症的发病年龄多在中年,好发部位为下胸椎,主要位于第7~11胸椎节段。② 本病发展缓慢,起初多表现为下肢麻木、无力、发凉、僵硬及不灵活,双侧下肢可同时发病,也可一侧下肢先出现症状然后累及另一侧下肢。约半数患者有间歇性跛行,行走一段距离后症状加重,需弯腰或蹲下休息片刻方能再走。较重者存在站立及步态不稳,需持双拐或扶墙行走,严重者胸腹部有束紧感或束带感,胸闷、腹胀,如病变平面高而严重者有呼吸困难。半数患者有腰背痛,有的时间长达数年,但仅有1/4的患者伴腿痛,且疼痛多不严重,大小便功能障碍出现较晚,主要表现为解大小便无力,尿失禁少见。患者一旦发病多呈进行性加重,缓解期少而短。病情发展速度快慢不一,快者数月即可发生截瘫。

(2)体征:患者呈痉挛步态,行走缓慢,偶有轻度驼背、侧弯,下肢肌张力增高、肌力减弱,膝及踝阵挛反射亢进等。

3. 诊断

本病的诊断并不困难,在接诊下肢截瘫患者时应考虑胸椎管狭窄症。诊断本病主要依据以下各点。

(1)一般症状:多为中年人,发病前无明确原因,逐渐出现下肢麻木、无力、僵硬不灵活等早期瘫痪症状,呈慢性进行性,可因轻度外伤而加重。

(2)清晰的X线片:显示胸椎退变、增生,尤其应注意侧位片上有关节突起肥大、增生、突入椎管,侧位断层片上有无黄韧带骨化和(或)胸椎后纵韧带骨化症,并排除脊椎的外伤及破坏性病变。

(3)CT扫描可见关节突关节肥大向椎管内突出,椎弓根短,黄韧带骨化或颈椎后纵韧带骨化症致椎管狭窄。

(4)MRI检查。显示椎管狭窄,脊髓受压征。

(5)脊髓造影。呈不完全梗阻或完全梗阻。不完全梗阻者呈节段性狭窄改变,压迫来自后方肥大的关节突及(或)黄韧带骨化或前方的颈椎后纵韧带骨化症。

4. 治疗

胸椎椎管狭窄至今尚无有效的非手术疗法,因此,症状明显、已影响患者生活工作者,大多数学者认为手术减压是解除压迫恢复脊髓功能的唯一有效方法。因此,诊断一经确立,即应尽早手术治疗,特别是对脊髓损害发展较快者更需及早手术;一旦脊髓出现变性,则后果不佳,且易造成完全瘫痪。

(五)胸椎后纵韧带骨化症

随着对颈椎后纵韧带骨化症的重视与深入研讨,近年来发现胸椎后纵韧带骨化症亦非少见。同其他部位后纵韧带骨化一样,胸椎后纵韧带骨化症的发病机制尚未明了,一般认为其为软骨细胞的异位骨化所致,但亦有学者认为其与纤维软骨及膜内化骨有关,还有学者认为退变的椎间盘可影响后纵韧带骨化的形成。

1. 临床特点

(1)背部疼痛:颈椎后纵韧带骨化症引起的胸髓病变从开始发病到完全性瘫痪可

以仅经过很短的时间。但也有患者到医院就诊时仅主诉有持续性背部模糊痛,其病史可持续数月至数年。

(2)下肢瘫痪:可自轻度的运动无力至重度的下肢完全瘫痪,并可伴有不同程度的感觉障碍。患者瘫痪症状多呈进行性加重。

(3)小便功能异常:视病变程度不同,可有大小便无力,亦可出现二便失禁。

(4)步态不稳:双下肢行走无力,有踏空感或足踩棉花感,患者常易跌倒。

2. 诊断

(1)临床表现:主要是背部的模糊痛及下肢瘫痪症状。

(2)影像学检查。① X线片:胸椎侧位或断层X线片常可发现骨化的后纵韧带呈高密度影,可呈连续型或孤立型。② 脊髓造影:可显示骨化物范围,对减压范围确定有很大的意义。③ CT检查:具有明确的诊断意义,并可测量椎管狭窄率,CT三维重建既可显示骨化物的范围、形态,亦可显示脊髓压迫的程度。④ MRI检查:可显示脊髓受压的程度和范围等。

3. 治疗

胸椎后纵韧带骨化症确诊后一般均需手术治疗,常用手术方法包括椎板切除术、椎板成形术、前路或后路骨化韧带切除并植骨融合术等。

(六)腰椎间盘突出症

临床统计表明,腰椎间盘突出症是门诊最为多见的疾患之一,也是腰腿痛最常见的原因。腰椎间盘突出症是指因腰椎间盘变性、破裂后髓核突(脱)向后方或突至椎板内致使相邻组织遭受刺激或压迫而出现一系列临床症状者。

1. 病因

(1)主要病因:椎间盘退变是主要病因,此外与外伤、职业、遗传因素、腰骶先天异常等有关。

(2)诱发因素:除上述主要病因外,各种诱发因素亦具有重要作用,如增加腹压、坐姿不正、突然负重和妊娠等。

2. 临床特点

1)症状

根据髓核突(脱)出部位、大小、椎管矢径、病理特点、机体状态及个体敏感性等不同,临床症状也差异悬殊。

(1)腰痛:临床资料证实,95%以上的腰椎间盘突(脱)出症患者有此症状。临床上以持续性腰背部钝痛多见,平卧位时减轻,站立时加剧。一般情况下可以忍受,并容许腰部适度活动及慢步行走,主要由机械压迫所致。持续时间少则2周,长者可达数月,甚至数年之久。

另一类疼痛为腰部痉挛样剧痛,不仅发病急骤突然,且多难以忍受,非卧床休息不可。主要是由于缺血性神经根炎所致，即髓核突然突出压迫神经根，致使根部血管同时受压而呈现缺血、淤血、缺氧及水肿等一系列改变，并可持续数天至数周，卧木板床、封闭疗法及服用脱水剂可缓解。

（2）下肢放射痛：多为一侧性，80%以上的患者会出现此征。轻者表现为由腰部至大腿及小腿后侧的放射性刺痛或麻木感，直达足底部，一般可以忍受；重者表现为由腰至足部的电击样剧痛，且多伴有麻木感。疼痛轻者虽仍可步行，但步态不稳，呈跛行；腰部多取前倾状或以手扶腰以缓解对坐骨神经的张应力。重者需卧床休息，并喜采取屈髋、屈膝或侧卧位。凡增加腹压的因素均可使放射痛加剧。由于屈颈可通过对硬膜囊的牵拉使脊神经刺激加重（即屈颈试验），以致患者头颈多取仰伸位。

（3）肢体麻木：多与放射痛伴发，单纯表现为麻木而无疼痛者仅占5%左右，主要是因为脊神经根内的本体感觉和触角纤维受刺激，麻木的范围与部位取决于与受累神经根序列数。

（4）肢体冷感：少数（5%～10%）病例自觉肢体发冷、发凉，主要是由于椎管内交感神经纤维受刺激引起。

（5）间歇性跛行：产生机制和临床表现与腰椎管狭窄者相似，主要原因是在髓核突出的情况下，可出现继发性腰椎椎管狭窄症的病理和生理学基础；对于伴有先天性发育性椎管矢状径狭小者，脱出的髓核更加重了椎管的狭窄程度，以致易诱发本症状。

（6）肌肉麻痹：因腰椎间盘突（脱）出症造成瘫痪者十分罕见，而多系根性受损致使所支配肌肉出现程度不同的麻痹症。

（7）马尾神经症状：临床上少见，主要表现为会阴部麻木、刺痛、排便及排尿障碍、阳痿（男性）及双下肢坐骨神经受累症状，严重者可出现大小便失控及双下肢不全性瘫痪等症状。

（8）下腹部痛或大腿前侧痛：在高位腰椎间盘突出症，当第2～4腰椎神经根受累时则出现神经根支配区的下腹部腹股沟区或大腿前内侧疼痛。

（9）患肢皮温较低：与肢体冷感相似，亦因患肢疼痛反射性引起交感神经性血管收缩，或是由于激惹了椎旁交感神经纤维引发坐骨神经痛，并小腿及足趾皮温降低，尤以足趾为著。这种皮温减低现象在第1骶椎神经根受压较第5腰椎神经根受压更为明显。

（10）其他症状：视脊神经根的部位与受压程度邻近组织受累范围及其他因素不同，还可能出现某些少见症状，如肢体多汗、肿胀、骶尾部痛及膝部放射痛等多种症状。

2）体征

（1）一般体征：主要指腰部与脊柱体征，属本病共性表现。① 步态：急性期或对神经根压迫明显者可出现跛行、一手扶腰或患足怕负重及呈跳跃式步态等。② 腰椎曲度改变：一般患者均显示腰椎生理曲线消失、平腰或前凸减少。③ 脊柱侧弯：一般均有此征，视髓核突出部位与神经根关系的不同而表现为脊柱弯向健侧或弯向患侧，如髓核突出部位位于脊神经根内侧,因脊柱向患侧弯曲可使脊神经根张力减低,所以腰椎弯向患侧;反之,如突出物位于脊神经根外侧,则腰椎多向健侧弯曲(见图9-3-5)。④ 压痛及叩痛部位基本上与病变的椎节相一致。叩痛以棘突处为明显,系叩击振动病变部所致;压痛点主要位于椎旁,相当于骶棘肌处,部分患者伴有下肢放射痛。⑤ 腰椎活动范围:症状轻者可近于常人,急性发作期腰部活动可完全受限。⑥ 下肢肌力及肌萎缩:根据受损神经的神经根部位不同,所支配的肌肉可出现肌力下降和肌萎缩。⑦ 感觉障碍:机制与肌力改变一致,根据受累神经脊神经根的部位不同而出现该神经支配区的感觉异常。⑧ 发射改变:亦是本病易发生的典型体征之一。第4腰椎脊神经受累时,可出现膝反射障碍;第5腰椎脊神经受损时对反射多无影响;第1骶神经受累时则跟腱反射障碍。

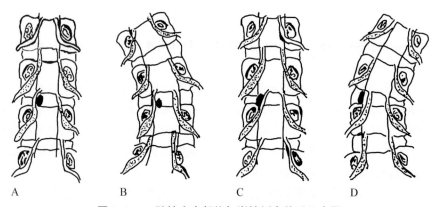

图9-3-5 髓核突出部位与脊柱侧弯关系示意图

A. 椎间盘突出在神经根内侧;B. 神经根所受压力可因脊柱侧凸突向健侧而缓解;C. 椎间盘突出在神经根外侧;D. 神经根所受压力可因脊柱侧凸突向患侧而缓解

(2)特殊体征:① 屈颈试验(Lindner)征;② 直腿抬高试验;③ 直腿抬高加强试验(Bragard征);④ 仰卧挺腹试验;⑤ 股神经牵拉试验。

3. 诊断

对典型病例的诊断一般多无难度,尤其是在CT扫描与MRI检查广泛应用的今天。但对于非典型者,则易于误诊。

1)一般病例的诊断

① 详细的病史;② 仔细而全面的体格检查,应包括神经系统检查;③ 腰部的一般症状;④ 特殊体征;⑤ 腰椎X线片检查;⑥ CT、MRI或肌电图检查;⑦ 一般不选用脊髓造影,椎间盘造影原则上不用。

2)特殊类型椎间盘突(脱)出症的诊断

(1)中央型:临床上并非少见,但易与马尾处脊髓肿瘤相混淆。诊断要点除前述各项外,主要依据以下特点:① 具有马尾神经受累症状,包括双下肢感觉、运动及膀脱直肠功能障碍；② 站立及白日症状明显，卧床及夜晚症状缓解（与脊髓肿瘤相反）；③ 腰椎穿刺显示奎氏试验多属通畅或不全性梗阻，脑脊液检查蛋白定量多正常（而肿瘤则多呈现完全性梗阻及蛋白含量增高等）；④ 一般多需行MRI或CT扫描检查，均有阳性发现。

（2）椎体型（前缘型）腰椎间盘突出症：根据下述特点进行确诊。① 临床症状与腰椎椎间盘病（盘源性腰痛）相似，以腰背酸痛为主，垂直加压有加重感；一般无根性症状；② X线片检查显示典型特征，前型于侧位X线片上见椎体前缘有一个三角形骨块，正中型则显示Schmorl结节样改变；③ CT扫描和MRI检查有助于本型的确诊，应常规检查。

（3）高位腰椎间盘突（脱）出症：指第3腰椎以上椎节，即第1～2腰椎和第2～3腰椎者，发生率占全部病例的1%～3%。诊断主要依据：① 高位腰脊神经根受累症状包括股四头肌无力、萎缩、大腿前方（达膝部）疼痛、麻木及膝跳反射障碍等，在所有病例中此组症状占60%～80%；② 80%以上病例会出现腰部症状，并于相应椎节的棘突处有叩击痛及传导痛，半数以上病例于椎旁有压痛；③ 截瘫症状少见，约10%病例可突然发生下肢截瘫症状，因后果严重，必须重视；④ 约有20%的患者会出现坐骨神经痛症状，主要因第3～4腰椎椎节的脊神经受波及所致；⑤ 一般病例多常规行MRI或CT扫描检查进行确诊，并应注意与脊髓肿瘤的鉴别。

3）定位诊断

病史与细致的体检不仅能做出腰椎间盘突（脱）出症的诊断，而且基本上能够做出定位诊断，这主要是根据不同神经根在受突出椎间盘组织压迫下所产生特有的定位症状和体征。由于95%以上的腰椎间盘突出症发生在第4～5腰椎或第5腰椎至第1骶椎的椎间隙，压迫了第5腰椎或第1骶椎神经根，主要产生表现为坐骨神经痛的各种症状。另有1%～2%的腰椎间盘突出发生在第3～4腰椎的椎间隙，压迫了第4腰椎神经根，可出现股神经痛症状。

4. 治疗

腰椎间盘突出症治疗方法的选择主要取决于该病的不同病理阶段和临床表现，手术和非手术疗法各有指征，多数腰椎间盘突出症能经非手术疗法治愈。非手术治疗的方法包括休息、牵引促进髓核还纳、药物消除局部反应性水肿等。出现以下情况时应积极手术治疗。

（1）诊断明确，经正规非手术疗法无效并影响工作和生活者，应及早施术，以防继发粘连性蛛网膜炎。

（2）以马尾神经受累症状为主，病情严重，已影响基本生活者。

（3）症状虽不严重，但久治无效，影响步行或剧烈活动，诊断明确者。

（4）椎管探查手术适应证者，包括伴有椎管狭窄的病例等。

（5）其他：如某些职业需要其腰椎活动正常（运动员、舞蹈演员及野外工作者等）

或其他特殊情况者。

（七）腰椎管狭窄症

先天性发育性腰椎椎管狭窄症是指先天椎管发育不全,以致椎管本身或根管矢状径狭窄,致使脊神经根或马尾神经遭受刺激或压迫,并出现一系列临床症状。因后天伤病所引起的椎管狭窄症属于继发性(或获得性)椎管狭窄。

临床上,腰椎椎管狭窄症是导致腰痛或腰腿痛的常见疾病之一,是一种慢性、进行性硬膜囊及马尾神经受累疾病,由椎管或根管狭窄引起内容物受压而出现相应的神经功能障碍。

从总体概念上来讲,椎管狭窄症是指因组成椎管的骨性或纤维性组织异常,引起椎管有效容量减少,以致位于管道中的神经组织受压或刺激而产生功能障碍及一系列症状。

1. 病因及分型

临床上,一般将腰椎椎管狭窄症分为先天发育性椎管狭窄症和后天获得性椎管狭窄症两大类。

1）先天发育性椎管狭窄症

本型又可称为原发性腰椎管狭窄症,在临床上又可分为以下两种类型。

（1）特发性腰椎椎管狭窄症:本型较为多见,且有地区性与家族性特点。发育性狭窄的病理解剖学特点:① 椎管矢径狭小,尤以中部为甚;② 多节椎管发病,一般在2节以上;③ 椎板头侧缘矢径A与椎板尾侧缘矢径B的比值(ratio of the sagittal diameters, RMD)<1为正常,RMD ≥ 1则为发育性狭窄。单纯发育性狭窄者在腰椎管狭窄症病例中占1%～2%。

（2）软骨发育不全性腰椎椎管狭窄症:临床上少见。

2）后天获得性椎管狭窄症

（1）退变性腰椎管狭窄症:最常见的一种,约占腰椎管狭窄症的60%。椎间关节退变起源于椎间盘膨出、椎间隙狭窄、椎体后缘增生、黄韧带肥厚、小关节增生肥大、椎间节段性失稳、水平位移等,均可造成椎管内马尾神经受压。临床上本型又可分为以下3种类型。① 中心型:病变主要位于椎管,临床上较为多见;② 周围型:病理改变位于根管,可一侧性或双侧性,以后者多见;③ 退变性脊椎滑脱:主要因椎节松动导致腰段或腰骶段以纤维性管道狭窄为主,骨性管道狭窄为次的椎管狭窄,并引起马尾或根性症状。

（2）创伤性:指因腰椎骨与关节外伤本身,以及其后的骨痂生成、骨折片移位及增生性反应等,均可引起椎管狭窄。此型临床上亦较为多见,应注意及早予以判定,并选择相应的治疗措施。

（3）医源性:指因腰骶部各种手术,包括椎板切除术、脊椎融合术、内固定及髓核溶解术等,均有可能因骨质增生或骨痂形成而引起椎管和(或)根管狭窄。

（4）混合型:指多种因素共存者,大多以轻度先天发育性为主,伴有退变性及椎间盘突出等任何两种以上混合并存者。

（5）其他：上述几种原因外的其他病因，如氟骨症、畸形性骨炎及特发性脊柱侧弯等均可引起椎管狭窄。

2. 临床特点

1）发病特点

发育性腰椎椎管狭窄症虽多属胎生性，但真正发病年龄大多在中年以后。而主要因退变所致者年龄要大于前者10～15岁，因此多见于老年患者。本病男性多于女性，可能与男性劳动强度和腰部负荷较大有关。初次发病者常在不知不觉中出现症状。

2）症状和体征

本病主要症状为腰骶部疼痛和间歇性跛行。腰骶部疼痛常涉及两侧，站立、行走时加重，卧床、坐位时减轻。主诉腿痛者明显少于椎间盘突出症者。症状产生原因除椎管狭窄外，大多合并椎间盘膨出或侧隐窝狭窄所致。

70%～80%的患者有马尾神经性间歇性跛行，其特点是安静时无症状，短距离行走即出现腿痛、无力及麻木，站立或蹲坐少许时间后症状又消失。病变严重者在挺胸、伸腰、站立时亦可出现症状。

尽管患者主诉较多，但在早期安静时体检常无发现，腰椎后伸诱发疼痛较前屈多；单纯性椎管狭窄者直腿抬高试验可为阴性，但继发性椎管狭窄症者阳性率可高达80%以上。患者步行时小腿无力，并有麻木感，原发性者多无肌萎缩征；但继发性病例，尤其是腰椎间盘突出症者更明显。

综上，前述间歇性跛行患者的三大临床特征为主诉多、阳性体征少及伸腰受限。

3）侧隐窝型（根管）狭窄症的临床表现

与椎管狭窄症者相似，侧隐窝狭窄患者发病年龄多为中年以上，男性多于女性；症状随年龄增长、退变加剧而加重。男性因侧隐窝狭而深、神经周围保留间隙小、增生较重而易出现症状。

患者多有较久的腰腿痛史。腿痛常较椎管狭窄及腰椎间盘突出症者重，亦可因劳累、外伤而发病或加重病情，神经根麻痛大多沿第5腰椎或第1骶椎神经根走行呈放射性，神经根性间歇性跛行较前者更为明显，甚至行走数百步至数十步即可发病，蹲位或停止步行则缓解。

检查时大多数病例无阳性体征，少数有脊柱生理弯曲消失或侧凸，但不如前者及椎间盘突出症者重，脊柱后伸可诱发或加重肢体的麻痛感，但如神经根已麻痹者可无感觉。感觉障碍有无及其程度视狭窄轻重而不同，重者可出现受损神经支配区感觉、运动障碍，反射减弱或消失。

3. 诊断

1）临床特点

临床特点是本病的主要诊断依据，尤应注意长期的腰骶部疼痛、两侧腿部不适、马尾神经性间歇性跛行、静止时体检多无阳性发现等为本病的特征。凡中年以上患者具有以上特征者均应考虑本病。

2）影像学检查

（1）X线片检查：在发育性或混合性椎管狭窄者，主要表现为椎管矢状径小，椎板、关节突及椎弓根异常肥厚，两侧小关节移向中线，椎板间隙窄；退变者有明显的骨质增生。在侧位片上可测量椎管矢状径，＜14 mm者示椎管狭窄；14～16 mm者为相对狭窄，在附加因素下可出现症状。也可用椎管与椎体的比值来判定是否狭窄。

（2）CT、CT脊髓造影和MRI检查：CT扫描可显示椎管及根管断面形态，但不易了解狭窄全貌；除了解骨性结构外，CT脊髓造影尚可明确硬膜囊受压情况，目前应用较多。此外，MRI更可显示腰椎椎管全貌，目前大多数骨科医师已将其作为常规进行检查。

（3）椎管造影：常在第2～3腰椎间隙穿刺注射造影，此时可出现尖形中断、梳状中断及蜂腰状改变，基本上可了解狭窄全貌。由于本检查属侵入式，目前已少用。

4. 治疗

本病轻型及早期病例以非手术治疗为主，无效者则行手术扩大椎管。其中需手术治疗的病例包括：① 非手术治疗无效者，此组病例大多系继发性腰椎管狭窄症者；② 经常发作者，凡发作频繁、已影响工作及日常生活的病例；③ 根性症状较明显者，宜及早施术，以免继发蛛网膜粘连。

（八）腰椎滑脱症

腰椎滑脱症系相邻两椎体发生向前或向后相对位移。依据发生腰椎滑脱的原因分类为椎弓根发育不良性、椎弓峡部裂性、退变性、创伤性和病理性。临床上以椎弓峡部裂性和退变性腰椎滑脱症多见。

1. 病因

椎弓根峡部系指上、下关节突之间椎弓的狭窄部分，又称为关节突间部。椎弓峡部裂可因椎弓化骨核分离、遗传性发育不良和疲劳骨折所致。椎弓峡部裂以L5为多，当人体直立位L5承受两个分力，一为作用于椎间关节的压应力，另一力为作用于椎弓峡部的剪应力。特别当L5椎弓峡部为骶骨的上关节突及L4下关节突定压时，椎弓峡部承受高应力状态，因此处椎弓骨质相对薄弱，在反复应力作用下，发生峡部断裂。

2. 临床表现

（1）先天性椎弓崩裂滑脱：发病率为6%～7%，约一半可发生滑脱，发病年龄在4岁以后，以12～16岁发病率最高。少儿或成年时可无症状，因其他原因摄片偶然发现，但常在某次腰部负重或扭腰后出现腰痛或腰腿痛。起病症状较轻，以后为持续性腰痛或腰痛并下肢痛。卧床休息后缓解，活动后加重。

检查时腰椎前凸增加，两侧腰褶加深，两侧臀部较平，第5或第4腰椎棘突向后隆起，第4腰椎与第5腰椎或第4腰椎与第3腰椎棘突间有台阶感。腰椎前屈受限，腰背肌痉挛。直腿抬高试验时，腘窝处有紧张感。若有神经根受压时，直腿抬高试验阳性。

（2）退行性腰椎滑脱：中年时发病，起始为腰痛，亦可有腰椎关节突综合征突发腰痛症状，以后呈持续性腰痛，休息时腰痛缓解。发病率随年龄增加，45～75岁发病率为3.5～17.3%。发病部位以第4～5腰椎最为多见，第3～4腰椎次之。腰背痛因腰椎不稳、腰椎前凸增加和腰椎间盘退变、膨出刺激窦椎神经而致。当因腰椎滑脱，神经根嵌压时可出现下肢痛和坐骨神经痛。取坐位或下蹲前屈使腰椎前凸减小，症状可以缓解。

检查时腰椎无明显棘突台阶状感，但可并有腰椎侧弯或后凸畸形，腰椎前屈运动正常，后伸受限。出现症状者多为第5腰椎神经根受累。

3. 影像学检查

（1）椎弓根崩裂征象：X线腰椎45°斜位摄片示上关节突轮廓似"狗耳"，横突似"狗头"，椎弓根似"狗眼"，下关节突似"狗前肢"，关节突关节部或峡部似"狗颈部"。椎弓峡部崩裂时"狗颈部"可见裂隙。

（2）Ulmann征：峡部裂性腰椎滑脱侧位片示上一椎体对下一椎体发生向前移位。从下一椎体前缘画一条垂直于椎间隙水平的垂直线。正常情况下，此线不与上椎体相交。将上椎体下缘分为4等份，若此线位于前方第一等份内为Ⅰ度，以此类推，共Ⅳ度。

4. 治疗

（1）先天性腰椎滑脱Ⅰ度以内患者无明显症状，无须特殊治疗，嘱其避免从事重体力劳动及剧烈运动；若有轻微症状可对症治疗。

（2）先天性腰椎滑脱Ⅰ～Ⅱ度或Ⅱ度以上者有腰腿痛神经症状，应行手术腰椎管减压、复位、内固定及椎骨融合术。

（3）退行性腰椎滑脱者腰腿痛症状明显，应行手术治疗。

三、脊柱免疫性及感染性疾病

（一）强直性脊柱炎

强直性脊柱炎是一种主要侵犯脊柱，并累及骶髂关节和周围关节的慢性进行性炎性疾病。

1. 病因

目前尚未完全阐明，近年来分子模拟学说从不同的角度全面地解释了强直性脊柱炎发病的各个环节。流行病学调查结合免疫遗传研究发现，HLA-B27在强直性脊柱炎患者中的阳性率高达90%以上，证明该病与遗传有关。目前大多认为强直性脊柱炎与遗传、感染、免疫、环境等因素有关。

2. 临床特点

常见于16～30岁的青年人，男性多见，40岁以后首次发病者少见，约占3.3%。强

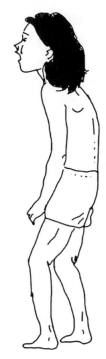

图9-3-6　强直性
脊柱炎驼背畸形

直性脊柱炎起病隐袭,进展缓慢,全身症状较轻;早期常有下背痛和晨起僵硬,活动后减轻,并可伴有低热、乏力、食欲减退、消瘦等症状。开始时疼痛为间歇性,数月或数年后发展为持续性,以后炎性疼痛消失,脊柱由下而上部分或全部强直,出现驼背畸形(见图9-3-6)。女性患者周围关节受侵犯较常见,进展较缓慢,脊柱畸形较轻。

(1)关节病变表现:绝大多数首先侵犯骶髂关节,以后上行至颈椎。少数患者先由颈椎或几个脊柱段同时受侵犯,可侵犯周围关节。① 骶髂关节炎:约90%的强直性脊柱炎患者最先表现为骶髂关节炎,以后上行发展至颈椎,表现为反复发作的腰痛,腰骶部僵硬感,间歇性或两侧交替出现腰痛和两侧臀部疼痛,可放射至大腿,无阳性体征。② 腰椎病变:多数表现为下背痛和腰部活动受限。③ 胸椎病变:胸椎受累时,表现为背痛、前胸痛和侧胸痛,最后呈驼背畸形。疾病严重时可造成心肺功能和消化功能障碍。④ 颈椎病变:30%的患者首先表现为颈椎炎,先有颈椎部疼痛,沿颈部向头部和臂部放射;严重者仅能看到自己足尖前方的小块地面,不能抬头平视。⑤ 周围关节病变:约半数强直性脊柱炎患者有短暂的急性周围关节炎,约25%有永久性周围关节损害;一般多发生于大关节,下肢多于上肢。

(2)关节外表现:强直性脊柱炎的关节外病变大多出现在脊柱炎后,偶有在骨骼肌肉症状之前数月或数年发生关节外症状。可侵犯全身多个系统,并伴发多种疾病。① 心脏病变:以主动脉瓣病变较为常见;合并心脏病的强直性脊柱炎患者一般年龄较大、病史较长,脊柱炎及外周关节病变较多,全身症状较明显。② 眼部病变:长期随访发现,25%的强直性脊柱炎患者有结膜炎、虹膜炎、眼色素层炎或葡萄膜炎。③ 耳部病变:发生慢性中耳炎是正常人的4倍。④ 肺部病变:少数强直性脊柱炎患者后期可并发上肺叶斑点状不规则的纤维化病变。⑤ 神经系统病变:由于脊柱强直和骨质疏松,易使颈椎脱位和发生脊柱骨折,而引起脊髓压迫症。⑥ 淀粉样变:为强直性脊柱炎少见的并发症。⑦ 肾及前列腺病变:极少发生。

3. 辅助检查

(1)实验室检查:缺乏特异性。90%以上的患者组织相容抗原(HLA-B27)检测为阳性,血清类风湿因子呈阴性。但一般不依靠HLA-B27来诊断强直性脊柱炎,诊断主要依靠临床特点和放射线证据。

(2)影像学表现。① X线片检查:骶髂关节改变是诊断本病的主要依据。发病早期关节边缘模糊,并稍致密、关节间隙加宽;病变至中期,关节间隙狭窄,关节边缘骨质腐蚀与致密增生交错,呈锯齿状;病变至晚期,关节间隙消失,骨小梁通过,呈骨性融合；韧带骨赘(即椎间盘纤维环骨化)形成,甚至呈"竹节状"脊柱融合。② CT或MRI检查：骶髂关节CT扫描或MRI可提高敏感性,早期发现骶髂关节病变。CT扫描能较满意显示骶髂关节间隙及关节面骨质,发现X线片不能显示的轻微关节面骨侵蚀及软骨下囊性变等。MRI检查能直接显示关节软骨,对早期发现骶髂关节软骨改变以及骶髂关节炎病情估计和疗效判定较CT扫描更优越。

4. 诊断

根据病史特点,有下列表现应考虑炎症性脊柱病：① 腰背部不适隐约性出现；② 年龄＜40岁；③ 持续3个月以上；④ 清晨时僵硬；⑤ 活动后症状有所改善。有上述病史,X线片有骶髂关节炎征象,即证实为脊柱病；进一步排除牛皮癣、炎性肠病或Reiter综合征关节炎,即可做出原发性强直性脊柱炎的诊断,而不要等到脊柱明显强直时才明确诊断。

5. 治疗

目前尚缺乏根治的方法,亦无阻止本病进展的有效疗法。许多患者骶髂关节炎发展至Ⅱ或Ⅲ级后并不再继续发展,仅少数人可进展至完全性关节强直。强直性脊柱炎治疗的目的在于控制炎症、减轻或缓解症状、维持正常姿势和最佳功能位置、防止畸形。要达到上述目的,关键在于早期诊断和早期治疗,采取综合措施进行治疗。

(二) 脊柱结核

脊柱结核是常见的肺外结核,发病率较高,占全身骨与关节结核的50%左右。在脊柱结核中,约99%发生在椎体,椎弓结核仅占1%左右。这是由于椎体以松质骨为主,负重大,承受应力高,而椎体的滋养动脉多为终末动脉,结核杆菌容易停留在椎体部位。在整个脊柱中,腰椎活动度最大,腰椎结核发生率也最高,胸椎次之,颈椎更次之,至于骶尾椎结核则甚为罕见。本病最多见于20～30岁者,体质较差者容易感染或病变加重及复发。

1. 病因

(1) 血路传播：结核杆菌从原发病灶进入血流时形成大量的细菌栓子,其中绝大多数被机体的防御系统所消灭；少数未被消灭的结核杆菌组成了小的病灶,并被纤维组织包绕,病灶可呈静止状态。但当机体抵抗力减弱时,潜伏的病变可重新活跃,并迅速繁殖蔓延。纤维组织的包膜如被突破,大量结核杆菌再次进入血流,从血路播散到全身各处,同时造成多处活动性病灶。

(2) 淋巴路：胸腹腔的结核病灶可通过淋巴管将结核栓子传递到脊柱,并在椎骨内发展而形成脊柱结核。

(3) 局部蔓延：由脊柱附近的组织,诸如胸膜、腹腔或颈部淋巴结等处病灶破溃后,坏死组织成为感染源而直接蔓延至椎体边缘,并从此处再侵及深部。

2. 病理改变

（1）病理分型：临床上多依据其病理解剖而分为以下四类。① 椎体边缘型结核：临床上常见。边缘型结核病变可发生在椎体上下缘的两侧和前后方。结核菌栓子先在椎体边缘产生病灶（早期），随着病灶的扩大可由此蔓延至椎间隙，并侵犯间盘组织（中期），如果病变十分严重，相邻的两个椎体可形成塌陷、缺损，并逐渐形成患椎向后的成角畸形，且多伴发椎旁流注脓肿；后方病变容易造成脊髓或神经根的受压征（多在后期）。当然局部的结核性肉芽肿或干酪样物质也可侵入椎管直接压迫脊髓或硬脊膜（见**图9-3-7**）。② 椎体中心型结核：多见于儿童或青少年，成人少见。细菌栓子来自血循环，在椎体中央的松质骨内产生病变，发展缓慢，局部症状出现较晚。椎体可破坏，椎体受压后则呈楔状。当病变穿破软骨板到达椎间关节，即构成全关节型结核。病变也可进入两侧椎旁肌群，形成椎旁脓肿，如向后穿过椎管前方骨皮质，则直接构成对脊髓的压迫而引起瘫痪（见**图9-3-8**）。③ 椎体前型（即骨膜下型）：此型少见，多发生在椎体前缘，病理改变也以骨质破坏为主，容易向四周软组织扩散。病灶可原发于椎体边缘，也可因椎体外的结核病变所致。此型常无明显死骨形成（**图9-3-9**）。④ 附件型：极少见，发生在棘突、椎弓、横突处等，多为个案报道。

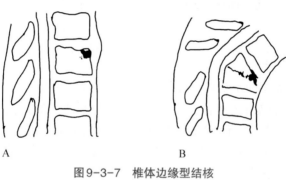

图9-3-7　椎体边缘型结核
注：A. 早期；B. 后期

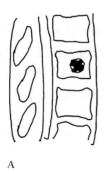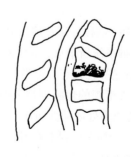

图9-3-8　椎体中心型结核
注：A. 早期；B. 后期

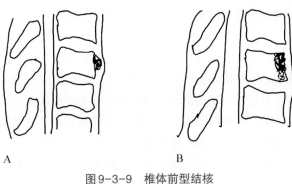

图9-3-9　椎体前型结核
注：A. 早期；B. 后期

　　（2）结核性脓肿：为炎性渗出物和坏死组织所组成，因脓肿形成时间较长，无红、肿、热、痛等急性炎症的特征，故称为"寒性脓肿"。颈、胸、腰、骶段椎体所产生的脓肿有不同的特点。① 颈椎椎体结核：脓液穿破椎体前方骨膜和前纵韧带，聚集在颈前肌的后方。第4颈椎以上病变的脓肿多位于咽喉后方，称为"咽后脓肿"。第5颈椎以下病变的脓肿多位于食管后方，也称为"食管后脓肿"。脓肿有可能穿破咽腔或食道而流出体外。颈椎椎体侧方病变的脓液可在颈部两侧形成脓肿。② 胸椎结核：胸椎椎体的脓液可将病椎及其相邻椎体的骨膜及韧带掀起，从而造成广泛的椎旁脓肿。脓肿可向胸膜腔或肺内穿破，有时也沿肋间神经和血管向背部或胸壁部扩散。③ 腰椎结核：当脓液积聚在椎体和椎节内达到足够大的压力后，则穿过被结核肉芽侵蚀的前纵韧带或椎旁韧带，流注至椎旁腰大肌内，形成腰大肌脓肿。上腰段可形成椎旁脓肿，脓肿能沿着腰大肌向下流注至股三角及小粗隆部；再沿股骨上端的后面、向大腿外侧及膝部扩散。腰大肌深层的脓肿可刺激局部神经继而引起患侧髋关节屈曲挛缩，并向下流注至腰三角，形成腰三角脓肿。④ 骶椎结核：脓液聚集在骶骨前方，形成骶前脓肿；或经坐骨大孔向股骨大粗隆部流注。

　　（3）脊髓受压：脊柱结核症状波及椎管，合并截瘫者占10%左右，主要为胸腰段以上病变，其次为颈椎结核产生脊髓压迫症的机会较多。产生脊髓压迫症的原因：① 脓肿直接压迫，即脓肿内容物侵入椎管内直接压迫脊髓；② 坏死物所致，包括死骨块或破坏的椎间盘组织等均可对脊髓形成直接压迫；③ 畸形患椎的病理性骨折脱位或成角畸形；④ 硬膜外的肉芽肿本身、继发的纤维束带及蛛网膜下腔广泛粘连等均可对脊髓造成压迫；⑤ 椎管因素，因胸椎和颈椎下段的椎管较狭窄，从而加重了致压程度。

　　3. 临床特点

　　（1）全身症状：早期症状不典型，一般为结核病的共性症状，如持续低热、盗汗、食欲不振及消瘦等；有时被呼吸系统或神经系统疾患所掩盖。少数病例可发现同时存在肺、胸膜以及其他部位结核病变；儿童病例可出现夜啼及烦躁症等。

　　（2）局部症状。① 疼痛：早期可出现程度不等的疼痛，多呈持续性钝痛，是脊柱结核的特征之一；疲劳时加重，休息后减轻，但不会完全消失。② 活动受限：视病变部位不同可引发相应节段脊柱活动障碍。③ 畸形：由于相邻的椎体边缘破坏或椎体楔形压缩，脊柱的生理弧度发生改变，以向后成角畸形多见。④ 叩击痛：直接叩击患椎棘突可引起疼痛，为避免增加患者痛苦，一般用轻轻叩击足跟或头顶诱发传导叩痛。⑤ 寒性脓肿与窦道：视脊柱结核的部位不同而在躯干不同处显现。

（3）脊髓受压症状：以胸椎结核发生脊髓压迫症状者最常见。当脊髓受压时，患者病变平面以下部位的感觉、运动、腱反射及括约肌功能可有异常并逐渐加重。胸椎及颈椎结核最易引起完全性瘫痪，如不及早解除截瘫，一旦形成完全瘫痪，则恢复无望。

4. 诊断

（1）结核病史：除了解患者本人的全身情况外，还应询问其家庭及其接触人群中有无发病者。

（2）全身症状：以低热及全身轻度中毒症状为主，多显示面颊潮红、轻度营养不良及贫血等。脊髓受压则可有肢体麻木、四肢无力、大小便障碍等。颈椎结核合并胸、腰椎结核时，病情复杂，全身情况虚弱。

（3）局部症状：患椎有压痛及触痛，胸、腰椎的椎体位置较深，压痛不明显，但有传导叩击痛。

（4）X线片、CT及MRI检查对本症的诊断和病情的判定具有重要作用。CT和MRI可先于X线片发现病灶，视病情可及早作CT或MRI检查。

（5）细菌学与病理学检查：可参考实验室检查结果。对浅在的脓肿可予以穿刺、抽脓行细菌学检查。本病确诊常需依靠细菌学和病理学检查。

5. 治疗

脊柱结核的治疗应像其他部位结核病变一样，遵循结核病治疗的基本原则，并按照加强营养、休息与制动、使用抗结核药类药物、手术疗法及康复疗法的顺序进行治疗。

非手术治疗包括一般疗法、全身及病变局部制动以及常规抗结核药物治疗。对于出现以下表现的患者应积极手术治疗。① 已出现脊髓受压症者：易引起脊髓完全损伤，应尽早行病灶清除及减压术，以求促进功能的恢复。② 非手术疗法无显效者：骨质破坏明显，有寒性脓肿形成，或伴有死骨存在及窦道形成，经非手术疗法效果不明显。③ 此外，对病灶虽小，但经长期治疗症状无明显改善、病灶亦无缩小者，均应施术。④ 其他：对伴有椎节不稳及红细胞沉降率偏高者，需行患椎融合术；对后凸畸形明显、影响外观及功能者，亦需矫形。

（三）脊柱化脓性感染

本病虽较少见，但早期诊断不易，一旦发生病情都较严重，易因败血症或其他严重并发症而发生意外；如果后期转为慢性，则终生难愈（或不愈）。因此，应争取早日诊断、及时治疗。

1. 病因

化脓性感染主要来自以下3条途径。

（1）血源性感染：多系全身某处病灶，如中耳炎、疖肿、毛囊炎等通过血液循环而抵达脊柱。最为多见，且病情也较严重。

（2）局部炎症蔓延：除椎旁部化脓性炎症（椎旁脓肿等）由外向内侵蚀达椎管外，亦可因盆腔内炎症或泌尿生殖系统炎症，通过盆腔静脉达脊椎上静脉（两者之间无瓣膜）或静脉窦形成感染。通过淋巴途径传播亦非罕见。

（3）外伤入侵式：除火器性外伤多见外，平日交通、工矿意外事故等亦可发生，也可由于手术操作及腰椎穿刺污染等引起。

感染的菌种以溶血性金黄色葡萄球菌（凝固酶阳性）最为多见，其他如溶血性链球菌，肺炎双球菌及白色葡萄球菌等亦可遇到。本病好发于18～40岁的青壮年，腰椎多于颈椎及胸椎，除因腰椎体积较大及血流量多外，且与盆腔内血管和腰椎静脉系统交通支血管关系密切。其次好发于胸椎段，颈椎及骶尾段罕见。

2. 病理改变

在椎骨上的化脓性感染，其病程视病因不同而有所差异。血源性感染者，早期病变多位于椎体边缘的松质骨内，之后炎症再向椎骨中心及椎间隙处蔓延（见图9-3-10）。外伤性者多沿入侵途径进入椎骨相应部位，发病后由于椎体内压力升高，炎症则可向附件处蔓延，包括椎弓根、棘突及横突等处也偶尔可见。脓液亦可穿破骨皮质进入椎旁软组织内形成椎旁脓肿，如再穿过硬膜，则出现脊脑膜炎，后果十分严重。本病早期骨质可有破坏，但后期以骨质增生为主，在椎节上一般难以发现死骨。

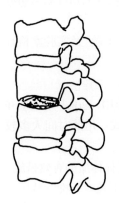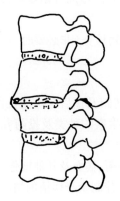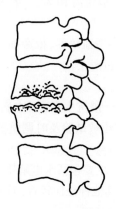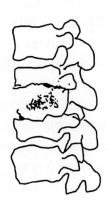

图9-3-10　脊柱化脓性感染病理演变示意图

3. 临床特点

依据感染途径、年龄、全身状态、细菌毒力及其他因素不同,其症状轻重差别较大,因此对每一病例检查及判定时,均应全面考虑。

(1)全身症状:除一般炎症性全身反应外,血源性者多起于菌血症或败血症后,因此常伴有高热、寒战,甚至昏迷等严重中毒症状,体温可达40℃以上,一般持续1～2周。外伤性者全身症状多较轻。局部蔓延而来者,视原发灶情况、全身反应不同而轻重不一,也可在不知不觉中发病。

(2)局部症状:亦与炎症来源类型相关,其中血源性者早期局部体征与症状多不明显,主要由于炎性病变尚未完全局限于腰椎,加之全身反应剧烈而易掩盖局部症状,需详细询问,全面而仔细地检查;而局部蔓延型及外伤性者则局部表现多较明显。常见的临床症状如下所述。① 腰背痛:最多见的临床表现为腰背部酸痛,以活动时为甚。单纯椎骨感染者较为局限,如伴有椎管内感染时(或反应性病变),则可出现双下肢反射痛或其他根性症状。② 叩痛:多在早期出现,无论是直接叩击病变椎骨棘突处,或是纵向传导叩击均有较明显的疼痛。③ 活动受限:亦为早期出现的症状,严重者甚至在床上翻身活动也感疼痛,且常伴有双侧椎旁肌痉挛,使脊柱处于保护性僵硬状态。④ 其他:视感染途径、病程早晚、病变范围及机体反应等不同,尚可出现腹痛、腹胀(腹膜后神经丛受刺激)等各种症状。

4. 诊断

诊断多无困难,但由于X线表现出现较晚,除非及早行MRI检查,早期确诊往往较难,临床诊断主要依据如下。

(1)全身中毒症状严重伴有不明高热者,应考虑组织深部感染,包括化脓性脊柱炎。

(2)椎节局部症状:在前者基础上,伴有腰部疼痛、叩痛及活动受限等症状,则应拟诊化脓性脊柱炎,边治疗边观察。

(3)X线片表现:最短需10天,一般多在2～3周开始显示,3周以上则可见本病典型影像,易于确诊。

(4)其他:还可参考血培养、椎旁抽出物检查(非必要时一般不做)及实验室检查等,争取及早做MRI检查。

5. 治疗

(1)早期大剂量广谱抗生素:对本病转归及预后起决定性作用,应及早进行;并根据细菌培养结果和药敏试验及时调整抗生素的种类及投药方式。用药时间大多较长,一般不少于1个月。

(2)全身支持法:主要包括水电解质平衡、输血及其他增强机体体质的有效措施。

(3)合并截瘫或其他神经症状者:应在控制全身病情的情况下及时行椎管减压及病灶清除术。

(4)已形成窦道者按外科原则处理,必要时行手术切除。

（四）椎间盘炎

1. 病因

（1）入侵式感染：多系各种医疗操作，包括腰椎穿刺、脊髓造影或脊柱手术等缺乏严格的无菌要求或处理不当，以致将细菌带入椎间隙。多为金黄色葡萄球菌。

（2）血源性感染：主见于儿童全身败血症继发椎间隙感染，以腰椎最多，约占80%，菌种多系革兰氏阴性菌种者。

（3）局部感染蔓延所致：除化脓性脊柱炎时伴发外，其他情况下较为少见。

2. 临床特点

（1）起病时间：多在手术后的第2～3天，患者体温突然升高，大多超过38.5℃以上，严重感染者体温可骤升至40℃。

（2）剧痛：在体温升高的同时，手术局部椎节疼痛加剧，多呈跳痛状，夜晚较剧，甚至非用强止痛剂难以入眠。

（3）叩痛：发病早期即可出现传导叩痛，主要由于炎性椎间隙受振动所致。

（4）实验室指标的改变：除白细胞计数升高外（中性尤为明显），红细胞沉降率大多明显增快。

（5）其他：包括手术椎段活动受限，椎旁的压痛、叩痛及肌肉痉挛等，均可同时出现。

3. 诊断

（1）手术病史：多在手术后2～5天开始发病，迟发者较少。

（2）临床症状特点：如前所述。

（3）实验室指标：主要观察白细胞计数和红细胞沉降率的改变。

（4）影像学改变：X线片检查早期多无阳性发现，需在6～8周后方可显示椎间隙狭窄和椎节表面纹理模糊，渐而呈硬化性改变。MRI检查：① T1加权呈低信号，椎体与椎间隙分解模糊不清；② 椎间盘破坏、碎裂或消失，T2加权呈高信号，而残存部分呈略低和略高信号；③ 常累及相邻椎体，造成与椎间盘相邻的椎体T1加权呈高信号，Gd-DTPA增强扫描后呈中度强化。

4. 治疗

（1）非手术治疗：除非严重感染所致的椎间盘炎症外，一般均采取非手术疗法，主要包括抗生素、绝对卧床、支持疗法等。

（2）手术疗法：在治疗高热不退及全身状态恶化者，应考虑再次手术，彻底清除椎间隙内的炎性组织，反复冲洗，并局部应用高浓度广谱抗生素。同时应加强全身支持疗法，必要时输入全血。

（程黎明）

------------------------------ 参 考 文 献 ------------------------------

[1] Akman S, Sirvanci M, Talu U, et al. Magnetic resonance imaging of tuberculous spondylitis[J]. Orthopedics, 2003, 26(1): 69−73.

[2] Al-Aly Z, Shao JS, Lai CF, et al. Aortic Msx2-Wnt calcification cascade is regulated by TNF-alpha-dependent signals in diabetic *Ldlr*−/− mice[J]. Arterioscler Thromb Vasc Biol, 2007, 27(12): 2589−2596.

[3] Alexopoulos N, Raggi P. Calcification in atherosclerosis[J]. Nat Rev Cardiol, 2009, 6(11): 681−688.

[4] Baldridge D, Schwarze U, Morello R, et al. CRTAP and LEPRE1 mutations in recessive osteogenesis imperfecta[J]. Hum Mutat, 2008, 29(12): 1435−1442.

[5] Benli IT, Acaroğlu E, Akalin S, et al. Anterior radical debridement and anterior instrumentation in tuberculosis spondylitis[J]. Eur Spine J, 2003, 12(2): 224−234.

[6] Burtner CR, Kennedy BK. Progeria syndromes and ageing: what is the connection? [J] Nat Rev Mol Cell Biol, 2010, 11(8): 567−578.

[7] Cai Y, Xu MJ, Teng X, et al. Intermedin inhibits vascular calcification by increasing the level of matrix gamma-carboxyglutamic acid protein[J]. Cardiovasc Res, 2010, 85(4): 864−873.

[8] Chamberlain JR, Schwarze U, Wang PR, et al. Gene targeting in stem cells from individuals with osteogenesis imperfecta[J]. Science 2004;303: 1198−1201.

[9] Chen DH, Li HP, Qin Z, et al. Cerebral cavernous malformation: novel mutation in a Chinese family and evidence for heterogeneity[J]. J Neurol Sci, 2002, 196(1−2): 91−96.

[10] Creemers MC, Franssen MJ, van't Hof MA, et al.Assessment of outcome in ankylosing spondylitis: an extended radiographic scoring system[J]. Ann Rheum Dis, 2005, 64(1): 127−129.

[11] Dai XY, Zhao MM, Cai Y, et al . Phosphate-induced autophagy counteracts vascular calcification by reducing matrix vesicle release[J]. Kidney Int, 2013, 83(6): 1042−1051.

[12] Demer LL, Tintut Y. Inflammatory, metabolic, and genetic mechanisms of vascular calcification[J]. Arterioscler Thromb Vasc Biol, 2014, 34(4): 715−723.

[13] Deyle DR, Khan IF, Ren G, Wang PR, Kho J, Schwarze U, Russell DW. Normal Collagen and Bone Production by Gene-targeted Human Osteogenesis Imperfecta iPSCs[J]. Mol Ther. 2012;20(1): 204−213.

[14] Du Y, Wang Y, Wang L, et al. Cartilage oligomeric matrix protein inhibits vascular smooth muscle calcification by interacting with bone morphogenetic protein-2[J]. Circ Res, 2011, 108(8): 917−928.

[15] Duran-Prado M, Morell M, Delgado-Maroto V, et al. Cortistatin inhibits migration and proliferation of human vascular smooth muscle cells and decreases neointimal formation on carotid artery ligation[J]. Circ Res, 2013, 112(11): 1444−1455.

[16] Fujisawa R, Tamura M. Acidic bone matrix proteins and their roles in calcification[J]. Front Biosci (Landmark Ed), 2012, 17(3): 1891−903.

[17] Goettsch C, Hutcheson JD, Aikawa E. MicroRNA in cardiovascular calcification: focus on targets and extracellular vesicle delivery mechanisms[J]. Circ Res, 2013, 112(7): 1073−1084.

［18］ Guillot PV, Abass O, Bassett JH, et al. Intrauterine transplantation of human fetal mesenchymal stem cells from first-trimester blood repairs bone and reduces fractures in osteogenesis imperfecta mice[J]. Blood, 2008, 111(3): 1717-1725.

［19］ Hofbauer LC, Brueck CC, Shanahan CM, et al. Vascular calcification and osteoporosis—from clinical observation towards molecular understanding[J]. Osteoporos Int, 2007, 18(3): 251-259.

［20］ Hruska KA, Mathew S, Saab G. Bone morphogenetic proteins in vascular calcification[J]. Circ Res, 2005, 97(2): 105-114.

［21］ Hu MC, Shiizaki K, Kuro-o M. Fibroblast growth factor 23 and Klotho: physiology and pathophysiology of an endocrine network of mineral metabolism[J]. Annu Rev Physiol, 2013, 75: 503-533.

［22］ Irkle A, Vesey AT, Lewis DY, et al. Identifying active vascular microcalcification by (18) F-sodium fluoride positron emission tomography[J]. Nat Commun, 2015, 6: 7495.

［23］ Jahnen-Dechent W, Heiss A, Schäfer C, et al. 2011. Fetuin-A Regulation of Calcified Matrix Metabolism[J] Circ Res, 2011, 108(12), 1494-1509.

［24］ Kahn MR, Robbins MJ, Kim MC, et al. Management of cardiovascular disease in patients with kidney disease[J]. Nat Rev Cardiol, 2013, 10(5): 261-273.

［25］ Kapustin AN, Shanahan CM. Calcium regulation of vascular smooth muscle cell-derived matrix vesicles[J]. Trends Cardiovasc Med, 2012, 22(5): 133-137.

［26］ Kimura S, Heselink JR, Garfin SR, et al. Axial load-dependent cervical spinal alterations during simulated upright posture: a comparison of healthy controls and patients with cervical degenerative disease[J]. J Neurosurg Spine, 2005, 2(2): 137-144.

［27］ Kobayashi 5, yoshizawa H.Yamarda S. Pathology of lumbar nerve root compressiom. Part 2: morphological and immunohistochemieal changes olldorsal root ganglion. J Or thop Res, 2004 Jan: 22(1): 180-188.

［28］ Kramer CK, Zinman B, Gross JL, et al. Coronary artery calcium score prediction of all cause mortality and cardiovascular events in people with type 2 diabetes: systematic review and meta-analysis[J]. BMJ, 2013, 346: f1654.

［29］ Leopold JA. Vascular calcification: Mechanisms of vascular smooth muscle cell calcification[J]. Trends Cardiovasc Med, 2015, 25(4): 267-274.

［30］ Li F, Wang X, Niyibizi C. Bone marrow stromal cells contribute to bone formation following infusion into femoral cavities of a mouse model of osteogenesis imperfecta[J]. Bone, 2010, 47(3): 546-555.

［31］ Li F, Wang X, Niyibizi C. Distribution of single-cell expanded marrow derived progenitors in a developing mouse model of osteogenesis imperfecta following systemic transplantation[J]. Stem Cells, 2007, 25(12): 3183-3193.

［32］ Liao CC, Chen TY, Jung SM. Surgical experience with symptomatic thoracic ossification of the ligamentum flavum[J]. J Neurosurg Spine, 2005, 2(1): 34-39.

［33］ Liberman M, Pesaro AE, Carmo LS, et al. Vascular calcification: pathophysiology and clinical implications[J]. Einstein (Sao Paulo), 2013, 11(3): 376-382.

［34］ Liu Y, Shanahan CM. Signalling pathways and vascular calcification[J]. Front Biosci (Landmark Ed), 2011, 16: 1302-1314.

［35］ Lyle MA, Manes S, McGuinness M. et al. Relationship of physical examination findings and self-reported symptom severity and physical function in patients with degenerative lumbar cinditions. Phys Ther, 2005 Feb: 85(2): 120−133.

［36］ Marinou K, Christodoulides C, Antoniades C, et al. Wnt signaling in cardiovascular physiology[J]. Trends Endocrinol Metab, 2012, 23(12): 628−636.

［37］ Mcbain RF. Epidural steroid injection compared with discectomy for the treatment of lumbar disc herniation. J Bone Joint Surg Am, 2005, 87-A(2): 458, author reply 458−459.

［38］ Musgrave DS, Bosch P, Lee JY, et al. Ex vivo gene therapy to produce bone using different cell types[J]. Clin Orthop Relat Res, 2000, (378): 290−305.

［39］ Oshimori N, Fuchs E. The harmonies played by TGF-β in stem cell biology[J]. Cell Stem Cell, 2012, 11(6): 751−764.

［40］ Otsuka F, Kramer MC, Woudstra P, et al. Natural progression of atherosclerosis from pathologic intimal thickening to late fibroatheroma in human coronary arteries: A pathology study[J]. Atherosclerosis, 2015, 241(2): 772−782.

［41］ Paolini S, Ciappetta P, Guiducci A, et al.Foraminal deposition of calcium pyrophosphate dehydrate crystals in the thoracic spine: possible relationship with disc herniation and implications for surgical planning. Report of two cases. J Neurosurg Spine, 2005 Jan; 2(1): 75−78.

［42］ Plum LA, DeLuca HF. Vitamin D, disease and therapeutic opportunitics[J]. Nat Rev Drug Discov, 2010, 9(12): 941−955.

［43］ Pugliese G, Iacobini C, Blasetti Fantauzzi C, et al. The dark and bright side of atherosclerotic calcification[J]. Atherosclerosis, 2015, 238(2): 220−230.

［44］ Qiao JH, Mishra V, Fishbein MC, et al. Multinucleated giant cells in atherosclerotic plaques of human carotid arteries: Identification of osteoclast-like cells and their specific proteins in artery wall[J]. Exp Mol Pathol, 2015, 99(3): 654−662.

［45］ Sage AP, Tintut Y, Demer LL. Regulatory mechanisms in vascular calcification[J]. Nat Rev Cardiol, 2010, 7(9): 528−536.

［46］ Shao JS, Cheng SL, Sadhu J, et al. Inflammation and the osteogenic regulation of vascular calcification: a review and perspective[J]. Hypertension, 2010, 55(3): 579−592.

［47］ Shobeiri N, Adams MA, Holden RM. Vascular calcification in animal models of CKD: A review[J]. Am J Nephrol, 2010, 31(6): 471−481.

［48］ Shroff R, Long DA, Shanahan C. Mechanistic insights into vascular calcification in CKD[J]. J Am Soc Nephrol, 2013, 24(2): 179−189.

［49］ Sui YB, Chang JR, Chen WJ, et al. Angiotensin-(1−7) inhibits vascular calcification in rats[J]. Peptides, 2013, 42: 25−34.

［50］ Tenjin H, Kimura S, Sugawa N. Coil embolization of vertebro-vertebral arteriovenous fistula: a case report[J]. Surg Neurol, 2005, 63(1): 80−83; discussion 83.

［51］ van Setten J, Isgum I, Smolonska J, et al. Genome-wide association study of coronary and aortic calcification implicates risk loci for coronary artery disease and myocardial infarction[J]. Atherosclerosis, 2013, 228(2): 400−405.

［52］ Wang X, Li F, Niyibizi C. Progenitors systemically transplanted into neonatal mice localize to areas of active bone formation in vivo: implications of cell therapy for skeletal diseases[J].

Stem Cells, 2006, 24(8): 1869−1878.

[53] Willaert A, Malfait F, Symoens S, et al. Recessive osteogenesis imperfecta caused by LEPRE1 mutations: clinical documentation and identification of the splice form responsible for prolyl 3-hydroxylation[J]. J Med Genet, 2009, 46(4): 233−241.

[54] Wittrant Y, Bourgine A, Khoshniat S, et al. Inorganic phosphate regulates Glvr-1 and -2 expression: role of calcium and ERK1/2[J]. Biochem Biophys Res Commun, 2009, 381(2): 259−263.

[55] Yamanouchi D, Takei Y, Komori K. Balanced mineralization in the arterial system: possible role of osteoclastogenesis/osteoblastogenesis in abdominal aortic aneurysm and stenotic disease[J]. Circ J, 2012, 76(12): 2732−2737.

[56] Yao Y, Jumabay M, Ly A, et al. A role for the endothelium in vascular calcification[J]. Circ Res, 2013, 113(5): 495−504.

[57] Zhang X, Aubin JE, Inman RD. Molecular and cellular biology of new bone formation; insights into the ankylosis of ankylosing spondylitis[J]. Curr Opin Rheumatol, 2003, 15(4): 387−393.

[58] Zhao MM, Xu MJ, Cai Y, et al. Mitochondrial reactive oxygen species promote p65 nuclear translocation mediating high-phosphate-induced vascular calcification in vitro and in vivo[J]. Kidney Int, 2011, 79(10): 1071−1079.

中英文名词对照索引